现代神经疾病学

（下）

吕雪飞等◎主编

吉林科学技术出版社

第十五章　颅内压增高与脑疝患者的护理

第一节　颅内压增高患者的护理

颅内压（ICP）是指颅腔内容物对颅腔壁所产生的压力，通常以侧卧位时腰段脊髓蛛网膜下腔穿刺所测得的脑脊液压为代表。正常为 0.8 ～ 0.18kPa（80 ～ 180mmH_2O，6 ～ 13.5mmHg），儿童较低，为 0.5 ～ 1.0kPa（50 ～ 100mmH_2O，3.7 ～ 7.4mmHg）。颅内压也可经颅内压监护系统直接测得。在病理情况下，当颅内压监护测得的压力或腰椎穿刺测得的脑脊液压超过 2kPa（200mmH_2O）时，即颅内压增高。颅内压增高是神经科医生在临床工作中经常遇到的问题，如不能及时诊断、去除病因或者采取措施以缓解颅内压，患者极可能发生脑疝，继而出现生命危险。

一、病因及发病机制

在成人，当颅缝闭合后，颅腔的容积即固定不变，约为 1400 ～ 1500ml。颅腔内容物主要为脑、血液和脑脊液三种成分：其中脑体积约为 1150 ～ 1350cm^3；颅内血容量约占颅腔容积的 2% ～ 11%，变动较大；脑脊液量约 150ml，45% 位于颅腔内，55% 在脊髓蛛网膜下腔中。

由于颅腔容积不变，当颅内某种内容物的体积或容量增加时，其他内容物的体积或容量即缩减或置换，以维持正常的颅内压。其中脑的体积在短期内难以压缩，或压缩性很小，因此，主要依靠脑脊液或脑容量的减少来缓冲。但是由于脑组织需要保持一定的血流量以维持其正常的功能，故在生理状态下以及颅内病变的早期颅内压的维持以脑脊液的减少为主。只要颅腔内容物体积或容量的增加不超过颅腔容积的 8% ～ 10%，就不会导致颅内压增高，然而一旦超过这一代偿容积，就可产生颅内压增高。

（一）脑体积增加

最常见的原因是脑水肿。脑水肿是由各种因素（物理性、化学性、生物性等）所致的脑组织内水分异常增多造成的脑体积增大和重量增加。水分既可聚积于细胞内（细胞内水肿），也可聚积于细胞外间隙（细胞外水肿），二者常同时存在并以其中一种为主。脑水肿的发生机制和病理生理十分复杂，主要与血脑屏障破坏和脑细胞代谢障碍有关。所以，临床上常将脑水肿分为血管源性脑水肿和细胞（毒）性脑水肿。此外，根据累及范围，脑水肿可分为局限性和弥漫性两型：前者常见于颅内肿瘤、局限性脑挫裂伤或炎症病灶周围；后者则常因全身系统性疾病、中毒、缺氧等引起。

（二）颅内脑脊液量增加

常见的原因有：①脑脊液循环障碍，如先天性导水管狭窄或闭锁；肿瘤阻塞室间孔、导水管或第 4 脑室；小脑扁桃体下疝阻塞第 4 脑室中孔和枕骨大孔区；炎症引起的脑底池粘连等。②脑脊液吸收障碍，如蛛网膜下腔出血后，红细胞阻塞蛛网膜颗粒；

脑脊液蛋白含量增高；颅内静脉窦血栓形成等。③脑脊液分泌过多，见于脉络丛乳头状瘤或颅内某些炎症。

（三）颅内血容量增加

呼吸道梗阻或呼吸中枢衰竭引起的二氧化碳蓄积和高碳酸血症，或丘脑下部、脑干部位自主神经中枢和血管运动中枢遭受刺激，均可引起脑血管扩张，使脑血容量急剧增加，导致颅内压增高。

（四）颅内占位病变

为颅腔内额外增加的内容物，包括肿瘤、血肿、脓肿等。除病变本身占据一定体积外，病变周围的脑水肿，或因阻塞脑脊液循环通路所致的脑积水，又进一步使颅内压增高。

此外，狭颅症患儿，由于颅缝过早闭合，颅腔狭小，限制脑的正常发育，也可引起颅内压增高。

二、临床表现

（一）代偿期

颅腔内容虽有增加，但并未超过代偿容积，颅内压可保持正常。临床上也不会出现颅压增高的症状。代偿期的长短，取决于病变的性质、部位和发展速度等。

（二）早期

病变继续发展，颅内容增加超过颅腔代偿容积，逐渐出现颅压增高的表现，如头痛、呕吐等。此期颅压不超过体动脉压的1/3，约在15～35mmHg范围内，脑组织轻度缺血缺氧。但由于脑血管自动调节功能良好，仍能保持足够的脑血流量，因此，如能及时解除病因，脑功能容易恢复，预后良好。

（三）高峰期

病变进一步发展，脑组织有较严重的缺血缺氧。患者出现明显的颅内压增高“三联症”—头痛、呕吐和视盘水肿。头痛是颅压增高最常见的症状，多出现于晚间和晨起，当咳嗽、低头、用力时加重，部位常在额部或双颞，也可位于枕下或眶部。头痛剧烈时，常伴恶心、喷射状呕吐，虽与进食无关，但比较容易发生于饭后。较长时间的颅内压增高可引起乳头水肿，表现为视盘充血，中央凹消失，边缘模糊，静脉怒张，严重者可见出血。若颅内压增高长期不缓解，则出现继发性视神经萎缩，表现为视神经乳头苍白，视力减退，甚至失明。除此以外，患者可出现不同程度的意识障碍。病情急剧发展时，常出现血压上升、脉搏缓慢有力、呼吸深慢等生命体征改变。此期的颅内压可达到平均体动脉压的一半，血流量也仅为正常的1/2。$PaCO_2$多在50mmHg以上，脑血管自动调节反应丧失，主要依靠全身血管加压反应，即动脉压升高，并伴心搏出量增加，心律减慢和呼吸深慢。如不能及时采取有效治疗措施，往往迅速出现脑干功能衰竭。

（四）衰竭期

病情已至晚期，患者深昏迷，一切反应和生理反射均消失，双侧瞳孔散大，去大脑强直，血压下降，心律快，脉搏细速，呼吸不规则甚至停止。此时颅内压高达平均体动脉压水平，脑灌注压＜20mmHg，甚至等于零，脑组织几乎无血液灌流，脑细胞活动停止，脑电图呈水平线。即使抢救，预后也极为恶劣。

三、诊断

头痛的原因很多，大多并非颅内压增高所致。但它毕竟又是颅内压增高患者的主要症状，因此对有头痛主诉者，应想到颅内压增高的可能。头痛伴有呕吐者，则应高度警惕颅内压增高的存在。出现头痛、呕吐、视盘水肿，颅内压增高的诊断即可成立。

如果需要，且病情允许，可作下列辅助检查以协助诊断。

（一）头颅 X 线检查

颅内压增高的常见征象为：①颅缝分离，头颅增大，见于儿童；②脑回压迹增多；③颅骨板障静脉沟纹和蛛网膜颗粒压迹增多加深；④蝶鞍骨质吸收。以上征象多需持续 3 个月以上的颅内压增高方可出现。因此，颅骨 X 线片无异常，不能否定颅内压增高的存在。

（二）腰椎穿刺检查

可以直接测量压力，同时获取脑脊液作化验。但对颅内压明显增高的患者作腰椎穿刺有促成脑疝的危险，应尽量避免。

（三）颅内压监护

颅内压监护是将导管或微型压力传感器探头置于颅内，导管或传感器的另一端与颅内压监护仪连接，将颅内压力变化转为电信号，显示于示波屏或数字仪上，并用记录器连续描记，以随时了解颅内压的一种方法。根据颅内压高低和波形，可及时了解颅内压变化，判断病情、指导治疗、估计预后，目前已广泛应用于神经外科 ICU 病房。

需要指出的是：引起颅内压增高的病因很多。所以，对一个具体患者而言，不仅要判断其有无颅内压增高，还要鉴别颅内压增高的原因（病因诊断），有的尚需确定病变的部位（定位诊断）。为达此目的，应该仔细追寻分析病史，认真查体，并作必要的影像学检查，包括头颅 X 线检查、计算机辅助断层扫描（CT）、磁共振成像（MRI）、数字减影血管造影（DSA）、CT 血管造影（CTA）和磁共振血管造影（MRA）等。

四、治疗

（一）病因治疗

病因治疗是最根本和最有效的治疗方法，如切除颅内肿瘤、清除颅内血肿、穿刺引流或切除脑脓肿、控制颅内感染等。病因一旦解除，颅内压即可能恢复正常。

（二）对症治疗

主要的目的是降低颅内压。

1. 脱水：具体措施包括①限制液体入量：颅内压增高较明显者，摄入量应限制在每日 1500 ～ 2000ml 左右，输液速度不可过快。②渗透性脱水：静脉输入或口服高渗液体，提高血液渗透压，造成血液与脑组织和脑脊液间的渗透压差，使脑组织内的水分向血循环转移，从而使脑水肿减轻，脑体积缩小，颅内压降低。常用的渗透性脱水剂有：20% 甘露醇溶液，125 ～ 250ml，静脉快速滴注，紧急情况下可加压推注，每 6 ～ 12 小时一次，甘露醇溶液性质稳定，脱水作用强，反跳现象轻，是当前最广泛的渗透性脱水剂，但大剂量应用可能对肾有损害；甘油果糖，250ml，静脉滴注，每 8 ～ 12 小时一次，甘油果糖既有脱水作用，又能通过血脑屏障进入脑组织，被氧化成磷酸化基质，改善微循环，且不引起肾损害，但其起效较慢。③利尿性脱水：能抑制肾小管对钠和氯离子的再吸收而产生利尿脱水作用，但脱水作用较弱，且易引起电解质紊乱，故很少单独使用。如与渗透性脱水剂合用，则可加强其降压效果。常用的利尿性脱水剂有氢氯噻嗪（双氢克尿塞），25mg，每日 3 ～ 4 次，口服；呋喃苯胺酸（速尿），20 ～ 40mg，每 8 ～ 12 小时一次，静脉或肌内注射；利尿酸钠，25 ～ 50mg，每 8 ～ 12 小时一次，肌内注射。

应用脱水疗法需注意：①根据患者的具体情况选用脱水剂；②长期脱水需警惕水和电解质紊乱；③渗透性脱水剂应快速滴注或加压推注；④严重休克，心、肾功能障碍，或颅内有活动性出血而无立即手术条件者，禁用脱水剂。

2. 冬眠疗法：冬眠低温是在神经节阻滞药物的保护下，加用物理降温使机体处以低温状态以作为治疗的方法。冬眠低温能保护血脑屏障以防治脑水肿，降低脑代谢率和耗氧量，保护脑细胞膜结构，减轻内源性毒性产物对脑组织的继发性损害。按低温程度可分为轻度低温（33 ～ 35℃）、中度低温（28 ～ 32℃）、深度低温（17 ～ 27℃）和超深低温（＜ 16℃）。临床上一般采用轻度或中度低温，统称为亚低温。

临床上常用的冬眠合剂的具体剂型以及作用特点详见表 15-1。

表 15-1　常用冬眠合剂及其作用特点

	氯丙嗪	异丙嗪	哌替啶	海得琴	乙酰普吗嗪	特点
冬眠 I 号	50mg	50mg	100mg			作用较强，易致心率较快、血压下降
冬眠 II 号		50mg	100mg	0.6mg		作用稍差，副作用小
冬眠III号		50mg	100mg			作用稍差，副作用小
冬眠 4 号		50mg	100mg		20mg	作用强，副作用小

应用冬眠低温疗法需注意：①根据患者的具体情况选用药物和用量；②注意观察病情，防止体位性休克、冻伤和褥疮；③加强呼吸道管理，保持呼吸道通畅；④儿童和老年人慎用，休克、全身衰竭或房室传导阻滞者忌用。

3. 肾上腺皮质激素：本药能改善血脑屏障通透性，减轻氧自由基介导的脂质过氧化反应，减少脑脊液生成，因此长期以来用作重型颅脑损伤等颅压增高患者的治疗。皮质激素的使用方法分常规剂量和短期大剂量冲击疗法两种。在治疗中应注意防止并发高血糖、应激性溃疡和感染。但近年来对皮质激素的疗效提出了质疑。

4. 过度换气：可以降低 $PaCO_2$，使脑血管收缩，减少脑血容量，降低颅内压。但有发生脑缺血的危险，需适度掌握。

5. 手术治疗：包括侧脑室穿刺引流、颞肌下减压术和各种脑脊液分流术等。

五、专科护理

（一）护理要点

降低颅内压，缓解疼痛，维持正常的脑组织灌注，密切观察病情变化，预防以及处理并发症，避免颅高压危象的发生。

（二）主要护理问题

1. 脑组织灌注量异常（brain perfusion abnormalities）与颅内压增高有关。
2. 头痛（headache）与颅内压增高有关。
3. 体液不足（body fluid deficiency）与应用脱水剂及颅内压增高引起的呕吐有关。

4. 焦虑（anxiety）与担心疾病预后有关。

5. 潜在并发症：脑疝。

（三）护理措施

1. 一般护理：保持病室安静，避免情绪激动，以免血压骤升而导致颅内压增高。保持呼吸道通畅，及时清除呼吸道分泌物和呕吐物。

2. 对症护理

（1）脑组织灌注量异常的护理

1）给予头高位，抬高床头 15° ～ 30°，利于颅内静脉回流，减轻脑水肿。

2）适当限制盐摄入量，每日宜＜ 5g，注意水、电解质平衡。

3）避免剧烈咳嗽和便秘，鼓励患者多食粗纤维丰富的食物。对已有便秘者，遵医嘱给予开塞露或者低压小剂量灌肠，禁忌高压灌肠。

（2）头痛的护理：观察头痛的部位、性质、程度、持续时间及变化，避免咳嗽、打喷嚏、弯腰、用力活动等以加重头痛，遵医嘱应用镇痛剂，但禁用吗啡、哌替啶，以免抑制呼吸中枢。

（3）体液不足的护理：使用脱水剂时要注意观察 24 小时液体出入量，并且准确记录。有呕吐的患者，要观察呕吐物的量和性质，防止误吸。

（4）焦虑的护理：为患者提供舒适的环境，尽量减少不良刺激。给予适当解释，缓解其紧张情绪。

（5）潜在并发症的护理：密切观察病情变化，警惕脑疝发生。特别是观察意识状态，如果意识由清醒、模糊转为浅昏迷、昏迷或深昏迷时，应该立即提醒医生。监测患者呼吸节律和深度、脉搏快慢和强弱、血压和脉压的变化。如果出现血压上升、脉搏缓慢有力、呼吸深慢则提示颅内压升高。根据病情给予应用颅内压监测。

……………………………………………………………………………（崔天亮）

第二节　脑疝患者的护理

脑疝是由于颅内压不断增高，其自动调节机制失代偿，脑组织从压力较高区向低压区移位，部分脑组织通过颅内生理空间或裂隙疝出，压迫脑干和相邻的重要血管和神经，出现特有的临床征象，是颅内压增高的危象，也是引起患者死亡的主要原因。脑疝是脑移位进一步发展的后果，一经形成便会直接威胁中脑或延髓，损害生命中枢，常于短期内引起死亡。

在颅内压增高的患者当中，当颅内压增高到一定程度，颅内再无代偿余地时，部分脑组织移位，它们通过一些解剖学上的裂隙被挤到压力较低部位中去，压迫附近的脑干、神经和血管，引起血液循环和脑脊液循环障碍，产生一系列危及患者生命的症状和体征，即称之为脑疝。脑疝是颅脑损伤和疾病发展过程中的一种紧急而严重的情况，当疝出的脑组织压迫脑的重要结构或生命中枢时，如果不及时救治或救治不力往往会导致严重后果，所以在临床工作中应予以足够的重视。

根据脑疝发生部位的不同以及疝出脑组织的不同，脑疝可分为小脑幕切迹疝（颞叶沟回疝）、枕骨大孔疝（小脑扁桃体疝）、小脑幕切迹上疝（小脑蚓疝）和大脑镰疝（扣带回疝）等。这几种疝可以单独存在，也可同时或相继出现。因小脑幕切迹疝和枕骨大孔疝最常见，故本节主要介绍这两种脑疝。

一、小脑幕切迹病

小脑幕切迹疝是一种临床常见的脑疝，由于幕上病变引起颅内压升高，使颞叶的海马沟回和海马回被挤入小脑幕切迹游离缘，使同侧的动眼神经和大脑脚变压，并阻塞脑脊液循环池使导水管移位、扭曲，造成脑脊液循环障碍，进一步加重颅内压增高。疝入的脑组织初期为水肿瘀血，后期因嵌顿、绞窄而发生血液循环障碍、出血、坏死和肿胀，进一步加重对脑干的压迫。

（一）病理改变

当幕上一侧占位病变不断增长引起颅内压增高时，脑干和患侧大脑半球向对侧移位。半球上部由于有大脑镰限制，移位较轻，而半球底部近中线结构如颞叶的沟回等则移位较明显，可疝入脚间池，形成小脑幕切迹疝，使患侧的脑干、动眼神经、后交通动脉及大脑后动脉受到挤压和牵拉。

1. 脑干变化　小脑幕切迹疝发生后，不仅中脑直接受压，同时由于脑干下移引起的供血障碍，还可向上累及丘脑下部，向下影响桥脑乃至延髓。

（1）脑干变形和移位：中脑受沟回疝挤压时，前后径变长，横径缩短，疝出的脑组织首先压迫同侧大脑脚。如继续发展则可累及整个中脑。脑干下移时使脑干纵行变形，严重时发生扭曲。

（2）脑干缺血、水肿或出血：小脑幕切迹疝引起脑干缺血或出血的原因可能有二：①脑干下移远较基底动脉下移为甚（基底动脉受大脑后动脉、后交通动脉和颈内动脉固定），造成中脑和桥脑上部旁中区的动脉受牵拉，引起血管痉挛或脑干内小动脉破裂出血，导致脑干缺血或出血，并继发水肿和软化；②脑干受压，静脉回流不畅淤滞，以致破裂出血。

2. 动眼神经损害　动眼神经受损的方式可能有四种：①沟回先压迫位于动眼神经上方的大脑后动脉，再使夹在大脑后动脉与小脑上动脉间的动眼神经间接受压；②脑干受压下移时，动眼神经遭受牵拉；③颞叶沟回疝入脚间池内，直接压迫动眼神经及其营养血管；④脑干受压，动眼神经核和邻近部位发生缺血、水肿或出血。

3. 脑脊液循环障碍　中脑周围的脑池是脑脊液循环的必经之路，小脑幕切迹疝可使该脑池阻塞，导致脑脊液向幕上回流障碍。此外，脑干受压、变形、扭曲时，可引起中脑导水管梗阻，使导水管以上的脑室系统扩大，形成脑积水，颅内压进一步升高。

4. 疝出脑组织的改变　疝出的脑组织如不能及时还纳，可因血液回流障碍而发生充血、水肿以致嵌顿，更严重地压迫脑干。

5. 枕叶梗死　后交通动脉或大脑后动脉直接受压、牵张，可引起枕叶梗死。

（二）临床表现

1. 颅内压增高　表现为头痛加重、呕吐频繁、躁动不安和视盘水肿，提示病情加重。

2. 意识障碍　患者逐渐出现意识障碍，由嗜睡到昏迷，对外界的刺激反应迟钝或消失，是脑干网状结构上行激活系统受累的结果。

3. 瞳孔变化　最初可有时间短暂的患侧瞳孔缩小，但多不易被发现。以后该侧瞳孔逐渐散大，对光发射迟钝、消失，说明动眼神经背侧部的副交感神经纤维已受损。晚期则双侧瞳孔散大，对光反射消失，眼球固定不动。

4. 锥体束征　由于患侧大脑脚受压，出现对侧肢体力弱或瘫痪，肌张力增高，腱反射亢进，病理反射阳性。有时由于脑干被推向对侧，使对侧大脑脚与小脑幕游离缘相互挤压，造成脑疝同侧的锥体束征，需注意分析，以免导致病变定侧的错误。

5. 生命体征改变　表现为血压升高，脉缓有力，呼吸深慢，体温上升。到晚期，生命中枢逐渐衰竭，出现叹息样或潮式呼吸，脉速慢，血压和体温下降；最后呼吸停止，继而心跳亦停止。

（三）诊断

根据前述的典型临床表现以及头颅 CT、MRI 检查，基本可以明确诊断。

（四）治疗

临床上由于发现不及时或处理不当而酿成严重后果甚至死亡者，并不鲜见。因此，对颅内压增高的患者，应抓紧时间明确诊断，力争在脑疝未形成前或脑疝早期进行处理。一旦出现典型的脑疝征象，应按具体情况，作如下紧急处理：①维持呼吸道通畅并给氧。②立即经静脉推注 20% 甘露醇溶液 250 ～ 500ml，必要时加地塞米松 5 ～ 10mg。③病变性质和部位明确者，立即手术切除病变；尚不明确者尽快检查，确诊后手术或作姑息性减压术（颞肌下减压术，部分脑叶切除减压术）。④对有脑积水的患者，立即穿刺侧脑室作外引流，待病情缓解后再开颅切除病变或作脑室 - 腹腔分流术。

经以上处理，疝出的脑组织多可自行还纳，表现为散大的瞳孔逐渐回缩，患者意识好转。但也有少数患者症状不改善，估计疝出的脑组织已嵌顿，术中可用脑压板将颞叶底面轻轻上抬或切开小脑幕，使嵌顿的脑组织得到缓解，并解除其对脑干的压迫。

术后继续脱水、激素、给氧、降温治疗，并保持呼吸道通畅，以预防并发症。

二、枕骨大孔疝

颅内压增高时，小脑扁桃体经枕骨大孔疝出到颈椎管内，压迫延髓称为枕骨大孔疝或小脑扁桃体疝。多发生于颅后窝占位病变，也见于小脑幕切迹疝晚期。枕骨大孔疝分慢性疝出和急性疝出两种。前者见于长期颅内压增高或颅后窝占位病变患者，症状较轻；后者多突然发生，或在慢性疝出的基础上因某些诱因，如腰椎穿刺或排便用力，使疝出程度加重，延髓生命中枢遭受急性压迫而功能衰竭，患者常迅速死亡。

（一）病理损害

颅后窝容积小，因此其代偿缓冲容积也小，较小的占位病变即可使小脑扁桃体经枕骨大孔疝入颈椎管上端，造成以下病理变化：①脑脊液循环障碍，由于第 4 脑室中孔梗阻引起的脑积水和小脑延髓池阻塞所致的脑脊液循环障碍，均可使颅内压进一步升高，脑疝程度加重。②慢性延髓受压，患者可无明显症状或症状轻微；急性延髓受压常很快引起生命中枢衰竭，危及生命。③疝出脑组织的改变，疝出的小脑扁桃体发生充血、水肿或出血，使延髓和颈髓上段受压加重。慢性疝出的扁桃体可与周围结构粘连。

（二）临床表现

与小脑幕切迹疝相比，枕骨大孔疝的特点是：生命体征变化出现较早，瞳孔改变和意识障碍出现较晚。现对主要的临床表现介绍如下：

1. 生命体征改变　慢性疝出者生命体征变化不明显；急性疝出者生命体征改变显着，迅速发生呼吸和循环障碍，先呼吸减慢，脉搏细速，血压下降，很快出现潮式呼吸和呼吸停止，如不采取措施，不久心跳也停止。

2. 枕下疼痛、颈项强直或强迫头位　疝出组织压迫颈上部神经根，或因枕骨大孔区脑膜或血管壁的敏感神经末梢受牵拉，可引起枕下疼痛。为避免延髓受压加重，机体发生保护性或反射性颈肌痉挛，患者头部维持在适当位置，即出现颈项强直或强迫头位。

3. 颅内压增高　表现为头痛剧烈，呕吐频繁，慢性脑疝患者多有视神经乳头水肿。

4. 后组脑神经受累　由于脑干下移，后组脑神经受牵拉，或因脑干受压，出现眩晕、听力减退等症状。

（三）治疗

治疗原则与小脑幕切迹疝基本相同。凡有枕骨大孔疝症状而诊断已明确者，应采取下列措施：①宜尽早手术切除病变；②对呼吸骤停的患者，立即作气管插管辅助呼吸，同时行脑室穿刺引流，静脉内推注脱水剂，并紧急开颅清除原发病变。术中将枕骨大孔后缘和寰椎后弓切除，硬膜敞开或扩大修补，解除小脑扁桃体痛的压迫。如扁桃体与周围结构粘连，可试行粘连松解。必要时可在软膜下切除水肿、出血的小脑扁桃体，以减轻对延髓和颈髓上段的压迫及疏通脑脊液循环通路。③症状明显且有脑积水者，应及时作脑室穿刺并给予脱水剂，然后手术处理病变。

三、专科护理

（一）护理要点

降低颅内压，严密观察病情变化，及时发现脑疝发生，给予急救护理。

（二）主要护理问题

1. 脑组织灌注量异常：与颅内压增高、脑疝有关。
2. 清理呼吸道无效：与脑疝发生意识障碍有关。
3. 躯体移动障碍：与脑疝有关。
4. 潜在并发症：意识障碍、呼吸、心脏骤停。

（三）护理措施

1. 一般护理

病室温湿度适宜，定期开窗通风，光线柔和，减少人员探视。患者取头高位，床头抬高 15° ～ 30°，做好基础护理。急救药品、物品以及器械完好备用。

2. 对症护理

（1）脑组织灌注量异常的护理

1）给予低流量持续吸氧。

2）药物治疗颅内压增高，防止颅内压反跳现象发生。

3）维持血压的稳定性，从而保证颅内血液的灌注。

（2）清理呼吸道无效的护理

1）及时清理呼吸道分泌物，保持呼吸道通畅。

2）舌根后坠者应该抬起下颌或放置口咽通气道，以免阻碍呼吸。

3）翻身后保证患者体位舒适，处于功能位，防止颈部扭曲。

4）昏迷患者必要时行气管插管或气管切开，防止二氧化碳蓄积而加重颅内压增高，必要时使用呼吸机辅助呼吸。

（3）躯体移动障碍的护理

1）给予每 1 ～ 2 小时翻身 1 次，避免拖、拉、推等动作。

2）每日行四肢关节被动活动并且给予肌肉按摩，防止肢体挛缩。

3）保持肢体处于功能位，防止足下垂。

（4）潜在并发症的护理

1）密切观察脑疝的前驱症状，及早发现颅内压增高，及时对症处理。

2）加强气管插管、气管切开患者的护理，进行湿化气道，避免呼吸道分泌物黏稠不易排出。

3）对呼吸骤停者，在迅速降颅压的基础上按脑复苏技术进行抢救，给予呼吸支持、循环支持和药物支持。

……………………………………………………………………………………（崔天亮）

第十六章　颅脑损伤患者的护理

颅脑损伤是机械运动的动能作用于头部，导致头皮、颅骨、脑血管、脑神经组织以及脑脊液发生变形、破裂所形成的损伤。颅脑损伤约占全身损伤的15%～20%，仅次于四肢损伤，多见于交通、工矿作业等事故，自然灾害、火器伤、高空坠落、爆炸、跌倒及各种锐器、钝器对头部的损伤，常与身体其他部位的损伤复合存在，其致残率和死亡率均居首位。颅脑损伤主要发生于成年人，好发于15～44岁，平均年龄大约在30岁，男性为女性的2倍。按照损伤机制可以分为闭合性和开放性颅脑损伤，按照损伤程度可以分为轻度、中度及重度颅脑损伤，按照损伤性质以及部位分为头皮损伤、颅骨损伤和脑损伤。

第一节　头皮损伤患者的护理

头皮损伤是指直接损伤头皮所致的伤害，常因暴力的性质、方向及强度不同而不同。可分为头皮血肿、头皮挫伤、头皮裂伤及头皮撕脱伤。单纯头皮损伤一般不会引起严重后果，但在颅脑损伤的诊治中不可忽视。因为头皮的血供丰富，动静脉伴行，头皮损伤可以导致出血不止，易造成休克，且头皮损伤可合并颅骨损伤或脑损伤，易引起感染。

一、头皮血肿

头皮血肿多为钝力损伤所致。

（一）临床表现

分为三种类型：

1. 头皮下血肿：出血局限在皮下，不易扩散，肿块较硬；有时肿块较大，中心稍软，造成颅骨凹陷骨折的假象。

2. 帽状腱膜下血肿：出血弥散和聚集在帽状腱膜下的疏松结缔组织，血肿可迅速扩散，有的甚至使整个头部明显变形，谓“牛头征”，头皮触诊软，有波动感。此种情形有时见于学校儿童玩耍时抓扯头发，撕伤帽状腱膜下血管；出血量大时患儿可表现为贫血甚至休克症状。

3. 骨膜下血肿：多伴有颅骨骨折，血肿局限在颅骨外膜和各颅骨缝线连接的区域之间，一般不跨越骨缝线，触之可有波动感。

（二）治疗

头皮下血肿早期应该冷敷局部或加压包扎头部限制其发展，24～48小时以后可做局部热敷促进其消散吸收，一般不做穿刺抽血，较小的血肿可在数日内自行吸收消失。帽状腱膜下血肿出血量大时一定要注意全身情况，特别是发生在幼儿，应及时输血；

因其出血量较大，一般不易自行吸收；穿刺抽血常不能一次将所有积血完全抽净，有时须多次方能完成；有时亦可用将连接无菌引流袋的粗针刺入血肿腔做持续外引流；有时血肿在血肿腔内凝集成块，穿刺和引流均不能奏效，需切开头皮将凝血块排出，然后加压包扎。骨膜下血肿常见于婴儿产伤，也见于幼儿跌伤。最好能够早做穿刺或引流，若待其自行吸收，常留下骨性钙化隆起，严重时使头颅变形。如头皮血肿发生感染，均应早做切开引流，同时全身应用抗生素治疗。

二、头皮裂伤

头皮裂伤为锐性切割或较大的纯力直接作用所致。

（一）诊断

锐性切割伤伤口整齐，钝性损伤在头皮裂开的边缘呈锯齿状并有头皮的挫伤和擦伤。由于头皮血管极为丰富，皮下组织致密而伸缩性小，故一旦头皮断裂，血管不容易收缩，出血甚多且不易自行停止。头皮裂伤较大时，可在短时内因大量失血造成失血性休克

（二）治疗

头皮裂伤的紧急处理主要是止血。最常用的方法是加压包扎，然后在有条件的地方将伤口清创缝合。清创时要注意将帽状腱膜下的毛发等异物完全清除，否则容易导致其后的伤口感染。由于头皮血供丰富，愈合能力强，故头皮裂伤均应争取一期缝合。有的伤口在 3 天以内，只要无明显的化脓性感染，也应争取在彻底清创后一期缝合。

三、头皮撕脱伤和头皮缺损

（一）诊断

帽状腱膜下组织疏松，当大量的毛发受到暴力撕扯时可将整个头皮甚至连同额肌、颞肌或骨膜一并撕脱。根据撕脱的程度，又分为完全性撕脱伤和部分撕脱伤，后者撕脱的皮瓣尚有部分蒂部与正常组织相连。此损伤几乎无一例外地发生于长发女工在工作时不慎头发被机器卷入所致。损伤严重，除了大量出血以外，还常常伴有颈椎和脑组织的损伤。所以，现场急救时，除了注意止血抗休克以外，还应注意颈部的制动和早期发现脑损伤的严重程度。

（二）治疗

头皮撕脱伤的处理原则与头皮裂伤相同。由于损伤范围太广，常常伴有头皮缺损，处理时应注意以下几点：

1. 对部分撕脱伤的患者，要确认尚存的蒂部是否有足够的血流供应撕脱的皮瓣，如未有足够的血流，则应按完全性撕脱伤处理（但不要切断尚存的联系），否则术后会导致大片的头皮坏死。

2. 完全性撕脱伤时，应将撕下的头皮彻底清洗、消毒（不用碘酊）后，切除皮下组织制成皮片（越薄越好），紧贴于创口周边稀疏缝合还原（注意修复耳郭和眉毛）。

3. 头皮撕脱伤同时伴有头皮缺损时，可根据情况做减张切口或弧形皮瓣转移，尽量缩小头皮的缺损部分，然后再行身体其他部位（如腹部或大腿内侧）取皮覆盖伤口。

4. 如头皮全层撕脱，无法取回再植，颅骨大面积暴露而无组织覆盖，可于清创后即时行颅骨间隔钻孔术，骨孔深及板障，间隔约 1cm；术后若干时日，待板障生出肉

芽组织后，再行植皮手术。

5. 注意有无颈椎损伤，如有，同时按颈椎损伤处理。

四、专科护理

（一）护理要点

立即给予现场急救措施，密切观察病情变化，避免失血性休克的发生，同时加强患者的心理护理。

（二）主要护理问题

1. 急性疼痛（acute pain）：与头皮损伤有关。
2. 恐惧（fear）：与头皮出血有关。
3. 焦虑（anxiety）：与担心疾病预后有关。
4. 体像紊乱（disturbed body image）：与头皮损伤有关。
5. 知识缺乏（deficient knowledge）：缺乏疾病的相关知识。
6. 潜在并发症：感染、休克。

（三）护理措施

1. 一般护理

（1）止血

1）较小的头皮血肿在 1 ～ 2 周后可自行吸收，无需给予特殊处理；较大的血肿可能需 4 ～ 6 周才能吸收。局部应该在严格皮肤准备和消毒条件下，给予适当加压包扎，防止血肿扩大。

2）头皮裂伤的患者应尽量在 24 小时内进行清创缝合、局部压迫止血。清创时应该仔细检查伤口深处有无骨折或碎骨片，如果发现有脑脊液或脑组织外溢，则按照开放性脑损伤处理。

3）头皮撕脱伤的患者用无菌敷料覆盖创面，加压包扎止血。应该注意保护撕脱的头皮，避免污染，用无菌敷料包裹、隔水、低温密封保存，随伤员一同送往医院。

（2）病情观察：密切观察患者生命体征及瞳孔、意识的变化，同时注意观察伤口有无渗血、渗液及红肿热痛等感染征象。如果患者出现面色苍白、皮肤湿冷，血压下降、脉搏细数等休克症状，应该立即通知医生，建立静脉通路，做好休克的相关护理。如果患者出现意识障碍加深，一侧瞳孔散大等症状，提示有硬膜外血肿的发生，应该立即通知医生，及时行头部 CT 检查确诊。

2. 对症护理

（1）急性疼痛的护理：保持患者舒适体位，头皮血肿的患者 24 小时内选择冷敷，以减少出血和疼痛，24 ～ 48 小时后可改为热敷，以促进血肿的吸收；头皮裂伤的患者应遵医嘱使用抗生素，预防感染，缓解疼痛；头皮撕脱伤的患者可遵医嘱应用镇痛剂缓解疼痛、应该用抗菌药预防感染。

（2）恐惧、焦虑的护理：患者因意外受伤、头部疼痛、出血较多而出现恐惧、焦虑心理，护理人员应该热情接待患者，以真诚、和蔼、关心、体贴的语言，耐心、细致地倾听患者的陈述。给予患者舒适的环境，减少不良刺激，缓解其紧张情绪。

（3）体像紊乱的护理：对于恢复期患者，护理人员可以协助患者选择合适的假发、头饰、帽子等，并鼓励其尽量多去户外走动，多与病友交流，使之能接受自己外表改变的现实，战胜自我，重新融入社会生活中去。

（4）知识缺乏的护理：有针对性地进行相关的健康知识指导，告知注意事项，提供正确有价值的信息资料，及时解答疑问，消除患者的焦虑和紧张心理。

（5）潜在并发症的观察与护理

1）感染：遵医嘱应用抗生素预防感染。如果发生感染，应该取炎性分泌物或脓液进行细菌培养、药物敏感试验，选择有效抗生素，并严密监测生命体征变化。

2）休克：严密观察患者的生命体征、意识和表情、瞳孔、皮肤色泽与温度、尿量的变化；给予仰卧中凹位，即头和躯干抬高 20° ～ 30°，下肢抬高 15° ～ 20°，以利于增加回心血量；保证静脉通路顺畅，给予支持疗法，如输血、补充人血白蛋白以及所需各种营养素；维持有效的气体交换，给予鼻导管吸氧，氧浓度为 40℃～ 50%，氧流量为 6 ～ 8L/min，有气道分泌物或呕吐物时给予及时清理。

3. 围术期护理

（1）术前准备：术前遵医嘱进行各项检查及准备工作，如术区备皮、留置导尿、交叉配血试验。

（2）术后体位：全麻未清醒的患者给予去枕平卧位，头偏向一侧，保持呼吸道通畅。全麻清醒后可以取头高脚低斜坡卧位，以利于静脉回流，减轻脑水肿。

（3）病情观察及护理：严密观察患者生命体征、瞳孔、意识、肌力的变化，准确记录。注意观察手术区敷料以及引流情况，保证术区敷料完好、清洁，保持引流通畅。注意观察患者有无失血性休克的早期迹象。

（4）饮食护理：局部麻醉和无不适主诉患者术后可按需进食，全身麻醉者应待完全清醒、无恶心呕吐后方可进流质饮食，以后根据病情改为半流食或普食。指导患者可选择进食高热量、高蛋白、高维生素、易消化的食物，避免粗糙、辛辣等刺激性食物，限制烟、酒。禁食期间，应该协助患者做好口腔护理，保持口腔卫生。

……（崔天亮）

第二节　颅骨骨折患者的护理

颅骨骨折（skull fixture）在颅脑损伤中常见，发生率为 15% ～ 20%。头部受到外力冲击后，颅骨作为骨性屏障对抗外力起到保护脑组织的作用。当暴力作用大于颅骨的弹性时即可产生骨折。可以发生于颅骨任何部位，以顶骨最多，其次为额骨、颞骨和枕骨。其临床意义不在于骨折本身，而是在于颅骨骨折可以导致血管、脑组织和脑神经的损伤，也可以导致脑脊液漏引起颅内感染。颅骨骨折是颅骨受外力作用所致的颅骨结构改变，骨折的形式通常与外力作用的方式和程度有关。外力的作用面积越大、速度越快，颅骨的损伤越重。一般按骨折的部位可以分为颅盖骨折和颅底骨折；按骨折形态可以分为线性骨折（包括骨缝分离）、凹陷骨折和粉碎性骨折；按骨折与外界是否相通，分为开放性与闭合性骨折，开放性骨折和累及鼻窦的颅底骨折有合并骨髓炎和颅内感染的可能。

一、线性骨折

线性骨折分为颅盖骨线性骨折和颅底骨线性骨折。

（一）病理

颅骨的线性骨折是颅脑外伤中最常发生的骨折。颅骨呈线状裂纹，X 线片可见颅骨的连续性遭到破坏，边缘呈现锐利僵直的长条形透亮区。头部 CT 骨窗片可见局部颅骨连续性中断。头部三维 CT 更是可重建出颅骨骨折的真实形态。

颅盖骨的单纯性线性骨折一般不需特殊处理，几周以后骨折线内即被纤维结缔组织所充填。对跨越大血管（如静脉窦、脑膜中动脉等）的线性骨折要注意观察病情变化，警惕有发生硬脑膜外（下）血肿的危险。

颅底的线性骨折，根据部位可分为下列三种类型。

1. 前颅窝骨折：骨折线多为纵行，累及额骨的眶板和筛骨，出血可经前鼻孔流出，或流入眶内，后者在眼睑中或球结膜下形成瘀斑，出血多时可在眶周形成广泛淤血，导致所谓“熊猫眼”征。脑膜破裂时，脑脊液可经额窦或筛窦从前鼻孔流出，成为脑脊液鼻漏。空气经此途径进颅腔成为外伤性气颅或颅内积气。筛板、视神经孔骨折或当骨折累及眶上裂时，可出现相应的嗅觉、视觉和眼球运动神经的损害症状。

2. 中颅窝骨折：骨折线多为横行，受损部位累及蝶骨或蝶窦，出血或脑脊液漏可经蝶窦由鼻孔流出。累及颞骨岩部，脑膜、骨膜和鼓膜均有破裂时，出血或脑脊液漏则经外耳孔流出；若鼓膜完整，脑脊液则经咽鼓管流往鼻咽部，可误认为是鼻漏。累及蝶骨或颞骨的内侧部，可损伤垂体或第Ⅱ～Ⅵ脑神经。累及颈动脉海绵窦段，可造成颈动脉海绵窦瘘，形成搏动性突眼和颅内杂音。破裂孔和颈动脉管处的损伤，可造成致命性鼻出血和耳出血。

3. 后颅窝骨折：骨折线多为纵行，累及颞骨岩部后外侧时，多在伤后 1 ～ 2 日内出现乳突部皮下淤血（Battle 征）；累及枕骨大孔周围时，可合并后组脑神经的受损及颈后皮下淤血。

（二）诊断

颅底骨折的诊断主要依靠临床表现来确定，X 线片很难发现骨折线；合并颅内积气时，可以间接诊断颅底骨折。CT 扫描骨窗片时可以发现骨折线，除此以外还可以了解颅内有无并存的脑损伤。颅盖骨骨折，摄 X 线平片优于 CT 扫描。目前最具诊断意义为头部三维立体 CT 颅骨重建，可反映出颅骨骨折的真实形态。

（三）治疗

颅底骨折本身无需特殊治疗，重要的是它的并发症。脑脊液漏者应视为开放性颅脑损伤，漏口严禁堵塞，不宜做腰椎穿刺，尽可能避免擤鼻、咳嗽和打喷嚏，这些可能造成颅内积气加重和逆行感染。伤者取头高卧位休息，给予抗生素治疗，绝大多数漏口可在伤后 1 ～ 2 周内自行愈合。如果 1 个月后仍未停止漏液，可考虑手术修补硬脑膜。颅内积气者，多数不必处理，气体可在 1 ～ 2 周内完全吸收；个别情况可有气体不断增加；有颅内压增高时，可行开颅钻孔放气或直接行瘘口的修补手术。脑神经损伤者，可用神经营养药物或血管扩张药物治疗，不完全损伤者多数可以自愈；伤后早期出现视力下降者，经拍片证实为碎骨片压迫时，应尽早施行视神经孔减压手术。面神经麻痹超过 3 个月无恢复时，可考虑做面 - 副神经或面 - 舌下神经吻合术。

二、凹陷骨折

颅骨的厚薄不一，一般认为颅骨的陷入程度超过了所在区域的颅骨厚度，称之为颅骨凹陷骨折。骨折凹陷时常合并头皮血肿，因此单凭触诊不易诊断，必须依靠X线的骨折切线位拍片。头部三维CT亦可重建出凹陷骨折的真实形态。

治疗：凹陷骨折一般都需要手术复位或将凹陷的骨质切除，位于功能区者更是如此。有些位于静脉窦区的凹陷骨折，在没有充分准备的情况下不要贸然手术，以免发生意想不到的大出血。儿童颅骨较薄，硬度小而弹性大，所谓“乒乓球”样凹陷骨折，随着脑组织的不断发育，凹陷的颅骨有自行复位的可能性。成人的凹陷骨折在手术复位时常发现颅骨的内板比外板的损害要严重得多，手术复位比较困难，最后只有将塌陷的骨质全部取除，其颅骨的缺损部分可用自体骨片立即修复或以后用人工骨再做修复。

三、粉碎性骨折

粉碎性骨折为有游离骨片的骨折，见于外伤时暴力较大，多数合并有开放性损伤。手术清创时应将游离的碎骨片清除，硬脑膜如有裂口应做修补，伤口分层缝合，术后用抗生素治疗。

四、开放性骨折

开放性骨折见于锐器直接损伤或火器伤，受伤的局部头皮全层或部分裂开，其下的颅骨可有不同形式的骨折，伤口内常有异物，如头发、泥土、布肩、弹丸（片）或碎骨片等。

五、治疗

开放性骨折的清创原则如下：

1. 线性骨折在没有严重污染时，将头皮分层缝合即可。有污染时应将骨折边缘咬除，以防术后感染。

2. 凹陷骨折先将头皮彻底清创，再将骨折片撬起，骨折片无法复位时应将其去除；如硬脑膜颜色正常，脑张力不高，没有颅内血肿迹象，不要轻易切开硬脑膜；硬脑膜如有裂伤，清创后应予缝合，以免感染进入颅内。

3. 粉碎性骨折头皮清创时，应将游离碎骨片摘除。

六、专科护理

（一）护理要点

严密观察患者意识、瞳孔及生命体征变化，做好脑脊液鼻漏、耳漏的护理，加强患者安全护理。

（二）主要护理问题

1. 有感染的危险（risk for infection）：与脑脊液外漏有关。

2. 清理呼吸道无效（ineffective airway clearance）：与脑损伤后意识不清有关。

3. 有受伤害的危险（risk for injury）：与脑损伤、颅内高压引起的意识障碍和视力障碍有关。

4. 营养失调：低于机体需要量（imbalanced nutrition：less than body requirements）与发病后高代谢、呕吐有关。

5. 知识缺乏（deficient knowledge）：缺乏脑脊液漏后体位护理和预防感染方面的相关知识。

6. 焦虑（anxiety）：与患者受伤后疼痛、恐惧有关。

7. 体像紊乱（disturbed body image）：与伤后形象改变有关。

8. 潜在并发症：继发脑损伤、颅内血肿、癫痫、颅内低压综合征、颅内压增高。

（三）护理措施

1. 一般护理

将患者安置在安静、舒适、温湿度适宜的病房内，减少人员探视，避免交叉感染及不良因素的刺激。及时做好各项检查，制订合理的治疗及护理方案。

2. 对症护理

（1）脑脊液漏护理

1）绝对卧床休息，脑脊液耳漏患者取患侧卧位，脑脊液鼻漏患者取半坐卧位，避免漏出的脑脊液逆流入颅内引起感染。

2）保持颜面、外耳道、鼻腔、口腔的清洁，在鼻部和耳部放置干棉球，发现潮湿及时更换，并且记录，以便准确估计脑脊液外漏的量。

3）鼻漏未停止前不可以从鼻腔插入任何管道，禁止鼻饲和经鼻吸痰等，禁止做腰穿及耳、鼻滴药、冲洗、堵塞等。

4）告知患者不可以用力咳嗽、屏气排便、擤鼻涕及打喷嚏，以免颅内压骤然变化导致颅内积气或脑脊液逆流。

5）注意观察有无颅内感染的征象，漏出的脑脊液颜色、性质、量有无异常。

6）遵医嘱合理应用抗生素。

（2）呼吸道护理：给予患者侧卧位，及时清除口腔、鼻腔分泌物；对于昏迷患者给予体位排痰或者吸痰护理；有咽部受阻的患者，给予口咽或鼻咽通气道，必要时行气管插管术或者气管切开术，保持呼吸道通畅。定时协助患者翻身叩背，预防坠积性肺炎发生。

（3）安全护理：对于癫痫和躁动的患者给予专人护理，提供有护栏的病床，必要时给予约束带进行肢体约束性保护，防止坠床发生。癫痫发作时注意保护患者安全。

（4）饮食护理：急性期给予禁食水，提供肠外营养供给，观察患者水、电解质的情况。如可以进食时，应给予高热量、高蛋白、高维生素、易消化吸收的软食，如新鲜肉类、水果及蔬菜等。避免进食干硬、辛辣、刺激性食物，防止引起呛咳而加重脑脊液漏。

（5）心理护理：稳定患者情绪，护理人员要关心、体贴患者，耐心向患者及家属讲述疾病的相关知识，给予理解与支持，根据患者性格特点帮助建立乐观面对疾病的信心。

（6）潜在并发症的观察以及护理：严密观察患者的瞳孔、意识及生命体征变化，观察有无癫痫发作的早期迹象以及颅内低压征，及早发现颅内出血和颅内压增高，加强巡视病房，及时通知医生给予相应处理。

……………………………………………………………………（崔天亮）

第三节　脑损伤患者的护理

脑损伤可以分为原发性脑损伤和继发性脑损伤。原发性脑损伤是指脑组织受到创伤的当时发生的损害，损伤以后立刻出现相应的临床症状和体征，如脑震荡、脑挫裂伤和原发性脑干损伤等。继发性脑损伤是指脑组织受到创伤以后，经过一段时间，由于脑的出血、水肿或血肿造成脑的二次损害症状和体征。

一、原发性脑损伤

（一）脑震荡

脑震荡是指头部受到创伤以后，即刻发生的一过性脑功能障碍。短暂的意识障碍和无肉眼可见的病理变化是脑震荡的主要特点。脑震荡是脑损伤中程度最轻的一种，可以单发也可以与其他脑损伤并存。

1. 病理

脑震荡是一种轻型脑损伤，伤后脑组织一般无器质性的病理改变。意识障碍为一过性，其发病机制不明。一般认为与脑干网状结构的受损有关。外伤时脑脊液在脑室内的震动、颅内压力的改变、脑干本身的机械性牵拉扭转以及血管功能紊乱等都可能导致短暂的脑功能障碍。

2. 临床表现

（1）意识障碍：多数程度较轻，可以有意识丧失或仅是一过性的神志恍惚，意识障碍可以短至数秒钟、数分钟，一般不超过 20 分钟，意识清醒后可以恢复正常。

（2）遗忘症：多表现为逆行性遗忘症，即伤员对受伤当时情况或受伤的经过不能记忆。

（3）头痛、头昏：在受伤后数日内明显，以后逐渐减轻，有的患者自觉症状很重，头痛、头昏常持续很长时间。

（4）恶心、呕吐：多数较轻，1 ～ 2 日内消失；小儿常较明显，有的甚至可以成为主要症状。

（5）其他：可出现自主神经功能紊乱症状，表现为情绪不稳、易激动、不耐烦、注意力不集中、耳鸣、心悸、多汗、失眠或噩梦等。

3. 诊断

诊断脑震荡的根据是：①有明确的头部外伤史；②受伤当时确有短暂的意识丧失或意识恍惚，而且在 20 分钟以内完全清醒；③有明确的逆行性遗忘症；④受伤以后神经系统检查无阳性体征，血压、脉搏、呼吸正常，腰椎穿刺脑脊液压力和细胞计数正常；⑤头部 CT 扫描未见异常。

4. 治疗

脑震荡的患者大多可以不治而愈，一般不需住院。在家卧床休息，光线宜暗，环境安静，饮食清淡。休息时间约为 7 ～ 10 日。有的伤员自觉症状很重，可以针对性地进行镇静、止痛等药物处理。有条件的地方对脑震荡患者最好能够保持 3 ～ 5 天的医疗联系或观察，这样常可以发现一些有并发症的患者，尤其是合并迟发性颅内血肿者，常需要进行紧急医疗处理。

脑震荡的治疗除了休息和药物以外，很重要的一个方面是医务人员要对伤员做耐心细致的思想工作，解除伤员对脑震荡的恐惧心理，尤其是对某些症状的解释应当明确，否则其后伤员会把所有的身体不适都与脑震荡联系起来，造成日后所谓顽固性的脑震荡后遗症。

（二）脑挫裂伤

脑挫裂伤是指头部受到创伤以后脑组织发生的器质性损伤，一般损伤较重，昏迷时间较长；严重的脑挫裂伤常危及伤员生命。

1. 病理

脑组织的器质性损伤，按其病理形态改变可分为脑挫伤和脑裂伤。前者在脑皮质的表面仅有散在的出血点，局部静脉扩张，脑组织肿胀及水肿；后者则在损伤的局部还可见到软脑膜的断裂和出血，有时甚至是破碎的脑组织。临床上常无法区分脑挫伤和脑裂伤，加之二者多数都是同时并存，只是程度不同而已，所以常统称为脑挫裂伤。脑挫裂伤的好发部位为颅底。颅底面凹凸不平，损伤过程中脑组织的移动、摩擦和撞击首先造成与颅底紧密接触的额叶和颞叶底面的挫裂伤（图 16-1）。脑挫裂伤的另一好发部位为头部受力的对侧。其损伤机制除了直接损伤以外，还可因“对冲性脑损伤”（图 16-2）。脑挫裂伤除了大脑皮质的弥漫性损伤以外，还常合并脑干网状结构的损伤。

2. 临床表现

脑挫裂伤的临床表现较之脑震荡严重，主要有：

（1）意识障碍：脑挫裂伤的意识障碍一般比较严重，昏迷程度和持续时间与损伤程度和部位有关。昏迷可由数分钟至数十分钟不等，有的甚至长达数日或长期昏迷。

（2）头痛：脑挫裂伤造成的蛛网膜下腔出血、脑水肿和脑肿胀，可引起较为严重的头痛并且持续时间较长。头痛的性质主要为全头部胀痛或跳痛，咳嗽时加重。

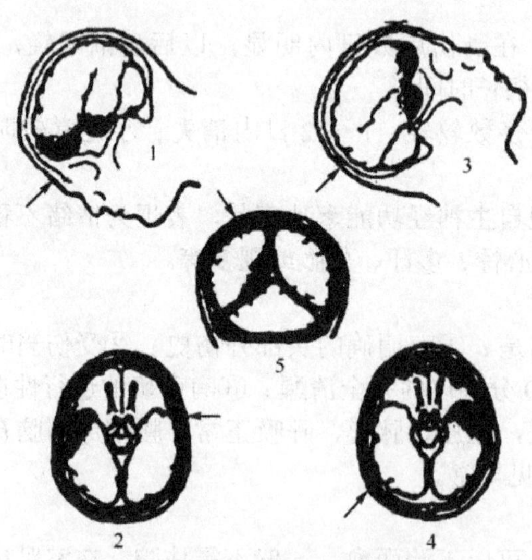

图 16-1　闭合性脑损伤时脑挫裂的形成机制与好发部位

箭头示外力的方向和作用部位，黑区示伤灶。

1. 前额受力所致的额颞叶伤灶；2. 颞部受力所致的对侧颞叶伤灶；

3. 枕部受力所致的额颞叶伤灶；4. 颞枕部受力所致的额颞叶伤灶；

5. 顶盖部受力所致的颞枕叶内侧伤灶

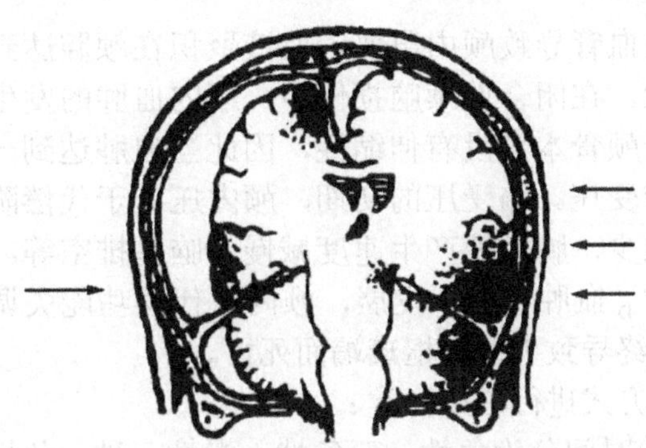

图 16-2　头部做减速运动时的脑损伤机制
粗箭头表示头部运动的方向；细箭头表示头部受到外界物体的阻止

（3）恶心、呕吐：脑挫裂伤时脑脊液对第四脑室的冲击、脑血管运动功能的紊乱、颅内压力的改变以及蛛网膜下腔出血的刺激等，都可引起恶心和呕吐。大多伤后立即出现，呕吐为喷射性，若患者处于昏迷状态，常造成严重的误吸。

（4）癫痫：脑挫裂伤的早期癫痫发作多见于儿童，一般发生于伤后数小时或数日内，有的甚至发生在外伤的当时。发作形式多以大发作和局限性发作为主；晚发和局限性癫痫常要警惕颅内血肿的可能。

（5）脑膜刺激征：脑挫裂伤造成蛛网膜下腔出血，后者引起颈项强直，直腿抬高试验阳性。若无新鲜出血，陈旧的蛛网膜下腔出血一般 5 ～ 7 天可被逐渐吸收。颈强直可随脑脊液中含血量的减少而逐渐减轻。

（6）局灶性神经系统体征：依脑挫裂伤的发生部位而定，若损伤累及脑的功能区，常于伤后即刻出现相应肢体的单瘫、偏瘫或偏一侧的感觉障碍，以及失语或偏盲等。

（7）脑脊液：脑挫裂伤的伤者早期腰椎穿刺即可发现肉眼或显微镜下血性脑脊液；压力一般高于正常，压力过高时不宜过多地放出脑脊液。

3. 诊断

头部外伤，伤后意识障碍较深，持续时间较长，头痛、恶心、呕吐等症状较重，伴有脑膜刺激征，腰椎穿刺脑脊液为血性时即可确诊脑挫裂伤。头颅 CT 检查，虽然有时 CT 影像不能看见脑挫裂伤的直接表现，但是头颅 CT 对发现是否合并颅内血肿以及脑的损伤程度等具有极为重要的意义。

4. 治疗

（1）脑挫裂伤患者一般应该卧床休息 2 ～ 3 周；在伤后 3 ～ 5 天内应密切观察病情，注意血压、脉搏、呼吸、瞳孔和意识的变化，以便早期发现颅内血肿。

（2）呕吐频繁的患者可暂禁食，每日补充液体 2000 ～ 2500ml。

（3）头痛严重者可适当选用镇静药物，有的尝试每天或隔天行腰椎穿刺术，放出部分血性脑脊液以减缓头痛，但颅内压力较高时不主张做腰椎穿刺。

（4）药物治疗：脱水可用 20% 甘露醇、25% 山梨醇、20% 甘油果糖等药物；其他可酌情使用止血药、抗生素等。

二、继发性脑损伤

主要讨论继发性颅内血肿。

颅脑损伤伤及颅内血管导致颅内出血，血液聚积在颅腔达到一定体积时可以引起急性脑受压的临床症状。在闭合性颅脑损伤中，颅内血肿的发生率约为10%。颅内血肿在形成过程中，由于颅骨本身没有伸缩性，因此当血肿达到一定的体积时，势必造成颅内压增高或急性脑受压。脑受压的初期，颅内压处于代偿阶段，主要表现为颅内血管收缩，脑血流量减少，脑脊液产生速度减慢，脑室排空等。此时脑的体积相应缩小，颅内压力得到缓冲 D 血肿进一步发展，颅内压代偿功能失调，脑组织明显移位形成脑疝，压迫脑干，最终导致生命中枢衰竭而死亡。

颅内血肿常以下列方式进行临床分类：

1. 根据血肿形成的时间分为急性、亚急性、慢性三种。急性者见于外伤后3天以内形成的颅内血肿；亚急性见于3日至3周以内者；慢性则通常为3周以上者。有时外伤后首次CT未见血肿，之后再次CT出现血肿，称为迟发性颅内血肿。

2. 根据血肿在颅内的解剖层次，可以分为硬脑膜外、硬脑膜下、脑内和脑室内血肿。如颅内同时有2个以上的部位出现血肿，则称为多发血肿。

（一）硬脑膜外血肿

血肿位于颅骨内板之下和硬脑膜之间，发生率约占颅内血肿的25%～30%，仅次于硬脑膜下血肿。其中以急性者为主，约占85%，亚急性者约占12%，慢性者极少。

1. 病因、病理

血肿多发生在头部的着力部位，出血来源主要是脑膜中动脉、静脉，其他尚有静脉窦、板障静脉等。脑膜中动脉的主干在颞部颅骨内板的血管沟（部分形成骨管）中走行，骨折时易于受伤。动脉性的出血十分凶猛，常于外伤后数小时内形成血肿，出现脑受压症状。静脉窦或板障静脉受伤后的出血一般比较缓和，血肿常常是在缓慢出血的基础上，硬脑膜与颅骨内板之间不断分离的过程中逐渐形成的。硬脑膜外血肿95%以上都合并有颅骨骨折，仅有少数是由于外伤时的颅骨变形导致硬膜分离出血而没有颅骨的骨折。

2. 临床表现

主要表现为急性脑受压症状，症状出现的急缓与出血的速度、部位以及人体的代偿能力有关。出血越快，颅内代偿能力越差，急性脑受压的症状越重。血肿的部位与脑疝形成的关系，血肿位于颞部者，早期表现可为小脑幕切迹疝的症状；位于额叶或顶枕叶者，脑疝症状出现较晚；位于后颅窝者，少量出血即可导致枕骨大孔疝，后果严重。

（1）意识障碍：分原发性和继发性意识障碍，前者的意识障碍发生于受伤的当时，此后意识可以完全清醒，即进入所谓“中间清醒期”，以后随着血肿的出现和增大，再次出现意识障碍；后者的意识障碍发生于伤后的一段时间内，表现为进行性加深，直至发展为脑疝甚至死亡。典型的硬脑膜外血肿的原发性意识障碍一般都比较轻微，多数是脑震荡的一过性脑功能障碍，有的甚至完全没有意识障碍。中间清醒期的长短取决于血肿形成的速度，可自数十分钟至数日不等，但约90%的病例发生于外伤后的8～18小时。急性硬脑膜外血肿的患者约70%表现有中间清醒期。其他非典型的患者可以表现为伤后持续昏迷，或昏迷由浅变深，直至出现脑疝症状。

（2）头痛、恶心和呕吐：随着血肿的增大，颅内压力进行性增高，患者出现头痛、恶心和呕吐症状。有的患者头痛剧烈，在继发昏迷之前甚至出现频繁的躁动。

（3）瞳孔改变：在受伤的当时，有的可以出现双侧瞳孔扩大，以后在中间清醒期恢复正常；在脑疝前期时，可以出现血肿侧的瞳孔稍有缩小，对光反射迟钝，此为动眼神经受刺激症状；出现脑疝时，血肿侧的瞳孔明显扩大，对光反射消失，眼球固定。此时动眼神经受压并瘫痪。

（4）偏瘫：可有两种形式，一是因血肿在运动区附近，压迫运动区皮质出现对侧的锥体束征，肢体无力或瘫痪，上、下肢程度可不相等；另一种是脑疝时因大脑脚受压出现对侧肢体的偏瘫，上、下肢同时发生，且程度一致。

（5）生命体征：随着颅内压力的不断升高和脑疝的形成，可出现脉搏变慢、血压升高、呼吸加深变慢等代偿现象。当脑疝继续发展加重时，脑干功能衰竭，则出现血压下降，脉搏、呼吸加快，最后呼吸停止、心脏停搏。

3．辅助检查

（1）X 线检查：颅骨平片常显示有骨折。当骨折线通过脑膜中动脉沟或静脉窦时，要高度警惕硬脑膜外血肿的发生。

（2）CT 扫描：在颅骨内板的下方可以看到局限性梭形或半月形高密度区，CT 值为 40 ～ 100Hu，血肿的密度均匀一致；调骨窗显示时，常可见颅骨骨折。

（3）超声波探测：可以发现中线波移位。

4．诊断

根据头部外伤史和典型的意识改变过程，结合颅骨 X 线平片，尤其是有通过硬脑膜中动脉沟或静脉窦的骨折时，要高度警惕硬脑膜外血肿发生的可能。CT 扫描是发现硬脑膜外血肿的最好的诊断方法，血肿的大小、部位，脑组织的移位程度，在 CT 扫描中一目了然。有的时候，当不具备 CT 检查条件或情况十分紧急时，亦可在诊断不清楚的情况下只凭体征立即行钻孔探查术，否则一味强调检查贻误手术时机，将铸成不可挽回的大错。

（二）硬脑膜下血肿

硬脑膜下血肿发生在硬脑膜与蛛网膜之间，在颅内血肿中约占 60%，是最为常见的颅内血肿。根据血肿症状出现的早晚，可以分为急性、亚急性和慢性硬脑膜下血肿。

1．急性脑膜下血肿

伤后 1 ～ 3 日内出现症状，是硬脑膜下血肿中最为多见的一种，常合并严重的脑挫裂伤。出血多来自挫伤破裂的皮质血管，血液可直接流入或先经皮质后再流入硬脑膜下腔形成血肿，又称为复合性硬脑膜下血肿。少数血肿可来自桥静脉的撕裂出血，这种情况可以没有脑挫裂伤，血肿位于大脑的凸面，称为单纯性硬脑膜下血肿。

（1）临床表现

由于合并原发性脑挫裂伤，临床症状多较严重，而且发展迅速。伤后多持续昏迷，或昏迷不断加深，极少有中间清醒期。根据脑挫裂伤的不同部位，可以出现脑受损的局灶症状或抽搐。出现急性脑受压和脑疝时，瞳孔和生命体征明显改变，危重患者常有去大脑强直、双侧瞳孔散大、病理性呼吸等危急征象。

（2）辅助检查

主要是头颅 CT 检查，急性硬脑膜下血肿表现为颅骨内板下方新月形或半月形高密度区，CT 值 70 ～ 80Hu，硬脑膜下血肿范围广泛，而且常合并脑挫裂伤、脑水肿，因此占位效应比硬脑膜外血肿要明显得多。

（3）诊断

急性硬脑膜下血肿的特点是病情进行性恶化，很快出现急性脑受压症状。CT 扫描可以明确诊断。在紧急情况下，为了争取时间，不做 CT 亦可直接手术探查。

2. 亚急性硬脑膜下血肿

伤后 3 日～ 3 周内出现症状，在硬脑膜下血肿中较少见。一般原发性脑损伤较急性者为轻，脑表面的挫裂伤损伤的仅是较小的静脉，出血缓慢，临床经过良性。常可出现中间清醒期，生命体征变化不明显，有充裕的时间进行术前检查和准备。CT 检查可明确诊断。

3. 慢性硬脑膜下血肿

多见于中老年人，伤后 3 周以上出现症状，临床上并不少见，约占硬脑膜下血肿的 1/4。

（1）病理

慢性硬脑膜下血肿的出血多来自矢状窦旁受损的引流静脉。血肿的囊壁多在伤后 7 ～ 10 天开始形成，2 ～ 3 周已经完善，囊壁靠近硬脑膜侧较厚而且粘连较紧，血管丰富；而靠近蛛网膜侧较薄，粘连较轻。一般认为血肿的形成是因为血肿腔内的血凝块不断液化使其成为高渗状态，然后再吸入低渗的脑脊液使血肿缓慢增大。也有人认为是血肿壁的新生血管破裂出血或渗出导致血肿腔内的高渗状态。

（2）临床表现

主要是慢性脑受压和脑的局灶性症状。

1）原发损伤轻微：多数伤者的外伤并不严重，有些甚至是在出现症状以后自己也不能回顾最初是何时何地发生的损伤。

2）慢性脑受压症状：头痛、头昏并不严重，多有注意力不集中，记忆力下降，嗜睡或失眠，视力减退，视神经盘水肿，精神疲惫，工作效率明显降低。

3）脑的局灶性症状：表现为偏侧肢体的肌力弱、轻瘫或锥体束征，一侧的中枢性面瘫，运动性失语或混合性失语等。

（3）诊断

年龄 50 岁以上，有轻微头部外伤史，经过一段时间以后出现颅内压增高症状和伴有神经功能受损体征时，要想到慢性硬脑膜下血肿的可能。对有疑诊的患者最好做头部 CT 扫描，发现颅骨内板下方新月形或半圆形高密度或等密度影像、中线移位、脑室受压时诊断即可成立。

（三）脑内血肿

脑内血肿是指头部外伤以后在脑实质内出血形成的血肿。脑内血肿的发生率约占闭合性颅脑损伤的 1%，占颅内血肿的 5%。多见于成人和老年伤者，可能与脑的血管脆性有关。脑内血肿多数伴有脑挫裂伤，常与硬脑膜下血肿并发；少数因凹陷骨折刺伤脑组织所致；部分因外伤时脑组织在颅内动荡引发脑内血管破裂出血。

1. 病理

根据血肿在脑内的深浅，临床上常见如下两种情况。

（1）浅部血肿：主要由来自脑皮质的挫裂伤出血所致，血肿部位一般与挫裂伤的皮质部位一致或靠得很近，多见于额叶或颞叶的底面，常与硬脑膜下血肿合并存在，当手术清除硬脑膜下血肿时，多数可同时发现脑内血肿。

（2）深部血肿：由于脑深部的血管破裂出血所致，脑皮质表面可没有明显的损伤。所以，在开颅探查时常有遗漏血肿的可能。

2. 临床表现

外伤性脑内血肿以浅部居多，约占 4/5。临床表现类似于急性硬脑膜下血肿，主要表现为在脑挫裂伤的基础上出现急性脑受压症状。

3. 辅助检查

常规做头部 CT 扫描，可见脑内不规则高密度区或混杂密度区，常伴有脑水肿、脑室系统的挤压变形和脑的移位。浅部血肿常合并硬脑膜下血肿，深部血肿要注意与有些自发性脑内血肿相鉴别。

4. 诊断与治疗

外伤性脑内血肿常与脑挫裂伤和急性硬脑膜下血肿同时存在，如其本身不是发生在脑的功能区，则不会表现出特有的症状和体征，故术前没有 CT 资料很难做出明确诊断。浅部血肿常在手术中发现，深部血肿则主要靠脑内穿刺。

外伤性脑内血肿有时应与动脉瘤、动静脉畸形、高血压脑出血等脑血管病引起的脑实质出血相鉴别，此类出血多无明显或严重的外伤史，但起病急，症状和体征严重，必要时可做脑血管造影以明确诊断。

（四）迟发性颅内血肿

迟发性颅内血肿是指头部外伤以后，首次影像学检查（主要是 CT 检查）未见颅内血肿，而数小时乃至数天以后再次行影像学检查却发现，原来没有血肿的部位出现血肿，以前的小血肿增大，或原来的单发血肿现在又在其他部位出现新的血肿。迟发性颅内血肿的发生率约为颅内血肿的 8% ～ 10%，其中多数为迟发性脑内血肿。

1. 病理

迟发性颅内血肿的病理基础主要是脑挫裂伤，尤其是较为广泛的脑挫裂伤；外伤以后脑组织肿胀、渗出，受损的局部静脉压力增高，甚至微小静脉可以破裂出血，许多小的出血病灶融合起来形成一个大的颅内血肿。其他情况尚可见于颅内静脉或很小的血管破裂出血，此时出血缓和，当颅内压力较低、凝血功能欠佳或血管弹性不好时，可以缓慢形成较大的颅内血肿。

2. 临床表现

迟发性颅内血肿的临床表现取决于原发性脑损伤的轻重程度，一般都有中间清醒期或意识好转期，此后出现意识逐渐变差以及急性脑受庄的临床症状。

3. 诊断

迟发性颅内血肿的诊断一般比较困难，首次影像学检查未见血肿容易给临床医生造成这样的错觉，即其后的症状加重均冠以“脑水肿”的诊断。因此，当伤者的中间清醒期或中间好转期过去以后出现症状加重，首先应考虑有无迟发性颅内血肿的可能，老年伤者犹然。有时原发性的脑损伤和继发性的脑损伤交织在一起，无从判断主从关系时，最好的办法还是做 CT 检查。

三、脑干损伤

脑干损伤是指中脑、脑桥和延髓的损伤。脑干损伤分为原发性和继发性损伤。原发性损伤是指在外伤的当时，由外力所致的脑移位使脑干撞击在颅底斜坡或小脑幕裂孔边缘，或由外力所致的脑干本身的扭转、牵拉造成的损伤。继发性损伤是指颅内血肿或脑组织水肿、肿胀，间接压迫、牵拉、扭转脑干所致的损伤。

（一）原发性脑干损伤

1. 病理

原发性脑干损伤约占重型颅脑损伤的 5% ～ 7%，为颅脑损伤死亡病例的 1/3。损伤发生时，脑干在外力的作用下，与小脑幕游离缘或斜坡撞击，或受脑室内液体压力的冲击致伤。损伤多发生在一侧脑干背部或中央部，局部可见不同程度的挫裂伤、出血、水肿和缺血坏死、软化等病理变化。

2. 临床表现

脑干内有许多重要的脑神经核、网状结构和运动、感觉神经的传导束，所以脑干是生命的中枢，脑干受损以后会出现一系列威胁患者生命的临床症状和体征。

（1）意识障碍：意识障碍的程度与脑干受损的部位和程度有关，一般昏迷程度较深，而且持续时间较长。

（2）生命体征改变：脑干内呼吸中枢受损可出现呼吸表浅、不规则和呼吸暂停等呼吸功能衰竭的表现。心血管中枢受损可出现低血压、脉搏频数、心律失常。脑干损伤引起自主神经中枢功能障碍，体温调节失衡出现高热，体热不能及时发散，致使高热达 40℃持续不退。

（3）眼球和瞳孔改变：脑干损伤常出现眼球分离、双眼同向凝视或同向运动障碍；瞳孔大小多变且形状不规则，双侧缩小如针或两侧散大固定，亦可双侧不等大；对光反射消失。

（4）锥体束征：由于脑干内锥体束损伤，可出现肢体瘫痪、肌张力增高、腱反射亢进、浅反射消失，还可出现一侧或双侧的病理反射。若受伤后一切反应消失，肌张力由增高而变为松弛，则为死亡前征兆。

（5）去大脑强直：为中脑受损所特有的症状，全身肌张力增高，阵发性四肢过度伸直，头向后仰呈“角弓反张”，此强直发作受到刺激时更加明显。这种发作常预示伤者病情严重并且预后不良。

3. 诊断

颅脑损伤后立即陷入深昏迷，瞳孔大小多变，眼球分离，四肢肌张力增高，去大脑强直发作，生命体征不稳定，此时头颅 CT 检查排除颅内血肿，则原发性脑干损伤的诊断可以成立。

4. 治疗

原发性脑干损伤的治疗基本上与重度脑挫裂伤相同。

（1）保持呼吸道通畅：脑干损伤患者深度昏迷，呼吸不畅，应当早期行气管切开，从而减少呼吸道无效腔，有利于呼吸道排痰，保证氧气供给。也可采用高压氧舱治疗。

（2）人工冬眠低温治疗：降低脑组织的新陈代谢，提高脑组织对缺氧的耐受力，从而保护受损的脑组织，减轻脑水肿。

（3）控制脑水肿、脑肿胀：可用高渗性脱水药物治疗，常用的药物有 20% 甘露醇、20% 甘油果糖及利尿药等。

（4）止痉药物：脑干损伤后出现的肌张力增高和去大脑强直，可用抗癫药物或镇静药物控制，常用的有苯巴比妥钠、地西泮、10% 水合氯醛、苯妥英钠等。

（5）改善脑组织代谢药物：可用能量合剂如腺苷三磷酸、胞磷胆碱、脑活素、脑多肽、神经节苷脂类等。

（6）加强护理：防止出现肺炎、压疮、泌尿系感染、肢体挛缩等并发症。

（二）继发性脑干损伤

继发性脑干损伤是颅脑损伤后，由于颅内压增高、局限性颅内血肿和脑水肿使脑干发生偏侧移位，造成小脑幕切迹压迫中脑，使脑干缺血、软化和坏死。继发性脑干损伤的发生常需一段时间，时间的长短取决于急性脑受压的程度和个体的代偿能力。典型病例表现为小脑幕切迹疝的临床过程。

1. 临床表现

（1）头痛、呕吐、烦躁：外伤之后出现剧烈头痛、频繁呕吐和不能解释的烦躁时，都应考虑到有急性脑受压的可能。

（2）瞳孔大小、对光反射：仔细观察瞳孔可以见到早期伤侧的瞳孔稍有缩小，以后开始扩大，表现为双侧瞳孔不等大，最后是双侧瞳孔均扩大；对光反射开始是迟钝，以后则消失。

（3）肢体功能：受伤对侧肢体运动功能障碍，可以是轻瘫、全瘫，肌张力增高，腱反射亢进，病理反射阳性。

（4）生命体征：呼吸加快、变慢或不规则；脉搏频数或沉缓；血压升高，晚期则下降；体温可以不升。

2. 治疗

继发性脑干损伤的治疗主要是及时地去除急性脑受压的病因。大多需要手术治疗，手术的目的是清除颅内血肿和挫伤失活的脑组织，改善颅内压力。手术中可根据情况决定是否敞开硬脑膜、是否去除颅骨骨瓣，以求获得最大限度的颅内减压作用。

四、火器性损伤

颅脑的火器性损伤有如下特点：①损伤多较严重，伤情变化快，死亡率高；②伤道内多有异物存留，常合并严重的颅内出血；③属污染伤口，如处理不及时或不妥当，极易出现颅内感染造成死亡；④治疗效果与损伤程度、手术时机和清创的彻底程度有关，一般疗效差，后遗症多。

（一）病理

火器性颅脑损伤可分为如下三型：

1. 盲管伤：弹片或枪弹从头部或颜面射入，异物停留于颅腔内，在射入口的创道附近常有许多碎骨片；颅内创道深浅不一，有时异物甚至在达到对侧颅骨内板后反弹造成更为复杂的损伤。

2. 贯穿伤：弹片或枪弹从头部或颜面射入，从头颅另一端出来，即有入口和出口；一般入口较小，出口较大。高速枪弹贯穿颅内，造成脑组织的突然膨胀和回缩，致使脑组织呈弥漫性损伤。

3. 切线伤：枪弹呈切线擦过头颅，造成头皮、颅骨和脑组织沟槽状损伤；金属异物已经飞逸，碎骨片分散于脑浅部，损伤区狭长，常合并脑组织膨出。

（二）临床表现

1. 一般脑受损症状：意识障碍，清醒者可有头痛、呕吐、畏光等表现。

2. 颅内压增高症状：颅内出血、水肿或感染都可引起颅内压增高，伤者剧烈头痛、呕吐、躁动不安，甚至昏迷。

3. 颅内感染症状：高热、颈项强直、屈腿伸直试验阳性。若颅内有感染，腰椎穿刺见脑脊液混浊、白细胞数增高和糖定量减少。

4. 局灶性脑损害症状：脑的损伤部位不同可以出现不同的脑损害症状，最常见的是运动障碍和运动性失语、失明和失聪（听）等。

（三）治疗

1. 现场救护：火器性颅脑损伤的现场救护十分重要，主要是保持呼吸道通畅、控制伤口出血和防止创伤污染；伤员大多有昏迷，搬运时注意侧卧位，防止舌根后坠，可放入通气道，或者将舌用大号别针牵出或用缝线将其固定在口外；遇大血管出血时，可包扎止血或先行缝合止血；伤口以消毒敷料加压包扎，避免搬运途中再度污染。

2. 处理原则：①火器性颅脑损伤的清创处理越早越好；②由于条件不具备，早期清创处理不彻底者，宜在伤后 1 ～ 2 日内再行清创术；③伤口若无感染迹象，伤后 3 ～ 6 日，也可行清创手术；④手术清创的目的是从外向内彻底清除一切异物和碎骨片，杜绝一切术后伤口感染的可能。

3. 清创步骤：①头皮切口多以射入口为中心做“S”形或梭形切口，切除创缘 2mm，清除创口内头发、泥沙等异物；②将射入口处破碎的颅骨清除后，再咬除部分颅骨形成直径 3 ～ 4cm 的骨窗；③脑的清创是沿着创道清除一切破碎液化的脑组织以及脑内的碎骨片和一切异物；④金属异物的取留取决于手术的难易程度和金属异物的部位，在可能情况下，应尽量取出；⑤硬脑膜的处理，清创完毕之后硬脑膜应严密缝合，不能缝合者，可用帽状腱膜、颞肌筋膜或其他办法来修补。

五、重型颅脑损伤

（一）概况

重型颅脑损伤是指 GCS 3 ～ 8 分（我们将其分为三个亚型）的患者。在颅脑损伤中重型脑损伤（STBI）约占 8% ～ 10%，但死亡率却高达 30% ～ 50%。众多研究发现，重型颅脑在损伤后的数小时至几天内，脑组织可以发生再次损害（SBI），称为继发性脑损害。这种继发性脑损害的病理改变主要是：颅内压增高（ICP）、脑代谢增高、脑灌注压（CPP）降低和脑血流量（CBF）降低。上述所谓“两高两低”的病理改变，严重影响了脑的供血，导致脑组织缺血和缺氧。因此可以说脑组织创伤后的再次损害的实质就是脑缺血。

（二）临床分期

重型颅脑损伤的临床经过大致可以经历以下四个阶段。

1. 急性期：又称生命体征不稳定期，脑创伤后 1 ～ 3 天，颅内可能发生出血、梗死和不能控制的颅内压增高；3 ～ 7 天颅内压力达到高峰；8 ～ 14 天生命体征趋向稳定。

2. 稳定期：2 ～ 4 周，急情期过后，生命体征稳定，多数患者脑干功能开始有所恢复，出现自发睁眼，眼球活动，甚至大脑皮质的功能也出现转机，患者逐渐清醒。

3. 康复期：脑创伤后 1 ～ 3 个月，脑干功能基本恢复，大脑皮质的认知功能仍有障碍。

4. 后遗症期：3 个月以后，即使清醒，也遗有不同程度的神经功能障碍。

（三）临床诊断与观察

脑创伤后再次损害的临床表现主要是颅内压增高和脑灌注压降低。其中脑灌注压降低对脑组织的损害尤为严重。当脑灌注压降低＜60mmHg，颅内压升高＞20mmHg，即应采取积极措施监测和密切观察。

1. 颅内压监测：所有重型 TBI 患者（复苏后 GCS 3～8 分），同时 CT 异常（头部 CT 发现血肿、挫伤、肿胀、脑疝或基底池受压之一者）均应行 ICP 监测；ICP 持续＞40mmHg，没有有效措施控制者，应立即采取手术减压方式挽救患者生命。

2. CT 动态观察。

（1）重型 TBI 患者首次头部 CT 以后，无论有或无形态学改变，在其后的 6～8 小时内，应该再次做 CT 检查；当患者出现不能解释的烦躁和呕吐时，应随时做 CT 检查；

（2）脑外伤 24 小时：最大可能发生颅内继发性病变的时间段，应该重复头部 CT 扫描；

（3）脑外伤 48～72 小时：颅内可能发生再出血、原有血肿增大、迟发脑内血肿、或脑水肿程度达到顶峰；

（4）脑外伤 7～10 天：脑膨出、脑肿胀和脑软化的程度，在此时间段都表现得最为突出；

（5）脑外伤 3～4 周：脑内血肿已经基本吸收，可能出现亚急性或慢性硬膜下血肿、脑积水、脑膨出等病变；

（6）脑外伤 3 个月左右：头部 CT 扫描主要观察有无脑积水、脑膨出和脑萎缩等。

3. 头部 CT 扫描的重要形态学改变。

重型颅脑损伤除了可能出现严重的局限性占位病变表现以外，其他表现亦可间接说明脑损害的严重程度和颅内压力的高低。这些头部 CT 扫描的形态学表现为：

（1）脑室系统变小，脑室的额角和体部缩小成裂隙状小条；

（2）脑沟，脑沟和脑的蛛网膜下腔几乎消失；

（3）脑基底池，包括外侧裂池、视交叉池、脚间池等不同程度的闭塞；

（4）环池，闭塞或充满血液；

（5）脑的移位，大脑镰下疝（脑的中线结构向对侧移位超过 5mm）；单侧海马钩回疝（一侧的基底池发生闭塞）；小脑扁桃体疝（幕下四脑室完全闭塞）。因此，上述征象合并改变时，提示病情已十分危急。

（四）处理步骤

阶梯治疗 1：气管插管，正常通气（$PaCO_2$：32～36mmHg）；充分镇静与止痛；必要时神经肌肉麻痹。

阶梯治疗 2：头部中度抬高（30°）。

阶梯治疗 3：脑室外引流。

阶梯治疗 4：甘露醇（0.25～0.5g/kg）静脉滴注。

阶梯治疗 5：轻 / 中度低温（32～34℃）24 小时。

阶梯治疗 6：手术减压。

阶梯治疗 7：在 EEG 控制下（90% 脑电抑制）“巴比妥昏迷”疗法。

（五）手术干预

对不能控制的颅内压增高（ICP 持续＞40mmHg）者，应果断采取手术方式降低颅内压。

标准大骨瓣减压术（单侧）。

头皮切口：起自颧弓上耳屏前向上后经耳轮上方在顶结节前转向中线，止于前额（图 16-3）。

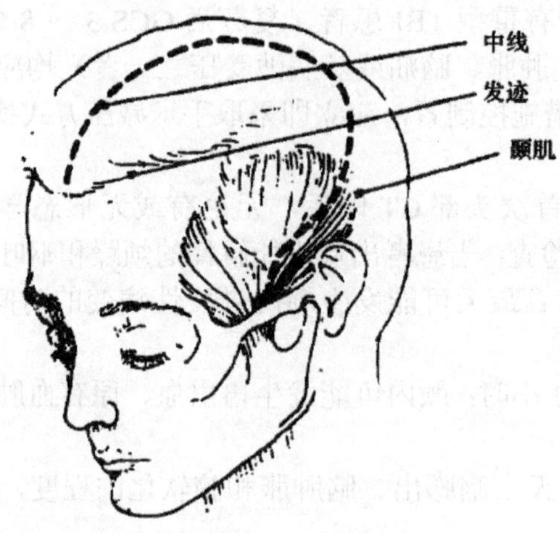

图 16-3　标准大骨瓣减压示意图

骨切除范围：下达颧弓上；后止顶结节；内至中线旁 2 ～ 3 厘米，前位眉弓上 2cm。

显露部位：大脑半球凸面额颞顶部；颅底额、颞极。

要点：

1. 骨窗足够大，一般达到 8cm×10cm（常规 6cm×8cm），避免脑组织嵌顿。
2. 骨瓣足够低（显露额、颞极）。
3. 咬除蝶骨嵴，使侧裂足够宽，侧裂血管减压。
4. 敞开硬脑膜，充分减压。
5. 用颞肌筋膜减张缝合。

（六）其他治疗

1. 过度通气：可以造成低碳酸血症使脑血管收缩，使颅内压降低。但研究表明重度过度通气，不仅不会使颅内压降低，反而会因为低碳酸血症加剧脑血管的收缩，导致脑血流减少。因此有效的过度通气应该是，①轻度过度通气使 $PaCO_2$ ＜ 35mmHg（正常动脉血 $PaCO_2$ 约为 40mmHg）；②时间不宜超过半小时；③重度过度通气，当 $PaCO_2$ ＜ 25ramHg，脑氧耗量增加，脑血流减少，可能对维持脑的灌注量不利。

2. 亚低温：治疗效果明确，最佳温度 32℃～ 35℃，32℃以下容易引起低血压和心律失常。一般是采取半导降温冰毯通过体表散热。通常是全身降温和头部降温并用（单纯头部降温，效果不好）。具体做法是用肌松剂和镇静剂：肌松剂，苯磺酸阿曲库铵 100mg/24h，或维库溴铵 20mg/24h；冬眠合剂（氯丙嗪 200mg/24h，异丙嗪 200mg/24h）。气管切开辅助呼吸，外伤后 8 ～ 24 小时即可开始，维持 3 ～ 14 天。

3.“巴比妥昏迷”疗法：使用巴比妥类药物，减少脑充血、减轻脑水肿、降低脑代谢、改善脑组织缺氧。具体应用方法为：诱导剂量，硫喷妥钠 15mg/kg+40ml 生理盐水，20 ～ 30 分钟静脉滴注；维持剂量，硫喷妥钠 10mg/（kg·h），静脉滴注；维持 2 ～ 3 天。

（七）预后

重型颅脑损伤由于其后继发的脑缺血改变，使其预后较差，平均死亡率可高达30%～50%。具体病例的预后主要取决于，①原发性脑损伤的程度（原发或继发脑干损伤）广泛脑挫裂伤；弥漫性轴索损伤等；②年龄：不同年龄伤者的血管条件不同，一般而言，年龄超过65岁以上者预后极差；③全身状态：心脑血管条件、呼吸循环功能、心肝肺肾功能等；④合并损伤：有无其他脏器损伤；⑤颅内压：是否能够有效地控制；⑥并发症：心脑血管、呼吸、消化、营养等。

六、专科护理

（一）护理要点

绝对卧床休息，保持呼吸道通畅，密切观察意识、瞳孔及生命体征的变化。

（二）主要护理问题

1. 急性意识障碍：与脑损伤、颅内压增高有关。
2. 清理呼吸道无效：与脑损伤后意识不清有关。
3. 营养失调：低于机体需要量：与脑损伤后呕吐、高热、高代谢等有关。
4. 体温过高：与脑干受损、颅内感染有关。
5. 有感染的危险：与开放性脑损伤脑脊液漏有关。
6. 有废用综合征的危险：与脑损伤后肢体功能障碍、长期卧床等有关。
7. 潜在并发症：颅内压增高、脑疝及癫痫发作。

（三）护理措施

1. 开放性颅脑损伤的现场急救

（1）清除患者呼吸道分泌物，开放气道，保持呼吸道通畅。给予氧气吸入，如出现呼吸障碍，应立即进行人工辅助呼吸。

（2）为患者建立至少两条静脉通路，迅速补充血容量。

（3）用无菌纱布包扎伤口，减少出血。有脑组织膨出时，用无菌敷料进行保护，以减少污染和损伤。

（4）尽快转送至有处理条件的医院。

（5）尽早合理应用抗生素。

（6）充分做好术前准备。

（7）治疗原则为先进行抗休克治疗，后给予脱水治疗。因为休克时灌注量不足，导致脑缺氧，可造成脑细胞不可逆性损伤。纠正休克有利于脑复苏，待休克纠正后再行脱水治疗。

2. 对症护理

（1）病情观察

1）严密观察患者的意识、瞳孔、生命体征的变化，脑干损伤的患者注意呼吸节律和频率的变化，发现异常及时通知医生处理。

2）注意观察患者有无消化道出血、复合伤等情况。

（2）保持呼吸道通畅

1）患者采取侧卧位，给予持续低流量吸氧。

2）及时清除呼吸道分泌物，气道受阻者给予口咽或鼻咽通气道开放气道，必要时行气管插管术或者气管切开术。

（3）饮食护理：给予肠内、外营养支持，不能经口进食的患者给予鼻饲流质饮食。鼻饲期间注意口腔护理，保持口气清新。定期评估患者营养状况，以便及时调整营养素的供给量。

（4）高热的护理：高热的患者给予物理降温或者进行人工冬眠低温疗法，保持适宜的室温，出汗较多者给予及时更换衣裤，鼓励多饮水，注意保暖。

（5）有脑脊液外漏者，定时测量体温，以便及早发现感染的早期迹象。

（6）对于瘫痪侧肢体，急性期应保持肢体功能位，避免关节强直、畸形、挛缩，避免皮肤受压。恢复期可遵照医嘱给予肢体被动活动，配合针灸、按摩、理疗等，制订系统、全面的康复训练计划，持之以恒，促进肢体功能恢复。

（7）注意观察患者癫痫发作的早期迹象、持续时间和发作类型，及早发现并发症，及时、准确处理。

3. 围术期护理

（1）术前向患者或者家属解释术前各项准备的目的、意义及注意事项，并且做好术前各种准备，包括头部皮肤准备、采集血液标本、备血、禁食水、留置导尿等。

（2）在进行术前准备时应保证患者安全，躁动及抽搐者应适当约束，防止意外受伤。

（3）术后体位：全身麻醉未清醒者，给予去枕平卧、头偏向一侧体位。清醒后血压平稳者抬高床头15°～30°，以利颅内静脉回流，降低颅内压。

（4）严密观察病情变化，并做好记录，如有异常立即通知医生并给予相应护理措施。

（5）昏迷者给予留置胃管护理。鼻饲液应合理搭配、给予高营养、易消化饮食；每次鼻饲前后用温开水冲洗鼻饲管，以免管腔堵塞；确定胃管在胃内后方可进行；定期更换鼻饲管。对意识逐渐清醒，能自行进食者给予高热量、高蛋白、高维生素饮食。

……………………………………………………………………（崔天亮）

第四节　颅内脓肿患者的护理

颅内脓肿是化脓性细菌侵入颅内引起局限的化脓性炎症，继而形成脓肿。依据部位可分为脑脓肿、硬膜外脓肿、硬膜下脓肿、垂体脓肿等。

一、脑脓肿

脑脓肿是指脑内局限的化脓性炎症并有脓肿形成。多数位于幕上，常见于青少年，男多于女。随着我国医疗水平的全面提高和普及，近年脑脓肿的发病率有明显下降趋势。

（一）病因及发病机制

引起脑脓肿的病原体，最主要是化脓性细菌，真菌和原虫少见。

化脓性细菌常见的有金黄色或白色葡萄球菌，溶血性、草绿色或厌氧性链球菌，肺炎双球菌，厌氧菌，变形杆菌，大肠杆菌，绿脓杆菌等。80年代以来，发现厌氧菌为最常见的致病菌。真菌以隐球菌和放线菌为多。原虫常见的有溶组织阿米巴。

病原体侵入脑内的途径，基本上可分为直接蔓延和血行性传播。依据病原体的来源，又可分为四类。

1. 耳源性脑脓肿　为化脓性中耳炎的并发症，大多数是急性中耳炎，急性中耳乳突炎，慢性化脓性中耳炎，慢性胆脂瘤性中耳炎。以最后一种最多。绝大多数是细菌侵蚀破坏薄弱的中耳鼓室天盖脑膜、蛛网膜而抵达脑组织，极少数经导静脉或血栓性静脉炎，或动脉感染栓子进入脑内。

2. 鼻源性脑脓肿　常见于额窦炎，少见的有上颌窦炎、蝶窦炎、筛窦炎等。也是以直接蔓延为主，基本上经栓塞穿入硬脑膜及脑内的血管特别是静脉而入脑，少见的是经眼眶或视神经软脑膜鞘向颅内侵入。另一途径是血行性，通过血栓性静脉炎经上矢状窦、大脑上静脉而抵脑。

3. 外伤性脑脓肿　常见于开放性颅脑外伤，病原随外伤裂口的碎骨片、头发、衣帽碎屑、金属异物等进入脑组织，也可继发于外伤后或手术后头皮感染，颅骨骨髓炎。

4. 血源性脑脓肿　远隔部位感染的菌血症或脓毒血症，经血行播散，多是动脉栓子至脑内，也可经静脉逆行而抵颅内。有一部分患者，病原体可潜伏脑内相当长时间，在抵抗力降低时脑内病灶渐发展形成脓肿。颅外的感染灶最常见的是胸膜、肺、支气管的化脓性病变，其他有细菌性心内膜炎、各种败血症、化脓性胆囊炎、肝或膈下脓肿、泌尿道感染、盆腔炎或脓肿、化脓性扁桃体炎或骨髓炎等。

（二）病理学

脑脓肿的发生和发展是一个连续的病理过程，基本上可分为三个阶段。

急性脑炎　病原体侵入脑实质后，发生急性局限性炎症，中心出现软化、坏死、周边水肿，病灶表浅时则有脑膜炎症反应。

化脓炎症　继续扩散，软化，坏死区扩大融合，形成脓液。周围形成一层炎症肉芽组织，并有神经胶质细胞增生，邻近脑组织水肿严重。

包膜形成　炎症局限，周围由肉芽组织和增生的胶质细胞形成脓肿壁，周围水肿减轻。一般感染后 6 ～ 14 天脓肿周围初步形成包膜，而完全形成需 4 ～ 8 周。此期病情以颅内症状多见。

脓肿的形状和大小不一，可呈圆形、卵圆形、念珠、葡萄或不规则状。小的如米粒称为粟粒状脑脓肿，大的可占据颅腔容积的 1/3 以上，脓液超过 500ml。脓肿可单发，多发或多房。直接蔓延的病例常并有局限浆液性脑膜炎，局限性蛛网膜炎。当脓腔内压力增加并位于脑浅表或脑室壁下位，可破裂而造成弥漫性化脓性脑膜炎，若破入脑室，可引起严重脑室管膜炎。

（三）临床表现

1. 因脓肿形成快慢、大小、部位和病理发展过程不同，使临床征象较为复杂，通常可分为三大类。

（1）急性感染症状：大多数在起病初期有全身感染症状的表现，如发热、寒战、全身乏力、肌肉酸痛、食欲下降、脉频数、头痛、嗜睡困倦等。抗生素治疗常使症状很快消失，通常不超过 1 ～ 2 周。少数可延长至 2 ～ 3 个月。某些隐源性脑脓肿可完全没有这些症状。

（2）颅内压增高症状：随着脓肿增大，可出现头痛、呕吐、伴不同程度的精神和意识障碍，约半数病例有视盘水肿，常有明显的生命体征改变如血压升高、脉搏缓慢、呼吸变慢。

（3）脑局灶定位症状：同颅内肿瘤，依脑脓肿的部位出现不同的局灶症状。大脑半球浅表的脓肿可有局限性癫痫发作。有些患者的头痛部位与脓肿位置有一定关系，患侧常较明显，额部脓肿多有前额痛。病变局部颅骨有叩痛。当头痛与叩痛的部位一致时，有定位价值。小脑脓肿常有后枕部头痛、轻度颈强直，眼球震颤，同侧肢体肌张力减低及共济失调。

幕上脓肿可发生小脑幕切迹疝，幕下脓肿可发生枕骨大孔疝。接近脑表面或脑室的脓肿，当包膜较薄，脓腔压力较高时，可在用力、腰穿、脑室造影时而破溃，发生急性化脓性脑室炎或脑膜炎。患者突然高热、昏迷、抽搐、颈项强直等明显的脑膜刺激症。如不及时救治，常迅速死亡。

2. 依据临床表现形式，大致可分为五个类型。

（1）急性暴发型：突然起病，头痛剧烈，全身中毒症状明显，早期昏迷，可迅速死亡。大多数为脓肿形成不全。

（2）脑膜炎型：主要表现是明显的脑膜刺激征象，因脓肿位置表浅，邻近蛛网膜下腔炎症反应严重，掩盖脓肿本身的症状。

（3）潜伏型：无明显的颅内高压及神经系统体征，仅有轻度头痛、记忆减退、嗜睡、精神或行为改变等，临床上常忽略，而手术或尸检时才发现脓肿。

（4）脑瘤型：脓肿有完整包膜，周围水肿消退。临床呈缓慢进展，甚似脑瘤，甚至手术时仍未能辨别，须剖开确诊。

（5）混合型：临床表现多样，不能归入上述任何一类，可能呈现颅内高压，脑膜刺激征，局灶性症状学同时混合存在，或以某一类症状为主，且并发脑膜炎静脉窦血栓形成等，出现复杂的征象。

（四）实验室检查

选择恰当的实验室检查，对脓肿的定位及与某些疑难病例的鉴别，有辅助诊断的价值。

1. 最常用的检查：

（1）CT和MRI影像：通常可明确诊断，可准确显示脓肿的位置、形状、大小和数目。CT上呈均匀低密度区，注射造影后在脓肿周围有宽窄不等的密度增强带，呈“环形增影”，成为一个体征。MRI上T1、T2均显示低信号区伴占位效应，其周围为密度不等的高信号水肿带。脓肿边界较清楚，腔内有不同程度的高信号，可区别出中心腔、囊壁及周围水肿带。

（2）脑脊液检查：可有脑脊液压力增高，细胞的改变在急性化脓性脑炎阶段以中性粒细胞为主而潜伏期或脓肿形成时仅轻度增加，一般为（50～100）$\times 10^6$/L，且多为淋巴细胞。蛋白质大多增加，常达1～2g/L。当脓肿邻近表面或脑室时，蛋白增加更明显。脑脊液糖和氯化物多无特殊改变。一般认为，腰穿对脑脓肿的诊断价值不大，且可能诱发脑疝和脓肿破裂和脑疝的危象，仅在为了鉴别诊断和寻找致病菌时才采用。

2. 其他检查：由于其诊断价值差或明确的创损，目前很少应用。

（1）X线片：头颅X线片可发现颅内高压征象，偶见脓肿包膜钙化影或脓积气（产气杆菌感炎），幕上脓肿可有钙化松果体向对侧移位，骨碎片、金属异物等多提示损伤性脓肿，而多次X线片显示颅内异物移位时，更利于脑脓肿的诊断。耳或鼻源性脑脓肿，可见乳突、岩骨、鼻窦骨质的炎症性破坏。

（2）脑电图：对幕上脓肿有定侧或定位的价值，一般在患侧大脑半球出现局灶性慢波，潜伏型可见脓肿附近有高电压的α波和β波及棘波。

（3）超声波：幕上脓肿可见中线向对侧移位，尤以颞叶、额叶脓肿较易出现，偶可见脓肿波。幕下脓肿常只测出脑室扩大。

（4）核素扫描：核素汞、99m锝静脉注射后进行脑扫描，有助于脓肿定位。

（5）脑血管造影：颈动脉造影呈现血管移位，脓肿区无血管或少血管，有时尤其静脉期显示出包膜。对幕上（特别是额、顶、颞叶）脓肿的定位价值较大。椎动脉造影可见小脑后下动脉向对侧移位、拉直，基底动脉向前弯曲，大脑后动脉和小脑上动脉向上移位，有助于小脑脓肿的定位。

（五）诊断

在临床上出现下列情况应考虑脑脓肿：①有化脓性感染病灶，如中耳炎、乳突炎、鼻窦炎、脓胸或肺脓肿、败血症等，并有近期的急性或亚急性发作伴有神经系统症状者。②颅内占位性病变的征象，且近期有或染病史者。③在病程中有全身性感染的表现，如发热、寒战、血白细胞增多或左移，红细胞沉降率加快等出现中枢神经受损症状者。对疑似的病例选择相应的实验室检查，大多数可获得准确的诊断，通常应与下列疾病进行鉴别诊断。

1. 化脓性脑膜炎　急性感染的全身症状及脑膜刺激症状较明显，缺乏脑部局灶受损的体征。脑脊液白细胞和蛋白显着增加。CT或MRI可资鉴别。

2. 硬膜外或硬膜下脓肿　单纯硬膜外脓肿的颅内压增高和神经系统局灶体征常不明显，硬膜下脓肿病情进展快，意识障碍和脑膜刺激征均严重。

3. 脑肿瘤　病史及体检找不到感染的证据，发展缓慢，脑脊液可有蛋白增高但细胞数正常，加上上述的各项检查，一般可与脑脓肿相鉴别。但在慢性脑脓肿，特别是隐源性脑脓肿，即使经各种实验室检查也难以区别，直至手术中抽到脓液才能确诊。以上疾病CT和MRI常可明确诊断。

4. 感染性栓塞性静脉窦炎　全身中毒症状较严重，常有脓毒血症表现，颅内高压的症状显着，但脑局灶体征及脑膜刺激征不明显。

5. 耳源性脑积水　多因中耳乳突炎或横窦血栓形成所致。有颅内压增高和视盘水肿，但全身感染症状轻，无神经系统局灶性体征。脑脊液压力增高，但常规生化检查正常。经治疗耳部炎症两种病变，CTA、血管造影可明确病变部位，CT或MRI有助于鉴别，脱水后症状逐渐消退。

（六）治疗

一般在脓肿尚未完全局限以前，应进行积极内科治疗。当脓肿形成后手术是惟一有效的方法。严重颅内压增高已出现脑疝迹象时，则不论脓肿是否已局限，都必须施行紧急手术以解除危象。

内科治疗　主要是抗感染和脱水治疗。①抗炎症原则上应以致病菌种类来选用药物，以大剂量青霉素，或透过血脑屏障率高的广谱杀菌类抗生素常用，由于大多数为厌氧菌与需氧菌的混合感染，更应注意抗厌氧菌药物的使用，用量要足，及时。静脉滴注为好，有时甚至可鞘内给药。②脱水以甘露醇等高渗溶液为主，肾上腺皮质激素使用要慎重。③支持治疗及其他对症治疗，应特别注意原发病灶的根治。

外科治疗除继续应用内科治疗外，应及时选择恰当的手术。

（1）反复脓腔穿刺冲洗术：简便易行，创伤小，约1/3患者经一次或多次抽脓冲洗可望治愈，即使脓肿缩小和病情稳定也有利于以后根治切除术。适应证：①任何种类脑脓肿定位诊断明确，穿刺可达，病情稳定，均可先选用；②先天性心脏病，重危患者或老年，小儿等不能耐受较大手术；③位于重要功能区或深部的脑脓肿。穿刺选择最接近脓肿中心和尽量避开脑重要功能区的位置。首次穿刺后，根据脓肿大小，1～3天可重复穿刺抽脓，以后每次间隔时间可延长至5～7天。每次吸脓后适量冲洗，最后注入适当抗菌药物，一般多用庆大霉素100u/ml，溶于2～5ml注射用水，可通过复查CT了解脓肿变化。反复穿刺。抽脓术缺点①脓液消除不够彻底，治疗时间太长；②对多房性或复发性脓肿的效果不理想；③重复穿刺有一定盲目性，掌握不好会误伤脓肿壁或造成假道，使感染扩散；④致病菌对抗生素有耐药性者，效果不佳。

（2）引流术：在穿刺成功后，放置胶管于脓肿腔内，并固定在头皮上，作引流和冲洗，并可注入抗生素。导管可留置7～10天，脓肿消除后可一次拔除。适应证：①开放性脑脓肿引流不畅或瘘口暂时封闭而颅内压增高者；②脑脓肿位置近运动区，穿刺无效者；③耳源性脑脓肿在进行乳突根治术时发现硬脑膜坏死，可在乳突部位作切开引流；④脓肿切除时，发现切除困难。它的缺点是致病菌可随引流管进入蛛网膜下腔扩散致化脓性脑膜炎，导管也容易堵塞；偶见的脓肿壁损伤或导管出口处的感染。

（3）切除术：适应证①脓肿包膜形成好，位置不深且在非重要功能区；②反复穿刺抽脓未能治愈，特别是小脑脓肿应及早切除；③多房或多发性脑脓肿；④外伤性脑脓肿含有异物和碎骨片者；⑤脑脓肿破溃入脑室或蛛网膜下腔，应急症切除；⑥切除术后脓肿复发者。术中脓肿破裂或脓液污染周围组织，可在严格保护周围清洁区的前提下用抗生素溶液反复冲洗污染区，脓肿破入脑室或蛛网下腔时须紧急手术，切除包膜，抗菌药物盐水冲洗局部，术后作脑室持续引流，可经引流管注入抗菌药物，同时全身抗炎治疗。

二、硬脑膜外脓肿

硬膜外脓肿在颅内脓肿较少见。常由邻近感染直接蔓延、开颅手术或损伤引起局部颅骨骨髓炎所致。硬膜对化脓性炎症扩散有阻挡作用，使脓液局限于原发感染灶附近的硬膜外间隙因而形成脓肿。

主要有全身化脓感染症状，如发热、全身不适。严重者可有谵妄，癫痫和脑膜刺激征。但神经系统定位和颅内压增高症状不明显。在脓肿部位可有颅骨骨髓炎的表现，局部肿胀并明显叩痛。脑脊液多无改变。经过抗炎等治疗转入慢性，症状可减轻。CT扫描见颅骨内板下方，脑外有较局限的梭形低密度区，增强后其内缘有一明显带状强化，伴有邻近脑水肿及占位表现。

以手术治疗为主，应将脓液和肉芽组织清除，并用抗生素溶液局部冲洗。继发于颅骨骨髓炎者，应切除病变颅骨。

三、硬脑膜下脓肿

硬膜下脓肿亦很少见。病因同硬膜外脓肿相似，常见由邻近的感染病灶如中耳炎，鼻窦炎，颅骨骨髓炎等引起，亦可同时并发化脓性脑膜炎，脑脓肿或硬膜外脓肿。硬膜下腔是一个潜在间隙，积脓范围较广，可扩展到同侧整个大脑表面，甚至可蔓延至对侧大脑。积脓数量可达数十毫升以上，甚至上百毫升。

起病前原发灶的炎症常有加剧，迅速出现头痛，寒战，发热，恶心，呕吐和血白细胞增多等。脑膜刺激征和颅内压增高症状较显着，逐渐进行性意识障碍，严重者可出现脑疝。神经系统局限征，可由脓肿压迫脑皮质功能区引起偏瘫、失语、局限性癫痫等。CT 扫描见脑外范围广泛新月形低密度区，增强后其内缘有均一明显带状强化，同时伴有邻近脑水肿及占位表现。

治疗上可行钻孔引流术，按照脓肿的大小和范围，作两处或多处钻孔行对口引流术，必要时用含有抗生素的生理盐水冲洗脓腔，注意防止脓肿扩散，通过 CT 复查或脓腔造影以了解脓腔变化，直到脓腔闭合后拔管。慢性硬膜下脓肿多已形成包膜及肉芽组织，必须施行开颅术，开放脓腔，放置引流。全身选用足量的对致病菌敏感的抗菌药。适时根治原发感染灶。

四、专科护理

（一）护理要点

严密观察生命体征、意识、瞳孔变化，保持呼吸道通畅，做好术后引流护理，密切观察有无并发症的发生。

（二）主要护理问题

1. 急性意识障碍：与颅内血肿、颅内压增高有关。

2. 清理呼吸道无效：与意识不清有关。

3. 营养失调：低于机体需要量（imbalanced nutrition：less than body requirements）：与发病后的高代谢、呕吐、高热等有关。

4. 有废用综合征的危险（risk for disuse syndrome）：与意识障碍、偏瘫所致长期卧床有关。

5. 潜在并发症：颅内压增高、脑疝、癫痫。

（三）护理措施

1. 对症护理

（1）病情观察：严密观察意识、瞳孔以及生命体征的变化，发现异常，及时通知医生给予相应处理。

（2）呼吸道护理：保持呼吸道通畅，及时清除口腔、鼻腔分泌物，必要时给予气管插管或气管切开。定时进行翻身、拍背，预防肺部感染。

（3）饮食护理：急性期给予禁食水护理，遵医嘱给予肠胃营养护理；恢复期患者给予高蛋白、高维生素、高热量、无刺激性、易消化的鼻饲流质饮食，加强口腔护理。

（4）皮肤护理：患者宜穿着柔软、宽松、棉质类衣裤，保持床单位清洁、干燥、平整、无渣屑，避免潮湿、摩擦及排泄物的刺激，避免局部长期受压。注意会阴部皮肤保护，避免压疮发生。勤剪指甲，预防抓破皮肤而继发感染。

（5）并发症的观察与护理：当患者出现剧烈头痛、呕吐，躁动不安等典型颅内压增高及脑疝先兆的表现时，立即通知医生并快速静脉滴注 20% 甘露醇注射液 250ml，同时做好急诊术前准备工作。

2. 术后引流护理

（1）头部引流护理

1）密切观察并记录引流液的颜色、性质、量，观察伤口敷料的清洁度和完整性，不可随意调节引流袋放置的高度。

2）保持引流通畅，避免打折、脱落、受压，发现引流不畅时及时通知医生给予相应处理。

3）搬动有留置引流管的患者时，夹闭引流管，防止引流液逆流入颅引起颅内感染。

4）定时更换引流袋，注意严格无菌操作。

（2）脑室引流护理

1）护士洗手、戴口罩，评估患者瞳孔、意识、生命体征及头痛、呕吐等症状。

2）保护引流管通畅，无打折、扭曲、受压。适当限制患者头部活动范围，活动及翻身时避免牵拉引流管。

3）观察液面波动情况及引流液的颜色、量、性质，记录24小时引流量。指导患者及家属引流管内不断有脑脊液流出、液面可随患者呼吸、脉搏而上下波动表明引流管通畅。如每日引流量超过500ml，应及时通知医生。

4）引流瓶入口应高于侧脑室平面10～15cm，以维持正常的颅内压。如需抬高床头时，应调节引流瓶的悬挂高度。

5）每日定时更换引流袋，注意严格无菌操作。

6）脑室引流3～5日后应拔除引流管。拔管前遵医嘱给予夹闭引流管或抬高引流袋24～48小时，若患者无颅内压增高的症状出现，即可拔管。如出现头痛、呕吐、血压升高等颅内压增高症状，应立即开放引流管或放低引流袋，并通知医生。

3. 康复护理

（1）恢复期患者应给予早期功能锻炼，指导患者进行肢体被动活动，给予按摩，每日2～3次。

（2）根据患者的失语程度，制订语言恢复训练计划，并指导患者家属进行有效实施，使其逐渐恢复语言功能。

（3）根据病情可配合使用针灸、理疗等。

（4）康复训练过程持久，帮助患者树立信心，进行循序渐进、持之以恒的训练，共同完成康复计划。

……………………………………………………………………………（崔天亮）

第十七章　常见精神障碍的诊断及治疗

第一节　器质性精神障碍

一、阿尔茨海默病

（一）概述

阿尔茨海默病（AD）属于一组原因未明的原发性脑变性病变，起病缓慢，以逐渐加重的痴呆为主要临床症状，病情发展虽可停顿一时，但不可逆转。病理改变主要为皮层弥漫性脑萎缩、神经元大量减少，并可见老年斑、神经元纤维缠结、颗粒性空泡小体等病变，胆碱乙酰化酶及乙酰胆碱含量减少。病理检查对明确诊断和排除其他精神障碍有重要意义。

（二）临床表现

1. 记忆障碍

早期主要累及短程记忆，学习新知识困难，不能完成新的任务；记不住熟人姓名，难以进行有效的交谈；常放错或丢失东西等。随着病程进展，远程记忆也逐渐受累，可出现错构和虚构症。

2. 定向障碍

如常在熟悉环境或家中迷失方向，散步或外出不知回家的路，时间定向力也差。

3. 言语障碍

先出现语义学障碍，表现为用词不当，说话重复，可有病理性赘述，也可出现阅读和书写困难，继之出现命名性失语。言语障碍最终发展为胡乱发音或缄默不语。

4. 失认或失用

如不能识别物体、地点和面容（失认）；不能正确完成系列动作，不能按指令执行可以自发完成的动作（失用）。

5. 全面性智能减退

包括理解、推理判断、抽象概括和计算等认知功能障碍。思维迟钝，内容贫乏，不能进行分析归纳，说话常自相矛盾。

6. 人格改变

可以是既往人格特点的发展，或向另一极端偏离。懒散，退缩，自我中心，敏感多疑，乖戾自私，不负责任。言语粗俗，行为不顾社会规范，不讲卫生，藏匿物品，捡拾破烂。可出现性脱抑制，不知羞耻，当众脱光衣服或公开手淫。

7. 妄想和情感障碍

有些是继发于人格改变，有的则是认知缺陷所致。妄想内容多为不系统的偷窃、被害、贫困和嫉妒。可出现情感淡漠、历时短暂的抑郁心境，也可出现欣快、焦虑和易激惹。

8. 激越反应

常为应激状况下产生的继发性激越，表现为突然而强烈的言语或人身攻击，发生和终止都很突然。

9. 进食、睡眠和行为障碍

常有食欲减退、睡眠节律紊乱。动作重复刻板或表现退缩。

10. 神经系统症状

可有肌张力增高、震颤等锥体外系症状，也可出现伸趾、强握、吸吮等原始反射。晚期可见癫痫发作。

11. 其他

为慢性进行病程，总病程一般为 2 ～ 10 年，预后不良，部分患者病程进展较快，最终常因营养不良、肺炎等并发症或衰竭死亡。

（三）诊断要点

（1）临床诊断以病史和症状为主，辅以精神、智能和神经系统检查。老年或老年前期发生的进行性认知障碍，以记忆尤其是近记忆障碍、学习新知识能力下降为早期症状，继而出现智能减退、定向障碍和人格改变。

（2）体检和神经系统检查未能发现肿瘤、脑血管病等证据。

（3）血液、脑脊髓液、EEG 及脑影像学检查（脑 CT 或 MRI 等可见普遍性脑萎缩）不能显示特殊病因，无物质依赖或其他精神病史，加上各项心理测查、实验室检查，诊断正确率可达 90%。

（四）分型

1. 老年前期型

（1）起病年龄在 65 岁以前。

（2）符合上述诊断要点。

（3）病情恶化较快，常早期出现失语，失写、失读和失用等症状，额叶及顶叶病变较重，多有同病家族史。

2. 老年型

（1）起病年龄为 65 岁或 65 岁以后。

（2）病情缓慢加重，早期以记忆障碍为主要表现。

（3）符合阿尔茨海默病的诊断标准。

3. 非典型或混合型

符合阿尔茨海默病的诊断标准，但临床症状不典型，或同时并发脑血管病。

4. 其他型

符合阿尔茨海默病的诊断标准，但不完全能归入上述三型的。

（五）鉴别诊断

1. 年龄相关记忆缺损（AAMI）

为大脑的生理性衰老，仅有记忆减退，无其他认知功能的明显减退，亦无明显社会功能的缺损。

2. 抑郁症

部分老年期抑郁症患者可以有类似痴呆的表现，称为抑郁性假性痴呆。患者有突出的情感症状，抗抑郁治疗有较好效果。

3. 其他原因所致痴呆

可以引起痴呆的疾病很多，最常见者为血管性痴呆、Lewy 病、Parkinson 痴呆和 Pick 病等。鉴别诊断依靠病史、体格检查、脑影像学及病理学证据。

（六）治疗

1. 治疗原则

（1）目前大部分本病患者无法根治，但治疗能延缓病情进展，使精神障碍获得改善，减轻心理社会性不良后果以及减少并发疾病的患病率及死亡率。

（2）提倡早期发现、早期治疗。应用恰当的药物、心理治疗、心理社会康复等。

（3）由于该病的慢性进行性病程，因此要采用长期的全程综合性治疗和护理。

（4）努力取得患者及其家属的配合，增强执行治疗计划的依从性。

（5）精神科医生除直接治疗患者外，还常作为合作伙伴或指导者，以团队工作方式与其他人员共同努力，最大程度地改善患者的社会功能和生活质量。

2. 治疗方案

（1）一般治疗：注意饮食、营养（高蛋白、各种维生素）、水电解质平衡，防止缺氧、脑水肿的发生；鼓励患者适当活动和锻炼，预防感染，尤其是肺和尿道感染；预防便秘、尿潴留，卧床患者还需防褥疮。

（2）益智药（促认知药）与脑代谢改善药：常用胆碱酯酶抑制剂，对都分轻中度患者有一定效果。如多那培佐 5 ～ 10mg/d，艾斯能 3 ～ 6mg/d，加兰他敏 15 ～ 45mg/d，石杉碱甲 0.2mg/d 等。如患者能耐受，剂量可增加。但要注意胆碱能的不良反应。其他非胆碱酯酶抑制剂，如美金刚、脑活素、银杏叶制剂、雌激素（用于女性）、非甾体抗炎药、盐酸吡硫醇（脑复新）、氢麦角碱（喜得镇）、细胞色素 C、辅酶 A 及 B 族维生素、大剂量维生素 E 和 7 氨酪酸等，亦可试用。此外，有人主张用体外反搏、高压氧、脑血管扩张剂等，以改善脑功能。

（3）精神症状的药物治疗：根据不同精神症状选用精神药物。此类患者的药物耐量低，应从小剂量开始，增量宜慢，治疗量宜采用个体化的最低有效量。

1）焦虑不安：可选用艾司唑仑 1 ～ 2mg，每日 1 ～ 3 次；阿普唑仑 0.2 ～ 0.4mg，每日 1 ～ 3 次；罗拉西泮 0.5 ～ 2mg，每日 1 ～ 3 次。失眠，可选用氯硝西泮 1 ～ 4mg，晚服，必要时可肌肉注射。也可选用艾司唑仑或罗拉西泮等。

2）抑郁：可选用：

①选择性 5- 羟色胺（5-HT）再摄取抑制剂类抗抑郁药（SSRI），如氟西汀 10 ～ 20mg/d，或帕罗西汀 10 ～ 20mg/d，或氟伏沙明 25 ～ 50mg/d，或舍曲林 25 ～ 50mg/d，或西酞普兰 10 ～ 20mg/d。

②其他的新型抗抑郁药，如文拉法新、米氮平、噻萘普汀等也可选用。

③一般不宜用 TCA，如果使用的话，应注意起始剂量要小，增量宜慢，治疗量也宜小。例如，阿米替林 12.5 ～ 25mg，每日 1 ～ 3 次。

3）幻觉、妄想、行为紊乱等：可选用：

①奋乃静 2 ～ 4mg，每日 2 ～ 3 次。

②氯丙嗪 25 ～ 50mg，每日 2 ～ 3 次。

③氟哌啶醇每日 4 ～ 8mg。

④舒必利每日 400 ～ 800mg。

⑤利培酮每日 2 ～ 6mg。

⑥奥氮平每日 10 ～ 20mg。

如上述药物效果不佳，可给予氯氮平 25 ～ 100mg，每日 2 ～ 3 次。必要时可用氟哌啶醇 5mg 肌肉注射，每日 1 ～ 2 次，或氯丙嗪 25 ～ 50mg 肌肉注射，每日 1 ～ 2 次。

（4）心理治疗及社会干预：适合患者及家属的心理治疗、社会干预、健康教育应贯穿整个治疗过程。

（5）护理：本病各种治疗的效果尚不理想，因此护理工作尤为重要，需注意协助患者料理生活，督促和协助进食，预防感染；要加强管理，防止患者走失和外伤，坚持体操、手工和有利保持智能的康复训练等。

二、脑血管病所致精神障碍

脑血管疾病是由各种血管源性疾病所引起的脑部疾病的总称。因脑血管病变导致脑组织血流供应异常（包括出血性或缺血性）所产生的精神障碍，称脑血管病所致精神障碍。一般进展缓慢，可因卒中而急性加剧。精神障碍符合器质性特征，其发病、病程与原发疾病相关。

（一）急性脑血管病所致精神障碍

急性脑血管病患者常在多次卒中（包括脑出血、脑栓塞和脑血栓形成）后发生精神障碍，亦可由一次脑出血或大面积梗死导致精神障碍。

1. 临床表现

（1）脑出血常在天气骤变及寒冷季节发病，起病常突然而无预感，少数有前驱症状，如头晕、头痛，肢体麻木或活动不灵，多在体力活动或情绪激动时发病，很快（数分钟至数小时）发展至高峰，出现意识障碍、呕吐、颈项抵抗、肢体偏瘫、失语和大小便失禁等。可伴有癫痫发作，尤易见于脑叶出血。

（2）神经系统检查可发现偏瘫、单瘫、面瘫、锥体束征阳性等上运动神经元损害体征。也常伴有心血管病变、眼底动脉硬化。

（3）各部位脑出血尚有各自不同的临床表现，约 40% 位于基底节区，40% 脑叶，10% 小脑，10% 为脑干 / 桥脑。脑叶出血的部位多在大脑皮层下白质内，以头痛最常见。可并发癫痫，通常为局灶癫痫发作。额叶受损常出现对侧颜面肌肉无力，优势侧顶叶出血时常出现言语障碍，偶可出现不全偏盲。各种脑叶出血均常见意识模糊和定向障碍。基底节（内囊）区出血常表现为“三偏”症状，即对侧完全偏瘫、偏身感觉障碍以及偏盲，如果优势半球受损，可有言语障碍。如出血破入脑室或蛛网膜下腔，可有脑膜刺激征。大量出血常迅速致命。

（4）原有脑梗死症状加重或持续不缓解，尤其是对心源性栓塞和进行抗凝治疗者，应考虑到出血性脑梗死之可能。出血性脑梗死临床表现与发病时间密切相关，一般出血性梗死不发生在缺血性卒中后 6h 内，以 7d 左右最常见。缺血性卒中后 3d 内（早发型）出血性脑梗死临床症状常突然加重或持续不缓解，CT 常表现为血肿型；缺血性卒中 8d 后（迟发型）出血性脑梗死临床症状常不加重，CT 常表现为非血肿型。

（5）精神症状临床表现多样，主要有意识障碍及意识障碍改善后的遗忘综合征，或抑郁、强制性哭笑等情绪障碍，或猜疑、幻觉等精神病性症状，以及失语症、失用症等认知缺损，人格改变及神经症样综合征，晚期可发展为痴呆。

2. 诊断要点

多为50岁以上患者，有高血压病史、急性或亚急性的卒中史。脑出血常突然发病，进展较快，有头痛、呕吐、意识障碍等颅内高压表现；如果原有脑梗死症状加重或持续不缓解，应考虑到出血性脑梗死。神经系统检查可发现偏瘫、失语、脑膜刺激征的脑局灶体征。精神症状多样，常有意识障碍和意识障碍改善后的猜疑、幻觉、情绪障碍、认知缺损、人格改变及神经症样综合征等症状。脑CT或MRLMRA（磁共振血管造影）等检查，可见脑出血或梗死性病灶。

3. 鉴别诊断

（1）卒中的典型表现是先前健康的患者突发的大脑功能障碍。详细询问病史及体格检查通常可排除脑膜炎、脑脓肿、脑炎、颅内肿瘤、头部外伤、慢性硬膜下血肿、弥散性硬化、低血糖、癌症以及药物过量所致的脑功能减退。

（2）脑出血和脑梗死的鉴别，必须依靠病史与临床检查，结合脑CT，必要时做MRI检查。

4. 治疗

（1）躯体症状的治疗：

对怀疑脑出血病例的治疗包括立即复苏、给予初步医疗措施、做脑CT，以便确诊。然后必须排除凝血功能障碍或过度抗凝治疗所致的出血，有必要检查血细胞计数、测定凝血酶原时间以及全部凝血常规。凡怀疑脑出血的患者，都应做脑CT检查。但如果患者病情危重，搬动或运送的途中随时可能死亡，或已处于脑疝晚期，应就地抢救。

一旦确诊，主要用药物治疗或手术。内科治疗原则包括适当气道监护及供氧，控制颅内压，预防再次出血，控制全身动脉血压，预防癫痫发作，消除过度抗凝及凝血异常，维持体液及电解质平衡，控制体温调节及意识水平，减缓头痛。对出血性梗死急性期可用20%甘露醇治疗，以抑制脑水肿，防止发生脑疝。同时辅助抗感染治疗，防治肺部感染及褥疮。恢复期治疗可用促进神经代谢药物，如ATP、辅酶A、神经节苷酯、胞二磷胆碱等。对出血性梗死不主张抗凝或止血治疗。

（2）精神症状的治疗：

1）焦虑、失眠：可选用氯硝西泮、艾司唑仑、阿普唑仑或劳拉西泮等。

2）抑郁：可选用：

① SSRI，如氟西汀、帕罗西汀、氟伏沙明、舍曲林或西酞普兰。

②其他的新型抗抑郁药，如文拉法新、米氮平、噻萘普汀等。

③一般不宜用TCA。

3）幻觉妄想：可选用锥体外系不良反应较少的药物。

4）兴奋紊乱：可参见上述急性脑血管病所致精神障碍的相应处理。

（3）心理治疗和康复治疗要注意贯彻对患者的全程综合性治疗与护理；对病残肢体给以推拿、按摩或针灸治疗：改善患者心理状态，促进身心康复。

（二）多发性梗死所致精神障碍

大多系颈动脉内膜粥样硬化的微栓子脱落，致脑内动脉分支栓塞，患者常有短暂脑缺血发作史，如一过性轻瘫、失语或视力障碍等。精神障碍以智能阶梯型恶化为主要表现。为血管性痴呆中之最常见者。

1. 临床表现

（1）多在中老年起病，缓慢进展，病程波动或呈阶梯性恶化。

（2）“小中风”发作，急性意识模糊，短暂的失语、错乱及肢体软弱，多很快恢复；反复多次不同病灶的短暂缺血性发作后，导致阶梯型智能减退，晚期有人格改变。

（3）可发现局灶性神经系统损害，如失语、肢体瘫痪、一侧性面神经麻痹、共济失调、假性球麻痹等体征。有脑动脉硬化证据。

2. 诊断要点

（1）多在中老年起病，缓慢进展，病程波动或呈阶梯性恶化进行。多次“小中风”发作后，到晚期有人格改变。

（2）可发现局灶性神经系统损害体征，有脑动脉硬化证据。

（3）血清胆固醇及13脂蛋白增高。脑CT、MRI或MRA等检查可见脑出血或梗死性病灶，呈较小的低密度区。

3. 鉴别诊断

多发性脑梗死性痴呆与阿尔茨海默病发病年龄相似，且都以痴呆为突出的临床表现，但后者病程呈进行性，痴呆逐渐加剧，较早出现人格改变、缺乏自知力，较少出现提示局灶性脑损害的神经系统体征等，可资鉴别。CT或MRI等脑影像学检查可为鉴别诊断提供佐证。

4. 治疗

（1）动脉硬化症和高血压：进行内科治疗，保持血压、血脂、血黏度的正常范围。

（2）急性脑缺血发作的治疗：可给丹参注射液2～4ml，肌肉注射，每日1～2次；12～16ml，加入5%～10%葡萄糖液500ml，静脉滴注，每日1次，10～15d为一疗程。

（3）扩张血管药：可用烟酸、地巴唑、芦丁等扩张血管药。也可用低分子右旋糖酐静脉滴注。

（4）改善脑功能：吡拉西坦（脑复康）0.8～1.6mg，口服，每日3次。尼莫地平20mg，每日3次，也有扩张血管作用。脑活素及胆碱酯酶抑制剂多那培佐等亦有助于脑功能的改善。

（5）精神症状治疗、心理治疗和康复治疗。

三、脑外伤所致精神障碍

（一）概述

指由各类型脑外伤引起的精神障碍和后遗的综合征。脑外伤是造成精神障碍的主要原因。少数具有严重持久的精神后遗症，较多的仅存在轻度的情绪障碍及无力状态，但可造成持久性伤残。

（二）临床表现

1. 急性精神障碍

（1）意识障碍：常见于闭合性颅脑损伤，常伴呕吐、抽搐及脑膜刺激症状。

（2）记忆障碍：意识恢复后，常不能回忆受伤前后经过。

（3）急性外伤后精神病：严重颅脑损伤后常出现一段较迁延的意识错乱期，可伴有幻觉、片断妄想、定向障碍、情绪不稳和行为紊乱。

2. 慢性精神障碍

（1）脑震荡后综合征：由脑震荡引起的后遗精神症状，如神经症样症状、认知障碍、人格改变等，称为脑震荡后综合征。

（2）脑挫裂伤后综合征：脑挫裂伤是头颅受外力直接作用产生的器质性损伤，其特征为严重持久的意识障碍时间在30min以上。以全脑损伤症状为主，并可有局灶性症状、继发蛛网膜下腔出血或颅内血肿。由脑挫裂伤导致的后遗精神症状，如神经症样症状、认知障碍、人格改变，以及精神病性症状等，称为脑挫裂伤后综合征，程度较重。

（3）神经症样症状：表现在创伤后的恢复期出现头昏、头痛、注意力不集中、记忆力减退、对声音或光线敏感、睡眠障碍、情绪不稳等症状。

（4）持久性认知功能障碍：其严重程度可从轻微智能缺损到明显痴呆。

（5）人格改变：患者丧失原有的性格特征，变得情绪不稳、易激惹、好与人争吵、自我控制能力减退、性格乖戾、粗暴、固执、自私和丧失进取心，甚至干扰家庭及危害社会。

（6）精神病性症状：常见精神分裂样综合征，外伤为直接致病因素。

（7）外伤性癫痫：有的患者在创伤后可产生继发性癫痫（包括癫痫的精神运动性发作）。

（三）诊断要点

（1）有明确的脑外伤伴不同程度的意识障碍病史，且精神障碍的发生与外伤紧密相连，病程与损伤程度相关。

（2）常见急、慢性精神障碍，常有持久的社会功能下降，症状持续3个月以上。其严重程度常与脑组织损伤轻重成正比。如发现痴呆与损伤严重程度不相符，要考虑硬膜下血肿、正常颅内压脑积水。

（3）X线检查可显示颅骨骨折。脑CT或MRI检查可发现弥漫性或局灶性损害征象、继发性蛛网膜下腔出血、颅内血肿。

（四）治疗

1. 急性精神障碍的治疗

（1）意识障碍的治疗：

1）卧床休息。

2）如出现明显兴奋、躁动，可适当应用镇静药，如氯硝西泮1～2mg，肌肉注射，每日1～3次。

3）密切注意有否颅骨骨折、颅内血肿形成，如有，应及时转外科治疗。

4）脑水肿、颅内压增高或有抽搐，可给地西泮10mg，静脉注射，或加入10%葡萄糖500ml，静脉滴注；亦可给予甘露醇250ml，静脉滴注，脱水以降低颅内压。

（2）急性外伤后兴奋躁动：可给氟哌啶醇5～10mg，肌肉注射，每日1～2次。在用药过程中需注意患者的意识状况，安静后即改口服，并逐渐减量；氯硝西泮1～2mg，肌肉注射，每日1～3次。

2. 慢性精神障碍的治疗

（1）脑震荡后综合征或脑挫裂伤后综合征：

1）焦虑不安：可选用艾司唑仑1～2mg，每日1～3次；阿普唑仑0.2～0.4mg，每日1～3次；罗拉西泮0.5～2mg，每日1～3次。

2）失眠：可选用氯硝西泮1～4mg，晚服，必要时可肌肉注射；也可选用艾司唑仑或罗拉西泮等。

3）神经症样症状：可选用吡硫醇，或其他改善脑功能的药物。

4）迁延不愈的外伤后神经症样症状：要了解可能存在的社会心理因素，如牵涉法律或索赔问题，需处理解决，并进行心理治疗。

5）心理治疗和康复治疗：要注意贯彻对患者的全程综合性治疗与护理，对病残肢体给予推拿、按摩或针灸治疗，这样可改善患者心理状态，促进身心康复。

（2）记忆障碍：可给予谷氨酸钾、谷氨酸钠各 1 支，加入 5% 葡萄糖液 500ml，静脉滴注；可给吡硫醇 0.1 ～ 0.2g，每日 3 次；7 氨酪酸 0.25 ～ 0.5g，每日 3 次。

（3）外伤后智能减退：对智能减退，目前无良好治疗方法，一般给吡硫醇、7 氨酪酸等治疗，谷氨酸、B 族维生素亦可用。同时应加强护理，教育训练其生活技能，促进功能康复锻炼。

（4）外伤后人格改变：主要进行心理治疗及适当教育训练。对有控制障碍，冲动、兴奋者，可给氟哌啶醇 2 ～ 4mg，每日 2 ～ 3 次；对有情绪不稳、暴躁者，可用卡马西平 0.2 ～ 0.4mg，每日 3 次。

（5）外伤后精神分裂样综合征：以抗精神病药为主，可选用锥体外系不良反应较少、较轻者。

四、癫痫所致精神障碍

（一）概述

癫痫是神经精神科的常见病。癫痫所致精神障碍是一组由反复发作的脑异常放电引起的癫痫发作特殊形式，临床表现以精神症状为主，由于累及的部位及病理生理改变不同，致使症状表现复杂繁多，大致可分为发作性和持续性精神障碍两大类。

（二）临床表现

1. 发作前精神障碍

发作前数小时至数日，出现全身不适、紧张、易激惹、烦躁不安、情绪抑郁、爱挑剔或抱怨他人等前驱症状。一旦癫痫发作过后，症状随之消失。

2. 发作时精神障碍

包括精神性先兆、自动症及精神运动性障碍。精神性先兆是大、小发作前历时短暂和紧接的幻觉，其幻视可为从简单到复杂的情景。自动症者表现为意识障碍、无目的咀嚼、刻板动作或哼哼作声，并可见各种幻觉，发作一般历时数秒，每次症状类同。少数患者发生较为持久、复杂的精神运动性障碍，呈现意识障碍，感知（如错觉、幻觉）、情感（如恐惧、愤怒）、记忆（如似曾相识、遗忘）等障碍。也可发生漫游或攻击行为，历时数十分钟至数日不等，事后对上述情况不能回忆。

3. 发作后精神障碍

癫痫发作后，患者呈现意识模糊、定向障碍、反应迟钝，可伴幻觉（常为幻视）及各种自动症，或躁动激越行为，一般持续数分钟至数小时不等。偶可见非抽搐性发作持续达数日或数周之久，应视为持续性发作，如失神持续状态（持续性小发作、复合症状部分性发作持续状态等）。

4. 发作间精神障碍

属持续性精神障碍一类，包括慢性癫痫性精神病（类似精神分裂症的发作间精神障碍，又称慢性癫痫性分裂样精神病）、智能障碍和人格改变。

（三）诊断要点

1. 有癫痫史或癫痫发作的证据。

2. 呈发作性精神障碍者，一般历时短暂，有不同程度的意识障碍，事后不能完全回忆。

3. 持续性精神障碍，如慢性癫痫性精神病、智能障碍和人格改变等，见于发作间期。

4. 脑电图检查可证实癫痫，但阴性结果不能排除诊断。除标准检查外，尚可用脑电图的特殊检查技术提高阳性率。必要时应做 CT、MRI 等其他检查，以排除继发性癫痫可能。

5. 根据癫痫的证据，其精神障碍的发生、病程与癫痫相关，结合实验室检查结果可做诊断。

（四）治疗

1. 药物治疗

（1）发作性精神障碍：

1）主要使用抗癫痫药。控制大发作，用卡马西平每日 600 ～ 1200mg，每日 2 ～ 3 次，苯妥英钠每日 200 ～ 500mg；对失神小发作及自动症，选用乙琥胺每日 750 ～ 1500mg，或丙戊酸钠每日 600 ～ 2000mg；复杂性精神运动性发作，首选卡马西平每日 600 ～ 1200mg，次选苯妥英钠每日 200 ～ 500mg，或扑米酮（扑痫酮）每日 500 ～ 1500mg。若精神症状严重，可并用精神药物。

2）兴奋激越：可用氟哌啶醇 5 ～ 10mg，肌肉注射，每日 2 次。症状控制后可改口服或停药，如出现明显兴奋、躁动，可适当应用镇静药，如氯硝西泮 1 ～ 2mg，肌肉注射，每日 1 ～ 3 次。

3）抑郁：可选用：

①选择性 5-HT 再摄取抑制剂类抗抑郁药，如氟西汀每日 20mg，或帕罗西汀每日 20mg。

②氯米帕明 12.5 ～ 25mg，每日 2 ～ 3 次。

③马普替林 25 ～ 50mg，每日 2 ～ 3 次。

④阿米替林 12.5 ～ 25mg，每日 2 ～ 3 次。

4）焦虑、失眠：用氯硝西泮 2mg，每日 1 ～ 2 次（镇静），或氯硝西泮 2 ～ 4mg，每晚 1 次，必要时可肌肉注射（催眠）。

5）癫痫间歇期无精神症状者，可不用精神药物。

（2）持久性精神障碍：

1）慢性癫痫性精神病主要用抗精神病药。对有幻觉、思维障碍、行为紊乱等症状者，可选用对脑电生理影响和锥体外系不良反应较少的药物。

2）智能障碍仍以控制癫痫发作（包括阈下放电）为主，防止恶化，同时给予相应治疗。人格改变宜加强心理行为矫治，酌用精神药物增强自控能力。

2. 其他治疗

（1）对癫痫所致持续朦胧状态、幻觉妄想、抑郁状态，可慎用几次电抽搐治疗。顽固性者可考虑前额叶切断、脑立体定向深部结构毁损及杏仁核毁损术治疗。

（2）除躯体治疗外，对癫痫患者也需要进行心理治疗。对患者的工作学习应做适当调整限制，防止发作时的危险，消除自卑心理，鼓励保持正常活动。对于有智能障碍和人格改变的患者，要加强教育管理，防止惹祸肇事，应参加各种工娱治疗，促进康复。

五、颅内感染所致精神障碍

（一）概述

包括由病毒、细菌、螺旋体、真菌、原虫或其他微生物、寄生虫等直接侵犯脑组织引起的精神障碍。除因感染源不同而表现为特有的症状、病程外，一般都符合器质性障碍的特点，表现为谵妄、认知障碍、遗忘综合征、幻觉症、紧张症、类精神分裂样障碍、心境（情感）障碍、器质性焦虑障碍、人格和行为障碍、痴呆等。其诊断应标明为某种疾病所致精神障碍，类型亦应标明，如脑炎所致人格改变等。

（二）临床表现

1. 散发的病毒性脑炎

散发的病毒性脑炎约有 2/3 病例伴有精神症状，易误诊。其发病无地区性，无季节性，性别无差异，以青壮年发病居多。多呈急性或亚急性起病，并发热。病情发展时，有各种程度的意识障碍或局灶性神经症状。有的患者意识障碍不明显，而以兴奋紊乱、片断幻觉、妄想等精神症状为突出表现。可伴有抽搐发作、不自主动作、失语、失读、肌张力增高、轻瘫、锥体束征等神经系统症状体征。少数可出现急性颅内压增高、脑疝等危重症状。脑炎后期可遗留癫痫、痴呆、人格改变等。

2. 结核性脑膜炎

常并发精神障碍。早期呈现精神萎靡、情感淡漠、激惹性增高、抑郁及人格改变，也可出现兴奋、拒食等急性精神症状。少数可有幻觉、妄想、思维障碍等精神病性症状。临床症状多变，患者往往在 2 ～ 4 周后才出现发热、脑膜刺激征和提示器质性病变的意识障碍，也有意识清晰者仅表现为癔症样发作、紧张综合征等。

3. 麻痹性痴呆

由梅毒螺旋体直接侵害脑实质所致。早期梅毒未经彻底治疗者容易发病。从初染梅毒到临床显现神经损害间的潜伏期一般为 10 ～ 15 年，故发病多在 40 ～ 50 岁，男多于女。起病隐袭，早期常呈神经症样症状，但患者常无治疗要求，伴有工作能力减退和人格改变，如工作拖拉、不负责任、言而无信等。发展期出现明显人格改变，举止轻浮，行为放荡，好戏谑或粗鲁暴躁，极端自私，吝啬或挥霍无度。智能全面减退，情感幼稚肤浅。对个人卫生及日常生活极不检点，不修边幅，收藏废物，随地便溺。也可出现夸大、抑郁、疑病、被害等内容荒诞多变的妄想。体检可见口、舌、眼睑、手指呈粗大震颤，构音困难，言语缓慢，不能做精细动作，呈阿 - 罗瞳孔（瞳孔缩小、边缘不整、两侧大小不等，对光反应消失而调节反应存在），部分病例有卒中或痉挛性抽搐等神经系统损害症状。

（三）诊断要点

1. 散发的病毒性脑炎

不少患者在早期以精神症状为主要表现，容易误诊。脑脊液检查有时呈蛋白或淋巴细胞略增多。脑电图呈弥漫性中、高度异常，脑炎后期遗留癫痫、痴呆等症状者，可有相应的持久性改变。CT、MR 检查有脑实质软化等改变。病毒学检查包括病毒分离，免疫荧光及血清学检查。如果在患者的血、脑脊液及脑组织中分离出病毒，有助于诊断。

2. 结核性脑膜炎

因症状多变，增加了及时确诊的难度。患者往往在 2 ～ 4 周后才出现发热、脑膜刺激征和提示器质性病变的意识障碍，也有意识清晰者仅表现为癔症样发作、紧张综合征等，对后者更应警惕。根据结核病史，或躯体有结核病灶，临床出现脑膜刺激症状，脑脊液改变（蛋白增高、糖及氯化物含量降低、淋巴细胞中度增高），PDD 检查阳性等可予确诊。

3. 麻痹性痴呆

既往有冶游史或性病、梅毒感染史。结合血和脑脊液梅毒免疫学试验阳性，脑脊液淋巴细胞增加、蛋白增高等可予确诊。

（四）治疗

1. 病因

治疗病原体明确者，应采用有效去除病因疗法。应注意治疗须达足够疗程，治疗应彻底。例如结核主要用抗结核药：麻痹性痴呆用大剂量青霉素等：病毒性脑炎无特殊治疗，一般采用地塞米松 15 ～ 30mg，静脉滴注，每日 1 次，持续 2 ～ 4 周，可减轻脑部炎性反应。

2. 对症治疗

（1）针对其主要躯体症状和并发症情况处置。如对高热、抽搐、呼吸抑制、痰阻塞、脑水肿、颅内高压、昏迷等情况进行治疗。

（2）对此类患者的精神症状，应根据不同情况选用精神药物，从小剂量开始，增量宜慢，治疗量宜采用个体化的最低有效量。兴奋躁动：可选用氟哌啶醇 2 ～ 8mg，口服，每日 2 ～ 3 次；亦可用 5 ～ 10mg，肌肉注射，每日 1 ～ 2 次；酌情使用氯丙嗪，在兴奋躁动控制后，改为口服或停用。其余的精神症状治疗、心理治疗和康复治疗可参见相关章节。

3. 护理

本组患者都存在原发的躯体疾病和各种躯体与精神症状，例如脑炎患者急性期常有意识障碍，丧失自理能力，故需加强护理。保持口腔、眼和皮肤清洁，预防褥疮；注意饮食，需要高热量、营养的补充；对谵妄、痴呆患者要随时监护，防止意外。

六、躯体疾病所致精神障碍

（一）概述

各种躯体疾病，如躯体感染、内脏器官疾病、内分泌障碍、营养代谢疾病，影响脑功能所致的精神障碍。由于精神障碍是在原发的躯体疾病基础上产生的，精神障碍为躯体疾病全部症状的一个组成部分，又称症状性精神病。躯体疾病并发的精神障碍虽可因其原发疾病的不同精神症状有所差异，但具有以下共同特点：一般起病较急者，常引起急性脑病综合征（如谵妄），多发生在疾病高峰期；慢性起病及疾病早期和恢复期常以脑衰弱综合征为主，进而可引起慢性脑病综合征（如智能损害、人格改变等）。急性和慢性期间，也可有抑郁、躁狂、幻觉、妄想、兴奋、木僵等精神症状。患者都具有躯体体征及实验室阳性所见。病程和预后取决于躯体病的病程和严重程度，一般在恢复后不遗留精神缺陷，少数严重患者可遗留人格改变或智能减退。

（二）诊断要点

1. 通过病史、躯体和神经系统检查、实验室检查发现躯体疾病的证据。

2. 精神障碍的发生和病程与原发躯体疾病相关，精神症状的出现与躯体病的进展有时间上的联系。一般躯体病在先，精神症状发生在其后。可有：

（1）意识障碍（如谵妄）；

（2）遗忘综合征；

（3）智能损害；

（4）情感障碍（如抑郁或躁狂综合征等）；

（5）精神病性症状（如幻觉、妄想，或紧张综合征等）；

（6）神经症样症状等；

（7）人格改变等。

3. 精神障碍在躯体疾病的整个病程中，具有多变、错综复杂的特点；精神症状常随基础疾病的缓解而改善，或因其加剧而恶化。

4. 社会功能受损。

5. 没有精神障碍由其他原因导致的足够证据（如乙醇或药物滥用、应激因素），排除精神分裂症、严重的心境障碍、躁狂发作或抑郁发作。

（三）躯体疾病所致精神障碍的治疗原则

1. 病因治疗

积极治疗原发躯体疾病，一般在采取相应的病因疗法后精神障碍可得到缓解。

2. 对症治疗

精神药物治疗，剂量宜小，增量宜慢，应充分考虑药物的不良反应和禁忌证，选用不良反应较少者；在精神症状缓解后即停药。

3. 支持疗法

包括能量供给，维持水、电解质平衡和维生素的补充。

4. 心理治疗

一般在意识障碍恢复后，患者能接受心理治疗时，在上述治疗基础上同时进行。心理治疗方法应视具体精神障碍而定。

5. 护理

良好的护理直接关系到躯体性精神障碍的预后和结局。既要注意对躯体疾病的护理，又要做好精神科的特殊护理。对有意识障碍的患者特别要注意安全护理，以防其自伤、摔倒、冲动、毁物等，对抑郁患者应警惕其自杀企图。

……（李兆生）

第二节　精神活性物质所致精神障碍

凡是能够影响人类情绪、认知、行为及改变意识状态，并有致依赖作用的一类化学物质，称为精神活性物质，又称成瘾物质。人们滥用这些物质的目的在于取得或保持某些特殊的心理、生理状态。

一、常见的精神活性物质

常见的精神活性物质有以下类别：

1. 中枢神经系统抑制剂，如巴比妥类、苯二氮䓬类、含乙醇饮料等；
2. 中枢神经系统兴奋剂，如苯丙胺、可卡因、咖啡因等；
3. 大麻类；
4. 致幻剂，如麦角酸二乙胺（LSD）、北美仙人掌毒素等；
5. 阿片类，如阿片、海洛因、吗啡、美沙酮、二氢埃托啡、杜冷丁、丁丙诺啡等；
6. 挥发性溶剂，如丙酮、苯环利啶（PCP）等；
7. 烟草。

与精神活性物质相关障碍分为两个部分：精神活性物质使用障碍和精神活性物质所致精神障碍。前者包括依赖（指一组认知、行为和生理症状群，明知使用有害，但继续使用，导致耐受性增加、戒断症状和强制性觅药行为）和滥用（指一种适应不良方式，由于反复使用药物导致了明显的不良后果，如不能完成工作和学业，损害了躯体、心理健康，导致法律上的问题等）。精神活性物质所致精神障碍包括使用精神活性物质所导致的急性中毒、戒断反应，伴随的人格、情绪障碍或精神病性障碍等。

二、阿片类药物所致精神障碍

阿片类药物是指任何天然的或合成的、对机体产生类似吗啡效应的一类药物。目前被滥用的多为海洛因、吗啡、阿片、美沙酮等。阿片类药物具有镇痛、镇静作用，能抑制呼吸、咳嗽中枢及胃肠蠕动，同时能兴奋呕吐中枢和具有缩瞳作用。阿片类药物能作用于中脑边缘系统，产生强烈的快感。

（一）临床表现

1. 急性中毒症状

在大剂量使用阿片类药物后，出现精神运动性抑制，语言不清、昏睡甚至昏迷；体征有针尖样瞳孔（深昏迷时也可能由于缺氧瞳孔扩大）、呼吸抑制、肺水肿、心率减慢、心律失常等。

2. 戒断症状

由于所使用阿片类物质的剂量、滥用时间的长短、滥用途径、停药的速度等不同，戒断症状严重程度也不一致。短效药物，如吗啡、海洛因一般在停药后 8 ～ 12h 开始出现，在 48 ～ 72h 达到症状高峰，持续 7 ～ 10d。长效药物，如美沙酮戒断症状出现在 1 ～ 3d，在 3 ～ 8d 症状明显，症状持续 2 周。

典型的戒断综合征可分为两大类：

（1）客观体征，如血压升高、脉搏加快、体温升高、鸡皮疙瘩、瞳孔扩大、流涕、震颤、腹泻、呕吐、失眠等；

（2）主观症状，如肌肉骨骼疼痛、腹痛、食欲差、无力、疲乏、不安、喷嚏、发冷、发热、渴求药物等。

3. 其他精神障碍

如人格障碍、情绪障碍、精神病性状态等。

（二）诊断要点

1. 仔细询问病史、吸毒史及与吸毒有关的躯体并发症，如肝炎、结核等，精神障碍，人格障碍和心理社会史等。

2. 在躯体检查中要注意一般情况、生命体征、意识状况、注射痕迹、疤痕、皮肤的各种感染、立毛肌竖起、瞳孔扩大、流泪、流涕等。

3. 实验室检查方面，除完成常规检查外，应注意性病检查、HIV 试验、肝炎病毒检测等。

4. 尿毒品检测。

（三）**治疗**

1. 过量中毒

（1）处理原则：

1）使呼吸通畅，必要时给氧，如有肺水肿，需要加压给氧，必要时行气管插管；

2）监测循环情况，预防心律失常、心跳骤停等；

3）注意低血压，开放静脉通道，维持给药途径，以利于抢救。

（2）特殊用药：纳洛酮 0.4 ～ 0.8mg，静脉注射，一般在 2 ～ 3min 内可见药效。若注射无反应，可 3 ～ 10min 重复一次。对呼吸抑制严重者，可加大纳洛酮首次注射剂量。如果注射纳洛酮至 20mg 仍无效果，则考虑并发有缺氧、缺血性脑损伤或并发其他药物、毒品中毒。

过量中毒的病人至少观察 24h，因纳洛酮作用时间较短，几小时后可能再度发生呼吸抑制，也可能因用量过大诱发戒断症状。

2. 脱毒治疗

脱毒指通过躯体治疗减轻戒断症状，预防由于突然停药可能产生的躯体健康问题的过程。由于吸毒者的特殊性，阿片类的脱毒治疗一般在管理严格的封闭环境中进行。

（1）替代治疗：利用与阿片类物质有相似作用的药物来替代毒品，以减轻戒断症状的严重程度，使病人能较好地耐受。然后原则上在一定的时间（14 ～ 21d）内将替代药物逐渐减少，最后停用。目前常用的替代药物有美沙酮和丁丙诺啡，使用剂量视病人的情况而定，美沙酮首日剂量为 30 ～ 50mg，口服；丁丙诺啡为 1.2 ～ 3.0mg，然后根据病人的躯体反应逐渐减量。原则是只减不加，先快后慢、限时减完。

（2）非替代治疗：指应用非阿片类药物来减轻戒断症状。

1）可乐定：为 α2 受体激动剂，开始剂量为 0.1 ～ 0.2mg，每日 3 次，在第 2 ～ 3d 增加至治疗量，门诊治疗每天最高剂量不超过 1.0mg，住院可用到 1.2 ～ 1.5mg/d。不良反应为低血压、口干和嗜睡。可乐定对肌肉疼痛等效果较差，应合并使用于辅助性镇痛治疗；

2）中草药、针灸：与替代治疗相比，中药在缓解戒药后的前 3d 的戒断症状方面较差，但能有效促进机体的康复，促进食欲，且不存在撤药困难问题。针灸治疗也有一定的疗效；

3）其他：如镇静催眠药、莨菪碱类。

3. 防止复吸、社会心理干预

（1）阿片受体阻滞剂：通过阻滞阿片受体类的致欣快作用，使患者对毒品的渴求逐渐淡化。此类药物主要为纳洛酮，口服有效。由于这些药物是 M 受体阻滞剂，故能阻滞阿片类的效应，而且毒性较低。需要强调的是必须待脱毒完成后 7 ～ 10d 方可使用，以免诱发戒断症状，纳洛酮的剂量 30 ～ 50mg/d。

（2）社会心理治疗：心理社会干预能针对某些问题（如复发等）起到良好的治疗效果。

1）认知行为治疗：主要目的在于改变导致适应不良行为的认知方式，并改变导致吸毒的行为方式，帮助病人应付急性或慢性渴求。帮助病人学会一些应对技能，强化病人不吸毒行为。

2）复吸预防：基于认知行为治疗方法，帮助病人增加自控能力以避免复吸。基本的方法为：讨论对吸毒、戒毒的矛盾心理；找出诱发渴求、复吸的情绪及环境因素；找出应付内外不良刺激的方法，打破重新吸毒的恶性循环。

3）行为治疗：通过各种行为治疗技术强化不吸毒行为，减少吸毒行为。

4）集体治疗：集体治疗使病人有机会发现他们之间共同的问题，制订出切实可行的治疗方案；能促进他们相互理解，让他们学会如何正确表达自己的情感、意愿，使他们有机会相互交流戒毒成功的经验和失败的教训；也可以在治疗期间相互监督、相互支持，促进他们与医师保持接触，有助于预防复吸、促进康复。

5）家庭治疗：家庭治疗强调人际间、家庭成员间的不良关系是导致吸毒成瘾、治疗后复吸的主要原因。有效的家庭治疗技术能打破否认，打破对治疗的阻抗，促进家庭成员间的感情交流。

三、乙醇所致精神障碍

（一）临床表现

1. 急性乙醇中毒

有大量饮酒史，醉酒的严重程度与血液乙醇浓度关系密切，主要表现为冲动行为、易激惹、判断力及社交功能受损，并有口齿不清、共济失调、步态不稳、眼球震颤、面色发红、呕吐等表现。如果中毒较深，可致呼吸、心跳抑制，甚至生命危险。

2. 乙醇依赖的戒断反应

（1）单纯性戒断反应：长期大量饮酒后突然停止或减少饮酒量，在数小时后出现手、舌或眼睑震颤，并有恶心或呕吐、失眠、头痛、焦虑、情绪不稳和自主神经功能亢进，如心跳加快、出汗、血压增高等，少数病人可有短暂性幻觉或错觉。

（2）震颤谵妄：长期大量饮酒者突然断酒时发生，约在48h后出现，72～96h达高峰。特点是意识模糊，时间、地点、人物定向障碍，有大量的知觉异常，如常见形象歪曲成恐怖的毒蛇猛兽、妖魔鬼怪，病人极不安宁、情绪激越、大叫大喊。另一重要的特征是全身肌肉粗大震颤。尚有发热、大汗淋漓、心跳加快。部分病人处理不当时可因高热、衰竭、感染、外伤而死亡。在临床上，慢性乙醇依赖患者，如果某次大量饮酒后，也可引起震颤谵妄。

（3）癫痫发作：多在停饮12～48h后出现，常为大发作。

3. 记忆及智力障碍

乙醇依赖者神经系统的特有症状之一是记忆障碍，主要表现为记忆障碍、虚构、定向障碍三大特征，称为Korsakoff综合征，病人还可能有幻觉、夜间谵妄等表现。

慢性乙醇依赖患者，由于营养摄入和吸收障碍，特别是维生素B_1缺乏，可导致Wernick脑病，表现为眼球震颤、眼球不能外展和明显的意识障碍，伴定向障碍、记忆障碍、震颤谵妄等，大量补充维生素B_1可使眼球的症状很快消失，但记忆障碍的恢复较为困难，一部分病人转为Korsakoff综合征，成为不可逆的疾病。

乙醇性痴呆是指在长期、大量饮酒后出现的持续性智力减退，表现为短期、长期记忆障碍，抽象思维及理解判断障碍，人格改变，部分病人有皮层功能受损表现，如失语、失认、失用等。

4. 其他精神障碍

（1）乙醇中毒性幻觉症是在意识清晰的情况下，乙醇依赖者出现的幻觉状态，表现为生动、持续性的视听幻觉，继发的思维与行为障碍。

（2）乙醇中毒性妄想症主要表现为在意识清晰的情况下的妄想状态，特别是嫉妒妄想。

（3）人格改变病人只对饮酒有兴趣，变得自我中心，不关心他人，责任心下降，说谎等。

（二）诊断要点

1. 急性乙醇中毒

在大量饮酒后，出现适应不良的行为改变，如性冲动或攻击性冲动，情绪变化大，判断力受损，社交功能受损，并有诸如说话含糊不清、共济失调、步态不稳、眼球震颤、面色发红等。

2. 戒断反应

长期大量饮酒后突然停止或减少饮酒量，在数小时后出现手、舌或眼睑震颤，并伴有恶心或呕吐、心跳加快、出汗、血压增高、头痛、失眠、焦虑抑郁或情绪不稳、短暂性幻觉或错觉等。

3. 乙醇性震颤谵妄

在长期、大量饮酒后突然停止或减少饮酒量后出现的谵妄，表现为意识水平下降、幻觉障碍、明显自主神经功能亢进、粗大震颤，病情昼轻夜重。

（三）治疗

首先要克服来自病人的“否认”，取得病人的合作。其次，要积极治疗原发病（如人格障碍、焦虑障碍、抑郁障碍等）和并发的躯体疾病。还要注意加强病人营养，补充机体所需的蛋白质、维生素、矿物质、脂肪酸等物质。对于恢复期的病人，要进行社会心理干预，防止再发。

1. 急性乙醇中毒

急性乙醇中毒的处理视病人的情况而定。可用0.4～0.8mg纳洛酮肌肉注射，重者可将纳洛酮加入5%葡萄糖液20～40ml，静脉注射，1h后可重复注射，直至清醒为止。兴奋期、共济失调期一般无需特殊治疗。如病人处于极度兴奋状态，可以使用镇静剂，如苯二氮䓬类，但必须低剂量，以免加重对中枢神经系统的抑制，对病人的身体约束可能更安全。对于有意识障碍的病人，要注意防止异物吸入，严密监测生命体征，纠正水电解质平衡紊乱，防止脑水肿。

2. 戒断症状

（1）单纯戒断症状：由于乙醇与苯二氮䓬类药物有交叉耐受，在临床上常用此类药物来缓解乙醇的戒断症状。首次要足量，以减轻戒断症状，还能预防可能发生的震颤谵妄或癫痫发作。以地西泮为例，剂量一般为每次10mg，每日3次，首次剂量可更大些，口服即可，2～3d后逐渐减量，不必加用抗精神病药物。由于乙醇依赖者有对其他药物依赖的倾向，所以应特别注意，用药时间不宜太长，以免发生对苯二氮䓬类的依赖。如果在戒断后期有焦虑、睡眠障碍，可试用三环类抗抑郁药物。

（2）震颤谵妄：

1）一般注意事项：环境安静，专人护理，注意保温，预防感染。

2）镇静：苯二氮䓬类应为首选，地西泮每次 10mg，每日 2 ～ 3 次，如果口服困难，应选择注射途径，一般持续 1 周，直到谵妄消失为止。

3）控制精神症状：可选用氟哌啶醇 5mg 肌肉注射，根据病人的反应增减剂量。

4）其他：包括纠正水、电解质与酸碱平衡紊乱、补充大剂量维生素等。

（3）乙醇中毒性幻觉症、妄想症：大部分的戒断性幻觉、妄想症状持续时间不长，用抗精神病药物治疗有效，可选用氟哌啶醇或奋乃静口服或注射，剂量不宜太大，在幻觉、妄想控制后逐渐减药。

（4）乙醇性癫痫：不常见，可选用丙戊酸类或苯巴比妥类药物，原有癫痫史的病人，在戒断初期就应使用大剂量的苯二氮䓬类或预防性使用抗癫痫药物。

3. 戒酒需采取心理社会的综合治疗

四、苯丙胺类兴奋剂所致精神障碍

苯丙胺类兴奋剂（ATS）指苯丙胺及其同类化合物，包括苯丙胺、甲基苯丙胺（冰毒）、3，4- 亚甲二氧基甲基苯丙胺（摇头丸）、麻黄素和哌醋甲酯（利他林）等。

（一）临床表现

ATS 具有强烈的中枢神经兴奋作用和致欣快作用，其他作用包括觉醒度增加、支气管扩张、心率加快、心输出量增加、血压升高、胃肠蠕动降低、口干、食欲降低等。

急性毒性作用在很大程度上可认为是药理作用的加剧。临床表现为中枢神经系统和交感神经系统的兴奋症状。轻度中毒表现为瞳孔扩大、血压升高、脉搏加快、出汗、口渴、呼吸困难、震颤、反射亢进、头痛、兴奋躁动等症状；中度中毒出现精神错乱、谵妄、幻听、幻视、被害妄想等精神症状；重度中毒时出现心律失常、痉挛、循环衰竭、出血或凝血、高热、胸痛、昏迷甚至死亡。

长期使用可出现分裂样精神障碍、躁狂一抑郁状态、人格和现实解体、焦虑抑郁状态、认知功能损害，还可出现明显的暴力、伤害和杀人犯罪倾向。

长期使用 ATS 后的戒断症状主要表现为情绪不良、无力、嗜睡等，少数病人可能出现幻觉、妄想等精神病性状态。

（二）诊断要点

1. 强迫性和持续性地使用 ATS 史，形成耐受，并在停药后出现戒断症状。

2. 由于使用 ATS 已对个体或社会造成危害，出现与 ATS 相关的兴奋症状，焦虑、抑郁、幻觉、妄想及意识障碍等精神症状。

（三）治疗

ATS 滥用可以产生精神依赖，但在突然停吸后常不会产生严重的躯体戒断症状。对于苯丙胺类兴奋剂的戒断及毒性症状，一般只需对症处理。

1. 急性中毒或急性过量中毒时的处理

（1）将患者置于安静的环境，减少环境刺激。

（2）严密监测生命体征，保持呼吸通畅、循环稳定，维持水电解质平衡，必要时给氧。

（3）鼓励多饮水，如服药时间不超过 4h，可行洗胃催吐。

（4）酸化尿液，以加快苯丙胺类兴奋剂的排泄，口服氯化铵 0.5g，每 3 ～ 4h 一次，使尿液 pH 值在 6.6 以下。如果病人有高热、出汗、代谢性酸中毒，则不宜酸化尿液。

（5）降低体温：可行物理降温，肌肉松弛也是控制高热的有效方法，可静脉缓注硫喷妥钠 0.1 ～ 0.2g。

（6）惊厥：缓慢静脉注射苯二氮䓬类，如地西泮 10 ～ 20mg，必要时 15min 重复一次。注意地西泮能导致喉痉挛或呼吸抑制，因而必要时进行气管插管。

（7）高血压：严重高血压可导致颜内出血，如舒张压超过 120mmHg（1mmHg=133.322Pa），应予紧急处理，可使用酚妥拉明 2 ～ 5mg，静脉缓慢注射。

（8）兴奋激越、行为紊乱：可使用多巴胺受体阻滞剂，如氟哌啶醇 2.5 ～ 5mg 肌肉注射。亦可用苯二氮䓬类，如地西泮 10 ～ 20mg 静脉注射。

（9）谵妄：可用氟哌啶醇控制兴奋激越、幻觉、妄想，剂量不宜太大，以免加重意识障碍。

（10）对于极重的中毒病例可采用腹膜透析或血液透析。

2. 戒断综合征的处理

目前尚没有可以推荐的替代药物，一般来说，如能保证足够睡眠和营养，大部分病人几日后症状可逐渐消失。一些滥用者在停药后可能出现较为严重的抑郁情绪，可导致自杀行为，且一些人的抑郁情绪会持续数周或更长，需密切注意。

（1）对于抑郁、无力、渴求等症状严重者，可使用三环类抗抑郁药，如米帕明 50 ～ 100mg/d，应注意要从小剂量开始，逐渐增加剂量；选择 5-HT 再摄取抑制剂，如氟西汀 20mg/d，上午口服。

（2）部分病人在戒断过程中可能出现幻觉、妄想，建议使用抗精神病药物，如氟哌啶醇，口服 2 ～ 10mg/d，必要时可加量，幻觉、妄想消失后应逐渐停止使用。

（3）对于谵妄者，应注意进行系统检查，排除其他原因，如中枢神经系统感染、颅内出血、服用其他成瘾药物或乙醇滥用等。

3. 精神病性症状的处理

（1）将患者置于安静的环境，减少环境刺激，给予充分安慰、支持，减轻因幻觉、妄想所导敢的紧张不安、行为紊乱。

（2）抗精神病药物：如氟哌啶醇，口服 2 ～ 10mg/d，必要时可加量，兴奋躁动明显者亦可用氟哌啶醇 5 ～ 10mg 肌肉注射。应注意，苯丙胺类兴奋剂滥用者可能有多巴胺受体敏感性改变，使用抗精神病药物更易出现锥体外系反应，必要时应使用抗胆碱类药物，如氢溴酸东莨菪碱（海俄辛）0.3 ～ 0.5mg，肌肉注射，或苯海索（安坦）每次 2mg，每日 2 ～ 3 次。在幻觉、妄想消失后应逐渐停止使用抗精神病药物。

如果是在急性中毒期出现的精神病性症状，处理时还应参阅急性中毒治疗的相关内容。

4. 情绪症状的处理

如情绪症状持续时间不长或症状轻微，可不必用药，否则应给予相应的对症治疗。

（1）抑郁：可使用三环类或选择性 5-HT 再摄取抑制剂。

（2）焦虑：建议使用苯二氮䓬类药物，如阿普唑仑每次 0.4mg，每日 2 ～ 3 次，应注意防止此类药物滥用。

……………………………………………………………………………………………（李兆生）

第三节　中毒所致精神障碍

中毒所致精神障碍指由于某些有害物质进入体内，引起机体中毒，导致脑功能失调而产生的精神异常。临床上较为常见的有工业毒物中毒、农药中毒、医用药物中毒及食物中毒等引起的精神障碍。

工业毒物中毒所致精神障碍通常由亲神经毒物引起，常见的有：铅、汞、锰、铊、砷、四乙基铅、有机汞、有机砷、有机锡、一氧化碳（CO）、二硫化碳、苯、甲苯、甲醇、四氯化碳、氰化物、硫化氢等。农药中毒常见的：有机磷、有机氯及毒鼠药中毒。很多药物能引起精神障碍，如肾上腺皮质激素、抗胆碱药物、蛇根草制剂、抗结核药物、溴制剂等。

各种有毒物质所引起的精神障碍机理不尽一致，症状表现也不尽相同，因篇幅的关系，本节重点讨论一氧化碳、有机磷及肾上腺皮质激素中毒所致的精神障碍。

一、一氧化碳中毒所致精神障碍

（一）临床表现

CO急性中毒临床表现与血液中碳氧血红蛋白浓度成正比，临床常分以下几种类型。

1. 轻度中毒

血液中碳氧血红蛋白浓度在10%～20%。患者出现剧烈头痛、头晕、心悸、四肢无力、口唇黏膜呈樱桃红色、恶心、呕吐、视物不清、感觉迟钝，或有短暂的晕厥、谵妄、抽搐、意识不清、幻觉等。离开中毒环境并吸入新鲜空气后，症状很快消失。

2. 中度中毒

血液中碳氧血红蛋白浓度为30%～40%。上述症状加重，患者出现呼吸困难，口唇、指甲、皮肤、黏膜呈樱桃红色，意识丧失，呈轻度或中度昏迷，各种反射正常或迟钝，对外界强烈刺激尚有反应。吸入新鲜空气或氧气后可很快苏醒而恢复，一般无并发症和后遗症。

3. 重度中毒

血液中碳氧血红蛋白浓度达50%以上，患者迅速出现深昏迷或呈去大脑皮层状态，出现惊厥、呼吸困难以至呼吸衰竭，即所谓“卒中型”或“闪击样”中毒。可并发脑水肿、肺水肿、心肌损害、心律失常或传导阻滞、休克、上消化道出血，昏迷时间较长者可有锥体系或锥体外系症状。肝、肾及皮肤可有损害表现。死亡率高，抢救后存活者，遗有不同程度的后遗症。

4. 晚发神经中毒型

急性CO中毒后可出现所谓的“假愈期”。有些CO中毒者意识恢复后，似乎是“痊愈”了，但2～40d后可突然出现精神症状，如淡漠、迟钝、遗忘、理解困难、言不切题、迷惘、定向障碍等，呈痴呆状态，或缄默、违拗、木僵、二便失禁、生活不能自理、情绪易激惹、片断幻觉、错觉、奇特行为；也可有精神错乱状态、谵妄或昏迷。

神经损害症状有明显的锥体系及锥体外系损害，如轻瘫、共济失调、震颤、病理反射阳性、假性球麻痹、抽搐等；皮质损害如失语、失用、失认、皮质性失明；也可见颅神经或其他周围神经损害。

人格改变是CO中毒的远期后果之一，表现为情绪易激惹、焦虑、冲动、好争斗和暴力攻击行为，或性格偏执，或自私、责任感下降等，记忆与智能明显缺损，难以适应工作。

（二）诊断要点

询问CO接触史最为重要，测定碳氧血红蛋白有重要的参考价值。严重中毒者颅脑CT常见苍白球侧脑室前角附近有低密度区。

（三）治疗

1. 急救

迅速使患者脱离现场，吸入新鲜空气，解开领口、腰带等，清除口、鼻分泌物，保持呼吸道通畅。

2. 氧疗

最好吸入含5%二氧化碳的氧气。有条件的医院立即放入高压氧舱内治疗，重症者高压氧舱治疗次数应在20次以上，早期显效率达95%～100%。

3. 防治脑水肿

应用甘露醇、地塞米松和甘油氯化钠等药物治疗，严重者可每6h一次。频繁抽搐、脑性高热和昏迷时间超过10～21h可采用人工冬眠疗法。

4. 促进脑细胞功能恢复

应用能量合剂，氯酯醒250～500mg肌肉注射，也可用注射用水或5%葡萄糖液20～40ml稀释静脉注射，每日2次；胞二磷胆碱500～1000mg加入5%葡萄糖溶液250ml中静脉滴注，每日1次，或醒脑静脉注射射液2～4ml，肌肉注射，每日2次。

5. 防治并发症

加强护理，定期翻身，预防褥疮和肺炎，必要时采用抗生素防治感染。

6. 对症处理

有呼吸衰竭者，用呼吸兴奋剂；有血压下降者，给予抗休克治疗。

7. 精神症状处理

以对症治疗为主，如有焦虑、抑郁，可使用抗焦虑、抗抑郁药物。对于人格、智能的改变，治疗较为困难，有报告称芳香化浊的中药可能有效。

二、有机磷类农药中毒所致精神障碍

有机磷类农药经呼吸道、消化道和皮肤接触进入人体后，与胆碱酯酶结合成不易解离的磷酰化胆碱酯酶，后者不能催化水解乙酰胆碱，导致体内乙酰胆碱过量堆积，使中枢神经系统和胆碱能神经功能紊乱，先引起过度兴奋而后转为衰竭。急性中毒时，体内胆碱酯酶活力受抑制的程度与临床症状平行。

（一）临床表现

急性中毒的潜伏期视毒物的种类、摄入量与摄入途径而异。口服中毒可在数分钟至数十分钟内出现严重症状以致死亡，皮肤接触潜伏期一般为10h左右，临床症状可分为三类：

1. 毒蕈碱样症状

过量的乙酰胆碱作用于胆碱能神经节后纤维，使平滑肌和腺体高度兴奋，引起恶心、呕吐、腹痛、腹泻、大小便失禁、流涎、大汗淋漓、支气管分泌增多、呼吸困难、肺水肿、瞳孔缩小、视力模糊等。

2. 烟碱样症状

乙酰胆碱作用于神经肌肉接头、交感神经节和肾上腺髓质，引起血压升高，心动过速，肌震颤、痉挛，肌无力，晚期有呼吸肌麻痹和循环衰竭。

3. 精神神经症状

中毒较轻者有眩晕、步态不稳、注意力集中困难、头痛、失眠或嗜睡、倦怠、情绪焦虑、易激惹或兴奋、欣快；较重者有明显意识障碍、定向障碍、反应迟钝、淡漠少动，甚至谵妄或昏迷。偶见以精神运动性兴奋、躁动、片断幻觉与妄想为主要症状者。

有些病人经过抢救，从昏迷状态中恢复后，随即或相隔数天后可出现多种精神症状，如思维鸣响、假性幻觉、疑病或被害妄想等精神病性症状；也可有精神运动性兴奋，如异常烦躁不安、毁坏物品、行为紊乱、随地大小便、生活完全不能自理，伴有明显意识障碍和定向障碍等中毒性精神症状；偶可表现意识狭窄、哭笑无常、做作和癔症样发作。

慢性有机磷类农药中毒多见于职业性长期接触者，多表现为头痛、头晕、记忆障碍、注意力不集中、失眠、多梦、情绪低落或焦虑、易激惹、多汗乏力、肢体麻木感、视力下降、瞳孔缩小、消化功能紊乱，可伴有神经传导速度减慢、肌电图和脑电图异常。这些变化可在全血胆碱酯酶活性下降前出现，也有可能因慢性接触引起致敏作用而发生哮喘者。

（二）诊断要点

详细了解毒物接触史是确诊的关键，多数有机磷农药带有大蒜样臭味，结合临床症状有助诊断。血液胆碱酯酶活力下降可反应中毒程度，胆碱酯酶活力下降到70%可出现轻度中毒症状，下降超过50%为中度中毒，下降至30%以下为重度中毒。尿中检出有机磷代谢物，血液、胃内容物检出有机磷，均可作为诊断参考依据。有机磷农药中毒时对阿托品耐受性较强，若静脉注射2mg阿托品后未见明显阿托品化症状，提示有机磷中毒。

（三）治疗

1. 一般处理方法

（1）监测、维持生命中枢：使病人不因生命中枢衰竭而死亡，争取抢救时间。

（2）除去未被吸收的农药：对神志清楚的口服中毒病人可使用硫酸锌、硫酸铜、阿朴吗啡等催吐药物以及机械刺激法对病人进行催吐。然后根据中毒农药的性质选用生理盐水、水、碳酸氢钠、高锰酸钾等洗胃液进行洗胃（敌百虫忌用碱性溶液洗胃）。选用硫酸镁、硫酸钠等导泻剂、洗肠剂进行导泻洗肠。同时配合吸附剂（活性炭）以固定残余的农药。对于经皮或吸入中毒者，应立刻使其脱离现场，脱去被污染的衣物，彻底清洗被污染部位，保持呼吸通畅；吸入新鲜空气或氧气。

（3）促进已吸收有机磷的排出：对轻度中毒者可采用口服活性炭、大量饮水、静脉注射葡萄糖、生理盐水或口服呋噻咪等利尿剂的方法促进农药的排出。而对中、重度中毒者则应采用静脉滴注，静脉给予甘露醇、山梨醇等利尿剂利尿，结肠透析、腹膜透析、血液透析以及换血等措施加快农药排出。

2. 使用特殊解毒药

（1）M 受体阻断剂：使用阿托品、山莨菪碱等以对抗有机磷农药中毒引起的严重的 M 样症状。阿托品的使用原则为尽早使用，静脉给药，足量、反复用药，用到瞳孔开始扩大、少汗、流涎消失、面色潮红、心跳加快等（阿托品化）时才减少剂量或延长间隔时间。使用剂量因中毒程度而异，轻度中毒 1 ～ 2mg 静脉注射，1 ～ 2h 一次；中度中毒，2 ～ 5mg 静脉注射，15 ～ 30min 一次；重度中毒每次 5 ～ 10mg，每 10min 重复静脉注射。一般要用 24h，重者 48h，过早停用会引起反跳。可加用吡斯的明、地西泮以防止药物过量引起的过度肌无力和中枢兴奋症状。

（2）胆碱酯酶复活剂：能复活已被磷酰化的胆碱酯酶，结合体内蓄积的有机磷类化合物，应及早足量使用。常用的药物有碘解磷定、氯磷定、双复磷、双解磷等。临床上可根据实际情况灵活运用。以氯磷定为例，轻度中毒：0.25 ～ 0.5g，肌肉注射，以后隔 2 ～ 4h，再肌肉注射 0.25 ～ 0.5g；中度中毒：0.5 ～ 0.75g，肌肉注射，以后每隔 2 ～ 4h 肌肉注射 0.5g，共享 3 次；重度中毒：0.75 ～ 1.0g，稀释后缓慢静脉注射，滴完后0.5h，可重复一次，以后每小时静脉滴注0.25g。如6h后病情已明显好转可停用。用量过大可引起癫痫样发作。

（3）有机磷中毒抢救时的注意事项：

1）敌百虫中毒时禁用碱性溶液冲洗体表或洗胃，因敌百虫遇碱性溶液可转化为毒性更大的敌敌畏；对硫磷等硫代磷酸酯类化合物中毒时，禁用高锰酸钾溶液洗胃，因对硫磷等可转化为毒性更大的化合物，如对氧磷。

2）用胆碱酯酶复活剂时，禁止与碱性溶液混合使用，因胆碱酯酶复活剂在碱性溶液中能分解生成毒性更大的氰化物。

3）中毒期间不可使用吗啡、茶碱或茶碱二乙胺等药物，因这些药物可能会导致呼吸抑制、血压降低、惊厥等不利于解毒的反应。

4）抢救期间不可大量输液，因大量输液可能会导致肺水肿的发生。

（4）其他：对于患者出现的精神症状，多采取对症处理，如使用抗精神病药物治疗所出现的幻觉、妄想状态，但剂量不宜太大，症状消失后，应考虑逐渐停药。

三、肾上腺皮质激素所致精神障碍

临床较常用的肾上腺皮质激素包括醋酸可的松、氢化可的松、强的松、地塞米松等，这些药物均可引起精神症状，发生率为 6% ～ 7%。精神障碍的发生与用药剂量不一定有关，但剂量过高（如强的松＞ 40mg/d）发生精神障碍的可能性增加。

（一）临床表现

一般呈急性起病，在服药数天后或头 1 ～ 2 个月内便可以出现精神症状，症状轻重不一。早期表现为欣快、活动增加、失眠、躁动不安。病情进一步发展，可出现如下表现。

1. 躁狂抑郁状态

躁狂较多见，兴奋话多、情绪高涨、欣快、易激惹等，一些病人出现抑郁状态，甚至自杀。

2. 类精神分裂症状态

以紧张综合征和幻觉、妄想多见。紧张综合征表现为木僵或违拗行为。妄想以被害为主，幻觉则以触幻觉、视幻觉为主。部分病人也可出现兴奋症状，如言语增多、言语内容紊乱、吵闹不休等。

3. 意识障碍

仅见于少数病人，可出现轻度的意识障碍，表现为时间定向不完整，对外界反应迟钝。个别病人可出现严重意识障碍。

4. 假性脑瘤状态

多见于儿童，出现头痛、呕吐、意识障碍、痉挛发作等。可有视乳头水肿。

长期大量应用肾上腺皮质激素的患者如突然停药，可发生戒断症状，甚至出现 Addison 病危象，有些出现兴奋不安、失眠、焦虑、抑郁等，持续时间较长。

（二）诊断要点

肾上腺皮质激素所致精神障碍诊断有一定的难度，因为临床上一些需用激素治疗的疾病（如红斑狼疮）本身也可发生精神障碍；激素也可诱发精神分裂症或躁狂抑郁症。如果病人以前没有精神病史，在使用激素治疗过程中突然出现精神症状，减药或停药后精神症状缓解或消失，且未找到其他原因时，则可考虑诊断肾上腺皮质激素所致的精神障碍。

（三）治疗

治疗肾上腺皮质激素所致精神障碍存在两难，一是原发疾病需要继续激素治疗，二是突然停止激素治疗可能加重精神症状。如果精神症状的发生确与激素有关，此时是否继续使用激素应视躯体疾病等具体情况而定，若躯体疾病需要用药时，不要急于停药，可在严密观察下继续使用，考虑合用抗精神病药物或抗焦虑抑郁药物，或减少用量或换用其他种类的激素。病人一般预后良好，停药后 1 个月症状可缓解。

（李兆生）

第四节　精神分裂症

一、概述

精神分裂症是一组常见的、病因不明的精神病，多起病于青壮年，常有特殊的感知、思维、情感和行为等多方面的障碍和精神活动的互不协调；一般无意识障碍；病程多迁延，易复发；慢性状态时致残率甚高；大量研究表明其发病与遗传、神经生化以及社会心理等因素有关。

二、临床表现

（一）联想障碍

是精神分裂症的特征性症状。表现为思维联想散漫，缺乏目的性、连贯性、具体性和现实性；严重者甚至出现句与句、词与词之间无任何逻辑关系，呈破裂性思维；出现逻辑倒错性思维；表现为中心思想无法捉摸，缺乏实效的空洞议论（诡辩症）；病理象征性思维和语词新作。

（二）妄想

是精神分裂症的常见症状，其特点是内容离奇荒谬，缺乏系统性，具有泛化趋势，或呈原发性妄想。常见的妄想有关系、被害、夸大、嫉妒和钟情妄想等。

（三）幻觉

较常见，以言语性幻听多见。如经常出现评论性或争论性幻听，命令性幻听及思维化声，则更具有特征性和诊断价值。

（四）情感障碍

多为情感淡漠，也常出现与客观刺激和内心体验不相称或截然相反的情绪反应，即情感不协调或情感倒错。

（五）行为障碍

可表现为行为愚蠢、幼稚、怪异；出现紧张症状群（如缄默、刻板动作、模仿动作、违拗、作态或木僵），或突然的、无目的的冲动行为。

（六）被动体验

如内心被揭露感，被控制体验，思维被播散，思维被插入，思维被夺以及思维中断，常具有特殊的诊断价值。

（七）意志减退

较发病前明显孤僻、懒散、退缩、被动，对社交、工作和学习缺乏要求，对基本的日常活动缺乏主动性。有的还可出现意向倒错或矛盾意向。

三、诊断要点

临床上患者首先要符合精神分裂症的症状学诊断标准，且症状持续至少 1 个月；单纯型起病缓慢，病程至少 2 年。若精神病症状学标准符合，而病程不符合上述病程标准时，则诊断为分裂样精神病。严重程度标准要求患者的自知力丧失或不全，或社会功能明显受损，或现实检验能力受损，或无法进行有效交谈。

目前精神分裂症的诊断主要依据临床现象学，因此应详细了解患者的家族史、个人史和现病史，并进行全面的精神检查。必要时可做人格、智能、认知功能等心理学测验和眼球运动轨迹、脑电图和脑影像学等特殊检查辅助诊断。诊断时应排除脑器质性精神障碍、躯体疾病所致精神障碍，以及由精神活性物质、非依赖性物质所致的精神障碍，并排除心境障碍。

四、分型

（一）偏执型

最常见的类型。青壮年缓慢起病。临床上以持续存在的妄想和幻觉为主要表现，而情感、意志和言语障碍及紧张性症状并不突出。病程发展较其他类型缓慢，精神衰退出现的时间较晚，疗效较好。

（二）青春型

也称瓦解型，多在青少年期发病，起病较急，病情发展较快。以思维、情感和行为的互不协调或分离为主要临床表现，如思维内容荒谬离奇，令人费解，情感明显的不协调，思维明显松弛或破裂，行为愚蠢幼稚，常有兴奋冲动行为及本能意向亢进。幻觉妄想片段零乱，精神症状丰富易变，预后较差。

（三）紧张型

目前临床上不常见，青壮年发病，起病较急，主要症状为紧张综合征，包括紧张性木僵和紧张性兴奋。紧张性木僵表现为缄默不语，动作缓慢或减少，对周围环境刺激无反应。严重者可出现蜡样屈曲、违拗、被动服从、刻板行为、持续言语等。紧张性兴奋表现为突发的冲动行为，不可理解，毫无目的，且突然消失，偶伴有幻觉和妄想。治疗效果较好。

（四）单纯型

不多见，青少年发病，起病隐匿，缓慢而持续发展。早期出现类似神经衰弱的症状，常不引起人们的重视。临床主要表现为日益严重的孤独被动、思维贫乏、生活懒散、意志缺乏、社会性退缩、情感淡漠及行为古怪。此型预后较差。

（五）未定型（混合型或未分化型）

通常指符合精神分裂症的诊断标准，具有明显的阳性精神病性症状，如幻觉、妄想等，但又不符合上述各型诊断标准或为各型的混合者。

（六）分裂症残留期

过去符合精神分裂症的诊断，且症状至少持续2年，一直未完全缓解，残留个别症状，但相对稳定，社会功能受损不明显，自知力缺乏不显着。

（七）分裂症衰退期

符合精神分裂症的诊断标准，最近1年以精神衰退为主，社会功能严重受损，已发展为精神残疾。

（八）分裂症后抑郁

最近1年确诊为精神分裂症，精神分裂症症状有好转但未完全消失时出现抑郁症状，以持续2周的抑郁症状为主要临床相。

五、治疗

精神分裂症的治疗目前仍以抗精神病药物治疗为主，且剂量和疗程足够。必要时可进行电抽搐治疗，控制紧张症状群和兴奋冲动。在缓解期需加强心理和康复治疗，以增加患者对治疗的依从性和对疾病的认识，促进患者的社会功能康复，使患者及早回归社会。

（一）药物治疗

急性期应保持足够的治疗剂量治疗6～8周，以迅速控制患者的精神症状为主要目的。剂量缓慢递增至能发挥最高疗效，尽可能单一用药。日剂量较高者，一般宜分次给药。在症状得到有效控制之后，应以原有效药物、原有效剂量巩固治疗3～6个月（巩固期），同时辅以适当的心理治疗。维持期的药物治疗剂量应因人而异，充分个体化。一般至少维持2年以上，反复多次发作者宜长期服药。

1. 第一代抗精神病药物：通常包括酚噻嗪类、硫杂蒽类、丁酰苯类和苯甲酰胺类。

（1）酚噻嗪类：以往常作为首选药物，包括氯丙嗪、奋乃静、三氟拉嗪、硫利达嗪及氟奋乃静等，适用于妄想幻觉、兴奋躁动、思维障碍等阳性症状。严重兴奋冲动、拒绝服药者可肌肉注射或静脉滴注氯丙嗪。有效剂量：氯丙嗪200～600mg/d，奋乃静20～60mg/d。

（2）硫杂蒽类：主要是氯普噻吨（泰尔登）、氯噻吨和三氟噻吨。目前已很少作为首选药物使用。泰尔登有效剂量200～600mg/d。

（3）丁酰苯类：较常用的是氟哌啶醇，有口服和注射两种剂型。主要适用于精神分裂症的阳性症状和兴奋、激越等行为异常。有效剂量6～20mg/d。

（4）苯甲酰胺类：代表药物是舒必利，该药低剂量时有一定抗焦虑和抗抑郁的作用，高剂量有控制幻觉妄想的作用，静脉滴注能有效缓解紧张症的症状。有效剂量800～1600mg/d。

第一代抗精神病药物的不良反应甚多。神经系统常见的不良反应有：帕金森综合征、静坐不能、急性肌张力障碍和迟发性运动障碍等锥体外系症状，过度镇静和癫痫等。抗胆碱能样不良反应有：口干、便秘、排尿困难、心悸和视力模糊等。治疗初期可见体位性低血压。长期用药可致泌乳、闭经和体重增加。少见的严重不良反应有药源性恶性综合征、肝功能损害、粒细胞减少等。如有不良反应发生，应对治疗需要及不良反应的严重程度做权衡，根据具体情况，采取减量、停药、更换药物、继续观察、对症处理乃至紧急处理。

2. 第二代抗精神病药物：临床上已越来越多地应用较新一代的抗精神病药物。包括氯氮平、利培酮、奥氮平和奎硫平。该类药物除适用于妄想幻觉、兴奋躁动等阳性症状外，还对情感淡漠、社会退缩等阴性症状有一定疗效，对认知功能有一定的改善作用。治疗剂量一般为：氯氮平200～600mg/d，利培酮2～6mg/d，奥氮平5～20mg/d，奎硫平300～750mg/d，阿立脉唑10～30mg/d。

总体而言，第二代抗精神病药物较第一代抗精神病药物的不良反应少一些，轻一些，特别是锥体外系不良反应较少发生。值得注意的是，氯氮平可能引起粒细胞减少或缺乏，在治疗前及治疗中应定期监测血常规，如有异常结果应立即停药，并对症处理。第二代抗精神病药的主要不良反应为体质量增加及内分泌代谢问题。

（二）辅助治疗

1. 电抽搐治疗：包括传统电抽搐治疗和改良电抽搐治疗，适用于木僵等紧张症状群，兴奋躁动、消极抑郁及严重的幻觉妄想等症状。

2. 工娱治疗：在抗精神病药物治疗症状改善之后，可以有组织地安排精神分裂症患者参加某些工作、劳动、娱乐和体育活动等，以促进病情恢复，改善情绪，增强体质，建立信心，提高社会交往和适应环境的能力，防止长期住院形成的退缩懒散的生活习惯，促进社会功能的恢复。

3. 心理治疗与家庭教育：心理治疗在精神分裂症的恢复期非常重要。在精神症状得到有效控制后应积极地开展和加强心理治疗，一般以支持性心理治疗为主，目的在于使患者正确认识和对待自己的疾病，增加对治疗的依从性，减少复发。家庭教育在缓解期也非常重要，旨在帮助患者的家庭成员很好地度过应激期，了解精神分裂症的知识，充分理解患者，积极面对问题，尽可能得到家庭成员对治疗的理解和支持。

（三）社区康复

尽管上述辅助治疗中也包括康复的内容，但就整个病程而言，重点在于社区康复，即在相当长的时期内，在社区中接受康复治疗、教育和培训。社区康复应该是本病治疗计划中必不可少的一部分。常用的社区康复形式有日间医院、家庭病床和工疗中心。患者及其家属组成的自助团体也能起良好的作用。康复治疗的目的是减轻致残因素所造成的后果，尽量改善其社会功能，最大限度地发挥其功能水平。包括个人生活自理能力的康复、家庭职能的康复、社交技能的康复及职业技能的康复。

……………………………………………………………………（李兆生）

第五节　其他精神病性障碍

一、急性短暂性精神病性障碍

（一）概述

急性短暂性精神病性障碍是一组比较常见的精神障碍，起病急骤，病情迅速发展，症状鲜明、丰富、多变，缓解迅速。总病程一般不超过 1 个月。

有关此障碍的发病率、患病率尚无确切报道。发病机制尚不清楚，有研究认为病前人格障碍、应激源、文化环境突然变化及躯体疾病参与了发病。

（二）临床表现

1. 起病急骤，可在数小时内由正常状态迅速发展为明显异常。暴发性者可在 48h 内病情充分发展；急性发作者发病于 48h ～ 2 周。

2. 症状鲜明、多样、多变。

（1）妄想：包括被害、中毒、夸大、关系、嫉妒、被控制、神秘等多种妄想内容。妄想结构松散，可以是多种片断妄想共存，但不持续。在妄想基础上可并发多种生动的幻觉。

（2）明显的、不可理解的或不连贯的言语紊乱，思维结构杂乱。

（3）情绪障碍，包括狂喜、激越、焦虑和情绪低落。

（4）严重的行为紊乱或紧张症样表现。

3. 病程短暂，可在数天至数周内恢复正常，一般不超过 1 个月。

4. 疾病严重损害社会功能，生活不能自理，难于接触，或对社会造成威胁。

5. 预后一般良好。少数病例可有复发倾向。

（三）诊断要点

详细了解病史及有关发病诱因；做认真细致的精神检查。掌握其临床表现特点；做必要的实验室检查，以排除器质性疾病或物质滥用和中毒等引发的精神障碍。

1. 临床特点以妄想、幻觉、行为紊乱等精神病性症状为主，伴有多种情绪障碍，一般无显着意识障碍，可有迷惘。

2. 起病急骤，病程短暂，预后一般良好。

3. 须与中毒和器质性精神障碍相鉴别，病史和实验室检查阳性所见可作为鉴别依据。

（四）分型

1. 急性妄想发作

（1）具有上述临床特点；以妄想为临床主要表现。

（2）发病前可能有或没有明显的诱因。

（3）存在明确的、多变的、不系统的妄想。

（4）伴有狂喜、焦虑或易激惹的情绪紊乱或行为紊乱。

（5）没有显着的意识障碍。

（6）如病程超过 3 个月以上，应考虑偏执性精神病的诊断。

2. 分裂样精神障碍

（1）具有急性短暂性精神病的特点。

（2）发病前可能有或没有明显的诱因。

（3）具有精神分裂症特征性症状，即临床表现符合精神分裂症的症状学诊断标准。

（4）病程不超过 1 个月。

（五）治疗

1. 病情严重者宜住院治疗。

2. 药物治疗：

（1）抗精神病药物：可选用第一代或第二代抗精神病药物如氯丙嗪、奋乃静、氟哌啶醇或利培酮、奥氮平、奎硫平等。剂量参照精神分裂症治疗方案。以低剂量为宜，在严密观察下加到有效日量。必要时可注射氯丙嗪或氟哌啶醇，或注射苯二氮䓬类药物，剂量及疗程视病情控制及患者对药物的耐受性而定。

（2）可合并口服苯二氮䓬类药物以改善睡眠。如治疗中出现锥体外系反应可合并应用盐酸苯海索等药。

（3）症状消失 3 ～ 6 个月后可酌情减少药量至停药。

3. 心理治疗以支持性心理治疗为主。

二、偏执性精神障碍

（一）概述

偏执性精神障碍也称持久的妄想性障碍，是一种以持续的系统妄想作为主要症状的精神障碍，病因不明，多在 30 岁后起病，女性多见。缓慢起病，病程常迁延，但较少精神衰退。在不涉及妄想内容的情况下，患者的其他方面则相对正常。其发病通常是在患者性格缺陷的基础上遭遇应激性事件发展而来。临床上包括偏执狂和偏执状态两种。

（二）临床表现

1. 以系统妄想为主要临床症状。其妄想的内容不荒谬离奇、不怪异、不泛化，较为固定和系统，带有较为严密的逻辑推理和解释，与现实生活有一定的联系。常见的妄想有被害、嫉妒、夸大、疑病和钟情等。

2. 一般很少或不伴有幻觉。

3. 除了与妄想内容相关的异常情感和意向行为外，患者其他的个人行为基本没有损害，人格保持相对完整。

4. 病程和严重程度要求持续性病程，至少达 3 个月。社会功能严重受损和自知力丧失。如症状标准符合但病程不足时，则考虑急性短暂性精神障碍的诊断。

（三）诊断要点

全面充分地了解病史，尤其是性格特征。结合病史进行详细的精神检查。可以做人格测试等心理学检查，如 MMPI 可出现偏执因子高分特点。必要时可做头颅 CT 和 MRI 等检查，以排除脑器质性精神障碍、躯体疾病所致精神障碍，同时还要注意与其他精神障碍的鉴别，如精神活性物质所致精神障碍、精神分裂症等，还要与偏执性人格障碍相鉴别。

（四）治疗

1. 药物治疗

以抗精神病药物治疗为主。如患者拒绝或不配合治疗，可以选择长效制剂注射治疗。如果妄想已造成患者严重的攻击行为和社会功能的丧失，或危及社会和他人的安全时，应住院治疗。抗精神病药物的使用应从小剂量开始，逐渐增加至治疗量，尽可能单一用药，疗程要长，至少 2 年，甚至终身服药。

（1）第一代抗精神病药物：可作为首选药物，第一代抗精神病药物在偏执性精神病的治疗中均可使用。常用的药物有氯丙嗪（治疗剂量 200 ～ 600mg/d）、奋乃静（治疗剂量 20 ～ 60mg/d）、硫利达嗪（治疗剂量 200 ～ 600mg/d）、氟哌啶醇（治疗剂量 6 ～ 20mg/d）。也可使用长效制剂，如氟奋乃静癸酸酯（治疗剂量 25 ～ 75mg，每 2 ～ 4 周肌肉注射 1 次），或氟哌啶醇癸酸酯（治疗剂量 50 ～ 150mg，每 2 ～ 4 周肌肉注射 1 次）。

（2）第二代抗精神病药物：目前第二代抗精神病药物的使用有逐渐增加的趋势，临床上常用的有氯氮平（治疗剂量 200 ～ 600mg/d）、利培酮（治疗剂量 2 ～ 8mg/d）、奥氮平（治疗剂量 5 ～ 20mg/d）、奎硫平（治疗剂量 300 ～ 750mg/d）。使用氯氮平时应注意监测血白细胞。

2. 其他治疗

个人的支持性心理治疗和家庭治疗在偏执性精神障碍的治疗中是有必要的。对那些症状非常严重且对药物疗效不佳的患者可采用电抽搐治疗。

三、分裂情感性精神障碍

（一）概述

分裂情感性精神病是指一组精神分裂症和心境障碍两种疾病同时存在又同样突出的精神障碍。有关本病的归属一直有争论，目前 CCMD-3 和 ICD-10 将本病与精神分裂症列在同一类别内。病因不明，可能与遗传、应激、神经内分泌等因素有关。

（二）临床表现

1. 有典型的抑郁或躁狂症状，同时具有精神分裂症症状，且这两种症状同时存在，同样突出。
2. 病程呈间歇发作，症状缓解后间歇期无明显功能缺陷。
3. 起病较急，发病可存在应激诱因。
4. 病前性格无明显缺陷，部分患者可有精神分裂症或心境障碍家族史。
5. 发病年龄以青壮年多见，女性多于男性。

（三）诊断要点

只有在疾病的同一次发作中，明显而确实的分裂症症状和情感性症状同时出现或只相差几天，此时方可做出分裂情感性精神障碍的诊断。临床上至少有一个、最好是两个分裂症的特征性症状，如思维鸣响、被控制体验、评论性幻听等；情感性症状可以是抑郁、躁狂或混合状态，但必须是核心症状。严重程度标准应符合社会功能显着下降和自知力不全或缺乏这两点。诊断时强调两套症状同时存在，出现和消失的时间比较接近。但以分裂症为主的临床相必须持续 2 周以上。若患者在不同的发作中分别表现分裂症或情感性症状，则仍按每次发作的主要表现做出各自的诊断。

（四）分型

1. 分裂情感性精神障碍，躁狂型。
2. 分裂情感性精神障碍，抑郁型。

3. 分裂情感性精神障碍，混合型。

（五）治疗

分裂情感性精神障碍的治疗以抗精神病药物为主，心境稳定剂和抗抑郁药为辅，原则上联合用药。对药物治疗效果欠佳的患者可以考虑电抽搐治疗。应长期服药预防复发。在缓解期要加强心理治疗和家庭教育，提高服药的依从性。开展社区康复治疗，促进患者的社会回归。

1. 躁狂型的治疗

根据患者的实际情况可以选择第一代抗精神病药物，也可选择第二代抗精神病药物，例如氟哌啶醇、氯丙嗪、氯氮平、利培酮、奎硫平和奥氮平等。心境稳定剂可选择锂盐、丙戊酸钠或卡马西平，但要注意与抗精神病药合用时的药物相互作用。例如，氟哌啶醇与锂盐合用时，血锂浓度升高，导致明显的神经毒性反应；氟哌啶醇与卡马西平合用时，氟哌啶醇的血药浓度下降50%左右，出现严重的精神运动性兴奋等不良反应。

2. 抑郁型的治疗

此型的治疗较为棘手，抗精神病药物与抗抑郁剂的合用问题争论较多，原因之一是抑郁症状有可能随精神病性症状的改善而消失；原因之二是因为抗抑郁药有可能恶化或加重精神分裂症的症状，因此药物的选择宜慎重。原则上，先以抗精神病药物治疗为主，首选锥体外系不良反应小的第一和第二代药物，因为锥体外系不良反应会加重抑郁症状，且抗精神病药物的剂量和疗程要充分。在精神分裂症的症状得到基本控制后，若抑郁症状仍没有改善，可以加用抗抑郁药物。抗抑郁剂可以选择5-HT再摄取抑制剂等新型药物，以减少药物不良反应。同时注意合用时的相互作用，例如5-HT再摄取抑制剂多数是细胞色素酶的抑制剂，在与需细胞色素酶代谢的抗精神病药物合用时，可能会使后者的血药浓度增加。

……………………………………………………………………（李兆生）

第六节　抑郁障碍

一、抑郁症

（一）概述

抑郁症以持久而明显的心境低落为主，可以从闷闷不乐到悲痛欲绝，甚至发生木僵。严重者可出现幻觉、妄想等精神病性症状。有些病例的焦虑与运动性激越很显着。若出现躁狂发作，应诊断为双相障碍。

抑郁症有反复发作的特点，发病常与应激事件有关，急性发作者大多数可明显或完全缓解。预后一般较好，不留人格缺陷，但部分可有残留症状或转为慢性。本病女性高于男性，男：女为1：2。

（二）临床表现

1. 主要症状

（1）心境低落：主要表现为显着而持久的心境低落，抑郁悲观，无愉快感。自我评价低，常产生无用感、无望感、无助感和无价值感。部分病例的抑郁心境具有晨重夕轻的节律特点。

（2）思维缓慢：患者思维联想速度缓慢，反应迟钝，主动言语减少，语速明显减慢，声音低沉，思考问题困难，工作和学习能力下降。

（3）意志活动减退：表现为行动缓慢，生活被动、疏懒，不想做事，不愿和周围人接触交往，常整日独坐或卧床，不愿参加平常喜欢的活动，常闭门独居、疏远亲友、回避社交。严重时可出现抑郁性木僵。

（4）严重抑郁症的患者常伴有消极自杀的观念或行为，消极悲观的思想及自责自罪可萌发绝望的念头，并会促进计划自杀，发展成自杀行为。

2. 伴随的心理症状

（1）焦虑或激越：颇为常见。主要表现为紧张、恐惧、害怕、烦躁不安、易激惹。严重时表现坐立不安、手指抓握、搓手顿足或踱来踱去等。

（2）精神病性症状：主要是幻觉和妄想。内容常为与抑郁心境相协调的罪恶妄想、无价值妄想，或谴责性的幻听等；少数患者有与抑郁心境不和谐的被害妄想、没有情感色彩的幻听，但内容不荒谬。

3. 伴随的躯体症状

很常见，主要有睡眠障碍、食欲减退、体重下降、便秘、性欲减退、阳痿、闭经、身体各部位的疼痛、乏力等。躯体不适主诉可涉及各脏器。自主神经功能失调的症状也较常见。睡眠障碍主要表现为早醒，一般比平时早醒 2 ～ 3h，醒后不能再入睡，这对抑郁症诊断具有特征性意义。有的表现为入睡困难，睡眠不深；少数患者表现为睡眠过多、食欲增强、体重增加。

4. 其他

抑郁发作时也可出现人格解体、现实解体及强迫症状。

（三）诊断要点

主要依据病史和精神检查，必要时应做人格、智能等心理测验、脑 CT 或 MR、脑电图或脑地形图等检查，以排除器质性精神障碍、精神活性物质和非成瘾物质所致抑郁。

1. 临床上以持久的心境低落为主，主要表现思维缓慢、言语和动作减少；病程至少已持续 2 周；伴有社会功能受损，或给本人造成痛苦或不良后果。

2. 部分病例可有生物学特征性症状，如食欲降低、体重下降、性欲减退、早醒，以及心境低落呈晨重夕轻的节律改变。

3. 反复出现想死的念头或有自杀、自伤行为。

4. 可存在某些精神病性症状，但不符合精神分裂症的诊断。若同时符合精神分裂症的症状标准，在精神病性症状缓解后，满足抑郁发作标准至少 2 周。

5. 抑郁症的病程特点大多都具有发作性病程，而在发作间歇期精神状态可恢复病前水平。既往有类似的发作，或家族中有抑郁症遗传史，对诊断均有帮助。

6. 老年抑郁症除有抑郁心境外，多数患者有明显的焦虑烦躁情绪，也可表现为易激惹和敌意。精神运动性迟缓和躯体不适主诉较年轻患者更为明显。

7. 地塞米松抑制试验（DST）、促甲状腺素激发试验和睡眠脑电图检查等，有时也有助于诊断。

（四）治疗

1. 抗抑郁药物治疗

倡导全程治疗，应保证足量、足疗程，包括急性治疗、巩固治疗和维持治疗三期。

急性期治疗 6 ～ 8 周，巩固期治疗 4 ～ 6 个月，维持治疗时间因人而异，第一次发作主张维持治疗 6 ～ 12 个月，第二次发作 3 ～ 5 年，第三次发作，应长期维持治疗。

（1）5-HT 再摄取抑制剂（SSRIs）：目前在临床应用的有氟西汀、帕罗西汀、舍曲林、氟伏沙明、西酞普兰。适用于不同严重程度的抑郁症、非典型抑郁，三环类抗抑郁剂（TCAs）无效或不能耐受 TCAs 不良反应的老年人或伴躯体疾病的抑郁患者。有效治疗剂量氟西汀 20 ～ 60mg/d、帕罗西汀 20 ～ 60mg/d、舍曲林 50 ～ 200mg/d、氟伏沙明 100 ～ 250mg/d、西酞普兰 20 ～ 60mg/d。个别患者的剂量可更高些。由于 SSRIs 的半衰期都较长，一般每日服药一次。其抗胆碱能及对心血管等脏器的不良反应均显着少于 TCAs。常见的不良反应有恶心、厌食、腹泻、头疼、失眠、皮疹和性功能障碍。禁忌证为对药物过敏者。有严重肝、肾疾病者及孕妇慎用。不能与 MAOI 合用。

（2）去甲肾上腺素（NE）和 5-HT 双重摄取抑制剂（SNRIs）：有明显的抗抑郁及抗焦虑作用。对难治性病例亦有效。主要有文拉法辛，有效治疗剂量为，75 ～ 300mg/d，一般为 150 ～ 200mg/d，速释剂分 2 ～ 3 次服，缓释剂为胶囊，日服 1 次。常见不良反应有恶心、口干、出汗、乏力、焦虑、震颤、阳痿和射精障碍。大剂量时部分患者血压可能轻度升高。无特殊禁忌证，但严重肝、肾疾病、高血压、癫痫患者应慎用。不能与 MAOIs 联用。

（3）NE 和特异性 5-HT 抗抑郁药（NaSSAs）：米氮平是代表药，有良好的抗抑郁、抗焦虑及改善睡眠作用，口服吸收快，起效快，抗胆碱能作用小，有镇静作用，对性功能几乎没有影响。起始剂量 30mg/d，必要时可增至 45mg/d，晚上顿服。常见不良反应为镇静、嗜睡、头晕、疲乏、食欲和体重增加。

（4）TCAs：主要有米帕明（丙咪嗪）、阿米替林、氯米帕明（氯丙咪嗪）、多塞平（多虑平）和四环类马普替林等。临床用药应从小剂量开始，逐渐增加。常用剂量为 50 ～ 250mg/d，分 2 次服用，也可以睡前一次服用。TCAs 疗效确定，但不良反应较多，尤其是过度镇静、抗胆碱能作用和心血管反应。常见的有口干、便秘、视物模糊、排尿困难、心动过速、体位性低血压和心律改变等。过量易引起中毒，甚至导致死亡。禁忌证有闭角型青光眼、急性心肌梗死、前列腺肥大、心律失常。严重心、肝、肾病患者，低血压患者及孕妇慎用。年老体弱患者用药剂量要减小。

（5）其他抗抑郁药物：主要有吗氯贝胺、曲唑酮和噻奈普汀（达体朗）等。吗氯贝胺适用于非典型抑郁症，有效治疗剂量为 300 ～ 600mg/d，主要不良反应有恶心、口干、便秘、视物模糊及震颤等，对食谱及联合用药有一定限制。曲唑酮适用于伴焦虑、激越、失眠的抑郁症患者，以及有性功能障碍的抑郁症患者。宜逐渐增量，常用剂量 150 ～ 300mg/d，分 2 ～ 3 次服用。常见不良反应有头痛、镇静、体位性低血压、口干、恶心、呕吐、乏力、阴茎异常勃起等。噻奈普汀对老年抑郁症具有较好的疗效，能改善抑郁症并发的焦虑症状。常用剂量为 37.5mg/d，分 3 次服用。肾功能损害者及老年人应适当减少剂量，建议服用 25mg/d。常见的不良反应有口干、便秘、失眠、多梦、头晕、体重增加、易激惹、紧张等。

2. 电抽搐治疗

对于有严重消极自杀言行或拒食、紧张性木僵的患者，ECT 应是首选的治疗；对使用抗抑郁药治疗无效的抑郁症患者也可采用电抽搐治疗。ECT 见效快，疗效好。6 ～ 10 次为一疗程。电抽搐治疗后仍需用药物维持治疗。改良电抽搐治疗（无抽搐电休克治疗，MECT）适用范围较广，除可用于有严重消极自杀及紧张性木僵等患者外，还可用于患有躯体疾病又不能用抗抑郁药的患者。

3. 心理治疗

对有明显心理社会因素的抑郁症患者，在药物治疗的同时常需合并心理治疗。通过支持性心理治疗、认知治疗、行为治疗、人际心理治疗、婚姻及家庭治疗等心理治疗技术的运用，可减轻和缓解患者的抑郁症状；提高正在接受抗抑郁药治疗患者对服药的依从性；改善患者人际交往能力和心理适应功能，提高患者家庭和婚姻生活的满意度；纠正其不良人格，提高解决问题的能力和应对处理应激的能力，最大限度地使患者达到心理社会功能和职业功能的康复；并可协同抗抑郁药维持治疗，节省患者的医疗费用，促进康复，预防复发。心理治疗和社会支持系统对预防抑郁症的复发有非常重要的作用。

二、恶劣心境

恶劣心境是指一种持续存在心境低落状态的轻度抑郁，但不符合抑郁发作的症状标准，从不出现躁狂。

（一）临床表现

恶劣心境主要表现为持续存在的心境低落。常持续 2 年以上，其间无长时间的完全缓解，如有缓解，一般不超过 2 个月。此类抑郁发作与生活事件和性格都有较大关系，以往称为“神经症性抑郁”。

恶劣心境患者兴趣并不完全丧失，原来十分感兴趣的事仍可勉强去做；对前途感到悲观，抑郁程度加重时也会有轻生的念头，但经劝说鼓励，仍会有好转，一般不会有绝望感；虽有乏力或精神不振，但不会出现严重的思维和行为抑制。

焦虑是常伴随的症状，也可有强迫症状出现。

躯体症状也较常见。睡眠障碍以入睡困难、噩梦、睡眠较浅为特点，常伴有头痛、背痛、四肢痛等慢性疼痛症状，尚有自主神经功能失调症状，如胃部不适、腹泻或便秘等。但无明显早醒、昼夜节律改变及体重减轻等生物学方面改变的症状。

（二）诊断要点

1. 持续存在心境低落，但不符合抑郁症的症状标准，且从无躁狂症状。病程至少持续 2 年。在这 2 年中，很少有持续 2 个月的心境正常间歇期；其社会功能受损较轻，自知力完整或较完整。

2. 心境变化并非躯体病（如甲状腺机能亢进或减退），或精神活性物质导致的直接后果，也非精神分裂症及其他精神病性障碍的附加症状。

3. 恶劣心境不包括抑郁症在抑郁发作前，以程度很轻的抑郁症状为主的漫长前驱期或发作后残留期。

4. 抑郁症与恶劣心境两者之间的主要鉴别点：

（1）前者多为自限性病程，后者病期冗长，至少持续 2 年，且间歇期短。

（2）前者以内因为主，地塞米松抑制试验（DST）、血清 T3 和 T4 有改变；后者发病以心因为主，DST、血清 T3 和 T4，改变不明显。

（3）前者精神运动性迟缓症状明显，有明显的生物学特征性症状，如食欲减退、体重下降、性欲降低、早醒及晨重夕轻的节律改变；后者均不明显。

（4）前者可伴有精神病性症状，后者无。

（三）治疗

SSRIs 类、SNRIs 类的文拉法辛及 NaSSAs 中的米氮平对恶劣心境有效，剂量和用法与抑郁症的治疗相同。三环类及杂环类抗抑郁药对恶劣心境疗效较差。由于病程超过 2 年，故维持治疗时间应更长，通常主张 3 ～ 5 年，以避免复发。

恶劣心境患者常有明显的心理社会因素，且疾病的波动亦与心理社会因素有关，在抗抑郁药治疗的同时常合并心理治疗。支持性心理治疗、认知治疗、行为治疗、人际心理治疗、婚姻及家庭治疗，均能缓解抑郁症状，改善患者人际交往能力及社会适应能力，纠正其不良人格，提高解决问题的能力和应对能力，促进康复，预防复发。

……………………………………………………………………………………（李兆生）

第七节　双相情感障碍

双相情感障碍是一组以持续的，且程度轻重不等的情绪高涨或低落为基本临床表现的心境障碍。病程呈反复交替或循环发作。临床上可分为双相障碍与环性心境障碍。不包括分裂情感性精神病。

一、双相障碍

（一）概述

双相障碍为常见精神障碍之一。临床表现为在病程中兼有躁狂和抑郁发作。目前多数研究者认为，只要有符合诊断标准的躁狂或轻躁狂发作，即可诊断为双相障碍。符合诊断标准的躁狂或轻躁狂的反复发作，或与符合诊断标准的抑郁交替发作。具有遗传倾向。发病年龄多在 20 岁左右，但各年龄组均可发病。

（二）临床表现

1. 躁狂发作

（1）情绪高涨和 / 或易激惹：是躁狂的核心症状。情绪高涨表现为心情显着愉快，自我感觉良好，精力充沛，得意扬扬，自负。也可以易激惹心境为主，表现专横，常为小事发脾气，甚至激怒。

（2）思维奔逸：轻度时表现为联想比平时快而内容丰富，言语增多而语流加快，语声高。严重时可有思维奔逸、音联、意联。在注意涣散、随境转移的影响下，可有跳跃性思维。自我评价过高，夸耀甚至夸大妄想。

（3）意志增强：随意性动机和兴趣增多，每日忙碌不停，对人热情，好管闲事，行为轻率，甚至不顾后果。

（4）其他症状：常有睡眠需要减少，食欲、性欲增强。病情严重者可出现与心境协调或不协调的幻觉或妄想等精神病性症状。

2. 轻躁狂发作

其临床表现与躁狂发作相同，但程度较轻。

3. 抑郁发作

参见“抑郁障碍”一节。

4. 混合性发作

表现为躁狂和抑郁症状混合存在，或两组症状在数小时内迅速交替，在病程中两者症状均很突出。

（三）诊断要点

（1）必须符合躁狂或轻躁狂发作、混合性发作及抑郁发作的症状标准。

（2）严重程度特点：躁狂、抑郁发作及混合性发作均可能使患者感到痛苦，或使患者社会功能明显损害，但轻躁狂发作时社会功能无明显损害或程度很轻。

（3）病程特点：躁狂发作或轻躁狂发作持续1周以上。抑郁发作或混合性发作至少持续存在2周以上。

双相障碍病程特点为当前发作符合躁狂（轻躁狂）或抑郁发作的诊断标准，而过去有另一临床相或混合性发作。两相常为反复交替或循环发作。部分患者在病程中可自发或由抗抑郁剂诱发快速循环病程，表现为在12个月内有4次以上发作。

（4）鉴别诊断：双相障碍的临床诊断主要依据系统的现病史及过去有关心境障碍发作史及精神检查。本障碍目前尚无肯定的生物学指标协助诊断。要注意与分裂情感性精神障碍病程中的双相表现及环性心境障碍相鉴别。另外，要与躯体疾病、药物或物质依赖所致躁狂发作鉴别，同时注意与双相障碍共病的物质依赖或躯体疾病的存在。因此，对患者应认真进行体格检查、神经系统检查及必要的实验室特殊检查。

（四）治疗

1. 治疗原则

（1）总体治疗观念：双相障碍的自然病程多变，而治疗干预不当又会发生转相、促使发作变频及转为快速循环病程，使疾病恶化，增加治疗的复杂性及影响预后。因此，要克服在躁狂发作时只考虑控制躁狂、抑郁发作时只着眼控制抑郁的孤立治疗行为，树立把双相障碍视为一总体来制订治疗策略。

（2）综合治疗原则：双相障碍应采用以药物治疗为主，辅以电抽搐治疗（必要时）、心理治疗及危机干预等综合治疗措施。

（3）全程治疗原则：双相障碍可终生反复交替或循环发作，治疗的目标除缓解急性期症状外，还必须坚持长期治疗，以阻断其反复发作。长期治疗包括急性治疗期、巩固治疗期及维持治疗期。

（4）患者、家属共同参与治疗的原则：长期治疗需得到患者和家属的合作。为此，应向他们说明疾病本质、特点及预后，特别是全病程治疗的需要，解答婚育及遗传倾向等问题，以提高其依从性，提高他们对引致复发的可能因素及早期表现的认识，以便自我监测，增强预防复发的效果。

2. 治疗方案

双相障碍，不论是何种发作形式，均应以心境稳定剂为基础治疗药物。由于不同种类的心境稳定剂的适应证有差别，以及不同发作中临床症状的复杂性，单药治疗常难以达到理想效果，常需合并其他药物。因此，双相障碍中不同发作或不同时期的同一类发作形式的治疗方案也有差别。

（1）躁狂、轻躁狂及混合性发作的治疗：它们的共同着眼点在于控制躁狂症状。心境稳定剂均适用于躁狂及轻躁狂症状的控制，但首选为碳酸锂；而混合性发作时，应选用丙戊酸盐或卡马西平。当兴奋突出或有行为障碍时可临时加用苯二氮䓬类口服或用氯硝西泮肌肉注射，或加用镇静作用较强的第一代抗精神病药物。当伴有精神病性症状时，可加用第一代或第二代抗精神病药物。第二代抗精神病药同样具有良好抗躁狂作用，可根据情况保留其与心境稳定剂合用于维持治疗期，以提高防复发效果。

如单一心境稳定剂疗效欠佳时，可以用 2 种以上心境稳定剂联合治疗。对难治患者或严重兴奋和行为障碍者，也可于早期进行电抽搐治疗。

（2）双相障碍抑郁发作的治疗：原则上慎用抗抑郁剂。必要时可在足够治疗剂量的心境稳定剂基础上，加用合适的抗抑郁剂治疗。一旦抑郁得到控制，即应酌情逐渐停用抗抑郁剂，并继续原心境稳定剂维持治疗。对伴有拒食或严重自杀观念或企图者，或难治患者，可以给电抽搐治疗。对抗抑郁剂效果不好者可加用增放剂。抑郁缓解后继续用原心境稳定剂治疗。

（3）快速循环发作的治疗：除控制急性发作外，最主要的是阻断其反复频繁发作。锂盐疗效欠佳，以选用丙戊酸盐或卡马西平为宜。常需 2 种以上的心境稳定剂的联合治疗。对快速循环病程中的抑郁发作，原则上不宜使用抗抑郁剂，可以选用具有抗抑郁作用的拉莫三嗪或第二代抗精神病药物，如奥氮平等。

以上虽然按不同发作形式分别介绍其治疗方案，但必须认识到，它们是共同组成双相障碍的总体临床表现。因此，在治疗时必须从纵向病程，以一个疾病的整体来全面考虑治疗方案，注意治疗的连贯性。

上述各种发作形式的治疗措施，如在足剂量、足疗程的情况下效果仍不好时，则需调整方案。

3. 药物治疗

（1）心境稳定剂：常用者有碳酸锂、丙戊酸盐和卡马西平等。另外，有证据显示第二代抗精神病药物（如奥氮平）也具有心境稳定作用。

1）碳酸锂：为治疗躁狂或轻躁狂发作的首选药物，可用于急性期及维持治疗。对抑郁发作无明显效果，但有预防双相抑郁发作复发及防自杀的效果。对混合性及快速循环发作效果不理想。制剂有碳酸锂片及其缓释片。成人常用剂量为每日 1000 ～ 2000mg，分 2 ～ 3 次饭后服用。治疗中应做血锂浓度监测，确定有效剂量及预防中毒。急性期治疗时血锂浓度为 0.6 ～ 1.2mmol/L。维持治疗时为 0.4 ～ 0.8mmol/L，但以接近治疗血浓度时防复发效果更好。

1.4mmol/L 为治疗浓度的上限，超过时易引起锂中毒。12 岁以下儿童、妊娠及哺乳期禁用。不良反应主要为胃肠道症状，如食欲下降、恶心、呕吐、腹泻、口干、多饮多尿等。神经系统症状有手细微震颤、无力、腱反射亢进等。如上述症状加重，可能为早期中毒表现。长期服用可引起甲状腺肿大及功能低下。因锂盐主要以原形经肾排泄，故可损害肾功能，应密切监测。

2）丙戊酸盐：制剂有丙戊酸钠及丙戊酸镁。适用于躁狂或轻躁狂发作，特别适用于对锂盐效果不佳的混合性及快速循环发作，并可预防复发。成人剂量为每日 600 ～ 1800mg，分 2 ～ 3 次服用。治疗血药浓度为 50 ～ 100μg/ml。药物不良反应主要为白细胞减少及肝功能损害。对已有白细胞减少及肝病患者不宜使用，治疗中应定期监测血常规及肝功能。孕妇及哺乳期禁用。

3）卡马西平：适应证同丙戊酸盐。成人治疗剂量为每日 600 ～ 1200mg，分 2 ～ 3 次服用，治疗血药浓度为 6 ～ 12μg/ml。维持治疗剂量为每日 300 ～ 600mg，血药浓度为 6μg/ml。有造血系统疾病，心、肝、肾功能不全者，孕妇及哺乳者禁用；青光眼患者慎用；老年患者减量使用。常见不良反应有眩晕、头痛、嗜睡及共济失调；少见者有口干、恶心、呕吐、腹痛及皮疹等；偶见白细胞或血小板减少，再生障碍性贫血，肝、肾功能损害，心传导阻滞或心衰等。治疗中应常规进行有关监测。

（2）抗抑郁药：常用者有 SSRIs、SNRIs、去甲肾上腺素和选择性 5-HT 抗抑郁剂（NaSSA）、三环类、四环类及单胺氧化酶抗抑郁剂（MAOls）等。双相障碍抑郁发作时使用抗抑郁剂应谨慎。首先选用转躁较少的 SSRIs 及 NaSSA。其次为三环类、四环类；当伴有焦虑时选用 SNRls 及 NaSSA。不论使用何种抗抑郁剂，都必须同时服用足够治疗剂量心境稳定剂，以防转躁或促使发作变频。一旦抑郁发作缓解，即应酌情逐渐停用。对快速循环发作者原则上不宜用抗抑郁剂，以选用拉莫三嗪或第二代抗精神病药物为宜。

（3）抗精神病药物：不论第一代或第二代抗精神病药物，均可用于躁狂发作及伴有精神病性症状或有兴奋、行为紊乱者，一般用低、中等治疗剂量即可。对严重运动兴奋患者可短期使用注射剂。用第一代药物时，注意诱发转抑郁或锥体外系不良反应。症状控制后即应逐渐停用。如条件许可，可选用第二代药物，它除可控制精神病性症状和运动性兴奋外，还具有心境稳定增效作用。

（4）苯二氮䓬类：为抗焦虑剂，在双相障碍中为辅助用药。口服适用于抑郁发作伴有焦虑和失眠者。常用者有艾司唑仑、阿普唑仑、劳拉西泮、氯硝西泮等。但不宜长期大量服用，免致药物依赖。当躁狂发作有过分兴奋或行为紊乱时，可给氯硝西泮注射剂，每次 12mg，肌肉注射，每日可 1 ～ 2 次至症状控制。

4. 电抽搐治疗

适用于抑郁发作时出现严重自杀意念和企图者，以及拒食、木僵状态者，也用于严重躁狂，或双相障碍经药物治疗效果不好者，或快速循环反复发作不能控制的患者。

5. 心理治疗

有助于提高药物治疗的依从性和疗效，防止复发和改善患者生活质量。对患者均应给予支持性心理治疗，有条件时可给予认知行为治疗及人际关系治疗。心理治疗应根据情况贯穿于长期治疗的不同阶段。在维持治疗期应重视家庭心理治疗。

二、环性心境障碍

（一）概述

本障碍以持续性的心境不稳定为特点，在病程中反复出现轻度情绪低落和轻度情绪高涨的时期，具有双相性质。

（二）临床表现

1. 临床发作形式：在病程最初 2 年中，有多次符合轻躁狂症状的时期和多次存在抑郁症状但不符合抑郁发作症状标准的时期，两组症状可交替出现。但不应有符合诊断的躁狂发作、抑郁发作或混合性发作，也不会伴有明显行为紊乱或精神病性症状。2 年病程中可间有不超过 2 个月的心境正常间歇期。

2. 病程特点：本病为慢性病程。诊断要求上述症状至少存在 2 年以上，儿童及青少年要求 1 年以上。

3. 发病后影响社会功能较轻。

（三）诊断要点

经病史询问、精神检查、体格及神经系统检查，符合上述临床表现，并排除双相障碍、分裂情感性精神病，或由物质依赖及躯体疾病所致心境障碍后，可以确定诊断。本障碍目前尚无特殊有助诊断的生物学指标。有些患者可在环性心境障碍基础上（即病期已超过 2 年），又出现躁狂发作或抑郁发作或混合性发作，此时应给环性心境障碍及双相障碍两种诊断。如在病程最初 2 年中出现上述各种符合诊断的心境障碍发作，则应改诊断为双相障碍，而不能下环性心境障碍的诊断。

（四）治疗

1. 治疗原则基本同双相障碍。

2. 治疗措施

主要以心境稳定剂治疗，其中碳酸锂疗效良好。当达足剂量、足疗程仍无效时，可换用丙戊酸盐或卡马西平。本障碍不宜使用或慎用抗抑郁剂，如必需使用抗抑郁剂，应与心境稳定剂合用，治疗缓解后宜给较长时间心境稳定剂维持治疗，为期 1 ～ 3 年，然后缓慢停药观察。如复发，应恢复原有效治疗措施，并给予更长维持治疗期。并发双相障碍，则治疗方案按双相障碍进行。

……………………………………………………………………………………（张　刚）

第八节　癔症和神经症

神经症又称神经官能症，是一组精神疾病（或障碍）的总称。本病共同的临床特点是：患者有一定的人格基础，起病常受心理社会 / 环境因素影响，临床症状多样化，没有可证实的相应的病理改变，患者因症状而痛苦，主动要求治疗，有自知力，病程慢性。

一、癔症

（一）概述

癔症，又名歇斯底里，主要表现为各种躯体症状、精神症状，但症状和体征缺乏病理解剖学和病理生理学基础，发病与心理社会因素有密切关系。

（二）临床表现

本病临床上主要表现为分离性障碍、转换性障碍以及癔症性精神病。

1. 癔症性精神病

本病多在一定心理社会因素后急性起病，患者表现为精神活动的紊乱，可伴精神病性症状，如以幻想性生活情节为内容的幻觉或妄想，思维、语言、行为幼稚而不协调，情感爆发，行为给人夸张表演的印象。部分患者可伴意识朦胧。通常发病期患者无自知力。

2. 癔症性分离障碍

以精神活动异常为主要表现的癔症，临床上表现为精神活动的分离和互不协调，情感麻木，片断的遗忘，幼稚的行为及语言，鬼神附体症状，以及自杀姿态等。典型的分离障碍以意识改变为主，包括：癔症性漫游、心因性遗忘、多重人格、假性痴呆。

3. 癔症性转换障碍

表现为运动和感觉的症状及体征。运动障碍常表现为突然跌倒、躯体或手足乱动、震颤、步态异常。运动抑制表现为单瘫、截瘫、双上肢瘫、四肢瘫、失音及其他运动抑制症状。感觉障碍有癔症性失明、癔症性失聪。躯体感觉障碍可见躯体多部位的感觉丧失、感觉异常。其他躯体症状有咽部异物感、过度换气及胃肠功能失调。癔症性感觉和运动症状常常不符合神经解剖的定位并随暗示而变化。

（三）诊断要点

1. 往往有心理社会因素作为诱因。

2. 癔症性精神病，临床表现主要为反复出现的、以幻想性生活情节为内容的片段幻觉或妄想、意识朦胧、表演性矫饰动作，或幼稚与混乱的行为，或木僵。

3. 癔症性分离和转换障碍至少应有以下综合征之一：

（1）癔症性遗忘；

（2）癔症性漫游；

（3）癔症性多重人格；

（4）癔症性假性痴呆；

（5）癔症性运动和感觉障碍；

（6）其他形式的癔症。

4. 癔症症状丰富但无特异性，一些器质性疾病也可见到癔症症状。故诊断癔症前须仔细鉴别，排除器质性病变、诈病。对少数患者须动态观察，有无逐渐明朗化的器质性病变表现。

5. 患者的日常生活和社会功能受损；可出现自知力缺乏。

6. 癔症性精神病出现相应精神症状至少在 1 周以上；分离性障碍或转换性障碍病程可反复迁延。

（四）治疗

1. 药物治疗

（1）癔病性精神病：药物治疗为主，根据病情及临床表现可选用不同的抗精神病药，如氯丙嗪 25 ～ 50mg/d 口服，并视病情的改善状况决定用药剂量。当病情得到控制以后，逐渐减量，停药视病情而定，一般不需长期服用抗精神病药。精神症状消除后，可根据病情选择有关的心理治疗。

（2）分离性障碍：根据不同的症状如情感爆发，情感麻木，鬼神附体，冲动等，选择苯二氮䓬类药、抗抑郁药或抗精神病药。剂量以能控制症状的低剂量为佳，如地西泮 10 ～ 20mg/d，氯硝西泮 2 ～ 4mg/d，氯丙嗪 25 ～ 50mg/d。在症状得到控制后，应逐渐减量或停药。

（3）转换性障碍：常需结合心理治疗，特别是药物作为暗示治疗的一种形式常可获得明显疗效。

2. 心理治疗

是本病主要的治疗方法，常用的心理治疗方法有：

（1）疏泄治疗：与急性起病的患者建立良好的医患关系，可增进情绪的表达和疏泄，使症状得到缓减。

（2）暗示治疗：包括药物暗示及言语暗示。暗示治疗的关键是病人对医生权威的信服，医生对症状的解释和暗示符合病人对症状解释的文化信念。

（3）催眠治疗：适合于急性期的各种转换性和部分分离性障碍。通过催眠治疗可消除分离状态时的各种症状，如遗忘、多重人格；对部分转换性症状也有效果。对慢性分离状态及转换性症状疗效不理想。

（4）其他心理治疗：精神动力学治疗及认知治疗等都是可选择的治疗形式。对有明显的人格基础或心理冲突而分离性症状及转换性症状不突出的患者，可考虑短程精神动力学治疗。

3. 其他治疗

包括针灸、电针、电刺激等，结合暗示治疗可获更好的疗效。

二、恐惧症

（一）概述

恐惧症又名恐怖症、恐怖性神经症，是一种以过分和不合理地惧怕外界客体或处境为主的神经症。分为三类：特定恐惧症（特殊恐怖症、简单恐怖症）、场所恐惧症（广场恐怖症）、社交恐惧症（社交恐怖症、社交焦虑症）。

（二）临床表现

1. 共有的临床表现

（1）接触恐惧的刺激对象时出现明显的焦虑症状，程度轻重不一，可以从一般的焦虑紧张到极度的恐惧害怕，产生惊恐发作。

（2）在接触恐惧的对象前，即为之担忧，出现期待性焦虑。

（3）只要有可能，患者尽量回避可能引起恐惧的对象，即回避反应。

（4）焦虑发作时伴有植物神经症状，如心悸、呼吸困难、胸闷、胸部不适、头晕、出汗、恶心、便意、尿频等。

（5）病程长者可伴有抑郁、睡眠障碍、物质滥用等。

2. 分类的临床表现

（1）场所恐惧症（广场恐怖症）的对象主要为某些特定环境，如广场、闭室、黑暗场所、拥挤的场所、交通工具等，过分担心没有即刻能用的出口，不能迅速逃离或得到帮助。

（2）社交恐惧症（社交恐怖症、社交焦虑症）的对象是社交场合（如在公共场合进食或说话、聚会、开会，或者害怕自己会做出一些难堪的行为等）和人际接触（如公共场合怕与人接触、怕与人目光对视、怕被人审视等），患者常伴有自我评价低和害怕批评。

（3）特定恐惧症（特殊恐怖症、简单恐怖症）的对象是场所恐惧和社交恐惧未包括的特定物体或情景，如某些动物（昆虫、鼠、蛇等）、高处、黑暗、雷电、尖锐锋利物品、打针、鲜血等。

（三）诊断要点

1. 符合神经症的共同特点。

2. 以恐惧为主，同时符合以下 4 项症状：

（1）对某些客体或处境有强烈的恐惧，恐惧的程度与实际危险不相称。

（2）发作时有焦虑和植物（自主）神经症状。

（3）出现反复或持续的回避行为。

（4）明知恐惧是过分的、不合理的、不必要的，但仍无法控制。

3. 对恐惧的情景和事物的回避行为必须是或曾经是突出症状。

4. 病程持续 1 个月以上。

5. 导致个人痛苦及社会功能损害。

6 排除焦虑症、疑病症、抑郁症、精神分裂症。排除躯体疾病如内分泌疾病。

（四）治疗

1. 心理治疗和药物治疗均对恐惧症有效，尤其心理和药物的联合治疗效果最佳。

2. 心理治疗常用行为治疗、认知行为治疗。

3. 药物治疗有抗焦虑药、抗抑郁药和 β 受体阻滞剂。

（1）抗焦虑药：常用的有苯二氮䓬类和丁螺环酮，可缓解焦虑症状。苯二氮䓬类中阿普唑仑最为常用，剂量为 2 ～ 6mg/d。新型抗焦虑药丁螺环酮具有不成瘾、无肌肉松弛的特点，常用剂量 20 ～ 30mg/d。

（2）抗抑郁药：三环 / 四环类抗抑郁药和新一代抗抑郁药，对缓解恐惧症的焦虑、抑郁症状有效。三环 / 四环类抗抑郁药有氯米帕明（氯丙米嗪）、阿米替林、多塞平、麦普替林等。新一代抗抑郁药如 SSRIs、SNRls 等。

（3）β 受体阻滞剂仅对躯体焦虑为主的患者有效，酌情使用。

三、惊恐障碍

（一）概述

惊恐障碍又称惊恐症、急性焦虑症。是一种以反复的惊恐发作为主要原发症状的焦虑症。这种发作并不局限于任何特定的情境，具有不可预测性。

（二）临床表现

1. 以突然的、快速发生的严重焦虑为特征，表现为惊慌、恐惧、紧张不安、濒死感、窒息感、失去自我控制感、不真实感，或大祸临头感。害怕即将发生的急诊情况。

2. 植物（自主）神经症状：心悸、呼吸困难、胸痛、胸闷、胸部不适、胸前压迫感、喉部阻塞感、脸涨红、出汗、颤抖或晃动、发冷发热感、头昏或眩晕、失去平衡感、手脚发麻或肢体异常感和恶心等。

3. 常伴有易激惹、注意力集中困难和对声音、光过敏。发作时意识清晰，事后能回忆。

4. 每次发作一般不超过 2h，发作间歇期除害怕外无明显症状。

（三）诊断要点

1. 符合神经症的共同特点。

2. 惊恐发作须符合以下 4 项：

（1）发作无明显诱因、无相关的特定情境，发作不可预测。

（2）在发作间歇期除害怕再发作外，无明显症状。

（3）发作时表现强烈的恐惧、焦虑，以及明显的植物神经症状；并常有人格解体、现实解体、濒死恐惧，或失控感等痛苦体验。

（4）发作突然开始，迅速达到高峰。发作时意识清晰，事后能回忆。

3. 患者因难以忍受又无法解脱而感到痛苦。

4. 1个月内至少有过3次惊恐发作，或者首次发作后因害怕再次发作而产生的焦虑持续1个月。

5. 排除其他精神障碍和躯体疾病，如二尖瓣脱垂、低血糖症、嗜铬细胞瘤、甲状腺机能亢进时继发的惊恐发作。

（四）治疗

1. 治疗原则

积极治疗，预防惊恐再次发作。常用的方法有药物治疗和心理治疗。

2. 药物治疗

（1）抗焦虑药中苯二氮䓬类最常用，治疗本病效果良好。用于惊恐障碍的急性发作和维持治疗。常用的有氯硝西泮1～2mg、阿普唑仑0.4～0.8mg等，每日2～3次。口服或肌肉注射。

（2）抗抑郁药有三环类、四环类、SSRls、SNRls，也是治疗惊恐障碍的常用药，尤其SSRls类维持治疗安全有效。

3. β受体阻滞剂

对上述药物治疗效果不佳时可以酌情使用β受体阻滞剂。

4. 心理治疗

有认知治疗、支持性心理治疗、行为治疗、催眠治疗等。

四、广泛性焦虑

（一）概述

广泛性焦虑又称慢性焦虑症，是-种缺乏明确对象和具体内容的持续的提心吊胆及紧张不安为主的焦虑症；并有显着的自主神经症状、肌肉紧张和运动性不安。患者因难以忍受又无法解脱而感到痛苦。

（二）临床表现

1. 精神症状

患者经常感到无明显原因、无明确对象和固定内容的焦虑、烦躁和紧张不安。唤醒水平高，经常呈高度警觉状态，提心吊胆，如过分担心和关心周围的事物，容易激惹，伴有睡眠障碍。

2. 植物神经症状

出汗、口干、面色潮红或苍白、头晕、胸闷、心悸、呼吸困难、尿频、尿急等。

3. 运动性不安

肌肉紧张、颤抖、坐立不安，常伴头颈、腰背部位的肌肉酸痛及四肢无力感。

（三）诊断要点

1. 符合神经症的共同特点。

2 以持续的原发性焦虑症状为主，并符合下列2项：

（1）经常或持续的无明确对象和固定内容的恐惧或提心吊胆。

（2）伴植物神经症状或运动性不安。

3. 患者社会功能受损，因难以忍受又无法解脱而感到痛苦。

4. 上述临床症状至少已6个月。

5. 排除躯体疾病、兴奋药物过量、催眠镇静药或抗焦虑药的戒断反应、其他精神障碍并发的焦虑。

（四）治疗

1. 药物治疗

（1）苯二氮䓬类药物为最常用抗焦虑药，按个体敏感性及睡眠情况选用。因该类药物具有成瘾性，增加剂量和减少剂量时应在医生指导下进行。逐渐减量，防止症状反跳。具体用量和药物选择见抗焦虑药相关章节。

（2）其他抗焦虑药如丁螺环酮、普奈洛尔（心得安）、黛力新等。

（3）三环类、四环类，SSRIs、SNRls 等新一代抗抑郁药都可用于本病治疗，对焦虑和抑郁症状均有效，并有逐渐取代苯二氮䓬类药物成为首选药的趋势。

2. 心理治疗

常用的心理治疗有支持性心理治疗、行为治疗、认知治疗、催眠治疗等。

3. 其他治疗

生物反馈、放松训练等。

五、强迫症

（一）概述

强迫症是以强迫症状为主要表现的神经症。常伴有追求完美、做事刻板、缺乏稳定感和安全感的人格特征。

（二）临床表现

1. 强迫观念

以各种无法控制的观念、联想、思维及意向为特征。主要表现有：反复回忆过去做过的每一个细节；脑子里反复出现无意义的字、词、短语；反复询问同样的问题直到自己感到满意为止；对无现实意义的问题寻根究底，穷思竭虑。患者欲主动控制这些来自自我内部的心理体验，但常不能奏效，而且可能反而强化这些体验。强迫观念的内容可以是多种多样的，如危险、疾病、灾难、性、攻击等。患者一方面因症状内容，另一方面因不能控制症状而感到极度烦恼。

2. 强迫行为

通常是为了减轻强迫观念诱发的焦虑而采取的仪式行为，如为了减轻污染的恐惧而反复清洗。其他强迫行为包括：反复检查、特定的行为仪式、重复的动作和行为，以达到自己感到的确定感和完美感。

3. 伴随症状

强迫症常伴有多种其他精神症状，如焦虑、抑郁、疑病、社交焦虑、人格问题、睡眠障碍等。抑郁为最多的伴随症状。有严重抑郁的强迫症患者可能有自杀危险。

（三）诊断要点

1. 应符合神经症的诊断标准。

2. 患者至少应具有强迫思想（包括强迫观念、回忆或表象、强迫性对立观念、强迫性穷思竭虑、害怕丧失自控能力等）或强迫行为（包括反复洗涤、核对、检查或询问等）症状中的一项症状，或具有强迫思想和强迫行为症状同时存在的混合情况。

3. 患者的社会功能受损。

4. 患者的强迫症状至少持续 3 个月。

5. 排除其他精神障碍（如精神分裂症、抑郁症或恐惧症等）或器质性疾病，特别是基底节病变的继发强迫症状。

人格测验、强迫量表、焦虑和抑郁量表评定，可作为评估强迫症状的严重程度、个性基础及是否合并其他精神障碍的参考依据。神经生化、神经电生理、脑影像学以及其他相关的实验检查有助于器质性疾病的鉴别诊断。

（四）治疗

1. 药物治疗

（1）抗抑郁药：可以同时治疗强迫症状和强迫症状并发的抑郁症状。氯米帕明及SSRIs是治疗强迫症的首选药。氯米帕明起始量25mg，每日2次，逐渐加量，有效治疗量因人而异，一般为150～300mg/d，分2次服用。用药期间应注意观察心电图改变。治疗期为8～12周，症状缓解后可缓慢减量维持治疗，维持治疗时间视病情而异。多数需长期用药。SSRIs类治疗强迫症剂量可以比治疗抑郁症剂量大，具体使用见抗抑郁药部分。

（2）抗焦虑药：苯二氮䓬类与抗强迫药合用有缓减焦虑的作用，单独使用无抗强迫症作用。

（3）抗精神病药：在症状反复出现，多种强迫症状同时存在，或强迫症状的内容明显脱离现实，或现实检验能力不全，或单独使用抗强迫药物疗效不佳时，可合并使用抗精神病药物，有助于症状的改善。

2. 心理治疗

是强迫症重要的治疗方式之一，有的强迫症患者需以心理治疗为主。治疗方式因人而异，根据病情酌情选择。常用的心理治疗方法包括：认知治疗，对以强迫观念为主的患者有一定帮助。认知行为治疗对多种强迫行为有效，暴露反应预防治疗是治疗强迫行为的主要方法，特别对强迫性洗涤、强迫检查最适宜。支持性心理治疗、精神动力学治疗、家庭治疗对部分患者有效。

3. 电抽搐治疗

对药物治疗和心理治疗效果不佳的患者可以经知情同意后进行电抽搐治疗。强迫症状并发抑郁时可以进行电抽搐治疗。

六、躯体形式障碍

（一）概述

躯体形式障碍是一种以持久担心或相信各种躯体症状的优势观念为特征的神经症。患者因这些症状反复就医，各种医学检查的阴性结果和医生的解释均不能打消他们的疑虑；有时虽然可能存在一些躯体情况，但它们并不能解释患者所诉说的症状的性质和程度。患者症状的发生和存在与患者的心理冲突和个性特点密切相关。焦虑或抑郁是常见的伴随症状。患者多就诊于综合医院的各个科室之间。躯体形式障碍包括躯体化障碍、疑病症、躯体形式的自主神经紊乱、持续性躯体形式疼痛障碍等。

（二）临床表现

1. 躯体化障碍的临床表现

躯体化障碍的基本特征是患者以多种长期的、缺乏器质性依据的慢性躯体症状为主诉。症状多种多样，经常发生变化，可涉及身体的任何系统或器官。最常见的是胃肠道不适，如疼痛、呃逆、反酸、呕吐、恶心等；异常的皮肤感觉，如瘙痒、烧灼感、刺痛、麻木感、酸痛等；皮肤斑点；性及月经方面的主诉也很常见。此外，还经常涉及慢性骨盆疼痛、非典型的面部疼痛以及非特异性的主观不适如眩晕等。由于躯体症状的长期存在，患者往往会继发出现比较明显的抑郁、焦虑情绪，自杀倾向以及药物依赖。病程常为慢性波动性，患者常存在着长期的社会、人际及家庭行为方面的严重障碍。一般开始于30岁之前，女性的发病率远高于男性。

2. 疑病症的临床表现

典型表现是患者担心或坚信自己患有某种严重的躯体疾病，因此反复就医，各种医学检查的阴性结果和医生的解释均不能打消其疑虑。一些患者可能存在某些躯体障碍，但不能解释患者症状的性质、程度，与他们的痛苦、优势观念极不相称。患者大多有继发的抑郁和焦虑情绪。对身体畸形（虽然根据不足甚至毫无根据）的疑虑或优势观念也包括在疑病症中。

3. 躯体形式自主神经功能紊乱的临床表现

与其他形式的躯体障碍不同，躯体形式自主神经功能紊乱的主诉集中在自主神经支配的组织器官，心血管、胃肠道、呼吸系统以及泌尿系统等部位是最常涉及的部位。患者的临床症状多在心悸、出汗、脸红等自主神经功能亢进的背景下，出现一些具有个体化特点的躯体不适主诉，如心脏停跳感、胸闷气紧、呼吸困难、尿频尿急、腰痛不适，以及最常见的腹部症状，如食欲减退、腹部疼痛发胀感。这些症状的部位多不固定，性质变化不定，描述起来主观性较大，如难以言状的疼痛、烧灼感、沉重感、紧束感或肿胀感等等。躯体和实验室检查缺乏足以解释症状的证据。由于主观的强烈的负性体验，常常给患者带来长期而严重的情绪障碍和认知行为问题，焦虑抑郁是较为常见的情绪反应，有的患者有共病的现象，疑病观念亦很常见。

4. 持续性躯体形式疼痛障碍的临床表现

患者长期地以一个或多个部位的疼痛反复寻求治疗，他们对疼痛的描述非常生动鲜明，有的患者可能存在一些体征，但缺乏相应的病理生理和（或）病理解剖基础，这些证据不足以解释症状的性质。疼痛表现有面部疼痛、慢性骨盆疼痛、慢性下背部疼痛以及反复或持续头痛等。疼痛的存在给患者带来焦虑、抑郁情绪，疼痛成为患者注意的焦点。围绕这一症状的求医行为常常给患者的人际关系和社会功能带来明显影响。患者变得不能正常地工作，要求使用大量药物，尤其是有依赖性的镇静剂和止痛剂，且可能在心理上和躯体上产生依赖。

（三）诊断要点

1. 符合神经症的诊断标准。

2. 以躯体症状为主要表现，包括对已经存在的躯体疾病或症状的过分担心，以及对通常出现的生理现象和异常感觉的过分关心。

3. 反复就医或要求医学检查，但检查结果阴性和医生的合理解释均不能打消其疑虑。

4. 上述症状使患者的社会功能受损。

5. 上述症状至少持续3个月。

6. 排除其他神经症性障碍、抑郁症、精神分裂症、偏执性精神病的上述症状。

心理测验如MMPI、SCL-90、HAMA和HAMD等有助于发现患者的个性特征，心理社会因素以及共患的其他精神障碍（如焦虑、抑郁等）。实验室检查有助于鉴别诊断，避免可能存在的器质性疾病被漏诊。

（四）治疗

1. 心理治疗

是治疗躯体形式障碍的主要手段之一，常用的方法有支持性心理治疗、认知行为疗法、精神分析以及森田疗法等。这些治疗的目的在于让患者了解疾病的本质，修正患者的观念以及减轻心理社会因素带来的影响，帮助患者对自身的健康和疾病建立一个相对正确的认识，具有一种相对正确的态度，并对自己的情绪反应和行为予以修正。

2. 药物治疗

主要解除患者的焦虑、抑郁情绪和强迫症状等，并可缓解诸如疼痛、紧张、失眠等躯体不适症状，并为心理治疗打下基础。

（1）抗抑郁药：适用于伴焦虑、抑郁症状的患者，以及一些共患疾病的治疗。另外，抗抑郁剂的使用可以减轻和消除疼痛症状。常用的药物有 SSRIs、SNRls、三环类、四环类等。

（2）抗焦虑药：适用于焦虑、紧张、害怕、失眠、激越和自主神经功能亢进等障碍。鉴于躯体形式障碍的个性特征和抗焦虑药物的药理特点，抗焦虑药物不宜长期使用，应根据患者症状的变化，及时减少药物剂量直至停药。常用的抗焦虑药物为苯二氮䓬类以及其他抗焦虑药。

（3）精神病药：适用于一些共患疾病（具有精神病性症状）和一些具有优势观念的患者。第一代和第二代抗精神病药物均可选用。在具体使用时，应注意药物的不良反应，从小剂量开始，加量慢，给予最低有效剂量进行治疗。

（4）其他治疗：对于共患躯体疾病的患者，给予相应的药物治疗和其他治疗。

七、神经衰弱

（一）概述

神经衰弱又名神经衰弱性神经症，是一种以脑和躯体功能衰弱为主的神经症，继发于躯体或脑部疾病的诊断为神经衰弱综合征。

（二）临床表现

1. 多数缓慢起病，就诊时往往已有数月的病程。

2. 临床症状时轻时重。

3. 衰弱症状：

（1）脑力易疲劳，稍动脑筋就感到没有精神、反应迟钝、注意力集中困难、记忆力减退、脑力劳动的效率明显下降。

（2）体力易疲劳，即使轻微劳动也易感疲劳、体力不足、衰弱而需要休息。

4. 情绪症状表现为烦躁、紧张、易激惹等，也可出现轻度焦虑或抑郁，但这种现象在病程中持续的时间不长。

5. 兴奋症状呈精神易兴奋，但持续时间很短，且易疲劳。回忆和联想增多，但没有言语和运动增多。

6. 肌肉紧张性疼痛表现为头痛、肢体肌肉酸痛。

7. 睡眠障碍多为入睡困难、多梦、睡眠浅、醒后不易再入睡，睡眠质量不好，睡眠感缺乏。白天常无精打采、嗜睡，但上床后又不能入睡，浮想联翩。

8. 其他心理生理障碍如头晕眼花、耳鸣、心慌、胸闷、腹胀、消化不良、尿频、多汗、阳痿、早泄、月经紊乱等。

（三）诊断要点

1. 符合神经症诊断标准。

2. 以脑和躯体功能衰弱症状为主，特征是持续和令人苦恼的脑力易疲劳（如感到没有精神、自感脑子迟钝、注意力不集中或不持久、记忆差、思考效率下降）和体力易疲劳，经过休息或娱乐不能恢复，并至少有下列 2 项症状：

（1）情感症状：如烦恼、心情紧张、易激惹等。可有焦虑或抑郁，但不占主导地位。

（2）兴奋症状：感到精神易兴奋，但无言语和运动的增多。有时对声和光过敏。

（3）肌肉紧张性疼痛：如紧张性头痛、肢体肌肉酸痛或头晕。

（4）睡眠障碍：如入睡困难、睡眠浅、多梦、睡眠质量不好等。

（5）其他心理生理障碍：如头晕眼花、耳鸣、心慌、胸闷、腹胀、消化不良、尿频、多汗、阳痿、早泄、月经紊乱等。

3. 患者因明显感到脑和躯体功能衰弱，影响其社会功能，而感到痛苦或主动求治。

4. 以上症状持续至少 3 个月。

5. 排除其他神经症、精神分裂症、抑郁症，排除躯体疾病、药物中毒、脑外伤后所致的神经衰弱综合征。

（四）治疗

1. 治疗原则

以心理治疗为主的综合治疗。

2. 心理治疗

有支持性心理治疗、行为治疗、放松训练、森田疗法等。

3. 康复治疗

有体育锻炼、音乐、美术等。

4. 药物治疗

常用各类抗焦虑、抗抑郁药，镇静催眠药和脑代谢药。但抗焦虑药、镇静催眠药和抗抑郁药应小剂量使用。

5. 中医治疗

如中药、针灸等。

6. 其他治疗

如肌肉按摩、脑功能保健治疗等。

…………（张　刚）

第九节　应激相关障碍

一、急性应激障碍

（一）概述

急性应激障碍指因极其严重的应激而产生的短暂的精神障碍。表现对突然发生的应激事件产生异乎寻常的情绪反应。

（二）临床表现

1. 起病迅速，常常紧接在突然发生的、强烈的、具有严重创伤体验的应激性事件后。如自然灾害、战争、事故、失火、被强奸、受到人格侮辱等。

2. 强烈的情绪反应，如号啕大哭、狂笑等，也可以出现惊恐发作和出汗、心悸、呼吸困难、颤抖等植物神经症状。

3. 意识范围狭窄，注意力不能集中，否认所发生的事件，回避交谈和回忆应激事件。

4. 精神运动性抑制，表现为发呆、缄默、木僵等。

5. 其他可有冲动性行为、自伤、过度饮酒、奔跑等。

6. 急性应激性精神病，即急性反应性精神病。以妄想和严重情感障碍为主，症状内容与应激源直接密切相关，较易被人理解。

（三）诊断要点

1. 以异乎寻常的精神刺激为原因，并至少有下列症状中的 1 项：

（1）有强烈恐惧体验的精神运动性兴奋，行为有一定的盲目性。

（2）有情感迟钝的精神运动性抑制如反应性木僵，可有轻度意识障碍。

（3）急性应激性精神病。

2. 社会功能严重受损。

3. 受刺激后若干分钟至若干小时发病，病程短暂，一般持续数小时至 1 周，通常在 1 个月内缓解。

4. 排除癔症、器质性精神障碍、非成瘾物质所致精神障碍、精神分裂症及抑郁症。

（四）治疗

治疗原则为心理治疗与药物治疗并重。

1. 药物治疗

有精神症状者可以适量使用镇静剂，如安定类药物。对精神病性症状严重，安定类药物不能控制时可以选用抗精神病药如氯丙嗪、氟哌啶醇等。情绪症状可以使用抗焦虑药和抗抑郁药。

2. 心理治疗

主要以心理支持、安慰、疏导为主、危机干预帮助患者度过急性应激的适应期。

二、创伤后应激障碍

（一）概述

由异乎寻常的威胁性或灾难性心理创伤，导致长期持续的精神障碍。

（二）临床表现

患者在经历威胁性或灾难性心理创伤后反复出现创伤性体验重现，如不由自主地回想受打击的经历；反复出现有创伤性内容的噩梦、反复产生错觉或幻觉、反复产生触景生情的精神痛苦，如目睹死者遗物、旧地重游，或因面临与刺激相似或有关的境遇而感到异常痛苦和产生明显的生理反应，如心悸、出汗、面色苍白等。持续出现警觉性增高以及对创伤性体验的回避反应，如极力不想有关创伤性经历的人和事，避免参加能引起痛苦回忆的活动，或避免到会引起痛苦回忆的地方，不愿与人交往，对亲人变得冷淡，兴趣爱好范围变窄，对创伤性事件选择性遗忘，对未来失去希望和信心。

（三）诊断要点

1. 有遭受到对每个人来说都是异乎寻常的创伤性事件或处境的情况。

2. 反复重现创伤性体验（病理性重现）。

3. 持续的警觉性增高，表现为下列 1 项以上：

（1）入睡困难或睡眠不深；

（2）易激惹；

（3）难以集中注意力；

（4）过分的担惊受怕。

4. 患者对与刺激相似或有关的情景回避。

5. 精神障碍可能延迟发生，可以在创伤事件后数日至数月后发生。

6. 病程至少 3 个月。

7. 社会功能受损。

躯体常规及相关检查、精神检查及心理测验常规评定（如：MMPI、IQ、SCL-90 等）有助于对患者的人格特征、认知功能、心身症状以及生活事件的了解。在患者意识障碍明显或有其他特殊情况时，应查头颅 CT 或 MRI 等，以排除器质性精神障碍的可能。

（四）治疗

1. 心理治疗

在应激相关障碍的治疗中具有特别重要的作用。应根据不同的应激事件和临床表现采用相应的心理治疗方式（如支持治疗、认知治疗、家庭治疗等），促使患者恢复信心、建立正确的认识、调整应对方式，以适应社会和环境。

2. 药物治疗

是根据精神症状的不同表现，应给予相应的对症处理。

（1）抗抑郁药：适用于有情绪低落、悲观绝望、兴趣丧失等抑郁综合征表现者。根据病情、不良反应耐受程度选用：三环类或四环类，或 SSRIs，或其他抗抑郁药物。

（2）抗焦虑药：缓解焦虑症状，同时帮助镇静。常选用苯二氮䓬类药物。应随着病情的缓解而调整药量。

（3）抗精神病药：主要适用于有精神病性症状或抗焦虑抗抑郁药物无效者。根据症状特点选用非典型或典型抗精神病药。

3. 其他治疗

根据临床表现不同，如自杀行为等，可选择电休克等治疗。在恢复期可选用康复治疗手段，以促进回归社会。

三、适应障碍

（一）概述

适应障碍是指一种主观痛苦或情绪紊乱的状态，通常妨碍社会功能和生活，症状出现于对明显的生活环境的改变或应激性事件后的适应期内。起病通常是在应激性事件或环境改变 1 个月内，症状持续时间一般不超过 6 个月。

（二）临床表现

适应性障碍可发生在任何年龄。通常在明显的应激性事件或生活环境的改变后 1

个月内发生，应激源可以多种多样，临床表现主要有抑郁、焦虑、紧张等情感症状，但达不到抑郁症或焦虑症的程度。也可伴有躯体症状，如头痛、胃部不适。青少年可伴随品行障碍；儿童可出现尿床、吸吮手指等退行现象。

根据病情及症状特征可酌情选择生活事件评定量表、社会适应量表、汉密顿焦虑或抑郁量表、MMPI 等测定，以评定应激的强度、应激反应的严重程度及患者的个性特征。

（三）诊断要点

1. 有明显的生活事件为诱因，尤其是生活环境或社会地位的改变（如移民、出国、入伍、退休等）。

2. 同时有充分理由判断生活事件和人格基础在导致精神障碍中均起到重要作用。

3. 在临床上以抑郁、焦虑、害怕等情感症状为主要表现，并可伴有行为退缩、睡眠障碍或食欲不振等情况。

4. 在生活事件以后，以上表现至少持续 1 个月，但一般不超过 6 个月。

5. 患者的社会功能明显受到损害。

（四）治疗

1. 心理治疗

主要方法有支持性心理治疗、认知治疗、行为治疗及其他心理治疗。心理治疗有助于减轻患者的痛苦，增进其应对技巧、适应能力及人格的成熟。小组心理治疗对有同样应激性环境或事件的个体也是有益的。

2. 药物治疗

对有明显的生理功能改变（如睡眠障碍、疲乏、迟钝）的患者，或有较严重而持久的抑郁、焦虑、害怕的患者，根据病情及症状的严重程度及持续时间，可以短期使用适量的抗焦虑药、抗抑郁药，症状消除后应逐渐减量停药。

（张　刚）

第十节　心理因素相关的生理障碍

心理因素相关的生理障碍指一组与心理、社会因素有关的以进食、睡眠及性行为异常为主的精神障碍。

一、神经性厌食

（一）概述

神经性厌食为精神性的进食障碍，多见于青少年女性，以故意节食至体重减轻为特征。常有营养不良、代谢和内分泌紊乱，女性可出现闭经，男性可有性功能减退。病程中可有暴食发作。

（二）临床表现

1. 病前因素：好发于女性，近半数患者病前有心理社会因素。

2. 体像障碍：自觉过胖核心症状是因怕胖而以各种手段使体重减轻。进食较正常人少，或低能量食谱，部分病人因不能耐受饥饿而有阵发性贪食，呈少食与贪食交替。

常用过度运动、致吐、导泻，或用抑制食欲药物等方法减轻体重，体重可减轻到低于常人 25% 以上，即使已明显消瘦，仍认为过胖。

3. 生理功能影响：有性功能与性发育障碍，女性闭经，男性性欲减退或阳痿，由下丘脑—垂体—性腺轴障碍引起。

4. 并发症：伴有不同程度的营养不良、毛发脱落、浮肿、低血压、低体温、心动过缓，严重者水电解质紊乱、酸碱平衡失调，危及生命。

5. 可伴抑郁情绪及强迫症状或社交焦虑症。

6. 无求治要求，否认有病，不愿配合诊治，尤其不承认体重过低及进食少。

（三）诊断要点

1. 体重明显减轻，比正常体重平均减轻 15% 以上，或 Quetelet 体重指数 [体重 kg/（身高 m）^{2}] 为 17.5 或更低；在青春期不能达到躯体增长标准，并有发育延迟或停止。

2. 存在以体重减轻为目的的下列行为中的至少一项：

（1）过分节制饮食；

（2）服用厌食剂或利尿剂；

（4）过度运动；

（5）诱发呕吐。

3. 有病理性怕胖，明显消瘦仍自认太胖，解释无效。

4. 女性闭经，男性性功能减退，营养障碍，毛发脱落、稀疏。

5. 症状持续至少 3 个月，可有间歇发作的暴饮暴食。

6. 厌食与体重减轻并非躯体疾病或其他精神疾病所致。

（四）治疗

1. 原则

宜住院治疗，严重者需强制入院治疗，在原有体重增加基础上酌情出院。

2. 饮食

分配食谱能量，保证进食量，定时定量，每日 3 ～ 4 餐，每周增加体重 0.5 ～ 1kg，专职监护，以防食后呕吐。

3. 药物治疗

（1）目前尚无能够明确改善核心症状的药物。有抑郁症状者，应用氯米帕明一类抗抑郁剂，可使抑郁症状改善，又可增加食欲与体重，日剂量为 100 ～ 200mg。也可试用氟西汀。以上药物对于体质虚弱者初期不宜使用，使用期间密切注意患者全身情况，警惕出现严重不良反应。

（2）选用精神药物以减轻进食时的焦虑与恐惧，且有镇吐作用。如舒必利 0.1 ～ 0.3g，每日 1 ～ 2 次。氯丙嗪具有降低代谢和增加体重作用，使用时从小剂量开始，一般日剂量可达 200 ～ 300mg。

（3）个别难治者，可用胰岛素低血糖治疗。

4. 并发症治疗

如酸碱平衡失调、低血压，需紧急纠正。

5. 心理治疗

多数患者依从性很低，要避免说教、勉强改变其进食行为，运用关系技术，建立良好医患关系。在此基础上，选用个别和家庭治疗。“自扼法”和“奖金法”结合的行为治疗，可增加患者进食，有利提高疗效。认知治疗对有体像障碍者进行认知行为纠正，有利根治症状，预防复发。因患者多为青少年，家庭治疗是综合治疗中的重要部分，尤其适用于起病前有家庭因素以及病后继发产生明显家庭关系紊乱者，有助症状缓解，减少复发。多数患者出院后以及恢复健康后仍然需要继续随访及持续的心理干预治疗，以防止复发。

二、神经性贪食症

（一）概述

神经性贪食症以反复发作性暴食和强烈的控制体重的愿望为特征。患者常采取呕吐、导泻、过度增加活动量等各种措施，防止暴食对体重的影响。可与神经性厌食交替出现。多见于女性。

（二）临床特点

1. 青少年起病，女性多见。
2. 有暴食史，进食量远远超过正常，经常吃到难以忍受为止。
3. 多数肥胖，少数反呈消瘦。
4. 多有厌食史，心理上对自我形象不满，自我评价过低，伴抑郁、担心发胖的恐惧心理。
5. 贪食后常采用引吐、导泻方法减轻体重，可用手或器械枢抓刺激咽喉，服用催吐剂或用导泻剂，甚至灌肠。
6. 加速增加身体消耗，活动量远超过正常，并影响日常生活进行。
7. 病情严重者有严重营养不良，水电解质紊乱，低血钾，低血钠，呕吐所致代谢性碱中毒，导泻可致代谢性酸中毒。
8. 疾病后期因心脏、胃肠道、肾并发症，而有致命危险。

（三）诊断要点

1. 发作性出现不可抗拒的摄食欲望和行为，一次可进大量食物，每周至少发作2次，且持续3个月以上。
2. 至少用下列一种方法消除暴食引起的发胖：

（1）自我诱发呕吐；

（2）滥用泻药；

（3）间歇禁食；

（4）使用厌食剂、甲状腺素类制剂或利尿剂。

3. 常有病理性怕胖。
4. 可与神经性厌食交替出现。
5. 排除癫痫等神经系统器质性病变所致暴食、精神分裂症等精神障碍继发的贪食。

（四）治疗

1. 住院治疗：多数患者需要住院治疗，严重者需强制入院。
2. 营养恢复：减少患者贪食和催泻；给予稳定的饮食结构和建议。
3. 心理治疗及行为干预：改善进食态度，增进健康，但不是通过大量运动；探讨与进食障碍有关主题，如个人形象思考、与体重或体型无关的自我尊重、情感约束等。认知行为治疗有很好的效果，个别心理治疗、集体心理治疗及家庭治疗均有利于维持治疗。行为疗法中较多采用厌恶或强化方法，按患者临床症状变化程度逐级治疗。

4. 药物治疗：严重者多用抗精神病药物治疗，如舒必利。应用抗抑郁药物时尽量选用不良反应少的药物，如氟西汀或氯米帕明等。宜从小剂量开始，体重减轻明显者可待躯体条件改善后使用。

5. 支持治疗：对严重营养不良者给予支持疗法，必要时鼻饲。

6 并发症治疗：积极治疗各种并发症，如代谢及电解质紊乱，为治疗贪食创造躯体条件。

三、神经性呕吐

（一）概述

为自发的故意诱发反复呕吐为特征的精神障碍，不伴有其他症状，呕吐常与心理社会因素有关，无器质性病变基础。

（二）临床表现

1. 进食后呕吐，一段时间内反复发作。
2. 患者否认有害怕发胖及控制体重的动机。
3. 体重减轻不显着。
4. 进行全面体检，无法找到解释该症状的躯体疾病。

（三）诊断要点

1. 反复发生自发的或故意诱发的进食后呕吐，呕吐物为刚摄入的食物。
2. 体重无明显减轻（体重保持在正常平均体重的 80% 以上）。
3. 可有害怕发胖或减轻体重的想法。
4. 呕吐几乎每天发生，并至少持续 1 个月。
5. 无导致呕吐的躯体疾病，排除其他精神障碍诊断。

（四）治疗

1. 心理治疗

（1）一般心理治疗：针对与呕吐有关心理因素进行解释、疏导、支持。

（2）行为治疗：可采用厌恶疗法，或阳性强化法削弱呕吐的敏感性，直至呕吐消除。

2. 药物治疗

（1）对症处理：小剂量用药，如舒必利。

（2）营养支持疗法：注意躯体性营养支持，补液，补充维生素，纠正电解质紊乱等。

四、失眠症

（一）概述

失眠症是一种以失眠为主的睡眠质量不满意状况，其他症状均继发于失眠。失眠可引起患者焦虑、抑郁，或恐惧心理，并导致精神活动效率下降，妨碍社会功能。

（二）临床表现

1. 睡眠表现

（1）难以入睡，指睡眠潜伏期明显延长，入睡时间一般超过 30min。

（2）难以保持熟睡，即睡眠浅、易觉醒、频繁觉醒或长时间觉醒。

（3）早醒，即比平时醒得早，且醒后多不能再入睡。

（4）醒后不能使人精神振作或恢复精力。

以上几种情况可同时存在，严重时甚至出现通宵不眠。

2. 主观性失眠

有些患者失眠仅表现为主观诉述，有时旁人见其打鼾，醒后仍称未睡，极度关注睡眠时间的长短或质量。可伴有焦虑、抑郁情绪。

3. 求治心切

患者主动求医，希望迅速改善睡眠情况。

4. 乙醇或药物滥用

可能是失眠症的－个原因或结果，病人持续担心可强化失眠。

（三）诊断要点

1. 同时具有下述 2 项：

（1）几乎以失眠为唯一的症状，包括难以入睡、睡眠不深、多梦、早醒，或醒后不易再睡，醒后不适感、疲乏，或白天困倦等；

（2）具有失眠和极度关注失眠结果的优势观念。

2. 对睡眠数量、质量的不满引起明显的苦恼或社会功能受损。

3. 每周至少发生 3 次，持续 1 个月或以上。

4. 睡眠脑电图检查，有时可发现患者失眠主诉与睡眠脑电图相吻合。

5. 排除躯体疾病、精神障碍或药物导致的继发性失眠。

（四）治疗

1. 基本原则

（1）明确失眠原因，同一病人可能有多种原因。

（2）心理咨询和心理治疗的目的是缓解或减轻失眠问题，改善病人的生活质量。对长期失眠、多次复发者，还需结合更多的有关预防措施和行为治疗。

（3）药物治疗：应注意药物对睡眠的影响，并做适当调整；催眠药有助于睡眠，但不宜长期持续使用，以防产生依赖性。

2. 失眠症的治疗

（1）非药物治疗：

1）心理治疗：失眠症患者常有一定心理社会因素。有些患者病前性格敏感多疑，对健康要求过高，易激惹，急躁。对此可采取相应的心理治疗，如一般心理治疗，通过解释、指导，使患者了解有关睡眠的基本知识，减少不必要的预期性焦虑反应，行为治疗，进行放松训练，教会患者入睡前进行，加快入睡速度，减轻焦虑。

2）行为干预：保持有规律的作息制度，定时上床和起床，避免在睡前饮用咖啡和酒，建立良好的睡眠习惯。

3）生物反馈：加强自我放松训练，可减轻对睡眠的焦虑情绪。

（2）药物治疗：

1）镇静一催眠药物：苯二氮䓬类使用最为广泛。长期使用可导致耐药性和对药物需要量增加，应限制其过度使用。停药时应逐渐撤药。常用的药物有艾司唑仑、阿普唑仑、地西泮、氯硝西泮等。非苯二氮䓬类有右佐匹克隆和唑吡坦等。

2）有镇静作用的抗抑郁剂：某些小剂量的抗抑郁剂，如曲唑酮、多塞平、麦普替林和奈法唑酮。

3）其他：褪黑素、中医中药治疗等，对治疗失眠可能有效。

五、嗜睡症

（一）概述

嗜睡症主要表现为睡眠过多，不是由于睡眠不足、药物、乙醇、躯体疾病所致，也不是某种精神障碍（如神经衰弱、抑郁症）症状的一部分。

（二）临床表现

白天睡眠过多是本症核心症状：患者无夜间睡眠减少，白天表现为睡眠过度或睡眠发作。尽管努力保持觉醒，患者仍经常在不该打瞌睡时睡眠发作，一些患者伴有异常的午睡。

（三）诊断要点

1. 同时具有下述4项：

（1）白天睡眠过多或睡眠发作；

（2）不存在睡眠时间不足：

（3）不存在从唤醒到完全清醒的时间延长或睡眠中呼吸暂停；

（4）无发作性睡病的附加症状（如猝倒症、睡眠瘫痪、入睡前幻觉、醒前幻觉等）。

2. 病人为此明显感到痛苦或影响社会功能。

3. 几乎每天发生，持续 1 个月或以上。

4. 不是由于睡眠不足、药物、乙醇、躯体疾病所致，也不是某种精神障碍的症状组成部分。

（四）治疗

1. 要指导患者避免危险的工作及突然的刺激；培养日间小睡（15 ～ 30min）的习惯可有所帮助。

2. 低剂量的精神振奋药物常有一定的疗效，如哌醋甲酯（利他林）5 ～ 15mg/d，1 ～ 2 次口服，或其他（如匹莫林等）药物。

六、睡眠一觉醒节律障碍

（一）概述

指个体的睡眠一觉醒节律与环境所允许的睡眠一觉醒节律不一致，导致以失眠或过度睡眠为主的症状，以及对睡眠质量的持续不满状况。患者对此有忧虑或恐惧心理，并引起精神活动效率下降，妨碍社会功能。本症不是任何一种躯体疾病或精神障碍症状的一部分。如果睡眠 - 觉醒节律障碍是某种躯体疾病或精神障碍（如抑郁症）症状的一个组成部分，不另诊断为睡眠一觉醒节律障碍。

（二）临床表现

1. 时区变更综合征

多见于经常作跨时区旅行者。表现为失眠、过度睡眠、工作障碍、胃肠或其他症状。

2. 轮班睡眠障碍

包括失眠、过度睡眠或两者皆有，它们与特殊的工作安排有关（如交替或长期轮班，无规律工作时间）。其并发症包括胃肠症状，心血管症状，乙醇滥用，家庭和社会功能的紊乱，自信不足和效率下降等。

3. 睡眠延迟综合征

其内源性睡眠一觉醒节律比正常人延后数小时，表现为睡得晚，很难在早上预定的时间醒来。最常见于青春期。

4. 睡眠提前综合征

主要睡眠时间比正常人提前，患者抱怨傍晚时困倦，入睡早，早醒。老年人常见。

5. 非 24h 睡眠一觉醒综合征

患者的内源性睡眠一觉醒节律长于 24h，其入睡时间每天向后推移。

6. 不规则睡眠一觉醒模式

患者无固定的睡眠一觉醒节律，睡眠和觉醒时间不可预测，但睡眠被分成 3 次或更多。日常生活严重受损。

（三）诊断要点

1. 同时存在下述 2 项：

（1）病人的睡眠一觉醒节律与所要求的（即与病人所在环境的社会要求和大多数人遵循的节律）不符；

（2）病人在主要的睡眠时段失眠，而在应该清醒时段出现嗜睡。

2. 明显感到苦恼或社会功能受损。

3. 几乎每天发生，并至少已 1 个月。

4. 并非躯体疾病或精神障碍（如抑郁症）导致的继发性睡眠一觉醒节律障碍。

5. 包括睡眠脑电检测在内的睡眠实验性检查，有助于了解其内源性生物节律，并区分其亚型。

（四）治疗

1. 总原则：首先，尝试使睡眠和觉醒与生物钟潜在的周期相一致。相应的时间暗示(如固定的睡眠一觉醒周期或定期接触阳光)可应用于改变和建立生物钟的周期位相。

2. 强光治疗：通过以固定时间暴露于强光的方法调整生物钟。早上的强光治疗可以应用于睡眠延迟综合征，晚上的强光治疗则可应用于睡眠提前综合征。

3. 对日常作息时间和工作、社交的周密安排有助于此类障碍的治疗。

4. 褪黑素可能对生理性睡眠障碍治疗有一定益处。可与强光疗法结合，共同进行。

5. 对并发焦虑、抑郁、药物依赖的患者，应做相应对症治疗。

七、非器质性性功能障碍

非器质性性功能障碍是一组与心理社会因素相关的性功能障碍。不是由于器质性疾病、药物、乙醇及衰老等原因所致。对患者的日常活动或社会功能有影响。常见的有性欲减退、阳痿、早泄、性乐高潮缺乏、阴道痉挛、性交疼痛等。

（一）性欲减退

性欲减退是指成年人对性行为的幻想和性欲望的减退甚至畏失。

1. 临床表现

（1）主要症状为性欲望与性兴趣缺乏或缺失，性行为不易启动。

（2）可以只针对某种环境、某个性伴侣出现；不愿性交，但手淫尚可接受。

（3）可以是连续性的，也可以是阶段性的。

（4）引起明显的不快或性关系受到影响。

2. 诊断要点

（1）性欲望、性兴趣及有关的性幻想缺乏，性活动不易启动。

（2）症状至少已持续 3 个月。

（3）不是躯体疾病、器质性疾病、乙醇或药物所致，也不是某种精神症状的一部分，并非由正常衰老所致。

3. 治疗

以各种心理治疗为主，药物治疗较少。

（1）短期精神分析治疗，解决幼年心理冲突。

（2）加强性知识宣教。

（3）性行为治疗，按一定的程序进行有效性接触，最后达到性交满意。

（4）家庭夫妻共同治疗。

（5）中医药治疗。

（二）阳痿

系指成年男性难以产生或维持满意的性交所需要的阴茎勃起。又称勃起功能障碍。

1. 临床表现

（1）持续性或反复发作性的阴茎勃起困难或不能维持到完成性交。

（2）性交一开始时即不能勃起，或开始能够勃起，而在插入阴道前或刚插入时阴茎松软。

（3）常与性焦虑、害怕失败等心理有关，或与性兴奋和性快感的主观感觉减少等因素有关。

（4）勃起困难仅限于性交过程中。

（5）常影响婚姻关系。

2. 诊断要点

（1）有性欲，但阴茎不能勃起或勃起不充分，不能完成满意的性交。

（2）不产生阴茎的膨胀。

（3）持续至少 3 个月，或仅在没有考虑性交时，产生勃起。

（4）排除器质性原因、药物或乙醇所致性功能障碍。

3. 治疗

（1）性治疗。

（2）心理动力学治疗。

（3）婚姻治疗。

（4）治疗阴茎勃起障碍的药物，如西地那非（万艾可）50 ～ 100mg 于性活动前 1h 服用。药物治疗可加强性治疗和心理社会治疗的效果。有冠心病者慎用。

（三）早泄

系指反复发生的射精过早致使性交不满意。

1. 临床表现

（1）在插入阴道很短时间内或未插入阴道之前即出现射精。

（2）反复发作。

（3）手淫时出现射精的间期明显长于性交时。
（4）与年龄、环境、性伴侣有一定关系。
（5）可造成婚姻关系紧张。
2. 诊断要点
（1）性交时射精过早，致使性交不满意。
（2）持续至少3个月。
（3）不是器质性原因所致。
3. 治疗
加快勃起时间和延迟射精时间是治疗的关键。
（1）性治疗。
（2）行为治疗。
（3）心理动力学治疗。
（4）婚姻治疗。
（5）有些抗抑郁药（如曲唑酮等），有延迟射精的作用，可作为辅助治疗。

（四）性乐高潮障碍

指性高潮不出现或明显延迟，女性相对较多见。
1. 临床表现
（1）在各种性交场合，经历了正常的性兴奋却普遍缺乏高潮体验。
（2）部分男性采用手淫或口交等方式可获得高潮。
（3）引起痛苦或影响性关系。
2. 诊断要点
（1）性交时缺乏性高潮体验。男性往往伴有不射精或显着延迟射精。
（2）持续至少3个月。
（3）并非器质性原因所致。
3. 治疗
（1）婚姻治疗。
（2）心理动力学治疗。
（3）性治疗，如“阴茎紧握挤压法”及“性交开始一停止法”。

（五）冷阴

指成年女性有性欲，但难以产生和维持满意的性交所需要的生殖器的适当反应，以致阴茎不能顺利地插入阴道。

1. 临床表现

（1）性交时生殖器反应不良，如阴道湿润差、阴唇缺乏适当的膨胀，使阴茎不能舒适地插入。

（2）发生在所有性交场合。
（3）个别情况下可产生正常的阴道湿润。
2. 诊断要点
（1）性交时难以产生和维持生殖器的适当反应。
（2）发生在所有性交场合。
（3）并非其他精神障碍（如神经症、抑郁症、精神分裂症）症状的一部分。

3. 治疗
（1）性治疗。
（2）婚姻治疗。
（3）心理动力学治疗。

（六）阴道痉挛

指性交时阴道肌肉强烈收缩，致使阴茎插入困难或引起疼痛。
1. 临床表现
（1）阴茎插入阴道时，会阴部肌肉收缩，致使阴茎难以插入。
（2）引起痛苦，影响婚姻关系。
（3）反复发作或持续存在。
2. 诊断要点
（1）性交时阴道肌肉强烈收缩，致使阴茎插入困难或疼痛不适。
（2）不是局部疼痛、病变或躯体疾病引起的继发性症状。
（3）症状反复发作或持续存在至少3个月。
3. 治疗
（1）分析性心理治疗。
（2）性治疗。
（3）婚姻治疗。

（七）性交疼痛

性交引起男性或女性生殖器疼痛，但并非由局部病变、阴道干燥或痉挛所致。
1. 临床表现
（1）常在性交过程中发生，也可在性交前或后发生。
（2）不是由于阴道干燥或痉挛所致，也不是由局部病变引起。
（3）影响婚姻关系。
2. 诊断要点
（1）在性交过程中感到疼痛或不舒服。
（2）不是由于阴道干燥或痉挛引起。
（3）排除某种物质、躯体病变引起性交疼痛。
3. 治疗
（1）性知识教育与性技巧指导。
（2）放松治疗、行为治疗。
（3）分析性心理治疗。
（4）婚姻治疗。

…………………………………………………………………………………………（郑鸿伟）

第十一节　人格障碍

（一）概述

人格障碍是指明显偏离正常且根深蒂固的行为方式和人格特征，具有适应不良的性质，患者为此感到痛苦和（或）使他人遭受痛苦，明显影响患者的社会功能与职业功能。人格的异常妨碍了情感和意志活动，破坏了行为的目的性和统一性，言语和行为显着偏离特定的文化背景和一般认知方式。通常开始于童年、青少年或成年早期，难以矫正，一直持续到成年乃至终生，部分在成年后有所缓解。

（二）临床表现

1. 偏执性人格障碍

以猜疑和偏执为特点，始于成年早期，男性多于女性。临床表现：

（1）对挫折和遭拒绝过度敏感；

（2）对侮辱和伤害不能宽容，长期耿耿于怀；

（3）多疑，容易将别人的中性或友好行为误解为敌意或轻视；

（4）超过维持实际情况需要的好斗，以及对个人权利的执意追求；

（5）易有病理性嫉妒，过分怀疑恋人有新欢或伴侣不忠，但不是妄想；

（6）过分自负和自我中心的倾向，总感觉受压制、被迫害，甚至上告、上访，不达目的不肯罢休；

（7）具有将其周围或外界事件解释为“阴谋”等的非现实性优势观念，因此过分警惕和抱有敌意。

2. 分裂性人格障碍

以观念、行为和外貌装饰的奇特、情感冷漠，以及人际关系明显缺陷为特点。男性略多于女性。临床表现为：

（1）性格明显内向（孤独、被动、退缩），与家庭和社会疏远，除生活或工作中必须接触的人外，基本不与他人主动交往，缺少知心朋友，过分沉湎于幻想和内省；

（2）表情呆板，情感冷淡，甚至不通人情，不能表达对他人的关心、体贴及愤怒等；

（3）对赞扬和批评反应差或无动于衷；

（4）缺乏愉快感；

（5）缺乏亲密、信任的人际关系；

（6）在遵循社会规范方面存在困难，导致行为怪异；

（7）对与他人之间的性活动不感兴趣。

3. 反社会性人格障碍

以行为不符合社会规范，经常违法乱纪，对人冷酷无情为特点，男性多于女性。临床表现为：

（1）严重和长期不负责任，无视社会常规、准则及义务，如：不能维持长久的工作（或学习），经常旷工（或旷课），多次无计划地变换工作；有违反社会规范的行为，且这些行为已构成拘捕的理由；

（2）行动无计划或有冲动性，如进行事先未做计划的旅行；

（3）不尊重事实，如经常撒谎、欺骗他人，以获得个人利益；

（4）对他人漠不关心，如经常不承担经济义务、拖欠债务、不赡养子女或父母；

（5）不能维持与他人的长久的关系，如不能维持长久的（1 年以上）夫妻关系；

（6）很容易责怪他人，或对其与社会相冲突的行为进行无理辩解；

（7）对挫折的耐受性低，微小刺激便可引起冲动，甚至暴力行为；

（8）易激惹，并有暴力行为，如反复斗殴或攻击别人，包括无故殴打配偶或子女；

（9）危害别人时缺少内疚感，不能从经验，特别是在受到惩罚的经验中获益。

本组患者往往在童年或少年期（18岁前）就出现品行问题，如：反复违反家规或校规、说谎、吸烟、喝酒、虐待动物或弱小同伴、反复偷窃、过早发生性活动和参与斗殴等，为此被学校开除或被公安机关拘留管教过。

4. 冲动性人格障碍（攻击性人格障碍）

以情感爆发，伴明显行为冲动为特征，男性明显多于女性。临床表现：

（1）易与他人发生争吵和冲突，特别在冲动行为受阻或受到批评时；

（2）有突发的愤怒和暴力倾向，对导致的冲动行为不能自控；

（3）对事物的计划和预见能力明显受损；

（4）不能坚持任何没有即刻奖励的行为；

（5）不稳定的和反复无常的心境；

（6）自我形象、行为目的及内在偏好（包括性欲望）的紊乱和不确定；

（7）容易产生人际关系的紧张或不稳定，时常导致情感危机；

（8）经常出现自杀、自伤行为。

5. 表演性（癔症性）人格障碍

以过分的感情用事或夸张言行吸引他人的注意及高度暗示性和自我中心为特点。临床表现为：

（1）富于自我表演性、戏剧性、夸张性地表达情感；

（2）肤浅和易变的情感；

（3）自我中心、自我放纵和不为他人着想；

（4）追求刺激和以自己为注意中心的活动；

（5）不断渴望受到赞赏，情感易受伤害；

（6）过分关心躯体的性感，以满足自己的需要；

（7）暗示性高，易受他人影响。

6. 强迫性人格障碍

以过分的谨小慎微、严格要求与完美主义及内心的不安全感为特征。男性多于女性2倍。

临床表现为：

（1）因个人内心深处的不安全感导致优柔寡断、怀疑，以及过分谨慎；

（2）需在很早以前就对所有的活动做出计划并不厌其烦；

（3）凡事需反复核对，因对细节的过分注意，以致忽视全局；

（4）经常被讨厌的思想或冲动所困扰，但尚未达到强迫症的程度；

（5）过分谨慎多虑，过分专注于工作成效，而不顾个人消遣及人际关系；

（6）刻板和固执，要求别人按其规矩办事；

（7）因循守旧，缺乏表达温情的能力。

7. 焦虑性人格障碍

临床表现以持久广泛的内心紧张及焦虑体验为特征，临床表现为：

（1）一贯的自我敏感、不安全感，以及自卑感；

（2）对遭排斥和批评过分敏感；

（3）不断追求被人接受和受到欢迎；

（4）除非得到保证被他人所接受和不会受到批评，否则拒绝与他人建立人际关系；

（5）惯于夸大生活中潜在的危险因素，达到回避某种活动的程度，但无恐惧性回避；

（6）因“稳定”和“安全”的需要，生活方式受到限制。

8. 依赖性人格障碍临床表现以过分依赖为特征：

（1）要求或让他人为自己生活的重要方面承担责任；

（2）将自己的需要附属于所依赖的人，过分地服从他人的意志；

（3）不愿意对所依赖的人提出即使是合理的要求；

（4）感到自己无助、无能，或缺乏精力；

（5）沉湎于被遗忘的恐惧之中，不断要求别人对此提出保证，独处时感到很难受；

（6）当与他人的亲密关系结束时，有被毁灭和无助的体验；

（7）经常把责任推给别人，以应对逆境。

（三）诊断要点

1. 个人的内心体验与行为特征（不限于精神障碍发作期）在整体上与其文化所期望和所接受的范围明显偏离，这种偏离是广泛、稳定和长期的，起始于儿童期或青少年期。诊断人格障碍需要有前面某一类型临床表现中至少 3 项，并至少有下列 1 项：

（1）认知（感知及解释人和事物，由此形成对自我及他人的态度和形象的方式）的明显偏离。

（2）情感（范围、强度，以及适切的情感唤起和反应）的明显偏离。

（3）控制冲动及对满足个人需要的明显偏离。

（4）人际关系的明显偏离。

2. 特殊行为模式的明显偏离，使患者感到痛苦或社会适应不良。

3. 特殊行为模式开始于童年、青少年期，现年 18 岁以上，至少已持续 2 年。

4. 人格特征的明显偏离并非躯体疾病或精神障碍的表现或后果。

（四）治疗

由于人格障碍早年形成，比较固定，因此，对人格障碍的治疗比较困难，疗效不确定。但是，对于人格障碍造成严重的工作、学习和生活困难，人际和社会冲突，以及人格障碍继发的情绪、思维和行为障碍者，应该采取积极、有针对性的综合治疗措施，尽最大努力帮助患者矫正异常人格。

1. 心理治疗

使患者认识人格障碍和对人对己的危害性，使之有改正之心；进行有针对性的心理治疗，指导其扬长避短，建立适应于社会、职业和家庭的行为方式。

可以使用行为、认知、家庭和精神分析等心理治疗方法。

2. 药物治疗

一般而言，药物治疗对人格障碍的效果有限，在特殊情况下，药物可用于对症治疗：

（1）抗精神病药被用于缓解人格障碍，特别是缓解攻击性和反社会性人格障碍患者对急性应激的反应。

（2）心境稳定剂可用于治疗情绪波动和攻击行为。

（3）抗抑郁剂可用于治疗伴有抑郁和自伤、自杀倾向的患者。

（4）抗焦虑药可缓解患者的焦虑情绪。

3. 预防发生

对有品行障碍的儿童进行早期干预，对青少年进行心理健康教育，预防人格障碍的发生。

（张　刚）

第十二节　习惯与冲动控制障碍

习惯与冲动控制障碍是指在过分强烈的欲望的驱使下，采取某些不当行为的精神障碍。患者采取的这些行为或给自身造成危害，或为社会规范所不容，其目的仅仅是为了获得自我心理的满足或解除精神上的紧张感。

这类障碍包括赌博癖、纵火癖、偷窃癖、拔毛癖等，虽表现形式不一样，但共同的特征是在实施这些行为之前患者会感到有逐渐增强的渴求欲望和紧张感，实施时体验到一种愉悦、满足或紧张释放，平静之后又感到后悔、自责甚至自罪。这类障碍的病因尚不明了。精神分析理论认为，是由于患者的心理防御机制的暂时失效而致的本能冲动的释放；也有研究发现，患者的中枢神经系统存在着某些功能性甚至结构性的改变；还有资料显示，在习惯与冲动控制障碍患者中，精神发育迟滞、人格障碍及乙醇中毒者占有相当比例。

习惯与冲动控制障碍不仅是一个精神医学问题，也与社会、文化等多种因素有关，所以除了医疗干预以外，有时候也需要家庭、社会、法律等综合治理。

一、病理性赌博（赌博癖）

（一）临床表现

男性多见，往往在社交性赌博的基础上发病，表现为嗜赌如命。除了赌博以外什么都不想，因而放弃正常的生活方式、兴趣爱好、家庭责任和行为准则。为了达到所希望的兴奋程度，花在赌博上的钱越来越多，虽然不止一次地希望戒掉赌瘾，但都不成功。一旦停止赌博会出现焦虑不安、心慌、出汗、易怒或乏力困倦、食欲不振、失眠等症状。因为赌博，可欺骗家人、亲友，甚至出现伪造、诈骗、盗窃、贪污等犯罪行为。

赌博癖是一种慢性进行性的精神障碍。

赌博不是一种少见的社会现象，但大多数有此嗜好的人不能被诊断为赌博癖。

（二）诊断要点

1. 具有难以控制的强烈的赌博欲望，虽经努力自控，但不能停止赌博。

2. 专注于思考或想象赌博行为或有关情境。

3. 赌博发作没有给个人带来收益，或尽管对自己的社会、职业、家庭的价值观和义务有负面影响，仍然赌博。

4. 一年之中至少有 3 次赌博发作。

（三）治疗

1. 可根据症状选用抗焦虑、抗抑郁等相应药物。

2. 可试用抗癫痫药。

3. 可选用认知疗法、行为疗法、家庭治疗或生活技能训练等心理治疗。

4. 戒赌与禁赌有关，强化对赌博危害性的宣传，净化社会环境有利于戒赌。

二、病理性纵火（纵火癖）

（一）临床表现

男性较多见，主要特征为反复故意纵火，纵火后目击燃烧场景，可体验到销魂快感，有时参与灭火或善后工作，也能体会到愉快、满足和轻松的感觉。纵火除了满足自己的快感以外没有其他社会目的，不是为了钱财，不是发泄私愤，不是表达某种政治观点，不是掩盖犯罪活动，也不是妄想和幻觉所致。因此，纵火没有特定的目标，纵火的场所也具有很大的随意性，可以在自己的家里，也可以在户外、别人的领地或公共场所。焚烧的物品可以是自己的财产，也可以是别人的或公共财物。虽然患者纵火缺乏明显的外部动机，但纵火之前可能会有计划和准备，比如选择地点，准备燃料、打火机或火柴等物。这些计划和准备一般都是仓促而简单的。

患者常伴有适应障碍、精神发育迟滞；有学习困难、多动症、品行障碍史。

（二）诊断要点

1. 有强烈的纵火欲望，纵火前有紧张感，纵火后有轻松感。

2. 专注于想象纵火行动或有关的情境。

3. 至少有过一次无明显动机的纵火行为或企图。

（三）治疗

1. 可根据症状选用抗焦虑、抗抑郁等相应药物。

2. 可试用抗癫痫药。

3. 可选用认知疗法、行为疗法、家庭治疗或生活技能训练等心理治疗。

三、病理性偷窃（偷窃癖）

（一）临床表现

女性多见，患者经常有莫名的偷窃的冲动，并且反复行窃。所窃物品通常没有特殊价值，也不是自己所急需或必需的物品。常常是一些体积较小、易于藏匿、便于携带的物品，如衣服、鞋袜、洗涤用品、小包装食品。偷窃前无预谋和策划，也无协同作案者。偷窃过程中感到紧张、兴奋和刺激。一旦得手，立刻感到快乐与轻松。事后，对所窃物品并无太多兴趣，一般不会享用这些物品，而是常把所窃财物随便扔掉或送人，甚至悄悄送还原主。

反复行窃，常多次被抓，也可能多次后悔或自责，却无法自制。可伴有人格障碍。

（二）诊断要点

1. 有难以控制的强烈的偷窃欲望，虽经努力自控，但不能停止偷窃。

2. 专注于思考或想象偷窃行为或有关情境。

3. 偷窃不是出于经济目的，也不是为了满足个人的生活需求。尽管对自己有诸多的负面影响，仍然偷窃。

4. 一年内至少有过 3 次偷窃发作。

（三）治疗

1. 可根据症状选用抗焦虑、抗抑郁等相应药物。

2. 可试用抗癫痫药。

3. 可选用认知疗法、行为疗法、家庭治疗或生活技能训练等心理治疗。

四、病理性拔毛（拔毛癖）

（一）临床表现

女性多见，青少年起病。其特征是常常出现难以自我控制的拔除自身毛发的冲动，因而经常拔除自身的毛发，以致毛发明显稀少。以拔头发、睫毛和眉毛最常见，也可以是身体上任何部位的毛发。可以是一天当中反复多次短时拔毛，也可以表现为一次集中拔毛数小时。拔除毛发后患者感到轻松愉快。患者常常否认有这种行为。

患者的拔毛不是出于美化或改变自己外观形象的目的。

体检时可见拔毛部位毛发明显减少稀疏，甚至毛囊破坏。

（二）诊断要点

1. 有难以控制的强烈的拔毛欲望，虽经努力自控，但不能停止拔毛。

2. 明显的毛发缺失，并非皮肤疾病所致。

3. 拔毛后有轻松感、满足感。

（三）治疗

1. 可根据症状选用抗焦虑、抗抑郁等相应药物。有研究报告，抗抑郁药对拔毛症可能有较好的疗效。

2. 可试用抗癫痫药。

3. 可选用认知疗法、行为疗法、家庭治疗或生活技能训练等心理治疗。

4. 注意皮肤并发症的处理。

……………………………………………………………………………………（张　刚）

第十三节　性心理障碍

性心理障碍既往称为“性变态”，泛指性心理和性行为明显偏离正常，并以这种偏离正常的性行为作为性兴奋、性满足的唯一方式或主要方式为特征的一组心理障碍。一般情况下，除了正常的性心理受到严重的影响和损害外，其他的精神活动并无明显异常。

人类的性行为由正常到异常可以看成一个连续谱，其间存在不同程度的过渡形式，如果不对自己的性心理形成损害和影响，都可看作正常的变异形式，而不视为性心理障碍。

人类的性行为受社会文化的影响和制约，不同的国家、民族、宗教信仰对性心理和性行为可能有不同的道德标准和价值观念，所以尚无判定性心理正常与否的绝对标准。但是以下两条可资鉴别：是否为所在社会的公众认同？是否给自己或给性伴侣造成损害和痛苦？从临床表现上来看，性心理障碍主要包括三种类型：性身份障碍、性偏好障碍和性指向障碍。总体说来，这几类障碍的病因都不十分清楚，因而也无特异性的治疗方法，性心理障碍患者往往可能违反社会规范，有的甚至触犯法纪，要认真地诊断与鉴别，不应一概地认为他们是道德败坏，更不能等同于性犯罪。

一、性身份障碍

（一）临床表现

对自身的生理性别持续不满，深感厌恶，为自己不是异性深感痛苦和遗憾，因而对异性身份有强烈的认同，并有改变本身性别的解剖生理特征以达到转换性别的强烈愿望。

1. 女性患者的临床表现

持久和强烈地因为自己是女性而苦恼，渴望自己是男性；而且希望自己成为男性不是为了获得任何文化和社会方面的好处。或者坚持自己是男性，厌恶女装，偏爱男性着装，专注或热衷于男性常规活动。常常否定自己的性解剖结构，如不取蹲位排尿，不愿乳房发育或月经来潮。

2. 男性患者的临床表现

持久和强烈地因为自己是男性而苦恼，渴望自己是女性；而且希望自己成为女性不是为了获得任何文化和社会方面的好处。或者坚持自己是女性，厌恶男装，偏爱女性着装，专注或热衷于女性的游戏和娱乐活动，拒绝参加男性的常规活动。常常否定自己的性解剖结构，如厌恶阴茎和睾丸。

如果患者确信自己是一次生物学意外的受害者，想通过药物或外科手术改变自己的性别，称易性癖或易性症。男性较女性多见，他们服用性激素，以图改变自己性别的生物学特征，甚至不惜代价、不顾后果地要求行变性手术。

（二）诊断要点

1. 持久和强烈地为自己的本来性别苦恼，渴望自己是异性；

2. 偏爱异性着装，专注异性常规活动；

3. 否定自己的性解剖结构，如女性患者不取蹲位排尿，不愿乳房发育；男性患者厌恶阴茎和睾丸。

如果患者确信自己是一次生物学意外的受害者，想通过药物或外科手术改变自己的性别，称易性癖或易性症。

（三）治疗

1. 健康教育和心理治疗：自幼开始的心理健康教育，尤其是性心理的启蒙教育对于早期预防、早期发现、早期治疗性心理障碍有非常重要的意义，早期的行为矫正和心理治疗可能收到较好的效果。成人之后的心理治疗效果有限，但仍可一试，尤其是行为疗法。

2. 抗焦虑药、抗抑郁药，均可对症使用。

3. 对于多方治疗无效，又有强烈要求的易性癖患者，经过合法的程序，激素治疗或手术治疗亦可考虑。成功的变性手术可能使患者心身统一，抑郁、焦虑缓解。但手术的并发症、后遗症和手术后患者可能面临的新的精神压力都是不容忽视的。

二、性偏好障碍

（一）临床表现

1. 恋物症

多见男性。在强烈的性欲望与性兴奋的驱使下，反复收集异性使用的贴身物品，如乳罩、内裤、月经带、手套、鞋袜等。所恋物品成为患者性刺激的重要来源或获得性满足的基本条件。

该症初发于青少年性发育期，个别起始于儿童期。一般，他们对未曾使用过的物品兴趣不大，所以不购买或偷窃商店里的这类物品。他们感兴趣的是那些使用过的甚至是很脏的东西，并且一般不企图接近物品的主人，不会出现攻击行为，因为他们一般对异性本身并无特殊的兴趣。

2. 异装症

是恋物症的一种特殊形式。表现为对异性衣着特别喜爱，有穿戴异性服装的强烈愿望并付诸行动。病人不要求改变自己的性身份，对自身性别的认同并无问题，穿戴异性服装的目的是为了获得性兴奋和性快感。

异装症也不同于喜穿异性服装的同性恋，后者喜穿异性服装的目的是增加自身的性吸引力，取悦性伙伴，而不是为了刺激自己产生性兴奋和性快感。

3. 露阴症

多为男性。临床上表现为反复在陌生异性面前暴露自己的生殖器，以满足引起性兴奋的强烈欲望，但没有与“暴露对象”性交的意愿和要求。

事件多发生在晚上，在路人稀少、灯光暗淡之处。露阴之前，患者常有逐渐增强的紧张和焦虑。物色好对象之后，选择恰当距离进行暴露，当对方感到惊恐时便可获得性的满足。

4. 窥阴症

多见男性。反复窥视异性下身、裸体或他人性活动，以满足引起性兴奋的强烈欲望。但没有暴露自己或同受窥视者发生性关系的愿望。

窥视者通过厕所、浴室或卧室的门窗缝隙进行窥视，当场手淫，或事后通过回忆手淫。除了窥视行为本身以外，一般不会有进一步的非礼或攻击行为。而且，很多患者胆怯、害羞，不敢与异性正常交往。

5. 摩擦症

多见男性。在拥挤场合或在对方不备时，以身体的某一部分（常为阴茎）摩擦和触摸女性身体的某一部分，以达到性兴奋的目的。

摩擦症患者没有暴露生殖器的欲望。如果有进一步的性侵犯动作，甚至企图奸淫对方，不能诊断为摩擦症。

6. 性施虐与性受虐症

在性生活中，以向性爱对象施加精神上或肉体上的痛苦，作为性兴奋的主要手段者为性施虐症。其虐待手段有捆绑、撕割、烧灼、捏掐等，可使性对象致伤、致残甚至致死。

相反，如果在性生活中，要求对方给自己施加某种精神上或肉体上的痛苦，作为获得性满足的主要手段和偏爱方式者为性受虐症。

（二）诊断要点

1. 有非常规的性偏好的强烈冲动。

2. 患者在这种冲动驱使下付诸行动或为了控制这种冲动感到痛苦。

3. 这一偏好至少持续 6 个月以上。

（三）治疗

1. 心理治疗，尤其是行为疗法有一定效果。

2. 可根据具体症状选用抗焦虑剂、抗抑郁剂、抗强迫剂等治疗。

3. 有时候，需要家庭、社会、法律等综合治理。

三、性指向障碍

（一）临床表现

性指向障碍是指两性活动中的性对象错误，如性对象并非异性，并非同类或有悖常理。包括同性恋、恋童癖、恋兽癖、恋尸癖等多种表现形式，最常见的为同性恋。本节所写的性指向障碍仅限同性恋。

同性恋指在正常生活条件下，患者从少年时开始对同一性别的人持续表现出性爱倾向，包括思想、情感和性行为。多数同性恋患者除了对同性有精神上的依恋以外，还有具体的性行为，如相互手淫、肛门性交、口腔一生殖器接触。女性同性恋患者除了相互手淫和口交以外，经常采用拥抱、阴部互相摩擦、使用人工阴茎或形似阴茎的物体。

大多数情况下，一对同性恋人中只有一个是真正的同性恋者，另外一个是境遇性的或一过性的。在男性同性恋中"性交"时处于被动体位的，女性同性恋中"性交"时处于主动体位的，才是真正的同性恋者。

（二）诊断要点

1. 在正常生活条件下，从少年时开始对同性成员持续表现性爱倾向，包括思想、感情及性行为。

2. 对异性虽可有正常行为，但性爱倾向明显减弱或缺乏，因此难以建立和维持与异性成员的家庭关系。

（三）治疗

1. 心理治疗，尤其是行为疗法有一定效果。精心设计、小心实施的厌恶疗法对部分同性恋，特别是对境遇性的或一过性的同性恋有较好的疗效。但厌恶疗法也易引起诸如性功能减退之类的不良反应。

2. 可根据具体症状选用抗焦虑剂、抗抑郁剂、抗强迫剂等治疗。

……………………………………………………………………………………（郑鸿伟）

第十四节　儿童心理发育障碍

一、精神发育迟滞

（一）概述

精神发育迟滞指精神发育不全或受阻，以在发育阶段的技能损害为主要特征，包括认知、语言、运动和社会能力等不同程度的受损。

智商（IQ）测评对于诊断本症有重要参考价值，但不能仅凭 IQ 诊断，应结合其社会适应能力等做整体评估。

（二）临床表现

1. 主要是智力低下及社会适应能力低下

按其严重程度可分为以下 4 级：

（1）轻度精神发育迟滞：语言发育有些迟滞，但语言能力足以应付日常生活及一般交谈。生活能自理，在实用技术及家务劳动上可独立。努力者可完成初中学业，但学习成绩欠佳。患者还常伴有情绪及社会能力的不成熟，在较复杂的社会环境中难以应付自如。IQ 在 50 ～ 69。

（2）中度精神发育迟滞：语言理解及表达能力的发育均明显迟滞，最终仅能简单地表达自己的意见。生活自理和运动技能的发展也迟滞，部分人终身需要监护。其学习能力有限，部分人可勉强学会读、写、算的基本技能，勉强完成小学 1 ～ 2 年级的学业。在耐心帮助下，可从事简单的非技术性劳动。IQ 在 35 ～ 49。

（3）重度精神发育迟滞：常伴有中枢神经损害的明显体征或发育异常，在出生不久即发现其精神及运动发育明显落后，仅能学会极简单的词，生活不能自理，不能接受学校教育，也无法学会简单的技能，还常有运动障碍，终身需要人完全照顾。IQ 在 20 ～ 34。

（4）极重度精神发育迟滞：完全没有语言能力，基本上无法与他人交流。多数同时有运动障碍，生活完全需要他人料理。IQ 在 20 以下。常在幼年期夭折。

2. 轻、中度患者

一般无躯体或神经系统异常，但某些病因所致者，可有特殊的躯体、颜面五官、皮肤、指、趾甚至内脏异常。亦可有视、听障碍，癫痫发作，肢体瘫痪等神经系统损害。

3. 并发其他精神障碍

轻、中度患者会呈现相关的疾病的特殊性症状，重度者则无法识别。

（三）诊断要点

1. 智力比同龄人显着低下，标准智力测评的智商＜ 70。

2. 社会适应能力较相同文化背景的同龄人低下。可用标准的社会适应行为量表评定其水平。

3. 起病于 18 岁以前。

4. 部分患者有某些特殊的体态、面容、躯体疾病以及神经系统体征。

5. 实验室检查：

（1）已标化的智力测评了解 IQ，目前国内常用的有：丹佛发育筛查测验（DDST）、贝利婴幼儿发展量表（BSID）、格塞尔发育量表（GDS）、中国韦氏幼儿智力量表（C-WYCSI）、中国韦氏儿童智力量表（C-WISC）、Peobody 图片词汇测验（PPVT）等。

（2）适应性量表：如儿童适应行为量表、婴儿一初中学生社会生活能力量表等，可评定其适应能力。

（3）某些病例还可进行 CT、MRI、内分泌水平（如甲状腺）的测评、染色体及遗传学检查、免疫学检查、病原学检查等，对明确某些患儿的病因有帮助。

6. 对同时存在的其他精神病应单独列出诊断，如儿童孤独症、精神分裂症等。

（四）治疗

1. 病因治疗：对于某些病因已明确者可采用。如苯丙酮尿症，最好在出生后 3 周内开始给予低苯丙氨酸饮食；半乳糖血症，应及早停止服食乳类食物；克汀病应早期给予甲状腺素治疗等等。

2. 辅助性药物治疗：目前常用的药物有脑复康、脑复新、γ 氨酪酸、脑活素、卵磷脂、叶酸等，其疗效不肯定。

3. 对症治疗：患儿常常有兴奋、冲动、伤人、自伤等行为问题，可采用适量的抗精神病药物治疗。对部分伴有多动行为者，可给予中枢兴奋剂治疗，如利他林 5～10mg/d 等。

4. 根据患儿病情的不同程度，采用不同的训练方法。

5. 以下几点对于预防精神发育迟滞的发生有重要意义。

（1）加强婚前教育，避免有明显遗传疾病或近亲结婚生育，以减少遗传性疾病的发生。

（2）提倡优生、优育、优教，加强孕期保健。

（3）做好儿童保健：提倡母乳喂养。

（4）及时发现与处理可能影响胎儿或婴幼儿发育的各种因素，以减少对精神发育的损害。

二、言语和语言发育障碍

（一）概述

言语和语言发育障碍指在发育早期就有语言获得能力的紊乱，表现为语音、语言理解或语言表达能力的延迟或异常，这种异常会影响学习、职业和社会功能。这些障碍的发生并非由于听力或发音器官的问题、神经或言语机制的异常、感知觉障碍、精神发育迟滞、广泛性发育障碍或环境剥夺等因素所致。

（二）临床表现

根据其临床表现，可分为以下 4 型：

1. 构音障碍

表现为发音困难，讲话时发音错误，别人很难听懂。但语言的理解和表达能力基本正常，标准的智力测验，其语言智商、操作智商及总智商均≥ 70。

2. 表达性语言障碍

患儿语言表达能力明显低于同龄人，2 岁时不会说单词，3 岁还不能讲短句，4～5 岁以后仍然词汇量少，词句过短或句法错误。其语言理解能力正常，发音异常可有可无。其操作智商及总智商≥ 70，表达性语言能力至少低于非言语智商一个标准差。

3. 感受性语言障碍

患儿对语言的理解能力明显低于同龄人：1 岁时对熟悉的名称无反应，2 岁时仍不能听从日常简单口令，不了解别人语言的意义，同时伴有语言表达和发音的异常。其操作智商≥ 70，感受语言技能至少低于非语言智商一个标准差。

4. 伴癫痫的获得性失语（Landau-Kleffher 综合征）

患儿病前语言功能正常，其语言技能突然或在数月内逐渐丧失，表达或感受性语言技能严重缺损。在发生语言障碍的前后 2 年中，出现累及一侧或双侧额叶的阵发性脑电图异常和 / 或癫痫发作，听力正常，非语言智力正常。多起病于 3～7 岁。

（三）诊断要点

1. 起病于童年早期。

2. 各型临床特殊症状如上述。

3. 各型有不同的智商特点，可用韦氏儿童智力量表等方法测定。

4. 对疑为并发癫痫的获得性失语者应做脑电图、CT 或 MRI 检查。

（四）治疗

1. 主要为语言训练。

2. 心理治疗可帮助减少或消除因自卑等并发的情绪问题及不良行为。

3. 诊断为 Landau-Kleffher 综合征者，可给予抗癫痫药物治疗。

三、特定学校技能发育障碍

（一）概述

这是指智力正常，但具有阅读障碍、拼写障碍、计算障碍及（或）混合性学校技能障碍。患儿在学龄早期即出现学校技能的获得与发育障碍。症状持续存在，严重影响学习成绩。不是由于中枢神经系统疾病、视觉或听觉障碍，或情绪、行为问题所致。

（二）临床表现

依其临床特点分为 4 类。

1. 特定阅读障碍

突出表现为阅读的准确性或理解力明显障碍。有持续存在的阅读困难史，以致与阅读有关的学习成绩或日常活动受损。

2. 特定书写障碍

对文字符号书写表达障碍，其准确性和完整性均差，有持续存在的书写表达困难史，严重影响与书写表达技能有关的学习成绩或日常生活。

3. 特定计算技能障碍

有基本运算、推理能力障碍。但阅读准确性、理解力和书写表达能力正常，有持续存在的计算困难史，严重影响与计算能力有关的学习成绩和日常活动。

4. 混合性学校技能障碍

表现为上述 1 ～ 3 类症状有 2 类以上同时存在。

（三）诊断要点

1. 有学校技能障碍，在学龄早期发生，持续存在，严重影响了学习成绩和统改和 / 或日常生活中需要这类技能的活动。

2. 标准化的学习技能测验评分明显低于相应年龄和年级儿童的正常水平，或比相应智力的期望水平低 2 个标准差以上。国内目前尚无标准化测评方法，常根据教师对患儿在班上的学习成绩水平做经验评估。

3. 标准化智力测评 IQ ≥ 70，即患者智力应基本正常，至少应达到边缘智力（IQ: 70 ～ 90）水平，并应分析其智力结构是否均衡及存在缺陷。常用中国韦氏儿童智力量表（C-WISC）测验。

4. 不是由于缺乏受教育机会、神经系统疾病、视觉或听觉障碍、广泛性发育障碍、精神发育迟滞、其他行为或情绪障碍或精神分裂症等所致。

5. 个别儿童的 PET、SPECT、MRI 或 CT 检查可发现某些脑部的功能和（或）结构缺陷，但目前尚难肯定这些缺陷与本症的必然性联系。

（四）治疗

1. 个别化教育与训练

根据患儿学习技能障碍的类型及神经心理学缺陷的特点，对患儿有针对性地开展基本技能训练，同时应配合学校开展特殊教育和强化训练。

2. 心理治疗

鼓励培养学习兴趣，克服自卑，加强学习信心，改进学习方法。

3. 药物治疗

对同时存在的行为与情绪问题，可适当用药。如有多动行为可用利他林 10mg/d；有焦虑者可用安定类，如地西泮 2.5mg 每日 1 ～ 2 次，或阿普唑仑 0.4mg 每日 1 ～ 2 次；并发抑郁者可用抗抑郁剂，如氟西汀 10 ～ 20mg/d 等。相关症状缓解后即可逐步停药。

四、广泛发育障碍

（一）概述

广泛发育障碍的特点是社会人际交往和沟通模式有质的异常；兴趣与活动内容局限、刻板和重复；还常有不同程度的语言损害，严重者完全无语言能力，轻者也有社会语言能力低下。多数发育异常始于婴幼儿期，少数较晚，但均在 5 岁以内就已有明显异常。70% 以上的患儿常同时伴有不同程度的认知损害，然而智力低下与否不能作为诊断本病的依据。

本组障碍总体预后不佳，常常终身致残。智力较正常且获得早期并坚持的培训教育者，有可能回归正常社会生活。

（二）临床表现

可分为以下 5 个亚型，以儿童孤独症较常见。

1. 儿童孤独症

为本组最常见的一种发育障碍，起病于 3 岁以前，男孩多见。

（1）社交障碍：在人际交往方面，有质的异常，常孤身独处，不能眼对眼地注视他人，也不会以表情、姿势等与人交流。不能与同龄人发展友谊及分享兴趣、活动。对他人的情绪缺乏适当的反应，不会玩扮演性游戏，不参与集体游戏等。

（2）语言交流障碍：程度不等。最严重者，表现为口语完全缺失，不理解别人的语言也不会用语言或姿势、手势等表达自己的需求。有语言能力者，常不主动与人交谈，仅能被动应答，不会使用代词，语言刻板重复，自语乱语，语音怪异，语调平板。

（3）行为障碍：刻板重复的行为，如不停地转圈等。兴趣狭窄、古怪，如好看不停旋转的电扇，喜欢玩具的无功能性质等。有的还迷恋于看天气预报、广告片等。

以上 3 条过去称为 Kanner 三联征，为孤独症的主要临床表现。

2. 不典型孤独症

表现类似孤独症，但症状不典型（只有部分满足孤独症症状），和（或）发病年龄不典型，3 岁以后才显现发育障碍。男孩多于女孩。

3. Rett 综合征

起病于婴幼儿期（通常为 7 ～ 24 个月）。仅见于女孩。早期一般发育正常，以后渐出现精细运动障碍，搓扭手指等刻板行为，步态不稳，躯干运动协调不良，同时有语言能力部分或完全丧失。社会化技能也迅速丧失，有的患儿呈现特殊的社交性微笑表情，但不会与人交往。本症病程进展较快，预后较差。

4. Heller 综合征

又称童年瓦解性精神病、婴儿痴呆或衰退性精神病。这类患儿病前有一正常发育期，一般起病于 2 ～ 4 岁，病程进展较快，一般在半年左右症状明朗化，病前已获得的言语、生活及社会技能迅速衰退，甚至丧失。对亲人、游戏及与人交往均丧失兴趣。男孩多见。预后较差。

5. Asperger 综合征

本症的语言及认知发育没有明显的异常。主要表现为社会交往能力障碍，孤独少友，兴趣狭窄、重复、刻板，还可有运动技能低下，动作较笨拙。故常到学龄期症状才会明朗化。男孩多见。

（三）诊断要点

1. 起病年龄在婴幼儿早期，一般在 3 岁以前，仅 Asperger 综合征可能在学龄期症状才会明朗化。

2. 特殊的以社会交往障碍为主的临床表现。

3. 量表评定孤独症行为评定量表（简称 ABC）及儿童期孤独症评定量表（简称 CARS）可用于孤独症评定。社会适应量表可用于间接评估患儿的智力水平及社会适应能力发展情况。多种智力测验对于合作的患儿可用于测评其智力水平。

4. 实验室检查中，脑电图、脑电地形图、CT、MRI、fMRI、SPECT、PET，以及遗传学、免疫学、病毒学等检查，可能有某些异常发现。但尚无肯定的诊断学意义。

（四）治疗

1. 培训教育，早期确诊

早期培训是治疗的关键。培训应个体化，内容应涉及社交、语言、行为、运动等方面。能长期坚持才有成效。

2. 行为治疗

可与培训同时进行，效果更好。

3. 药物治疗

目前尚未发现肯定有效的药物，以下药物对某些患儿可以试用。

1. 抗精神病药物：可改善冲动、伤人、自伤、吵闹等行为，常用药为：奋乃静 2 ～ 6mg/d，分 2 次服；氟哌啶醇 0.5 ～ 4mg/d，分 2 次服用。其他还可选用舒必利、哌迷清等。

2. 抗抑郁剂：SSRIs 如氟西汀 2.5 ～ 15mg/d 等，可协助控制不良情绪等症状。其他抗抑郁剂如米帕明等亦有试用者。

3. 其他：纳曲酮 5 ～ 20mg/d，有报道可增加患儿的社交行为。

还可用中枢兴奋剂（如利他林）、维生素 B_6，以及某些激素类药物或抗病毒药物治疗，药效均不肯定。

……………………………………………………………………………………（郑鸿伟）

第十五节　儿童少年行为和情绪障碍

指一类特发于儿童和少年期的行为和情绪障碍。儿童某阶段出现的行为或情绪问题应该用发育的观点评估，只有当这些问题在程度上十分突出，偏离了发育水平，才考虑有病理意义。有人将行为障碍分为内向性行为问题、外向性行为问题两大类，前者又称情绪障碍，表现为焦虑、抑郁、恐惧、强迫、躯体化症状等；后者又称行为障碍，表现为多动、违抗、攻击性行为、违纪行为等；此外还包括社会功能障碍、抽动障碍、进食障碍、排泄障碍等。

儿童行为问题的治疗，除少数病因明确者外，一般以心理治疗为主，包括针对问题的行为矫正和旨在调整家庭环境的家庭治疗等，必要时配合药物治疗以增加治疗的依从性。如能早期发现、早期干预，大多数行为问题都是可以矫正的。

一、儿童多动症

儿童多动症又称注意缺陷多动障碍，指发生于儿童时期，表现为与同龄儿童相比，具有明显的、持续的注意力不能集中、活动过度、任性、冲动等特征的一组综合征。目前认为是多种生物学因素、心理社会因素协同所造成的综合征。早期发现及干预可改善预后。

（一）临床表现

1. 注意障碍：在需要集中注意的场合（如学习时）表现出与其年龄不相称的容易分心、缺乏持久性，很容易从一种活动转移到另一种活动。

2. 活动过度：与其年龄或所处场合不相称的动作增多，在需要相对安静的场合中表现更明显，如上课时不能静坐，做小动作，高声大叫，喜欢恶作剧骚扰别人。

3. 冲动性：情绪不稳，易激惹冲动；在有危险的场合下鲁莽行事、干扰他人的活动等。

4. 还常有学习成绩不佳，但智力正常。

（二）诊断要点

1. 起病于7岁以前（多在3岁左右），症状存在6个月以上。

2. 有明显的注意力障碍与多动，其症状已对学习、人际关系等产生不良影响。

3. 不是由于精神发育迟滞、广泛发育障碍、情绪障碍及精神分裂症等所致。

4. 实验室检查可做智力测验、学习成就测验、注意测验、Conners父母用（或教师用）评定量表、Achenbach儿童行为量表（父母或教师用）等辅助手段。EEG、BEAM、SPECT、fMRI、PET等检查，有可能发现某些异常，但目前尚无肯定的诊断意义。

（三）治疗

应采取药物治疗，以及对患儿进行心理治疗和对父母的辅导相结合。

1. 药物治疗

（1）精神兴奋剂：是本症的首选药物，常用哌醋甲酯（又名利他林），可以改善注意障碍、多动及冲动症状，常用量10～20mg，早餐后服。亦可选用匹莫林20～40mg/d。周末及节假日停药。

（2）抗抑郁剂：为常用的二线药，常用SSRls类药物，如氟西汀10～20mg/d。

（3）可乐定：为二线药，多用于并发有抽动症者，常用量0.075mg/d。可减少多动，提高对挫折的耐受性，增加依从性。

2. 心理治疗及教育

（1）行为治疗：可用于训练社交技能、学习技能及纠正不良行为。

（2）社交技能训练：可采用直接指导、心理剧、行为治疗等方式。

（3）学校技能训练：主要培养患儿集中注意力、精确作业、仔细检查的能力。

（4）游戏治疗：采用游戏的形式，教儿童学会控制冲动、提高注意力，提高儿童的自尊。

（5）家庭治疗：以整个家庭作为治疗对象，定期访谈，布置相应的家庭作业，学习怎样一起协商和解决问题，改善家庭中不适当的关系。

3. 多向治疗

本疗法是近十多年来新兴的一种治疗方式，即多种不同的治疗方式相结合，由心理学家、儿童精神病学家、特殊教育教师等同时进行。较单一药物治疗或行为矫正有更明显的效果，且疗效持久。

二、对立违抗障碍

对立违抗障碍指儿童具有显着的违抗、不服从和挑衅行为，这些行为明显超出了同龄儿童在相同社会文化背景中行为的正常范围，发展下去，易出现反社会性人格。常见于 12 ～ 16 岁儿童及青少年。

（一）临床表现

1. 情绪易激动，儿童表现为脾气急躁、任性，凡事要依自己；当受到挫折或自己愿望得不到满足时，则大发雷霆，以破坏物品发泄心中的怒气。

2. 对家长及老师不服从，常常故意与父母或老师对抗，在学校不守纪律；自己的过失却责怪别人。

3. 恶作剧戏弄他人。

4. 报复性强，喜欢记仇，经常怨恨他人，存心报复。使老师和家长颇感烦恼，也不受同学欢迎。

（二）诊断要点

1. 儿童具有显着的违抗、不服从和挑衅行为，造成适应不良。

2. 时间长达 6 个月以上。

3. 排除了品行障碍、躁狂发作、抑郁发作。

（三）治疗

以教育和行为矫正为主，可采用：

1. 辅导父母：教父母学习如何应付儿童的反抗行为，建立亲子之间的沟通。

2. 游戏治疗：改进沟通技能和社交技能，建立规则，提高自控能力。

3. 暂时寄养：在家表现与父母对抗严重者，可让他们过一段时间的集体生活，或暂时托付给家庭教育方法较好的家庭中生活一段时间。

4. 家庭治疗：协调家庭关系，纠正父母不当的教养方式，提高儿童控制自己的能力。

5. 个别情绪冲动明显者，可试用心境稳定剂如丙戊酸钠 0.2g 每日 3 次，碳酸锂 0.25g 每日 3 次，或卡马西平 0.1g 每日 3 次。

三、品行障碍

品行障碍指 18 岁以下儿童或少年出现反复而持久的违反社会道德准则或纪律，侵犯他人或公共利益的行为。目前认为，攻击及违法行为是多因素的，生物学因素（遗传、生化因素等）仅仅增加了出现攻击性行为的易感性，是否产生攻击违法行为，主要取决于对个体的教育培养及环境。儿童品行障碍如能及早发现，坚持给予正面教育、调整环境，可望得到纠正。否则预后不佳。

（一）临床表现

儿童出现反复而持久的违反社会道德准则或纪律，侵犯他人或公共利益的行为，表现如下。

1. 攻击性行为

常与同学发生争执，动辄打架，经常威胁、折磨、骚扰他人，使用武器（如棍棒、刀）伤害他人，虐待动物，抢劫及性攻击等。

2. 破坏行为

破坏性大，常破坏他人财物、公共设施，甚至纵火等。

3. 违纪行为

指一些不符合道德规范和社会准则的行为，如说谎成性；偷窃家中或他人钱物，以后发展为在公共场所或闯入他人的住处偷窃，甚至成为惯偷；频繁逃学，常于天黑后不归家，离家外出漫游等。严重者会触犯刑律而构成青少年违法。

（二）诊断要点

1. 有上述症状的多种表现，至少6个月。
2. 其行为影响了社会功能，如学习成绩不佳，不受同学欢迎等。
3. 排除了躁狂发作，抑郁发作，精神分裂症，精神发育迟滞，广泛性发育障碍等。
4. 年龄小于18岁。

（三）治疗

1. 主要是通过家庭、社区、学校共同针对儿童的问题给予系统的训练和矫正。
2. 合并儿童多动症可应用精神兴奋剂，如利他林10～20mg/d；严重冲动、攻击性行为可以应用心境稳定剂，如碳酸锂0.25g每日3次、卡马西平0.1g每日3次等。

四、儿童分离性焦虑障碍

分离性焦虑障碍指儿童害怕与亲人分离而引起的严重的焦虑反应。年龄较小的儿童在实际或可能与其所依恋的人分离时显示某种程度的焦虑是正常的，当这种害怕分离的焦虑超出其通常的年龄阶段或伴有明显的社会功能损害才考虑为病态。多见于学龄前女孩。

（一）临床表现

1. 当患儿与主要依恋人或家庭分离时出现明显的焦虑，表现为哭泣、烦躁不安、不易安抚，经常作与离别有关的噩梦。
2. 过分地、不现实地强烈忧虑主要依恋人可能遇到伤害或一去不复返。
3. 过分担心自己会走失、被绑架、被杀害或住院，以致与依恋的对象分离。
4. 因害怕分离而不愿或拒绝上学或去幼儿园，没有亲人陪伴就不愿就寝，害怕独处。
5. 常伴有躯体症状如头痛、胃痛、恶心、呕吐。

（二）诊断要点

1. 患儿与主要依恋对象分离时出现明显的焦虑及躯体症状（如上述）。
2. 造成日常生活和社会功能受损，症状持续1个月以上。
3. 起病于6岁以前。
4. 排除了广泛性发育障碍、精神分裂症、儿童恐惧症等。

（三）治疗

1. 心理治疗重在改善亲子关系以及家庭治疗。较大儿童可采用松弛疗法、生物反馈治疗。

2. 干预父母的焦虑、减少家庭冲突也很必要。

3. 药物治疗，严重病例可短期使用小剂量抗焦虑剂，如阿普唑仑 0.2 ～ 0.4mg/d、地西泮 1.25 ～ 2.5mg/d，或抗抑郁剂，如氟西汀 5mg/d。

五、抽动障碍

抽动障碍指身体某部位肌肉或某些肌群突然发生的、快速的、不自主的、反复的收缩运动。其病程可为短暂或慢性，甚至持续终身。其病因尚不十分清楚。

（一）临床表现

主要特征为身体某部位肌肉或某些肌群突然发生的、快速的、不自主的、反复的收缩运动，抽动时意识清楚。可受意志克制短暂时间，在心情紧张时加剧，全神贯注于某种活动时减轻，入睡后消失。

1. 分类：包括运动、发声两种类型，又可分为简单、复合两类。

（1）简单运动抽动：如眨眼、耸鼻、张口、努嘴、歪颈、耸肩等。

（2）简单发声抽动：如清喉、抽鼻、哼哼、叹气、吠叫等。

（3）复杂运动抽动：突然的连续动作，如触摸自己或他人、蹲下、跳起、转圈、模仿动作等。

（4）复杂发声抽动：如重复语言、模仿语言、骂粗话等。

2. 根据症状及病程分为三种临床类型。

（1）暂时性抽动障碍

又称抽动症、习惯性痉挛，是最常见的一类，多起病于 5 ～ 7 岁。一般为简单运动抽动，也有简单发声抽动，少数可表现为复合运动抽动，持续数周至数月，一般不影响学业和社会适应。

（2）慢性运动或发声抽动障碍

可起病于儿童期或成年期，表现为简单的或复合的运动抽动，或为简单的或复合的发声抽动。但抽动和发声抽动两种症状不同时存在，其症状往往持久、刻板不变。病程持续至少 1 年以上，甚至持续终生。

（3）发声与多种运动联合抽动障碍

又称 Tourette 综合征（简称 TS）。多起病于 4 ～ 12 岁，男孩多见。表现为多发性的、复合性的运动抽动和发声抽动，或发出无意义的字句、不适当的词、模仿言语、重复刻板的秽语言语等，至少有 30% 出现秽语症。部分患儿出现模仿动作、强迫动作、猥亵行为。50% ～ 60% 的患儿伴有多动、注意力缺陷和学习困难。少数出现无法克制的严重、反复的自伤行为。智力大多正常。病程缓慢进展，起伏波动。严重者影响生活和学习。

（二）诊断要点

1. 短暂性抽动障碍（抽动症）

（1）有单个或多个运动抽动或发声抽动症状。

（2）持续 2 周以上，但不超过 12 个月。

2. 慢性运动或发声抽动障碍

（1）不自主运动抽动或发声，可以不同时存在，常一天发生多次，可每天或间断出现。

（2）1 年中没有持续 2 个月以上的缓解期；至少已持续 1 年。

3. Tourette 综合征

（1）表现为多种运动抽动和一种或多种发声抽动，两者多同时出现。

（2）日常生活和社会功能明显受损，患儿感到十分痛苦和烦恼。

（3）持续 1 年以上，或间断发生，且 1 年中症状缓解不超过 2 个月。

（三）治疗

1. 暂时性抽动障碍及症状较轻者

无需特殊治疗。症状较重、影响生活学习者，可采用药物治疗或局部穴位埋针治疗。

2. 慢性抽动和 Tourette 综合征症状严重影响日常生活和学习者以药物治疗为主，结合心理治疗。常用药物为：

（1）氟哌啶醇：常用剂量 1 ～ 8mg/d，常见不良反应为锥体外系不良反应、嗜睡、乏力、头昏等。与安坦 1 ～ 6mg/d 同时应用可减轻锥体外系不良反应。

（2）泰必利：常用剂量 50 ～ 300mg/d，常见不良反应为嗜睡、乏力、头昏、胃肠道不适等。

（3）可乐定：常用剂量从 0.0375mg 每日 2 次开始，逐渐加量，常用剂量 0.15 ～ 0.3mg/d。可乐定贴片通过皮肤吸收，每次 1 片，每周 1 ～ 2 次。主要不良反应有过度镇静、头昏、共济失调、心血管不良反应等。

（4）利培酮：0.25 ～ 2.5mg/d，可用于个别难治病例。不良反应为锥体外系不良反应，嗜睡、乏力、头昏等。年幼者慎用。

3. 社会支持

对患儿及家长的心理支持、行为治疗及家庭治疗等，以及与老师沟通合理安排作息时间，避免过劳及情绪紧张等，均有利于康复。

……………………………………………………………………（郑鸿伟）

第十八章　精神科疾病的躯体治疗

精神障碍的躯体治疗（somatotherapy）主要包括药物治疗和物理治疗。药物治疗是改善精神障碍、尤其是严重精神障碍的基本措施。物理治疗在精神障碍治疗中具有一席之地，而曾经广泛应用过的胰岛素休克治疗和神经外科疗法等现已限制使用或不再使用。

第一节　药物治疗概述

精神障碍的药物治疗是指通过应用精神药物来改变病态行为、思维或心境的一种治疗手段。由于对大脑及其障碍的了解有限，精神障碍的药物治疗仍然以对症性、经验性为主要特点。20 世纪 50 年代初，第一个治疗精神障碍的合成药物氯丙嗪的出现，开创了现代精神药物治疗的新纪元。目前，精神障碍的药物治疗学是临床医学领域内发展最为迅速的学科之一，品种繁多、结构各异以及靶点新异的各类新型精神药物正在不断开发上市。

精神药物（psychotropic drugs）在传统上按其临床作用特点分为：

1. 抗精神病药物（antipsychotics drugs）；
2. 抗抑郁药物（antidepressants drugs）；
3. 心境稳定剂（mood stabilizers）或抗躁狂药物（antimanic drugs）；
4. 抗焦虑药物（anxiolytic drugs）。

此外，还有用于儿童注意缺陷和多动障碍的精神振奋药（psychostimulants）和改善脑循环及改善神经细胞代谢的脑代谢药（nootropic drugs）。

精神药物是亲脂性化合物，易于肠道吸收和通过血 - 脑屏障，最终到达脑部而起作用。除锂盐外，多数精神药物血浆蛋白结合率高，过量中毒不易通过血液透析方法清除。精神药物主要通过肝脏代谢，导致极性增强、亲水性增加，有利于肾脏排泄。精神药物也可通过乳汁排泄，故服药的哺乳期妇女常需停止哺乳。肝脏的药物代谢酶（如细胞色素 P450 酶，英文缩写 CYP，有不同的亚型，如 CYP1A2、CYP2C19、CYP2D6 和 CYP3A4 等）的活性存在个体和种族差异，并且会受到某些合用药物的抑制或诱导，因此剂量的个体化和药物间的相互作用是临床合理用药的关键。一般来说，精神药物的半衰期较长，尤其在疾病稳定期或维持治疗期间，往往采用一日一次的给药方式即可。儿童和老年人代谢和排泄药物的能力低，药物清除半衰期可能延长，药物剂量应比成人适当减少。

除锂盐外，大部分精神药物的靶蛋白是内源性神经递质的受体或转运体。多数精神药物治疗指数高，用药安全，但锂盐的治疗指数低，安全性小，需要密切监测血中药物浓度。长期应用某些精神药物如苯二氮䓬类可导致耐受性，使药效下降。药物的药效学相互作用可以引发毒性不良反应。例如，单胺氧化酶抑制剂与三环抗抑郁药或选择性 5-HT 再摄取抑制剂合用，可以促发 5- 羟色胺综合征；抗精神病药物、抗胆碱能药物和三环抗抑郁药合用，可以引起胆碱能危象。

慢性疾病患者普遍对药物治疗依从性差，精神障碍患者更是如此。培养良好的行医模式，掌握精神药物治疗的原则，提高患者和家属对服药必要性的认识，减少药物不良反应的发生以及使用新一代药物或长效制剂，是解决依从性差的有效手段。

……………………………………………………………………………………（李兆生）

第二节　抗精神病药物

抗精神病药物（antipsychotic drugs）主要用于治疗精神分裂症、躁狂发作和其他具有精神病性症状的精神障碍。抗精神病药物不宜称为抗精神分裂症药物。

一、分类

（一）第一代抗精神病药

又称神经阻滞剂（neuroleptics）、传统抗精神病药、典型抗精神病药，或称多巴胺受体阻滞剂。其主要药理作用为阻断中枢多巴胺 D_2 受体，治疗中可产生锥体外系副作用和催乳素水平升高。代表药物为氯丙嗪、氟哌啶醇等。第一代抗精神病药物可进一步分为低、中、高效价三类。低效价类以氯丙嗪为代表，镇静作用强、抗胆碱能作用明显、对心血管和肝脏毒性较大、锥体外系副作用较小、治疗剂量较大；中效价类和高效价类分别以奋乃静和氟哌啶醇为代表，抗幻觉妄想作用突出、镇静作用较弱、对心血管和肝脏毒性小、锥体外系副作用较大、治疗剂量较小。

（二）第二代抗精神病药

又称非传统抗精神病药、非典型抗精神病药、新型抗精神病药物等。第二代药物在治疗剂量时，较少产生锥体外系症状，但少数药物催乳素水平升高仍明显。按药理作用分为四类：

1. 5- 羟色胺和多巴胺受体措抗剂（serotonin dopamine antagonists，SDAs），如利培酮、奥氮平、喹硫平、齐拉西酮等；
2. 多受体作用药（multi acting receptor targeted agents，MARTAs），如氯氮平；
3. 选择性多巴胺 D_2/D_3 受体拮抗剂，如氨磺必利；
4. 多巴胺受体部分激动剂，如阿立哌唑。

抗精神病药物的化学结构分类对药物开发和临床应用均有意义。如果某个抗精神病药物在充足剂量、充足疗程下效果不佳，则可以换用不同化学结构的药物。化学结构分类见表 18-1。

表 18-1 常用抗精神病药物的分类和剂量范围

分类及药名	剂量范围（mg/d）*	氯丙嗪等效剂量（mg）**	半衰期（小时）
第一代抗精神病药物			
吩噻嗪类（phenothiazines）			
氯丙嗪（chlorpromazine）	300～600	100	24
硫利达嗪（thioridazine）	300～600	100	24
奋乃静（perphenazine）	16～64	10	10
三氟拉嗪（trifluoperazine）	15～50	5	24
氟奋乃静（fluphenazine）	5～20	2	33
癸氟奋乃静（fluphenazinedecanoate）	12. 5～50mg/2 周	（5）	
硫杂蒽类（thioxanthenes）			
氯普噻吨（chlorprothixene） 丁酰苯类（butyrophenones）	300～600	100	30
氟哌啶醇（haloperidol） 癸氟哌啶醇（haloperidoldecanoate）	5～20 50～200mg/4 周	2 （20）	21
五氟利多（penfluridol） 苯甲酰胺类（benzamides）	20～120mg/ 周	（10）	
舒必利（sulpiride）	600～1200	200	8
二苯氧氮平类（dibenzoxazepine）			
洛沙平（loxapine） 第二代抗精神病药物	30～100	10	4
苯异恶唑类（benzisoxazole）			
利培酮（risperidone） 利培酮微球（risperidone for depot suspension）	2～8 25～50mg/2 周	（1）	24
帕潘立酮（paliperidone） 棕榈酸帕利哌酮（paliperidone palmitate）	3～12 39～234mg/4 周	（1.5）	（缓释片）
苯异硫唑类（benzisothiazole）			
齐拉西酮（ziprasidone）	80～160	（40）	7
二苯二氮䓬类（dibenzodiazepines）			
氯氮平（clozapine） 奥氮平（olanzapine） 二苯硫氮䓬类（dibenzothiazepine）	150～600 10～20	（50） （5）	12 33
喹硫平（quetiapine） 苯甲酰胺类（benzamides）	300～750	（100）	6
氨磺必利（amisulpride） 喹喏酮类（quinolinone）	400～1200	（200）	12
阿立哌唑（aripiprazole）	10～30	（5）	75

* 剂量范围主要参考美国精神病学会《Practice Guidelines for the Treatment of Patients With Schizophrenia，Second Edition》（2010）。** 相对于氯丙嗪 100mg 的等效剂量，即效价的通俗表述，括号内为估计值供参考

二、作用机制

目前可用的抗精神病药物几乎都是阻断脑内多巴胺受体（尤其是多巴胺 D_2 受体）而具有抗精神病作用。大致地说，传统抗精神病药（尤其是吩噻嗪类）主要有四种受体阻断作用，包括 D_2、肾上腺素能的 α_1、胆碱能的 M_1 和组胺能的 H_1 受体。新一代

抗精神病药在阻断多巴胺 D_2 受体基础上，还通过阻断脑内 5- 羟色胺受体（主要是 $5\text{-}HT_{2A}$ 受体），增强抗精神病作用、减少多巴胺受体阻断的副作用。

抗精神病药物的几个主要受体的阻断作用特点分述如下：

（一）多巴胺受体阻断作用

主要是阻断 D_2 受体。脑内多巴胺能系统有四条投射通路，其中中脑边缘通路与抗幻觉妄想等抗精神病作用有关；中脑皮质通路与药源性阴性症状和抑郁有关；黑质纹状体通路与锥体外系副作用有关；下丘脑至垂体的结节漏斗通路与催乳素水平升高导致的副作用有关。

（二）5- 羟色胺受体阻断作用

主要是阻断 $5\text{-}HT_{2A}$ 受体。5-HT 阻断剂具有潜在的抗精神病作用，$5\text{-}HT_2/D_2$ 受体阻断比值高者，锥体外系症状发生率低并能部分改善阴性症状。

（三）肾上腺素受体阻断作用

主要是阻断 α_1 受体。可产生镇静作用以及体位性低血压、心动过速、性功能减退、射精延迟等副作用。

（四）胆碱受体阻断作用

主要是阻断 M_1 受体。可产生多种抗胆碱能副作用，如口干、便秘、排尿困难、视物模糊、记忆障碍等。

（五）组胺受体阻断作用

主要是阻断 H_1 受体。可产生过度镇静和体重增加的副作用。此外，多巴胺受体部分激动剂如阿立哌唑，对于多巴胺功能亢进的脑区发挥拮抗作用，而对于多巴胺功能低下的脑区则起到一定的激动作用。

抗精神病药物的药理作用广泛，除了上述与受体阻断有关的作用外，还具有加强其他中枢抑制剂的效应、镇吐、降低体温、诱发癫痫以及对心脏和血液系统的影响等作用。

三、临床应用

（一）抗精神病药物的治疗作用

抗精神病药物的治疗作用可以归于三个方面：

1. 抗精神病作用，即抗幻觉、妄想作用（治疗阳性症状）和激活作用（治疗阴性症状和认知缺陷）；

2. 非特异性镇静作用；

3. 预防疾病复发作用。

（二）适应证与禁忌证

抗精神病药物主要用于治疗精神分裂症和预防精神分裂症的复发，控制躁狂发作，还可以用于其他具有精神病性症状的非器质性或器质性精神障碍。

严重的心血管疾病、肝脏疾病、肾脏疾病以及有严重的全身感染时禁用，甲状腺功能减退、肾上腺皮质功能减退、重症肌无力、闭角型青光眼、既往同种药物过敏史也禁用。白细胞过低、老年人、妊娠妇女和哺乳期妇女等应慎用。每一药物的应用应参照药品说明书中的禁忌证。

（三）用法和剂量

1. 药物的选择：药物的选择主要取决于副作用的差别，第一代药物锥体外系反应多见，第二代药物中部分药物体重增加更为突出，见表 18-2。在剂量充足情况下，抗精神病药物间的治疗效应没有多少差异。常用抗精神病药物的剂量范围见表 18-1。兴奋躁动者宜选用镇静作用强的抗精神病药物或采用注射制剂治疗。如果患者无法耐受某种药物，可以换用其他类型的药物。目前，第二代抗精神病药物在临床应用中有取代传统药物的趋势。

长效制剂有利于解决患者的服药不合作的问题，从而减少复发，但发生迟发性运动障碍可能性较大。

表 18-2 常用抗精神病药物的主要不良反应

药　　名	锥体外系反应	催乳素升高	体重增加	血糖异常	血脂异常	QTc延长	镇静作用	低血压	抗胆碱作用
第一代抗精神病药物									
氯丙嗪（低效价）	+	++	++	+	+	++	++	+++	+++
奋乃静（中效价）	++	++	+	+	+	0	+	++	++
氟哌啶醇（高效价）	+++	+++	0	0	0	0	0	+	0
第二代抗精神病药物									
利培酮	++	+++	++	++	++	+	+	+	0
帕潘立酮	+	+++	+	+	+	0	0	0	0
齐拉西酮	+	+	0	0	0	++	0	0	0
氯氮平	0	0	+++	+++	+++	0	+++	+++	+++
奥氮平	+	0	+++	+++	+++	0	+	+	++
喹硫平	0	0	++	++	++	0	++	++	0
氨磺必利	+	+++	+	+	+	0	0	0	0
阿立哌唑	+	0	0	0	0	0	+	0	0

0= 没有或罕见，+= 轻度或偶见，++= 中度或有时可见，+++= 严重或多见。主要参考美国精神病学会《Practice Guidelines for the Treatment of Patients with Schizophrenia，Second Edition》（2010）和 Garder DM 等 Modern antipsychotic drugs：a critical overview（CMAJ，2005）

2. 急性期的治疗：用药前必须排除禁忌证，做好常规体格和神经系统检查以及血常规、血生化（尤其是血钾和肝肾功能）和心电图检查。首次发作、首次起病或复发、病情加剧患者的治疗，均应视为急性期治疗。此时患者往往以兴奋躁动、幻觉妄想、联想障碍、行为怪异以及敌对攻击等症状为主。

对于合作的患者，给药方法以口服为主。多数情况下，尤其症状较轻者，通常采用逐渐加量法。一般 1 周内逐步加至有效治疗剂量。急性症状在有效剂量治疗 2 ～ 4 周后可开始改善，多数患者 4 ～ 8 周症状可得到充分缓解。如剂量足够，治疗 4 ～ 6 周无效或疗效不明显者，可考虑换药。在症状获得较为彻底缓解的基础上，仍要继续以急性期有效剂量巩固治疗至少 6 月，然后可以缓慢减量进入维持治疗。以利培酮为例，多从 1mg 每日 1 次开始，逐渐增加剂量，如无严重副作用，1 周内加至治疗剂量 2 ～ 6mg/d，复发患者多需较大剂量。出现疗效后，如药物副作用能够耐受则继续原有效剂量巩固治疗。待病情充分缓解至少 6 个月后，再以每 6 个月减 1/5 的速率缓慢减至维持剂量，最终利培酮维持剂量不低于 2mg/d。剂量应结合每个患者的具体情况实行个体化治疗。门诊患者的用药应注意加量缓慢、总日量相对小。老年、儿童和体弱患者的用量参照药物剂量范围酌情减少。

对于兴奋躁动较严重、不合作或不肯服药的患者，常采用注射给药。注射给药应短期应用，注射时应固定好患者体位，避免折针等意外，并采用深部肌内注射。通常使用氟哌啶醇或氯丙嗪。一般来说，肌注氟哌啶醇 5 ～ 10mg 或氯丙嗪 50 ～ 100mg，必要时 24 小时内每 6 ～ 8 小时重复一次，也可以采用静脉注射或静脉滴注给药。患者应卧床护理，出现肌张力障碍可以注射抗胆碱能药物东莨菪碱 0.3mg 来对抗。

由于治疗的目的是使患者安静，也可以应用苯二氮䓬类药物如氯硝西泮或地西泮注射给药，可与抗精神病药物注射交替进行，从而可以减少合用的抗精神病药物剂量。

3. 维持治疗：抗精神病药物的长期维持治疗可以显着减少精神分裂症的复发。有资料表明，持续 2 年的维持治疗可以将精神分裂症患者的复发率降至 40%，而 2 年的安慰剂对照治疗却有 80% 的精神分裂症患者复发。维持剂量通常比治疗剂量低，传统药物的维持剂量可以缓慢逐渐减至治疗剂量的 1/2 或不少于 300mg 的氯丙嗪等效剂量；除氯氮平外，新一代药物安全性提高，可以采用急性期有效剂量或略低剂量维持治疗。临床研究表明，过低的维持剂量与安慰剂一样仍有较高的复发率。由于典型的精神分裂症是一种慢性持续性疾病，多数患者尤其是反复发作、经常波动或缓解不全的患者需要无限期或终身治疗。对于首发的、缓慢起病的患者，维持治疗时间至少 5 年；急性发作、缓解迅速彻底的患者，维持治疗时间可以相应较短。最终，只有不足 1/5 的患者有可能停药。

长效制剂在维持治疗上有一定的优势，只要 1 ～ 4 周给药一次，从而减轻了给药负担，并且肌注能保证药物进入体内起到治疗作用。

四、不良反应和处理

鉴于抗精神病药物具有许多药理作用，所以副作用较多，特异质反应也常见。处理和预防药物的不良反应与治疗原发病同等重要。

（一）锥体外系反应

系传统抗精神病药物治疗最常见的神经系统副作用，包括 4 种表现：

1. 急性肌张力障碍（acute dystonia）：

（1）出现最早，男性和儿童比女性更常见。呈现不由自主的、奇特的表现，包括眼上翻、斜颈、颈后倾、面部怪相和扭曲、吐舌、张口困难、角弓反张和脊柱侧弯等。常去急诊部门就诊，易误诊为破伤风、癫痫、分离障碍等，服抗精神病药物史常有助于确立诊断。

（2）处理：肌注东莨菪碱 0.3mg 或异丙嗪 25mg 可即时缓解。有时需减少药物剂量，加服抗胆碱能药如盐酸苯海索，或换服锥体外系反应低的药物。

2. 静坐不能（akathisia）：

（1）在治疗 1 ～ 2 周后最为常见，发生率约为 20%。表现为无法控制的激越不安、不能静坐、反复走动或原地踏步。易误诊为精神病性激越或精神病加剧，故而错误地增加抗精神病药剂量，而使症状进一步恶化。

（2）处理：苯二氮䓬类药和 β- 受体阻滞剂如普萘洛尔等有效，而抗胆碱能药通常无效。有时需减少抗精神病药剂量，或选用锥体外系反应低的药物。

3. 类帕金森症（parkinsonism）：

（1）最为常见。治疗的最初 1 ～ 2 个月发生，发生率可高达 56%。女性比男性更常见，老年患者常见并因淡漠、抑郁或痴呆而误诊。表现可归纳为：运动不能、肌张力高、震颤和自主神经功能紊乱。最初始的形式是运动过缓，体征上主要为手足震颤和肌张力增高，严重者有协调运动的丧失、僵硬、佝偻姿势、慌张步态、面具脸、粗大震颤、流涎和皮脂溢出。

（2）处理：服用抗胆碱能药物盐酸苯海索，抗精神病药物的使用应缓慢加药或使用最低有效剂量。

没有证据表明常规应用抗胆碱能药物会防止锥体外系症状发展，反而易发生抗胆碱能副作用。如果给予抗胆碱能药物，应该在 2 ～ 3 个月后逐渐停用。常用的抗胆碱能药物是盐酸苯海索（安坦），剂量范围 2 ～ 12mg/d。

4. 迟发性运动障碍（tardive dyskinesia，TD）：

（1）多见于持续用药几年后，极少数可能在几个月后发生。用药时间越长，发生率越高。女性稍高于男性，老年和脑器质性患者中多见。TD 是以不自主的、有节律的刻板式运动为特征。其严重程度波动不定，睡眠时消失、情绪激动时加重。TD 最早体征常是舌或口唇周围的轻微震颤或蠕动。

（2）处理：关键在于预防、使用最低有效剂量或换用锥体外系反应低的药物。异丙嗪和银杏叶提取物可能具有一定改善作用。抗胆碱能药物会促进和加重 TD，应避免使用。早期发现、早期处理有可能逆转 TD。

（二）其他中枢神经系统不良反应

1. 恶性综合征（malignant syndrome）：

（1）是一种少见的、严重的不良反应。临床特征是：意识波动、肌肉强直、高热和自主神经功能不稳定。最常见于氟哌啶醇、氯丙嗪和氟奋乃静等药物治疗时。药物加量过快、用量过高、脱水、营养不足、合并躯体疾病以及气候炎热等因素，可能与恶性综合征的发生、发展有关。可以发现肌酸磷酸激酶（CPK）浓度升高，但不是确诊的指征。

（2）处理：是停用抗精神病药物，给予支持性治疗。可以使用肌肉松弛剂丹曲林（dantrolene）和促进中枢多巴胺功能的溴隐亭治疗。

2. 癫痫发作：

抗精神病药物能降低抽搐阈值而诱发癫痫，多见于氯氮平、氯丙嗪和硫利达嗪治疗时。氟哌啶醇和氟奋乃静等在治疗伴有癫痫的精神病患者中可能较为安全。

（三）自主神经的不良反应

1. 抗胆碱能的副作用表现为：口干、视力模糊、排尿困难和便秘等。硫利达嗪、氯丙嗪和氯氮平等多见，氟哌啶醇、奋乃静等少见。严重反应包括尿潴留、麻痹性肠梗阻和口腔感染，尤其是抗精神病药物合并抗胆碱能药物及三环类抗抑郁药物治疗时更易发生。

2. α 肾上腺素能阻滞作用表现为：体位性低血压、反射性心动过速以及射精的延迟或抑制。体位性低血压在治疗的头几天最为常见，氯丙嗪肌内注射时最容易出现。患者由坐位突然站立或起床时可以出现晕厥无力、摔倒或跌伤。嘱咐患者起床或起立时动作要缓慢。有心血管疾病的患者，剂量增加应缓慢。处理：让患者头低脚高位卧床，严重病例应输液并给予去甲肾上腺素、间羟胺等升压，禁用肾上腺素。

（四）代谢内分泌的不良反应

1. 体重增加多见，与食欲增加和活动减少有关。机制较复杂，包括组胺受体阻断以及通过下丘脑机制中介的糖耐量和胰岛素释放的改变。患者应节制饮食。氯氮平、奥氮平等体重增加最为常见，并能影响体内的糖脂代谢，甚至诱发糖尿病，因此需要定期监测体重、血糖和血脂。氟哌啶醇、奋乃静、阿立哌唑、齐拉西酮等的体重增加作用较少。

2. 催乳素分泌增加多见，雌激素和睾酮水平的变化也有报道，妇女中常见泌乳、闭经和性快感受损。吩噻嗪类药物可以产生妊娠试验假阳性。男性较常见性欲丧失、勃起困难和射精抑制。生长激素水平降低，但在用吩噻嗪或丁酰苯类药物维持治疗的儿童中未见生长发育迟滞。抗利尿激素异常分泌也有报道。

（五）精神方面的不良反应

许多抗精神病药物产生过度镇静，这种镇静作用通常很快因耐受而消失。头晕和迟钝常是由于体位性低血压引起。舒必利、奋乃静、三氟拉嗪、氟奋乃静、利培酮和阿立哌唑有轻度激活或振奋作用，可以产生焦虑、激越。抗胆碱能作用强的抗精神病药物如氯氮平、氯丙嗪等较易出现撤药反应，如失眠、焦虑和不安，应予注意。

药物对精神分裂症患者认知功能的影响与疾病本身的认知缺陷交织在一起。镇静作用较强的吩噻嗪类倾向于抑制精神运动和注意，但一般不影响高级认知功能。如果加上抗胆碱能药物，记忆功能可能暂时受影响。

抗精神病药物引起的抑郁主要表现为快感缺失，尤其见于多巴胺阻断作用强传统药物。但是，不论是否用药，精神分裂症患者都可以出现明显的情感波动。精神分裂症发病初期和恢复期均可出现抑郁症状，自杀在精神分裂症中并不少见。锥体外系副作用，如运动不能可能被误认为是抑郁。

（六）QT 间期延长与心源性猝死

某些抗精神病药尤其是硫利达嗪可导致心电图的 QT 间期延长（奎尼丁样作用）等，罕见的严重者可出现尖端扭转性心律失常，极少数可能发展成为室颤或粹死。机制可能是改变心肌层中钾通道的结果。在老年人中，药物引起的心律失常更易危及生命。密切关注心电图QT间期的变化以及及时发现和纠正低钾血症[尤其是兴奋激越和（或）进食进水少的新入院患者，有可能降低抗精神病药物的猝死风险。近年报道显示，服用抗精神病药人群的心源性猝死风险是未用药人群的 2 倍，年猝死率达 2.9‰。精神分裂症患者的死亡构成比中，大约2/3是因心血管疾病死亡，其风险也是普通人群的2倍。精神分裂症患者中，肥胖、代谢综合征、糖尿病和心血管病的患病率是一般人群的 2～3 倍。患者不良的生活方式以及遗传素质引发的糖脂代谢紊乱是心血管疾病危险因素，服用抗精神病药物引起的体重增加、糖脂代谢异常和QT间期延长加重了以上风险。

（七）其他不良反应

抗精神病药物还有许多不常见的不良反应。抗精神病药对肝脏的影响常见的为谷丙转氨酶（ALT）升高，多为一过性、可自行恢复，一般无自觉症状，轻者不必停药，合并护肝治疗；重者或出现黄疸者应立即停药，加强护肝治疗。胆汁阻塞性黄疸罕见，有时可以同时发生胆汁性肝硬化。其他罕见的变态反应包括药疹、伴发热的哮喘、水肿、关节炎和淋巴结病。严重的药疹可发生剥脱性皮炎，应立即停药并积极处理。氯丙嗪等吩噻嗪可以在角膜、晶状体和皮肤上形成紫灰色素沉着，阳光地带和女性中多见。

粒细胞缺乏罕见，氯氮平发生率较高，氯丙嗪和硫利达嗪有偶发的病例。其他抗精神病药物尚未见报道。如果白细胞计数低，应避免使用氯氮平、氯丙嗪、硫利达嗪等，并且应用这些药物时应常规定期监测血象。

（八）过量中毒

精神分裂症患者常常企图服过量抗精神病药物自杀。意外过量见于儿童。抗精神病药物的毒性比巴比妥和三环类抗抑郁剂低，死亡率低。过量的最早征象是激越或意识混浊。可见肌张力障碍、抽搐和癫痫发作。脑电图显示突出的慢波。常有严重低血压以及心律失常、低体温。抗胆碱能作用（尤其是硫利达嗪）可使预后恶化；毒扁豆碱可用作解毒药。由于过量药物本身的抗胆碱能作用，锥体外系反应通常不明显。治疗基本上是对症性的。大量输液，注意维持正常体温，应用抗癫痫药物控制癫痫。由于多数抗精神病药物蛋白结合率较高，血液透析作用有限。抗胆碱能作用使胃排空延迟，所以过量数小时后都应洗胃。由于低血压是α和β肾上腺素能受体的同时阻断，只能用作用于α受体的升压药如间经胺和去甲肾上腺素等升压，禁用肾上腺素。

五、药物间的相互作用

抗精神病药物可以增加三环类抗抑郁药的血药浓度、诱发癫痫、加剧抗胆碱副作用；可以加重抗胆碱药的抗胆碱副作用；可以逆转肾上腺素的升压作用；可以减弱抗高血压药胍乙啶的降压作用，增加β受体阻断剂及钙离子通道阻断剂的血药浓度而导致低血压；可以加强其他中枢抑制剂如酒精以及利尿剂的作用。

抗酸药影响抗精神病药物吸收。吸烟可以降低某些抗精神病药如氯氮平的血药浓度。卡马西平通过诱导肝脏药物代谢酶，明显降低氟哌啶醇、氯氮平血浆浓度而使精神症状恶化，或增加氯氮平发生粒细胞缺乏的危险性。某些选择性5-羟色胺再摄取抑制剂（SSRIs），如氟西汀、帕罗西汀和氟伏沙明抑制肝脏药物代谢酶，增加抗精神病药物的血药浓度，导致不良反应发生或加剧。

六、常用抗精神病药物

药物的使用频率在不同时期和不同地区有所区别。目前，新一代抗精神病药物的使用在发达国家和我国的发达地区已占据主导地位。

（一）氯丙嗪（chlorpromazine）

多为口服给药，也有注射制剂用于快速有效地控制患者的兴奋和急性精神病性症状。较易产生体位性低血压、锥体外系反应、抗胆碱能反应（如口干、便秘、心动过速等）、催乳素水平升高以及皮疹。

（二）奋乃静（perphenazine）

自主神经副作用较少。适用于老年或伴有脏器（如心、肝、肾、肺）等躯体疾病患者。主要副作用为锥体外系症状。

（三）氟哌啶醇（haloperidol）

注射剂常用于处理精神科的急诊问题。也适用于老年或伴有躯体疾患的兴奋躁动的精神病患者。小剂量也可用于治疗儿童抽动秽语综合征。主要副作用为锥体外系症状。长效制剂锥体外系副作用较口服用药轻。

（四）五氟利多（penfluridol）

为口服长效制剂，每周给药一次。该药碾碎后易溶于水，无色无味，给药方便，在家属协助下常用于治疗不合作患者。主要副作用为锥体外系症状，少数患者可发生迟发性运动障碍和抑郁。

（五）舒必利（sulpiride）

治疗精神分裂症需要较高剂量。静脉滴注可以用于缓解患者的紧张症性精神运动迟滞。主要副作用为引起高催乳素血症等内分泌变化，如体重增加、泌乳、闭经、性功能减退，锥体外系反应少见。

（六）氯氮平（clozapine）

推荐用于治疗难治性、伴自杀或无法耐受锥体外系反应的精神分裂症患者。易出现体位性低血压、过度镇静，故起始剂量宜低。粒细胞缺乏症发生几率大约为 1%，国外报道的死亡率为 0.13‰。体重增加、心动过速、便秘、流涎等多见。此外还可见体温升高、癫痫发作、心肌炎和恶性综合征。该药几乎不引起锥体外系反应及迟发性运动障碍。临床使用中应进行血常规、体重、血糖和血脂监测。目前，尽管氯氮平在国内使用仍广泛，但国内外专家主张慎用。

（七）利培酮（risperidone）和帕利脉酮（paliperidone）

利培酮是氟哌啶醇与 5-HT_{2A} 阻滞剂利坦色林化合而成的新型药物，有口服片剂和水剂以及长效注射剂。其活性代谢物 9- 羟利培酮即帕利哌酮已作为新型抗精神病药开发上市，并有长效注射剂。对精神分裂症疗效较好。主要不良反应为激越、失眠以及高催乳素血症等，较大剂量可出现锥体外系反应。

（八）奥氮平（olanzapine）

化学结构和药理作用与氯氮平类似，但对血象无明显影响。对精神分裂症疗效较好。主要副作用为体重增加、思睡、便秘等，锥体外系反应少见。临床使用中应进行体重、血糖和血脂监测。

（九）喹硫平（quetiapine）

与奥氮平类似也是氯氮平化学结构改造而来。对精神分裂症阳性症状的治疗作用较弱，对情感症状也有一定疗效。几乎不引起锥体外系反应及迟发性运动障碍。主要副作用是嗜睡、体位性低血压等。

（十）齐拉西酮（ziprasidone）

对精神分裂症疗效肯定，可能对精神分裂症阴性症状和情感症状的疗效略有优势。几乎不引起体重增加，锥体外系反应少见。临床应用中应注意监测心电图 QT 间期。需与食物同服提高生物利用度。

（十一）阿立哌唑（aripiprazde）

目前唯一用于临床的多巴胺 D_2 受体的部分激动剂。治疗精神分裂症的疗效与氟哌啶醇相当，其激活作用有利于改善阴性症状和精神运动性迟滞，但用药初期易导致激越、焦虑副作用。几乎不影响体重，极少发生锥体外系症状。

（十二）氨磺必利（amisulpride）

舒必利的衍生物，副作用与其类似。对精神分裂症的疗效较好，低剂量改善阴性症状，高剂量对幻觉妄想等效果明显。

……………………………………………………………………………………（李兆生）

第三节　抗抑郁药物

抗抑郁药物（antidepressant drugs）是一类治疗各种抑郁状态的药物，但不会提高正常人情绪。这类药物不仅能治疗各类抑郁症，而且对焦虑、惊恐、恐惧、强迫、疑病及慢性疼痛等都有一定疗效。

一、分类

抗抑郁药物根据化学结构及作用机制的不同分为以下几类：

1. 选择性 5- 羟色胺再摄取抑制剂（selective serotonin reuptake inhibitors，SSRIs）；

2. 5- 羟色胺和去甲肾上腺素再摄取抑制剂（serotonin norepinephrine reuptake inhibitors，SNRIs）；

3. 去甲肾上腺素和多巴胺再摄取抑制剂（norepinephrine dopamine reuptake inhibitors，NDRIs）；

4. 选择性去甲肾上腺素再摄取抑制剂（noradrenaline reuptake inhibitors，NRIs）；

5. 5- 羟色胺阻滞和再摄取抑制剂（serotonin antagonistand reuptake inhibitors，SARIs）；

6. α_2 肾上腺素受体阻滞剂或去甲肾上腺素能及特异性 5- 羟色胺能抗抑郁药（noradrenergic and specific serotonergic antidepressant，NaSSA）；

7. 褪黑素能抗抑郁药（melatonergic antidepressant）；

8. 三环类抗抑郁药（tricyclic antidepressants，TCAs），包括在此基础上开发出来的杂环或四环类抗抑郁药；

9. 单胺氧化酶抑制剂（monoamine oxidase inhibitors，MAOIs）。TCAs 和 MAOIs 属传统抗抑郁药物，其他均为新型抗抑郁药物。

二、作用机制

抗抑郁药物的作用机制，除褪黑素受体激动剂外，均以增强中枢单胺神经递质系统功能为主。中枢单胺神经递质包括吲哚胺类的 5- 羟色胺（5-HT）以及儿茶酚胺类的去甲肾上腺素（NE）和多巴胺（DA）。TCAs、SSRIs、SNRIs、NDRIs、NRIs 和 SARIs 是阻滞 1 种或 2 种单胺神经递质的胞体膜和突触前膜上的转运体，增加胞体间隙和突触间隙相应递质浓度；这些抗抑郁药物阻滞 5-HT、NE 和 DA 再摄取的作用是有差异的。进一步的研究发现，抗抑郁药物对递质再摄取的抑制作用是立即发生的，而长期用药后则可以降低受体的敏感性（下调作用），这与抗抑郁药物的临床效应滞后（用药 2 ～ 3 周后起效）密切相关。如 5-HT 再摄取的抑制首先是增加胞体部位突触间隙内源性 5-HT 浓度，通过下调突触前胞体膜上的 5-HT_{1A} 受体，增加末梢释放 5-HT，进而下调突触后膜受体，最终达到抗抑郁作用。此外，MAOIs 是抑制单胺氧化酶，减少突触前膜以及突触间隙的单胺递质失活；α_2 肾上腺素受体阻滞剂则是阻滞突触前 α_2 自身受体，促进神经末梢 NE 和 5-HT 的释放。

传统抗抑郁药物 TCAs 和 MAOIs 由于毒副作用使其应用受到一定限制；新型抗抑郁药物与传统药物相比疗效相当，毒副作用小，使用安全。除 MAOIs 只作为二线药物外，SSRIs、其他递质机制的新型抗抑郁药以及 TCAs 均可作为一线抗抑郁药。常用的抗抑郁药物见表 18-3。抗抑郁药物经常需要与其他药物联合使用，因此药物间相互作用是临床合理用药的关键问题，抗抑郁药物对细胞色素 P450 酶的影响见表 18-4。

表 18-3 常用抗抑郁药物的分类和剂量范围

分类和药名	起始剂量（mg/d）	剂量范围（mg/d）
选择性 5- 羟色胺再摄取抑制剂（SSRIs）		
氟西汀（fluoxetine）	20	20 ～ 60
帕罗西汀（paroxetine）	20	20 ～ 60
舍曲林（sertraline）	50	50 ～ 200
氟伏沙明（fluvoxamine）	50 100	100 ～ 300
西酞普兰（citalopram）	20	20 ～ 60
艾司西酞普兰（escitalopram）	10	10 ～ 20
5- 羟色胺和去甲肾上腺素再摄取抑制剂（SNRIs）		
文拉法辛（venlafaxine）	37.5 ～ 75	75 ～ 375
度洛西汀（duloxetine）	60	60 ～ 120
去甲肾上腺素和多巴胺再摄取抑制剂（NDRIs）		
安非他酮（bupropion）	150	300 ～ 450
选择性去甲肾上腺素再摄取抑制剂（NRIs）		
瑞波西汀（reboxetine）	4	8 ～ 12
5- 羟色胺阻滞和再摄取抑制剂（SARIs）		
曲唑酮（trazodone）	150	150 ～ 300
$α_2$ 肾上腺素受体阻滞剂		
米安色林（mianserine）	30	30 ～ 90
米氮平（mirtazapine，NaSSA）	15	15 ～ 45
褪黑素受体激动剂		
阿戈美拉汀（agomelatine）	25	25 ～ 50
三环类抗抑郁药（TCAs）		
丙米嗪（imipramine）	25 ～ 50	100 ～ 300
氯米帕明（clomipramine）	25 ～ 50	100 ～ 300
阿米替林（amitriptyline）	25 ～ 50	100 ～ 300
多塞平（doxepin）	25 ～ 50	100 ～ 300
马普替林（maprotiline）	75	100 ～ 225
单胺氧化酶抑制剂（MAOIs）		
吗氯贝胺（moclobemide）	150	300 ～ 600

主要参考美国精神病学会《Practice Guidelines for the Treatment of Patients With Major Depressive Disorder，Third Edition》（2010）

表 18-4 抗抑郁药物对细胞色素 P450 酶的抑制

	1A2	2C9	2C19	2D6	3A4
氟西汀	++	+	++	+++	+
帕罗西汀	+	+	+	+++	+
舍曲林	+	+	++	++	++
氟伏沙明	+++	++	++	+	++
西酞普兰	+		+	+	
艾司西酞普兰				++	

续表

	1A2	2C9	2C19	2D6	3A4
文拉法辛				+	+
度洛西汀				++	
安非他酮				+++	
米氮平	+				+
丙米嗪	+		+	+	+
阿米替林	+	+			

+++= 强抑制，++= 中度抑制，+= 弱抑制。主要参考美国精神病学会《Practice Guidelines for the Treatment of Patients With Major Depressive Disorder，Third Edition》（2010）

三、新型抗抑郁药物

（一）目前常用的新型抗抑郁药物

包括：

1. 选择性 5- 羟色胺再摄取抑制剂（SSRIs）；
2. 5- 羟色胺和去甲肾上腺素再摄取抑制剂（SNRIs）；
3. 去甲肾上腺素和多巴胺再摄取抑制剂（NDRIs）；
4. 选择性去甲肾上腺素再摄取抑制剂（NRIs）；
5. 5- 羟色胺阻滞和再摄取抑制剂（SARIs）；
6. α_2 肾上腺素受体阻滞剂或去甲肾上腺素能及特异性 5- 羟色胺能抗抑郁药（NaSSA）；
7. 褪黑素能抗抑郁药。

（二）选择性 5- 羟色胺再摄取抑制剂

选择性 5- 羟色胺再摄取抑制剂（SSRIs）是 20 世纪 80 年代陆续开发并试用于临床的一类新型抗抑郁药物。目前常用于临床的 SSRIs 有 6 种：氟西汀、帕罗西汀、舍曲林、氟伏沙明、西酞普兰和艾司西酞普兰。这类药物选择性抑制胞体膜和突触前膜对 5-HT 的回收，对 NE 影响很小，几乎不影响 DA 的回收。其中帕罗西汀、氟伏沙明有轻度的抗胆碱能作用。

适应证包括抑郁症、强迫症、惊恐症和贪食症等，但不同的 SSRIs 对不同靶症状的剂量、起效时间、耐受性和疗效不同，在强迫症和贪食症及减肥的治疗中剂量应较大。临床特点还有：抗抑郁作用与 TCAs 相当，但对严重抑郁的疗效可能不如 TCAs；半衰期长，多数只需每日给药 1 次，疗效在停药较长时间后才逐渐消失；心血管和抗胆碱副作用轻微，过量时较安全，前列腺肥大和青光眼患者可用。副作用主要包括恶心、腹泻、失眠、不安和性功能障碍，多数副作用持续时间短、一过性、可产生耐受；与其他抗抑郁药合并使用常常增强疗效，但应避免与 MAOIs 等合用，否则易致 5- 羟色胺综合征。

1. 氟西汀（fluoxetine）：适用于各种抑郁症、强迫症和贪食症等患者。半衰期最长，其活性代谢产物的半衰期可达 7 ～ 15 天。最理想的剂量是 20mg/d，随着剂量增加副作用也有所增加。对肝脏 CYP2D6 酶抑制作用较强，与其他有关药物合用时有所禁忌。

2. 帕罗西汀（paroxetine）：对伴焦虑的抑郁症以及惊恐症较适合。初始剂量为

20mg，根据情况每次加 10mg，间隔时间应不少于 1 周。停药太快有撤药反应，因此撤药应缓慢进行。和氟西汀一样，帕罗西汀对 CYP2D6 等酶的抑制作用也较强。

3. 舍曲林（sertraline）：适用于各种抑郁症和强迫症患者，包括儿童青少年患者。用药早期易产生焦虑或激活惊恐。抗抑郁的开始剂量为 50 ～ 100mg/d，可酌情加量。舍曲林对肝脏细胞色素 P450 酶抑制作用弱，故很少与其他药物发生配伍禁忌。

4. 氟伏沙明（fluvoxamine）：适用于各种抑郁症和强迫症患者，包括儿童青少年患者。有一定的睡眠改善作用，性功能障碍发生较少。日剂量大于 100mg 时可分为 2 次服用。氟伏沙明对肝脏 CYP1A2 等酶的抑制作用强，应注意相应的药物配伍禁忌。

5. 西酞普兰（citalopram）和艾司西酞普兰（escitalopram）：艾司西酞普兰是外消旋西酞普兰的左旋对映体，治疗作用相对于西酞普兰明显增强。适用于各种抑郁症或伴惊恐的抑郁症。常用剂量西酞普兰 20mg/ 日、艾司西酞普兰 10mg/ 日。两药对肝脏细胞色素 P450 酶的影响在 SSRIs 中最小，因此几乎没有药物配伍禁忌，安全性较强。

（三）非 SSRIs 的新型抗抑郁药物

1. 文拉法辛（venlafaxine）：该药具有剂量依赖性单胺药理学特征，低剂量仅有 5-HT 再摄取阻滞，中至高剂量有 5-HT 和 NE 再摄取阻滞，非常高的剂量有 5-HT、NE 和 DA 再摄取阻滞。起效较快。中至高剂量用于严重抑郁和难治性抑郁患者，低剂量时与 SSRIs 没有多大差别，碎用于非典型抑郁。低剂量时副作用与 SSRIs 类似，如恶心、激越、性功能障碍和失眠；中至高剂量时副作用为失眠、激越、恶心以及头痛和高血压。撤药反应常见，如胃肠道反应、头晕、出汗等。

2. 度洛西汀（duloxetine）：和文拉法辛一样属于 5-HT 和 NE 双重再摄取抑制剂。中枢镇痛作用机制不明。除适用于严重抑郁外，还能改善慢性疼痛如糖尿病性周围神经痛。主要副作用包括胃部不适、头痛、口干、睡眠障碍、多汗、便秘、尿急和性功能障碍等，可见撤药反应。慢性酒中毒和肝功能不全者慎用，未经治疗的窄角型青光眼患者避免使用。

3. 安非他酮（bupropion）：又称布普品，NE 和 DA 双重再摄取抑制剂。既有 DA 再摄取抑制作用，又具有激动 DA 的特性，长期大剂量服用可使 β 肾上腺素受体下调。适用于双相抑郁、迟滞性抑郁、睡眠过多、用于认知缓慢或假性痴呆及对 5-HT 能药物无效或不能耐受者，还可用于注意缺陷障碍、戒烟、兴奋剂的戒断和渴求。常见的副作用有坐立不安、失眠、头痛、恶心和出汗。有诱发癫痫的报道。

4. 瑞波西汀（rebcwcetine）：系选择性 NE 再摄取抑制剂。尤其 SSRIs 治疗无效者可选用。主要副作用为口干、便秘、多汗、失眠、勃起困难、排尿困难、不安或体位性低血压等。老年患者对该药个体差异大、剂量不易掌握，因此不推荐用于老年患者。与抑制 CYP3A4 酶药物合用需慎重，青光眼、前列腺增生、低血压以及新近心血管意外者禁用。

5. 曲唑酮(trazodone)：药理作用既阻滞 5-HT 受体又选择性地抑制 5-HT 再摄取。该药通过 CYP2D6 酶介导生成代谢物 m- 氯苯哌嗪（mCPP）。适用于伴有焦虑、激越、睡眠以及性功能障碍的抑郁患者。5-HT 阻滞所致的副作用为嗜睡、视像存留（少见）和乏力。CYP2D6 缺乏或抑制时，mCPP 生成增多，导致头晕、失眠、激越、恶心等。初始用药出现激越和流感样症状，表明致焦虑的 mCPP 产生较多。镇静作用较强，还可引起阴茎勃起。换用或加用 SSRIs 需谨慎，缺乏 CYP2D6 酶者慎用。

6. 米安色林（mianserine）和米氮平（mirtazapine）：其药理作用主要是拮抗突触前 α_2 肾上腺素受体，以增加去甲肾上腺素能和 5- 羟色胺能的传递，还对 5-HT_2 和 H_1 受体具有阻断作用。因此，除抗抑郁作用外，还有较强的镇静和抗焦虑作用。有体重增加、过度镇静副作用，少有性功能障碍或恶心、腹泻。米安色林有引起粒细胞减少的报道，应监测血象。米氮平单用或与其他抗抑郁药联用可用于严重抑郁和难治性抑郁患者。

7. 阿戈美拉汀（agomelatine）：褪黑素能 M_1 和 M_2 受体的激动剂以及 5-HT_{2C} 受体的阻滞剂，是全新机制的新一代抗抑郁药。适用于成人抑郁症或严重抑郁的患者。起效较快，能改善睡眠质量和日间功能。没有撤药反应，不影响性功能、体重、心率或血压。禁用于肝功能损害或与 CYP1A2 酶强抑制剂如氟伏沙明和环丙沙星等联用。常见副作用为头痛、头晕、思睡或失眠、胃肠反应和转氨酶升高。

8. 其他药物：如植物贯叶连翘（即圣约翰草）提取物等新型抗抑郁药也用于临床。

四、传统抗抑郁药

传统抗抑郁药物包括：三环类抗抑郁药（TCAs）和在此基础上开发出来的杂环或四环类抗抑郁药，以及单胺氧化酶抑制剂（MAOIs）。

（一）三环类抗抑郁药

三环类抗抑郁药（TCAs）是临床上治疗抑郁症的首选药之一。其中，丙米嗪是最早发现的具有抗抑郁作用的化合物，1957 年开始应用于临床。除了阻滞 NE 和 5-HT 再摄取起到治疗作用外，TCAs 作为吩噻嗪类传统抗精神病药的衍生物也具有胆碱能 M_1、去甲肾上腺素能 α_1 和组胺能受体阻断作用，而且对心脏和肝脏的毒性增大。由于 TCAs 的治疗指数较为狭窄，药物间相互作用较为突出，治疗药物监测必要性较大。

1. 临床应用

（1）适应证和禁忌证：适用于治疗各类以抑郁症状为主的精神障碍，如内因性抑郁、恶劣心境障碍、反应性抑郁以及器质性抑郁等。对精神分裂症患者伴有的抑郁症状，治疗宜谨慎，TCAs 可能使精神病性症状加重或明显化。还可以用于治疗焦虑症、惊恐发作和恐惧症。小剂量丙米嗪可用于治疗儿童遗尿症，氯米帕明则常用于治疗强迫症。

严重心肝肾疾患、粒细胞减少、青光眼、前列腺肥大、妊娠头 3 个月禁用。癫痫和老年人慎用。

（2）药物的选择：

1）丙米嗪（imipmmine）：镇静作用弱，适用于迟滞性抑郁以及儿童遗尿症。

2）氯米帕明（clomipramine）：和选择性 5-HT 再摄取抑制剂一样，既能改善抑郁也是治疗强迫症的有效药物。

3）阿米替林（amitriptyline）：镇静和抗焦虑作用较强，适用于激越性抑郁。

4）多塞平（doxepin）：抗抑郁作用较弱，但镇静和抗焦虑作用较强，常用于治疗恶劣心境障碍和慢性疼痛。

5）马普替林（maprotiline）：心肝毒性较少，以往常用于老年抑郁患者。

（3）用法和剂量：从小剂量开始，并根据副作用和临床疗效，用 1 ～ 2 周的时间逐渐增加到最大有效剂量。服用抗抑郁药物以后，患者的睡眠首先得到改善，抗抑郁疗效要在用药 2 ～ 4 周后出现。例如，丙米嗪应以 25 ～ 50mg/d 开始治疗，每日（甚至在更长时间内）增加 25mg，直到日剂量达到 100mg 左右。在决定进一步加大剂量前，患者应维持这一剂量大约 1 周。如果患者没有或只有轻微疗效，应在下一周把剂量增加到 100 ～ 200mg/d。如果仍没有进一步改善，应检测血药浓度，如剂量足够，治疗 6 ～ 8 周无效或疗效不明显者，可考虑换药。由于三环类抗抑郁药在体内的半衰期长，一般可以每日 1 次睡前服或以睡前剂量为主方式给药。这样可以避免白天患者的过度镇静和抗胆碱能副作用。

经过急性期的抗抑郁治疗，抑郁症状已缓解，此时应以有效治疗剂量继续巩固治疗 4 ～ 6 个月。随后进入维持治疗阶段。维持剂量通常低于有效治疗剂量，可视病情及副作用情况逐渐减少剂量，一般维持6个月或更长时间。最终，缓慢逐步减、停药物。反复频繁发作者应长期维持，起到预防复发作用。

2. 不良反应及其处理：三环抗抑郁药的大多数不良反应较轻，但有时也足以影响治疗。发生的频度及严重程度与剂量和血药浓度呈正相关，同时与躯体状况亦有关。

（1）抗胆碱能不良反应：

1）TCAs 治疗中最常见的副作用。出现的时间早于药物发挥抗抑郁效果的时间。表现为口干、便秘、视物模糊等。患者一般随着治疗的延续可以耐受，症状将会逐渐减轻。严重者可出现尿潴留、肠麻痹。

2）处理：原则上应减少抗抑郁药物的剂量，必要时加拟胆碱能药对抗副作用。

（2）中枢神经系统不良反应：多数 TCAs 具有镇静作用，与其组胺受体结合力相平行。出现震颤可以减少剂量或换用其他抗抑郁药物或采用 β 受体阻滞剂如普萘洛尔治疗。在癫痫患者或有癫痫病史的患者中，TCAs 容易促发癫痫发作，特别是在开始用药或加量过快和用量过大时。TCAs 导致的药源性意识模糊或谵妄，老年患者中易出现，并且与血药浓度密切相关。TCAs 诱导的脑电图异常也与血药浓度密切相关。TCAs 还能诱发睡前幻觉、精神病性症状及躁狂。

（3）心血管不良反应：是主要的不良反应。α 肾上腺素能受体的阻断可发生体位性低血压、心动过速、头晕等，老年人和患有充血性心力衰竭的患者更多见。TCAs 所致 QT 间期延长（奎尼丁样作用）可诱发心律失常。TCAs 还可引起 P-R 间期和 QRS 时间延长，引起危险的二度和三度传导阻滞，因而禁用于具有心脏传导阻滞的患者。临床应用中应监测心电图。

（4）性方面的不良反应：因抑郁症本身和抗抑郁药物均可引起性功能障碍，故应详细询问病史，弄清是疾病的表现还是药物的副作用。与三环类抗抑郁药物有关的性功能障碍包括阳痿、射精障碍、性兴趣和性快感降低。性功能障碍会随抑郁症状的好转和药量的减少而改善。

（5）体重增加：可能与组胺受体阻断有关。另外，有些患者出现外周性水肿，此时应限制盐的摄入。

（6）过敏反应：轻度皮疹，经过对症治疗可以继续用药；对于较严重的皮疹，应当逐渐减量或停用药物。进一步的治疗，应避免使用已发生过敏的药物。偶有粒细胞缺乏发生，一旦出现应立即停药，且以后禁用。

（7）过量中毒：

1）超量服用或误服可发生严重的毒性反应，危及生命。死亡率高，一次吞服丙米嗪 1.25g 即可致死。临床表现为昏迷、癫痫发作、心律失常三联症，还可有高热、低血压、肠麻痹、瞳孔扩大、呼吸抑制、心搏骤停。

2）处理：试用毒扁豆碱缓解抗胆碱能作用，每 0.5 ～ 1 小时重复给药 1 ～ 2mg；及时洗胃、输液；积极处理心律不齐；控制癫痫发作。由于三环类药物的抗胆碱能作用使胃内容物排空延迟，即使过量服入后数小时，仍应采取洗胃措施。

3. 药物间的相互作用：某些药物对 TCAs 的血药浓度有影响。西咪替丁、哌甲酯、氯丙嗪、氟哌啶醇、甲状腺素、雌激素、奎宁等可抑制 TCAs 的代谢，使其血浆浓度增高。而卡马西平、酒精、吸烟、口服避孕药、苯妥英、苯巴比妥可诱导药物代谢酶，增加 TCAs 代谢，使其血浆浓度下降。

TCAS 对其他药物的影响表现为：拮抗胍乙啶、可乐定的抗高血压作用，加重酒精、安眠药等的中枢抑制，与拟交感药合用导致高血压、癫痫发作，增强抗胆碱能药、抗精神病药的抗胆碱副作用，促进单胺氧化酶抑制剂的中枢神经毒性作用。

（二）单胺氧化酶抑制剂

MAOIs 主要分为两大类型。一类称为不可逆性 MAOIs，即以肼类化合物及反苯环丙胺为代表的老一代 MAOIs，因副作用大，禁忌较多，国内临床上已基本不用；另一类为可逆性 MAOIs，是以吗氯贝胺（moclobemide）为代表的新一代 MAOIs。

MAOIs 作为二线药物主要用于三环类或其他药物治疗无效的抑郁症。此外，对伴睡眠过多、食欲和体重增加的非典型抑郁或轻性抑郁或焦虑抑郁混合状态效果较好。吗氯贝胺的禁忌较老一代 MAOIs 少。治疗初始时剂量为 300 ～ 450mg/d，分 3 次服用。从第 2 周起，逐渐增加剂量，最大可达到 600mg/d。

…………（李兆生）

第四节　心境稳定剂

心境稳定剂（mood stabilizers），也译为情绪稳定剂，又称抗躁狂药物（antimanic drugs），是治疗躁狂以及预防双相障碍的躁狂或抑郁发作，且不会诱发躁狂或抑郁发作的一类药物。主要包括锂盐（碳酸锂）和某些抗癫痫药如丙戊酸盐、卡马西平和拉莫三嗪等。传统抗精神病药物如氯丙嗪、氟哌啶醇等可用于躁狂发作急性期治疗，但因可能诱发抑郁发作，不能称之为心境稳定剂；新一代抗精神病药奥氮平、利培酮、喹硫平、齐拉西酮和阿立哌唑等，可以用于躁狂或双相障碍的急性期治疗和维持期治疗，诱发抑郁的报告罕见。为了使患者情绪尽快稳定，治疗最初几周也可合用苯二氮䓬类药物。本节仅介绍前两类药物。

一、碳酸锂

碳酸锂（lithium carbonate）是锂盐的一种口服制剂，也有口服缓释剂型，为最常用的心境稳定剂。

（一）作用机制

锂盐的普通制剂在 1 ～ 2 小时内达峰浓度，缓释制剂在 4 ～ 5 个小时达峰浓度。锂不与蛋白结合，它均衡分布于体内全部含水空间，不需生物转化，最终经过肾脏排除。锂的排泄受渗透因子的控制，需要肾功能的完好。锂的清除半衰期大约22小时，4～5天之内达到稳态浓度。

锂通过抑制肌醇单磷酸酶和糖原合成酶激酶，起到肌醇耗竭和信号激活的作用，进而降低蛋白激酶C的活动，再经第二信使系统的G蛋白偶联，影响脑内主要神经递质系统，如谷氨酸全面减少、γ-氨基丁酸水平恢复正常、去甲肾上腺素和5-羟色胺功能提高。锂还拮抗5-HT_{1A}和5-HT_{1b}自身受体，增强5-羟色胺释放。此外，锂可使控制昼夜节律的下丘脑振子再同步，从而改善睡眠觉醒节律的紊乱。

（二）临床应用

1. 适应证和禁忌证：主要适应证是躁狂症和双相障碍，它是目前的首选药物，对躁狂症以及双相障碍的躁狂发作或抑郁发作均有治疗和预防复发作用。分裂情感性精神病也可用锂盐治疗。对精神分裂症伴有情绪障碍和兴奋躁动者，可以作为抗精神病药物治疗的增效药物。

急慢性肾炎、肾功能不全、严重心血管疾病、重症肌无力、妊娠头3个月以及缺钠或低盐饮食患者禁用。帕金森病、癫痫、糖尿病、甲状腺功能低下、神经性皮炎、老年性白内障患者慎用。

2. 用法和剂量：常用碳酸锂每片250mg，饭后口服给药，一般开始每次给250mg，每日2～3次，逐渐增加剂量，有效剂量范围为750～1500mg/d，偶尔可达2000mg/d。锂盐充分治疗的情况下，总有效率70%。一般至少1周才能起效，6～8周可以完全缓解，此后应以有效治疗剂量继续巩固治疗2～3月。可以停药的患者应逐步缓慢进行。

锂盐的治疗窗狭窄，中毒剂量与治疗剂量接近，有必要监测血锂浓度，可以据此调整剂量、确定有无中毒及中毒程度。在治疗急性病例时，血锂浓度宜为0.6～1.2mmol/L，超过1.4mmol/L易产生中毒反应，尤其老年人和有器质性疾病患者易发生中毒。为尽快控制急性躁狂症状，可在治疗开始时与抗精神病药或苯二氮䓬类药物合用。待兴奋症状控制后，应逐渐将苯二氮䓬类药物和抗精神病药物撤去，否则较长时间合用可掩盖锂中毒的早期症状。

3. 维持治疗：锂盐的维持治疗适用于双相障碍及躁狂症的反复发作者。锂盐能减少复发次数和减轻发作的严重程度。维持治疗在第二次发作缓解后给予，维持时间可考虑持续到病情稳定达到既往发作2～3个循环的间歇期或持续2～3年。维持治疗量为治疗量的一半，即每日500～750mg，保持血锂浓度为0.4～0.8mmol/L。躁狂首次发作治愈后，一般可以不用维持治疗。

4. 不良反应：锂在肾脏与钠竞争重吸收，缺钠或肾脏疾病易导致体内锂的蓄积中毒。副作用与血锂浓度相关。一般发生在服药后1～2周，有的出现较晚。常饮淡盐水可以减少锂盐蓄积和不良反应。根据不良反应出现的时间可分为早期、后期不良反应以及中毒先兆。

（1）早期的不良反应：无力、疲乏、嗜睡、手指震颤、厌食、上腹不适、恶心、呕吐、稀便、腹泻、多尿、口干等。

（2）后期的不良反应：由于锂盐的持续摄入，患者持续多尿、烦渴、体重增加、甲状腺肿大、黏液性水肿、手指细震颤。粗大震颤提示血药浓度已接近中毒水平。锂盐干扰甲状腺素的合成，女性患者可引起甲状腺功能减退。类似低钾血症的心电图改变亦可发生，但为可逆的，可能与锂盐取代心肌钾有关。

（3）锂中毒先兆：表现为呕吐、腹泻、粗大震颤、抽动、呆滞、困倦、眩晕、构音不清和意识障碍等。应即刻检测血锂浓度，如血锂超过 1.4mmol/L 时应减量。如临床症状严重应立即停止锂盐治疗。血锂浓度越高，脑电图改变越明显，因而监测脑电图有一定价值。

5. 锂中毒及其处理：引起锂中毒的原因很多，包括肾锂廓清率下降、肾脏疾病的影响、钠摄入减少、患者自服过量、年老体弱以及血锂浓度控制的不当等。中毒症状包括：共济失调、肢体运动协调障碍、肌肉抽动、言语不清和意识模糊，重者昏迷，甚至死亡。一旦出现中毒反应需立即停用锂盐，大量给予生理盐水或高渗钠盐加速锂的排泄，或进行人工血液透析。一般无后遗症。

二、抗癫痫药物

有数种抗癫痫药物可以作为心境稳定剂。常用的是丙戊酸盐、卡马西平、拉莫三嗪和加巴喷丁（gahapentin）等。

（一）丙戊酸盐（valproate）

常用的有丙戊酸钠和丙戊酸镁，并有双丙戊酸钠缓释制剂。丙戊酸盐对躁狂症的疗效与锂盐相当，对混合型躁狂、快速循环型双相障碍以及锂盐治疗无效者可能疗效更好。可与锂盐合用治疗难治性患者。肝脏和胰腺疾病者慎用，妊娠妇女禁用。初始剂量 400 ～ 600mg/d，分 2 ～ 3 次服用，每隔 2 ～ 3 天增加 200mg，剂量范围 800 ～ 1800mg/d。治疗浓度应达 50 ～ 120mg/L。常见副作用为胃肠刺激症状以及镇静、共济失调、震颤等。转氨酶升高较多见，造血系统不良反应少见，极少数患者尤其是儿童曾出现罕见的中毒性肝炎和胰腺炎。

（二）卡马西平（carbamazepine）

对治疗急性躁狂和预防躁狂发作均有效，尤其对锂盐治疗无效的、不能耐受锂盐副作用的以及快速循环发作的躁狂患者，效果较好。卡马西平与锂盐合用预防双相患者复发，其疗效较锂盐与抗精神病药物合用要好。青光眼、前列腺肥大、糖尿病、酒依赖者慎用，白细胞减少、血小板减少、肝功能异常以及妊娠妇女禁用。初始剂量 400mg/d，分 2 次口服，每 3 ～ 5 日增加 200mg，剂量范围 400 ～ 1600mg/d，血浆水平应达 4 ～ 12mg/L。剂量增加太快，会导致眩晕或共济失调。卡马西平具有抗胆碱能作用，治疗期间可出现视物模糊、口干、便秘等副作用。皮疹较多见，严重者可出现剥脱性皮炎。偶可引起白细胞和血小板减少及肝损害。应监测血象的改变。

（三）拉莫三嗪（lamotrigine）

拉莫三嗪不仅是一种心境稳定剂，而且具有较明显的抗抑郁作用，特别是对双相抑郁、快速循环、混合发作等均有良好疗效，而且对双相抑郁有预防复发的效果。拉莫三嗪是唯一对双相抑郁相比对躁狂或轻躁狂相更为有效的心境稳定剂，并能增强锂盐的疗效。此外，拉莫三嗪对精神分裂症的难治性阳性症状治疗亦有一定增效作用。推荐的滴定进度为前 2 周 25mg/d，之后 2 周 50mg/d，再增加到 75 ～ 100mg/d，单药治疗的目标剂量为 200mg/d，与丙戊酸盐合用时的目标剂量为 100mg/d，与酶诱导剂（除丙戊酸钠之外）合用时的目标剂量为 400mg/d，分 1 ～ 2 次服用。治疗期间可出现眩晕、头痛、复视、恶心和共济失调。药疹在 5% ～ 10% 的拉莫三嗪治疗患者中出现，包括剥脱性皮炎（Stevens-Johnson 综合征）和中毒性表皮坏死。合用丙戊酸盐或者超出拉莫三嗪的起始推荐剂量或加药速度过快时，药疹的风险增加。

（张　刚）

第五节　抗焦虑药物

抗焦虑药物（anxiolytic drugs）的应用范围广泛，种类较多，具有中枢或外周神经系统抑制作用的药物都曾列入此类，并用于临床。目前，应用最广的为苯二氮䓬类，其他还有 5-HT_{1A} 受体部分激动剂丁螺环酮和坦度螺酮、β 肾上腺素受体阻滞剂如普萘洛尔。多数抗抑郁药以及部分抗精神病药（小剂量使用）均有抗焦虑作用。苯二氮䓬类除了抗焦虑作用外，常作为镇静催眠药物使用，因此被滥用现象较严重，如何合理应用还是值得注意的问题。本节主要介绍苯二氮䓬类药物以及丁螺环酮和坦度螺酮。

一、苯二氮䓬类

苯二氮䓬类（benzodiazepines）目前有 2000 多种衍生物，国内常用的只有十余种，见表 18-5。苯二氮䓬类药物作用于 γ- 氨基丁酸（GABA）受体、苯二氮䓬受体和氯离子通道的复合物。通过增强 GABA 的活性，进一步开放氯离子通道，氯离子大量进入细胞内，引起神经细胞超极化，从而起到中枢抑制作用。

（一）四类药理作用

1. 抗焦虑作用，可以减轻或消除患者的焦虑不安、紧张、恐惧情绪等；
2. 镇静催眠作用，对睡眠的各期都有不同程度的影响；
3. 抗惊厥作用，可以抑制脑部不同部位的癫痫病灶的放电不向外围扩散；
4. 骨骼肌松弛作用：系抑制脊髓和脊髓上的运动反射所致。

表 18-5　常用的苯二氮䓬类药物

药　名	半衰期（小时）	适应证	常用剂量（mg/d）
地西泮（diazepam）	30 ～ 60	抗焦虑、催眠、抗癫痫、酒替代	5 ～ 15
氯氮䓬（chlordiazepoxide）	30 ～ 60	抗焦虑、催眠、抗癫痫、酒替代	5 ～ 30
氟西泮（fludiazepam）	50 ～ 100	催眠	15 ～ 30
硝西泮（nitrazepam）	18 ～ 34	催眠、抗癫痫	5 ～ 10
氯硝西泮（clonazepam）	20 ～ 40	抗癫痫、抗躁狂、催眠	2 ～ 8
阿普唑仑（alprazolam）	6 ～ 20	抗焦虑、抗抑郁、催眠	0.8 ～ 2.4
艾司唑仑（estazolam）	10 ～ 24	抗焦虑、催眠、抗癫痫	2 ～ 6
劳拉西泮（lorazepam）	10 ～ 20	抗焦虑、抗躁狂、催眠	1 ～ 6
奥沙西泮（oxazepam）	6 ～ 24	抗焦虑、催眠	30 ～ 90
咪达唑仑（midazolam）	2 ～ 5	快速催眠、诱导麻醉	15 ～ 30

（二）注意事项

1. 适应证和禁忌证：苯二氮䓬类既是抗焦虑药也是镇静催眠药，临床应用广泛，用于治疗各型神经症、各种失眠以及各种躯体疾病伴随出现的焦虑、紧张、失眠、自主神经系统紊乱等症状，也可用于各类伴焦虑、紧张、恐惧、失眠的精神病以及激越性抑郁、轻性抑郁的辅助治疗。还可用于癫痫治疗和酒精急性戒断症状的替代治疗。

凡有严重心血管疾病、肾病、药物过敏、药物依赖、妊娠头3个月、青光眼、重症肌无力、酒精及中枢抑制剂使用时应禁用。老年、儿童、分娩前及分娩中慎用。

2. 药物的选择：选择药物时，既要熟悉不同药物的特性，又要结合患者的特点。如患者有持续性焦虑和躯体症状，则以长半衰期的药物为宜，如地西泮、氯氮䓬。如患者焦虑呈波动形式，应选择短半衰期的药物，如奥沙西泮、劳拉西泮等。阿普唑仑具有抗抑郁作用，伴抑郁的患者可选用此药。对睡眠障碍常用氟西泮、硝西泮、艾司唑仑、氯硝西泮、咪达唑仑等。氯硝西泮对癫痫有较好的效果。戒酒时，地西泮替代最好。缓解肌肉紧张可用劳拉西泮、地西泮、硝西泮。两种甚至三种苯二氮䓬类药物同时合用是应当避免的。

3. 用法和剂量：多数苯二氮䓬类的半衰期较长，所以不需要每日3次给药，每日1次即可。或因病情需要，开始可以每日2～3次，病情改善后，可改为每日1次。苯二氮䓬类治疗开始时可用小剂量，3～4天加到治疗量。急性期患者开始时剂量可稍大些，或静脉给药，以控制症状。

4. 维持治疗：神经症患者，病情常因心理社会因素而波动，症状时重时轻。因此，苯二氮䓬类药物控制症状后，不需要长期应用，长期应用也不能预防疾病的复发，且易导致依赖性。撤药宜逐渐缓慢进行，缓慢减药后仍可维持较长时间的疗效。对于病情迁延或难治性患者，应考虑采用抗抑郁药或丁螺环酮或坦度螺酮等长期治疗。

5. 不良反应：苯二氮䓬类药物的副作用较少，一般能很好地耐受，偶有严重并发症。最常见的副作用为嗜睡、过度镇静、智力活动受影响、记忆力受损、运动的协调性减低等。上述副作用常见于老年或有肝脏疾病者。血液、肝和肾方面的副作用较少见。偶见兴奋、梦魇、谵妄、意识模糊、抑郁、攻击、敌视行为等。妊娠头3个月服用时，有引起新生儿唇裂、腭裂的报道。

苯二氮䓬类药物的毒性作用较小。严重躯体疾病患者、年老体弱患者以及同时服用其他精神药物或吗啡类药物或酒精等，更易出现中枢呼吸抑制甚至死亡。作为自杀目的服入过量药物者，如果同时服用其他精神药物或酒精易导致死亡。单独服药过量者常进入睡眠，可被唤醒，血压略下降，在24～48小时后醒转。处理主要是洗胃、输液等综合措施。血液透析往往无效。

6. 耐受与依赖：苯二氮䓬类可产生耐受性，应用数周后需调整剂量才能取得更好疗效。长期应用后可产生依赖性，包括躯体依赖和精神依赖，与酒精和巴比妥可发生交叉依赖。躯体依赖症状多发生在持续3个月以上者，并且短半衰期药物较易产生依赖。突然中断药物，将引起戒断症状。戒断症状多为焦虑、激动、易激惹、失眠、震颤、头痛、眩晕、多汗、烦躁不安、耳鸣、人格解体及胃肠症状（恶心、呕吐、厌食、腹泻、便秘）。严重者可出现惊厥，此现象罕见但可导致死亡。因此，苯二氮䓬类药物在临床应用中要避免长期应用。停药宜逐步缓慢进行。

二、丁螺环酮和坦度螺酮

丁螺环酮（buspirone）和坦度螺酮（tandospirone）是非苯二氮䓬类抗焦虑药物，化学结构属于阿扎哌隆类（azapirones），系5-HT_{1A}受体的部分激动剂。通常剂量下没有明显的镇静、催眠、肌肉松弛作用，也无依赖性报道。主要适用于各种神经症所致的焦虑状态以及躯体疾病伴发的焦虑状态，还可用于抑郁症的增效治疗。对惊恐发作疗效不如三环抗抑郁药。起效一般比苯二氮䓬类慢。与其他镇静药物、酒精没有相互作用。不会影响患者的机械操作和车辆驾驶。妊娠妇女、儿童和有严重心、肝、肾功能障碍者应慎用。不良反应较少，如口干、头晕、头痛、失眠、胃肠功能紊乱等。丁螺环酮抗焦虑治疗的剂量范围 15 ～ 45mg/d，分 3 次口服；坦度螺酮抗焦虑治疗的剂量范围 30 ～ 60mg/d，分 3 次口服。

………………………………………………………………………………………………（张 刚）

第六节　物理治疗

物理治疗（physical therapy）包括电痉挛治疗（electroconvulsive therapy，ECT）、经颅磁刺激（transcranial magnetic stimulation，TMS）、迷走神经刺激（vagus nerve stimulation，VNS）和深部脑刺激（deep brain stimulation，DBS）等，是治疗精神疾病的主要方法之一。国际上应用各种形式的脑刺激技术治疗精神疾病已有多年历史。经典的脑刺激治疗方式，如电痉挛治疗应用于临床已有 70 余年，目前改良电抽搐治疗仍然用于治疗严重的、难治性精神疾病。经颅磁刺激是无创并且不需要引起抽搐的治疗措施，美国等西方国家已批准用于治疗抑郁症。迷走神经刺激和深部脑刺激都具有微创、可逆、可调试的优点，能够在获得最大的治疗效果同时将副作用降至最低，而且关机即可终止治疗恢复治疗前状态。美国食品和药品监督管理局也批准了迷走神经刺激和深部脑刺激用于治疗难治性抑郁症。

一、改良电痉挛治疗

电痉挛治疗又称电休克治疗（electrical shock therapy），是以一定量的电流通过大脑，引起意识丧失和痉挛发作，从而达到治疗目的的一种方法。目前，有条件的地方已推广采用改良电抽搐治疗（modified electroconvulsive therapy，MECT）。该方法是通电前给予麻醉剂和肌肉松弛剂，使得通电后不发生抽搐，避免骨折、关节脱位等并发症的发生，更为安全，也易被患者和家属接受。

（一）适应证和禁忌证

1. 适应证包括：

（1）严重抑郁，有强烈自伤、自杀企图及行为者，以及明显自责自罪者；

（2）极度兴奋躁动冲动伤人者；

（3）拒食、违拗和紧张性木僵者；

（4）精神药物治疗无效或对药物治疗不能耐受者。

2. 禁忌证包括：

（1）脑器质性疾病：颅内占位性病变、脑血管疾病、中枢神经系统炎症和外伤。其中脑肿瘤或脑动脉瘤尤应注意，因为当抽搐发作时，颅内压会突然增加，易引起脑出血、脑组织损伤或脑疝。

（2）心血管疾病：冠心病、心肌梗死、高血压、心律失常、主动脉瘤及心功能不全者。

（3）骨关节疾病，尤其新近发生者。

（4）出血或不稳定的动脉瘤畸形。

（5）有视网膜脱落潜在危险的疾病，如青光眼。

（6）急性的全身感染、发热。

（7）严重的呼吸系统疾病，严重的肝、肾疾病。

（8）利血平治疗者。

（9）老年人、儿童及孕妇改良电痉挛治疗的禁忌证较传统电抽搐治疗少，如老年或孕妇患者可以应用。

（二）治疗方法

1. 治疗前准备：

（1）详细的体格检查，包括神经系统检查。必要时，进行实验室检查和辅助检查，如血常规、血生化、心电图、脑电图、胸部和脊柱摄片。

（2）获取知情同意。

（3）治疗前 8 小时停服抗癫痫药和抗焦虑药或治疗期间避免应用这些药物，禁食、禁水 4 小时以上。治疗期间应用的抗精神病药或抗抑郁药或锂盐，应采用较低剂量。

（4）准备好各种急救药品和器械。

（5）治疗前测体温、脉搏、血压。如体温在 37.5℃以上，脉搏 120 次 / 分以上或低于 50 次 / 分，血压超过 150/100mmHg 或低于 90/50mmHg，应禁用。

（6）通常于治疗前 15 ～ 30 分钟皮下注射阿托品 0.5 ～ 1.0mg，防止迷走神经过度兴奋，减少分泌物。如第一次治疗呼吸恢复不好，可以在以后每次治疗前 15 ～ 30 分钟皮下注射洛贝林 3.0 ～ 6.0mg。

（7）排空大小便，取出活动义齿，解开衣带、领扣，取下发卡等。

2. 电痉挛治疗操作方法：

（1）患者仰卧治疗台上，四肢保持自然伸直姿势，在两肩胛间相当于胸椎中段处垫一沙枕，使脊柱前突。为防咬伤，应用缠有纱布的压舌板放置在患者一侧上下臼齿间或用专用牙垫放置两侧上下臼齿间。用手紧托下颌，防止下颌脱位，另由助手保护患者的肩肘、髋膝关节及四肢。

（2）电极的安置和电量的调节：将涂有导电冻胶或生理盐水的电极紧密置于患者头的顶部和非优势侧颞部或双侧颞部。非优势侧者副作用较小，双侧者抽搐效果较好。电量原则上以引起痉挛发作的最小量为准。根据不同电抽搐机类型选择电量，一般用 80 ～ 120mA，通电时间 2 ～ 3 秒。如未出现抽搐发作或发作不完全，多为电极接触不好或通电时间不够，应尽快在正确操作下重复治疗一次，否则，应在增加电量 10mA 或酌情增加通电时间情况下进行治疗。

（3）抽搐发作及抽搐后处理：抽搐发作与否与患者年龄、性别、是否服药以及既往是否接受过电抽搐治疗有关。一般年轻男性、未服镇静催眠和抗癫痫药者，较易发作。抽搐发作类似癫痫大发作，可分为四期：潜伏期、强直期、痉挛期和恢复期。抽搐停止、呼吸恢复后，应将患者安置在安静的室内，患者侧卧更好。如呼吸恢复不好，应及时行人工呼吸。至少休息 30 分钟，要专人护理，观察生命体征和意识恢复情况，躁动者则要防止跌伤。待患者意识清醒后，酌情起床活动进食。

3. 改良电痉挛治疗操作方法：在麻醉师参与下施行，治疗前肌注阿托品 0.5mg。按患者年龄、体重给予 1% 硫喷妥钠 1.0 ～ 2.5mg/kg 诱导患者入睡，待患者出现哈欠、角膜反射迟钝时，给予 0.2% 氯化琥珀酰胆碱（司可林）0.5 ～ 1.5mg/kg 静脉注射，观察肌肉松弛程度。当腱反射消失或减弱，面部、全身出现肌纤维震颤，呼吸变浅，全身肌肉放松（一般约为给药后 2 分钟）时，即可通电 2 ～ 3 秒。观察口角、眼周、手指、足趾的轻微抽动，持续 30 ～ 40 秒，为一次有效的治疗。

4. 治疗次数：一般每日 1 次过渡到隔日 1 次或者一开始就隔日 1 次，一个疗程 6 ～ 12 狄。一般躁狂状态 6 次左右即可；幻觉妄想状态多需要 8 ～ 12 次；抑郁状态介于两者之间。

（三）并发症及其处理

常见的并发症有头痛、恶心、呕吐、焦虑、可逆性的记忆减退、全身肌肉酸痛等，这些症状不需要处理。由于肌肉的突然剧烈收缩，关节脱位和骨折也是较常见的并发症。脱位以下颌关节脱位为多，发生后应立即复位。骨折以 4 ～ 8 胸椎压缩性骨折多见，应立即处理。年龄大、治疗期间应用具有抗胆碱能作用药物的患者，较易出现意识障碍（程度较轻，昼轻夜重，持续的定向障碍，可有视幻觉）和认知功能受损（思维及反应迟钝、记忆和理解力下降）。此时，应停用电抽搐治疗。死亡极为罕见，多与潜在躯体疾病有关。

改良电痉挛治疗并发症的发生率较传统电痉挛治疗低，而且程度较轻。但可出现麻醉意外、延迟性窒息、严重心律不齐，应立即给予心肺复苏。

二、经颅磁刺激治疗

经颅磁刺激（TMS）是一种非侵入性的脑刺激，由磁场产生诱发电流，引起脑皮质靶点神经元去极化。美国、加拿大等国家已批准经颅磁刺激用于治疗抑郁症，也有在精神分裂症和焦虑障碍中开展的研究。重复经颅磁刺激的频率从 1 ～ 20Hz 不等，低频刺激（≤ 1Hz）降低神经元的兴奋性，高频刺激（10 ～ 20HZ）提高神经元的兴奋性。与 ECT 不同，重复经颅磁刺激不需麻醉，不诱发癫痫，不引起定向障碍和认知损害。重复经颅磁刺激治疗过程中，患者保持清醒，除头痛和头皮痛外，没有其他的不良反应，因此门诊患者可以在治疗结束后立即投入工作。过高的刺激强度会带来痉挛发作的风险。刺激强度用占运动阈值的百分比来衡量，在 10 次磁刺激中能够至少引起 5 次手部肌肉抽搐的最小的刺激强度即为运动阈值，通常采用 80% ～ 120% 的运动阈值作为磁刺激的治疗参数。合理选择参数及加强临床观察对确保安全是非常重要的。每次治疗通常持续 30 分钟，每周治疗 5 天，每个疗程 2 ～ 4 周。

……………………………………………………………………………………（张　刚）

第十九章　精神科疾病的心理治疗

第一节　概　述

一、定义

心理治疗（psychotherapy）是一种以助人、治病为目的，由专业人员有计划实施的人际互动（interaction）过程。心理治疗师通过言语和非言语的方式积极影响患者，达到改变行为、减轻痛苦、健全人格、适应社会、治疗疾病、促进康复的目的。心理治疗师（psychotherapist）是指接受过医学或心理学系统学习，通过培训、考试取得国家特定资质，从事心理治疗的专业人员。目前在我国，医疗机构的医生、临床心理学工作者可以成为心理治疗师。

对于心理治疗的概念，有狭义和广义之分。上述定义是严格意义上的心理治疗，意指那些由经过训练的医生或临床心理学工作者在医疗机构实施的专门心理治疗。治疗师基于有关心理正常与异常的理论，用可以学习掌握的技术，通过言语、表情、举止行为及特意安排的情境，使患者在认知、情感、意志行为等方面发生变化，以帮助他们解决学习、工作、生活、健康等方面的问题，从而能更好地适应内外环境，保持心理和生理的健康。

专门的心理治疗与心理咨询（psychological counseling）在一定程度上互相重叠、相通，助人的目的、机制、理论源流甚至技术都大同小异，都是专业性的心理疏导、心理干预技术。二者区别主要在于对象各有侧重 -- 心理治疗针对的是可以下精神障碍诊断的临床患者，对病理心理现象进行矫治性的帮助；而心理咨询主要为来自普通人群的咨询顾客（client）服务，针对他们在生活、学习、工作、婚恋、家庭、人际关系等方面产生的困惑、冲突、压力、痛苦等问题，通过提供信息、支持，激发自助的信心，以解决较轻的情绪问题，帮助人们适应紧张的环境或作出困难的决定。可以说，后者是预防性、发展性、教育性的心理帮助。

《中华人民共和国精神卫生法》鼓励开展心理健康促进和精神障碍预防工作，心理咨询和心理治疗都是重要的工作方式。同时，该法根据开展工作的场所、人员学术技术背景和资质，以及服务对象的不同，区分了二者。其中，“心理治疗”的概念，是指在医疗机构中实施的专门心理治疗，而“心理咨询”则是指在医疗机构以外的各种机构、组织、社区中对普通人（而非患者）开展的心理健康促进活动。

不过，有时在临床上要区分此二类服务对象并不容易，有的患者不愿承认自己是患者，宁愿接受“咨询”而非“治疗”；有的治疗师依据临床诊断对患者实施心理治疗，却出于治疗的目的，故意不把患者当“病人”看待，以免强化其对病态的注意，产生使病态慢性化的所谓“标签效应”。

广义的心理治疗，指的是医务人员在医疗行为中发挥“心理学的治疗效应”，在不同程度上自觉地应用心理学原理和技术，随时随地表现出良好的基本素质、专业精神与态度，对患者产生积极的影响。这就要求医务人员在与患者之间的交流、互动过程中，展现出对人的尊重，对于患者心理痛苦的敏锐觉察力，以及对于心理问题的及时预防和干预能力。本章将在医患关系技术中简介这类应用技术，然后主要介绍专门的心理治疗内容。

二、现代心理治疗的基本要素

随着我国“生物 - 心理 - 社会”医学模式日渐深入人心，医疗服务强调以人为本，临床各科医生和患者的精神卫生意识明显增强，对心理治疗和心身医学服务知识和技术的需求也大量增加。

当前应该依法推广、普及具备如下基本要素的科学心理治疗：

1. 由具有社会认可身份、受过专业训练的人员，如医生、临床心理学工作者实施；
2. 在专门的医疗机构、场所实施；
3. 以助人、促进健康为目的，不损害患者身心健康和社会的利益；
4. 遵守技术规范和伦理原则，并符合法律的要求；
5. 掌握适应证和禁忌证，不滥用、误用；
6. 对治疗过程及其后果能够控制、查验，能及时发现和处理副作用，能进行合理解释，不使用超自然理论。

三、心理治疗的学科特性

历史根源及其现代启示：心理治疗与社会人文学科联系紧密。Corsini 称之为“基于科学的艺术”，意指它既不是一般意义的科学技术，又不是一般意义的艺术，而是有一定规律性的创造性助人活动。除了因其与人的生活密切相关而有很强的日常性、世俗性以外，其实施还要符合科学（尤其是医学、心理学、语言科学）、社会文化（主要是伦理、法律）的规范。

心理治疗是最古老的疗病法，其诞生早于药物和手术。利用心理机制治疗疾病的方法，起源于巫术（witchcraft）和各种民间疗病健身术（healing）。古今中外大多数民族都有此类与心理影响和人际操纵（psychological influence and interpersonal manipulation）相关的方法，自觉或不自觉地利用人际之间、心理过程之间及心身之间的互动规律，达到祛病养生的目的。

但令很多人不理解的是，虽然现代科技高度发达，有些传统的、民间的疗法在民间至今仍然有影响和市场，各种没有科学基础的“奇迹疗法”此起彼伏。这个现象提示：

1. 大众的巨大心理卫生需求，包括心理疾患和伴随躯体疾病而产生的心理健康问题的疏解，受到文化、社会、心理因素的影响，并不是用单纯的生物医学方法就可以满足的；

2. 一些疗病术缺乏严格的科学观察和实验依据，理论的系统性和严密性不足，部分方法有神秘主义、超自然的色彩，或盈利、非法传教结社的功利目的明确，容易导致严重的副作用和社会问题，成为有害疗病术。所以，要积极发展、应用现代心理治疗，同时识别各种迷信的或伪科学的疗病健身术，尤其要防备那些滥用心理学机制进行欺骗性说服和人际控制的现代巫术、骗术和魔术。

……………………………………………………………………………………（郑鸿伟）

第二节　心理治疗的种类、流派及作用机制

一、心理治疗的种类

（一）按治疗对象分类

1. 个别治疗（individual therapy）：以单独的患者为对象的心理治疗。多数治疗采取治疗师与求助者进行一对一访谈的形式。

2. 夫妻治疗（couple therapy）或婚姻治疗（marital therapy）：以配偶双方为单位的治疗。重点处理影响婚姻质量的各种问题，如夫妻关系、性问题。

3. 家庭治疗（family therapy）：以家庭为单位的治疗。以最普遍、最基本的人际系统 -- 核心家庭为干预目标，必要时还邀请核心家庭之外的大家庭成员，甚至家庭外的有关人员等参加治疗。

4. 团体治疗（group therapy）以多名有相似问题，或对某一疗法有共同适应证的不同疾病的患者为单位的治疗。团体治疗重视群体成员构成人际系统后产生的“群体心理动力学”现象，利用人际互动来消除病态，促进健康。

（二）按理论流派分类

心理治疗技术是对应着关于疾病病因的理论假设而产生的。与躯体疾病不同，精神障碍的心理病因学还没有形成普遍认同的理论。心理治疗有几百种大小流派，但多可以纳入精神分析、行为主义、人本主义、系统论这四大主干体系。近来，各种流派互相融合，心理治疗的基本机制受到强调，对于有效、服务面广、容易操作的基本技术的兴趣日益增强。精神卫生事业发达的德语国家将这些基本技术纳入“心身医学基本服务”范畴，要求所有医学生学习掌握。

心理治疗还有其他的分类方法。例如，根据语言使用情况可分为言语性技术和非言语性技术，后者包括音乐疗法、绘画及雕塑治疗、心理剧、家庭塑像；又比如，可根据干预的强度、深度、紧急程度，分出一般支持性治疗、深层治疗、危机干预等。

二、心理治疗的流派

（一）精神分析及心理动力性治疗

经典精神分析（psychoanalysis）是在 19 世纪 90 年代由弗洛伊德（S.Freud）创立的，其特征是对于人的潜意识和人格发展，提出了心理动力学（psychodynamics）学说。弗洛伊德精神分析理论中最重要的理论之一是关于潜意识和人格结构的学说。他认为人格结构由本我、自我、超我三个相互密切作用的系统构成：

1. 本我（id）：是人格最原始的潜意识结构。其中蕴藏着本能冲动，为一切精神活动提供非理性的心理能量，按“快乐原则”行事，只求本能需要及时满足。

弗洛伊德认为人有两类最基本的本能：

（1）生的本能：包括自我本能和性本能，表现为生存的、发展的和爱欲的本能力量，目的在于保持种族繁衍与个体生存。

（2）死亡和攻击本能：包括人类心理的攻击、破坏、自毁等成分，及其衍生的贪婪、野心、暴虐等。

2. 自我（ego）：指意识的结构部分，是来自本我经外部影响而形成的认知系统，

代表理性，调整本我与外界和超我之间的关系。自我与本我的关系如同骑手与马匹的关系。自我的主要功能是：

（1）根据“现实原则”行事，监督、调节、压抑本我，使之适当满足。

（2）自我使个人精神活动保持与外界的联系。可分为：

1）现实感——指个人对自身和客体的觉察能力；

2）现实检验——个人对外界具备作出客观评估和判断的能力；

3）对现实的适应——使个人能根据对现实的判断，运用应对能力适应客观环境。

（3）客体关系：个人在生长发育过程中，形成与发展同他人关系的能力。

3. 超我(super-ego)：指道德的部分、人格最高层，处于意识层面，代表良心。按“至善原则”指导自我，限制本我，以图达到自我典范或理想自我的实现。

上述三者保持平衡，人格发展就会正常。反之，如果各种力量的冲突不能很好解决，则导致神经症或其他障碍。为达到治疗目的，治疗师安排患者进行每周数次、历时数年的长程治疗，其间使用许多专门技术，如：释梦、自由联想、对质、澄清、阐释、修通、重建、阻抗分析、移情与反移情的处理。

经典的精神分析因耗时太多而不再流行。近 40 多年以来，以精神分析理论为基础的各种短程治疗（brief-thempy）较为普遍，基本思想仍基于心理动力学理论，统称为心理动力性心理治疗。现代理论同样认为，患者表面上是因为各种症状和问题而感到痛苦，但这些痛苦其实是潜意识冲突和童年期创伤的结果。这些体验的组合甚至会导致人格障碍的形成，并且渗透、反映在日后的所有体验领域之中，包括思维、躯体感知、自我及环境知觉、社会能力。与经典学说不同，现代动力性心理治疗认为：过去的经历实际上是不可能真正得到修复的，心理治疗的目的首先是改变此类人格障碍中与当前紧迫问题相关的那些部分；与此同时，通过处理不良心理体验，使患者正确认识自己生活设计中的缺陷，重树希望，重建有效的人际关系。

（二）认知 - 行为治疗

20 世纪 60 年代发展起来的行为治疗（behavioral therapy）以条件反射学说（theories of conditioning）为理论基础，主要包括巴甫洛夫（I.P.Pavlov）的经典条件反射学说、斯金纳（B.F.Skinner）的操作性条件作用学说，以及班杜拉（A.Bandura）的社会学习学说。该流派认为神经症等病态并非潜意识冲突的结果，而是一系列“习得”的错误行为方式 -- 环境中反复出现的刺激，包括人自己的行为所造成的结果，通过奖赏或惩罚的体验，分别“强化”或“弱化”某一种行为，其中包括可能使人不能适应环境的行为。因此治疗的任务是，用“养成性技术（acquisition-techniques）”设计新的学习情景，使合意的行为得到强化、塑形；用“消除性技术（removal techniques）”使不合意的行为得到弱化、消退。

在提出行为主义的早期，这些理论观点主要是基于对实验动物的观察，所以只强调外界刺激（stimulus）与可观察、可测量的外显行为反应（response）之间的关系，简化为“S-R”模式。后来人们注意到，人作为有机体（organism）所具有的内在心理过程，如认知（cognition）评价过程，在由外来刺激引起行为反应的过程中，起到重要的中介作用（S-C-R 模式）。适应不良的或者病态的行为之所以形成并维持下来，与一些非理性观念或推理方式：如“非此即彼、以偏概全、情绪化、灾难思维”等思维歪曲有关。因此，新近的行为治疗已不再是机械、非人性化的操作，不仅仅对外显行为感兴趣，而且注意认知因素与行为之间的互动关系，增加了对内在心理过程的干预，故称认知－行为治疗（cognitive-behavioral therapy，CBT）。

（三）人本主义治疗

人本主义治疗（humanistic therapy）又称咨客中心治疗（client-centered therapy），是以20世纪60年代出现的人本主义心理学为基础的一类治疗方法，重视人的自我实现理想、需要层次，重视人的情感体验与潜能，提倡治疗师应该具有高度的同理心（empathy），以平等、温暖、关切、真诚和开放的态度对待咨客或患者。代表性先驱人物是罗杰斯（C.Rogers）。

相对精神分析对潜意识的关注和行为主义对学习过程的强调，人本主义对于意识领域的冲突感兴趣，首先倡导"以人为本"、"以咨客为中心（client-centered）"的思想，心理治疗对象被称为"咨客"而非"患者"，故意弱化对心理病理的关注。人本主义者认为，心理障碍只是成长过程受阻碍的结果，是实现自我的能力相对于可能性而言显示出不足；不能高估过去的潜意识经验和环境中的条件化学习因素对人的影响，也不能高估智力、理性对于其他心理过程和行为的控制。每个人都有其独特性，心理治疗师不是万能的权威，而只是一面"镜子"而已，让咨客"看见"自己的行为和不能用言语表达出来的情感体验。因此，心理治疗的目标是扩展、增加体验，增强自由意志，提高自我确定、选择和满足的能力，促进非理性的体验能力，如敏感性、情感表达、自发性、创造性及真诚性等方面的成长。为达到这些目标，治疗干预显得自然而然，治疗师有高度的情感投入。由于以上特点，人本主义理论和技术已经成为一般心理治疗的基础，而且也被其他流派广泛采纳。

（四）系统思想与家庭治疗

家庭治疗（family therapy）是近60年来伴随着系统论、控制论的诞生而发展起来的。特点是强调个体与人际系统间的心理动力学关系，关注整体和系统中各种互动性联系。与其他疗法关系密切，有很好的兼容性。但与此同时，其新颖、独到的理论观点和技术带来临床思维方式上的变革，对心理治疗领域产生了变革与冲击。以下对这些观点稍加阐述。

1. 系统的概念与系统式思维：系统是自我组织、自我修复、自我复制的生存单元。不仅指生命体，也包括由交流、互动构成的社会系统。以此相应，"系统思维"（systemic thinking）是指一种观察、描述的方法——从系统内成员之间的关系出发，而非由内因来解释行为；总要把个体行为与一种具体情境和整个观察框架联系在一起。

2. 互动意识：系统思维重视环境对个体的影响，但又不认为具有自主性的个体可以轻易地被外界直接影响，而是同时强调人际互动中的个体对情境的整体认知、评价和反应。所以，家庭治疗不谋求直接的说教或干预。

3. 病理心理的循环因果观点：家庭治疗师认为，患者的痛苦或异常体验并不仅仅是内在生物学因果链条的最后一环，而是各种内因与外因之间互动关系的过程性、动态性表现，而且还可能成为后续发生的因果网络中的动因。病理心理或行为既可被视为众多因素的结果，也可以被看做是对系统中的问题产生的反应、干预。换句话说，一个精神症状也许是"有功能的"，引发系统新的问题。

在判断应激性事件与精神症状发生的因果关系时，不同立场的人常常陷入"各说各有理"、分不清因果的恶性循环之中。再比如婚姻中争夺控制权的"对抗升级"式的夫妻冲突，常让旁人有“清官难断家务事”之感，因为肇事者与受害者在不断地互相转换角色。与此类似，人们在遭遇困难、麻烦时针对问题做出的反应，包括用来解决问题的办法，有可能对问题起到火上浇油的效果。“再加一把劲！”对系统失衡进行矫正的过程可能加大失衡，把日常性的困难变成真正的麻烦问题，把小问题加重为大问题。

针对这类“解决问题的办法造成问题”的悖论处境，人们习惯使用的“线性因果思维”无能为力。而许多类似中国道家哲学、佛教禅宗修炼的临床方法，如“以毒攻毒”般的症状处方、悖论干预，或“无中生有”式的计谋，可被用来打断由于人们过度痴迷于理性、执着于短期利益而造成的恶性循环或僵局。

4.“正常家庭”与资源取向：Hoffman 认为，所谓“正常”的定义是社会性的建构，受到主观的世界观和文化的影响。同样，对于家庭是否正常、幸福，不同的人基于不同的文化价值观、人生经历，会有迥然不同的看法。托尔斯泰说：“幸福的家庭都是一样的，不幸的家庭各有各的不幸。”而纳伯科夫却认为：“幸福的家庭多少会有不同，而不幸的家庭却总是类似。”两种看似对立的论断各有道理，都提示存在某些给家庭带来幸福或不幸的规律性，也即家庭治疗师所说的家庭模式、家庭动力学特征。但迄今为止，不同的理论像是“盲人摸象”，只是具有相对的正确性。

最后这种观点，突破了临床精神病学、精神分析对病理和缺陷的狭隘关注，以人际系统为单位，发展对“正常家庭”的观察、测量、解说与促进的方法，重视家庭中的健康、积极力量，利用和开发家庭面临环境变化和压力时所具有的弹性、复原力与发展潜能。

5. 家庭生活周期的观点：Erik Erikson 提出的心理社会阶段论将人生划分为八个阶段，每个阶段对应着一种发展关键以及在这一发展关键正常或异常时出现的典型表现。受此启发，家庭生活周期从家庭中的子女成年开始划分，共有六个阶段。家庭生活周期中一个阶段向另一个阶段过渡、转化时，家庭成员较易出现成长、适应方面的问题，甚至出现临床症状。在治疗技术中，治疗师用家谱图直观地体现代际之间的传承及家庭成员之间的交互影响。

家庭治疗有许多分支，但现在也呈现互相融合、共同发展、对外扩展的趋势。例如，系统式治疗（systemic therapy）是作为家庭治疗的一个分支发展起来的。后来，系统思想不但逐渐影响了大多数家庭治疗师，而且还作为一种基本思想，被接纳进入个别治疗、集体治疗和大型组织-机构咨询之中，成为日益重要的一类治疗。

三、心理治疗的效用及其机制

（一）心理治疗的适应证

人类使用心理方法疗病历史久远，成功经验很多。在循证医学的时代，人们通过科学设计的研究来检验理论的合理性和方法的有效性。MJ.Lambert 和 A.E.Bergin 对心理治疗疗效（effectiveness of psychotherapy）问题做荟萃分析，对心理治疗的适应证有如下结论：

1. 不同类型的神经症患者都可以得到心理治疗的有益帮助。治疗能够缓解症状，加快自然的治愈过程，提供新的应对策略和对付未来问题的方法。

2. 神经症、儿童少年期的情绪和品行障碍，患病率较高，是心理治疗的重要适应证；成人的其他心理问题、精神障碍和心身障碍，包括一些与躯体疾病、创伤相关的适应问题、情绪障碍等，也常常根据情况，需要心理治疗作为唯一的、主要的或辅助的治疗。

不过，虽然上述精神障碍的患者应该可以从心理治疗获益，但实际上仅有一部分真正接受心理治疗，因为以下几类因素可能影响患者接受治疗的可能性：

（1）患者的基本情况：如症状、诊断、人格特点、生活处境；

（2）治疗背景条件：如治疗环境、时间设置、治疗模式、是否服药等；

（3）治疗关系：治疗师与患者之间的适配程度、互动质量；

（4）具体技术对于患者问题或期望目标的针对性。

（二）心理治疗产生疗效的机制

有效的心理治疗产生的治疗效应，是通过一般性的（或基本的）治愈机制（curative mechanism）和特殊的治愈机制实现的。

曾文星、徐静认为："基本的、非特殊性的治愈机制，与治疗者所施行的治疗方式不太有关系，而是超出治疗之学理与技巧而无形中产生的治愈效果。这种治愈机制包括治疗者对于被治疗者所表示的基本关心，患者对治疗者的信任，患者觉得治疗者能作其精神上之后盾，并给予支持；治疗者能替患者栽培对将来可抱有的希望，患者本身想好的动机与期待等。在施行心理治疗时，这些非特殊性的因素，往往在不知不觉之中会发生很大的功效，不管采用何种治疗模式时，都宜尽量发挥此基本之治愈功能。而所谓特殊的治愈机制，乃是治疗者经运用治疗原理，有意地选择执行某种治疗策略及技巧，希望产生特别的治疗功能。因此，随着治疗模式不同，各种治疗方式有其特殊之治愈机制，并特别去运用，有目的性地让它发生。"

Grawe 通过综述研究文献，提出各种心理治疗共有的作用机制是：

1. 激活资源；
2. 将问题现实化；
3. 积极帮助解决问题；
4. 澄清冲突、混乱的认知。

有研究显示，心理治疗疗效中的 60% 是基本机制所致，特殊机制及患者本人的因素分别占 20%。无论是基本的还是特殊的机制，均是通过治疗师与被治疗者之间发生的有效而积极的交流（communication）才实现的。医生的任何言行，包括不沟通、不交流、无所作为的"阴性行为"，都是有意义的，都对患者产生影响。在医患关系中，医生与患者不可能不交流，差别只在于这种人际互动是有利于还是有害于患者。一位医生如果主动追求积极的、建设性的互动，那么其言行举止实际上在不经意间就已经开始发挥基本的治愈机制。

除了临床研究，心理治疗的价值及其机制近来还得到神经科学基础研究结果的支持。例如，精神分析理论中关于早年依恋模式、创伤对成年生活深远影响的假说，在关于神经可塑性、情绪记忆的实验研究中找到新证据，可能形成一种能够综合解释精神病理的神经科学 - 心理动力学 - 家庭动力学新理论，并有助于制订较为现实的、以代偿为主的而非矫治性的心理治疗目标，发展新的干预技术。一些与应激、行为认知治疗、冥想相关的实验及功能磁共振神经影像学研究发现，对抑郁、焦虑、强迫及躯体形式障碍、摄食障碍的有效治疗，伴随着海马、杏仁核、前额叶皮质等部位神经元及神经元网络模式的变化，提示未来的心理治疗可能使用定量的，甚至是可视的指标来指导规划和实施。

……………………………………………………………………………………………（郑鸿伟）

第三节　治疗关系技术

一、治疗关系的定义与意义

（一）概念

治疗关系指治疗者与患者之间在医疗情境中，基于互相间的需要和伦理、法律、经济和技术性的规范，经由互动而形成的工作关系。任何一种医学治疗的过程都是发生于此种关系背景之下。这种工作关系应该使人增强能力，能够促进与对方设身处地进行相互理解。在心理治疗中，这种关系本身就具有治疗价值，就是操作技术的一部分。

在我国，治疗关系（therapeutic relation）还没有成为学术性的话题。一方面，我们多还只是将其当成文明礼貌意义上的态度问题。这仅仅是道德伦理层面的眼光；另一方面，有人热衷于所谓“关系学”。但此类人际交往规则对心理治疗所强调的治疗关系却是弊大于利。因为临床常见的许多心理问题，常常是“关系学”所强化的势利、投机取巧和其他不良的交流行为造成的。现代医患关系的基础原则是：平等、理性、坦诚，不伤害，避免利益冲突。

（二）治疗关系的伦理与技术双重属性

心理治疗关系不同于随便发生的日常社会关系。除了它的伦理学内涵之外，其实是治疗技术内的一个重要范畴。治疗关系技术是基本的心理治疗技术，不但为精神卫生人员所需，同时也是临床各科医生开展日常工作的必备技能。伦理和技术是相辅相成的两个方面。心理治疗的关系规则以规范日常人际关系的伦理为根基，但又超越了后者而有专业性的考虑。“态度好”不仅仅是出于助人的良好愿望，或是不得不遵循的社交礼貌。营造治疗关系体现治疗师临床技术水平的高低。

（三）良好治疗关系的临床价值

在建立医患关系过程中运用好心理性的影响因素，既合乎道德伦理要求及社会对医务人员的期待，又有事半功倍之效，可避免医患关系问题或医源性损害的发生，使临床工作成为对医患双方皆有利的心理健康促进过程。在以下几种日常临床工作活动中，可以观察到良好治疗关系的重要性：

1. 医学咨询：医生接诊患者的过程，是接受询问、给予解答的过程。面对无法沟通的严重疾病患者，要对相关人员进行解答。不论病情轻重，患者对病情的关切应该得到回应、安抚，即便是对于较轻的不适或异常，也应该耐心给予倾听、分析、解释和建议。

2. 医生谈话：在进行重要的检查、治疗前，医生需要经常与患者及其家属进行有关病情及诊疗措施的沟通，有针对性地小结迄今为止的相关发现、存在的问题，疾病诊断、性质及程度、预后，介绍、讨论下一步诊疗措施，探询并澄清对方的不解、疑惑、犹豫、阻抗等认知性屏障，减轻其恐惧、焦虑、忧郁等负性情绪，争取合作。

3. 患者健康教育与培训：在许多慢性疾病的长期治疗和康复计划中，患者行为、心理上的改变或适应与躯体治疗同等重要，所以，有意识地融合了医学、心理学和教育学原理的患者健康教育非常关键。例如，高血压病、糖尿病、肿瘤、支气管哮喘、骨质疏松症等都有比较成熟的健康教育培训课程包。

从内容上看，上述几种日常医务活动涉及的问题并不一定是心理问题，而是临床各科的躯体疾患。但传达有关知识、建议、医嘱时，医生话语的语用学效果，即患者方对信息真正理解、采纳的程度，却受到心理学因素的影响。有经验的医生，通常都精于营造治疗关系，能使用适应于患者认知水平、情感状态、价值观、意志力和期待的语言，简明扼要地传达专业信息，并让患者有恰当的心理准备、依从性，增强应对疾病的能力。

二、建立、维持治疗关系的技术

（一）治疗师的位置与角色意识

1. 医患之间的距离：各种治疗流派的看法不同。有的发挥操纵、支配作用，充当“社会控制”角色，把患者放在很被动的位置上。如某些类型的催眠及心理教育方法即如此；有的则强调中立或“多边结盟”，面对谁是谁非问题，不卷入具体事务和人际纠纷中去，这是系统家庭治疗的原则。相对于传统助人者居高临下的施舍、教化功能，甚至法官式的审判角色，有的治疗师只想让别人把自己当镜子或拐棍使用，而不希望被依恋、被崇拜。

2. 医患关系的个体风格差异及文化差异：上述不同的看法，反映治疗师个人的伦理取向和社会文化背景。重视个人价值的现代西方心理治疗师更加重视平等对待咨客或患者，更少采取居高临下的权威态势。而不少中国患者来看病，期待的是与专家、权威发展依赖的关系。这样的患者如果遇上偏好自主自立价值观的治疗师，也许会感到有巨大的压力，对是否继续依从治疗产生怀疑；但如果遇上倾向权威主义的治疗师，就会觉得如释重负，马上就形成过高的依从性。与此相应，有些医生习惯了这种关系模式，认为患者就是来“求”我，来听我教训或摆布的。

3. 期待的迎合与调适：在治疗开始阶段，就得注意调整与患者之间的价值观差异、期待差异，努力与患者及其亲属建立起一种顺当而有效的互动关系，使他们感到舒服、自在，觉得受到接纳、理解，敢于与治疗师一起探索隐秘的情感和思想世界。这意味着治疗师可能要暂时放弃或掩饰自己的价值取向，目的是保证有适当的依从性。营造治疗关系时要注意激活自己行为与对方的需要和期望相符合的那些方面，但同时又要保持独立性。故意迎合不等于完全迁就。要为后来使对方逐步适应治疗过程留出余地。

4. 位置与角色（position and role）匹配意识：按情感距离的大小，大致可以区分出三种治疗师的位置：支持、保护的“慈母”；客观的“教练”；疏远的“专家”。不同的患者对来诊治疾病抱有不同态度，常见的有三种情况 -- 多数是真心的“求助者”，而有的却像不太投入的“观光客”，甚至是挑剔的“消费者”。因此，他们对治疗师的位置有不同的期望，而不同的位置各有其优点和缺点。治疗师在与患者接触的过程中，还会接受到许多别的“邀请”，诱惑或迫使其采取其他的角色并进入相应的关系，如朋友关系、商业关系，甚至性爱关系。这类关系对治疗不利，且有伦理、法律上的风险，应该避免。与求治者保持多大的距离，既有较定型的个人风格，有时也要依具体情境而定，要求治疗师有“演员”的能力，让自己进入本不喜欢但对当前有用的角色。

（二）开场技术

首要的任务是建立信任感。如前所述，“麦斯默通磁术”造成“奇迹”疗效，如同我国近20多年来的“气功热”。这种疗效的根本原因实际上并不是施术者声称的作用机制，而是施术者与患者间建立和睦、默契的治疗关系，患者对施术者说法的信任增强了暗示性，随后容易受到催眠。这样一种强烈的安慰剂效应才是产生治疗效果的原因。

要迅速取得信任，需要做好以下开场（opening）技术：

1. 见面、互致问候：根据当地习俗、患者及陪护人员的年龄、性别和社会身份，决定需不需要握手、鞠躬、做自我介绍，并且迅速决定对话的言语模式讲何种语言或方言，讲口语化、简单易懂的日常语言还是讲较文雅的、较有科技含量的学术语言。许多医生习惯于“被人求”的地位，不太愿意主动示好，通过表情、姿势的非言语交流表达出来的是被动、淡漠、困顿、厌倦、心不在焉、邋遢、傲慢、生硬，或缺乏自信导致的紧张、回避、提防、敌对等不利信息，形成妨害关系的第一印象。

2. 挑起话题：将对方引人治疗室并让座后，可以大致介绍环境、摆设和设备，观察有无犹豫、警觉、挑别或好奇的神态表情，并以此为线索寒暄、解释几句。随后，用“请问今天你们是因为什么问题要来看我的？”或“我今天能为您做点什么？”之类的话，将发言权交给对方。

3. 空间安排与设施：应该在安静、整洁、优雅的正规治疗室进行治疗。最好双方坐同样舒服的椅子，距离适中，双方正面时看前方的视线形成一定夹角。不要让无关的人旁听。如果室内光线不均匀，不要让患者对着光线而自己背对着光。在有摄像、音响设备或单向玻璃观察窗的情况下，必须解释使用的目的，承诺对对方无伤害，如泄露隐私、商业性盈利。如果对方不同意使用这些设施，应立即关闭，并且承诺这并不影响接下来的合作。

4. 减少神秘感、不安全感：许多人对医疗机构、治疗技术怀着神秘感。应解释说，心理治疗并不神秘；它不过是在专业知识的指导下，进行规划、重新学习、面对自我的过程。与儿童或与异性患者单独谈话，应设法消除不安全感。

（三）接纳与反映技术

正式话题开始后，治疗师要神情专注；不带价值评判地用“嗯”、“哦”、“请接着说”之类短句对对方进行鼓励。在建立初始关系之后，通过显示对患者情感状态的理解来深化关系。在患者作有关自己问题、处境的陈述时，治疗师像一面“会说话的镜子”，不时用略为不同于对方的词汇“接话茬”，或做简单的附和、评述、提问，将其话语之下那些没有表达出来的情感、态度或思想点明或者映照出来；或者将对方以第三人称表达的情感、态度或思想逐渐引回其自身，使其用第一人称陈述。这样的做法，即是情感反映（reflection）的技术。

及时有效地识别、回馈、反映、共享患者的情感体验，加强对方对这些隐蔽着的体验的感知，提高对其体验进行理性化、言语化处理的能力，属于治疗师设身处地、将心比心地对患者进行“共情的理解”（empathic understanding）的过程（名词“empathy”亦译为同理心或共情）。这是治疗师必备的能力。

（四）构架技术

构架（structuring）技术指在对患者的问题、人格特点、人际系统、对治疗的期望、转诊背景等有了一定了解之后，应对治疗过程的性质、条件、可能的努力方向、局限性和可能达到的目标作适当的定义和解释，使得患者能够对自己在治疗中的位置、权利和义务有较清晰的定向，避免产生依赖的意向和神秘感、困惑感、不安全感。另外，还应简要说明整个疗程、每次访谈的大致时间及相应的费用；对于富于攻击性的咨客系统，可以告诉对方，治疗室里可以无话不谈，但不准发生吵架式的交锋，治疗师不想做居委会式的调解工作，我们最好多探究问题，少指责别人。这有点像与对方签一份合同，目的是让对方作出“知情同意”与“知情选择”，提高依从性。

（五）倾听技术

倾听（listening）不仅仅是采集信息的过程，也是主动接纳、关切的过程；不仅要听说出来的，还要解析“弦外之音”，有时还必须听“无声之音”。不说话的倾听，以及保持沉默和短暂的静息状态，有时比说话还重要。但心理治疗的新手最怕治疗中出现没有话可说的空档。遇到这种情况就以为是自己无能，做错了事。这里涉及如何评价静默、中断现象的原因和意义，把握自己介入时机的问题。根据判断，治疗师可以决定是要给对方台阶下，尊重其思路，还是迫使其开口、鼓励进一步表达，抑或转变谈话方向等。

（六）引导技术

引导（leading）指治疗师指引或影响患者思路的程度。举例说，提问比只发出“嗯！”的声音有影响力，特殊疑问句与一般疑问句又有不同：“今天我们能帮您解决些什么麻烦？”给患者很大选择权；“如果今天的治疗成功的话，你们家会发生什么变化？”让对方的思路往未来方向、积极方向推演，但选择余地仍较大；“你妈妈的意思好像是说，每次你一坐到钢琴旁边就想说头晕、肚子痛。是这样吗？”让被问的人只能选择“是”与“不是”中的一种回答。

引导的程度随着访谈的进行越来越强，逐渐凸显治疗师带自己流帕特点的干预意图。应注意自然、灵活地转换话题却又不失主见，避免让对方觉得生硬、傲慢、太具操纵性，否则易引起阻抗。在这个方面最难处理的情况见于面对年龄大、社会地位高、身份特殊、很有主见、不容易信任人、对治疗后果考虑较多的患者时，涉及家庭、性问题及与其他人的关系问题时，尤其要谨慎，不宜太勉强，有些治疗干预在实施前要做许多铺垫。

（七）安慰和承诺技术

使用让患者感到宽慰、安心和承诺的关系技术，是向患者提供支持、保证。安慰和承诺（reassurance and commitment）技术首要的作用是对其行为及有适应性的信念系统进行强化性的奖赏，并培植对于将来奖赏的期望，使其对不断深入地探讨问题、解决问题保持兴趣。“你配合得很好；有些人对心理治疗很有悟性，你应该算其中的一个；你很理智；你非常能干；这事考虑得真周到；你过去碰到的麻烦比现在还大，这次你也一定能解决那个问题；你会在几天之内感到越来越好，……”等话语，能够起这样的作用。

另一个直接的作用是降低焦虑和不安全感。但适度的焦虑、紧张、困惑，对于激发和维持有利于发展和变化的动机是有益的，不一定要让患者马上获得“吃定心丸”般的安抚效应，那样会助长依赖。许多疗病者，尤其是江湖医生、民间健身术者，喜欢这种“奇迹”效果，而心理治疗忌讳“打保票”。这不仅是技术问题，也是一个伦理学问题，因为不切实际的担保与欺骗无异。不过，在有些情况下，作出有信心的保证很有必要。

这类努力的第三个用途是在患者已经对问题有领悟而尚不敢行动时，鼓励其开始尝试新的行为模式。

（八）暗示技术

治疗师做以上工作的时候，已经对患者产生着一般性的暗示（suggestion）效应。治疗师的声望、职业权威、柔和而关切的声音，安全的环境，加上正在形成的信任和信心，正在被强化、确认的期望，双方对于话题的共同关注，逐渐使对方的情绪和身体放松，对治疗师发出的信息接受性逐渐增高，批判性逐渐削弱，注意越来越集中，意识相对狭窄，与主题相关的想象增加，思流受到诱导。这是一种放松的警觉状态（state of relaxed alertness），对导入特异性干预有利。

在此基础上，如果持续地加强暗示，也就是进行下面要提到的催眠治疗（hypnotherapy），可以诱导产生“非常意识状态（non-ordinary state of consciousness）”或“意识改变状态（altered state of consciousness）”。在不做专门的催眠治疗时，使用暗示的有意性和力度较弱。

（九）终止技术

以上内容谈的是启动、发展治疗关系的问题。心理治疗有始有终，适当时候要考虑如何结束一次访谈、一个疗程，解除治疗关系。

依据日常生活中的礼貌，以及各个治疗方法的特殊要求，要在合适的时刻终止（termination）一次访谈。一般而言，40 ～ 50 分钟是许多治疗流派用来计算治疗费的单位时间，但家庭治疗稍长，常达到 90 分钟的长度。为了强化访谈的效果，延长干预发生作用的时间，保持依从性，治疗师应该对会谈进行总结和评论，反映、交流访谈中的印象和感受。特别要感谢对方的合作，指出其表现出的优点和长处。最后，预约下次访谈时间，并且布置间歇期要做的“家庭作业”。

总疗程的长短变异较大。何时宣布治疗关系结束，要视情况而定，时机选择和方式可以灵活多样。

治疗关系贵在自然、坦诚、融洽，建立治疗关系的过程应富于创意，生动活跃，有时需要幽默、诙谐，而不要成为机械、刻板、做作的操作。以上 9 个方面的内容对于提高关系意识、促进治疗师自我反映和增强人格魅力有用。要注意从临床上的每一个细节做起，使自己尽快成为受欢迎的医生。

……………………………………………………………………………………（郑鸿伟）

第四节　促进变化的策略和技术

各种心理治疗共有的要素是促进积极的变化。多数治疗方法都大致含有以下一般过程：在建立治疗关系的同时，治疗师开始对患者的症状性问题、人格、应对方式、人际系统（包括家庭）、社会文化环境及资源等情况进行询问、观察，并作出多维评定与诊断。在此基础上，逐渐增加干预成分，促进变化，直至宣布治疗关系结束。

一、治疗变化的目标及干预方法的选择

（一）筛选干预目标

患者就诊，主要是想改变不适的心理体验、行为模式或人际环境，甚至要求改变性格。每种治疗都有自己确定的主要干预目标（target of intervention）。信念、形成信念的思维方式（认知模式）、行为、压抑的过去经历和现在正产生着的自我体验、面对外部世界所作出的反应（如情绪、心理防卫机制、应对策略）和人际网络，都可以是治疗的靶子。由于心理活动的整体性、心身统一性，以及人与环境的互相调适性，在一个靶子上引起的变化可能产生系统性的滚雪球效应。

依据对于心理病理和健康状态的理解和定义来设计、实施干预措施，心理治疗不外引起两类反应：第一类是负反馈，即控制性、缩小性效应，用于消除暴力、愤怒、焦虑等不良行为或心理体验；第二类是正反馈，即促进性、放大性效应，用于增强同情心、同理心、爱心，培植希望、幽默与宽容。这些反应均服务于心理干预的最终目标一个体、人际系统的和谐与平衡。

（二）根据问题和相应理论解释确定干预方法

根据问题的复杂程度和来源确定干预策略是针对症状、内心冲突、认知、应对方式，还是人际系统。对问题的看法和说法不同，自然会引出不同的干预方法。治疗师的任务是将问题归入一定的理论框架，进行化繁为简的概括，继而从潜在有用的多种“工具箱”中挑出一种或有限的几种来试用。

二、主要的干预策略

（一）重建自我认识的技术

重建自我认识（restructuring self-perception）的技术主要用来帮助患者澄清自己的思想和情感，以新观点看待病理性问题与各种内外因素的关系，获得领悟，使其能走上自己解决问题的新路。

1. 阐释（interpretation）技术：阐释指对患者心理、行为及人际情境中的关系或意义提出假设。也可称作解释、释义。阐释在解决问题的努力中给予患者多一点自由，使其用与已不同的词汇、语言、新的参照系来看待和描述心理和行为现象。

许多技术或多或少有阐释的功能，施用于患者及其相关系统时引发的感受是不同的，直接干预的力度也不同。以下四个构成一个连续谱的概念可体现这些差异：

（1）反映：已在第三节介绍过。这一技术给患者的阐释信息没有超过公开表达出来的内容。

（2）澄清（clarification）：只是稍微点明患者的表达中所暗含、暗示的，但自己未必意识到的内容。到这一步时，已经需要心理动力学和机制的知识，在对情感进行的反映中加入许多认知成分，以帮助患者将以往只是模糊感受到的心理体验言语化。

（3）对质（confrontation）：治疗师利用患者呈现出来的情感和思想作为材料，提醒患者注意暗含的、但没有意识到或不愿承认的情感和思想。具体的线索可以是口误、前后不一致、掩饰行为、言语与非言语行为的不协调、静默等。

（4）阐释：治疗师直接导入全新的概念、意义联系或联想。这些心理成分存在于患者的体验之中，但显然离其意识甚远。在系统治疗中，可能会故意“强加”一种让患者及其家属感到十分荒谬的假说，以激起强烈的扰动，如暗示患者“是因为当患者

有好处，所以你的病才好得这么慢”。

（5）对志愿者进行催眠治疗前的放松性谈话的一个例子能说明以上四种方法的差别：一位男子希望参加催眠治疗的现场示教，但刚要开始时却显得很紧张。治疗师在力图让其平静下来的过程中先后用了以下话语：

1）反映："你看上去好像比较紧张。"

2）澄清："你第一次来心理治疗室，不太习惯，心里不太踏实。"

3）对质："从表情和一些多余的小动作当中，我发现你心情很矛盾，甚至有些害怕。"

4）阐释："我推测，你像其他一些人一样，害怕被催眠后失态，或是被我操纵了去做什么不好的事情。其实这些都不会发生，因为我了解到，你的个性特征是比较稳定的，暗示性比较适中，况且专业的治疗师诱导的催眠只是一种缩窄的清醒状态，你能够随时回到完全清醒状态。"

2. 隐喻性阐释（metaphoric interpretation）技术除了治疗师为患者提出阐释，还可利用譬喻、象征的方法来促进患者及其相关系统产生自己对问题的理解。

通过以类比语言为基础的象征性思维进行的交流活动，是非常古老而有效的助人方法。国外的希腊神话、圣经故事、《一千零一夜》，中国的孔、孟、老、庄的著述，成语典故，以及其他思想家、文学艺术家的无数作品，均是可运用的宝贵资源。治疗师既可运用故事疗法、阅读疗法、看录像治疗这类方法来传达自己的阐释，也可由此来促成患者方面产生自己的阐释。形象化地打比方，将思想感觉化，讲神话故事、讲别人的故事、讲临时杜撰的故事，根据患者的处境用成语进行概括，以及绘画、音乐、雕塑、心理剧等艺术治疗形式，都是绕过以数码语言为基础的抽象逻辑思维，从而启发观念、情感和行为改变的智慧的办法。

治疗师常使用的材料很丰富：幽默故事、成语故事、中外小说、传记、神话、传说；各民族奇闻轶事、风土人情；中医和外国治疗师的著名心理治疗案例，以及自己治疗过的成功案例（但要注意为故事主人保密）；对青少年患者讲自己的成长故事；让患者及其家属一起读有关道家思想、禅宗的连环漫画，读心理学科普书籍，下次治疗时由他们谈感想，等。

东方人在进行隐喻性交流方面有丰富的资源和较强的能力。我们面对的患者人群，也与欧美文化背景中的患者不同，擅长使用"器官语言"，并因此而被西方人认为具有较强的"躯体化"倾向。另外，中国人有很强的"面子"观念，他们不习惯过分理性的剖析，不喜欢直截了当地对质，尤其不愿直接涉及"性压抑"、"过分紧密的亲子感情纽带"这样一些可能有道理但让人难堪的说法。而形象化的语言，易于理解，促进同情心与同理心，不容易触发患者对暴露问题、缺陷而产生的阻抗。所以，符合我国文化传统的阐释体系仍然很有市场。

正式的系统家庭治疗和催眠治疗常有录像记录，可以有针对性地请患者及其家属观看他们自己接受治疗的录像带，看完后先在家里讨论，然后再与治疗师讨论，或者写信回馈他们的观感。夫妻治疗、性治疗中，使用录像带也较普遍。许多问题不宜当面进行讨论，治疗师可以用间接的方式增加体验、促进领悟。

3. 认知重建（cognitive restructuring）技术：源自 A.Ellis 的理性 - 情绪治疗（rational emotive therapy）和 A.Beck 的认知治疗（cognitive therapy），焦点是发展有适应性的思

维，引导产生建设性的行为变化。

Ellis认为，理性信念主要包含偏好和愿望。在受到阻碍时，人们会产生适当的、有利于自救的悲哀和挫折感。但很多患者在此之外还有一些非理性的信念，使患者产生不良的情感和行为。比如，他们喜欢用命令式的情态动词，如“应该”、“必须”之类，使自己勉为其难地追求达不到的目标，不能容忍某些不幸情况的存在。Beck总结患者的思维歪曲，不是侧重内容，而更多地是从形式方面提出认知治疗的以下几个靶子：

（1）“全或无”思维，对人对事的评价只用非黑即白、非此即彼两个范畴。

（2）以偏概全，过度泛化，跳跃性地下结论，将孤立事件的意义作过分扩展，将以特殊事物为基础而产生的信念用于不同的情境。

（3）对积极事物视而不见。

（4）对事物作灾难性推想，或者相反，过度缩小化。

（5）人格牵连，指问题发生后，即使没有牵扯，也将事件往人（包括自己）的主观原因上联系，自寻烦恼。

（6）情绪化推理，以为自己的消极情绪肯定就是对真实事物的反映，宁可相信直觉，不愿接受事实。

因此，认知治疗旨在冲击患者的非理性信念，让患者意识到当前的困难与持有的非理性观念有关；教会他们更有逻辑性和自助性的信念，而且鼓励他们身体力行，验证这些新信念的有效性。为达此目的，认知治疗使用了许多来自其他流派的技术，特别是与行为治疗实现了极好的配合，达到了“知行同一”，以致二者现在常常被相提并论。

（二）处理躯体和情绪不适的放松技术

与应激、焦虑及躯体化问题等有关的躯体症状，是心理治疗中要注意的方面。有些技术可以直接发挥良好的效果，使患者免于或减少药物治疗，增加对整体治疗的依从性。

大量患者因为功能性躯体症状而在医院外接受民间健身术、针灸、按摩和理疗，对处理各种情绪和躯体不适有巨大需求。这也就是各种流行疗法得以流行的前提条件。正规医疗机构的医务人员应该注意，中国患者对治疗有非常实用主义的期望，如果不能较快地解除这些不适，精心策划的各种躯体治疗也将很快失去关系性的基础。

此处简略介绍此类技术中几种与放松有关的技术。这些方法对失眠、血压升高、疼痛、恐怖、焦虑、易怒、心悸、胸闷、胃肠不适、肌肉震颤等症状有确切的效果。

1. 渐进性放松训练（progressive relaxation training）：渐进性放松训练的目的，是帮助患者体会主要肌群的紧张感与放松感，进而学会调控，以后自己进行放松练习。治疗师按一定的顺序，让患者从头到脚逐一对肌群进行“收缩 - 放松 - 收缩 - 放松……”训练，并提示其注意相应的身体感觉。训练后让患者在家中每日两次坚持训练。

2. 静坐冥想（meditation）：这是一些宗教修炼中常用的方法，如坐禅、超觉静坐、祈祷。中医养生气功也采纳此法。基本机制是在经过一段时间他人指导后进行自我催眠，诱导出生理 - 心理性的放松反应，包括进入催眠性的非常意识状态 -- 俗称“出神”或“入静”状态（trance state）。各种方法的共同点是：需要安静的环境，头脑中有一定的意念、想象作为注意对象，态度被动、自然，采取舒服的体位。常用的方法是：闭目，调整呼吸节奏，并相应地默念简单词汇或无意义单音，或作轻松、愉快想象，体会、暗示身体出现放松感。

但需要注意的是，在非专业的情况下进行修炼时，自我暗示和他人暗示在一部分人有可能诱发产生病理性的心理现象，俗称“走火入魔”现象，包括：不能及时、完全从人静状态恢复到正常清醒状态，意识缩窄、蒙胧；诱发的认知歪曲（如幻觉）在清醒后残留；情绪扰动如悲伤、欣快、恐惧或激情状态不能平复；继发产生妄想，持续处于偏执状态，等。这些现象可能严重影响患者的现实检验能力（reality testing）。这种现象在人格有缺陷、对修炼后果期待过高、团伙压力较大等因素共同存在的情况下较容易出现。

3. 催眠治疗（hypnotherapy）：催眠本来并不是一种特殊的治疗流派，而是心理治疗的基础技术，可以单独使用，以达到镇静、降低焦虑水平、镇痛的目的，也可以与其他技术联合使用。通过改变意识状态，催眠使具有高度受暗示性的潜意识活跃起来，不仅可以诱导产生治疗当时的各种新鲜体验，包括深度的放松，还可以唤起一些被压抑的创伤性经历和被遗忘的记忆内容，成功的催眠后暗示甚至能够影响治疗后清醒状态下的行为。电生理学研究显示，催眠状态下脑电活动与清醒状态不同。一般而言，绝大多数人都可以被催眠，但这种能力有较大的个体差异。

4. 直接暗示（direct suggestion）：治疗运用催眠原理，利用医患关系及医生的权威角色，营造合适氛围，直接使用言语或借助适当媒介，实施直接针对症状的暗示，可以在不明显改变意识状态的情况下，迅速纠正癔症或其他原因引起的各种躯体障碍。步骤为：

（1）告知诊断和解释。

（2）用坚定的口吻进行安慰、鼓励，作出有信心的承诺。

（3）针对突出症状或体征，将患者注意力集中于患部的运动、感觉，或某种心理体验，或治疗师声称能产生特殊躯体效应的媒介，并预示变化。

(4)让患者体验预期的躯体变化，用仪式性的操作强化变化体验，如：服用安慰剂；皮下注射能产生疼痛但对身体无害的注射用水（＜ 1ml）、静脉推注能产生短暂热感但对身体无显着影响的 20% 葡萄糖酸钙 10 ～ 20ml；进行某种器械或设备的操作等。操作过程中持续暗示变化，直至症状或体征消失或减轻。

（三）改变个体和人际行为的技术

此类技术着眼于直接改善适应性的认知技巧、应对方式，改变功能不良的人际交往模式。与前面介绍过的两大类技术相比，重视“多做少说”。认知 - 行为治疗、家庭治疗中有许多这样的技术。

1. 社会技能训练（social skills training）包括以下几种训练：

（1）问题素解（problem-solving）和应付技巧（coping skills）训练：两种方法与认知重建方法的不同点在于：它们认为行为障碍的原因是缺乏有适应性的认知技巧，而不是存在功能不良的认知。问题素解训练着重处理没有应激处境的个体的认知过程缺陷，如不能明确问题，不能产生替代方法，不能使用“手段 - 目的思维”对一种替代方法进行评价和选择等。应付技巧训练着重处理面对问题处境时的缺陷，如在应激处境中不能识别缺乏适应性的自我陈述。

“应激预防训练”是后一种方法的例子。在训练的第一阶段一认知准备阶段，治疗师讲解焦虑的认知、生理和行为伴随现象和外部诱发因素。第二阶段一技能获得阶段，治疗师帮助患者发展一种在其应付焦虑时能用得上的自我陈述。第三阶段一运用实践阶段，鼓励患者做内隐式想象和在实际情境中锻炼。

（2）自信性训练（assertiveness training）：以治疗缺乏自信心为特征的各种障碍为目的的技术。

通过强化、培养自信行为，使人能够按照自己的利益需要去行动，坚持自己的见解而不用产生过度的焦虑；使人顺畅地表达真情实感，主张自己的权利但也不漠视别人的权利。特别需要自信行为的情况如：有人对自己提出过分要求时，应该对其设定界限；陷入生意上的圈套，需要回击，或将不合格商品退回去；面对上级、权威，保持理性、尊严，不卑不亢。简而言之，就是教会在需要时说“不”。

2．系统脱敏（systematic desensitization）与满灌疗法（flooding therapy）：二者是典型的行为治疗方法，均属于“治疗性暴露”技术，旨在对症状行为进行“反条件化”，对于恐惧、强迫、焦虑障碍尤为有效。

系统脱敏治疗可以分为实景脱敏和想象脱敏。第一个阶段，是进行放松训练。第二个阶段，请患者按引起焦虑反应的严重程度，依次列出相关诱发事物或情境的清单，然后从引起最弱的焦虑反应的情境开始，逐一让患者身处其中，或由其想象身处这些情境之中。每一步骤做到患者适应，感到彻底放松为止，然后再接着做下一个较令人紧张的情境，直至最强程度的情境也不引起焦虑为止。

满灌疗法刚好将上述第二阶段的程序颠倒过来，引起的干预变化较为剧烈、急骤，直接将患者暴露于引起最强焦虑反应的情境之中（情境可以是想象的或是实际的），让其体验最大限度的紧张焦虑，随着强烈的心理－生理反应自然减退、耗竭，或主动调节、控制而达到适应，而治疗师并不给予安慰支持。该法应慎用，要求以良好治疗关系为基础。

3．家庭作业（homework assignment）：治疗师为了将干预效应延续至访谈后，留给家庭较长的间歇期（可长达数周左右），使其有较充裕的时间发生变化。治疗师很郑重地要求家庭在会谈后至下次来前完成一些任务。家庭作业内容通常显得出其不意、荒诞不经、有悖常理，但愉快幽默、意味深长、直接指向靶症状，有的则似乎与当前问题没有直接关系，是通过影响家庭的认知、互动行为而间接起作用。布置这些扰动作用强大的作业需要有良好的治疗关系作为基础，否则很容易引起阻抗、治疗关系中断。

（1）悖论（反常）干预（paradoxical intervention）与症状处方（symptom-prescription）：要求患者故意保持或“加重”症状行为。这是“以毒攻毒”的治疗技术，用对方不愿意接受的、逻辑上矛盾的话语来诱导一种有益的对立反应，常常可以迅速控制适应不良行为。例如，一位患者对失眠有高度焦虑，但越是想睡就越使自己清醒。在有良好信任关系的情况下，可以以半认真、半戏谑的口气，让其卧床时命令自己眼睛向床头方向保持睁开，尽量少眨眼，不准闭眼，同时舌尖强顶硬腭，不准掉下来，心中默念“今晚不准睡觉！”。如此往往可以分散对于失眠的过度关注，借助生理性的疲劳而诱导入睡。

（2）单、双日作业（homework for odd-numbered and even-numbered days）：要患者在星期一、三、五和星期二、四、六做出截然相反的行为；其他家庭成员观察患者两种日子里的行为各有什么好处。此类作业的作用是引起对原有的退化、适应不良行为产生领悟。另外，面对冲突处境的人，如与父母情感纽带解离困难的青少年，其困惑常起于不能同时处理矛盾的（ambivalent）信息。这个作业可以帮助他们辨别自己的心理需要，澄清矛盾。

（3）记红账（keeping merit-accounts）：家庭成员有疾病以后，其他成员通常将注意力聚焦于患者不好的方面，对患者会有焦虑、沮丧、挑剔、防范等负性情绪和态度，不再注意其功能良好的方面在求助、就诊时只向医生汇报那些不合意的、功能不良的表现，犹如"记黑账"、"说坏话"，而医生因为临床思维中的"缺陷取向"，或是因为接诊时间有限，也常常忽略患者的优点、长处、潜能。针对这种情况，"记红账"的作业令家庭成员对患者的进步和良好表现进行秘密记录，不准记坏表现和症状，直到下次会谈时才由治疗师当众宣读。患者也得记录父母的优点与进步。

（4）角色互换（role-exchanging）练习：让家庭成员定时，或因事而定，交换在家中互相之间承担的角色，最好具体化到与当前问题有关的情境、事务中。

（5）水枪射击或弹橡皮筋：原为行为治疗的"厌恶治疗"技术（aversion techniques）。治疗师以善意、戏谑的方式，直接对适应不良行为或关系进行干预。令家庭成员准备玩具水枪或橡皮筋，当出现适应不良行为时便瞄准行为者眉心射击或弹击，能快速终止某些适应不良行为模式。

心理治疗是与药物、手术、物理方法同等重要的基本医疗技术，是从事任何一种临床医疗服务工作的人都需要掌握、并在日常工作中加以运用的基本技能。由于内容丰富，其原则性问题远不止本章重点讨论的治疗关系和促变技术。心理治疗师的素质和培训、与各非精神科专业的关系、与传统文化的关系、临床语言学问题等，都是值得关注的重大课题。

心理治疗实践性很强，我们的知识储备、理论思维水平和技术操作水平只有在身体力行治疗患者的工作中才能得到提高。

……（郑鸿伟）

第二十章　精神障碍的预防与康复

对于任何一种疾病来说，预防、治疗和康复都是不可分割的三个组成部分。由于目前精神障碍的治疗效果还不够理想，不少精神障碍呈慢性、发作性病程，并有可能导致不同程度的残疾，因此，预防和康复是精神障碍干预过程中的重要环节，从某种角度来讲，有时甚至比治疗更重要。

第一节　精神障碍的预防

一、概述

全世界大约有四亿五千万人罹患精神和行为障碍。1/4 的人在其一生中会罹患一种或一种以上的此类障碍。神经精神问题占到全世界所有疾病和损伤所导致的伤残调整生命年（DALYs）总数的 13%，估计到 2020 年将增加到 15%。在全球前 10 个导致残疾和早逝的疾病中，精神障碍就占了 5 个。精神障碍不仅给我们带来了巨大的心理、社会和经济负担，而且也增加了罹患躯体疾病的危险性。由于当前有效治疗模式的局限性，要减少精神和行为障碍所致的残疾，减轻精神障碍所导致的负担，预防是最好的方法之一。

人们对精神障碍发生过程中的危险因素和保护因素已经有了一些实质性的认识。研究表明，生物、心理及社会性的危险和保护因素以及它们之间的相互作用，对从胚胎期开始的整个生命周期都有影响，而其中的许多因素又是可以改变的，因此这些因素就可能成为疾病预防和健康促进潜在的作用目标。精神障碍的高共病性，以及精神障碍与躯体疾病和社会问题的高相关性，迫切需要一个整合的公共卫生政策指向于相关问题、共有的致病因素、疾病早期的发展方向及不同的高危人群等。

二、精神障碍的三级预防

1964 年，Caplan 首先倡导对预防精神障碍的重视，并提出了“三级预防（three levels of prevention）”模式，对精神病学实践产生了巨大影响。世界各国结合各自不同的社会体制、文化与民族特点，综合性地开展了精神障碍的预防工作。我国也制定了符合我国现实特点的“三级预防”体系。

（一）一级预防

一级预防（primary prevention）即病因预防，是通过消除或减少病因或致病因素来防止或减少精神障碍的发生，属于最积极、最主动的预防措施。主要内容包括：

1. 对公众开展心理健康的保健工作，加强精神卫生知识的普及，及时提供心理咨询服务，促进人们的自我心理保健等。

2. 加强遗传咨询，防止近亲结婚，做好卫生期保健等。

3. 对一些易患精神障碍的“高危人群”，包括具有特殊心理素质者和从事高心理压力职业者，采取相应的心理干预措施。

4. 定期进行流行病学调查。研究精神障碍在人群中的发生率、发病规律、分布情况及影响因素，结合国内外有关精神障碍预防的询证医学证据和当地的实际情况，为政府制订预防精神障碍发生的总体规划提供依据。

（二）二级预防

二级预防（secondary prevention）的重点是早期发现、早期诊断、早期治疗，并争取疾病缓解后有良好的预后，防止复发。由于许多精神障碍具有慢性或亚急性起病，症状隐匿，临床表现缺乏明确特征性等特点，往往失去及时干预的机会。因此，二级预防是精神障碍防治工作中极为重要的环节。其主要内容包括：

1. 向公众广泛宣传精神障碍的有关知识，提高人们早期识别精神障碍的能力。同时，要改变人们对精神障碍患者所持的偏见，减少或消除患者及其家属讳疾忌医的心理，做到及时就医，早期干预，把疾病控制在萌芽状态。

2. 对确认或可疑的精神障碍者，指导患者及其家属及时就诊，明确诊断，接受合理、系统的药物和心理治疗，争取使疾病达到完全缓解，减少和防止疾病的复燃和复发。

3. 在综合医院内设立精神科和心理治疗科，为公众提供便利的、更易于接受的精神障碍就诊环境和条件；做好联络－会诊和专科咨询工作，帮助非精神科医生早期发现、早期治疗精神障碍患者。

（三）三级预防

三级预防（tertiary prevention）的要点是防止疾病复发，做好精神障碍患者的康复训练，最大限度地促进患者生理、心理、社会和职业功能的恢复，减少功能残疾，阻断疾病衰退的进程，提高患者的生活质量，力争回归社会。其主要内容包括：

1. 积极谋求政府部门对精神障碍康复工作的重视和支持，协调各相关部门构建精神障碍防治康复体系。

2. 对经过治疗，病情趋于稳定的患者，进行多种形式的心理治疗和康复训练。让患者正确认识疾患，进一步正确认识自己，克服性格弱点，正确应对现实生活中的各种心理社会问题和矛盾。同时，督促患者按时按量服药，防止疾病复发，减少残疾，使患者最大限度地恢复心理和社会功能。

3. 建立各种工、娱治疗站，对患者进行各种康复训练，同时进行健康教育和疾病咨询，使患者早日恢复家庭生活和社会功能。

4. 做好出院患者的定期随访工作，使患者能够接受及时而有针对性的医疗指导和服务。调整出院患者的生活环境，动员家庭成员支持和参与患者的康复活动，指导家庭成员为患者制订生活计划，努力解决患者的心理健康问题和日常生活中的实际困难。

5. 关心和满足患者的合理要求，重视心理、社会环境对疾病预后、复发的影响，妥善解决患者的工作与就业问题。这对患者良好心理状态和社会功能的维持有重要作用。

（四）尽管一级预防“最积极、最主动”，但缺乏清晰的概念

Mrazek 和 Haggerty 提出了比较精细的概念框架，具有一定的可操作性、启发性，主要内容如下：

预防仅用于精神障碍发生前的干预（intervention），二级与三级预防被分别替换为治疗与康复，从而使精神障碍的预防、治疗与康复统一起来，成为一个连续体。预防可分为三个不同层次：

1. 一般性预防干预（universal preventive interventions）：服务的对象是一般公众或普通人群，如向他们宣传、普及精神卫生知识，提高公众的精神卫生水平。

2. 选择性预防干预（selective preventive interventions）：服务的对象是具有易患精神障碍危险因素的高危人群，如对灾难幸存者进行心理危机干预，以避免或减少应激相关精神障碍等疾病的发生。

3. 指征性预防干预（indicated preventive interventions）：服务的对象是具有精神障碍的先兆或前驱症状，或具有明显的精神障碍素质因素，但尚不符合诊断标准的个体。

总之，根据具体实际情况及可利用的资源，有的放矢地针对普通人群、高危人群、个体开展预防性干预。

……………………………………………………………………………………（李兆生）

第二节 精神障碍的康复

一、概述

康复（rehabilitation）在现代医学的概念中，是指躯体功能、心理功能、社会功能和职业能力的恢复。精神康复（psychiatric rehabilitation）也是康复医学的一个学科分支。与躯体疾病康复相一致，精神康复应该综合地、协调地应用医学的、社会的、教育的、职业的和其他方面的措施，对精神障碍患者进行训练和再训练，以减轻疾病因素所造成的后果，尽量改善其社会功能，使精神障碍患者的能力得到提高，恢复或最大限度地发挥其功能水平，进而获得以平等的权利参加社会生活，充分完成与其年龄、性别、社会与文化因素相适应的正常角色，履行应尽的社会职责。精神康复服务的主要对象是重性精神障碍患者，并主要是慢性精神病患者。因此，其内容同样包括医学康复、教育康复、社会康复和职业康复。

传统的康复理念是在患者出现功能损害和部分残疾后才开始康复，即康复的对象仅限于“残疾人”，康复的目标是减轻残疾程度；现代的康复理念是康复与治疗同步开始，康复的目标是减少功能损害，进而阻断残疾的发生；未来理想的康复理念是康复提前于治疗之前，对前驱症状进行干预，以减少疾病的发生，进而阻断功能损害。疾病痊愈是治疗和康复的共同目标，这样才能实现患者自我功能的最大化，最终达到回归社会的目的。

精神障碍康复的三项基本原则是：功能训练、全面康复、回归社会。功能训练是指利用各种康复的方法和手段，对精神障碍患者进行各种功能活动，包括心理活动、躯体活动、语言交流、日常生活、职业活动和社会活动等方面能力的训练；全面康复是康复的准则和方针，使患者在生理上、心理上、社会活动上和职业上实现全面的、整体的康复；而回归社会则为康复的目标和方向。

精神康复的主要任务有：

1. 生活技能训练和社会心理功能康复认真训练：生活、学习、工作方面的行为技能，包括独立生活的能力、基本工作能力、人际交往技能、解决问题技能、应付应激技能等，使患者能够重新融入社会。

2. 药物自我管理能力训练：包括使患者了解药物对预防与治疗的重要意义，自觉接受药物治疗；学习有关精神药物的知识，对药物的作用、不良反应等有所了解，学会识别常见的药物不良反应，并能进行简单处理。

3. 学习求助医生的技能：在需要的时候，能够自觉寻求医生的帮助，能向医生正确地提出问题和要求，能有效地描述自己所存在的问题和症状。能够在病情出现复发迹象的时候，及时向医生反映，得到合理的处理。

二、精神障碍的医院康复

我国大多数精神障碍患者目前基本上还在精神病医院或精神病疗养院内进行治疗和康复。同时，由于目前治疗手段和科学发展水平的限制，还难以对所有的精神障碍进行有效而彻底的治疗。而家庭和所在单位也多不愿意让一个还残留着某些精神症状的患者住在家里，或者由单位照管。许多精神病患者就长期滞留在精神病院内，长期脱离家庭与社会，导致社会功能衰退，出现继发残疾。因此，精神病患者的医院康复仍是整个精神康复的重要环节之一。

（一）医院康复的工作内容

1. 训练患者的心理社会功能方面的行为技能，包括生活、学习、工作能力与社交能力等方面。

2. 实行开放式或半开放式的患者管理模式，尽可能为患者提供宽松的生活和人际交往环境，训练和保持患者的社会功能。

3. 设立工娱治疗场所，合理安排患者的工娱治疗项目，促进和保持患者的工作能力和健康心理状态。

4. 努力改善医院工作人员的服务质量和服务态度，建立良好的医患关系，努力培养患者的自主与独立能力。

5. 设立康复科和健身场所，努力减少长期住院患者因为缺少活动或者长期服药等因素导致的躯体功能下降和抵抗疾病能力的下降。

（二）医院康复的训练措施

1. 生活行为的康复训练：其目的是训练住院患者逐步适应生活环境的行为技能，使患者保持日常生活活动以及娱乐和社交活动所需的行为技能与能力。包括：

（1）生活自理能力的训练：这类训练主要是针对长期住院，并且病情处于慢性衰退性的精神障碍患者。重点是培训个人卫生与自理生活能力，如洗漱、穿衣、饮食、排便等活动。一般通过 2 ～ 3 周的训练，可使大多数患者学会自己料理自己的生活。但需要持之以恒，不断强化。

（2）社会交往能力的训练：精神障碍患者的社交能力因为长期住院与社会隔绝而产生严重的下降。对这些患者的训练主要包括训练患者如何正确表达自己的感受，学习在不同场合的社交礼节。不断鼓励患者通过语言、书信等方式表达自己的愿望，并与家庭成员保持情感上的联系。如有些医院在病房内安置电话机等，让患者能够经常与家庭成员保持联系，这对保持患者的亲情交流、促进与外界的接触及了解外部信息等均有作用。

（3）文体娱乐活动训练：这类训练的重点是培养患者参与群体活动，扩大社会交往，达到提高生活情趣、促进身心健康的目的。训练内容与安排应根据患者的病情、兴趣爱好、受教育程度、躯体健康状态等而定，包括一般性娱乐与观赏活动，如听音乐、看电视、看演出等；带有学习和竞技的参与性活动，如歌咏、舞蹈、体操、球类、书画等。

2. 学习行为的技能训练：即为“教育疗法”，训练的目的在于帮助长期住院的患者学会妥善处理和应付各种实际问题。

对慢性患者的学习行为训练可以采取两种方法：一是在住院期间较普遍地进行各类教育性活动，如时事教育、常识教育、科普知识教育、历史知识教育等。通过系统的教育，提高患者的常识水平、培养学习新知识的兴趣和习惯。一般每次学习时间不超过 1 个小时，可采取医务人员讲课和患者小组讨论等多种方式进行；另外一种方法是定期开展针对性比较强的学习班，有所选择地集中不同病情状态的患者进行训练。如对衰退的患者，可传授一些基本文化知识、简单书画练习等。

经过这种训练后，患者在回归社会前应进一步学习有关技能，如家庭布置、清洗衣物、采购物品、家务料理、烹饪技术、社交技能、交通工具使用等。只有熟悉这些基本生存、生活必须掌握的技能，才能在患者重返社会后，更好地行使家庭职能，改善家庭关系，并提高社会适应能力。

3. 就业行为的技能训练：就业行为的技能训练又称为“工疗”，也就是对精神障碍患者进行劳动就业方面的培训，对精神障碍患者的全面康复具有重要的意义。

三、精神障碍的社区康复

社区（community）是指若干社会群体（家庭、氏族）或社会组织（机关、团体）聚集在一定地理区域，形成一个在生活上相互关联、相互依赖的大集体。社区康复（community-based rehabilitation）是以社区为基础的康复，WHO 所强调的定义是：社区康复是指启用和开发社区的资源，将患者及其家庭和社区视为一个整体，对疾病的康复和预防所采取的一切措施。

社区精神康复是社区卫生工作的重点之一，要对本社区精神障碍患者提供终生服务。因此，社区精神卫生服务工作要做到“个性化、整体化、长期化”。也就是说，社区精神障碍的康复工作应该结合每个患者的特点，制订合适的康复计划和措施；而对整个社区的精神障碍患者，应有整体的管理规划，组织和协调相关部门的力量，进行宏观调控；无论是针对个人的服务措施，还是整个社区的康复规划，都应该是长期的、可持续发展的，而不应该是短期行为。但工作可以是阶段性的。

（一）精神障碍社区康复的目的

1. 预防精神障碍的发生：早期发现患者，给予及时、合理、充分治疗和全面康复措施，争取最好的治疗效果，努力使大多数患者达到治愈和缓解。在精神障碍的缓解期，加强巩固治疗措施，防止复发，防止精神残疾的发生。

2. 尽可能减轻精神障碍残疾程度：对难以治愈的患者，要尽可能防止其精神和社会功能衰退；对已经出现精神残疾者，应设法逐步提高其生活自理能力，减轻残疾程度，从而减轻家庭和社会的负担。

3. 提高精神障碍患者的社会适应能力：在康复过程中，提高精神障碍患者的社会适应能力始终是工作重点之一，也是康复工作的终极目标。只有提高患者社会适应能力，才能减少对社会的不良影响，提高患者的生活质量。

4. 恢复劳动能力：通过各种康复措施和训练手段，使患者恢复和维持生活和工作技能，充分发挥患者保留的各项能力。

（二）个案管理

“以患者为中心”的服务不只是医疗服务，而是由精神科医生、临床心理学家、精神科护士、社会工作者和职业治疗师组成的多学科团队服务，以个案管理（case management，CM）为主要技术的持续服务，以及根据个体患者实际需要而制订的整合服务。个案管理是精神科社区服务中的一项关键技术。社区中的每一个精神疾病患者都有一个个案管理者（case manager）负责。个案管理者是患者接触的关键人物，相当于患者的经纪人，给患者提供服务，帮助患者获得各种精神卫生服务并协助解决其他问题。个案管理者通常由精神科护士、社会工作者、心理治疗师或职业治疗师担任，与患者、患者家庭成员及其他服务机构是一种合作的关系。其主要职责和作用包括以下几个方面：

1. 提供全面、广泛的精神科评估和心理社会康复服务，促进患者心身的全面完好。

2. 负责协调各个部门的服务。

3. 协助形成、回顾总结和督促执行个体化的服务计划（individual service plan，ISP)。每一个患者均有 ISP，由社区服务团队中的治疗小组与患者一起协商制订，包括各种治疗和康复措施，如行为干预、动机策略（motivational strategies)、解决问题的技能训练等。ISP 制订后要同时复印一份给患者和照料者。ISP 的主要内容包括以下多个方面：患者的情绪和心理状态，处理应激的能力，对疾病的反应，自身的安全和对其他人的安全状况，人际交往与家庭社会支持，经济状况，工作、休闲与教育现状，家庭成员对疾病的反应，躯体状况，住房情况，以及患者所能履行的权利和义务等。至少每 6 个月对该服务计划回顾总结一次，并根据患者的具体情况对 ISP 进行合理调整。

4. 提供有预见性和响应性的干预（proactive and responsive interventions)，通过咨询与建议来使患者获得康复。患者的康复是个案管理关注的焦点。

5. 保证对患者持续、适当的随访。

6. 促使患者与社会再整合（re-engagement with community)。

（三）职业治疗

1. 职业治疗的概念：按照世界职业治疗联合会的声明，职业治疗（occupational therapy，OT）是以患者为中心，通过帮助就业来促进健康和幸福感，从而促进当事人健康的治疗；职业治疗主要通过职业治疗师与患者和社区共同合作，提高患者从事他们所需要、希望获得或者将来想从事的职业的能力；或者通过改变职业或环境更好地改善患者的职业参与能力。

2. 职业治疗的原则和步骤：职业治疗是一种全面的医疗保健行业，其主要目标是促使个人能够在一生中进行有意义和有目的的活动。职业治疗师属于卫生专业人员，其主要职责是通过各种职业治疗手段来维持、恢复或者促进患有躯体疾病、精神疾病或发育障碍患者的日常生活能力和工作技能。职业治疗师对日常生活和职业能力受到限制的患者进行评估和治疗，帮助患者恢复失去的职业技能、进一步发展患者的社交技巧和职业能力，维护和促进患者独立的日常生活工作，并最终促进他们的健康和福祉。

职业治疗以患者为中心，患者是整个治疗过程中的主要构成部分。职业治疗的过程包括：

（1）对患者进行个体化地评估，在此过程中，患者、患者家庭成员或照料者与职业治疗师共同参与并制订个人的职业治疗目标；

（2）确定具体的、个体化的干预措施，目的是提高个体日常生活能力和工作能力，从而达到所制订的治疗目标；

（3）对个体的治疗预后和结局进行评估，目的是监督干预措施是否达到所制订的目标以及治疗的进展情况。在整个职业治疗的操作过程中，所选用的干预措施应该重点关注患者对工作和生活环境的适应、职业治疗措施的修改、患者职业技能的学习，以及对患者、患者家庭成员及照料者的教育，最终增强患者参加日常活动和职业参与的能力。

3. 职业治疗的方法：职业治疗有多种多样的治疗方法，但是笼统来讲每种职业治疗的过程都应包括评估、干预和结局。

（1）评估内容包括：

1）患者的职业概况：这是职业评估过程的最初步骤，主要了解和掌握患者的职业历史和经验、日常生活模式、兴趣、价值观和职业需求。在此过程中，需要识别患者所存在的问题以及患者对职业和日常生活活动的关注度，选择并确定患者优先关注的问题。

2）对患者的职业表现能力进行分析：这一评估步骤更加详细具体，需要确定患者的职业优势、目前存在的问题及潜在的问题。通过观察患者的实际能力，分析这些能力所具备的支持因素和阻碍因素，同时也要考虑患者的职业表现技巧、职业表现方式、既往职业背景资料和职业需求，制订有针对性、具有优势的干预目标。

（2）干预过程包括：

1）制订干预计划：职业治疗师与患者、患者家属或照料者共同合作，以所选择的职业治疗理论体系为基础，制订出治疗措施和计划。

2）实施干预：实施治疗计划，采取治疗行动，促进患者职业和生活能力改善。在干预的过程中，需要密切监控患者的反应并详细记录。

3）对干预进行回顾：在干预阶段性完成之后，需要对患者所实施的计划和过程以及达到目标预后的过程进行回顾和总结。

（3）结局包括：这一过程主要是确定干预措施是否达到预期的有针对性的结果，也就是对服务计划的结局进行评估，所获得的评估信息将用来指导和修订患者进一步的干预措施。

职业治疗师提供心理健康服务的结局评估信息将用来计划患者将来的职业治疗活动，对服务计划进行评估（也就是项目评估）。职业治疗师帮助患者掌握自我照料和照顾他人的技能，包括以下技能：按治疗计划时刻表持续参与治疗、应对技巧、药物管理、就业、教育、获取社区资源并参与社区生活、社交技能、休闲活动、金钱管理及育儿等方面。

4. 职业治疗的实践：我们怎样才能知道我们采用的职业是患者想要、需要、或者预计去做的呢？一种常用的方法是治疗模型的应用。治疗模型是在一个理论框架内用来指导和构架我们思维的过程。在职业治疗中，治疗模型用来指导与患者的整体互动。

国际上一种常用的治疗模型即：人、环境、职业模式（people environment occupation model），简称PEO模型。其中“人”由一系列组成个人技能和能力的内在因素构成，这些内在因素包括心理、认知、生理、精神和神经行为等方面；“环境”参与总是受到它所发生环境的外部特征的影响，这些外部因素包括内置的、自然的、文化的、社会的、社会交往、经济等因素；“职业”是指人们在管理日常生活中所从事的活动和任务，按照某种有意义的方式进行分组，个人可以通过职业实现其社会角色。人的因素（内在）、环境（外在）和个人选择的活动（职业）的相互影响都会导致职业的表现和参与。当人、环境和职业的平衡“恰到好处”时，个人能发挥出最佳水平。就“人”的因素而言，需要考虑的因素包括：以往的职业技能、目前的身体功能、职业表现状况、精神信仰、生活习惯和兴趣爱好等多个方面；“环境”方面应考虑可用资源、可用支持、文化相关性和社会可接受性等因素；“职业”方面应考虑针对患者是否是有意义的、容易获得的以及是否有可持续性的特点。

在整个职业治疗的过程中，患者家庭成员的参与是很重要的，他们可以对职业治疗的每个步骤是否可行提出自己的意见，也常常能够鼓励患者讲出一些有价值的信息，并会补充、纠正或核实相关信息的准确性；也能增加患者服药依从性，增加职业康复的参与性和被雇用的几率，并改善家庭关系和功能。

（四）精神障碍社区康复的工作体系

精神障碍的康复和防治工作，不仅涉及医学、心理学、流行病学和社会学等科学领域，同时必须有政府和社会有关部门的密切配合。目前，我国精神障碍社区防治与康复工作的工作体系和职能有：

1. 精神卫生工作联席会议：根据国家精神卫生工作“七五”规划，各级政府自20世纪80年代末以来，实施了由卫生、残联、民政、公安、教育等部门参加的各级精神卫生工作联席会议制度，定期召开会议，负责规划、协调和推动社区防治管理和康复工作的开展。

2. 单位或社区保健机构：一般是在单位或社区精神卫生工作领导小组的领导下，依靠社区医院（医疗站）及城乡行政机构，对所辖范围人群提供精神卫生服务。具体由基层人员，尤其是初级医疗保健人员在经过短期的专业知识培训后，成为专职或兼职的精神科医务工作者，开展精神障碍的康复工作。他们的工作不仅能为精神障碍患者提供持续的综合性康复服务，也对精神障碍的早期发现、早期诊断、早期治疗及就近治疗提供了较好的保证。

其工作内容一般包括：

（1）设立专科门诊；

（2）开设家庭病床，并定期进行家庭探视；

（3）负责本社区中康复期精神障碍患者的普通诊疗、病情变化记录及商讨制订相应的干预对策；

（4）对本社区的重点看护对象定期随访，记录相关情况；

（5）具体指导家庭及志愿者；

（6）进行精神障碍防治康复知识的宣教工作；

（7）收集与汇总本社区的精神障碍流行病学资料及防治康复资料；

（8）与相应的指导性医疗机构及有关人员制订因人而异的康复方案。

3. 工疗站和福利工场：这是由民政部门和卫生部门或社会非政府组织共同协作建立的、专门安置无职业或暂时不能回归社会的患者的机构。在工疗站和福利工场，患者边治疗、边从事力所能及的生产劳动、生产自救，减轻家庭和社会负担，同时解决社区管理中的难题。经过多年的实践，这是行之有效的精神康复措施。。

4. 精神病专科医院：除了实施精神障碍的医院康复外，精神病专科医院在社区康复中也扮演重要角色。专科医院可以提供门诊、急诊、咨询和会诊服务，并且承担对下级精神卫生服务机构的指导和人员培训工作。

5. 综合医院精神卫生相关科室：主要作用在于提供门诊、急诊、住院、会诊－联络、心理咨询与治疗、患者家属教育以及对下级医院的人员培训等。

6. 其他机构：其他精神康复机构是指职能和工作范围介于上述专业机构之间，是上述专业机构的补充。主要有下列单位和服务方式：

（1）群众性看护小组：这是一种群众性、社会性的支持系统，属于自助性组织。主要由社区委员会干部、基层医务人员、邻居和家属等组成，其职能包括：

1）定期访视、观察和记录病情；

2）督促患者按时、按量服药；

3）关心患者的思想、生活，帮助他们解决实际困难；

4）帮助患者提高自我解决问题的能力；

5）指导家属对患者进行护理和照顾；

6）及时发现病情变化的苗头，及时与医务人员联系；

7）对周围群众进行宣传教育，使患者能得到社会的理解和帮助；

8）监护发病期间的患者，防止和减少患者可能产生的自我伤害和对社会的危害。

（2）日间医院和夜间医院：这是回归社会的“过渡站”，即在专业治疗机构设立日间病房和夜间病房。在日间医院，患者夜间返回家里，白天则继续接受治疗和康复训练，并对遇到的社会问题进行积极的心理治疗和讨论，及时进行针对性辅导；而夜间医院主要适用于一些家庭一时不能或不愿意接受或在当地无家庭但患者病情已经处于稳定状态的患者，让患者白天进行正常的工作，晚上回到医院，既可以接受正规的治疗，也可以及时解决一些遇到的社会心理问题。

（3）长期看护所：即国内的“精神病康复站”。对象为慢性、社会功能明显衰退，或可能对社会造成危害，但病情无法得到控制的患者。

（4）中途宿舍：是设在社区中的康复居所，对象是社会功能康复较好的患者，他们完全自我管理、自我约束，来去自由，但有一套完善的登记和管理制度，要求人人遵守。是回归社会、走向就业前的一种过渡形式。

（5）家庭联谊会（家属资源中心）：是社区患者家属自发组织的团体。其活动的形式是邀请专业人员定期为患者及家属讲授精神障碍的相关知识。使不同的家属有机会交流护理和康复训练方面的心得，或获得家庭之间的互助。

（6）家庭教育：家庭教育是一种有效的精神障碍防治康复手段。

1）通过有效的家庭教育可以达到以下目标：

①传授相关的疾病知识，使家庭能更好地帮助患者；

②降低家属成员中因缺乏疾病知识而导致的高情感表达水平；

③介绍有关精神障碍药物治疗的知识，提高患者对药物治疗的依从性；

④减轻家庭成员的内疚自罪感，减少他们的心理负担；

⑤提供对患者病态行为和非适应性行为的应对技巧，提高患者家属照料患者的能力。

2）家庭教育的方法，主要采取集体讲课及讨论的形式，提供有系统、有计划的教育和训练，可参照下述要点：

①从实际出发，有选择地提供知识；

②重点内容反复讲；

③提倡听课者的主动参与，鼓励提问、讨论和发表意见；

④要求讲解内容深入浅出，通俗易懂；

⑤采用视听结合的形式增进效果。

今后精神卫生服务模式的发展方向：首先，它满足了患者和家属的需求，提供了方便和多方位的治疗康复措施，为患者尽快和最大限度地恢复已经丧失或削弱了的心理社会功能提供了可能。同时，也有利于提高患者生活质量，减轻家属由于疾病所带来的巨大心理和经济压力。其次，社区康复有利于降低重性精神障碍的复发率，缩短住院时间，减轻家庭、社会负担，促进患者回归社会。最后，精神障碍社区康复是低投入、高受益的服务手段，能使有限的卫生资源服务更多的患者。

……………………………………………………………………（李兆生）

第二十一章　癌症患者的心理反应及心理问题

癌症本身的特点（包括肿瘤大小、部位、类型、分期等）、疾病诊断、各种治疗、患者本身的特点等都会影响癌症患者的心理适应。癌症诊断、治疗、肿瘤复发和带癌生存等不同阶段患者心理社会反应也有所不同。本章重点介绍常见的与心理问题密切相关的几种癌症。

第一节　头颈癌患者的心理反应及心理问题

头颈癌约占全身恶性肿瘤的5%，美国每年有4万～6万头颈癌患者。肿瘤根治性切除可造成组织缺损畸形或功能受损，面部畸形也会改变患者的心理状态，影响其社交行为。因此，头颈癌可明显降低患者的生存质量。

一、头颈癌的症状与治疗

自20世纪50年代起，头颈癌的外科治疗开始从“破坏患瘤器官，力求机体生存”的观点转到“在肿瘤根治的同时，保存机体功能和患者外形”的观念。手术、放疗、化疗、生物治疗等手段有机结合，在提高局部肿瘤控制率和患者生存率的同时，最大可能保全器官和功能，并减少治疗引起的并发症。头颈癌的5年生存率近几十年来一直比较稳定，约为50%。

头颈癌的症状比较多样化，与患癌的位置有关。最常见的症状是疼痛、吞咽困难、吞咽疼痛、声音嘶哑、耳痛、体重下降和呼吸急促。躯体症状引起的抑郁常常很严重，影响患者的生活质量。尽管保留器官功能是治疗原则，长期治疗的不良反应仍会影响器官功能。头颈癌放疗技术的改进，如缩小照射野、根据病变大小调整照射剂量，减少了病变周围健康组织的损伤。即使这样，放疗仍可导致患者普遍出现唾液分泌减少、口干；咽部和食管的肌肉组织、皮下组织慢性纤维化，导致吞咽困难，甚至形成狭窄；放疗带来的水肿和纤维化导致的气道问题必须依靠气管造口解决。后续治疗还会给患者带来味觉障碍、颈肩部活动范围受限和慢性疼痛。某些治疗的相互影响会加重治疗的不良反应，如：放疗和化疗相结合会让不良反应更重，而且持续时间更长；大约1/3的人群需要长期留置胃管；手术可能带来面部瘢痕、气管造口以及面部畸形，从而导致患者的羞耻感和社交回避。

二、头颈癌患者的心理社会应激源

（一）面部畸形

手术带来的面部畸形是与头颈癌相关的最重要的应激源。面部完全可见，而且在人建立自我形象感、人际关系和沟通中起重要作用，因此面部畸形会给人的自我形象、情爱、家庭、其他人际关系和心境带来负面影响。有时患者配偶的抑郁情绪比患者本人更严重。外科修复重建手术的进展会显着降低畸形给患者带来的负面心理社会影响。

最近的研究表明，患者的个人特征和社会环境因素可以缓解因手术导致的面部畸形带给患者的影响。社会支持、社会自我效能感可以缓解面部畸形的影响，尤其在女性患者中，社会支持的作用更明显。有研究者认为，癌症相关的功能失调（如言语、咀嚼、吞咽困难）和畸形对身体完整感会产生协同影响。

（二）疾病侵袭感

疾病侵袭感指由于疾病和治疗导致生活方式、兴趣、重要的活动不能继续，生活显得支离破碎。疾病侵袭感剥夺了患者喜欢的活动所带来的愉悦感和满意感，减少了获得积极方面、消除消极方面的自我控制感。头颈癌和其他给人带来缺陷的慢性疾病以及威胁生命的疾病一样，其导致的疾病侵袭感会损害患者的心理健康，增加抑郁情绪。很可能是症状带来的压力导致了疾病侵袭感，但仍需进一步研究。

心理、社会和环境因素可以影响疾病侵袭感的程度。越年轻、家庭年收入越低的患者疾病侵袭感越严重。在工作、经济地位、社会关系方面，高学历的患者疾病侵袭感更严重。研究发现可以影响疾病侵袭感的心理社会因素有：病耻感、自我概念、性别、年龄和文化程度。

（三）病耻感

病耻感是基于持续的自我认同特征感受到或预期到负面的社会评判而产生的排斥、拒绝、责备和无价值感。癌症的病耻感与心理健康状况受损、人际关系受限、经济方面受限、不接受治疗及护理有关，常导致患者不能及时接受治疗，使治疗变得复杂，预后变差。但是很少有研究关注头颈癌患者的病耻感。

三、头颈癌对患者的心理社会影响

焦虑、抑郁、自杀和婚姻功能受损是头颈癌中研究最广泛的心理社会问题。抑郁症状是对多个应激源持久、累积的反应，癌症患者中出现明显抑郁症状的风险是普通人的 2 ～ 3 倍。大量研究显示，16% ～ 20% 的头颈癌患者符合适应障碍、轻度抑郁症，甚至重度抑郁症的诊断。

目前的研究证实，躯体的痛苦和功能紊乱是抑郁症状最重要的预测指标，但个体、社会和环境的许多因素也起作用，包括社会支持、年龄、依恋安全感和信仰状况。在抑郁情绪和抑郁症状方面并没有发现性别差异。肿瘤分期、躯体症状、治疗前抑郁和回避的应对方式与接受放疗和手术的头颈癌患者的抑郁有关。

焦虑在头颈癌患者中和抑郁一样普遍。焦虑症状可能因疾病的威胁和对治疗的担忧所触发。特异性焦虑是指放疗中患者需带上面罩，对于存在幽闭恐惧的患者，这可能引发焦虑和惊恐发作。这样的患者需要抗焦虑药物治疗和放松技术干预。

抑郁在头颈癌患者中的发生率与患者之前的行为模式和个性特征、疾病和治疗的影响有关。面部畸形并不总是与抑郁有关。畸形引起的不良情绪影响常见于社会支持少、病耻感强和疾病侵袭感强的患者。头颈癌患者中常见的烟酒嗜好也增加抑郁的风险。癌症患者的自杀率上升缓慢，在头颈癌患者中更为常见。

头颈癌患者的配偶常常受疾病及其治疗的深刻影响。文献报道，头颈癌患者及其配偶整体生活质量较好，但配偶往往报告生活质量相对稍差，有更多的精神问题。文献调查的配偶大多数都是女性，妻子们常报告的抑郁和焦虑程度比患者更为严重。因此，在男性患者和妻子之间，婚姻满意度也有所不同。对妻子们来说，婚姻关系的质量是其生活质量的重要指标，她们患头颈癌的丈夫对身体的抱怨会影响生活质量。也有研究报道，丈夫和妻子都会感受到婚姻关系的改变，他们都会停止个人追求，更多地承担起提供支持的照顾者角色。

一些追踪研究显示，头颈癌患者诊断的头3个月内由于接受治疗，健康相关的生活质量恶化。负面影响大多集中于躯体症状和治疗的不良反应，这些也常常导致相应的心理社会方面的改变。头颈癌患者在治疗1年后，健康相关的生活质量会恢复到治疗前的水平或者略低于治疗前。还有研究发现，诊断时健康相关的生活质量可以预测生存率和5年后的生活质量。

……………………………………………………………………………………………（吕雪飞）

第二节　乳腺癌患者的心理反应及心理问题

乳腺癌是女性最常见的癌症，在因癌症死亡的女性中乳腺癌的比例仅次于肺癌。2004年，美国有21万余名女性被诊断为乳腺癌，4万多人将因为乳腺癌死亡。通过乳腺X线照射对女性进行筛查，使得确诊的女性患者的数量有所增加。另外，对早期患者的成功治疗降低了乳腺癌的死亡率。现在美国有6100万女性带癌生存者，其中43%是乳腺癌患者。85%的Ⅰ期乳腺癌患者可以生存5年以上。如果诊断为晚期乳腺癌，患者生存期会急剧缩短。

一、治疗决策中的社会文化环境和心理社会问题

在刚发现肿块或出现症状需进一步检查时，女性患者的决策受以下因素的影响：获取治疗的便利性和花费，年龄、受教育程度、对癌症的态度，人格和应对方式，与主要提供照顾者的关系。使患者延迟就医的因素主要有年龄（大于65岁）、对主要提供照顾者缺乏信任或关系差、对癌症及其治疗感到恐惧、没有乳房肿块、认为是隐私、低估风险、执意忽视症状、没有信仰。如果出现了就医延迟，自罪感和对医生的愤怒可能影响患者接受治疗。

患者随后需对治好方案作出选择，是选择乳腺癌根治术还是保留乳房手术，是否选择术后放疗等。确诊后、治疗开始前的这段时间是患者最有压力的一段时期，仅次于等待手术和检查结果时。研究发现，这段时期医患沟通的质量是之后心理状况的重要决定因素。这时，有些患者会考虑再去听听别人关于治疗的建议。寻求其他建议的动机可能是由于焦虑、对医生不满意、保险的限制、想要表现得更积极等原因。

尽管40岁以下女性乳腺癌患病率仅为5%，仍有大量年轻的女性患者寻求精神科咨询来解决以下这些问题：治疗的选择，治疗对性欲产生的副作用，生育能力，自我形象，是否做预防性对侧乳房切除术，基因检测，癌症给人际关系、孩子和职业等造成的影响。

乳腺癌最显着的两个危险因素分别是：年龄增长和家族史。遗传性乳腺癌和卵巢癌综合征分别占所有乳腺癌病例的5%～7%和所有卵巢癌病例的10%，这种遗传疾病

是由于BRCA1和BRCA2基因上的种系突变引起的。在基因检测出现之前，对于有乳腺癌家族史以及因为自身的发病危险性而极度焦虑的女性，双侧预防性乳房切除术是一项治疗选择，且在术前评估时常常会有精神科医生参与。基因检测出现之后，先进行基因检测，如果被诊断为是癌症遗传易感体质，可以被转诊到临床遗传学家那里进行咨询。这种咨询包括家谱分析，记录家族中被诊断为癌症的情况，评估患癌的风险性，讨论基因检测、癌症筛查和预防的选择。建议检测结果为基因突变阳性的女性到高风险监测门诊进行咨询，在那里，她们能够获得一些药物预防和降低风险性手术的信息。预防性对侧乳腺切除术能够降低90%以上乳腺癌发病的风险。

在一些癌症中心，精神科咨询是评估过程中的一个关键部分。对一个考虑接受预防性手术的女性进行精神状况评估包括：回顾家庭和个人精神病史（如惧畸障碍、抑郁障碍、人格障碍），所有癌症的家族史，对癌症风险性的认识和由于这些认识引起的焦虑，对真实风险的理解，对之前整形手术的满意程度，诉讼史，药物滥用、强奸或受攻击史，性生活史、生育史和哺乳史，对生育的期望和考虑到未来生育情况后准备做预防性对侧乳腺切除术或预防性卵巢切除术的时机安排，带着对未来的不确定感抚养孩子的可行性。也会探讨在做出进行预防性对侧乳腺切除术或预防性卵巢切除术的决定时伴侣的角色。患者有机会清楚地了解疾病信息，讨论医疗决策和作决定的过程，并得到心理上的理解和支持。无论是选择预防性对侧乳腺切除术还是预防性卵巢切除术，都会讨论一些减少焦虑的策略。一些存在高风险的女性即使没有进行基因检测，也会选择预防性对侧乳腺切除术或预防性卵巢切除术。对这种病例，精神科评估应该是手术评估的一项标准组成部分。那些做了预防性乳房切除术后不久就开始感到后悔的女性，会感觉到是外科医生驱使她们做出那样的决定的。

二、影响乳腺癌患者适应的心理社会因素

1980年，Meyerowitz提出乳腺癌患者的三个主要心理反应：一是心理上的不适（焦虑、抑郁和愤怒），二是由躯体不适、婚姻或性关系破裂、活动水平变化所带来的行为改变，三是与体象、复发和死亡相关的恐惧和担忧。除此以外，患病时的年龄、人格特点、应对方式、人际支持都能对患者的适应产生影响。

年轻女性患者与年老患者所关注的内容往往有所不同，因此患病时的年龄是心理社会反应的首要影响因素。对所有乳腺癌患者来说，她们都会关注对生活和未来健康的威胁、害怕身体有缺陷、不再有女人味、无力感以及治疗带来的痛苦。年轻女性患者还可能感到乳腺癌改变了她们的正常生活，她们损失很多，如工作、生育子女等，还常常感到与众不同和被孤立。

人格和应对方式是影响适应的另一个因素。采用积极应对和问题解决策略的女性心境和适应都更好一些。随着时间推移灵活采取应对策略可能也会有帮助，如等待检查结果或应对化疗带来的痛苦时可以转移注意力，但当需要注意治疗细节的改变时就不适用。那些可以寻求并利用社会资源和社会支持的女性患者适应得更好，而且生存期更长。相反，比较被动、感到悲惨绝望、应对方式不灵活、感到被孤立、常拒绝别人帮助的患者适应得更差。虽然持续的焦虑和抑郁并不是对癌症诊断的预期反应，但发现持续抑郁的患者不仅生活质量较差，而且可能过早离世。以前的创伤和现在的压力性生活事件也会影响乳腺癌患者的适应性。

很多人都感兴趣的一个研究领域是患者的态度对乳腺癌易感性和生存期的影响。许多患者认为病是她们自己找的，她们的不良生活方式和态度会让疾病恶化。这样的信念会造成心理负担，会促使他们去寻求土方、偏方。虽然流行病学研究没有证实压力和乳腺癌发病率、生存期之间有关，但压力出现时，如何缓解慢性压力的影响非常重要。

患者以前与乳腺癌有关的经历和体象也是心理适应的重要影响因素。治疗期间和治疗后的心理痛苦程度可以因为记忆中亲人或朋友因乳腺癌死亡而升高。有些女性患者不能忍受乳房缺失，可能延迟就医，尤其在认为患了癌症是一种耻辱的地区。

患者的社会文化背景可能进一步影响患者的适应性。一项对女同性恋乳腺癌患者的研究显示，与异性恋患者相比，女同性恋患者对体象的改变感到更舒服一些，可以感受到更多的社会支持；但是她们在与医生的沟通中存在更多困难。另一项研究发现，农村地区的带癌生存者在人际关系、缺乏支持和感到被孤立等问题上存在更大风险。她们可能更关心配偶和家人在其就医期间怎样独自管理农场或财产、交通的经济限制和治疗花费。

三、治疗对乳腺癌患者的心理社会影响

乳腺癌的治疗方法包括手术、放疗、化疗和内分泌治疗。局部治疗仍然存在争议。肿瘤的大小、位置、侵袭性决定了最初的手术方式（乳腺癌改良根治术还是保留乳房手术）。前哨淋巴结定位只能降低但并不能消除发展成为淋巴水肿的风险，淋巴水肿会破坏身体外形并影响躯体功能。尽管很多女性患者在手术方式上多了一种选择，一些人还是首选乳腺癌根治术，而不是保留乳房手术加上5～6周的放射治疗。乳房重建技术是植入天然组织、硅树脂或生理盐水，这项技术提高了有条件进行乳房再造的女性患者对手术结果的满意度。在术前签订委托书时，以及对伤疤的看法和性生活恢复的讨论中，患者丈夫或伴侣的参与会帮助其达到理想的术后恢复。

癌症治疗后出现心理痛苦很常见。如果肿瘤科医生不是很规律地去看望患者，患者会感觉到脆弱和缺少保护。在这个时候，医生多去探望并给予情感支持是很有帮助的。Ganz 等发现手术后 1 年，生存者能最大限度地从躯体和情感创伤中恢复过来。

乳腺癌治疗对患者造成的精神负担也很重，尤其是年轻、有生育愿望的患者。尽管没有证据显示妊娠能够影响乳腺癌的结局，但是，在妊娠早期被诊断为乳腺癌的患者还是会考虑是继续还是结束妊娠。她们不愿意使用一些能导致胎儿畸形的抗激素制剂，也不愿意因此而延迟疾病的治疗。多数女性，即使是预后很好并且能够早期治愈的患者，在考虑到癌症复发或进展等不可预测因素时，也会犹豫是收养孩子还是将来再生育。

（一）手术

1. 乳腺癌改良根治术　医疗因素和心理因素同时影响患者对乳腺癌根治术的选择。医疗因素有肿瘤类型、大小、位置和侵袭性，心理因素则比较复杂。有的患者无法忍受乳房还可能残留肿瘤细胞，认为乳腺癌根治术更安全；有的患者把患病的乳房看做已经被疾病侵袭的部分，必须被切除；有的患者不方便来医院做放疗，害怕放疗的不良反应，或是因为家庭或工作需要抽不出 6 周时间来每天做放疗。研究显示，有些特征可以区别选择乳腺癌根治术和乳房保留手术的患者，包括年龄较大，除了手术

不愿意接受其他治疗，收入较低，老年患者独自居住、家人住得分散或是在养老院居住。

大量的文献报道了一侧或双侧乳房缺失在患者健康和功能方面产生的躯体、心理及社会影响。手术可以导致残缺感，自我价值降低，女人味和性吸引力丧失，性功能缺陷，焦虑，抑郁，无望，负罪感，羞耻感以及对复发、被抛弃和死亡的担心。美国一半以下的早期乳腺癌女性选择了乳腺癌根治术，但最近同时选择对侧预防性乳房切除术的患者有所增加，部分原因可能是由于术前 MRI 技术的大量应用。接受乳房重建手术的患者比以前有所增加。一般来说，在接受乳腺癌根治术前适应较好的早期患者，预计在手术 1 年后的生活质量可以接近健康同龄人的水平。如今不再像以往那样关注手术方式对女性患者心理健康的影响，而是更加关注个人和社会特点以及辅助治疗对患者适应的预期作用。

2. 保留乳房手术　早期的研究表明，接受保留乳房手术的患者在整体适应方面好于根治术患者。愿意选择保留乳房手术的人更关心体象受损，更加依赖乳房来建立自尊，认为自己很难适应乳房的缺失。对手术结果的满意度很大程度上依赖于性心理。早期的研究显示，年轻女性是出现乳腺癌心理适应问题的高危人群，她们更倾向于选择保留乳房手术，部分报告对性活动有更高的满意度。但最近对乳腺癌生存者的长期追踪研究并没有发现接受不同手术方式的患者整体生活质量有差异。而且，研究发现保留乳房手术给性功能带来的益处并不如以前那样显着。这可能是由于辅助化疗对性功能的负面影响，尤其是在提前绝经的年轻患者中。因此，保留乳房手术并不是改善心理社会适应的万能药，它仅是可以让部分患者更容易适应的手术选择和美容性选择。

3. 乳房重建手术　乳房重建手术是根治术患者重要的修复选择，目前应用率在缓慢增加。但是，乳房重建手术的选择并不是向所有患者提供的。研究发现，只有 1/3 的根治术患者报告在治疗前医生和她们讨论过乳房重建手术。乳房重建手术更多情况下被推荐给年轻的、高学历的、肿瘤较大的女性患者。而且如果医生和患者讨论过乳房重建手术，患者接受乳腺癌根治术的可能性会增加 4 倍。

现在的研究大多评估三种手术方式对女性患者产生的心理社会影响和性方面的影响，包括乳腺癌改良根治术、保留乳房手术、根治术加乳房重建手术。一项长期的前瞻性研究探讨了采用三种不同手术方式患者的早期适应，发现术后 2 年时的适应没有显着差异。大多数研究发现，采用不同手术方式的患者在情感、社会和角色功能方面没有显着差异，但根治术患者，无论是否接受重建手术，存在更多的躯体症状。45.4% 的根治术加乳房重建手术患者报告治疗对性生活有负面影响，41.3% 的根治术患者和 29.8% 的保留乳房手术患者有类似情况。对性功能产生重要影响的原因是根治术所带来的患病区域感觉丧失，而且术后放疗会降低重建手术的美容效果，尤其是植入假体的病例。

接受与不接受乳房重建手术的女性患者是否存在社会人口学方面的差异？接受乳房重建手术的女性乳腺癌患者普遍更年轻，受教育程度更高，收入更高，更可能有配偶，癌症分期更早。还有研究显示，自认为是同性恋或双性恋的女性对选择乳房重建手术感到后悔，从而导致适应问题。但遗憾的是，很少有研究关注接受与不接受乳房重建手术的女性患者是否存在心理状况的差异。

关于乳房重建手术的时机问题，即是立即重建还是以后再选择乳房重建，已经有一些研究者关注。与只接受根治术的患者相比，根治术后立即接受乳房重建手术的患者对手术结果更满意，心理社会问题更少。还有研究发现立即接受乳房重建手术的患者比不接受或延迟接受重建手术的人抑郁和焦虑症状更少，在自尊、女人味和性吸引力方面感觉到的损害更小。还有研究者报道，76% 延迟接受乳房重建手术的患者更愿意接受立即重建，而只有 5% 选择立即接受重建手术的患者希望可以延迟接受手术。

（二）放疗

不管是保留乳房手术的常规放疗，还是根治术后并不常见的放疗，都对患者的心理状态有影响，尤其是与担心疾病和复发风险有关的抑郁症状和持续的恐惧。而且，还有一个重要因素必须考虑进去，就是淋巴水肿的风险。

淋巴水肿与放疗有关，尤其是在腋窝淋巴结清扫术后接受腋窝放疗的患者中风险更高。只接受乳房区域放疗的患者会被告知不会增加淋巴水肿的风险。出现淋巴水肿的患者在心理和社会功能方面更可能出现问题，包括体象障碍、抑郁、身体不适和功能受限。幸运的是，由于前哨淋巴结活检技术的应用越来越广泛，受此问题困扰的患者比例有所下降。

（三）化疗

使用辅助化疗可以降低复发风险，提高生存率，但同时也可能导致急性和持续性的不良反应，如躯体活动和功能下降、疼痛、整体健康更差等。患者可能会对化疗的急性不良反应和长期不良反应感到恐惧，如脱发、恶心、贫血、疲劳、疼痛、记忆问题、性功能紊乱、体重增加和抑郁。

化疗带来的恶心和呕吐可以依靠药物和行为干预来缓解。但其他不良反应，如脱发、体重增加、集中注意力困难、提前绝经和疲劳，都是值得关注的。化疗导致体重增加的原因并不明确。反常的体重增加可能带来自尊降低，而且可能与预后不良有关。化疗带来的集中注意力困难、记忆困难和加工速度变慢可能与化疗药物的种类和剂量有关。如果认知功能受损长期存在或者加重，可能会导致乳腺癌治疗时减少药物剂量。丧失生育能力、突然绝经会导致患者显着抑郁。化疗导致的绝经症状，如潮热、盗汗、阴道干燥萎缩，可以导致严重的躯体和情感不适。阴道的改变会导致性交困难，破坏患者维持亲密关系的欲望和能力。

大剂量多药物联合化疗让很多女性患者感到疲劳持续存在。长期追踪研究表明，与化疗相关的疲劳会在治疗后持续几个月至几年，与贫血无关，休息也无法减轻。另一项大样本前赡性研究发现，20% 的女性患者在平均治疗后 7 年仍感受到持续的疲劳。这种持续作用与抑郁、心血管问题和接受过放、化疗有关。

（四）内分泌治疗

内分泌治疗可以让患者感到她们仍然在积极应对以阻止癌症复发，这会让她们安心一些。这类药物需要长期服用，对于一些女性来说可能会引起失眠、潮热、易激惹和抑郁。他莫西芬对阴道黏膜有微弱的雌激素作用。一些老年女性患者发现服用他莫西芬后才会出现潮热症状，但一些年轻患者反映他莫西芬可以缓解化疗导致的提前绝经所带来的阴道干燥。一小部分患者对服用他莫西芬感到抑郁，导致患者偶尔服药或停止用药。令人担忧的是，目前由于其不良反应而停止服药或间断服药的患者比例比预想的要高。

四、乳腺癌生存者的心理社会反应

越来越多的研究关注乳腺癌生存者的生活感受，一个原因是乳腺癌患者的生存期延长，另一个原因是乳腺癌生存者在所有带癌生存者中占的比例最大。

虽然乳腺癌生存者对诊断和治疗的适应性多种多样，但大多数患者都回复到和患病前同样丰富甚至更丰富的生活中，许多患者的社会功能和情感功能比健康对照组更好。虽然部分患者在被诊断为乳腺癌后自愿或不得不辞职，但那些继续工作的乳腺癌生存者甚至比健康对照组工作的时间更长。除了工作是收入的来源、能支付必要的医药费之外，工作还是社会支持和自尊的重要来源，也能转移患者对疾病的注意力。

现在很多研究让医生越来越认识到乳腺癌患者心理创伤的高发生率可能是被夸大了。在很多女性患者中，乳腺癌并不能导致创伤后应激障碍。很多生存者具有很强的恢复能力，而且认为疾病是生活中一个特殊的转折点。很多生存者将她们的治疗经历和康复过程与后来的患者进行分享。

虽然对疾病复发的担忧会随时间减少，但对大多数带癌生存者来说，这种担忧从来不曾完全消失。持续存在的焦虑部分是由于乳腺癌患者认为治疗后的任何时候疾病都有可能复发，因此复诊需要持续一生。担忧的程度也是波动的，受很多因素的影响，如定期复诊时、每年的纪念日、出现疑似症状、持续的治疗相关不良反应、病友的去世、家人生病等。担忧、恐惧可能导致患者频繁检查复发的征兆，在复诊前特别焦虑，担忧未来等。

五、复发患者的心理社会反应

复发的诊断对患者来说是“毁灭性的”，复发后整体生活质量的恢复比最初诊断时要慢。但即使存在复发的压力，患者的心理功能在诊断后的几年内也会逐步好转，显示了生存者的适应能力。与没有复发的带癌生存者相比，复发患者的躯体功能和健康状态更差，情绪健康损害更大，与家人和医务人员的关系存在更多问题，表现得更绝望。即使只有局部复发，精神问题也会出现。

……（吕雪飞）

第三节　妇科肿瘤患者的心理反应及心理问题

妇科肿瘤包括卵巢癌、宫颈癌、子宫内膜癌、外阴癌和阴道癌。这几种癌症在危险因素、平均患病年龄、种族分布、治疗和生存率方面都有所不同。子宫内膜癌是最常见的妇科肿瘤，在全世界女性最常见癌症中列第五位；宫颈癌其次，其死亡率居所有癌症中的第三位；卵巢癌死亡率在女性所有癌症中居第四位，但在妇科肿瘤中居第一位；外阴癌在妇科肿瘤中约占 4%；阴道癌在妇科肿瘤中所占比例不到 1%。

妇科肿瘤及其治疗不仅会产生躯体影响，还在情感、心理、社会、信仰等方面产生影响。对每个患者来说，癌症的患病和治疗过程都是不同的，她们会用自己的方式来应对。

一、诊断对妇科胖瘤患者产生的心理社会影响

在患者发现异常但未诊断时，对症状的估计及对其重要性的忽视可以延迟患者及时就医。最终促使患者寻求帮助的是疼痛、无力、恐惧、朋友或亲戚的建议或鼓励、

定期体检。等待检查结果时的不确定感对患者来说是极大的挑战，她们可能感到无法控制和影响将要发生的事情。

在听到癌症诊断时，患者会表现出震惊、麻木和不敢相信。如何将癌症诊断告诉他人对患者来说也是个挑战，尤其是告诉孩子。患者会特别担心孩子，担心改变孩子的生活，害怕将癌症遗传给孩子。年轻患者会特别担心如果她们去世了，孩子的生活会是什么样子。

二、治疗对妇科肿瘤患者产生的心理社会影响

开始治疗时，患者会关心前面等待她们的是什么。有关治疗、不良反应、重大事件的进程都是她们要考虑的。获取符合她们自身状况的信息是个问题，她们通常接收到的信息太泛化。很多人特别关心如何控制不良反应，以及如何组织她们的生活。

接受治疗的过程需要相当努力。每种治疗都有其不良反应：手术会导致器官缺失，术后会存在疼痛、活动受限和疲劳；化疗会带来恶心、呕吐、疲劳、神经病变、认知改变和脱发；骨盆放疗会影响结肠和膀胱功能，导致疲劳和皮肤改变。在治疗过程中，大多数女性都无法继续工作和做家务，她们会因为不能像以往那样继续照顾自己、照顾家庭而焦虑。有研究报道了妇科肿瘤患者生活质量的改变，疲劳、焦虑和抑郁会影响患者的日常生活，存在疼痛和疲劳的人丧失了享受生活、从事正常活动和继续工作的能力。

治疗结束后，患者一方面会感到放松，开始关注康复，另一方面会开始担心未来，并因为不再常去医院而产生被抛弃感。

三、妇科肿瘤生存者的心理社会反应

当患者开始感到身体状况好转时，她们会考虑过去发生了什么，将来还会发生什么。她们为控制情感反应开始构想新的生活，人际关系、角色和生活中需要优先考虑的问题都发生了改变。有研究报道，卵巢癌患者面临的最大挑战是不确定感、缺乏控制感、面对未知的恐惧、病耻感以及担心复发和死亡。

癌症创伤后的处理特别看重带癌生存者的反思过程，包括确定新的优先考虑的问题以及重新确定什么对她们最重要。研究报道，与其他癌症生存者一起分享、共同应对对妇科肿瘤患者很重要。年轻、受教育水平低、单身和疾病严重的患者更容易出现问题。而且，对于妇科肿瘤患者来说，身体结构和功能的改变会带来性心理的变化，这是否会成为挑战取决于她们获得的支持和性在她们生活中的重要性。有些患者虽然生活中不会再有性生活，但会感觉关系更亲密，还有些患者会努力重新获得性满足感和自信。

对于年轻女性来说，不能生育可能会是个问题，会带来丧失感。和年龄较大的女性相比，年轻患者更需要针对生育问题、治疗导致的绝经和性方面的问题接受支持性护理。年轻女性会因为绝经而感到被孤立，因为她们的同伴没有类似的问题。

带癌生存者对复发的恐惧可能会随时间推移而减少，但永远不会消失。出现任何疼痛都会让患者担心癌症又复发了。

四、妇科肿瘤复发患者的心理社会反应

获悉癌症复发对患者来说是非常艰难的时刻。患者会感觉到幻想的破灭，因为疾

病又回来了而感到沮丧。她们必须再次面对治疗决策，准备面对更多的治疗不良反应。再次获得治疗信息变得很重要，但这些女性患者有显着不同，她们已经从过去的经历中获得了大量信息，可能希望做出和第一次患癌症时有所不同的决策。一段时间内，患者可能会变得非常固执，尽力收集信息，多听他人意见，尝试补充和替代治疗，努力重新掌控生活。

复发时是医患沟通过程中一个相当脆弱的时间点。有的患者报告，当医护人员开始讨论控制症状而不是治疗复发时，她们会感觉到医护人员对她们不再抱希望了。在患者非常脆弱的时期，她们会感觉医护人员不再关注她们了。

晚期癌症患者会非常关注疼痛、腹水、恶性肠梗阻的预防和控制。有一段时间，患者开始考虑与死亡相关的事宜，如未来会怎样延续、家庭成员会怎样、死亡时会发生什么等。随着症状的加重和活动更加受限，患者开始需要面对独立性的丧失，不得不向他人寻求帮助。但对很多人来说，她们一直都抱有希望，关注什么是重要的、什么仍然可以完成对患者来说是一种安慰。患者可能还存在未完成事务想要完成或计划一些重要的事，如葬礼、遗产的分配等。

……………………………………………………………………………………（吕雪飞）

第四节　肺癌患者的心理反应及心理问题

2004 年，据估计美国有近 17.3 万肺癌新发病例，16 万人死亡，肺癌死亡人数占所有死亡病例的 25%。尽管在所有癌症类型中，肺癌是最能提前预防的类型（因为 87% 的病例与吸烟有关），但是肺癌的早期诊断很困难。

一、肺癌患者的常见症状与肺癌产生的心理社会影响

在诊断过程中，大多数患者都会经历与肿瘤位置、大小及转移位置有关的一系列症状。这些症状随时间发生改变，受不同治疗方式的影响，而且经常影响患者的心理社会功能。在新诊断为肺癌的患者中，最常见的症状是疲劳、疼痛、失眠和抑郁。一项对 117 名肺癌患者不同症状发生率随时间变化的研究发现，疲劳和疼痛在最初诊断时是最常见的症状，而且在诊断后 3 ～ 6 个月期间一直如此，1/3 的患者在诊断后 3 ～ 6 个月期间呼吸困难和咳嗽开始成为问题。还有研究对 64 名放、化疗期间的肺癌患者症状的发生率和严重程度进行了调查，结果显示：在治疗开始前，25% 的患者存在中度至重度疲劳，20% 存在中度至重度疼痛、失眠、呼吸困难；在治疗结束前，63% 的患者存在两个及以上中度至重度水平的症状，疲劳是治疗期间最严重的症状。

情感上的痛苦在肺癌患者中普遍存在。一项研究调查了 333 名在门诊就诊的肺癌患者，62% 存在明显的痛苦，情感痛苦的预测因素有年轻、疼痛、疲劳、焦虑和抑郁。1/5 的非小细胞肺癌患者在诊断初期会出现抑郁情绪，而且抑郁还可能持续存在。在一项研究中，癌症诊断时伴随抑郁和非小细胞肺癌手术切除可能会预示患者 1 年后出现抑郁。在诊断初期，很多肿瘤都已不能进行手术。对于无法手术切除的非小细胞肺癌患者，诊断初期的焦虑和抑郁可能预示其会出现心理痛苦。

与非小细胞肺癌患者相比，抑郁症状和无法集中注意力在小细胞肺癌患者中更常

见。在一项对 987 名肺癌患者的研究中，33% 的患者在治疗开始前存在抑郁，一半以上的患者持续存在抑郁；小细胞肺癌患者抑郁的发生率是非小细胞肺癌患者的 3 倍，分别为 25% 和 9%。分析表明，功能受损是抑郁最重要的危险因素，治疗前躯体症状、疲劳和医生评估的功能状态也是抑郁的独立预测因子。

很多吸烟的癌症患者都有罪恶感，但是很多人还继续吸烟。继续吸烟会缩短生存期，引发另一种癌症，并且增加罹患或加重其他疾病的风险。与不吸烟的患者相比，吸烟患者进行化疗和放疗会出现更多的并发症且并发症的发生率增加。尽管医疗服务工作者并不十分提倡患者在初次诊断肺癌的压力下戒烟，但有文献支持对患者和家属进行早期戒烟干预。对于终末期的肺癌，如果吸烟是患者的乐趣来源，不提倡进行戒烟干预。

二、治疗对肺癌患者产生的心理社会影响

手术切除肿瘤是肺癌常见的治疗方式。针对肺癌对术后康复期患者或长期生存者产生的心理社会影响的研究并不很多见。研究发现，手术后疲劳、疼痛和呼吸困难会持续几个月的时间，抑郁和其他共病的数量可以影响这些症状的严重程度。还有研究对 212 名非小细胞肺癌术后 1 年的患者进行了调查，结果显示术后抑郁的发生率为 5% ～ 8%，并且在 1 年内没有明显变化；术后 1 年心理状况的预测因素为诊断时或术后 1 个月左右曾有过一段抑郁以及受教育水平低。

肺癌患者存在脑转移的潜在危险。独立的病灶可以通过手术切除，但是一旦发现有脑部转移，就要进行颅内放射治疗。小细胞肺癌患者常常会接受预防性头颅照射，因为 2 年后脑辟移的风险会达到 50%。无论是否接受头颅照射，某些小细胞肺癌的长期生存者都会出现认知缺陷。与其他肿瘤类型相比，小细胞肺癌伴发副癌综合征较多，比如 Cushing 综合征、低钠血症、自身免疫性疾病。联合化疗和放疗后，小细胞肺癌患者也可能发生白质性脑病，但是化疗方案的改变可以降低这种风险。治疗过程中，肺栓塞很常见，应该仔细评估患者的呼吸困难和焦虑状态。由于之前存在慢性阻塞性肺疾病和放疗后甲状腺功能减退导致缺氧，患者可能会出现认知功能障碍。

三、肺癌生存者的生活质量

近来对康复期肺癌患者的健康相关生活质量进行了一些研究。有研究者提出，术后生活质量对辨别术后可能产生问题的高风险人群有重要识别作用。西方国家有调查发现，独自居住是发生术后问题的高风险因素。

功能状态是健康相关生活质量的一个重要组成部分。躯体受疾病侵袭的程度可引导患者就医的决策，并与生存期长短有关。有研究调查了肺癌患者功能状态较差的发生率以及医护人员和患者对功能状态评估的一致性，结果表明肺癌患者中普遍存在功能状态差的问题，而医护人员倾向于高估患者的功能状态。肺癌患者自己报告功能状态较差的比例为 48%，而医护人员报告的只有 34%。功能状态的下降对老年癌症患者尤其重要。有研究对老年肺癌患者抑郁症状的预测因素进行了探索，发现抑郁症状的显着预测因素有社会功能下降、症状加重。

有研究发现一些带癌生存者会一直存在症状，尤其是与手术切除有关的呼吸困难。还有一些患者持续存在慢性术后疼痛和疼痛相关的综合征，如肩部活动受限，导致影

响康复和整体生活质量。一些生存者也存在疲劳和功能状态改变；对复发的焦虑和恐惧也存在，因为肺癌的长期生存者几乎很少。最近有一项对 145 名非小细胞肺癌生存者的研究，这些研究对象均为 5 年或 5 年以上未见疾病复发或转移的患者，大多数人都对生存抱有希望，一半人认为癌症经历有助于他们向积极的生活方式转变。

四、晚期肺癌患者的生活质量

以控制症状、维持生活质量为目的的姑息治疗对晚期肺癌患者非常重要。还有研究显示，肿瘤专科护士对终末期肺癌患者的随访可以减轻居丧期间患者配偶的心理痛苦。

信仰是健康相关生活质量中非常重要的部分，尤其是在晚期癌症患者中。研究发现，生活意义的分数越高，心理健康状况越好；祈祷在目前躯体健康状况和心理健康之间起调节作用。还有研究发现，在女性肺癌患者中，祈祷普遍被用做症状控制的自我管理策略，35% 的患者会祈祷，12% 的患者会采用冥想方法。

大量研究都发现，与症状相关的抑郁和整体生活质量水平与肺癌患者的生存期长短有关。而且，有研究调查了晚期肺癌患者中症状改变、肿瘤大小和整体表现之间的关系，发现疾病的发展、功能的衰退与症状加重有关，如疼痛、呼吸困难和咳嗽。

……………………………………………………………………………（吕雪飞）

第二十二章　癌症患者的心理社会干预

第一节　癌症患者心理痛苦的筛查和分诊

医学科学不断发展，而癌症仍然是我国国民身体健康的重要威胁。据统计，20世纪90年代，我国癌症新发病例数为160万，死亡人数为130万并呈逐年增长的趋势。癌症的发展不仅会给患者带来躯体上的影响，还会引发一系列的经济、社会和心理精神问题。癌症及其引起的心理痛苦会在很大程度上影响患者的生活质量。我国癌症患者中大约1/2伴发抑郁情绪，近1/4伴发焦虑情绪，均导致患者生活质量下降。然而，尽管医疗机构和医务工作者都认为对心理痛苦的评估和干预是完善医疗必不可少的一部分，临床患者的心理痛苦还是常常被忽略。美国国家综合癌症网（National Comprehensive Cancer Network，NCCN）1997年制定了关于癌症患者心理痛苦的治疗标准和实践指南并逐年更新，为心理痛苦的识别和治疗提供了理论依据。

一、“心理痛苦”概念介绍

癌症患者和家属在疾病及其治疗的整个过程中会存在各种各样的担忧。一方面是躯体症状引起的，如疼痛、精力下降、食欲缺乏、睡眠障碍等；另一方面也经历着一些负面的情绪体验，如恐惧、悲伤、焦虑、对家庭的担忧、对社会角色发生变化的担忧、考虑生存和死亡的问题等，有宗教信仰的人也会考虑癌症在宗教上的意义。我们怎么来定义这些担忧呢？1997年，美国国家综合癌症网（NCCN）成立了一个多学科小组，致力于研究癌症患者的心理社会问题。研究小组的成员包括精神科医生、心理医生、肿瘤科医生、护士、社会工作者、神职人员以及患者的支持者等，能够从多个角度了解患者的心理社会问题以及需求。小组成立后的工作之一就是要寻找一个能够概括癌症患者心理社会问题的词语。经过不断斟酌，最终选定“痛苦（distress）”一词。这个词不仅涵盖了癌症患者心理、社会、精神等各个层面的情况，而且还更容易让人接受。目前，人们对“心理问题”或者“精神障碍”这样的词组仍然不能接受，我们称之为“病耻感”，癌症患者表现得尤其明显，因为他们不愿意在被诊断为癌症之后还要被贴上“精神心理疾病”的标签。而“痛苦”一词很容易被接受，因为得病后产生心理痛苦是很正常的，告诉患者他们那些症状叫做心理痛苦，这样就不会像以前诊断为精神病、心理疾病甚至情感问题一样让他们感到难堪。而且这个词组很容易被定义并进行评定，给临床和科研工作带来了便利。

（一）心理痛苦的定义

NCCN心理痛苦研究小组将心理痛苦定义为：由多重因素引起的一种不愉快的情绪体验。本质上是心理（认知、行为和情感）、社会和精神上的变化。这种情感体验能够明显地干扰患者应对癌症、躯体症状以及治疗的能力，并对治疗效果产生负面影响。

心理痛苦是一个连续体，范围包括从正常的情绪如脆弱、悲伤、害怕等到引起功能丧失的严重表现如抑郁、焦虑、恐慌、社会孤立感和精神危机等。“痛苦”一词的选择可以避免“心理”“精神”等让患者产生抵触的字眼，而且容易对这一概念进行界定和测量。

由于患者自身情况不同，心理痛苦水平会处在各自不同的位置，并且随着病情的不断变化，所处的位置也会出现波动。尽管各个国家社会文化、人们教育水平和心理素质有所不同，但癌症患者出现心理痛苦都是很正常的，就像所有人在面对意外的生活事件时都会产生心理反应一样。在我国，癌症确诊对多数人来说仍然是一个灾难性的打击，可以表现出各种从轻到重的症状，如担忧、害怕、失眠、哭泣等。病程中，随时会出现不利于患者的坏消息，如病情进展、预后不良、出现并发症、治疗失败、不可逆的不良反应等，这些问题都会加重患者心理痛苦的程度，甚至使其出现精神症状。接受临终关怀治疗和在加强医疗病房（ICU）的患者心理痛苦最为严重，会出现焦虑性抑郁性障碍甚至谵妄、自杀倾向等。

（二）心理痛苦的表现

1. 适应障碍　大多数患者对癌症确诊没有明显心理适应不良的表现。但是，有些癌症患者会在临床上出现明显的情绪或行为症状。不同研究因为研究对象的癌症类型、分期及使用的诊断工具不同，癌症患者适应障碍发病率也不相同（4% ～ 35%）。癌症患者不得不面对巨大的应激源，这种应激源就是癌症诊断。适应障碍是在正常反应和重性精神障碍之间的中间心理状态。根据美国精神病学会（APA）制定的 DSM 系统，适应障碍也被称为阈下精神状态，具体分类有三种：具有焦虑的适应障碍、具有抑郁心境的适应障碍和具有混合焦虑及抑郁心境的适应障碍。伴随着焦虑和抑郁，适应障碍以不适应一个或多个心理社会层面为特征，包括工作、人际关系、日常生活。症状通常不是很特异，常在 6 个月内消失。如果症状持续 6 个月以上，应激相关的精神障碍也可能持续，成为慢性。

2. 抑郁性障碍　对癌症患者抑郁性障碍患病率的文献报道有很大差异，从 3.7% 至 58%。这些不同的数据可能与调查人群的异质性有关，也可能是因为各项研究对抑郁的定义不同。对癌症患者来说，产生悲观的情绪是对这种痛苦生活体验的正常反应。感觉的紊乱会引起众多其他情绪变化，如震惊、否认、焦虑等。当这些症状达到一定程度，符合《精神障碍诊断与统计手册》第 4 版（DSM- Ⅳ）抑郁的诊断标准时，就可以确定诊断抑郁症。抑郁最先出现的一个症状是烦躁不安或快感缺乏，也可能是这两个症状同时出现，因此可将抑郁定义为持续两周以上的烦躁不安和快感缺乏。患者至少应具有下列症状中的 5 种（如果烦躁不安和快感缺乏同时存在，至少出现以下症状中的 3 种）：睡眠紊乱、食欲改变、疲劳、精神运动性迟滞 / 易激惹、自我形象降低 / 罪恶感、注意力不集中 / 犹豫不决或想到自杀 / 自杀意念。

3. 焦虑性障碍　对癌症可能导致的死亡、外形受损、残疾等所产生的一系列心理反应可达到相当严重的程度，因此从正常的恐惧到严重的焦虑状态的界限并非截然分开，而是具有延续性。焦虑可以以具体的躯体症状的形式出现（如心血管系统症状或者因惊恐发作出现气短等），这也是焦虑往往会被漏诊的原因。因此，肿瘤科医生在排除躯体疾病的同时，也应该学会识别这些躯体症状是否由焦虑引起，而且也应认识到焦虑时常与抑郁共病出现。焦虑的类型也比较多，如与危机有关的反应性焦虑、与躯体症状相关的焦虑（如无法控制的疼痛引发的焦虑）、癌症治疗引起的焦虑、既往有焦虑性障碍病史等。但无论是哪种类型的焦虑，焦虑的症状和体征却大同小异，若符合DSM-Ⅳ中焦虑的诊断标准，焦虑性障碍的诊断便可成立。

4. 其他表现　患者心理痛苦长期得不到重视和治疗时会进一步恶化。随着病情的进展，尤其是恶性肿瘤向脑部转移后，会产生更为严重的精神症状，如自杀倾向、谵妄等。患者的生活质量会受到严重影响，甚至导致死亡。这也充分说明了早期识别癌症患者心理痛苦并及时提供治疗的必要性。

（三）心理痛苦对生活质量的影响

生活质量是一个较为广泛的概念，包括身体、社会、认知、精神、情感上的内容，还有角色功能改变以及心理因素引起的躯体症状，如疼痛、恶心、呕吐和疲乏等。目前，大多数该领域的专家都认为生活质量的内容由四个主要部分组成：①躯体功能（个人自理活动的操作、功能状态、运动、身体活动、角色活动等）；②与疾病和治疗有关的症状（疼痛、气短、恶心、呕吐、脱发等）；③心理功能（焦虑、抑郁等）；④社会功能（日常社会活动的中断等）。

心理痛苦与生活质量是相互联系的，出现心理痛苦症状会使患者的生活质量严重下降。因此，要全面提高癌症患者的生活质量，必须对出现心理痛苦的患者进行心理社会干预。心理痛苦并非表现为单一的躯体或情感症状，它是由多种因素决定的，可以出现躯体、社会和情感等各方面的表现，会给患者带来普遍的负面影响。癌症患者出现心理痛苦时，生活质量会明显下降；一旦心理痛苦得到缓解，生活质量也会得到提高。另外，心理痛苦会影响患者在医疗过程中做决定的能力及其对治疗的依从性等，最终导致治疗效果下降，还会降低患者对治疗的满意程度和医患互动的有效性，甚至缩短患者的生存时间。

尽管心理痛苦可能影响癌症治疗过程中的各个方面，但目前并非每个出现痛苦的患者都能被及时识别。2006 年版 NCCN 心理痛苦治疗指南中指出，大约 1/3 的癌症患者会经历显着的痛苦，但其中只有 5% 的患者会跟医护人员提到自己痛苦的感受。对痛苦的识别存在很多方面的阻碍，患者可能会因为就医过程很匆忙并担心医生认为自己“事儿多”而不愿意提及痛苦感受，肿瘤科医生也担心打开了患者的“话匣子”却没办法应对他们的负性情绪。

二、癌症患者心理痛苦的检出率及影响因素

（一）检出率

很多文献已经报道癌症患者出现心理痛苦很常见，精神疾病的发病率也很高。最早也是被引用次数最多的一篇文献是由 Derogatis 等发表的。研究根据 DSM-Ⅲ对癌症患者进行评估，发现随机选取的样本中有 1/3 的患者达到了伴有焦虑抑郁心境的适应障碍的诊断标准，另外 7% 可诊断为严重抑郁症。总之，有 47% 的患者达到 DSM-Ⅲ轴Ⅰ中某些精神障碍的诊断标准。2001 年，约翰霍普金斯医院的 Zabora 等进行了一项大样本的研究，他们使用简明症状清单（BSI）对 4496 名患者进行了筛查，心理痛苦的总体发病率为 35.1%。英国国家临床评价鉴定机构估测有近 50% 的英国癌症患者在病程中会经历焦虑或抑郁。Carlson 等对加拿大一家三级癌症中心的 2776 名癌症患者进行了评估，发现有 37.8% 的患者出现明显的心理痛苦。Eun-Jung Shim 等使用目前较为常用的心理痛苦温度计（dis-tress thermometer，DT）对 108 名韩国癌症患者进行了评估，

将温度计分界点定为4分，心理痛苦发病率为56.5%。各国的发病率报道中抑郁发病率的差别很大，从1%到53%。这种差别可能与选择调查的对象和使用的诊断标准不同有关。表22-1是对各国癌症患者适应障碍检出率相关研究的总结。

表22-1 各国癌症患者适应障碍检出率总结

作　者	国家	筛查工具	人数	心理痛苦比例
Derogatis等（1983）	美国	症状自评量表（SCL-90）和精神科访谈	215	47%满足DSM-Ⅲ诊断标准，其中68%的人为适应障碍
Zabora等（2001）	美国	简明症状清单（BSI）	4496	心理痛苦总体发病率为35.1%
Sharpe等（2004）	英国	医院焦虑与抑郁量表（HADS）	3938	估测有近23%的患者在病程中会经历焦虑或抑郁
Elvan Özalp等（2007）	土耳其	心理痛苦温度计（DT）	182	59.4%出现心理痛苦（≥4分）
Eun-Jung Shim等（2007）	韩国	DT	108	56.5%出现心理痛苦，有心理社会需求

（二）影响因素

某种特定疾病或患者的某些自身特质可能会对心理痛苦产生影响，但是关于这方面的文献报道差异很大。Vachon等发现在一些存在高危因素的患者中，心理痛苦的发病率更高，包括女性患者、年轻或70岁以上患者、住院患者、亚裔患者，还有那些收入较少，受教育水平低以及预后较差，存在较多实际问题、家庭问题、情感问题和躯体症状的患者等。还有一项研究表明：年轻的乳腺癌患者（绝经前）比持续接受治疗的年长患者生活质量要低。一项针对美国12家癌症中心的386名患者进行的研究显示：在癌症发展的过程中，除了晚期阶段，心理痛苦的发病率没有明显变化；晚期阶段患者会出现更多的身心问题。Zabora等则发现不同性别患者心理痛苦发病率不存在差异，不同的癌症类型会对发病率产生较大影响，肺癌患者心理痛苦发病率最高（43.4%），其次为脑瘤、霍奇金病、胰腺癌、淋巴瘤、肝癌、头颈部肿瘤、乳腺癌、白血病、恶性黑色素瘤、结肠癌、前列腺癌，最后是妇科癌症（29.6%）。这些结果表明疾病预后情况越差、患者负担越重，心理痛苦的检出率越高。以上这些研究指出了可能会导致心理痛苦发生的高危因素，即疾病晚期、预后较差、疾病负担重以及年龄小等。在临床上，这些危险因素是提示心理痛苦发生的警示信号，应该引起临床医生的高度关注。

三、癌症患者心理痛苦的评估和筛查

目前，有很多评估方法应用于对癌症患者心理痛苦的筛查和评估，包括各种评估量表以及精神科访谈。另外，对出现精神症状的患者，通过《美国精神障碍诊断与统计手册》第4版（DSM-Ⅳ）以及《中国精神障碍分类与诊断标准》第3版（CCMD-3）对各类精神障碍作出诊断。表22-2是对应用较多的心理状态评估量表的总结和评价。

表22-2 心理状态评估量表应用总结

量　表	项目	测量范围	评　价
简明心境量表（POMS）	65	心境状态	项目太多
心理社会调适量表（PAIS）	46	对疾病的适应性	综合性量表，对心理痛苦无针对性
简明症状清单（BSI）	53	心理社会痛苦	适用于心理社会痛苦筛查，但不适用于快速大量筛查

续表

量　表	项目	测量范围	评　价
症状自评量表（SCL-90）	90	心理社会痛苦	有针对性，但项目太多
状态－特质焦虑问卷（STAI）	40	焦虑	只针对焦虑，过于单一
流行病学调查中心用抑郁量表	20	抑郁	只针对抑郁，过于单一
贝克抑郁量表（BDI）	21	抑郁	只针对抑郁，过于单一

（一）心理痛苦温度计（distress thermometer，DT）

对于大多数量表，患者在填写过程中都会需要问卷发放者的帮助，因此并不适用于在肿瘤临床工作中进行日常的筛查。美国霍普金斯大学 James Zabora 领导的小组对癌症患者心理痛苦筛查和心理社会方面的临床实践工作进行了一系列的研究。他们提出针对癌症患者心理社会问题的理想的筛查工具要达到两个标准：①简洁易懂，不会让患者花费很多时间来填写表格；②要能包含对心理问题、社会担忧以及躯体症状的评估。NCCN 心理痛苦研究小组认为心理痛苦的筛查不仅要量化患者心理痛苦的程度，还要反映产生心理痛苦的原因。他们制定了一个单一条目的心理痛苦温度计（distress thermometer，DT）来对患者进行快速筛查。目前，DT 已经在很多国家得到了广泛应用，其效度也得到了研究证实。Akizuki 等将 DT 与医院焦虑与抑郁量表（HADS）和贝克抑郁量表进行了比较，结果显示 DT 比 HADS 和贝克抑郁量表对心理痛苦检测的灵敏度和特异度都高。近年来，不断有对 DT 效度进行研究的报道。另外，Diana Zwahlen 等将 DT 应用于对癌症患者家属的心理痛苦筛查，也证实了有很好的效度。唐丽丽等（2007）将 DT 进行了中文版修订，并且已经应用于临床工作中。关于量表在测量学的研究已经证实 DT 有很好的信度和效度，当分界点取 4 分时会得到最好的灵敏度和特异度。本节附件是目前在北京肿瘤医院康复科临床应用的中文版“心理痛苦温度计”。DT 还包含一个问题列表（problem list）。中文版 DT 中的问题列表根据我国临床实际情况修改为 40 项内容，信度和效度已经得到验证。我国肿瘤患者临床心理痛苦筛查结果显示，癌症患者心理痛苦检出率为 24.2%，其中由情绪问题引起痛苦的比例为 13.5%，引起痛苦的主要因素有：担忧、疲乏、睡眠问题、疼痛、经济问题、记忆力 / 注意力下降、紧张、进食困难、恶心及手脚麻木等（图 22-1）。

（二）精神科访谈

用简单量表进行大样本筛查的意义在于获得患者心理痛苦的检出率，及时发现癌症患者的情绪问题，随时进行监测，并提示临床医务工作者在除了治疗他们的躯体症状外，还应该关注癌症患者的心理问题。但如果具体到每位患者，就需要作出详细的诊断或者对患者的情绪问题进一步评估，这也是治疗之前必要的程序。精神科医生或者心理治疗师经过多年的培训和临床经验的积累，可以通过问诊作出诊断。因此，在肿瘤临床治疗中发现患者出现较为严重的心理痛苦或者无法解决的情绪问题时，应及时将他们转诊到专业的精神科或心理门诊。但由于精神疾病存在很多主观因素，包括患者主观感受的变化以及问诊医生主观倾向性和个人因素的卷入，往往使得诊断和评估不能达到很好的一致性。因此，精神心理结构式访谈可以使诊断和评估更趋向于标准化，在研究中可以量化结果并使结论更具科学性。

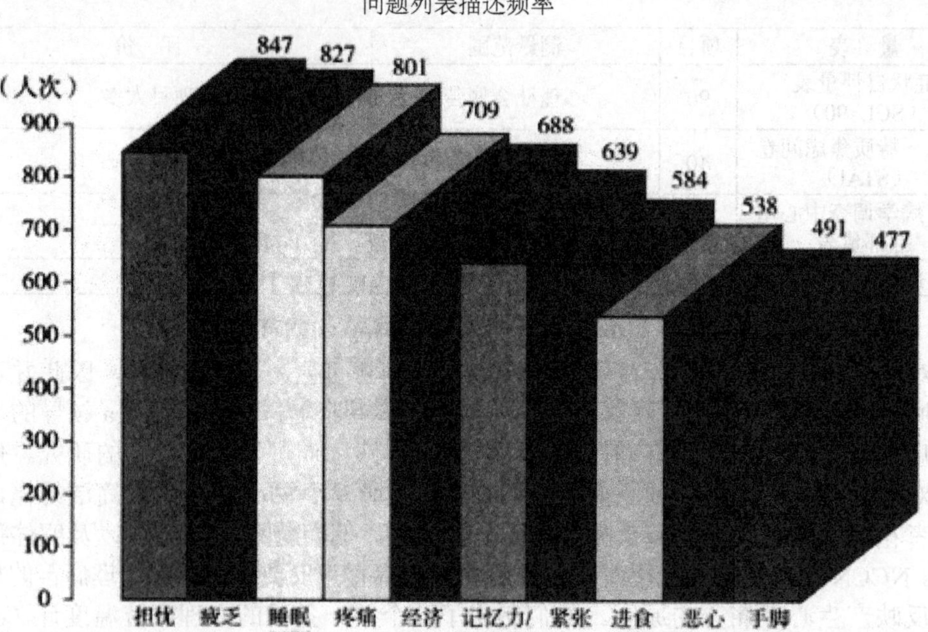

图 22-1 中国癌症患者问题列表描述频率

简明国际神经精神访谈（mini international neuropsychiatric interview，M.I.N.I.）由 Sheehan 和 Lecmbier 教授设计，是针对《精神障碍诊断和统计手册》第 4 版（DSM-Ⅳ）及《国际精神障碍统计分类手册（ICD-10）》中 16 种临床上常见精神疾病（包括精神分裂症等精神病性障碍、双相障碍、抑郁性障碍、各种焦虑性障碍、物质使用障碍、进食障碍、反社会人格障碍等）进行诊断的简短的结构式访谈，与国际上常用的定式临床访谈工具，如《定式临床访谈（患者版）（SCID-P）》和复合型国际诊断访谈（CIDI），有很好的相关性，保证了诊断过程的客观性、一致性和准确性。司天梅等将 M.I.N.I 翻译成中文，并证实其具有较好的信效度以及较高的评定者之间一致性。M.I.N.I 在临床及科研中使用简捷，可在（18.7±11.6）分钟的很短时间内完成；并且有精神病学临床实践经验的临床医生经简单培训即可掌握。M.I.N.I 使用范围广泛，临床研究应用前景广阔。国际上，该量表正被广泛用于多中心临床药物研究和临床实践中。中国参加的几项国际多中心临床研究均使用了这一工具。使用 M.I.N.I 对出现痛苦的癌症患者进行访谈时发现的常见精神障碍类型为适应障碍、焦虑性障碍和抑郁性障碍。

（三）心理痛苦心理社会干预及 NCCN 心理痛苦指南解读

对癌症患者进行精神心理治疗之前，心理痛苦筛查是必不可少的一步。前面提到，心理痛苦是一个连续的过程，可能出现在癌症病程各个阶段，也会随着疾病的发展和治疗的进展而出现波动，因此需要对癌症患者的心理痛苦进行动态筛查，而不能一劳永逸。癌症患者可以随时填写 DT 及问题列表，这样既能及时反映痛苦程度，也能直接了解到引起痛苦的各种原因。

针对癌症患者的心理社会干预有很多种类，包括患者教育、支持治疗、认知行为治疗、放松治疗、问题解答和社会能力训练、生物反馈、催眠等。对这些心理社会干预措施的评估研究显示，心理社会干预能够有效地减轻抑郁、焦虑和疼痛等症状，减少患者的负面情绪，提高总体生活质量。

从 1997 年开始，NCCN 成立了专门的心理痛苦研究小组，由工作于纽约斯隆凯瑟琳癌症纪念医院的 JimmieC.Holland 博士担任小组主席。他们研究并制定了详细的癌症患者心理痛苦的处理标准和临床实践指南，并开始在全世界推广。到 2007 年，这些标准和指南经过专家的修改和补充，更加趋于完善，为临床工作提供了很好的理论支持。

NCCN 心理痛苦的治疗标准以“癌症患者疼痛治疗标准”为模板，涉及心理痛苦的各个方面。但也必须在这些标准的基础上，针对不同的癌症患者以及根据医院的不同情况做出相应的修改，以期达到癌症患者的心理痛苦能够得到评估和治疗的目的。NCCN 的心理痛苦治疗标准包括：①要对癌症患者的心理痛苦进行明确诊断，给予监测、记录并提供治疗；②在癌症患者第一次就诊时，就应该从临床症状中筛查出他们的心理痛苦，筛查工作要包括痛苦的程度和产生痛苦的因素；③根据 NCCN 制定的实践指南，对出现心理痛苦的患者进行评估和治疗。

NCCN 最初将“显着心理痛苦”的标准定为心理痛苦温度计筛查得分为 5 分或者 5 分以上者，2007 年重新将这个标准修改为 4 分或 4 分以上者。完成这一步工作之后需要将患者进行分诊，即不同得分的患者由不同工作人员来处理。得 4 分以下者（轻度心理痛苦）由肿瘤科的人员来处理即可，良好的医患沟通技巧能够指导医务工作者在告知坏消息时较少地引起患者及家属的情绪反应，降低他们对癌症以及可能出现的一系列身体症状的恐惧。如果患者得分在 4 分或者 4 分以上，则需要依据其不同情况（问题列表中的选项）分别交给肿瘤临床医生（身体问题）、心理健康或精神科医生（情绪问题、交往问题）、社会工作者（实际问题）以及神职人员（宗教信仰问题）来处理。图 22-2 是具体的分诊模式。另外，研究小组还为各种不同的问题制定了具体的实践指南，包括非药物心理治疗、精神科常见症状的用药原则、社会工作者和牧师的实践指南。

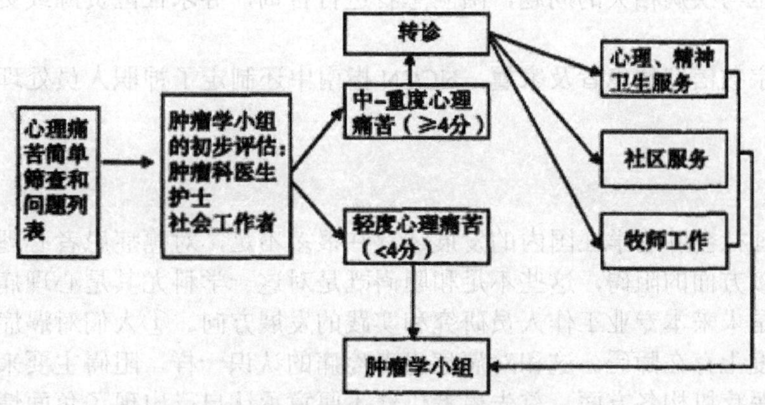

图 22-2　心理痛苦分诊模式图

（NCCN 心理痛苦管理指南 DIS-4- 评估和治疗）

肿瘤科的工作人员能够处理一般的心理痛苦问题（如常见的害怕、半信半疑、悲伤、发怒甚至失控），还有一些身体上的症状（如睡眠不好、食欲下降、注意力不集中、过多地考虑疾病和死亡的问题等）。对于住院患者，往往是护士首先发现这些问题，请示主管医生对症处理。首先要让患者了解他们的诊断结果、治疗方案，还要给他们讲解相关的知识。建立医患之间的信任和相互尊重也很重要。如果患者信任他的医生和治疗小组，那么痛苦就可能会迅速缓解。治疗期间，肿瘤科工作人员还要保证患者的连续治疗，不让其产生“被放弃”的感觉。住院治疗结束后，患者可能还要进行康复治疗，这需要发动患者自身的积极性和家庭、社区的资源来协助。通过这些措施，轻度症状一般都会得到改善。另外，肿瘤科工作人员在控制失眠、厌食、轻度焦虑和抑郁情绪方面所做的工作也很出色。他们帮助患者从他人、家庭成员和社区中得到支持，并推荐一些辅助治疗方法。

严重的精神障碍患者需要及时转诊到专业的精神科进行评估和治疗。首先通过精神科访谈、DSM- Ⅳ、ICD-10 等诊断工具明确患者的精神障碍类型。NCCN 制定了癌症患者常见精神障碍类型的处理标准和实践指南。这里以“焦虑”为例进行说明。根据诊断标准作出明确诊断后，我们要考虑是由哪些医疗条件和治疗过程引起的焦虑，比如气短患者用的吸入器和吸入的类固醇类激素。除此之外，患者还可能出现惊恐发作、创伤后应激障碍、病态恐惧、条件反射性恶心和呕吐或者强迫症等，这些都会干扰治疗效果。医生必须对这些症状作出清晰的诊断。如果是由治疗引起的，那么就要调整或停止原来的治疗。具体治疗措施是在支持性心理治疗的基础上，根据患者的不同症状选择的，必要时可使用抗焦虑和抗抑郁药物。如果患者对某种治疗方法有积极的反应，就可以继续治疗。如果没有反应，就需要重新考虑诊断是否正确，或者患者是否还存在其他方面的功能紊乱。抗焦虑药物的使用请参考第四章。

NCCN 社会工作指南用于帮助患者处理家庭和社会问题。如果是轻度的痛苦，可以进行简单的教育或者寻求支持小组的帮助。严重的痛苦可能来自于家庭冲突、社会孤立感、治疗过程中各个环节上的冲突、术前指导、家庭暴力、社会职能发生变化等。如果出现中到重度症状，就会有很多工作要做，包括心理咨询、心理治疗、患者/家属教育、建立支持性小组等，必要时可转入精神科进行治疗。另外，社会工作者还可以帮助处理一些与疾病相关的问题，陪同患者进行咨询，寻求社区资源或更多的社会支持等。

对于有宗教信仰的患者及家属，NCCN 指南中还制定了神职人员处理问题的参考步骤。

小结

目前心理社会肿瘤学在国内的发展还存在很多不足，对癌症患者心理痛苦的认识也存在来自多方面的阻碍，这些不足和阻碍既是对这一学科尤其是心理痛苦这一方向的挑战，也是未来本专业工作人员研究和实践的发展方向。①人们对癌症患者心理痛苦认识的态度上存在障碍。这和对癌症患者疼痛的认识一样，阻碍主要来自患者、医生、政府及医疗机构各方面。首先患者仍然不愿意承认自己出现了负面情感，加上我国传统文化中不善于表达情绪的因素，使得患者更加不愿意在医生面前表露自己的心理问题；肿瘤科医生日常门诊量较大，往往是匆忙地处理患者在肿瘤方面的问题，忽略了心理应激的产生原因和造成的影响；政府和医疗机构对这方面的投资严重不足，全国只有少数几家医院成立了与心理社会治疗相关的科室，但也只限于门诊治疗，无法对癌症患者的心理痛苦进行细致的住院监测和治疗。这些问题的解决需要相关专业人员进一步向全社会普及心理社会肿瘤学相关知识，尤其是使得人们能够更加关注癌症患者的心理痛苦状况。另外，在普及知识的基础上，能够有更多的医务人员接受专业的心理社会肿瘤学培训也很重要。②缺乏好的测量工具和方法。心理痛苦温度计已经在国外得到广泛使用，在癌症患者及其家属中应用的灵敏度和特异度都得到了很好的验证。临床实践也说明心理痛苦温度计适用于对癌症患者进行快速、大量的筛查。2007 年，心理痛苦温度计被引入中国并开始应用于临床实践，但还未能够在全国得到广泛的推广和使用。③适用于中国癌症患者的心理痛苦处理标准和临床实践指南还有待于制定。由于各国环境、文化和经济条件的差异，不同国家癌症患者及其家属对心理痛苦的认识和治疗需求存在很大的差异。我国应该在 NCCN 制定的国际通用的心理痛苦处理标准和临床实践指南的基础上，制定更加适用于中国癌症患者及其家属的具体标准和临床实践指南。

总之，癌症是一个集躯体痛苦与心理痛苦为一体的疾病。要治疗癌症或者提高癌症患者的生活质量，就不能忽视其对心理痛苦干预的需求。鉴于心理痛苦给癌症患者及家属甚至肿瘤临床工作带来的影响，加拿大癌症控制策略委员会（Canadian Strategy for Cancer Control）建议将心理痛苦列为除呼吸、脉搏、心率、血压、疼痛之外的第六大生命体征，进一步说明对癌症患者心理痛苦的日常监测与对其他生命体征的监测一样重要。作为心理社会肿瘤学工作者，我们需要通过继续努力，在全国肿瘤临床工作中推进心理痛苦的筛查和治疗工作，其中倡议将心理痛苦作为第六大生命体征进行日常监测是很关键的一步。

……………………………………………………………………………………（吕雪飞）

第二节　癌症患者心理社会干预的有效性

一、癌症患者心理社会干预现状

癌症患者生活质量显着下降，普遍存在适应问题及情绪问题。对癌症患者进行心理干预越来越受到临床工作者和患者的重视。心理干预的目的是减轻患者的负性情绪反应，提高患者对疾病的判断能力，调动其积极性，加速对疾病和治疗的适应，减少、减轻躯体症状，提高患者的生活质量。

然而在临床医疗中，心理社会干预似乎并没有一个清晰统一的概念，心理干预的内容也不尽相同。关于心理干预较为普遍的描述是一种将教育、社会支持、心理治疗、技能培训和放松联合在一起的干预模式，其过程是系统的或预设的，其目标是结果导向的。典型的心理社会干预包括认知行为技术、应对技巧训练、信息的传递和 / 或支持表达性小组活动，用以改善焦虑和抑郁的症状，增进适应性功能，调整患者与癌症症状相关的感知。

心理干预的介入时间多集中于患者术后或放、化疗住院期间，也有针对出院康复期患者进行的心理干预。根据治疗阶段的不同，Razavi 等把应用于肿瘤患者的临床心理干预划分为五类：①预防性干预：常用于避免继发于治疗或疾病本身的并发症的发生和发展。②早期干预：在明确癌症诊断和开始治疗时即对患者进行干预。经研究发现早期治疗的效果优于延迟治疗的效果，尤其是在生活质量和生存期方面。③恢复期干预：应用于当患者很可能治愈时，也就是在康复期进行心理干预。目的是控制和减轻仍存留的因癌症引起的心理和生理不适。④支持性干预：目的是减轻与慢性疾病有关的不适，这些慢性病多是在恶化及进展期积极治疗时所引起的。⑤姑息性干预：应用于药物治疗可能不再有效果，以对症治疗来维持病情和改善不适时，对患者进行心理干预。

从治疗方法和内容来看，支持性心理治疗是最常采用的治疗方法之一。在支持性治疗中，治疗师的干预主要包含五种成分：解释、鼓励、保证、指导和促进环境改善。广义的支持性治疗还包括心理健康教育等相关信息的提供。此外，行为治疗技术也经常被提及，这种方法可以有效帮助患者应对治疗过程中的各种不良反应，具体内容包括放松训练、意象想象、生物反馈等。目前在心理治疗领域得到广泛关注的认知疗法也逐渐被应用于肿瘤患者，通过改变患者不合理的认知来改善各种情绪反应，并协助患者适应由疾病引发的变化。新兴的治疗方法还包括家庭治疗、音乐治疗、叙事疗法、静观疗法等。具体的治疗方法会在之后的章节进行介绍。

从形式上来看，个体性和小组性的心理干预都已广泛用于国内外肿瘤临床的心理社会干预。其中团体治疗以其高效和便捷的特点得到很多临床心理学家的推崇。目前，团体治疗已成为一种比较被认可的形式，其治疗重点在于小组内聚力、相互支持、共同分担烦扰、自我宣泄及患者在小组外的交流。随着人们对癌症与家庭关系的更多理解，以家庭为治疗单位的家庭治疗也越来越多地被使用。

心理社会干预的方案有很多，但当临床治疗师试图将心理社会干预治疗应用于所有种类的癌症人群时（如乳腺癌、黑色素瘤和肺癌患者），会很难决定哪种方法是最适合的。很多研究者认识到癌症是由许多不同的疾病过程组成的，而且具有不同人口统计学和心理社会特点的患者会有很大差别。因此，不同特点的个体所适合的干预也有所不同。选择特定人群可能是干预有效的关键因素。明确针对某一类人群的干预相对于针对广泛人群（如所有癌症患者）的干预能显示出更明确的效果。

除了针对患者心理状况的干预外，改善患者社会支持也是心理社会干预的重要内容。社会支持是指社会各方面，包括配偶、亲属、朋友、同事、伙伴、团体、工会等给予个体的精神和物质上的支持与帮助，反映了一个人与社会关系的密切程度和质量。良好的社会支持有利于健康，社会支持给应激下的个体提供了保护，对应激源起缓冲作用，有助于维护患者良好的情绪体验。除了医护人员和亲友的支持外，各种癌症患者团体也是重要的支持来源。国内外相继成立了“癌症俱乐部”、“癌症协会”等，旨在为癌症患者营造一个“群体抗癌”的氛围和环境，让一些已经获得显着临床效果的患者，以自己的亲身经历和感受为其他患者做“现身说法”，相互渲染积极的心境，坚定与癌症抗争的信念。

我国心理学的发展较晚，心理社会肿瘤学的发展相比于国外而言同样处于起步阶段。基于 WHO 的指导原则，我国对于癌症的策略重在预防和治疗，同时重视患者及其家庭的生活质量。中国抗癌协会和 2006 年新近成立的中国抗癌协会肿瘤心理专业委员会都在致力于癌症患者心理社会干预方面的研究和实践。在中国的心理社会干预体系中，社会工作者和宗教灵性方面的支持还很欠缺。现有的干预主要体现在提供心理社会评估、心理治疗、姑息治疗和疼痛管理。对肿瘤患者的心理社会干预还没有充分地与临床治疗相结合，系统性常规化的治疗还不足。如何针对中国的文化背景提供个性化的心理社会干预服务还是一个有待深入研究的课题。

二、癌症患者心理社会干预相关研究

相对于肿瘤影响因素的研究，对肿瘤患者进行心理干预的研究更晚一些。我国对肿瘤患者心理干预的研究主要见于近几年，干预方法主要有健康教育、心理支持、行为训练、集体心理治疗、音乐治疗等。很多研究显示，各种形式的心理社会干预都能够缓解患者的心理痛苦、焦虑、功能损害和躯体症状。

1995 年，Meyer 和 Mark 使用元分析对癌症患者心理社会干预的文献进行了分析，发现心理干预能够显着改善癌症患者的生活质量。研究显示，心理干预可能会帮助癌症患者增加关于疾病和治疗的知识，改善他们的情绪，提高生活质量和应对技巧，增加他们对治疗的满意度，改善躯体的健康状况和功能调节，减少与治疗和疾病相关的症状，增加患者对常规治疗的依从性，改善免疫系统的指标，以及延长生存期或复发的时间。Gloden-Kreutz D 等在乳腺癌术前对患者进行心理干预后发现，心理干预减少了患者的术前抑郁和焦虑，使干预组的 NK 细胞活性明显高于非干预组。各种心理干预方法均受到患者的欢迎。大多数患者认为很需要，也很重要，希望将心理干预纳入常规临床工作中。

不同形式的心理干预，其效果的持续时间有所差异。个体治疗呈现出短期和长期的效果，而小组治疗则呈现中期效果。David Spiegel 等对 92 名新近被诊断为乳腺癌的患者进行每周一次、每次 90 分钟、持续 12 周的集体心理治疗，结果发现与干预后 3 个月和 12 个月相比，干预后 6 个月时患者情绪问题缓解的程度最大。

虽然之前有研究报告显示心理社会干预能够延长患者生存期，但近来更多的研究却没有显示这一点。Edward Chow 等的研究表明，心理干预对 1 年和 4 年的生存率没有显着影响。

总体来说，心理干预更倾向于提供心理社会功能上的改善，对情绪的影响基本是肯定的，但对免疫功能是否有影响还存在分歧。因为方法学上的限制和样本量不足可能导致的统计学误差，Sallie Anne Newell 的综述认为，仍然没有任何一个干预策略可以肯定地增加患者的生存期，也没有任何一个干预策略可以肯定地改善患者的免疫指标。

目前的研究显示心理社会干预的有效性是中度的，且当干预聚焦于特定问题时，效果会更好。所以根据患者的需求选择和提供特定治疗元素的模式将成为心理社会干预未来发展的趋势。

尽管对心理社会干预是否有效的回答倾向于乐观，但临床干预研究中理论驱动模型（如对心理动力学、行为学、社会学或认知行为理论明确的使用）的缺乏使不同干预方法之间进行比较变得困难。Compas 等认为心理社会干预包含着许多不同的内容，包括策略教育、放松训练和 / 或催眠、认知行为技术和社会支持。这种临床干预包容并收的方式使得发现哪种干预成分起的作用最大变得几无可能。

总的来说，有充足的证据能够说明，一些干预在帮助患者管理和减轻心理痛苦上是成功的。但目前的研究仍然存在很多问题，如：实证性研究的样本量往往不足，导致缺乏足够的检验力度；很多研究无法提供有操作性的治疗手册和治疗师培训课程；由于对乳腺癌的更多关注，研究中的女性患者比例过多；在评估方面，缺乏癌症特异性的评估工具。

既然存在以上诸多问题，那么如何提高研究的效度？取得适当容量的样本规模对于充分提高检验力当然是重要的。同时，增加多中心研究的数量也是必要的。另外，针对存在特定问题和症状的患者要好于对所有患者兼容并收；应针对不同的治疗方式并考虑到不同的观点；使用最有效的指标来测量特定的治疗效果，而不是借用其他研究领域的测量工具。因此，我们还需要使用癌症特异性的测量工具，并采用质量控制，也就是确保干预能够按照预想的那样得以实施；为治疗实施者制作手册和指南，以便我们能够分享彼此的经验。

在以上材料的基础上，我们可以知道哪种干预是最有效的。尽管没有一种治疗方法能够满足所有的需求，但目前所知有效的治疗通常包括以下一些特点：结构化，问题聚焦的，采用有经验的治疗师，治疗内容意在增强患者的自我效能感并针对疾病过程中某些特定的需求。

……………………………………………………………………（吕雪飞）

第三节　常见心理干预方法

一、支持性心理治疗

（一）什么是支持性心理治疗

支持性心理治疗最早出现在20世纪初，是相对于精神分析而提出的概念。其目标不是改变来访者的人格，而是帮助来访者学会应对症状发作，应对暂时的困难并防止更严重的心理疾病的出现，最大限度地提高来访者的适应能力。支持性心理治疗是一种广泛适用的治疗方法，也是最常用的一种个别心理治疗技术。

个体心理治疗是一个从支持性心理治疗到精神分析的谱系。这一谱系始于支持性心理治疗，经过支持－表达性心理治疗、表达－支持性心理治疗，最后为精神分析性治疗。支持性心理治疗与表达性心理治疗相对应，是诸多心理动力学治疗中的一种。表达性心理治疗是指各种通过分析治疗师与来访者之间的关系，帮助来访者发展内省以了解自己过去未认识到的感受、想法、需要和冲突，使得来访者试图有意识地解决和更好地整合各种冲突而获得人格改变的治疗方法。多数患者的心理治疗同时包括支持性与表达性的成分，二者以整合的方式加以运用。

精神分析治疗的主要原则是使来访者意识到潜意识冲突所产生的症状，然后通过治疗性修通而消除症状。支持性心理治疗也会针对意识问题或冲突进行工作，但不会涉及潜在的冲突和人格歪曲。从精神分析理论来看，支持性心理治疗中来访者的防御得到了保护甚至加强。表达性心理治疗通过识别与检查防御来发现产生防御的潜在内心冲突，而在支持性心理治疗中，仅仅当防御是非适应性时才被视为问题。支持性心理治疗与表达性心理治疗之间的一个重要区别是，在支持性心理治疗中一般不讨论移情，但治疗师会鼓励来访者发展积极的感受。治疗师会竭力发展好的治疗关系，避免可能破坏治疗联盟的行为。

在支持性心理治疗中，治疗师充分接纳来访者，提升来访者的自尊。当个体获得他人的接受、赞同、关注和尊重时，他的自尊心能获得满足，尤其是来访者在其日常生活和关系中缺乏这些来自他人的接纳时，感受会更为强烈。治疗师通过非语言的方式表达自己的接纳与信任，如表现其记得与患者的对话、了解患者的喜好和态度等。在这一过程中，治疗师建立一种避免争论和批评的交流方式，避免使用强势的表达以及令来访者感觉无能或无助的行为，避免使用令人感到太突兀的字眼，如“为什么”等，多采用能引发积极反应和开放式回答的提问。

综上所述，支持性心理治疗是由心理动力学心理治疗发展而来的一种常用的个别心理治疗方法。支持性心理治疗通过对来访者的直接观察，保护防御，减轻焦虑，以期增强来访者的适应能力。

（二）支持性心理治疗的基本原则和干预技术

1. 基本原则　支持性心理治疗的会谈是在互动性的基础上建立积极的治疗关系。治疗师关心并接纳来访者，让来访者感觉到治疗师会指导其获得改善。许多接受支持性心理治疗的来访者是一些慢性疾病患者，他们对生活感到不满，对未来失去希望。治疗师的积极形象本身就会直接减轻来访者的无助和焦虑。

支持性心理治疗的一个主要目标是改善来访者现实存在的困难，提供解决策略。治疗师可以给予建议，大多数时候这种建议并不是直接提出的，而是与来访者共同讨论更好的方法，引导性地对来访者进行指导。支持性心理治疗通过教育、鼓励、劝告、示范和预期性指导等方法来帮助来访者达到改善自我功能和适应性技能的治疗目标。

当来访者抱有较强的动机，希望学习和改变时，由他信任的老师提供教育和指导就会有一定的效果，他会与老师合作，期待老师的满意。在精神分析中将此类合作与改善称为“移情性的治愈”。有研究表明此类改变可以是稳定而持久的。这里再次强调，虽然治疗师需要关注来访者的自尊、自我功能和适应性技能，但建立良好的治疗联盟才是最重要的因素。此外，需要指出的是支持性心理治疗并不是简单地说教或指导，治疗师必须熟悉来访者的心理和情感问题，适当探索隐藏在阻抗背后的感受和想法，这样才能给出有效的建议。治疗师通过帮助来访者意识到自己未曾意识到的问题，提供一些更具适应性的建议，以增进来访者对生活的自我掌控能力。

2. 干预技术　单纯的支持性技术包括表扬、保证和鼓励，是支持－表达性心理治疗的重要组成部分，能够促进来访者进行咨询。此外，在治疗期间，治疗师通过自身的态度不断传递着对来访者的接受、尊重和关注，并向来访者示范适应性的、合理及良好的行为和思维方式。下面简要介绍一些支持性心理治疗的主要干预技术。

（1）表扬：足够的表扬能够提高来访者的自尊和自信，是一种很好的支持性技术。这一技术需要贯穿治疗始终以增强治疗效果。需要注意的是，表扬需要来访者的认同，错误的表扬比不表扬还糟糕。伪善和欺骗不利于关系的建立。如果治疗师对来访者感觉不好的事情进行了表扬，很可能会对治疗联盟起到破坏的作用。治疗师应该寻找机会对来访者做出恰当和诚恳的表扬。为了避免失败，治疗师需要时常询问来访者的反馈，避免与来访者发生冲突或争论。

（2）保证：在医疗领域，保证是一种很常见的技术。与表扬一样，保证必须是诚恳的，同时必须让来访者感到治疗师能够理解其处境。如果在详细讨论来访者的困惑之前就企图保证，很可能无功而返。

需要强调的是，治疗师所保证的必须是事实而不是所谓善意的谎言。因此，这些保证很可能会局限于治疗师所擅长的专业领域。例如，治疗师可以说明药物的作用和副作用，疾病可能复发或好转的情况，可以保证来访者会得到持续的关注或精心的照顾。保证绝不是简单地告诉来访者他们希望的结果或希望听到的话。治疗师必须清楚自己能够保证的内容，而不是受到来访者焦虑的影响作出错误的判断。

"正常化"通常可以被用来保证。将来访者的感受和行为正常化能够直接缓解其焦虑。比如向来访者说明当有亲人过世的时候，很多人都会有愤怒的感受。

（3）鼓励：在治疗的过程中，鼓励是很重要的。特别是对于一些慢性疾病或康复期的患者，对小步骤和小进步的鼓励经常得不到足够的重视。人们总是期望他们的努力有所回报，治疗师需要鼓励来访者对目标的坚持和努力。鼓励同时还能给予希望，让来访者有能量渡过难关。

（4）合理化和重构：重构是指从不同的角度看待事物，帮助来访者跳出悲观的氛围，从更有效的方面解释所发生的事情，看到事物积极的属性。例如，遭遇打击后来访者感到自己逃避工作，感到自己很软弱，治疗师可能会说："遇到这样的状况，许多人都无法很快让生活回到正轨（正常化）。暂时不去工作正是你对自己有利的保护，让自己有更多的时间整理情绪和思路，这是很需要勇气的。"

治疗师在使用合理化和重构技术时，要避免给人荒谬和愚蠢的感觉，同时还需要避免争论。重构必须给来访者提供一种可接受的、崭新的视角去看待事物。

（5）建议和教育：支持性心理治疗一个非常重要的策略就是建议。困难在于治疗师必须学会分辨应该何时给予建议，何时帮助来访者学会自己找寻资源和解决办法。治疗师向来访者提供建议可以满足依赖型的来访者，但却可能使其丧失自我成长的机会。

治疗师给予的建议应该是立足于来访者需求的，而不是符合自己的信念或传播自己的价值观。只有当来访者认同治疗师并感到建议切实符合现实需要时，这些建议才有意义。否则来访者很容易觉得"你说的对，但我做不到 / 不适合我"。对于功能严重受损的来访者，治疗师的建议可能更多地集中于日常生活，例如怎样安排规律的生活，如何打扫房间。需要注意的是，治疗师必须在全面了解事实以后再给予建议，而不是根据对部分信息的猜测臆断。

教育的作用在支持性心理治疗中尤为重要，因为其包含许多原则性、知识性的内容。治疗师通过建议和教育实现帮助来访者改善自我功能、掌握适应性技能的治疗目标。

（6）预期性指导：与认知行为治疗一样，预先的演练或预期性指导技术在支持性心理治疗中同样有效。其目的是通过事前的思考对现实中可能遇到的问题和困难一一呈现并讨论应对策略，使来访者对问题的解决或事件的进行更有准备和更能自我掌控。比如对于从未接受过手术治疗的患者，和治疗师预先讨论可能遇到的状况和出现的情绪反应能够有效缓解患者的焦虑。

（三）支持性心理治疗的应用

支持性心理治疗适用广泛，包括传统的表达性心理治疗无法适用的领域，而且它还可以被用来治疗不同层面的问题以及社会功能受损较少的患者。其适应证包括危机、躯体疾病、物质滥用、丧亲、慢性疾病等。

关于支持性心理治疗的临床试验数据不多。现有的资料显示，支持性心理治疗具有好于预期的治疗效果。Wallerstein 等对 42 例住院患者进行观察和随访发现，所有治疗方法随着治疗的深入变得越来越具有支持性特征，这一因素在干预中起着很重要的作用。在一项为期 26 周的对照研究中，对患有各种恐惧症的患者进行系统脱敏疗法和支持性心理治疗的比较，结果显示两种治疗均有效。Mumford 等回顾了在心肌梗死和外科手术患者中进行支持性心理治疗疗效评估的对照研究，治疗包括对疾病和躯体治疗的教育、认知行为技术以及在支持性关系中运用宣泄与保证技术。结果发现，治疗后患者疼痛减轻、治疗依从性提高、康复速度加快，并发症和住院天数则更少。

在心理社会肿瘤学领域，支持性心理治疗同样是运用较广的干预手段，其稳定症状的目标与临床医疗的需求相互契合。大多数癌症患者在疾病进程中的过渡时刻都经历情绪上的不安，患者及其家庭所面临的心理社会问题受到个体、社会文化、医学和家庭因素的影响。支持性心理治疗有助于将不适水平降到最低，增强控制感，改善生活质量。

Goodwin 等将 235 位预期可存活至少 3 个月的转移性乳腺癌女性患者以 2∶1 的比率随机分配，158 人安排到干预组，每周参加一次支持－表达式集体治疗，77 人安排到对照组。结果发现，参加支持－表达式治疗的妇女在心理症状上有更大的改善，汇报的疼痛少于对照组。初测时心理痛苦更多的患者受益也更多。最后的结论认为，支持－表达式治疗不延长转移性乳腺癌患者的存活期，但可改善患者情绪和对疼痛的知觉，对那些最初较为痛苦的妇女尤其如此。在国内，吴莉等对 120 例进行放疗的肺癌患者的对照研究表明，接受支持性心理治疗的 63 名患者焦虑、抑郁情绪较对照组有明显的改善。支持－表达式治疗可用于帮助癌症患者表达和应对与疾病相关的情绪，增加社会支持，巩固同家庭和医生的关系，并改善症状控制。

二、行为治疗

（一）什么是行为治疗

行为治疗是 20 世纪中期心理卫生和临床心理学领域中出现的一个重要的心理治疗方法，其目的在于减轻或改善患者的症状或不良行为，与当时正在走红的精神分析理论截然不同。根据条件反射学习理论制定治疗程序的行为治疗方法，在实践中取得了明显成效，被社会广泛接受并迅速发展。

行为治疗的概念最早由斯金纳和利得斯莱提出，以实验心理学及心理学中行为学派的理论和观点为基础，其理论渊源主要来自三个方面：巴甫洛夫的经典条件反射学说，强调条件化刺激和反应的联系及其后继反应规律，解释行为的建立、改变和消退；斯金纳的操作性条件反射学说，阐明“奖励性”或“惩罚性”操作条件对行为的塑造；班杜拉和华生学习理论，前者强调社会性学习对行为的影响，后者认为任何行为都是可以习得或消除的。

行为治疗的方法有很多，包括系统脱敏法、暴露疗法、放松训练、生物反馈治疗等。其共同特点是认为行为是通过后天的学习获得的，不适当、不正常的行为是在不利的环境条件影响下某种不适当学习的结果。通过发现和改变不利的环境条件，采取一定的教育、强化和训练等治疗措施，即后天的、系统的学习过程，就可以改变、矫正或治疗不良行为，达到适应环境的目的。

随着不断的整合和发展，行为治疗呈现出越来越多的认知趋势。与经典理论中将行为视为外界条件直接作用的结果不同，从 20 世纪 70 年代开始，行为主义运动已经承认思考的重要地位，甚至认为在了解及处理行为问题上，认知因素扮演着核心角色，应确认个体过去的经验对当前行为的影响。个体行为并非简单地取决于周围的环境，同时还取决于个体对环境的认知和评价，个体的意愿、期望、自我控制等因素的影响。行为治疗学家借助认知派的理论思想和概念，对个体的认知过程加以注意，发展成为认知行为治疗的理论和方法，着眼于帮助个体认清自己功能障碍性的思维和信念，并采用更具建设性的思维和信念加以替代，从而改变不良的情绪和行为。

目前，行为治疗的种类和应用范围正在日益增多和扩大，不仅在临床实践中被广泛应用，而且已成为一个跨学科的研究领域，在现代临床精神病学、社会精神病学、行为医学、心身医学和临床心理学等领域都受到高度重视。行为疗法不仅用于治疗各种神经症，如强迫症、恐怖症、焦虑症和物质滥用等，还广泛地用以矫正儿童和成人的各种行为问题，如厌学、吸烟等。

（二）行为治疗的方法

1. 行为治疗的一般过程　行为治疗虽然种类繁多，实践方法也有差别，但是它的治疗过程却有许多共同之处。第一步，了解来访者的问题，确定需要治疗的目标行为；第二步，向来访者说明行为治疗的目的、意义和方法，使其确立治疗信心并积极配合治疗；第三步，在获得基线材料的基础上与来访者一同制订操作化的治疗方案；第四步，采用特定的行为治疗技术，如有需要，可配合必要的药物或治疗仪器将治疗方案付诸实施；第五步，根据目标行为的转变情况，适时调整治疗方案，同时让来访者本人不断练习并掌握，从而把治疗情境下所获得的疗效巩固下来并扩展到日常生活中去。

2. 心理社会肿瘤学领域常见的行为治疗技术

（1）放松技术：放松是一种通过自我调整训练，由身体放松进而促进整个身心放松，以对抗由于心理应激而引起交感神经兴奋的紧张反应，从而达到消除紧张和强身祛病目的的行为训练技术。哈佛大学的赫伯特·本森博士在他的《放松反应》一书中阐明：在减轻精神压力的方法当中，放松对身体有明显的好处。尽管我们对各种放松方法的全部生理机制尚未完全了解，但大量的研究结果已经证明，这些放松方法所能消除精神压力的程度，要比人们通常想象的所能达到的程度大得多。放松训练能减轻患者的心理应激水平，缓解紧张、焦虑、失眠、紧张性头痛等症状。

放松训练使用较多的是渐进式肌肉松弛法，来访者按照指导语交替收缩或放松自己的骨骼肌群，同时体验到自身肌肉紧张和松弛的程度，以及有意识地去感受四肢和躯体的松紧、轻重和冷暖的程度，从而取得放松的效果。此外，还有静坐放松、呼吸放松、想象放松等。

对许多癌症患者来说，身体患病、对生命造成威胁使他们经常怀疑自己的身体战胜疾病的能力，甚至感觉身体成为自己的敌人。而学会放松、学会怎样影响自己的身体则有助于他们重新信任自己的身体，相信自己能与身体密切合作以恢复健康。王建平等对 408 名接受放、化疗的癌症患者的对照研究显示，放松内心意象法能够改善患者的情绪，提高生活质量。

（2）生物反馈治疗：20 世纪 60 年代开始，由美国心理学家米勒根据操作式条件反射学习理论，首先在动物身上进行内脏反应训练的实验研究，于 1967 年首次获得成功，从而创立了生物反馈治疗这一崭新的治疗技术。

美国的生物反馈创始人之一 Basmajian 认为，生物反馈是运用仪器（通常是用电子仪器）通过视觉或听觉信号，揭示人体内部正常或异常活动的一种方法。电子仪器能把体内的活动状态加以放大，变成人所能感知到的信号，通过视觉或听觉呈现给人们，人们就可以通过操纵、改变这种信号，进而操纵、改变体内原来觉察不到的不受人们意识支配的生理活动，如心率、血压、胃肠蠕动、肌紧张程度、汗腺活动和脑电波等，从而改善机体内部各个器官系统的功能状态，矫正对应激的不适宜反应。

临床实践证明，生物反馈确实是一种行之有效的行为治疗技术。生物反馈和松弛反应训练相结合，可以使人更快、更有效地通过训练学会使用松弛反应来对抗并消除一般的心理、情绪应激症状；同时在临床上，这种治疗技术也已被广泛地应用于治疗各科心身疾病、神经症和某些精神病。

在临床实践中，生物反馈治疗经常与放松技术联合使用，患者通过生物反馈设备学习放松技巧并达到身心放松的状态。Thomas 等的研究表明，生物反馈治疗和放松技术联合能够有效缓解癌症患者化疗的不良反应，而单独使用生物反馈治疗则无法起效。朱熊兆等对国内 2 型糖尿病患者的研究同样证实生物反馈放松训练能改善患者糖代谢，有效控制血糖波动。

三、认知治疗

（一）什么是认知治疗

认知治疗由 A.T. 贝克在 20 世纪 60 年代初期创立，最初是一种定式的、短期的、针对抑郁症的现实取向的心理治疗方法。这种方法直接解决当前的问题，并修正功能不良的想法和行为。认知治疗的基础理论来自于信息加工模型，认为人们的行为和感情是由对事物的认知所影响并决定的。贝克指出心理障碍的产生并不是应激事件或不良刺激的直接后果，而是通过认知加工，在歪曲或错误的思维影响下促成的。认知治疗的目的是试图矫正来访者存在的功能障碍性思维，这种思维反映患者在解释特殊体验方式上所存在的系统偏差，而且是身临其境时立即出现的，称之为自动思维。治疗师通过指出来访者这种有偏见的解释，提议他们采用更为合理的解释，使症状得以改善，而修正来访者核心的功能障碍的信念则能带来持久的改变。

认知治疗从一开始就得到不断的验证，是一种结构化的、问题聚焦的心理治疗方法，因此得到了广泛的应用。对照研究显示，认知治疗对很多疾病都有效，包括重度抑郁、广泛性焦虑性障碍、惊恐障碍、社交恐怖、强迫症等。与传统的精神分析治疗相比，认知治疗提供了全新的心理治疗视角，其相对短程的特点和可操作化的技术令这种治疗方法在临床实践中大放异彩。

（二）认知治疗的原理和技术

1. 认知治疗的原理　认知治疗是以认知模式为基础的。该模式假设，人的情感和行为受他们对事件知觉的影响。人的感觉与他们如何解释和理解当前的情境有关。然而这些决定感受的思维通常产生得相当迅速而很难被意识到，被称为自动思维。自动思维被人不假批判地接受，随之而来的是由此产生的情感反应。

所有的自动思维都源自个体对自我、他人以及世界所形成的核心信念。核心信念也许并不能被清晰地表达，却根深蒂固地被个体以先验的方式所接受。比如，“我一开口就会出丑”的自动思维可能源自“我不可爱”这一核心信念。核心信念是信念的最根本环节，是整体的、牢固的和被全面概括的；而自动思维则是个体思想中涌现出的现实的描述或想象，是在特定情境中产生的，是认知中最表浅的。介于自动思维和核心信念之间的属于中间信念。中间信念受到核心信念的影响，包括态度、规则和假设，比如“被人嘲笑是可耻的”、“我必须做到完美”、“如果我能再努力一点，就能成功”。

认知治疗的过程通常为首先确认和强调自动思维与意识的密切关系；接着，治疗师会引导来访者评估和修订他的思维；然后，治疗会聚焦于构成功能障碍性思维的信念。对不良的中间信念以及核心信念以不同的方式不断加以评估和修订，最终来访者对事物的知觉和结论发生持久的改变。

认知治疗是一种结构化的心理治疗，有明确的目标和程序。在初次访谈时治疗师会向来访者说明认知治疗的原理和方法，建立良好的治疗联盟。每次会谈的基本要素包括当前状况（包括心境评估和医药依赖性检查）、与之前会谈的连接、日程设置、家庭作业复习、问题讨论、布置新的家庭作业、概括和反馈。其中家庭作业会贯穿整个治疗，它不仅是治疗起效的关键因素，还是对治疗效果评估的手段。通过家庭作业，来访者能够不断练习和掌握在会谈中学习的方法和技术，在日常生活中应用并最终成为自己的治疗师。

2. 认知治疗的技术

（1）识别自动思维：有心理障碍的人，其思维一定出现了错误，认知治疗师要教会来访者确认错误的思维，然后加以评价并矫正。评估自动思维并采取适应性的反应一般都会使情绪发生积极的转变。

自动思维通常自发产生，且并不会经过深思熟虑，人们更多地意识到的是与自动思维相关的情绪反应。自动思维常常非常简洁、稍纵即逝，人们对其信以为真、不加思考。治疗师识别来访者在会谈中产生的自动思维，或通过回忆、想象和角色扮演等方式引导来访者发现自动思维。

（2）确认和评估情绪：治疗的主要目的是要解除症状、减轻痛苦，因此来访者的情绪非常重要。很多来访者并不能清楚地理解他们所想与情绪感受之间的区别。治疗师需要分析来访者的体验并设法帮助来访者用认知的模式来看待自己的体验，明确区分思维与情感。

对情绪强度的评估可以帮助来访者对信念进行检验。会谈中，治疗师和来访者可以通过情绪强度的下降来判断干预目标和评估干预效果。

（3）评价自动思维：治疗师采用写作的方式与来访者共同检视自动思维，评估其有效性，引导来访者发现其不合理之处并加以改进。

自动思维典型的错误包括非此即彼、灾难化、贴标签、打折扣、最大化/最小化、个性化、应该和必须、管状视力等。

（4）家庭作业：家庭作业是认知治疗必不可少的一部分，其良好完成能够为来访者提供更多自我教育的机会、收集更多的资料、检验思维和信念、纠正思维和信念并验证新的行为。

典型的家庭作业包括监测自动思维、功能障碍性思维记录、阅读治疗等。治疗师要鼓励并确保来访者能够完成家庭作业，并在会谈中进行检查和回顾。

其他认知治疗技术还包括问题解决、行为实验、角色扮演、分心和再集中等。

（三）认知治疗在癌症患者心理干预中的应用

认知治疗可能在两方面帮助患者应对癌症。首先，癌症患者所体验到的许多心理问题是相似的，这些问题可以通过认知行为治疗得到有效的处理。除了能够治疗抑郁、广泛性焦虑、惊恐障碍，认知治疗还能够改善常见的癌症症状，如疲劳和失眠。其次，认知治疗中所强调的压力反应的正常化、沟通和问题解决对患者理解和应对适应障碍有着很好的效果。

癌症诊断不仅损害了患者对生活的希望和信心，还挑战着患者对自我和世界的信念。与心理障碍的治疗不同，癌症患者面临着现实的躯体疾病和生命威胁。如果应对失败，癌症患者会陷入一个思维、感受和行为的恶性循环。无助的思维导致无助的行为，无助的行为的结果再一次强化了最初的负性感受。有效的认知治疗能够打破这一循环。

对不同程度的癌症患者，所使用的认知治疗技术也有所不同。对于早期并有良好预后的癌症患者，可以帮助他们看到无望的想法是不切实际的；而对于情况比较糟糕的癌症患者，可以更多地强调思维的有效性，而不是合理性。许多负性思维与疾病有关，而不是与死亡有关。癌症降低了患者的自尊，影响了其能力。患者会感到因为癌症被歧视，在社交场合被拒绝，有时患者会为此感到自责和内疚。他们的无力感通常来自于全或无的思维，例如"如果我不能像原来一样，我就一无是处"。这种想法让患者停留在生活中丧失的部分，而不是还能够掌控的部分。内疚、愤怒、无助来自歪曲的认知。认知治疗技术能够帮助患者检验这些想法的有效性，从而缓解心理痛苦。

认知治疗中还包含很多行为技术。针对癌症患者的认知行为治疗通常以小组的形式出现。很多研究都证实了与对照组相比，认知行为治疗有显着的效果，且疗效能持续至少 1 年。一项元分析报告显示，认知行为治疗对患者抑郁、焦虑和生活质量的改善均有疗效，而且个体干预比集体干预更有效。研究还显示，存在高水平心理痛苦的癌症患者在治疗中获得的帮助也最多。在国内，认知行为治疗同样是应用较为广泛的对癌症患者进行心理干预的方法之一，其有效性也得到了众多临床研究的证实。

四、创伤心理治疗

（一）什么是创伤心理治疗

1. 什么是创伤在精神病学上，创伤被定义为"超出一般常人经验的事件"。创伤通常会让人感到无能为力、无助感和麻痹感。也有学者将创伤定义为"任何一种突然发生的和潜在的生活危险事件"。以前大家一直强调心理创伤的诱因必须是具备足够强度的事件，人们通常把创伤同战争、洪水、地震、火灾及空难等联系在一起。其实心理创伤强调事件在个体内心所造成的体验，因此，引发创伤的远远不只是这些强大的事件，还有在日常生活中可能会长期体验到的忽视、情绪虐待、躯体虐待或者暴力。此外，一些创伤体验有可能并非患者亲身经历，间接获得的信息，比如听他人讲述、看到他人受难、观看灾难的图片等都会引发不同程度的心理创伤。

创伤可以给个体造成全方位的影响，包括身体、智力、情绪和行为，如早期受到虐待的经历可以影响甚至阻碍一个人发展稳定的自我感觉。每个人都以独特的方式对创伤作出反应，这些反应与创伤的性质、过程以及个体以往的经历有关。如果个体之前就曾有过心理创伤的经验，再次遭受心理创伤所造成的后果就比没有过类似经验的要严重。

创伤会造成中枢神经系统的改变，直接影响身心健康，对个体造成心理困扰。然而 70% 经受心理创伤的人在没有专业帮助的情况下能够自行复原，而另一部分人则会由此产生心理障碍，如焦虑、抑郁、躯体形式障碍、睡眠障碍和物质依赖等。

美国精神病协会将因创伤性事件造成的心理健康受损而出现的各种精神、心理和行为的改变称为创伤后应激障碍。创伤后应激障碍（posttraumatic stress disorder，

PTSD）是指个体对曾经经历、目睹或面临的导致或可能导致自己、他人死亡或严重躯体伤害的事件、严重创伤的强烈的害怕、无助或恐惧反应，主要表现为反复出现闯入性的创伤体验、回避与情感麻木以及持续的高警觉。

2. 创伤心理治疗的原理和方法　神经科学的研究表明，创伤记忆带有强烈的负性情感片段，储留、堵滞在大脑的杏仁核内，不能正常地上传到负责记忆整合的海马，并无法进一步在大脑皮质中进行处理。因而，它会如一个深藏在体内的发炎的脓肿一样，不断地影响着机体。一般情况下，记忆经过大脑皮质的处理，有条理、有逻辑，呈现立体的性质。而创伤患者的记忆因为没有得到充分的加工，往往是片断的闪回，它们缺乏逻辑性，甚至带有错觉、幻觉的性质，并伴随着强烈的情感，无法形成对外在现实和外在客体的完整印象，也无法发挥归纳、总结、理性判断的功能。因此，不难理解为何在创伤激活时，很多人出现情绪失控、全身抖动、语无伦次等表现。

无法处理和整合的记忆一遍遍地无效甚至放大地存在于大脑中，一部分以闪回的症状表现，另一部分则以遗忘的形式被分离出去。遗忘的一种特殊形式是分离状态，指个体在行为、言语、人格上出现不合时宜、非整合性的改变。分离状态是创伤后的一种重要表现形式，是为了避免自我遭到毁灭性结果而出现的意识清楚下的身份的改变，其表现包括对过去经历的回忆困难，常忘记时间或出现意识混乱、人格解体、侵入性画面或思维等。由上可知，创伤阻碍了个体对经验或信息的加工和整合，如果能完成这一过程，将会大大降低创伤对个体的影响。

精神分析理论认为，分离是抵制潜在心理损害的一种防御方式。个体通过分离把不能忍受的经历分配到身心的各个部位，这意味着意识中的很多元素如知觉、感觉、意象不能被整合，经历本身就变成非连续体。外在的创伤虽然结束了，个体通过分离的防御机制让生活继续，但创伤所导致的心理后遗症却继续存在并对内在世界不断产生影响。基于以上假设，心理动力学治疗创伤主要有三个阶段：首先是加强患者的安全感、稳定感，使其有足够的能量面对创伤性经验和人格问题；在第二阶段，治疗师帮助患者回忆痛苦的经历，将对丧失和创伤的痛苦体验表达出来，用以缓解分离性症状；第三阶段是重建创伤记忆，治疗师帮助患者对自我、人际关系和社会功能进行连接、整合和修复。

眼动脱敏再加工技术是20世纪80年代以来新近发展的对创伤最有效的治疗方法之一。以信息加工理论为基础，这一疗法主要对创伤中被冻结的记忆和体验进行处理，激发大脑的自然机制，将创伤性记忆转换为正常的记忆，旨在促进对创伤事件的信息加工过程，促进创伤相关负性认知的重构。

在艺术治疗方面，已有不少研究表明绘画治疗在处理情绪冲突、创伤等心理问题方面具有突出的作用，特别是对于儿童等语言表达能力有限的患者而言。绘画治疗运用非言语的象征方式表达出潜意识中隐藏的内容，让绘画者对自己的情感和创伤进行表达和沟通，达到治愈的目的。绘画疗法治疗师认为，我们的思维大多数是视觉的，创伤经验等可能被压抑，用语言无法提取，从而难于治疗；许多情绪体验内容本身也不能用语言描述。患者通过绘画的方式接近被忽略或压抑的经验，释放内心的能量，重新整合自我，面对现实。

除了上述提到的方法，心理创伤治疗方法还有基于暴露治疗的虚拟现实技术、舞蹈治疗、阅读疗法等。无论是哪种方法，创伤心理治疗都旨在帮助来访者在安全的环境中接近和加工不能表达的隐性创伤经验或记忆，从而减少创伤对个体造成的影响。

（二）创伤心理治疗的主要技术

1. 稳定化　如前所述，严重的创伤会使个体人格解体，失去现实检验，出现思维的混乱以及严重的躯体反应，因此创伤心理治疗的前提就是在支持和提供安全环境的情况下对患者进行安抚性治疗。这类旨在提供安全、信任关系，提供躯体照顾和情感支持的治疗称为“稳定化治疗”。治疗师可以通过稳定化增强患者的自我功能，从而建立相对稳定的治疗联盟，避免患者逃离治疗或对治疗师过度依赖。

稳定化干预中一个重要的部分被称为引导想象练习。治疗师在建立有力的治疗联盟、获取患者信任的基础上，通过引导想象练习帮助患者在内心世界中建构一个安全的地方，适当远离令人痛苦的情景。引导想象从表象、各种感官感受、情绪、躯体感觉、认知等多个角度帮助患者建立起强烈的具体的正性体验，从而暂时远离负性体验，传递稳定积极的想象。这些技术包括“保险箱”、“生命树”、“内在安全岛”、“内在帮助者”等。

除了引导想象之外，稳定化策略还包括：让患者了解应激障碍发生的过程和机制，使其对病情和治疗过程有可预测的安全感；共情、关注和接纳患者，使其感到支持，增强自我意识；对患者进行心理学知识的教育，正常化所出现的症状或问题，减轻患者的焦虑；帮助患者寻找并利用社会和家庭的支持；帮助患者制订日常生活安排，保证安全健康的饮食和作息等。

2. 暴露技术　受创伤的个体往往害怕和回避很多与创伤相关的刺激，暴露治疗虽然有效，但并未得到广泛的应用。暴露治疗的前提是所需处理的创伤是发生在成人身上的一次性创伤，创伤的后果并未导致患者人格的解体或自我功能的丧失，患者具备讲述创伤的能力。但即便如此，他们在开始暴露创伤之前也接受过稳定化的训练，知道如何用稳定化来控制自己失控的感觉，在生活中患者也需要具备较多可挖掘的积极资源。

让个体直接暴露于其所害怕的线索或创伤性记忆之中是非常有效的，比如暴露冲击和延长暴露。这些暴露治疗要求个体直接面对其所害怕的情境，想象自己处于这些情境中，或是唤起某个特定的创伤并保持在其中不回避，坚持相当长的时间。暴露治疗中，患者需要集中描述创伤的情境，逐渐加深细致程度，包括引发恐惧的外部刺激和内部刺激，重新体验其创伤经历。暴露治疗能够有效减轻患者的焦虑，减轻应激障碍的症状。

3. 眼动脱敏再加工　眼动脱敏再加工（eye movement desensitization and reprocessing，EMDR）是一个尚存争议的治疗。最初由心理学家 Francine Shapiro 在一个偶然的机会发现，她在公园散步时发现随意的眼球运动能使自己负性的、使人心烦意乱的思想的强烈程度减轻。之后，Francine Shapiro 开始探索把 EMDR 的方法用在治疗越战老兵和遭受躯体、性侵害的创伤后应激障碍（PTSD）患者的研究中。研究发现，EMDR 这个新的治疗办法在减轻 PTSD 患者的噩梦、创伤性闪回、闯入性负性思维和回避行为方面显示出比较好的疗效。

Shapiro 认为 EMDR 是“由一个模式、一套原则、治疗程序和协议组成的一种新的心理治疗方法”。这种治疗方法被认为能够帮助接近和处理来访者的创伤性记忆，而且通过对来访者情绪痛苦的脱敏、相关认知的重新建构和伴随的生理警觉性的降低，使创伤性记忆得到适应性的处理。

基本的EMDR治疗程序是指导个体识别并将注意力集中在一个创伤性情境或记忆上，治疗师引导出关于创伤性记忆的负性认知和信念，指导个体使用11点量表评估这些记忆和负性认知。然后，治疗师帮助个体产生与该记忆相联系的积极认知。在开始进入EMDR脱敏阶段时，治疗师指导个体同时做四件事：①注视着这段创伤性记忆；②重新体验负性的认知；③集中注意，聚焦在身体某部位的表现；④追随治疗师移动的手指。这时，治疗师在离个体面部30～35cm的地方快速平移手指，大概每秒两个来回。24个来回后，询问个体此时的记忆并让他深呼吸。随后，让个体再次回忆创伤性记忆和负性认知，评估困扰水平，如此往复，直到困扰水平降低到1或0为止。

目前，国际上有公认的EMDR专业学会。掌握创伤心理学的基础知识、接受专门的培训是准确使用该技术的前提。

（三）癌症患者的创伤心理治疗

既往对创伤的研究主要集中于与战争、自然灾害和人为灾害相关的创伤性事件中。近年来，临床心理学将危及生命的疾病视为导致创伤的应激源之一，而癌症是一种常见的危及生命的疾病。普通人群PTSD的发病率为1%，癌症患者PTSD的患病率为3%～19%，终生患病率为10%～22%。有研究表明，癌症患者的PTSD症状处在“少许”到“中度”之间，有15%的患者各类症状达到“中度”以上的水平；而且患有PTSD的癌症患者预后更差，存活期更短。针对癌症患者的PTSD干预也逐步得到临床心理学家的重视。

PTSD的症状主要分为三大类：第一类为反复出现闯入性的创伤体验，如闯入性回忆和反复出现的噩梦；第二类为保护性反应，如回避与创伤相关的刺激和情感麻木；第三类为高警觉症状，如惊跳反应和过度警觉。癌症患者常常同时伴随出现这三大症状。癌症患者的闯入性体验主要源自对健康状况的担忧。情感麻木为PTSD的核心特征，癌症患者的情感麻木与回避症状的特点是：癌症患者无法回避应激源，因为应激源就在体内，患者更多地表现出对病情恶化和死亡的担忧。高警觉症状在癌症患者中很普遍，但在癌症确诊的早期最严重。由于应激源在体内，身体任何细微的、甚至是正常的变化都会引起患者的高度警觉，认为是癌症恶化、转移或复发的表现。

癌症患者PTSD的应激源包括癌症的诊断，有毒副作用的治疗，外貌的变形和功能失调，身体、社会和职业功能的瓦解等。癌症作为一种引发PSTD的应激源，与其他应激源相比有以下两个特点：一是不可回避性，二是癌症应激源是长期存在的、重复出现的和复杂的。针对癌症患者的治疗也应根据不同治疗阶段和个体症状的不同而随时进行调整。

对癌症患者PTSD的治疗都是在癌症治疗基础上的积极的辅助心理或药物治疗。到目前为止，关于癌症患者PTSD的心理治疗，很少有实验设计严格的研究论文报告某种心理治疗的有效性。但经验性的证据表明，以认知行为治疗为主的心理治疗有较好的疗效，这包括焦虑管理、认知治疗和暴露疗法。

五、家庭治疗

（一）什么是家庭治疗

相比其他的心理治疗流派，家庭治疗的发展历史很短，但其在心理治疗领域的作用却非常重要。家庭治疗出现之前，心理治疗的对象通常为个体，治疗师从来访者身上探索、发现并试图解决问题。20 世纪 50 年代，几个趋同的发展导致新观点的产生，即认为家庭是鲜活的系统，是个有机整体。这个观点最早起源于精神科医生的发现：当患者的病情好转时，家庭其他成员常常出现恶化。由此可以较为清晰地看出，任何个体的变化都会改变整个家庭系统。反而言之，改变家庭则可能是改变个体最高效的方法。

家庭治疗与其说是一种治疗方法，不如说是一种治疗取向。在家庭治疗中，治疗的对象并不是某一个个体，而是以家庭为单位，旨在改进这一家庭单位的整体功能，通过改变家庭成员之间的交互作用带来个体的变化。家庭是一个有其特殊规律的系统，在这一系统中，家庭成员之间相互影响、相互适应，达到一个动态的平衡。若某一成员出现了问题，说明整个家庭系统存在问题，家庭对其成员适应不良的行为具有塑造作用。当家庭内部的动力发生改变时，这些问题也会随之变化。

在家庭治疗迅速发展的最初十年里，家庭治疗学家满怀热情和勇气，开创着属于自己的势力范围。1970 年到 1985 年是家庭治疗各着名流派的成熟期，家庭治疗的先驱者们建立各自的训练中心，并致力于将他们的治疗模式运用到实践中去，包括 Palo Alto 小组在 60 年代创立的沟通模式、70 年代 Salivador Minuchin 创立的结构派家庭治疗模式、80 年代的策略派治疗模式等。这些家庭治疗流派理论和术语各异，治疗模式也有差别，每种模式都为家庭治疗作出了自己独特的贡献，彼此之间也存在着相互竞争。但在过去的几十年中，人们逐渐意识到没有任何一种方法可以保证在所有的临床案例中都有效。21 世纪以后，各流派整合成为家庭治疗的整体趋势。

目前，家庭治疗的方法广泛应用于治疗各种心理障碍，儿童、青少年和成人的心理障碍都可以使用家庭治疗。而且家庭治疗的效果也已得到了证实，尤其在物质滥用、儿童行为问题、婚姻或人际关系问题等方面效果更好。

（二）家庭治疗的主要理论流派

1. 系统式家庭治疗　Murray Bowen 是系统家庭理论的奠基人。他最初是精神分析取向的治疗师，20 世纪 40 年代末以来，他在从事精神科临床工作中对家庭关系的作用产生了兴趣。20 世纪 50 年代中期，随着他对精神分裂症患者家庭研究的不断深入，系统家庭理论逐渐完善。Bowen 理论有两个最主要假设：①家庭成员间过度的情感联系与家庭功能失调有着直接的联系，自我分化是家庭成员必要的成长目标；②前一代没有解决的问题趋向于传给下一代，即多代传承理论。

大多数家庭治疗的先驱者是实用主义者，关注行动多于顿悟，关注技巧多于理论。Bowen 是个例外，他更倾向于将系统理论作为一种思考方式，而不是一种干预方法。系统式家庭治疗理论将家庭作为一个跨代关系网络，将 8 个相互联系的概念联结在一起。这些概念分别是自我分化、三角关系、核心家庭的情感过程、家庭投射过程、代际传递过程、排行的位置、情感阻断和社会情感过程。

系统式家庭治疗认为最理想的家庭发展应该是家庭成员有很好的自我分化，焦虑度比较低，夫妻双方都和原生家庭保持着很好的情感交流。然而大多数情况并非理想，人们通过减少与父母及兄弟姐妹的接触来避免焦虑。一旦离开原生家庭建立自己的新家，就以为能把过去的苦难全部丢开，然而很多人都没有能力阻止冲突在新的关系中卷土重来。

系统式家庭治疗的目标并不是设法改变家庭成员，也不关注问题的解决，而是通过治疗使人们更多地了解自己以及自己的亲密关系，改善自我的分化，认识到自我对他人的敏感性，以及伴随这些敏感性所产生的情感和行为。治疗师在理论的指导下，用一种积极的探寻帮助家庭成员度过相互批评、挑剔的阶段，以面对自己在家庭问题中所扮演的角色。系统式家庭治疗的基础是增强区分思考和感受的能力，降低焦虑以及增加自我关注。治疗中，治疗师营造一种降低情绪化的氛围，通过提问来加强来访者的自我反思。

系统式家庭治疗的临床应用非常广泛，适用于治疗家庭背景下的个体、夫妻以及整个家庭的治疗。相对于其他家庭疗法而言，一些初学者会觉得 Bowen 的疗法不具有可操作性，不易掌握。但是必须了解的是，Bowen 本人不是很强调技巧，真正经典的系统式家庭治疗的精髓还是基于 Bowen 的系统家庭基本概念。Bowen 理论比之其他家庭理论而言提供了更为宽泛的视角，是其他家庭疗法的基础。

2. 策略式家庭治疗　20 世纪 70 年代中期到 80 年代中期，因为大量采用控制论和系统论，策略取向的家庭治疗获得相当多的注意力。策略式家庭治疗以解决问题为中心，强调运用巧妙的策略克服阻抗以促使家庭改变。策略式家庭治疗师认为，家庭成员常常通过自己的行为导致问题持续存在，而给予家庭一个恰当的引导有时会带来迅速的、决定性的转变。

策略式家庭治疗认为，每一个家庭都有特定的规则用以维持家庭内部的动态平衡，这种平衡可以使家庭恢复原样，同时也抵制改变。策略式家庭治疗不关心问题的原因或潜在的动机，而是观察循环因果和分析沟通模式的反馈圈。家庭在生活过程中会遇到很多困难，但困难是否会转变成“问题”取决于家庭成员如何去应对这个困难。如果家庭成员不断采取错误的努力来解决问题，就会使问题升级，造成恶性循环。

例如，当儿子进入青春期，追寻自己的生活空间，变得爱发脾气，而父亲可能认为这是对自己的不尊重，并通过责骂和惩罚期望儿子听话。父亲粗暴的行为只能使得儿子感到自尊受损、行为受到约束而表现得更加叛逆，导致父亲更严厉的处罚，父子的关系变得紧张和疏离。这是一个逐渐升级的正向反馈圈，家庭系统对家庭成员偏差行为的反应常常抱有淡化偏差的美好愿望，但往往事与愿违，反而加深偏差的存在。家庭治疗师需要帮助父亲改变其解决问题的办法，认识到儿子的行为并不是挑战自己的权威，而是寻求自我的空间。

策略式家庭治疗还强调问题或症状的功能性，即个体发展症状去保护一个或几个其他的家庭成员，以便维持家庭成员之间脆弱的联结，特别是当涉及孩子用自己的症状来联系父母时。例如，女儿用自己的行为问题缓解父母之间的争吵。治疗师设法帮助有症状的孩子寻找公开帮助父母的办法，而不是牺牲自己。

策略式家庭治疗是问题取向的，一旦主诉的问题得到解决，就会立刻结束治疗。治疗师避开顿悟和解释，通过重构问题来试图打断日复一日的恶性反馈圈，倾向于设计一些能够改变家庭成员互动方式的方法来击败家庭自身的游戏。而解决问题的基本条件就是改变与问题相关的行为，让行为的改变反过来改变认知。

3. 结构式家庭治疗　结构式家庭治疗由萨尔瓦多·米纽庆（Salvador Minuchin）创立，是一套在个体的社会情景中处理个体的理论与技术，其目标是改变家庭的组织结构。当家庭群体的结构被改变时，处于此群体中的成员的地位也相应地被改变，从而带来每个个体经验的改变。

结构式家庭治疗认为一个家庭要大于其所有成员个体的生物心理动力总和。家庭成员根据主导他们相互作用的特定模式而发生联系，这些模式尽管常常没有明确的规定，甚至难以辨别，但他们却形成了一个整体——家庭的结构。家庭结构并非简单的家庭构成，它是一个不能够被观察者直接观察到而需要参与其中才能发现的实体。

家庭结构是一套看不见的功能需求，它组织起家庭成员相互作用的方式。家庭是一个通过相互交往模式来运作的系统。这个系统可以看做有三个组成部分：第一部分，家庭的结构是一个处于转变中的开放的社会文化系统的结构；第二部分，家庭经过大量的需要重构的阶段而经历其发展；第三部分，家庭对变化了的环境进行适应来保持其持续性，并促进其每位成员的社会心理的成长。家庭结构随着时间的变化而不停地去适应并调整，如儿女的离家、失业等。一个曾经功能良好的家庭可能由于不适当地坚持先前的结构而不能应对发展所带来的变化。

结构式家庭治疗师相信，家庭组织的功能失调是问题持续的主要因素，因此治疗应该直接有针对性地改变家庭结构，以便家庭能够解决其问题。治疗的目标在于结构的改变，而问题的解决则是整体目标的副产品。结构式家庭治疗师进入家庭系统，帮助其成员改变家庭的结构，通过改变界限和重塑子系统，每个家庭成员的行为和经验随之改变。治疗师并不直接解决问题，而是帮助家庭调整结构和功能以便使家庭成员能够自己解决问题。

（三）癌症患者的家庭治疗

癌症是一个威胁生命的疾病，会给患者及其所在的家庭带来一系列复杂的冲击，因此癌症不仅仅是患者本人的危机，也是整个家庭的危机。对癌症患者的心理干预也要以家庭为背景，必要时可以将整个家庭作为治疗单位，为每一个家庭成员提供支持，从而有效解决患者存在的问题。

针对癌症患者进行家庭治疗的研究尚处在起步阶段，但家庭治疗对来访者情绪困扰、问题行为和应对能力的改善已经得到了大量文献的支持。较西方而言，中国家庭的联系程度更为紧密，中国人对于“癌症是一个家庭问题”的感受也更为深刻。已有研究显示了结构式家庭治疗对儿童血液肿瘤患者的积极效果。随着临床心理干预的开展，家庭治疗必然会得到越来越多的重视。

六、团体心理治疗

（一）什么是团体心理治疗

团体心理治疗最早于 1905 年由美国医生 Pratt JH 开展，他首次采用集体教育、鼓励及讨论的方法，帮助结核病患者克服抑郁情绪，树立康复信心。作为一种经济有效的心理干预方法，团体心理治疗得到广泛应用。通过团体内人际交互作用，促进参与者的心理成长。一般而言，团体心理治疗由 1 ～ 2 名治疗师主持，有 5 ～ 10 名组员，但参与者的人数和治疗次数没有一定之规，团体心理治疗的内容和形式也是多种多样。

根据不同的治疗性质，团体心理干预可以分为会心小组、学习团体、团体辅导、团体咨询和团体治疗。其中会心小组的结构最为松散，团体咨询和团体治疗的设置相对最为严格。根据参与者的性质又可分为同质性小组和非同质性小组。同质性的小组有利于凝聚力的产生，会产生更强的支持效果；而在非同质性的小组中，参与者可以有机会获得更多的不同角度的观点和体验。团体心理治疗的目标可以是广义的个人成长与探索，也可以是具体问题的解决，如生涯规划、压力管理，还可以是治疗性的，比如社交恐惧治疗。近年来，自助小组的数量也越来越多，这类小组并没有专业人员参与，而是各类人群的支持性小组，如癌症幸存者、戒酒者、家暴受害者等。团体的组成可以是开放式的，也可以是封闭式的；而团体的内容可以是结构化的，也可以是半结构化或非结构化的。

与个体治疗相比，团体治疗有着特有的优势，包括团体中能够展现不同的信息和观点，参与者能够在互动中增进对自己和他人的了解，产生共同的感受和经验，获得他人及时的反馈和身临其境的学习机会。更进一步说，团体可以是真实生活的安全的实验室。然而，团体治疗也存在一些弊端，如容易产生冲突、保密问题、团体压力等。并不是所有人都能从所参加的团体治疗中获得同样的收获，如何尽量使每位参与者受益或至少不带来伤害，对团体领导者而言是一大挑战。和个体心理治疗类似，团体治疗起效的基本条件是真诚、尊重和共情。除此之外，团体治疗的疗效因子还包括灌注希望、一般性、现实验证、利他主义、情绪疏泄、知识传授、效仿行为、发展社交技巧等。

（二）团体心理治疗的原则和过程

1. 团体心理治疗的原则

（1）场地的设置：无论人数多少、活动次数多少和时间长短，团体活动的场所需要自由、舒适、安全、无干扰和保护隐私。参与者与治疗师一同坐成圈，确保每个人到圆心的距离相等，圈内没有任何桌子等物件。

（2）组员的筛选：在团体治疗开始之前，治疗师要根据小组的性质和目标命参与者进行筛选访谈，用以确定参与者的需要和目标是否与小组的目标相符合，并检查其健康完好的状态不会因为参加小组活动而受到危害。确保参与者明白对他们的期望是什么，并且只有那些很可能从小组体验中获益的人才会被选中。参加小组活动之前，还应当对每个人说明保密的限定，告诉他们对参加小组治疗应抱怎样的期望，澄清工作目标及可能会产生的困惑和失败，让参与者有所心理准备。筛选应当是一个双向的过程，也就是说，未来的小组成员也可以自己判定领导人和小组是否适合于他们。

（3）对领导者的要求：团体治疗的领导者是团体的核心，也是治疗成败的关键因素。因为团体领导者所要面对的抗拒、失控、公然的敌意、移情等并不是来自一个人，而是同时来自许多组员。领导者要有能力对每一个人进行关心，明白组员之间的互动，对不同的意见保持开放的态度等。作为团体治疗的领导者，需要具备以下几个能力：实际应用一个很完整的理论和小组动力；鼓励小组发挥最大的自我定向功能；对组员有高度的尊重，在情绪上忠实地和他们互动自己作为小组的行为典范。

2. 团体心理治疗的过程团体心理治疗主要有以下几个阶段：

（1）初始阶段：在初始阶段，领导者协助成员彼此认识；澄清团体目标，在团体内部达成共识；为团体的发展创造安全、信任的关系并建立团体规范，让参与者对小组活动的进行有所预期。

（2）过渡阶段：在过渡阶段，参与者对团体还没有完全信任，对在陌生人面前进行自我暴露感到焦虑和挣扎，并由此产生一些冲突，有些参与者还会对领导者进行挑战。此阶段，领导者需要对参与者的负面情绪给予共情和接纳，鼓励他们认识自己的情绪并适当地进行表达，直接坦率地处理参与者的挑战并将其转化为建设性的行为。

（3）尾声阶段：在尾声阶段，团体氛围逐渐和谐并产生凝聚力，参与者感受到安全和温暖，逐步探索自己的态度和感受，与其他参与者进行互动，对团体产生认同，对自我的认识得以加强。领导者这时需要协助参与者认识自己，鼓励参与者彼此尊重、关怀、相互帮助。

（4）效果产生阶段：此时，团体已经成熟，参与者对团体充满信心，能够进行自我表露和对质，产生改变的强烈动机并进行认知重建和行为改变。领导者在此阶段要协助参与者认知重建，尝试新的行为，并针对具体问题进行讨论。

（5）结束阶段：结束的临近会给参与者带来分离焦虑，开始对结束后的生活担心。这时领导者需要处理参与者的离别情绪，整理成长的成果，处理未完成的工作并评估团体效果。

（三）癌症患者的团体心理治疗

对于绝大多数癌症患者而言，专门设计的团体治疗可能是最为有效的心理社会干预。与个体干预相比，团体干预的优势在于能够为癌症患者提供社会支持，使其以一种特殊的方式与其他患者取得联系，并从有相似经历的患者身上相互学习。通过团体中开放的情绪表达及相互支持，患者可以获得对治疗过程的控制感。在团体中，凝聚力是一种有效的治疗力量，安全、接纳的团体氛围可以使参与者毫无顾忌地谈论平时不能与家人和医务人员提及的话题，相互分享恐惧和克服恐惧的体验，共同面对疾病对生命的威胁。其次，患者通过帮助他人能够获得自尊和价值感。而且集体干预的效率最高，也更经济。

癌症诊断给个体带来情绪、身心功能和生活诸多方面的改变，而所有这些问题都可以通过团体治疗进行改善。从20世纪70年代末开始，不断有研究支持团体治疗可使癌症患者的生活质量得到改善。这些团体治疗通常是认知行为治疗结合教育、应对技巧和情绪/社会支持的短期项目（不多于12次）。

在团体治疗内容的选择上，癌症患者更关注当前的需要，如应对疼痛、恶心、疲劳和睡眠障碍等症状，负性的情绪，闯入性的思维，外表的改变以及与医生、家人和朋友的沟通等。在临床实践中，常见的团体治疗内容包括信息教育、应对技巧、社会和情绪支持等。

不同治疗阶段的癌症患者对心理干预的需求也有所不同。对疾病更有控制感或疾病严重程度较低的患者对问题聚焦的干预，即聚焦于提供信息和增加控制的干预反应更好；而对疾病控制感较少或在疾病晚期阶段的患者，对情感聚焦的干预可能反应更好。

借鉴国外的经验，在中国的很多研究也支持团体心理治疗对癌症患者的干预效果。王海芳等对中晚期癌症患者的对照研究显示，支持性团体心理治疗可以缓解中晚期癌症患者的焦虑和抑郁情绪，提高其整体生活质量。

……………………………………………………………………………………（吕雪飞）

第二十三章　急诊内科常见疾病

第一节　颅高压危象

颅内压（intracranialpressure，ICP）系指颅腔内容物对颅腔内壁的压力。成人的正常 ICP 为 80 ～ 180mmH_2O；儿童为 40 ～ 100mmH_2O。颅内压增高（intracranialhypertension）是指在病理状态下，ICP ＞ 200mmH_2O。颅高压危象系指因各种病因引起的患者急性或慢性颅内压增高，病情急剧加重出现脑疝症状而达到危及生命的状态。如不能及时诊断和解除颅内压增高的病因，或采取措施缓解颅内压力，则患者常因脑疝而致死。

一、诊断要点

（一）病因

有引起颅内压增高的病因存在。

（二）临床表现

特点典型为头痛、呕吐和视乳头水肿三联征。但三者同时出现者不多。①头痛：为颅内高压的最常见症状。开始为阵发性，以后发展为持续性，以前额及双颞部为主，后颅凹病变头痛多位于枕部。咳嗽、喷嚏、用力等情况均可使头痛加重。头部活动时头痛也加重，患者常被迫不敢用力咳嗽、不敢转动头部。②恶心、呕吐：常在清晨空腹时发生或与剧烈头痛同时发生，常与饮食无关，可呈喷射性，但不多见。位于后颅凹及第四脑室的病变较易引起呕吐。儿童头痛不显着，呕吐有时是唯一症状。③视神经乳头水肿：是颅内压增高的特征性体征。眼底镜检查可见视乳头隆起、边缘不清、颜色发红，眼底静脉迂曲、怒张。有时可见到点、片状，甚至火焰状出血。④展神经麻痹与复视。⑤意识障碍：反应迟钝、嗜睡、昏睡至昏迷的各种意识障碍均可发生。⑥抽搐、去大脑强直发作：与颅内压增高时脑干受压、脑供血不足、脑膜受刺激等有关。⑦生命指征的改变：血压增高、脉搏缓慢、呼吸慢而深等；随着颅内压增高，可出现瞳孔缩小、对光反射迟钝，或忽大忽小、边缘不整、变化多端。常预示脑疝即将发生。⑧小儿颅内压增高的表现：小儿因不会诉说头痛，常表现为烦躁、哭闹或脑性尖叫，频繁呕吐、抽搐以至去脑强直发作，意识丧失。查体可见囟门隆起、扩大，颅缝裂开，头围增大，以及头皮静脉怒张；额、顶、颞及枕部突出膨大呈圆形，颈部静脉充盈，对比之下颜面很小；严重颅内压增高，压迫眼球，形成双目下视，巩膜外露的特殊表情，称落日征。

（三）脑疝的表现

各种原因引起的颅内压增高，都可导致脑组织向压力相对较低的部位移位，形成脑疝（brainherniation）。临床上最常见、最重要的是小脑幕裂孔疝和枕骨大孔疝。

1. 小脑幕裂孔疝：因颅内压增高而移位的脑组织由上而下挤入小脑幕裂孔，统称为小脑幕裂孔疝（tentorialherniation）。可分为外侧型（钩回疝）和中央型（中心疝）。①钩回疝：颞叶内侧海马回及钩回等结构嵌入小脑幕裂孔而形成钩回疝。表现为颅内压增高的症状明显加重，意识障碍进行性恶化，动眼神经麻痹可为早期症状（尤其瞳孔改变），出现双侧锥体束损害体征，继而出现去脑强直及生命体征的变化。最常继发于大脑半球的脑卒中。②中心疝：中线或大脑深部组织病变使小脑幕上内容物尤其是丘脑、第三脑室、基底核等中线及其附近结构双侧性受到挤压、向下移位，并压迫丘脑下部和中脑上部，通过小脑幕裂孔使脑干逐层受累。表现为明显的意识障碍并进行性加重，呼吸改变较明显，瞳孔可至疾病晚期才出现改变。较易出现去皮质或去脑强直。多见于中线或大脑深部占位性病变，也见于弥漫性颅内压增高。

2. 枕骨大孔疝：小脑扁桃体及邻近小脑组织向下移位经枕骨大孔疝入颈椎管上端称为枕骨大孔庙（herniationofforamenmagnum）。可分为急性和慢性枕骨大孔疝。慢性枕骨大孔疝症状相对轻，而急性枕骨大孔疝多突然发生或在慢性脑疝基础上因某些诱因如用力排便、不当的腰穿等导致。枕骨大孔疝表现为枕、颈部疼痛，颈强直或强迫头位，意识障碍，伴有后组脑神经受累表现。急性枕骨大孔疝可有明显的生命体征改变，如突发呼吸衰竭、循环功能障碍等。主要见于后颅窝占位性病变，也见于严重脑水肿的颅内弥漫性病变。幕上病变先形成小脑幕裂孔疝，随着病情进展合并不同程度的枕骨大孔疝。

（四）诊断性治疗

用脱水药物如 20% 甘露醇等静注，如颅内压增高症状缓解，则有诊断价值。

（五）辅助检查 CT、MRI 等

既可辅助判断颅内压增高也可帮助明确颅内压增高的病因。腰椎穿刺测量脑脊液的压力可直接判断颅内压的高低。

二、治疗要点

（一）一般疗法

包括：①卧床休息，密切观察生命体征；②抬高头部约 15° ～ 30°，以利颅内静脉回流；③吸氧，保持呼吸道通畅，昏迷患者不能排痰者，应考虑气管切开；④呕吐频繁者，应暂禁食，静脉补足液体和热量或改给全胃肠外营养；⑤限制水盐摄入量，静滴液量成人每日不超过 1500 ～ 2000ml（不包括脱水剂量），其中电解质液不超过 500ml；⑥防止受凉、咳嗽、避免激动、生气，保持大便通畅，防止便秘；⑦对症处理：如疼痛、呕吐者，给以镇静止吐药物；⑧有条件时可行颅内压监测，以利于指导用药。

（二）脱水疗法

1. 渗透性脱水剂：① 20% 甘露醇：用法为每次 0.25 ～ 0.5g/kg，4 ～ 6 小时 1 次。②甘油果糖注射液：每瓶 250ml；500ml。每 1ml 中含甘油 100mg、果糖 50mg、氯化钠 9mg。成人 1 次 250 ～ 500ml 静滴，1 ～ 2 次 / 天，儿童用量为 5 ～ 10ml/kg。每 500ml 静滴需 2 ～ 3 小时，连续用 1 ～ 2 周。和甘露醇联合应用，既迅速降颅压，改善症状，又减轻肾脏负担，保护肾功能，还克服了甘露醇的颅内压反跳现象。③甘油：口服剂量为 1 ～ 2g/（kg·d），用生理盐水配成 50% 的甘油盐水，每次 30 ～ 50ml 口服，每日 3 次。副作用为恶心、呕吐、腹胀。10% 复方甘油注射液，成人每次 500ml，以

100～150ml/h速度静脉输入，每日1～2次。注射后2～4小时发挥作用，持续18小时。④高渗盐水：适用于并发低钠血症的颅内压增高患者。⑤人体白蛋白：对血容量不足、低蛋白血症的颅内高压、脑水肿患者尤为适用。因其增加心脏负荷，有心功能不全者须慎用。

2. 利尿剂：常用呋塞米每次20～40mg，每日2～4次肌注或静注；布美他尼（丁尿胺）每次0.5～1mg肌内注射或静注，必要时30分钟后重复使用1次。

（三）肾上腺皮质激素

常用地塞米松20～40mg/d，或氢化可的松200～600mg/d，或甲泼尼龙80～160mg/d分次静滴。

（四）病因治疗。

（五）其他治疗

包括：①人工冬眠疗法。②人工过度换气：采用控制性过度换气，使呼吸加深加快，降低$PaCO_2$，因脑血管收缩，颅内压可明显下降，停止过度换气后其效果可维持数小时。尤其用于外伤性颅内高压。③高压氧疗法：适用于缺氧引起的脑水肿病例。

（六）外科手术治疗

临床上颅高压危象可导致脑疝形成。脑疝症状一旦出现，除立即经静脉快速滴注或推注脱水剂以期缓解症状外，还应依不同情况尽可能做手术处理。①急性脑室扩张：多见于小脑出血或梗死向前推压第四脑室、蛛网膜下腔出血、脑实质出血破入蛛网膜下腔等情况。一旦出现急性脑室扩张颅内压会急剧升高。在药物治疗无效时，应急诊行侧脑室穿刺引流术。②小脑幕裂孔疝：若病因诊断明确，应立即开颅手术，切除病变以达到缓解颅内压增高的目的；对于未能明确诊断的病例，应作紧急颞肌下减压术，如情况许可并应将小脑幕裂孔边缘切开，促使脑疝的复位。③枕骨大孔疝：应紧急作脑室穿刺，缓慢放出脑室液，使颅内压慢慢下降，然后施行脑室持续引流术。待脑疝症状缓解后，对颅后凹开颅术，切除原发病变，对脑积水病例施行脑脊液分流术。

……………………………………………………………………………………（刘东伟）

第二节　脑出血

脑出血（intracerebral hemorrhage，ICH）是指原发性非损伤性脑实质内出血。病因多样，其中半数以上为高血压动脉硬化性脑出血，故又称为高血压脑出血。其他原因包括颅内动脉瘤破裂、脑血管畸形破裂、脑肿瘤出血、动脉炎、血液病、抗凝或溶栓治疗并发症等。脑出血约占全部脑卒中的20%～30%，急性期病死率为30%～40%。脑水肿、颅内压增高和脑疝形成是致死的主要原因。ICH预后与出血量、出血部位及有无并发症有关。脑干、丘脑和大量脑室出血预后较差。

一、诊断要点

（一）临床表现特点

脑出血多发生于50岁以上伴有高血压的患者。发病通常在情绪激动、精神紧张、剧烈活动、用力过度、咳嗽、排便等诱因下，使血压升高而发病，但也可在安静无活动状态下发病。大多数患者起病急骤，常在数分钟或数小时内病情发展到高峰，也可在数分钟内即陷入昏迷，仅少部分患者发展比较缓慢，经数天才发展至高峰，类似缺血性脑梗死。较典型的脑出血首先表现为头痛、恶心、呕吐，经过数分至数小时后，出现意识障碍及局灶神经障碍体征，脉搏缓慢有力、面色潮红、大汗淋漓、大小便失禁、血压升高，甚至出现抽搐、昏迷程度加深、呈现鼾性呼吸，重者呈潮式呼吸，进而呼吸不规则或间停等。由于出血部位及范围不同，可产生一些特殊定位性临床症状。

1. 壳核－内囊出血：约占脑出血的 50%～60%。系豆纹动脉尤其是其外侧支破裂所致。一般将壳核－内囊出血分为壳核外侧型（即外囊出血）和壳核内侧型（即内囊出血）。壳核－内囊出血除具有脑出血的一般症状外，病灶对侧常出现偏瘫、偏身感觉障碍与偏盲等“三偏综合征”。临床上由于出血所累及的范围不同，“三偏”可不完全，最常见的是偏瘫、偏身感觉障碍。外侧型多无意识障碍，轻度偏瘫，预后较好；内侧型依血肿的量和发展的方向，临床上可出现不同程度的病变对侧中枢性面瘫及肢体瘫痪，感觉障碍和同向性偏盲。双眼向病灶侧凝视，呈“凝视病灶”。优势半球病变可有失语。如血肿破入脑室，或影响脑脊液循环时昏迷加深、偏瘫完全、头痛、呕吐、瞳孔不等大、中枢性高热、消化道出血，死亡率高。

2. 丘脑出血：约占脑出血的 10%～15%。系丘脑膝状体动脉和丘脑穿通动脉破裂所致。丘脑出血几乎都有眼球运动障碍，如下视麻痹、瞳孔缩小等。小量出血在临床上以偏身感觉障碍为主，无意识障碍或有轻微意识障碍，可有轻偏瘫、不自主运动，预后良好。丘脑出血破入脑室临床表现有明显的意识障碍，甚至昏迷，对侧肢体完全性瘫痪，颈项强直等脑膜刺激征表现。丘脑内侧或下部出血，出现双眼内收下视鼻尖，上视障碍，这是丘脑出血的典型体征。如出血少量破入脑室者，临床症状可出现缓解，大量出血破入脑室或造成梗阻性脑室扩张者使病情加重，如抢救不及时，可引起中枢性高热、四肢强直性抽搐以及脑－内脏综合征，甚至脑疝的表现。优势半球病变可出现各种类型的语言障碍，可为运动性或感觉性失语。有的病例缄默不语，语言错乱，句法错误，重复语言或阅读错误等；偏身感觉障碍常较运动障碍为重，深感觉障碍比浅感觉障碍为重。出血后很快出现昏迷者提示出血严重，所以丘脑出血的临床表现常呈多样性。

3. 脑叶出血：约占脑出血的 5%～10%，常由脑动静脉畸形、血管淀粉样病变、血液病等所致。出血以顶叶最常见，其次为颞叶、枕叶、额叶，也有多发脑叶出血的病例。绝大多数呈急性起病，多先有头痛、呕吐或抽搐，甚至尿失禁等临床表现；意识障碍少而轻；有昏迷者多为大量出血压迫脑干所致。受累脑叶可出现相应的神经缺损症状，如额叶出血可有偏瘫、尿便障碍、Broca 失语、摸索和强握反射等；颞叶出血可有 Wernicke 失语、精神症状、对侧上象限盲、癫痫；顶叶出血可有偏身感觉障碍、轻偏瘫、对侧下象限盲；枕叶出血则可有一过性黑蒙等。

4. 小脑出血：约占 10%。多由小脑上动脉分支破裂所致。常有头痛、呕吐，眩晕和共济失调明显，急骤发病，伴有枕部疼痛。出血量少者，主要表现为小脑受损症状，如共济失调、眼震和小脑语言等，多无瘫痪；出血量较多者，尤其是小脑蚓部出血，病情进展迅速，发病时或病后 12～24 小时内出现昏迷和脑干受压征象，双侧瞳孔缩小至针尖样、呼吸不规则等。暴发型则常突然昏迷，在数小时内迅速死亡。

5. 原发性脑干出血：约占脑出血的 10%。90% 以上的高血压所致的原发性脑干出血发生在脑桥，少数发生在中脑。①脑桥出血：多由基底动脉脑桥支破裂所致，出血灶多位于脑桥基底部与被盖部之间。大量出血(血肿＞ 5ml)累及双侧被盖部和基底部，常破入第四脑室，患者迅即出现昏迷、双侧针尖样瞳孔、呕吐咖啡样胃内容物、中枢性高热、中枢性呼吸障碍、眼球浮动、四肢瘫痪和去大脑强直发作等，病情进行性恶化，多在短时间内死亡。出血量小者，可无意识障碍，表现为交叉性瘫痪和共济失调性偏瘫，两眼向病灶侧凝视麻痹或核间性眼肌麻痹等。②中脑出血：常有头痛、呕吐和意识障碍，轻症表现为一侧或双侧动眼神经不全麻痹、眼球不同轴、同侧肢体共济失调，伴对侧肢体瘫痪（Weber 综合征）；重症表现为深昏迷，四肢弛缓性瘫痪，可迅速死亡。③延髓出血：更为少见，临床表现为突然意识障碍，影响生命指征，如呼吸、心率、血压改变，迅速死亡。轻症患者可表现为不典型的 Wallenberg 综合征。

6. 脑室出血：约占脑出血的 3% ～ 5%，分为原发性和继发性脑室出血。原发性脑室出血是指出血来源于脑室脉络丛，脑室内和脑室壁的血管，以及室管膜下 1.5cm 以内的脑室旁区的出血。临床表现主要是血液成分刺激引起的脑膜刺激征和脑脊液循环梗阻引起的颅内压增高症状；临床上见到的脑室出血绝大多数是继发性脑室出血，即脑实质出血破入脑室，常同时伴有原发性出血灶导致的神经功能障碍症状。因此，轻者仅有头痛、恶心、呕吐、颈强直等脑膜刺激征，无局灶性神经损害症状；重者表现为意识障碍、抽搐、肢体瘫痪、肌张力增高、瞳孔缩小或大小不定，双侧病理反射阳性等。血凝块堵塞室间孔、中脑导水管及第四脑室侧孔者，可因急性脑积水而致颅内压急剧增高，迅速发生脑疝而死亡。

（二）辅助检查

1. 颅脑CT扫描：是诊断ICH的首选方法，动态CT检查还可评价出血的进展情况。

2. MRI 和 MRA 检查：对发现结构异常，明确 ICH 的病因很有帮助。MRI 对检出脑干和小脑的出血灶和监测 ICH 的演进过程优于 CT 检查，对急性 ICH 诊断不如 CT。MRA 可发现脑血管畸形、血管瘤等病变。

3. 脑血管造影（DSA）：脑出血患者一般不需要进行 DSA 检查，除非临床上怀疑有血管畸形、血管炎或 moyamoya 病又需外科手术或血管介入治疗时才考虑进行。DSA 可清楚显示异常血管和造影剂外漏的破裂血管及部位。

4. 腰椎穿刺：在 CT 广泛应用后，已无须采用腰椎穿刺诊断脑出血，以免诱发脑疝形成，如需排除颅内感染和蛛网膜下腔出血，可谨慎进行。

（三）诊断注意事项

中老年患者在活动中或情绪激动时突然发病，迅速出现局灶性神经功能缺损症状以及头痛、呕吐等颅高压症状应考虑 ICH 的可能，结合头颅 CT/MRI 检查，可以迅速明确诊断。鉴别诊断方面：①首先应与急性脑梗死、蛛网膜下腔出血、CVT 等鉴别。②颅内肿瘤出血：颅内肿瘤，特别是原发性肿瘤，多因生长速度快而致肿瘤中心部位的缺血、坏死，易与脑出血相混。但肿瘤患者，病程较长，多在原有症状的基础上突然加重，也可为首发症状。增强的头颅 CT 和 MRI 对肿瘤出血具有诊断价值。③对发病突然、迅速昏迷且局灶体征不明显者，应注意与引起昏迷的全身性疾病如中毒（酒精中毒、镇静催眠药物中毒等）及代谢性疾病（低血糖、肝性脑病、肺性脑病等）鉴别。④对有头部外伤史者应与外伤性颅内血肿相鉴别。

二、治疗要点

（一）内科治疗

急性期内科治疗原则是制止继续出血和防止再出血，减轻和控制脑水肿，预防和治疗各种并发症，维持生命体征。

1. 一般治疗：①绝对卧床休息，一经确诊尽量避免搬动。起病24小时内原则上以就地抢救为宜，尤其对昏迷较重、有脑疝形成者更要注意。②保持呼吸道通畅，给氧，防止并发症。对意识不清的患者应及时清除口腔和鼻腔的分泌物或呕吐物，头偏向一侧，或侧卧位。必要时气管插管或行气管切开术。③保持水、电解质平衡及营养支持：急性期最初24～48小时应予禁食，并适当静脉输液，每日控制在1500～2000ml。48小时后，如果意识好转，且吞咽无障碍者可试进流质，少量多餐，否则应下胃管鼻饲维持营养。④保持功能体位，防止肢体畸形。

2. 控制血压：脑出血急性期血压高，可首先脱水降颅压，血压仍过高，应给予降血压治疗。当SBP＞200mmHg或MAP＞150mmHg时，要用持续静脉降压药物积极降低血压；当SBP＞180mmHg或MAP＞130mmHg时，如果同时有疑似颅内压增高的证据，要考虑监测颅内压，可用间断或持续静脉降压药物来降低血压，但要保证脑灌注压＞60～80mmHg。若无颅内压增高的证据，降压目标为160/90mmHg或MAP110mmHg。药物选择乌拉地尔、非诺多泮、尼卡地平、拉贝洛尔等。

对低血压的处理，要首先分析原因，区别情况加以处理。引起低血压的原因如下：①脱水过量、补液不足；②大量呕吐失水或伴有应激性溃疡导致失血；③并发严重的感染；④心力衰竭、心律失常；⑤降压药、镇静剂及血管扩张药使用过量；⑥呼吸不畅并发酸中毒；⑦脑疝晚期等。在针对病因处理的同时，可静滴多巴胺、间羟胺等，将血压提升并维持在150/90mmHg左右为宜。

脑出血恢复期应积极控制血压，尽量将血压控制在正常范围内。

3. 控制脑水肿、降低颅内压：脑出血后脑水肿约在48小时达高峰，维持3～5天后逐渐消退，可持续2～3周或更长。脑水肿可使颅内压（intracranial pressure，ICP）增高，并致脑疝形成，是影响ICH死亡率及功能恢复的主要因素。积极控制脑水肿、降低ICP是ICH急性期治疗的重要环节。不建议用激素治疗减轻脑水肿。

4. 止血治疗：止血药物如6-氨基己酸、氨甲苯酸、血凝酶（立止血）等对高血压性脑出血的作用不大。如有凝血功能障碍，可针对性给予止血药物治疗，例如肝素治疗并发的脑出血可用鱼精蛋白中和，华法林治疗并发的脑出血用维生素K_1拮抗。

5. 防治并发症：①感染：发病早期病情较轻又无感染证据者，一般不建议常规使用抗生素；合并意识障碍的老年患者易并发肺部感染，或因导尿等易合并尿路感染，可给予预防性抗生素治疗；若已经出现系统感染，则根据经验或药敏结果选用抗生素。②应激性溃疡：对重症或高龄患者应预防应用H_2RB。一旦出血按消化道出血的治疗常规进行。③抗利尿激素分泌异常综合征：即稀释性低钠血症，可发生于10%ICH患者。应限制水摄入量在800～1000ml/d，补钠9～12g/d。④脑耗盐综合征：系因心钠素分泌过高所致的低钠血症，治疗时应输液补钠。低钠血症宜缓慢纠正，否则可导致脑桥中央髓鞘溶解症。⑤痫性发作：有癫痫频繁发作者，可静脉注射地西泮10～20mg，或苯妥英钠15～20mg/kg缓慢静注以控制发作。⑥中枢性高热：多采用物理降温，可试用溴隐亭治疗。⑦下肢深静脉血栓形成或肺栓塞：一旦发生，应给予普通肝素

100mg/d 静滴，或低分子肝素 4000U 皮下注射，2 次 / 天。对高危患者可预防性治疗。

（二）手术治疗

下列情况需考虑手术治疗：①壳核出血≥ 30ml，丘脑出血≥ 15ml。②小脑出血≥ 10ml 或直径≥ 3cm，或合并明显脑积水。③重症脑室出血（脑室铸型）。④合并脑血管畸形、动脉瘤等病变。

……………………………………………………………………………………（李桂欣）

第三节　蛛网膜下腔出血

颅内血管破裂后，血液流入蛛网膜下腔称为蛛网膜下腔出血（subarachnoid hemorrhage，SAH）。临床上通常分为自发性与外伤性两类。自发性又可分为原发性和继发性两类。凡出血系由于脑底或脑表面血管病变破裂，血液直接流入蛛网膜下腔者，称为原发性 SAH，其病因以先天性颅内动脉瘤为最常见，动静脉血管畸形（AVM）及动脉硬化性动脉瘤次之。如系脑实质内出血，血液穿破脑组织而流入脑室及蛛网膜下腔者，则属继发性 SAH，其病因以高血压脑动脉粥样硬化、血管炎、血液病等多见。

一、诊断要点

（一）先兆和诱发因素

SAH 有 1/3 在发病前出现先兆征象或警告信号。常见者为全头痛、局限性头痛、嗜睡、眼球运动障碍、三叉神经分布区疼痛及项背部疼痛等。颈内动脉及大脑中动脉的动脉瘤在破裂之前可因血管痉挛、局部梗死、小量出血及刺激压迫而引起对侧轻偏瘫、感觉异常及或失语；大脑前动脉瘤可引起同侧动眼神经麻痹及皮层性一过性黑蒙等。多数患者有诱因如突然用力、兴奋、激动、屏气、大便、饮酒等。

（二）临床表现特点

①头痛：动脉瘤性 SAH 的典型表现是突发异常剧烈头痛，患者常描述为“一生中经历的最严重头痛”。常伴颈项与背痛，面色苍白与全身冷汗。头痛持续时间一般在起病 1 ～ 2 周后，才逐渐减轻或消失。如头痛再次加重，常提示动脉瘤再次出血。局部头痛常可提示破裂动脉瘤的部位。AVM 破裂所致 SAH 头痛常不严重。②恶心、呕吐：头痛常伴恶心与呕吐。多为喷射性、反复性。③意识障碍：多数起病时立即发生，持续数分钟至数小时，甚至数日。④精神障碍：常见于大脑前动脉或前交通动脉瘤破裂出血的患者。如定向障碍，谵妄，幻觉，妄想，或淡漠、嗜睡，畏光怕声，拒动，木僵，痴呆等。多数在 2 ～ 3 周内恢复。⑤癫痫发作：可作为 SAH 的首发症状。⑥脑膜刺激征：通常于起病后数小时至 6 天内出现，持续 3 ～ 4 周。以颈项强直最常见，Kernig 征、Brudzinski 征均可阳性。而老年、衰弱患者或小量出血者，可无明显脑膜刺激征。⑦眼肤改变：视乳头水肿、视网膜下出血与玻璃体膜下出血。眼底出血有时可侵入房水而致视力严重减退或永久性视力障碍。⑧局限性脑损害征：偏瘫、偏身感觉障碍的原因主要是脑水肿、血液流入脑实质，血块压迫、脑血管痉挛。若有显着的偏瘫及严重的偏身感觉缺失则提示出血来自外侧裂中的大脑中动脉的动脉瘤；而双侧肢体轻瘫则提示出血部位靠近大脑前动脉与前交通动脉的连接处，出血扩展至两侧额叶。早期出现

的偏瘫、偏身感觉障碍则可能由于脑水肿或出血进入脑实质而引起；而以后出现的偏瘫，常是由于脑血管痉挛所引起。

（三）动脉瘤的定位症状

①颈内动脉海绵窦段动脉瘤：患者有前额和眼部疼痛、血管杂音、突眼及Ⅲ、Ⅳ、Ⅵ和Ⅴ1（三叉神经第1支，眼神经）脑神经损害所致的眼动障碍，其破裂可引起颈内动脉海绵窦瘘。②颈内动脉－后交通动脉瘤：患者出现动眼神经受压的表现，常提示后交通动脉瘤。③大脑中动脉瘤：患者出现偏瘫、失语和抽搐等症状，多提示动脉瘤位于大脑中动脉的第一分支处。④大脑前动脉－前交通动脉瘤：患者出现精神症状、单侧或双侧下肢瘫痪和意识障碍等症状，提示动脉瘤位于大脑前动脉或前交通动脉。⑤大脑后动脉瘤：患者出现同向偏盲、Weber综合征和第Ⅲ脑神经麻痹的表现。⑥椎－基底动脉瘤：患者可出现枕部和面部疼痛、面肌痉挛、面瘫及脑干受压等症状。

（四）血管畸形的定位症状

AVM患者男性多见，多在10～40岁发病，常见的症状包括痫性发作、轻偏瘫、失语或视野缺损等。

（五）常见并发症

1. 脑血管痉挛：脑血管痉挛（cerebrovascular spasm，CVS）多见于颅内动脉瘤所致SAH的患者，且是SAH致残和死亡的重要原因。CVS发生于蛛网膜下腔中血凝块环绕的血管，痉挛严重程度与出血量相关，可导致约1/3以上病例脑实质缺血。病后3～5天开始发生，5～14天为迟发性血管痉挛高峰期，2～4周逐渐消失。临床可根据以下几点来判断CVS：①出现暂时性、波动性、局限性定位体征；②进行性意识障碍：患者由清醒转为嗜睡或昏迷，或由昏迷（早期CVS，多在两天内恢复）→清醒→昏迷（再次CVS）；③脑膜刺激征更明显；④病程中症状加重而腰椎穿刺无新鲜出血的迹象；⑤脑血管造影显示CVS变细。

2. 再出血：是SAH主要的急性并发症。常见于首次出血后2周内。用力排便、剧咳、精神紧张激动是再出血的常见诱因，而在再出血之前可多次出现头痛、躁动不安等先兆。临床特征为：在病情好转的情况下突然发生剧烈头痛、频繁呕吐、抽搐、意识障碍、瞳孔不等大，去脑强直与神经定位征，眼底出血，脑脊液有新鲜出血，CT扫描出现新的高密度影像。20%的动脉瘤患者病后10～14天可发生再出血，使死亡率约增加1倍；而AVM急性期再出血较少见。

3. 急性或亚急性脑积水：SAH时，由于血液进入脑室系统和蛛网膜下腔形成血凝块阻碍脑脊液循环通路，约15%～20%的患者于起病1周内发生急性脑积水（hydrocephalus）。轻者出现嗜睡、思维缓慢、短时记忆受损、上视受限、展神经麻痹、下肢腱反射亢进等体征，严重者可造成颅内高压，甚至脑疝。亚急性脑积水发生于起病数周后，表现为隐匿出现的痴呆、步态异常和尿失禁。

（六）辅助检查

①神经影像学检查：首选CT检查，可检出90%以上的SAH，显示大脑外侧裂池、前纵裂池、鞍上池、脑桥小脑脚池、环池和后纵裂池高密度出血征象，并可确定脑内出血或脑室出血，伴脑积水或脑梗死，对病情进行动态观察。CT增强可发现大多数AVM和大的动脉瘤。当SAH发病后数天CT检查的敏感性降低时，MRI可发挥较大作用。对确诊SAH而DSA阴性的患者，MRI用来检查其他引起SAH的原因。当颅

内未发现出血原因时，应行脊柱 MRI 检查排除脊髓海绵状血管瘤或 AVM 等。CT 血管成像（CTA）和 MR 血管成像（MRA）主要用于有动脉瘤家族史或破裂先兆者的筛查，动脉瘤患者的随访，及 DSA 不能进行及时检查时的替代方法。MRA 对直径 3 ～ 15mm 动脉瘤检出率达 84% ～ 100%。国际高水准的卒中中心 CTA 已逐步取代 DSA 成为诊断有无动脉瘤的首选方法。②脑脊液（CSF）检查：腰椎穿刺 CSF 呈均匀血性是 SAH 的特征。头颅 CT 阳性者不必做腰椎穿刺，但 CT 阴性者尚需做腰穿协助诊断。需注意腰椎穿刺可诱发脑疝形成的风险，尤其是昏迷和伴有视乳头水肿患者，更应慎重。发病 8 小时后做腰椎穿刺作为最早时间。③ DSA：是检出动脉瘤或 AVM 的最好方法。一旦 SAH 诊断明确后需行全脑 DSA 检查，为 SAH 病因诊断提供可靠依据，也是制定合理外科治疗方案的先决条件。造影时机一般选择在 SAH 头 3 天内或 3 周后，以避开 CVS 和再出血高峰期。

（七）诊断注意事项

突发剧烈头痛、呕吐、脑膜刺激征阳性，伴或不伴意识障碍，检查无局灶性神经系统体征，应高度怀疑 SAH，同时 CT 证实脑池和蛛网膜下腔高密度征象或腰穿检查示压力增高和血性 CSF 等可临床确诊。临床上应注意与脑膜炎、偏头痛、硬膜外血肿与硬膜下血肿、脑肿瘤、脑内出血等疾病鉴别。此外，某些老年患者，头痛、呕吐均不明显，而以突然出现的精神障碍为主要症状，应特别注意。

（八）动脉瘤性 SAH 患者 Hunt 和 Hess 临床分级

0 级：未破裂动脉瘤。Ⅰ级：无症状或轻微头痛。Ⅱ级：中－重度头痛、脑膜刺激征、脑神经麻痹。Ⅲ级：嗜睡、意识混沌、轻度局灶性神经体征。Ⅳ级：昏迷、中或重度偏瘫、有早期去脑强直或自主神经功能紊乱。Ⅴ级：昏迷、去脑强直、濒死状态。

二、治疗要点

急性期治疗目的是防治再出血，降低颅内压，防治继发性脑血管痉挛．减少并发症，寻找出血病因，治疗原发病和预防复发。

（一）一般治疗

SAH 必须绝对卧床休息 4 ～6 周。要避免大便秘结和尿潴留，便秘者可用开塞露、液体石蜡或便塞通等药物，昏迷者应留置导尿管。应用足量的止痛、安定和镇静剂，以保持患者安静休息。适当限制入水量，维持水、电解质平衡，常规给予脱水剂（如 20% 甘露醇、呋塞米和白蛋白等）以降低颅内压。有抽搐发作者应及时给予抗痉药物。去除头痛病因后，对 SBP ＞ 180mmHg 或 MAP ＞ 125mmHg 患者，可在密切监测血压条件下使用短效降压药维持血压稳定在正常或发病前水平。常用尼卡地平、拉贝洛尔和艾司洛尔等降压药。颅内高压征象明显并有脑疝形成趋势者，可行脑室引流。

（二）动脉瘤的介入和手术治疗

动脉瘤夹闭或血管内治疗是预防 SAH 再出血最有效的治疗方法。应尽可能完全闭塞动脉瘤。治疗方式的选择应根据患者的病情及动脉瘤的特点由多学科医生讨论决定。Hunt 和 Hess 临床分级≤Ⅲ级时，推荐发病 3 天内尽早进行；Ⅳ、Ⅴ级患者手术治疗或内科治疗的预后均差，是否需介入或手术治疗仍有较大争议，但经内科治疗病情好转后可行延迟性（10 ～ 14 天）介入或手术治疗。

（三）预防再出血的药物治疗

早期短程（＜72 小时）应用抗纤溶药物结合早期治疗动脉瘤，随后停用抗纤溶药物，并预防低血容量和血管痉挛（包括同时使用尼莫地平），是较好的治疗策略。若患者的血管痉挛风险低和（或）推迟手术能产生有利影响，也可用抗纤溶药物预防再出血。抗纤溶药物可抑制纤溶酶形成，推迟血块溶解和防止再出血。常用的有：①6- 氨基己酸（EACA）：先用 4 ～ 6g 加入生理盐水 100ml 中静滴，15 ～ 30 分钟内滴完，再以 lg/h 持续静滴 12 ～ 24 小时。之后 24g/d 持续 3 ～ 7 天，逐渐减至 8g/d，维持 2 ～ 3 周。肾功能障碍者慎用。②氨甲苯酸（PAMBA）：0.1 ～ 0.2g 加入 5% 葡萄糖或生理盐水中静滴，2 ～ 3 次 / 天。③血凝酶（立止血）：每次 2kU 静注，1 ～ 2 次 / 天。对高龄患者，脑动脉硬化明显，或既往有过脑梗死、糖尿病或其他可致缺血性脑血管病危险因素者应慎用，或减半量使用。在用药过程中应密切观察 . 如有脑梗死征象应及时停药。

（四）脑血管痉挛防治

早期使用尼莫地平能有效减少 SAH 引发的不良结局，改善患者预后。尼莫地平口服每次 40 ～ 60mg，4 ～ 6 次 / 天，连用 21 天；或用尼莫地平（尼莫通，nimotop），按 0.5 ～ 1.0mg/h 的速度持续静滴（通常用微泵控制滴速），7 ～ 14 天为一疗程。应在破裂动脉瘤的早期管理阶段即开始防治 CVS，维持正常循环血容量 . 避免低血容量。在出现迟发性脑缺血时，推荐升高血压治疗。不建议容量扩张和球囊血管成形术来预防 CVS 的发生。症状性 CVS 的可行治疗方法是脑血管成形术和（或）选择性动脉内血管扩张器治疗。

（五）脑积水的治疗

SAH 急性期合并症状性脑积水应进行脑脊液分流术治疗。对 SAH 合并慢性症状性脑积水患者，应行永久的脑脊液分流术。

（六）癫痫的防治

可在 SAH 的早期，对患者预防性用抗惊厥药。不推荐对患者长期用抗惊厥药，但若患者有以下危险因素，如癫痫发作史、脑实质血肿、脑梗死或大脑中动脉瘤，可考虑应用。

（七）放脑脊液疗法

用于 SAH 后脑室积血扩张或形成铸型出现急性脑积水、经内科保守治疗症状加剧、伴有意识障碍，或老年患者伴有严重心、肺、肾等器官功能障碍而不能耐受开颅手术者。每次释放脑脊液 10 ～ 20ml，每周 2 次，可以促进血液吸收，缓解头痛，减少 CVS。但应警惕脑疝、颅内感染和再出血的危险，应严格掌握适应证。

……………………………………………………………………（李义亭）

第四节　急性脊髓炎

急性脊髓炎（acute myelitis）系指各种感染后引起自身免疫反应所致的急性横贯性脊髓炎性病变，又称急性横贯性脊髓炎，是临床上最常见的一种脊髓炎。临床表现为病损平面以下的肢体瘫痪、传导束性感觉障碍和尿便障碍为特征。

一、诊断要点

（一）临床表现特点

本病可见于任何年龄，但以青壮年多见。发病前 1 ～ 2 周常有上呼吸道感染、消化道感染症状或疫苗接种史等，外伤、疲劳、受凉等为发病诱因。急性起病．有的可先有背部疼痛、根痛、胸腹束带感等神经根刺激症状，随之急骤发生肢体麻木、无力，在数小时至数日内发展到脊髓完全性横贯损害。亦有患者无任何其他症状，而突然发生瘫痪。脊髓炎的临床表现，取决于受累脊髓的节段和病变的范围，脊髓各段均可受累，以胸段（$T_{3\sim5}$）最为常见（74.5%），其次为颈段（12.7%）和腰段（11.7%）。主要表现有：

1．运动障碍：病变部位支配的肌肉呈现下运动神经元性瘫痪；病变部位以下支配的肢体呈现上运动神经元性瘫痪。病变早期呈现“脊髓休克”状态，表现为弛缓性瘫痪，肢体肌张力降低，腱反射消失，病理反射阴性，腹壁、提睾反射均消失。若累及呼吸肌则表现为呼吸困难，咳嗽无力。一般持续 2 ～ 4 周则进入恢复期，肌张力逐渐增高，腱反射活跃，出现病理反射，肢体肌力的恢复常始于下肢远端，然后逐步上移。脊髓休克期长短取决于脊髓损害严重程度和有无发生肺部感染、尿路感染、压疮等并发症。70% ～ 80% 的脊髓炎，3 个月恢复良好。但是，脊髓损害严重而又完全的患者，在休克期后，可以出现伸性反射、肌张力增高，但不伴肌力的恢复。这些患者脊髓本身的兴奋性逐步提高，下肢任何部位（足底、大腿内侧、小腿等）的刺激均可引起肢体屈曲反射或阵挛，这种反射的出现仅提示脊髓自主功能建立，并不意味脊髓病损的恢复。脊髓损害不完全者，常呈伸性肌张力增高，两腿内收，足内旋而呈剪刀交叉，刺激足底或大腿内侧可引起肢体抽动和阵挛。脊髓完全损害者，常呈屈性肌张力增高，严重者可为两腿屈曲如虾，此时若给轻刺激如膀胱充盈、足底、大腿内侧或腹壁受压，甚至棉被的压迫均可引起强烈的肢体屈曲痉挛、出汗、竖毛，重则出现血压升高和大、小便排出等症状，称为总体反射，一般预后较差。

2．感觉障碍：病损平面以下深浅感觉均消失，有些患者在感觉消失区上缘可有 1 ～ 2 个节段的感觉过敏带、根痛或束带样疼痛感。局灶性脊髓炎者可能出现脊髓半切型感觉障碍，即病变同侧的深感觉缺失和病变对侧肢体的浅感觉障碍。在恢复期，感觉远比运动障碍恢复慢且差得多。

3．自主神经功能障碍：早期表现为尿潴留，脊髓休克期膀胱容量可达 1000ml，呈无张力性神经源性膀胱，因膀胱充盈过度，可出现充盈性尿失禁及大量残余尿。随着脊髓功能的恢复，膀胱容量缩小，尿液充盈到 300 ～ 400ml 即自行排尿称为反射性神经源性膀胱，出现充溢性尿失禁。病变水平以下，皮肤干燥无汗、脱屑，指（趾）甲变脆及角化过度等。病变平面以上可有发作性出汗过度、皮肤潮红、反射性心动过缓等，称为自主神经反射异常（autonomic dysreflexia）。颈段脊髓炎者，常因颈交感神经节和颈脊髓损害出现 Horner 综合征。

（二）辅助检查

1．脑脊液检查：压颈试验通畅，少数病例脊髓水肿严重可有椎管不完全阻塞。脑脊液外观、压力均正常：白细胞可增高至（10 ～ 200）$\times10^6$/L 之间，主要为淋巴细胞；蛋白质轻度增高，多为 0.5 ～ 2g/L，糖和氯化物含量正常。部分病例的脑脊液完全正常。

2．MRI 检查：MRI 能早期区别脊髓病变性质范围、数量，是确诊急性脊髓炎最可靠的措施，亦是早期珍断多发性硬化的可靠手段。

3. 电生理检查：①视觉诱发电位（VEP）：正常。可作为与视神经脊髓炎及多发性硬化的鉴别依据。②下肢体感诱发电位（SEP）：波幅可明显降低。③运动诱发电位（MEP）异常，可作为判断疗效和预后的指标。④肌电图：可正常或呈失神经改变。

（三）诊断注意事项

根据急性起病，病前有感染或预防接种史，迅速出现的脊髓横贯性损害的临床表现，结合脑脊液检查和 MRI 检查，诊断不难。须注意与吉兰－巴雷综合征、急性硬脊膜外脓肿、视神经脊髓炎、脊髓出血、脊柱转移性肿瘤、脊柱结核、周期性瘫痪和功能性瘫痪（癔症）等相鉴别。

二、治疗要点

本病无特效治疗，主要针对减轻脊髓损害、防治并发症和促进功能恢复。

（一）对症支持疗法

加强护理，防治各种并发症是保证功能恢复的前提。①加强护理，应使患者的瘫痪肢体保持在功能位，加强按摩和被动运动锻炼。②防治压疮：保持皮肤清洁干燥，在骶部、踝、肩胛等易受压部位加用气圈或厚软垫，每 2 ～ 3 小时翻身 1 次，以防止压疮。局部红肿和硬块者，可用酒精擦拭，并以 3.5% 安息香酊涂在患处；有溃疡形成者应及时换药，应用压疮贴膜。③防治呼吸道感染：经常翻身、扶坐和拍背，鼓励患者咳痰，以防止呼吸道感染。若出现呼吸肌麻痹或呼吸道分泌物阻塞时，应及时行气管切开及人工呼吸。有感染时则给相应的抗生素。④尿路感染的防治：凡尿潴留者应留置导尿管并进行膀胱冲洗。除急性期（约 1 ～ 2 周）外，切忌保留导尿持续引流，应使膀胱保持一定容量，每 4 ～ 6 小时放尿 1 次，以防止痉挛性小膀胱的发生。当膀胱逼尿肌出现节律性收缩能解出小便时，应尽早拔除导尿管。

（二）药物治疗

①肾上腺皮质激素：可选用大剂量甲泼尼龙短程疗法：0.5 ～ 1.0g/d 静滴，连用 3 ～ 5 天；或用氢化可的松 200 ～ 300mg/d 或地塞米松 10 ～ 20mg/d 加入 5% ～ 10% 葡萄糖液 500ml 中静滴，每日 1 次。2 ～ 3 周后改口服地塞米松 0.75 ～ 1.5mg 或泼尼松（强的松）10mg，每日 3 次，5 ～ 7 天减量 1 次，约 4 周逐步停用。应同时服钾盐，注意预防并发症，可同时用抗生素。②静脉注射免疫球蛋白（IVIG）：急性期立即使用效果好。成人用量 0.4g/（kg・d）静脉滴注，连用 3 ～ 5 天为一疗程。③抗病毒治疗可用阿昔洛韦、更昔洛韦等。④中医中药：急性期以清热解毒为主，方剂为板蓝根、大青叶各 30g，麦冬、沙参、银花、连翘各 10g 煎服。⑤其他药物：应同时应用维生素 B 族（维生素 B_1 每次 100mg、维生素 B_{12} 每次 0.5 ～ 1.0mg，肌注，每日 1 ～ 2 次）、辅酶 A、细胞色素 C、ATP 等神经营养代谢药。恢复期可口服地巴唑、烟酸、尼莫地平等血管扩张药。

（三）其他措施

包括针灸、理疗、按摩、感应电等辅助治疗，以促进神经功能恢复。

……………………………………………………………………………（刘东伟）

第五节　重症肌无力及其危象

重症肌无力（myasthenia gravis，MG）是一种神经－肌肉接头传递功能障碍的获得性自身免疫性疾病。主要由于神经－肌肉接头突触后膜上乙酰胆碱受体（AChR）受损引起。临床主要表现为部分或全身骨骼肌无力和极易疲劳，具有活动后加重、休息后减轻和晨轻暮重等特点。若在其病程中急骤发生延髓肌和呼吸肌严重无力，出现呼吸困难，以致不能维持换气功能者为重症肌无力危象。

一、诊断要点

（一）临床表现特点

本病可见于任何年龄，发病年龄有两个高峰：20 ～ 40 岁发病者女性多见；40 ～ 60 岁发病者以男性多见，多合并胸腺瘤。

1. 诱发因素：感染、过度劳累、精神创伤、妊娠、分娩、系统性疾病、手术等为常见的诱因，甚至可使病情加重。另外一些药物如降低肌肉兴奋性的药物（奎宁、奎尼丁、普鲁卡因胺、利多卡因、苯妥英钠、青霉胺、普萘洛尔等）、止痛剂（吗啡、哌替啶等）、麻醉剂（乙醚、氯化琥珀胆碱、箭毒等）、抗生素（四环素、氨基糖苷类抗生素、新霉素、多黏菌素、巴龙霉素等）、镇静剂（苯二氮䓬类、苯巴比妥、氯丙嗪等）均可严重加重症状或抑制呼吸肌作用，应禁用。

2. 肌无力特点：受累的骨骼肌主要表现为病态疲劳，即持续活动后肌无力症状明显加重，经短暂休息后症状暂时缓解。肌无力另一特点是症状波动，不仅整个病程有波动，一天中的临床症状有波动，晨起症状较轻，下午和晚上症状逐渐加重，称为晨轻暮重现象。肌无力呈斑片状分布，程度随活动而变化，不能证明符合某一神经或神经根支配区，提示为神经肌肉传导障碍，是 MG 的典型临床特点。

3. 受累肌的分布与表现：全身骨骼肌均可受累，多以脑神经支配的肌肉最先受累。肌无力常从一组肌群开始，范围逐步扩大。首发症状常为一侧或双侧眼外肌麻痹，出现眼裂变小、睁眼困难、复视、眼球活动障碍等症状，严重者眼球完全固定，眼内肌（瞳孔括约肌）一般不累及，眼肌症状可以从单眼开始，而后波及对侧，也可双眼同时受累，但双眼症状多不对称。咀嚼肌受累则出现咀嚼无力，尤其在连续咀嚼坚硬食物时更明显，在进餐时常常因肌无力而需要休息，中断进餐。咽喉部肌群无力时有吞咽困难，饮水咳呛．讲话时构音不清，常带有鼻音，或声音嘶哑，语音低弱。面肌受累则会有表情呆板，苦笑面容，闭眼和吸吮无力。胸锁乳突肌和斜方肌受累，则出现颈软、抬头困难、转头和耸肩无力。四肢肌肉受累以近端肌无力为重，表现为抬臂、梳头、上楼梯困难。呼吸肌和膈肌受累时出现咳嗽无力，呼吸困难，严重时可因呼吸肌麻痹而危及生命。偶尔会影响心肌，引起突然死亡。腱反射通常不受影响，感觉正常。

4. 重症肌无力危象：大约 10% 的重症肌无力出现危象。有 3 种表现形式：①肌无力危象（myasthenic crisis）：在 MG 病程中，由于某种诱因而致肌无力症状加重，出现呼吸衰竭者为肌无力危象。为最常见的危象，多由于抗胆碱酯酶药物（ChEI）用量不足引起。如注射依酚氯铵或新斯的明后症状减轻则可诊断。其诱因多为合并感染、手术或外伤之后、精神创伤、分娩或月经、促皮质素（ACTH）或肾上腺皮质激素应用的早期，以及阻滞神经肌肉传递药物的应用等。上述因素可导致乙酰胆碱（ACh）去极化作用受到抑制而致神经兴奋传递障碍，从而使肌无力症状明显加重；咽喉肌及呼吸肌无力，吞咽困难甚至不能进食，呼吸困难，端坐呼吸，呼吸幅度表浅，呼吸频率加快；由于咳痰无力，气管内大量分泌物不能排除而加重缺氧。②胆碱能危象（cholinergic

crisis）：由于长期应用 ChEI 和（或）用量过大，ACh 在突触间隙处积聚过多，因而 ACh 持续作用于 AChR，使突触后膜持续去极化，从而复极化过程受阻，而不能形成有效的动作电位，致全身肌力减弱，包括咽喉肌及呼吸肌无力，出现胆碱能危象。此种危象应用 ChEI 无效，甚至使症状更加严重。胆碱能危象除有呼吸衰竭等肌无力危象表现之外，尚可见有明显的 ChEI 副作用所致的症状，如流泪、全身大汗、唾液增多，咽喉及气管内大量分泌物，可见有肌束震颤或肌肉抽搐、痉挛，也可有瞳孔缩小、腹痛、腹泻、肠鸣音亢进、恶心、呕吐、尿便失禁等。患者焦虑不安、烦躁、精神错乱，甚至意识障碍、昏迷等。注射阿托品后可使症状改善，停止使用 ChEI24 ～ 72 小时后临床症状好转。③反拗危象（brittle crisis）：又称为无反应性危象，是由于突触后膜大量 AChR 受损，对 ChEI 失去反应，残余的能与 ACh 发生反应的 AChR 太少，致突触后膜难以达到充分的去极化所致。此型可因长期应用 ChEI 或 ChEI 的剂量逐渐增大，或因感染、分娩、手术、创伤等诱因而致 AChR 过度疲劳，对 ACh 失去反应。临床表现与胆碱能危象相似，但发生此型危象时如应用或停用 ChEI 等均无效。

上述三种类型危象在病程中并非固定不变，肌无力危象患者在病程中也可能变为胆碱能危象或反拗危象，有的病例即具有胆碱能危象的表现，也有反拗危象的特点，某些病例在临床上不易辨识究竟属于何种类型危象。

（二）临床分型

1. 成年型肌无力（Osserman 分型）：①Ⅰ型（眼肌型 15% ～ 20%）：仅累及眼外肌，出现上睑下垂、复视，对激素治疗较敏感，大部分预后良好。②Ⅱ a 型（轻度全身型 30%）：可累及眼、面、四肢肌肉，生活多可自理，无明显咽喉肌受累。进展缓慢，对药物敏感。③Ⅱ b 型（中度全身型 25%）：四肢肌群受累明显，除伴有眼外肌麻痹外，还有较明显的咽喉肌无力症状，如吞咽困难、饮水呛咳、讲话含糊不清等延髓麻痹症状，呼吸肌常不受累，对药物的敏感性欠佳。④Ⅲ型（急性重症型 15%）：急性发病，常在数周内累及延髓肌、肢带肌、躯干肌和呼吸肌，肌无力严重，易出现 MG 危象，需做气管切开，此型病死率高。⑤Ⅳ型（迟发重症型 10%）：自Ⅰ、Ⅱ a 和Ⅱ b 发展而来，2 ～ 4 年后累及呼吸肌，症状同Ⅲ型，预后较差，常合并胸腺瘤。⑥Ⅴ型（伴肌萎缩型）：少见，除肌无力外，合并肌萎缩。

2. 少年型肌无力：指 14 ～ 18 岁之间发病的 MG 患者，大部分以单纯眼外肌累及为主，仅少部分患者波及咽喉肌和四肢骨骼肌。

3. 儿童型肌无力：约占我国 MG 患者的 10%，大多数病例仅限于眼外肌麻痹，双眼睑下垂可交替出现呈拉锯状。约 1/4 病例可自然缓解 . 仅少数病例累及全身骨骼肌。①新生儿型肌无力：约 10% 的 MG 母亲，其所生的婴儿可有短暂性的 MG 症状，如哭声低弱、吸吮无力、肌张力低、四肢少动等症状，严重者有呼吸困难，经抗胆碱酯酶药物治疗后，多于 1 周至 3 个月内症状消失，此系婴儿通过胎盘获得母体的 AChR-Ab IgG 所致。②先天性肌无力：极少见。婴儿在出生后短期内出现肌无力，持续存在的眼外肌麻痹症状，其母未患 MG，但其家族中或同胞兄妹中有 MG 病史。

（三）辅助诊断试验

下述试验有助于 MG 的诊断：

1. 疲劳试验（Jolly 试验）：使受累肌肉在短时间内做重复收缩活动，如肌无力明显加重，经休息后又恢复者，为疲劳试验阳性。如对有上睑下垂者，嘱其持续向上注视，会出现眼睑下垂更明显，而后让其闭目休息数分钟后再睁眼，眼睑下垂症状又改善，为眼肌疲劳试验阳性。对肢体无力者，可令其双臂反复做平举动作，1 分钟后出现上臂抬举困难，休息后恢复，为上肢疲劳试验阳性；做反复下蹲后起立动作，1 分钟后出现起立越来越慢，甚至不能起立，休息后恢复，为下肢疲劳试验阳性。

2. 抗胆碱酯酶药物试验：①依酚氯铵（tensilon，腾喜龙）试验：依酚氯铵 10mg 用注射用水稀释至 1ml 先静脉注射 2mg，观察 20 秒，如无出汗、唾液增多等不良反应，再注射 8mg（30 秒内），1 分钟内肌无力症状好转为阳性，持续 10 分钟后又恢复原状。②新斯的明试验：对依酚氯铵试验可疑者，可做本项试验，因其有较长时间供观察。肌内注射新斯的明 0.5 ～ 1mg，起效较慢，10 ～ 30 分钟达高峰，作用持续 2 小时。若注射 20 分钟后肌无力症状好转，为新斯的明试验阳性。如出现恶心、呕吐、腹痛、腹泻、出汗、流涎、瞳孔缩小、心动过缓等毒蕈碱样反应，可肌内注射阿托品 0.5mg 予以抵抗。

（四）辅助检查

①血、尿、CSF 检查正常。常规肌电图检查基本正常。神经传导速度正常。②重复神经电刺激（RNES）：为常用的具有确诊价值的检查方法。90% 的 MG 患者低频刺激时为阳性，且与病情轻重相关。③ AChR 抗体检测：对 MG 的诊断具有特征性意义。85% 以上全身型 MG 患者血清中 AChR 抗体明显升高。④胸腺影像学检查：胸腺 CT 和 MRI 有助于胸腺增生、肥大及胸腺瘤的发现。

（五）诊断注意事项

MG 的诊断要点：①病史特点：骨骼肌病态疲劳，症状波动，晨轻暮重，活动后加重，休息后减轻，没有神经系统其他阳性体征。②疲劳试验阳性。③依酚氯铵或新斯的明试验阳性。④神经重复频率刺激，动作电位波幅递减达 10% 以上。⑤血 AChR-Ab 滴度增高。⑥胸部 X 线、CT 和 MRI 可显示胸腺增生或胸腺瘤。⑦服用抗胆碱酯酶药物有效。

MG 须与 Lambert-Eaton 肌无力综合征、肉毒杆菌中毒、肌营养不良症、多发性肌炎等疾病鉴别。

二、治疗要点

临床上一旦明确 MG 诊断，应给予抗胆碱酯酶药物治疗，如单一抗胆碱酯酶药物疗效不明显，可联合应用肾上腺皮质激素或免疫抑制剂、胸腺切除、血浆置换疗法进行综合治疗。除病因及对症处理外，同时应尽量避免本病的各种诱发因素，防治各种感染，对可导致本病加重的药物应禁用或慎用。

（一）抗胆碱酯酶药物

应从小剂量开始，逐步加量，以能维持日常起居为宜。常用药物有：①溴吡斯的明：最常用。成人每次口服 30 ～ 120mg，3 ～ 4 次 / 天。应在饭前 30 ～ 40 分钟服用，2 小时达高峰，作用持续时间 6 ～ 8 小时。作用温和、平稳，不良反应少。②溴新斯的明：成人每次口服 15 ～ 30mg，3 ～ 4 次 / 天。可在饭前 15 ～ 30 分钟口服，30 ～ 60 分钟达高峰，作用维持 3 ～ 4 小时。不良反应为毒蕈碱样反应，可用阿托品对抗。氯化钾（lg，3 次 / 天，口服）、麻黄碱（25mg，3 次 / 天，口服）等能增强抗胆碱酯酶的作用，可作为辅助性用药。

（二）肾上腺皮质激素

可抑制自身免疫反应，减少 AChR 抗体的生成，增加突触前膜 ACh 的释放量及促使运动终板再生和修复，改善神经－肌肉接头的传递功能。适用于各种类型的 MG。用法有两种：①冲击疗法：适用于重症病例、已用气管插管或呼吸机者。甲泼尼龙 1000mg/d 静脉滴注，3 ～ 5 天后改用地塞米松 10 ～ 20mg/d 静脉滴注，连续 7 ～10 天。临床症状稳定改善后，改为口服泼尼松 60 ～ 100mg 隔日晨顿服。当症状基本消失 1 后，逐渐减量至 5 ～ 15mg 长期维持，至少 1 年以上。治疗初期可使病情加重，甚至出现危象，应予注意。②小剂量递增疗法：从小剂量开始，隔日晨顿服泼尼松 20mg，每周递增 10mg，直至隔日晨顿服 60 ～ 80mg，待症状稳定改善 4 ～ 5 天后，逐渐减量至隔日 5 ～ 15mg 维持数年。此法可避免用药初期病情加重。

（三）免疫抑制剂

适用于对背上腺皮质激素疗效不佳或不能耐受，或因有高血压、糖尿病、溃疡病而不能用肾上腺皮质激素者。①环磷酰胺：成人口服 50mg，2 ～ 3 次 / 天，或每次 200mg，每周 2 ～ 3 次静脉注射。儿童口服 3 ～ 5mg/(kg·d)。可与肾上腺皮质激素合用。②环孢素：6mg/（kg · d），口服，疗程 12 个月，治疗 2 周可见改善，6 个月时可获最大改善。③硫唑嘌呤：适用于其他疗法无效的全身型 MG。成人 50 ～ 100mg/d，分 2 次服用，儿童 1 ～ 3mg/（kg · d），长期服用，多在服药 6 ～ 12 周有效，6 ～ 15 个月时达最佳疗效。

（四）胸腺治疗

①胸腺切除：适用于伴有胸腺肥大和高 AChR 抗体效价者；伴胸腺瘤的各型 MG 患者；年轻女性全身型 MG 患者；对 ChEI 治疗反应不满意者。约 70% 的患者术后症状缓解或治愈。②胸腺放射疗法：对于年老体弱、有严重并发症不宜行胸腺摘除术者或手术后又复发者，可行胸腺深部 ^{60}Co 放射治疗。

（五）血浆置换疗法

主要清除血浆中的 AChR-Ab 及其他免疫复合物等致病因素，使症状迅速缓解。具有起效快、作用显着的特点，但维持时间短，价格昂贵，仅适用于危象和难治性 MG。

（六）静脉注射免疫球蛋白（IVIG）

外源性 IgG 可以干扰 AChR 抗体与 AChR 的结合从而保护 AChR 不被抗体阻断。IVIG400mg/（kg · d）静滴，5 天一个疗程，尤其适用于 MG 加重期、难治性 MG 及 MG 危象的治疗。

（七）危象的处理

处理的关键主要是：①保持呼吸道通畅，改善通气量，使动脉血氧维持正常水平。一旦发现有呼吸肌麻痹，应立即行气管插管和加压人工呼吸，如短期内症状不改善，则及时行气管切开，给予人工呼吸机辅助呼吸。②应注意避免或减少诱发因素。③积极对症处理，选用有效、足量和对神经－肌肉接头无阻滞作用的抗生素控制肺部感染，维持水电解质平衡。④症状治疗：皮质激素治疗，可给予大剂量甲泼尼龙冲击治疗，500 ～ 1000mg/d 静脉滴注，3 ～ 5 天后再逐步递减；如条件允许可行血浆置换疗法或静脉注射免疫球蛋白，争取短期内改善症状。同时应根据不同类型的危象采取相应的抢救措施：①肌无力危象：增加 ChEI 的剂量，静脉注射依酚氯铵 10mg 或肌内注射新斯的明 0.5 ～ 1.0mg，好转后逐渐改口服剂量，亦可用新斯的明 2mg 加入 500ml 液体中静脉滴注。②胆碱能危象：立即停用ChEI，阿托品1～2mg肌肉或2mg/h静脉注射，根据病情可重复使用，直至轻度阿托品化，症状改善后重新调整ChEI剂量，或改用皮质激素等其他治疗方案。③反拗性危象：主要维持生命体征的稳定，积极对症处理，避免或防治感染。停用ChEI，经过一段时间后，如对ChEI有效，则重新调整药物剂量；如对ChEI仍不起反应，则改用其他治疗方案。

……………………………………………………………………………………（李桂欣）

第六节　肺性脑病

肺性脑病（pulmonary encephalopathy）是由慢性胸肺疾病伴有呼吸衰竭，出现缺氧与二氧化碳（CO_2）潴留而引起以精神及神经系统症候群为主要表现的一种综合征。突出表现为严重呼吸性酸中毒、自主呼吸减弱及中枢神经系统功能障碍的精神神经症状。

肺性脑病是我国独特应用的疾病诊断名同，相当于国际文献所称的“二氧化碳麻醉（carbon dioxide narcosis）”，主要病因是由于严重的CO_2潴留。其发病机制尚未完全阐明，但目前认为低氧血症、CO_2潴留和酸中毒3个因素共同损伤脑血管和脑细胞是最根本的发病机制。

一、诊断要点

（一）病因与诱因

慢性肺心病为肺性脑病的主要基础病因。常见诱因有：①急性呼吸道与肺部感染，严重支气管痉挛，气道内痰液阻塞，使原已受损的肺通气功能进一步下降致体内CO_2潴留。②医源性因素，如镇静剂应用不当，高浓度吸氧，导致呼吸抑制而加重CO_2麻醉状态；不适当应用脱水剂及利尿剂，致痰液黏稠而加重气道阻塞。③慢性阻塞性肺疾病伴有右心衰竭时，由于脑血流量减少，加重脑缺氧及脑代谢功能紊乱。

（二）临床表现特点

①基础疾病的表现：有慢性胸肺疾病伴有呼吸衰竭的表现。②CO_2潴留的神经系统表现：症状与$PaCO_2$上升的速度及pH下降程度密切相关。早期轻症患者有头痛、头胀、烦躁、恶心呕吐，视力、记忆力和判断力减退；睡眠规律改变（白天嗜睡不醒，夜间失眠、惊醒）；继之有神志恍惚、谵语、幻觉、精神错乱、抓空摸床、无意识动作和抽搐、扑翼样震颤；逐渐出现昏迷，眼底视神经乳头水肿，眼球突出，球结合膜充血水肿，出现锥体束征，对各种刺激无反应，脑疝形成等。③缺氧的神经系统表现：可引起注意力不集中、定向力减退、头痛、兴奋，继而烦躁、谵妄、肌肉抽搐，神经肌腱反射亢进；中枢神经系统受抑制，伴有神志恍惚、昏迷。④血气分析：示PCO_2 ＞ 70mmHg，pH常＜ 7.25。

（三）临床分型与分级

1. 临床分型：根据其神经精神症状，可将肺性脑病分为3型：①抑制型：以神志淡漠、嗜睡、昏迷等中枢神经抑制状态为主；②兴奋型：以烦躁不安、谵妄、多语等神经兴奋症状为主；③不定型：抑制与兴奋症状交替出现。

2. 临床分级：①轻型：神志恍惚、淡漠、嗜睡、精神异常或兴奋、多语而无神经系统异常体征者。②中型：浅昏迷、谵妄、躁动，肌肉轻度抽动或语无伦次，对各种刺激反应迟钝、瞳孔对光反应迟钝而无上消化道出血或 DIC 等并发症。③重型：昏迷或出现癫痫样抽搐，对各种刺激无反应、反射消失或出现病理性神经体征；可合并上消化道出血、DIC 或休克。

（四）诊断注意事项

对慢性胸肺疾病，临床病程中出现神经精神症状时，首先应考虑肺性脑病。但出现精神障碍的神经症状者并不全是肺性脑病，临床极易混淆，故应注意与感染中毒性脑病、严重电解质紊乱、脑出血、DIC、脑动脉硬化、单纯性碱中毒等相鉴别。一律或盲目按肺性脑病处理，必然会造成严重后果。

二、治疗要点

（一）正确氧疗

氧疗目标是使 SaO_2 上升至 90% 以上或 $PaO_2 > 60mmHg$，同时不使 $PaCO_2$ 上升 > 10mmHg 或 pH < 7.25。若氧疗方法和给氧浓度掌握不当，会导致病情加重，甚至危及生命。肺性脑病因呼吸性酸中毒，有严重高碳酸血症，呼吸中枢对 CO_2 刺激不敏感，此时靠低氧刺激颈动脉窦及主动脉弓的化学感受器以兴奋呼吸。若突然吸入高浓度氧，则可使上述化学感受器不敏感，反而致使呼吸抑制，通气量减少，CO_2 潴留更多，加重呼吸衰竭和肺性脑病病情。因此，对未行机械通气的患者给氧原则仍以持续性、低浓度、低流量为准。一般吸氧浓度为 28% ～ 30%，氧流量为 1 ～ 2L/min。

（二）保持呼吸道通畅、增加通气量、改善 CO_2 潴留

积极改善通气，纠正缺 O_2 和 CO_2 潴留是抢救肺性脑病的关键性措施。

1. 清除痰液：①痰液黏稠者：可用祛痰剂如溴己新（必嗽平）8mg，每日 3 次；氨溴索 30mg，每日 3 次；鲜竹沥液 10 ～ 20ml，每日 3 次；10% 氯化铵 10ml，每日 3 次；棕色合剂 10ml，每日 3 次。氨溴索静脉、肌内及皮下注射，成人每次 15mg，每日 2 次；亦可加入液体中静滴。②无效或积痰干结者：可用药物雾化吸入或超声热蒸气雾化吸入治疗。③咳痰无力者：可采用翻身、拍背、体位引流等措施帮助排痰。必要时可在给氧情况下，通过纤支镜吸引气管、支气管内的分泌物。

2. 解除支气管痉挛：以茶碱类、皮质激素和 β_2 受体兴奋剂最常用。①氨茶碱：0.1 ～ 0.2g 每日 3 次口服；或用 0.125 ～ 0.25g 加入 25% 葡萄糖液 20ml 中缓慢静注。注射速度 ≤ 0.25mg/（kg · min），静脉滴注维持量为 0.6 ～ 0.8mg/（kg · h），日注射量一般 ≤（一）0g。②皮质激素可用甲泼尼龙 80 ～ 160mg 或氢化可的松 300 ～ 500mg 加入液体中静滴。③ β_2 受体兴奋剂：常用的有沙丁胺醇（舒喘灵）、特布他林（喘康速）、福莫特罗等，可酌情选用。

3. 呼吸兴奋剂的应用：呼吸兴奋剂可刺激呼吸中枢或主动脉弓、颈动脉窦化学感受器，在气道通畅的前提下提高通气量，从而纠正缺氧和促进 CO_2 的排出，减轻 CO_2 潴留，尚能使患者暂时清醒，有利于咳痰、排痰。其应用原则是：①必须保持气道通畅，否则会促发呼吸肌疲劳，加重 CO_2 潴留；②脑缺氧或脑水肿未纠正而出现频繁抽搐者慎用；③患者的呼吸肌功能基本正常；④若停用呼吸兴奋剂最好逐渐减量或延长给药间隔，使患者呼吸中枢兴奋性逐步恢复，不可突然停药；⑤应严格掌握呼吸兴奋剂的适应证：它常用于慢性阻塞性肺病伴有呼吸中枢敏感性降低，或应用镇静催眠药、氧疗使低氧刺激消失后引起的呼吸抑制，或肺性脑病氧疗过程中以及机械呼吸撤离前后配合应用；对以肺换气功能障碍为主所导致的呼衰患者不宜使用。既往常用尼可刹米、洛贝林，用量过大可引起不良反应，现已基本不用。取而代之的有多沙普仑（doxapram），常用 20 ～ 50mg 加入液体中静滴，该药对镇静催眠药过量引起的呼吸抑制和 COPD 并发急性呼吸衰竭有显着的呼吸兴奋效果。

纳洛酮是阿片受体阻断剂，有兴奋呼吸中枢作用，可行肌肉或静脉注射，每次 0.4 ～ 0.8mg，静脉滴注 1.2 ～ 2.8mg 加入 5% 葡萄糖液 250ml 中静脉滴注。

（三）控制感染

控制感染是缓解肺性脑病病情发展和降低病死率的重要环节。

（四）其他治疗

1. 脑水肿的治疗：对重症者可以采取轻度或中度脱水，并以缓慢的或中等速度利尿为宜，再辅以冰帽、降温等物理措施。常用制剂为 20% 甘露醇 1 ～ 2g/kg，快速静滴，每日 1 ～ 2 次。也可使用 β- 七叶皂苷钠 5 ～ 10mg 静注，每日 1 ～ 2 次，或 20mg/d 加入液体中静滴。肾上腺皮质激素对缺氧所致的脑水肿也有良好的作用。

2. 镇静剂的应用：对肺性脑病患者的谵妄、狂躁不安和精神症状，在排除代谢性碱中毒后，应着重改善肺泡通气，避免用能加重呼吸抑制的镇静剂，如吗啡、哌替啶、巴比妥类药物、氯丙嗪等。必要时可用东莨菪碱 0.3 ～ 0.6mg 肌注，或地西泮 10mg 肌注。亦可用中成药醒脑静注射液（安宫牛黄注射液）2 ～ 4ml 肌注。

3. 脑细胞代谢与保护剂的应用：如细胞色素 C、辅酶 A、ATP、胞磷胆碱、脑活素、纳洛酮等。

4. 防治并发症：包括酸碱平衡失调与电解质紊乱、心力衰竭、休克、上消化道出血、DIC 等。

…………………………………………………………………………（李桂欣）

第七节　呼吸衰竭

呼吸衰竭（respiratory failure）是指各种原因引起的肺通气（肺泡气与外界气体交换）和（或）肺换气（肺泡气与血液之间气体交换）功能严重障碍，以致在静息状态下亦不能维持足够的气体交换，导致低氧血症伴（或不伴）高碳酸血症，进而引起一系列病理生理改变和相应临床表现的综合征。其诊断依赖于动脉血气分析：在海平面、静息状态、呼吸空气的条件下，动脉血氧分压（PaO_2）< 60mmHg，伴或不伴有动脉血二氧化碳分压（$PaCO_2$）> 50mmHg，并排除心内解剖分流和原发于心排血量降低等因素。

根据起病缓急，呼吸衰竭可分为：①急性呼吸衰竭：由于某些突发的致病因素，如严重肺疾病、创伤、休克、电击、溺水、急性气道阻塞等，使肺通气和（或）换气功能迅速出现严重障碍，在短时间内发生呼吸衰竭，因机体不能很快代偿，若不及时抢救，会危及患者生命。②慢性呼吸衰竭：多继发于慢性阻塞性肺疾病（COPD）、肺结核、间质性肺疾病、神经肌肉病变等，造成呼吸功能的损害逐渐加重，经过较长时间发展为呼吸衰竭。早期虽有低氧血症或伴高碳酸血症，但机体通过代偿适应，生理功能障碍和代谢紊乱较轻，pH 在正常范围。另一种临床较常见的情况是在慢性呼吸衰竭的基础上，因合并呼吸系统感染、气道痉挛或并发气胸等情况，病情急性加重，在短时间内出现 $Pa0_2$ 显着下降和 $PaCO_2$ 显着增高，称为慢性呼吸衰竭急性加重，其病理生理改变和临床情况兼有急性呼吸衰竭的特点。

按照动脉血气分析，呼吸衰竭可分为：① I 型呼吸衰竭：即低氧性呼吸衰竭。$Pa0_2$ < 60mmHg，$PaCO_2$ 正常或低于正常。主要见于肺换气功能障碍（通气 / 血流比例失调、弥散功能损害、肺动 - 静脉分流等），如严重肺部感染性疾病、间质性肺疾病、急性肺栓塞等。② II 型呼吸衰竭：即高碳酸性呼吸衰竭。PaO_2 < 600mmHg，$PaCO_2$ > 500mmHg。系肺泡通气不足所致。单纯通气不足，低氧血症和高碳酸血症的程度是平行的，若伴有换气功能障碍，则低氧血症更为严重，如 COPD。

按照发病机制可分为通气性呼吸衰竭和换气性呼吸衰竭，也分为泵衰竭（pump failure）和肺衰竭（lung failure）：①泵衰竭：驱动或调控呼吸运动的中枢神经系统、外周神经系统、神经肌肉组织（包括神经 - 肌肉接头和呼吸肌）以及胸廓统称为呼吸泵，这些部位的功能障碍引起的呼吸衰竭称为泵衰竭。通常泵衰竭主要引起通气功能障碍，表现为 II 型呼吸衰竭。②肺衰竭：气道阻塞、肺组织和肺血管疾病引起的呼吸衰竭称为肺衰竭。肺实质和肺血管疾病常引起换气功能障碍，表现为 I 型呼吸衰竭。严重的气道阻塞性疾病如 COPD 影响通气功能，造成 II 型呼吸衰竭。

一、诊断要点

呼吸衰竭的确诊主要靠动脉血气分析。其临床表现因原发病的影响而有很大差异，但均以缺氧和（或）CO_2 潴留为基本表现，出现典型的症状和体征。

（一）临床表现特点

1. 呼吸困难：是呼吸衰竭最早出现的症状。患者主观感到空气不足，客观表现为呼吸用力，伴有呼吸频率、深度与节律的改变。辅助呼吸肌多参与呼吸运动，出现点头或提肩呼吸。有时可见鼻翼扇动、端坐呼吸。上呼吸道疾病常表现为吸气性呼吸困难，可有三凹征。呼气性呼吸困难多见于下呼吸道不完全阻塞如支气管哮喘等。胸廓疾病、重症肺炎等表现为混合性呼吸困难。呼吸肌疲劳时会出现呼吸浅快、腹式反常呼吸，如吸气时，腹壁内陷。呼吸衰竭并不一定有呼吸困难，如镇静药中毒，呼吸匀缓、表情淡漠或昏睡。

2. 发绀：是缺氧的典型体征，表现为耳垂、口唇、口腔黏膜、指甲呈现青紫色的现象。但应注意，因发绀是由血液中还原血红蛋白的绝对值增多引起，故重度贫血患者即使有缺氧也并不一定有发绀；而红细胞增多者发绀更明显。

3. 神经精神症状：急性呼吸衰竭的神经精神症状较慢性明显。急性严重缺氧可出现谵妄、抽搐、昏迷。慢性者则可有注意力不集中、智力或定向功能障碍。CO_2 潴留出现头痛、肌肉不自主的抽动或扑翼样震颤，以及中枢抑制之前的兴奋症状如失眠、睡眠习惯的改变、烦躁等，后者常是呼吸衰竭的早期表现。

4. 循环系统症状：缺氧和 CO_2 潴留均可导致心率增快、血压升高。严重缺氧可出现各种类型的心律失常，甚至心脏停搏。CO_2 潴留可引起表浅毛细血管和静脉扩张，表现为多汗、球结膜充血和水肿、颈静脉充盈等。长期缺氧引起肺动脉高压、慢性肺心病、右心衰竭，出现相应体征。

5. 其他脏器的功能障碍：严重缺氧和 CO_2 潴留可导致肝肾功能障碍。临床出现黄疸、肝功能异常、上消化道出血；血尿素氮、肌酐增高，尿中出现蛋白、管型等。

6. 酸碱失衡和水、电解质紊乱：因缺氧而通气过度可发生呼吸性碱中毒。CO_2 潴留则表现为呼吸性酸中毒。严重缺氧多伴有代谢性酸中毒及电解质紊乱。

（二）血气分析

呼吸衰竭时，$PaO_2 < 60mmHg$，和（或）$PaCO_2 > 50mmHg$。

二、治疗要点

呼吸衰竭总的治疗原则是：加强呼吸支持，包括保持呼吸道通畅、纠正缺氧和改善通气等；呼吸衰竭病因和诱因治疗；加强一般支持治疗和对其他重要脏器功能的监测与支持。

（一）急性呼吸衰竭的治疗

1. 保持呼吸道通畅　对任何类型的呼吸衰竭，保持呼吸道通畅是最基本、最重要的治疗措施。保持呼吸道通畅的方法主要有：①若患者昏迷应使其处于仰卧位，头后仰，托起下颌并将口打开；②清除气道内的分泌物和异物；③必要时需及时建立人工气道。人工气道的建立一般有简便人工气道、气管插管、气管切开 3 种方法。简便人工气道主要有口咽通气道、鼻咽通气道和喉罩，是气管内导管的临时替代方式。气管插管和气管切开是重建呼吸道最为可靠的方法。若患者有支气管痉挛，应积极使用支气管扩张药（见本章第 3 节“支气管哮喘”部分）。

2. 氧疗　是改善缺氧的重要手段。给氧方法有：①鼻导管或鼻塞给氧：为常用吸氧工具。鼻导管经鼻孔缓慢插入，直达软腭水平（离鼻孔 8 ～ 10cm）。导管前段应有 4 ～ 6 个小孔，使氧气流分散，减少气流对黏膜的刺激，并可避免分泌物堵塞。鼻塞一端与输氧管连接，另一端塞入鼻前庭约 1cm 即可，该法较鼻导管舒服。吸入氧浓度（FiO_2）的计算可参照经验公式：FiO_2（%）=21+4× 氧流量（L/min）。此两种给氧方法的主要缺点是 FiO_2 不稳定，随着患者呼吸深度和频率的变化而异；高流量时对局部黏膜有刺激，氧流量不能大于 7L/min。②面罩给氧：适用于 PaO_2 明显降低，对氧流量需求较大的患者。③正压给氧：适用于主要因肺内分流量增加引起的缺氧患者。通过间歇正压通气（IPPV）、呼气末正压通气（PEEP）或持续气道正压通气（CPAP）给氧。此法不仅限于提高吸入氧浓度，而且有维持一定的肺泡通气量及改善肺换气功能作用。

3. 增加通气量、改善 CO_2 潴留

（1）呼吸兴奋剂的应用：见“肺性脑病”。

（2）机械通气：当机体出现严重的通气和（或）换气功能障碍时，以人工辅助通气装置（有创或无创呼吸机）来改善通气和（或）换气功能，称为机械通气。呼吸衰竭时应用机械通气能维持必要的肺泡通气量，降低 $PaCO_2$；改善肺的气体交换效能；使呼吸肌得以休息，有利于恢复呼吸肌功能。急性呼吸衰竭患者昏迷逐渐加深，呼吸不规则或出现暂停，呼吸道分泌物增多，咳嗽和吞咽反射明显减弱或消失时，应行气管插管使用机械通气。机械通气过程中应根据血气分析和临床资料调整呼吸机参数。机械通气的主要并发症有：通气过度，造成呼吸性碱中毒；通气不足，加重原有的呼吸性酸中毒和低氧血症；血压下降、CO_2 下降、脉搏增快等循环功能障碍；气道压力过高或潮气量过大导致气压伤如气胸、纵隔气肿或间质性肺气肿等。

若患者具备以下基本条件，可行无创正压通气：①清醒能够合作；②血流动力学稳定；③不需要气管插管保护（即患者无误吸、严重消化道出血、气道分泌物过多且排痰不畅等情况）；④无影响使用鼻 / 面罩的面部创伤；⑤能够耐受鼻 / 面罩。

4. 病因治疗　针对不同病因，采取相应的措施是治疗急性呼吸衰竭的根本所在。上述各种治疗的目的也在于为原发病的治疗争取时间和创造条件。

5. 一般支持治疗　包括应用抗生素防治感染、维持水电解质酸碱平衡、营养支持等。

6. 其他重要脏器功能的监测与支持。

（二）慢性呼吸衰竭的治疗

慢性呼吸衰竭的治疗原则是改善和纠正缺氧、CO_2 潴留以及代谢功能紊乱，提高生活质量；预防或减轻并发症的发生及其程度；积极治疗基础疾病中的可逆性病变成分。

……………………………………………………………………………（李桂欣）

第八节　急性呼吸窘迫综合征

急性呼吸窘迫综合征（acute respiratory distress syndrome，ARDS）是指由各种肺内外致病因素导致的急性弥漫性肺损伤和进而发展的急性呼吸衰竭。主要病理特征是炎症导致的肺微血管通透性增高，肺泡腔渗出富含蛋白质的液体，进而导致肺水肿及透明膜形成，常伴肺泡出血。主要病理生理改变是肺容积减少、肺顺应性降低和严重通气 / 血流比例失衡。临床表现为呼吸窘迫、顽固性低氧血症和呼吸衰竭，肺部影像学表现为双肺渗出性病变。

1994 年的美欧 ARDS 共识会议（AECC）提出了急性肺损伤（acute lung injury，ALD/ARDS 的概念。ALI 和 ARDS 为同一疾病过程的两个阶段，ALI 代表早期和病情相对较轻的阶段，而 ARDS 代表后期病情较严重的阶段，55% 的 ALI 会在 3 天内进展为 ARDS。鉴于用不同名称区分严重程度可能给临床和研究带来困惑，2012 年在 JAM4 发表的 ARDS 柏林诊断标准取消了 ALI 命名，将本病统称为 ARDS，原 ALI 基本相当于现在的轻症 ARDS。

一、诊断要点

（一）病因与诱因

引起 ARDS 的原因或危险因素很多，可分为肺内因素（直接因素）和肺外因素（间接因素）。①直接肺损伤因素：严重肺感染、胃内容物吸入、肺挫伤、吸入有毒气体、淹溺、氧中毒等；②间接肺损伤因素：脓毒症、严重的非胸部创伤、重症胰腺炎、大量输血、体外循环、弥散性血管内凝血（DIC）等。

（二）临床表现特点

ARDS 大多于原发病起病 3 天内发生，几乎不超过 7 天。除原发病的症状与体征外，最早出现的症状是呼吸加快，并呈进行性加重的呼吸困难、发绀，常伴有烦躁、焦虑、出汗等。其呼吸困难的特点是呼吸深快、费力，患者常感到胸廓紧束、严重憋气，即呼吸窘迫，不能用通常的吸氧疗法改善，亦不能用其他原发心肺疾病（如气胸、肺气肿、肺不张、肺炎、心力衰竭等）解释。早期体征可无异常，或仅在双肺闻及少量细湿啰音；后期多可闻及水泡音，可有管状呼吸音。

（三）ARDS 柏林诊断标准

满足以下 4 项条件方可诊断 ARDS：

1. 明确诱因下 1 周内出现的急性或进展性呼吸困难。

2. 胸部 X 线 /CT 检查：示两肺浸润阴影，不能完全用胸腔积液、肺叶 / 全肺不张和结节影解释。

3. 呼吸衰竭不能完全用心力衰竭和液体负荷过重解释。若临床无危险因素，则需用客观检查（如超声心动图等）来评价心源性肺水肿。

4. 低氧血症：根据氧合指数（PaO_2/FiO_2）确立 ARDS 诊断，并按其严重程度分为轻度、中度和重度 ARDS。应注意的是上述氧合指数中 PaO_2 的监测均是在机械通气参数 PEEP/CPAP 不低于 5cmH_2O 的条件下测得；所在地海拔＞1000m 时，需对 PaO_2/FiO_2 进行校正，校正后的 PaO_2/FiO_2=（PaO_2/FiO_2）×（所在地大气压值 /760）。PaO_2/FiO_2 正常值为 400 ～ 500mmHg，≤ 300mmHg 是诊断 ARDS 的必要条件。轻度 ARDS：200mmHg ＜ PaO_2/FiO_2 ≤ 300mmHg。中度 ARDS：100mmHg ＜ PaO_2/FiO_2 ≤ 200mmHg。重度 ARDS：PaO_2/FiO_2 ≤ 100mmHg。

（四）诊断注意事项

上述 ARDS 的诊断标准是非特异性的，建立诊断时必须排除大片肺不张、心源性肺水肿、高原肺水肿、弥漫性肺泡出血、急性 PTE 等。

二、治疗要点

治疗原则与一般急性呼吸衰竭相同。主要治疗措施包括积极治疗原发病、氧疗、机械通气以及调节液体平衡等。

（一）原发病治疗与控制感染

是治疗 ARDS 首要原则和基础，应积极寻找原发病灶并予以彻底治疗。感染是导致 ARDS 的常见原因，也是 ARDS 的首位高危因素；而 ARDS 又易并发感染，所以对于所有患者都应怀疑感染的可能，除非有确定的其他原因存在。治疗上宜选择广谱抗生素。

（二）纠正缺氧

一般需高浓度给氧。氧疗目标是使 PaO_2 ≥ 60mmHg 或 SaO_2 ≥ 90%。轻症者可使用面罩给氧，但多数患者需使用机械通气。

（三）机械通气与呼吸监护

一旦诊断为 ARDS，应尽早行机械通气。轻度 ARDS 患者可试用无创正压通气，无效或病情加重时尽快气管插管或切开行有创机械通气。ARDS 机械通气的关键在于：复张萎陷的肺泡并使其保持在开放状态，以增加肺容积和改善氧合，同时避免肺泡随呼吸周期反复开闭所造成的损伤。推荐采用肺保护性通气策略，主要措施包括给予合适水平的呼气末正压（PEEP）和小潮气量。

1. PEEP 的调节：①从低水平开始，先用 5cmH_2O，逐渐增加至合适的水平，争取维持 PaO_2 ＞ 60mmHg 而吸入氧浓度（$Fi0_2$）＜ 0.6。一般 PEEP 水平为 8 ～ 18cmH_2O。②对血容量不足的患者，应补充足够的血容量以代偿回心血量的不足，同时不能过量，以免加重肺水肿。

2. 小潮气量：即 6 ～ 8ml/kg，旨在将吸气平台压控制在 30 ～ 35cmH_2O 以下，防止肺泡过度扩张。为保证小潮气量，可允许一定程度的 CO_2 潴留和呼吸性酸中毒（pH7.25 ～ 7.30）。合并代谢性酸中毒时需适当补碱。

对 ARDS 患者，压力控制通气可以保证气道吸气压不超过预设水平，避免呼吸机相关肺损伤，因而较容量控制通气更常用。其他可选的通气模式包括双相气道正压通气、反比通气、压力释放通气等，并可联合肺复张法、俯卧位通气等以进一步改善氧合。

（四）液体管理

应合理限制液体入量，在血压稳定和保证组织器官灌注前提下，液体出人量宜轻度负平衡，可使用利尿药促进水肿消退。每日摄取液体量应限制在 1400 ～ 1600ml。在 ARDS 早期，除非有低蛋白血症，不宜输注胶体液。

（五）营养支持

提倡全胃肠营养，不仅可避免静脉营养的不足，而且能够保护胃肠黏膜，防止肠道菌群异位。

（六）药物治疗

1. 肾上腺皮质激素：对脂肪栓塞或急性胰腺炎并发 ARDS 患者，有一定疗效。但必须早期、大剂量和短疗程使用。其他原因引起的 ARDS 患者，激素治疗价值尚不确定，应列为慎用或忌用。

2. 其他药物：包括非皮质醇类抗炎药物（布洛芬、吲哚美辛）、氧自由基清除剂、血管扩张剂（山莨菪碱、吸入 NO、己酮可可碱、PGE_1、肺表面活性物质、抗 TNF-α 单克隆抗体、白介素 -1 受体阻断剂（IL-lra）、LPS 抗体等均无肯定效果。

（李桂欣）

第九节　心脏骤停与心肺复苏

一、概述

心脏骤停（sudden cardiac arrest，SCA）是指心脏泵血功能的突然终止，随即出现意识丧失、脉搏消失、呼吸停止，经过及时有效的心肺复苏部分患者可获存活。导致心脏骤停的病理生理机制最常见为室性快速性心律失常（室颤和室速），其次为缓慢性心律失常或心脏停搏，较少见的是无脉性电活动（pulseless electrical activity，PEA），即电 - 机械分离（electromechanical dissociation，EMD）。心脏骤停不治是心脏性猝死最常见的直接死因。

心脏性猝死（sudden cardiac death，SCD）是指急性症状发作后 1 小时内发生的以意识骤然丧失为特征的、由心脏原因引起的自然死亡。无论是否有心脏病，死亡的时间和形式未能预料。SCD 主要为致命性快速性心律失常所致，它的发生是冠脉血管事件、心肌损伤、心肌代谢异常和（或）自主神经张力改变等因素相互作用引起的一系列病理生理异常的结果。严重缓慢性心律失常或心脏停搏是 SCD 的另一重要原因，其电生理机制是当窦房结和（或）房室结功能异常时，次级自律细胞不能承担起心脏的起搏功能，常见于病变弥漫累及心内膜下普肯耶纤维的严重心脏疾病。PEA 是引起

SCD 的相对少见原因，可见于 AMI 心室破裂、大面积肺栓塞时。非心律失常性 SCD 所占比例较少，常由心脏破裂、心脏流入和流出道的急性阻塞、急性心脏塞等导致。

心肺复苏（cardiopulmonary resuscitation，CPR）是心肺复苏技术的简称，是针对心跳、呼吸停止所采取的抢救措施，即用心脏按压或其他方法形成暂时的人工循环并恢复心脏自主搏动和血液循环，用人工呼吸代替自主呼吸并恢复自主呼吸，达到恢复苏醒和挽救生命的目的。现代心肺复苏包括初级心肺复苏即基本生命支持（basic life support，BLS）、高级心肺复苏即高级生命支持（advance life support，ALS）和完整的心脏骤停后治疗即持续生命支持（persistent life support，PLS）或复苏后处理 3 部分。心血管急救五早生存链是其具体形式。生存链五个链环是：①早期识别与呼叫：立即识别心脏骤停并启动急救系统；②早期 CPR：强调胸外心脏按压，对未经培训的普通目击者，鼓励在急救人员电话指导下仅做胸外按压的 CPR；③早期除颤：如有指征应快速除颤；④有效的高级生命支持（ALS）；⑤完整的心脏骤停后治疗。

关于何时终止心肺复苏的问题，一般认为，只有 BLS 和 ALS 均宣告失败，才是医疗抢救无效而终止 CPR 的标准，并没有抢救时间限定 30 分钟的标准。尤其是对下述患者，更应进行超长时间（> 30 分钟）的 CPR：①非创伤性意外所引起的猝死，如触电、溺水、中暑、低温冷冻、中毒、机械性窒息、急性心肌梗死等；②儿童猝死；③医源性意外猝死，如麻醉意外、介入手术操作、药物过敏、输液反应等；④特殊身份的人或死者家属强烈要求继续抢救者。有条件时可使用自动心肺复苏机。

我国长期以来临床判断死亡采用的是“心脏死亡”定义，即心脏停止跳动、自主呼吸消失、血压为零。这也是目前我国法律规定使用的死亡定义。死亡的另一定义是“脑死亡”，是指脑干或脑干以上中枢神经系统永久性地丧失功能。其临床判断指标包括：深昏迷；瞳孔扩大、固定；脑干反射消失；脑电波无起伏；呼吸停止。虽然此时心脏可能仍有跳动，但无论采取何种医疗手段最终将发展为心脏死亡。但由于我国尚未正式出台《脑死亡法》，临床上一般仍应按“心脏死亡”标准来决定终止 CPR：已进行规范的 BLS 和 ALS 持续 30 分钟以上，同时符合下列条件之一：①仍无自主呼吸、自主心跳，心电图为直线；②虽然心电图仍有心电活动，但属于临终前心电节律（缓慢的室性蠕动波、极其缓慢的偶发的 PEA）者，而且又无可逆性原因可查；③原有严重的器质性疾病，伴有多器官功能障碍者或其他慢性疾病终末期，虽然心脏在大量药物刺激下仍有跳动，但血压无法维持、无自主呼吸，家属强烈要求放弃进一步抢救者（患方应签字要求停止抢救）。

任何慢性病患者在死亡时，心脏都要停搏。这应称之为“心脏停搏”，而非“骤停”。如晚期癌症患者临终消耗致死，心脏停搏是必然的结果，这类患者当然不是心肺复苏急救的对象。但为了避免“不作为”的指责，依然要行 CPR。

二、心脏骤停的病因与诊断

（一）心脏骤停的病因

心脏骤停的病因颇多，一般将其分为两大类，即由心脏本身的病变引起的所谓心源性心脏骤停和由其他因素和病变引起的非心源性心脏骤停。

1. 心源性心脏骤停　心血管疾病是心脏骤停最常见且最重要的原因。其中以冠心病最为常见，尤其是 AMI 的早期。在西方国家 SCD 中至少 80% 是由冠心病及其并发症所致；其余 20% 是由其他心血管疾病所引起，如先天性冠状动脉异常、马方综合征、心肌病、心肌炎、心脏瓣膜损害（如主动脉瓣病变及二尖瓣脱垂）、原发性电生理紊乱（如窦房结病变、预激综合征、Q-T 间期延长综合征和 Brugada 综合征）等。

2. 非心源性心脏骤停　①严重电解质紊乱：如高血钾（血清钾＞6.5mmol/L）、低血钾、高钙血症、高镁血症等。②其他因素：如严重创伤、窒息、中毒、药物过量、脑卒中等致呼吸衰竭甚至呼吸停止；各种原因的休克、药物过敏反应等；手术、治疗操作和麻醉意外等；突发意外事件如雷击、触电、溺水、自缢等。

（二）心脏骤停的诊断

1. 心脏骤停的临床过程　可分为 4 个时期：前驱期、发病期、心脏停搏期和死亡期。不同患者各期表现有明显的差异。

（1）前驱期：在发生心脏骤停前有数天或数周，甚至数月，有些患者可出现心绞痛、气急、疲劳、心悸等非特异性的症状。部分患者可无前驱症状，瞬间发生心脏骤停。

（2）终末事件期：是指心血管状态出现急剧变化到心脏骤停发生前的一段时间，自瞬间至持续 1 小时不等。由于猝死的病因不同，终末事件期的临床表现也各异。典型的表现包括：严重胸痛、急性呼吸困难、突然心悸或眩晕等。若心脏骤停瞬间发生，事先无预兆，则绝大部分是心源性。在猝死前数小时或数分钟内常有心电活动的改变，其中以心率加快及室性异位搏动增加最常见。因 VF 猝死的患者，常先有 VT。另有少部分患者以循环衰竭发病。

（3）心脏骤停期：意识完全丧失为该期的特征。如不立即抢救，一般在数分钟内进入死亡期。罕有自发逆转者。心脏骤停的症状和体征依次出现如下：①心音消失；②脉搏扪不到，血压测不出；③意识突然丧失或伴有短阵抽搐。抽搐常为全身性，多发生于心脏停搏后 10 秒内，有时伴眼球偏斜；④呼吸断续，呈叹息样，以后即停止，多发生在心脏停搏后 20 ～ 30 秒内；⑤昏迷，多发生于心脏停搏 30 秒后；⑥瞳孔散大，多在心脏停搏后 30 ～ 60 秒出现。但此期尚未到生物学死亡。如予及时恰当的抢救，有复苏的可能。

（4）生物学死亡期：从心脏骤停至发生生物学死亡时间的长短取决于原发病的性质以及心脏骤停至复苏开始的时间。心脏骤停发生后，大部分患者将在 4 ～ 6 分钟内开始发生不可逆脑损害，随后经数分钟过渡到生物学死亡。心脏骤停发生后立即实施 CPR 和尽早电除颤，是避免发生生物学死亡的关键。心脏复苏成功后死亡的最常见的原因是中枢神经系统的损伤。缺氧性脑损伤和继发于长期使用呼吸器的感染占死因的 60%，低心排血量占死因的 30%，而由于心律失常的复发致死者仅占 10%。

2. 心脏骤停时心电图表现　①无脉性 VT。②心室颤动（VF）。③心室静止：心室完全丧失了收缩活动，呈静止状态，心电图呈直线无心室波或仅可见心房波，多在心脏骤停 3 ～ 5 分钟时出现。复苏成功率远较无脉性 VT、VF 者低。④无脉性电活动：心脏有持续的电活动，但无有效的机械收缩功能，常规方法不能测出血压和脉搏。心室肌可断续出现慢而极微弱的不完整的收缩，心电图上有间断出现的、宽而畸形、振幅较低的 QRS 波群，频率＜ 20 ～ 30 次 / 分。此型多为严重心肌损伤的后果，常为左心室泵衰竭的终期表现，也可见于低血容量、张力性气胸和心脏压塞时，或长时期心脏骤停的电击治疗后。心脏起搏点逐渐下移，自窦房结移至房室交接处、房室束，以至普肯耶纤维，最后以心室静止告终。此型除有上述可纠正的低血容量或张力性气胸、心脏压塞外，预后颇差，复苏困难。

3. 诊断注意事项　心脏骤停的诊断主要依据是临床体征，除了检查评估患者的无反应性，包括意识突然丧失、自主呼吸停止、颈动脉搏动消失、肢体活动和咳嗽反射均丧失外，还应将临终呼吸作为心脏骤停的标志之一。若患者突然出现“无反应、且无呼吸或不能正常呼吸（仅仅是喘息）”等征象，据此足以确立心脏骤停的诊断，而应立即进行 CPR。

三、基本生命支持

BLS 是一系列的操作程序，包括对心跳、呼吸停止的判断，基本循环和呼吸支持等干预的技术。主要复苏措施包括 C（circulation）人工循环、A（airway）开通气道、B（breathing）人工呼吸和 D（defibrillation）电除颤，被归纳为初级 ABCD。2010CPR 指南强调胸外按压最重要，将心肺复苏程序由从 ABC（开放气道、人工呼吸、胸外按压）更改为 CAB（胸外按压、开放气道、人工呼吸）。即在通气之前开始胸外按压。

（一）早期识别求救

患者突然意识丧失倒地，急救人员先要确定现场有无威胁患者和急救人员安全的因素，如有应及时躲避或脱离危险，否则尽可能不移动患者。急救人员在患者身旁快速判断有无损伤和反应。通过动作或声音刺激判断患者有无意识，如拍患者肩部并大声呼叫：“您怎么了”，观察患者有无语言或动作反应。对有反应者使其采取自动恢复体位，无反应患者应采取平卧位，便于实施 CPR。若怀疑有颈椎受伤，翻转患者时应保持颈部和躯干在一个轴面上，避免脊髓受到损伤。以最短时间判断有无脉搏（10 秒内完成，非专业急救人员不要求）。检查呼吸时要暴露胸腹部皮肤．便于直接观察有无胸腹部起伏，时间 5 ～ 10 秒。不再推荐将耳朵靠近患者口鼻，通过听呼吸气流声感觉呼气，即将传统“一看二听三感觉”精简为“一看”。要将 SCA 早期的叹息样呼吸（濒死呼吸）视为无效呼吸。如患者出现无反应、无呼吸或无正常呼吸（叹息样呼吸），首先立即拨打急救电话，大声求救，启动急救医疗服务系统（EMSS），要求携带除颤器（AED）。只有 1 名现场施救者时，先拨打急救电话后立即 CPR；2 名以上，1 人打电话求救，1 人即开始 CPR，首先作 30 次单纯 CPR（无口对口人工呼吸），而后周而复始 CPR（按压 / 通气比 30∶2，5 组 /2 分钟），直至自主循环恢复（ROSC）或复苏无效。打电话的人要保持平静，不要慌张，准备回答下列问题：①需急救的患者所处位置（街道或路名、办公室名称、房室号）；②急救患者所在地电话号码；③发生什么事件，心脏病发作或交通事故等；④所需急救的人数；⑤患者的一般情况；⑥已经给予患者何种急救措施（“正在行 CPR”“正使用 AED”）；⑦其他任何被询问的信息，确保 EMSS 急救人员无任何疑问。最好在急诊医生对现场救治提出指导后，拨打电话者再挂断电话。

（二）胸外按压和早期除颤

胸外按压是建立人工循环的主要方法。通过胸外按压可以使胸内压升高（胸泵机制）和直接按压心脏（心泵机制）而维持一定的血液流动，配合人工呼吸可为心、脑等重要器官提供一定含氧的血流。

人工胸外按压时，患者应仰卧平躺于硬质平面，术者跪在其旁。若胸外按压在床上进行，应在患者背部垫以硬板。按压部位在胸骨下半部，即双乳头连线与胸骨交界处。用一只手掌根部置于按压部位，另一手掌根部叠放其上，双手指紧扣进行按压。

使身体稍前倾，使肩、肘、腕位于同一轴线上，与患者身体平面垂直。保证手掌用力在胸骨上，避免发生肋骨骨折，不要按压剑突。按压时肘关节伸直，依靠肩部和背部的力量垂直向下按压，放松时双手不要离开胸壁，按压和放松的时间大致相等。高质量的 CPR 要求胸外按压以足够的频率和幅度进行按压，按压频率至少为 100 次 / 分；成人按压胸骨的幅度至少为 5cm，婴儿和儿童的按压幅度至少为胸部前后径的 1/3（婴儿大约为 4on，儿童大约为 5on）；保证每次按压后胸廓回弹至原来位置；尽可能减少胸外按压的中断，若中断也应将中断控制在 10 秒内；并避免过度通气。在气道建立之前，成人 CPR，按压 / 通气比为 30∶2，每个周期为 5 组 30∶2 的 CPR，时间大约 2 分钟。两人以上 CPR 时，每隔 2 分钟，应交替做 CPR，以免按压者疲劳使按压质量和频率降低。轮换时要求动作快，尽量减少中断按压。在人工气道建立后，按压与通气可能不同步，通气频率 8 ～ 10 次 / 分，按压频率至少 100 次 / 分。

胸外按压的并发症主要有：肋骨骨折、心包积血或心脏压塞、气胸、血胸、肺挫伤、肝脾撕裂伤和脂肪栓塞等。

早期电除颤：大多数成人突发非创伤性心脏骤停的原因是 VF，电除颤是救治 VF 最为有效的方法。早期电除颤也是 SCA 患者复苏成功的关键。心律分析证实为 VF/ 无脉性 VT 应立即做 1 次电除颤，之后做 5 组 CPR，再检查心律，必要时再次除颤。单相波除颤器首次电击能量选择 360J，双相波除颤器首次电击能量选择 200J。心脏静止与无脉电活动电除颤均无益。

（三）开放气道

患者无反应（无意识）时，由于舌后坠、软腭阻塞气道，检查呼吸或人工通气前需要开放气道。方法有：①仰头抬颏法：患者无明显头、颈部受伤可使用此法。术者位于患者一侧，将一只手小鱼际放在患者前额用力使头部后仰，另一只手的手指放在下颏骨处向上抬颏，使下颌尖、耳垂连线与地面垂直。应清除患者口中的异物和呕吐物，患者义齿松动应取下。气道开放后有利于患者自主呼吸，也便于 CPR 时行口对口人工呼吸。②托颌法：当高度怀疑有颈椎受伤时使用此法。术者位于患者头侧，两手拇指置于患者口角旁，余四指托住患者下颌部位，在保证头部和颈部固定的前提下，用力将患者下领向上抬起，使下齿高于上齿。避免搬动颈部。

（四）人工呼吸

开放气道后，首先行两次人工呼吸，无论是否有胸廓起伏，两次人工通气后应立即行胸外按压。气管内插管是建立人工通气的最好方法。当时间与条件不允许时，可采用口对口、口对鼻或口对通气防护装置呼吸。①口对口呼吸：术者捏住患者的鼻孔，防止漏气，用口把患者的口完全罩住，呈密封状，缓慢吹气，每次吹气应持续 1 秒以上，确保呼吸时可见胸廓起伏。未建立人工气道的成人，潮气量约 500 ～ 600ml（6 ～ 7ml/kg），建立人工气道者 400ml。②口对鼻呼吸：适于那些不能进行口对口呼吸的患者，如牙关紧闭不能开口、口唇创伤、口对口呼吸难以实施等。将一只手置于患者前额后推，另一只手抬下颏，使口唇紧闭。用嘴封罩住患者鼻孔，将气体吹入患者鼻中。按压与通气的比例为 30∶2。上述通气方式只是临时性抢救措施，应争取马上气管内插管，以人工气囊挤压或呼吸机进行辅助呼吸与供氧，纠正低氧血症，应避免过度通气。

CPR 的有效性，除依据心电波出现、大动脉搏动和循环体征改善来判断外，较客观的监测指标有：①呼气末 CO_2（end tidalCO_2，ETCO_2）：可作为 CPR 中反映心排血量的可靠指标，其与冠状动脉灌注压、脑灌注压变化呈正相关。在未使用血管药物的情况下，$PETCO_2$ < 10mmHg 提示预后不良。本方法具有无创、简便、反应灵敏的特点。②冠状动脉灌注压（CPP）：研究证明 CPP > 15mmHg 是复苏成功的必需条件。由于 CPP 是有创性监测，限制了在 CPR 中的实际应用。③中心静脉血氧饱和度（$Scv0_2$）：$Scv0_2$ 能更直接地反映心排血量的多少。正常情况下 $ScvO_2$ 波动于 60% ～ 80%，CPR 中 $Scv0_2$ < 40% 则自主循环恢复的机会甚微。由于其是有创性监测，也限制了在 CPR 中的广泛应用。

2010 CPR 指南制定的非专业人员的成人基础生命支持流程见图 23-1；专业医务人员的成人基础生命支持流程见图 23-2。

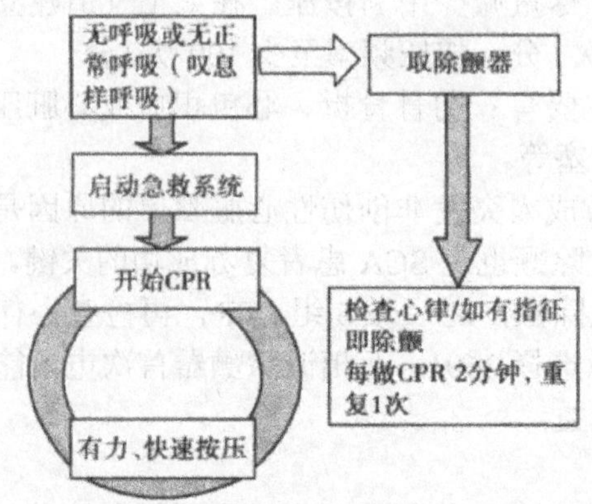

图 23-1　非专业人员成人基础生命支持简化流程

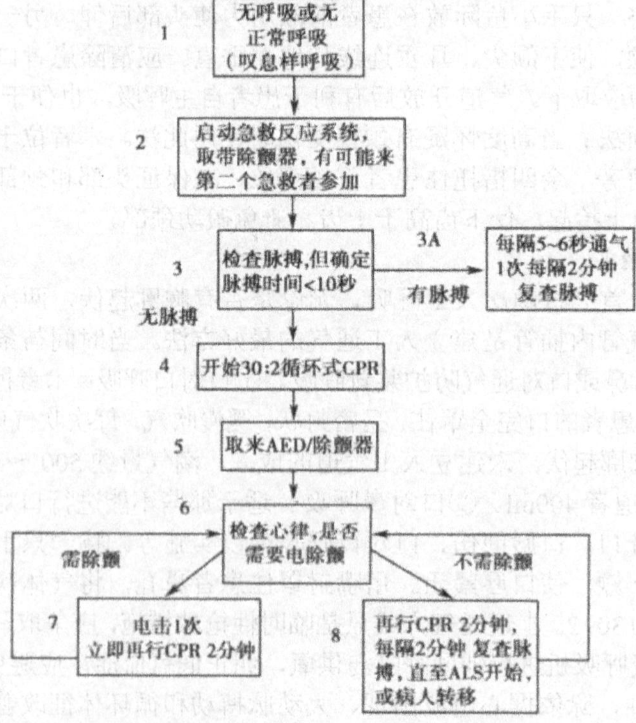

图 23-2　专业医务人员成人基础生命支持简化流程

四、高级生命支持

高级生命支持是在 BLS 的基础上，应用辅助设备、特殊技术等建立更为有效的通气和血运循环。主要措施包括气管插管建立通气，除颤转复心律成为血流动力学稳定的心律，建立静脉通路并应用必要的药物维持已恢复的循环等。可归纳为高级 ABCD，即 A（airway）人工气道，B（breathing）机械通气，C（cirulation）建立液体通道、使用血管活性药物和抗心律失常药物等，D（differential diagnosis）寻找 SCA 原因。

（一）通气与供氧

如果患者自主呼吸没有恢复应尽早行气管插管，充分通气的目的是纠正低氧血症。院外患者通常用面罩、简易球囊维持通气，医院内的患者常用呼吸机，潮气量为 6 ～ 7ml/kg，根据血气分析结果进行调整。确保 $SaO_2 > 93\%$。

（二）药物治疗

1. 用药途径的选择　首选静脉注射给药，除非气管插管成功而静脉通路又迟迟未能建立的特殊情况下，才可考虑气管内给药。周围静脉通常选用肘前静脉或颈外静脉，中心静脉可选用颈内静脉、锁骨下静脉和股静脉。肾上腺素、利多卡因和阿托品等药物可通过气管内给药，其用药量应是静脉给药的 2 ～ 2.5 倍，并用 10ml 生理盐水或蒸馏水稀释。对于需要紧急建立通道的心脏骤停，甚至严重休克、心脏骤停前患者，由于其外周灌注不良，可能很难迅速建立有效的静脉通道，可以考虑建立骨内通道（IO）。通常穿刺部位是胫骨前，也可以选择股骨远端、踝部正中、或髂前上棘，较大的儿童还可以选择桡骨和尺骨远端。

2. 常用的复苏药物

（1）肾上腺素：是 CPR 的首选药物，可用于电击无效的 VF/ 无脉性 VT、心脏静止或 PEA。用法是 lmg 静脉推注，每 3 ～ 5 分钟重复一次。每次从周围静脉给药时应该稀释成 20ml，以保证药物能够到达心脏。因心内注射可增加发生冠脉损伤、心脏压塞和气胸的危险，同时也会延误胸外按压和肺通气开始的时间，因此，仅在开胸或其他给药方法失败或困难时才考虑应用。

（2）血管加压素：也是 CPR 一线药物，常用 40IU 静脉推注。血管加压素或许可替代第一或第二剂肾上腺素。40IU 的血管加压素加 1mg 肾上腺素，疗效优于 1mg 肾上腺素。

（3）胺碘酮：是 CPR 时首选的抗快速性心律失常药物。用法：心脏骤停患者如为 VF/ 无脉性 VT，初始剂量为 300mg 溶入 20 ～ 30ml 生理盐水或葡萄糖液内快速推注，3 ～ 5 分钟后再推注 150mg，维持剂量为 1mg/min 持续静滴 6 小时。非心脏骤停患者，先静推负荷量 150mg（3 ～ 5mg/kg），10 分钟内注入，后按 1 ～ 1.5mg/min 持续静滴 6 小时。对反复或顽固性 VF/VT，必要时应增加剂量再快速推注 150mg。一般建议每日最大剂量不超过 2g。

胺碘酮具有负性心肌收缩力和扩血管的作用，可引起低血压和心动过缓。这常与给药的量和速度有关，预防的方法就是减慢给药速度，尤其是对心功能明显障碍或心脏明显扩大者，更要注意注射速度，监测血压。

（4）利多卡因：仅作为无胺碘酮时的替代药物。初始剂量为 1 ～ 1.5mg/kg 静脉推注。如 VF/VT 持续，可给予额外剂量 0.5 ～ 0.75mg/kg，5 ～ 10 分钟一次，最大剂量为 3mg/kg。

（5）异丙肾上腺素：本品是β受体兴奋剂，具有正性肌力作用，加速时相效应，增加心肌耗氧，加重心肌缺血和心律失常。其适应证是心动过缓需安置起搏器者，或者尖端扭转型室速(除外先天性长QT间期后，可临时使用)且滴速宜慢，不能静脉推注。

（6）β受体阻滞剂：对于一些难治性多形性VT、尖端扭转型VT、快速单形性VT或室扑（频率＞260次/分）及难治性VF，可试用静脉β受体阻滞剂。美托洛尔每隔5分钟，每次5mg静脉注射，直至总剂量15mg；艾司洛尔0.5mg/kg静脉注射(1分钟)，继以50～300μg/min静滴维持。

（7）硫酸镁：仅用于尖端扭转型VT（Ⅱb类推荐）和伴有低镁血症的VF/VT以及其他心律失常两种情况。用法：对于尖端扭转型VT，紧急情况下可用硫酸镁1～2g稀释后静脉注射，5～20分钟注射完毕；或1～2g加入50～100ml液体中静滴。必须注意，硫酸镁快速给药有可能导致严重低血压和心脏骤停。

（8）钙剂：在有高血钾、低血钙或钙通道阻滞剂中毒时，钙剂治疗有效，其他情况均不用钙剂治疗。如对高血钾触发的难治性VF，可给予10%葡萄糖酸钙5～20ml静脉注射。

（9）碳酸氢钠：不主张常规应用。只在特定情况下，应用碳酸氢盐才有效。如患者原有代谢性酸中毒、高钾血症或三环类或苯巴比妥类药物过量中毒。此外，对于心跳停搏时间较长的患者，应用碳酸氢盐治疗可能有益。但只有在除颤、胸外心脏按压、气管插管、机械通气和血管收缩药治疗无效时方可考虑应用该药。初始剂量lmmol/kg，在持续CPR过程中每15分钟重复1/2量，最好根据血气分析结果调整补碱量，防止产生碱中毒。

（10）儿茶酚胺类药物：本类药物不仅能较好地稳定心脏电活动，而且具有良好的正性肌力和外周血管作用。其中肾上腺素为首选药，升压时初始剂量1μg/min，根据血流动力学调整，剂量范围1～10μg/min。在严重低血压（收缩压＜70mmHg）和周围血管低阻力时应使用去甲肾上腺素，起始剂量为0.5～1.0μg/min，逐渐调节至有效剂量。当不需要肾上腺素的变时效应时，可考虑使用多巴胺或多巴酚丁胺。多巴胺的推荐剂量：5～20μg/（kg·min），超过10μg/（kg·min）可以导致体循环和内脏血管的收缩。多巴酚丁胺具有很强的正性肌力作用，无明显血管收缩作用，常用于严重收缩性心功能不全的治疗，剂量范围5～20μg/（kg·min）。

（11）阿托品：2005CPR指南推荐，对将要停搏的缓慢心率，阿托品1mg静注，每3～5分钟1次，总剂量不超过3mg；对心脏静止和PEA，亦可考虑加用阿托品(1mg，IV/IO)，最多用至3个剂量。对于高度AVB，立即准备行经静脉临时起搏，准备期间可考虑给予阿托品（0.5mg，IV/IO），阿托品可重复给予直至总量达3mg，如无效给予临时起搏。但是，2010CPR指南不再推荐阿托品常规用于心脏静止和PEA。

（三）起搏治疗

对心脏静止患者不推荐使用起搏治疗。而对有症状心动过缓患者则考虑起搏治疗。如果患者出现严重症状，尤其是当高度房室传导阻滞发生在希氏束以下时，则应立即施行起搏治疗。

2010 CPR指南中ALS流程所含的推荐标准如下：①心肺复苏质量：胸外按压，用力（≥5cm），快速（≥100次/分），按压后胸廓回弹恢复；尽可能减少按压中断；避免过度通气；每隔2分钟按压者交换一次；未建立人工气道，采用30∶2按压/通气比率；采用二氧化碳波形图定量分析，如 $PETCO_2$ ＜ 10mmHg，应提高心肺复苏质量；有创动脉压力，如舒张压＜ 20mmHg，应提高心肺复苏质量。② ROSC：脉搏和血压；$PETCO_2$ 迅速持续增高（通常≥ 40mmHg）；有创动脉波监测动脉压变化。③电击能量：双相波，制造商建议值（120 ～ 200J），如该值不详，可选最大值；第 2 次和后续能量相似，也可考虑提高能量；单相波，360J。④药物治疗：静脉 / 骨髓腔内注射肾上腺素，剂量 1mg/3 ～ 5min；静脉 / 骨髓腔内注射血管加压素，剂量 40U 可替代首剂量或第二剂肾上腺素；静脉 / 骨髓腔内注射胺碘酮，首剂 300mg，第二剂 150mg。⑤人工气道：喉咽气道或气管插管；呼气末二氧化碳波形图确认和监测气管插管位置；8 ～ 10 次 / 分人工呼吸，伴持续心脏按压。⑥可治病因：低血容量、缺氧、酸中毒、低钾 / 高钾血症、低温、张力性气胸、心脏压塞、中毒、肺栓塞、急性冠脉综合征等。其流程图见图 23-3。

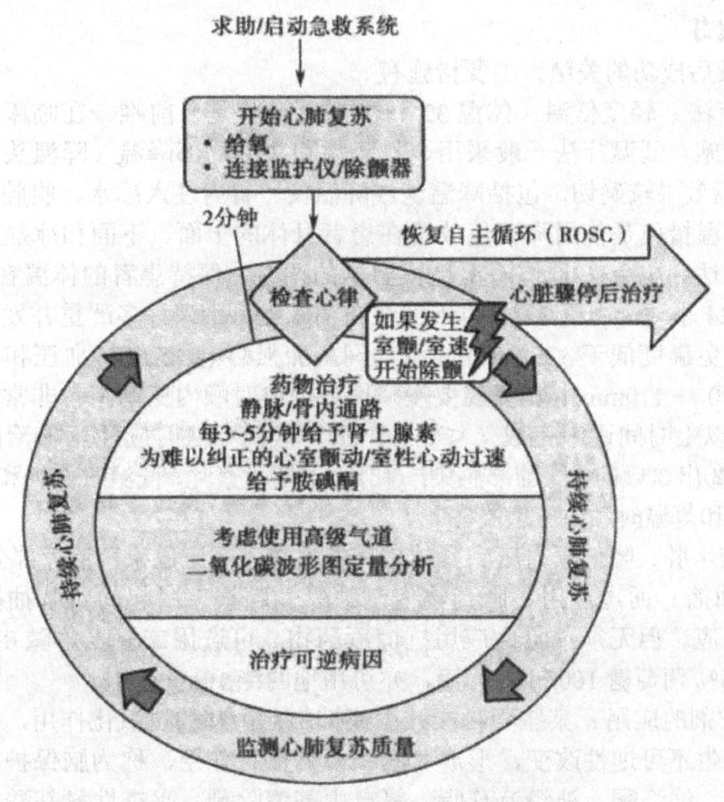

图 23-3　环形成人高级生命支持流程

五、心脏骤停后治疗

为提高在恢复自主循环后收入院的心脏骤停患者的存活率，应当通过统一的方式实施综合、结构化、完整、多学科的心脏骤停后治疗体系。程序化心脏骤停后治疗强调采用多学科的程序，主要包括优化血流动力、神经系统和代谢功能（包括低温治疗），可能能够提高在发生院内或院外心脏骤停后已恢复自主循环的患者的出院存活率。虽然还无法确定上述集束化多项治疗的单独疗效，但通过将这些治疗组合为一个整体系统，则可以达到提高出院存活率的目的。该变化更加强调 ROSC 后只是 CPR 复杂的临床病理过程和救治的开始。

心脏骤停后早期救治及主要目标：①维护及优化 ROSC 后患者心肺功能和重要器官的灌注；②转运至适合的医院或综合心脏骤停后救治的监护病房；③鉴别和对急性冠状动脉综合征（ACS）患者采取干预性治疗；优化体温控制治疗，有益神经功能恢复。

具体的处理原则和措施包括维持有效的循环和呼吸功能，预防再次 SCA，维持水、电解质和酸碱平衡，防治脑水肿、急性肾损伤和继发感染等，其中重点是脑复苏。

（一）维持有效循环

加强循环功能监测，仔细寻找引起 SCA 的原因，尤其是否有 AMI 发生及电解质紊乱存在，并及时处理。输液，使用血管活性药及正性肌力药等。

（二）维持呼吸

参见有关章节。

（三）脑复苏

是 CPR 最后成功的关键。主要措施有：

1. 低温疗法：轻度低温（体温 32 ～ 34℃）治疗是目前唯一在临床研究中证实有效的脑保护措施。低温疗法一般采用全身降温和头部局部降温（降温头盔、降温颈圈等）。全身降温效果较确切，包括降温毯或降温仪、胃内注入冰水、腹腔灌洗和体外泵等。常用的降温措施是使用降温毯放置在患者身体的上面、下面和冰盐水鼻胃灌洗。一旦直肠温度达到 33°C，通过降温毯恒温器的调整，保持患者的体温在 32 ～ 34℃，并维持 12 ～ 24 小时。由于 32°C 以下低温在临床上可带来许多严重并发症如诱发室颤等，应尽量避免温度低于 32℃。在降温期间，加强心电、$Sa0_2$、血压和呼吸监测，使 MAP 维持在 90 ～ 110mmHg。复温要慢，速度过快对颅内压增高者非常有害，应该用 10 ～ 12 小时以上时间逐渐完成（＜ 0.5℃ /h）。低温疗法时应注意防治以下并发症：①心律失常；②出血倾向；③肺部感染；④水、电解质紊乱，低温时低钾和高温时高钾；⑤低温期休克和复温时颅内压增高等。

2. 控制脑水肿、降低颅内压：具体措施参见“颅高压危象”治疗部分。

3. 防治抽搐：通过应用冬眠药物控制缺氧性脑损害引起的四肢抽搐以及降温过程中的寒战反应。但无须预防性应用抗惊厥药物。可选用二氢麦角碱 0.6mg、异丙嗪 50mg 稀释于 5% 葡萄糖 100ml 内静滴，亦可用地西泮 10mg 注射。

4. 脑保护剂的应用：某些药物能减少或抑制自由基的过氧化作用，降低脑代谢从而阻止细胞发生不可逆性改变，形成对脑组织的保护作用，称为脑保护剂。如巴比妥类、苯妥英钠、纳洛酮、神经节苷脂、氧自由基清除剂、兴奋性氨基酸受体拮抗剂、热休克蛋白、镁离子和钙拮抗剂等。但几乎所有的脑保护剂都有一个共同的结果，即动物实验有效，而临床无效或效果可疑。①纳洛酮：主张早期、足量、持续用药，2 ～ 10mg/d，静滴，疗程 7 ～ 10 天。②钙拮抗剂：尼莫地平注射液 10mg/50ml 缓慢静滴，每日 1 次，7 ～ 14 天为一疗程。③神经节苷脂：用法：神经节苷脂（施捷因）80 ～ 100mg/d 静滴，2 ～ 3 周后改为维持量，20 ～ 40mg/d，肌注或静滴。④依达拉奉：是一种强效的羟自由基清除剂及抗氧化剂，可抑制脂质过氧化反应，减轻脑内花生四烯酸引起的脑水肿，减少缺血半暗带的面积，抑制迟发性神经元死亡，防止血管内皮细胞损伤，发挥有益的抗缺血作用。用法：30mg 静滴，2 次 / 天，7 ～ 10 天为一疗程。

5. 脑代谢活化剂的应用：常用的有：①脑蛋白水解物（脑活素）：每次 10 ～

30ml，溶于葡萄糖液或生理盐水 250ml 中静滴，每日 1 次，2 ～ 4 周为 1 疗程。癫痫持续状态、肾衰竭、孕妇禁用。②胞磷胆碱：每日 0.5 ～ 1.0g 加入 5% ～ 10% 葡萄糖液 500ml 中静滴，10 ～ 14 天为 1 疗程。因 ATP 参与胞磷胆碱的代谢，并提供进入细胞的能量来源，合用可提高疗效。③三磷酸腺苷：用法：20mg 肌注，或 20 ～ 40mg 加入 5% ～ 10% 葡萄糖液 500ml 中静滴，2 ～ 3 周为 1 疗程。④醒脑静注射液（安宫牛黄丸注射液）：每次 2 ～ 4ml（1 ～ 2g）肌注，或每次 4 ～ 8ml 稀释于 25% ～ 50% 葡萄糖液 40ml 内静注，每日 1 ～ 2 次。

6. 高压氧疗法：高压氧治疗在脑复苏中具有重要意义，它能提高血液、脑组织、脑脊液的氧含量和储氧量；增加血氧弥散量和有效弥散距离；改善血脑屏障，减轻脑水肿，降低颅内压；促进脑电活动、脑干生命功能和觉醒状态，促使昏迷者苏醒；减轻无氧代谢和低氧代谢，促进高能磷酸键（ATP、KP）的形成，调节生物合成和解毒反应，纠正酸中毒，维持有效循环，改善其他重要脏器的功能。通过上述高压氧的综合作用，可打断脑缺氧、脑水肿的恶性循环，促进脑功能恢复和复苏。因此，有条件有适应证者应尽早应用。

（四）防治急性肾损伤（AKI）

应注意维持有效的心脏与循环功能，避免使用对肾脏有损害的药物。若注射呋塞米后仍然无尿或少尿，则提示 AKI。

（五）其他措施

包括纠正水电解质紊乱和酸碱失衡，防治感染，营养支持等。

六、气道异物阻塞与处理

气道异物阻塞（foreign body airway obstruction，FBAO）是一种急症，如不及时治疗，数分钟内就可导致死亡。FBAO 造成的心脏骤停并不常见，但有意识障碍或吞咽困难的老年人和儿童发生人数相对较多。FBAO 是可预防而避免发生的。

（一）FBAO 的原因及预防

任何患者突然呼吸骤停都应考虑到 FBAO，尤其是年轻患者，呼吸突然停止，出现发绀，无任何原因的意识丧失。成人通常在进食时易发生，肉类食物是造成 FBAO 最常见的原因。易导致 FBAO 的诱因有：吞食大块难咽食物，饮酒后，老年人戴义齿或吞咽困难，儿童口含小颗粒状食品或物品。注意下列事项有助于预防 FBAO：①将食物切碎，细嚼慢咽，尤其是戴义齿者；②咀嚼和吞咽食物时，避免大笑或交谈；③避免酗酒；④阻止儿童口含食物行走、跑或玩耍；⑤将易误吸入的异物放在婴幼儿拿不到处；⑥不宜给小儿需要仔细咀嚼或质韧而滑的食物（如花生、坚果、玉米花、果冻等）。

（二）FBAO 的识别

异物可造成呼吸道部分或完全阻塞，识别 FBAO 是及时抢救的关键。气道部分阻塞时，患者有通气，能用力咳嗽，但在咳嗽停止时，出现喘息声。此时救助者不宜干扰患者自行排出异物的努力，而应鼓励患者继续咳嗽并自主呼吸。但应守护在患者身旁，并监护患者的情况，如不能解除，即求救 EMSS。

FBAO 患者可能一开始就表现为通气不良；或开始通气好，但逐渐恶化，表现为乏力、无效咳嗽、吸气时高调噪音、呼吸困难加重、发绀。对待这类患者要同气道完全阻塞一样，须争分夺秒地救治。

气道完全阻塞的患者，不能讲话，呼吸或咳嗽时，用双手抓住颈部，无法通气。对此征象必须能立即明确识别。救助者应马上询问患者是否被异物噎住，如果患者点头确认，必须立即救助，帮助解除异物。如不能迅速解除气道阻塞，患者将很快出现意识丧失，甚至死亡。如遇患者意识已经丧失，猝然倒地，则应立即 CPR。

（三）解除 FBAO

通过迫使气道内压力骤然升高的方法，产生人为咳嗽，把异物从气道内排出。常用方法有：

1. 腹部冲击法（Heimlich 法）：腹部冲击法可使膈肌抬高，气道压力骤然升高，促使气体从肺内排出，这种压力足以产生人为咳嗽，把异物从气管内冲击出来。适用于有意识的立位或坐位患者。救助者站在患者身后，双臂环抱患者腰部，一手握拳，握拳手的拇指侧紧抵患者腹部，位于剑突下与脐上的腹中线部位，再用另一手抓紧拳头，用力快速向内、向上使拳头冲击腹部，反复冲击直到把异物从气道内排出来。如患者意识丧失，即开始 CPR。虽腹部冲击法卓有成效，但也可产生合并症，如腹部或胸腔内脏的破裂或撕裂，1 岁以下婴儿，故除非必要时，一般不随便采用此法。对已行腹部冲击法治疗的患者应仔细检查有无危及生命的合并症。

2. 自行腹部冲击法：发生 FBAO 时，患者本人可一手握拳，用拳头拇指抵住腹部剑突下与脐上腹中线部位，另一只手抓紧拳头，用力快速向上、向内使拳头冲击腹部。如果不成功，患者应快速将上腹部抵压在一硬质的物体上，如椅背、桌沿、走廊栏杆，然后用力冲击腹部，直到把气道内异物排出。

3. 胸部冲击法：当患者是妊娠终末期或过度肥胖者时，可采用胸部冲击法代替腹部冲击法。其方法是，救助者站在患者身后，把上肢放在患者腋下，将胸部环抱住。一只拳的拇指则放在胸骨中线，应注意避开剑突和肋骨下缘，另一只手抓住拳头，向后冲击，直至把异物排出。

4. 对意识丧失者的解除方法：在解除 FBAO 期间发生意识丧失，救助者应立即求救 EMSS（或让其他人去启动 EMSS）并开始 CPR。胸部按压有助于无反应患者解除 FBAO。对专业急救人员，如怀疑意识丧失是由 FBAO 引起的，建议采取下列方法：①在 CPR 过程中，如有第二名急救人员在场，则让其启动 EMSS。患者保持平卧。②用舌 - 上颌上提法开放气道，并试用手指清除口咽部异物。③开放气道，尝试通气，如通气时患者胸部无起伏，重新摆放头部位置，再尝试通气。④如果反复尝试后仍不能进行有效通气，则应考虑 FBAO。此时，骑跨在患者膝部，实施腹部冲击法（可连续冲击 5 次）。⑤在异物清除前，如果通气仍不能使胸廓起伏，应考虑进一步的抢救措施（如 Kelly 钳，Magilla 镊，环甲膜穿刺 / 切开术），建立通畅的气道。⑥如 FBAO 已取除，气道开通后患者仍无呼吸，需 2 次人工通气。再检查循环体征（检查脉搏及自主呼吸、咳嗽和运动），如无脉搏，即开始胸外按压。按压 / 通气比 30 : 2。

（李义亭）

第十节 急性心力衰竭

急性心力衰竭（acute heart failure，AHF）是指心力衰竭急性发作和（或）加重的一种临床综合征，可表现为急性新发或慢性心衰急性失代偿。临床上可分为：①急性左心衰竭：指急性发作或加重的左心功能异常所致的心肌收缩力明显降低、心脏负荷加重，造成急性心排血量骤降、肺循环压力突然升高、周围循环阻力增加，引起肺循环充血而出现急性肺淤血、肺水肿并可伴组织器官灌注不足和心源性休克的临床综合征，最常见，为本节阐述的重点。②急性右心衰竭：是指某些原因使右心室心肌收缩力急剧下降或右心室的前后负荷突然加重，从而引起右心排血量急剧减低的临床综合征，常由右心室梗死、急性大面积肺栓塞、右心瓣膜病所致。③非心源性急性心力衰竭：常由高心排血量综合征、严重肾脏疾病（心肾综合征）、严重肺动脉高压等所致。

急性心力衰竭可以突然起病或在原有慢性心力衰竭基础上急性加重；大多数表现为收缩性心力衰竭，也可以表现为舒张性心力衰竭；发病前患者多数合并有器质性心血管疾病。对于在慢性心力衰竭基础上发生的急性心力衰竭，经治疗后病情稳定，不应再称为急性心力衰竭。

一、诊断要点

（一）病因与诱因

病史可提供与急性左心衰竭病因或诱因有关的信息。患者常先有较轻的慢性心力衰竭的症状如劳力性呼吸困难或轻度阵发性夜间呼吸困难，或体循环淤血的征象。常见病因有冠心病、高血压、心肌炎、心瓣膜病、严重心律失常等。常见的诱因有感染、情绪激动、过度体力活动、输液过多过快、贫血与出血、妊娠或分娩等。

（二）临床表现特点

急性肺水肿为急性左心衰竭的主要表现。从病理生理角度可将肺水肿分为细胞水肿、间质水肿、肺泡水肿、休克和终末期 5 期，其临床表现随病情的发展也逐渐加重。

1. 细胞内水肿期：常有烦躁、失眠、不安、血压升高等。

2. 间质性肺水肿期：为不同程度的呼吸困难及原有呼吸困难的加重。患者阵发性夜间呼吸困难，呼吸频率浅快，面色苍白，脉速，颈静脉充盈，中心静脉压升高，但肺部仅有哮鸣音而无湿啰音。

3. 肺泡内水肿期：以呼吸困难、咳嗽、咳痰为基本症状。呼吸浅快，频率达 30～40 次 / 分或以上，临床表现为极度焦虑、口唇发绀、皮肤湿冷、大汗淋漓、端坐呼吸、咳大量白色或粉红色泡沫样痰，可从口腔或鼻腔中喷出。湿啰音始于肺底部，迅速布满全肺，具有“突然发生、广泛分布、大中小湿啰音与哮鸣音并存、变化速率快”的特点。心音快而弱，心尖部闻及舒张期奔马律，但常被肺内啰音掩盖而不易听到。

4. 心源性休克期：患者意识模糊，可发生阿 - 斯综合征或心源性休克。

5. 终末期：患者呈昏迷状态，因心肺功能不全、窒息而死亡。

（三）辅助检查

①心电图检查：有助于了解有无心律失常、急性心肌缺血等表现。②心力衰竭标志物—B 型利钠肽（BNP）及其 N 末端 B 型利钠肽原（NT-proBNP）测定：其浓度增高是诊断心力衰竭的客观指标。如 BNP ＞ 400ng/L 或 NT-prOBNP ＞ 1500ng/L，心力衰竭可能性很大，其阳性预测值为 90%。急诊就医的明显气急患者，如 BNP/NT-proBNP 水平正常或偏低，几乎可以除外急性心力衰竭的可能性。③床旁超声心动图检查：左心室舒张末径增大，心室壁运动幅度极度减弱，左室射血分数明显减低及基础

心脏病表现等。④胸部X线检查：可显示肺淤血的程度和肺水肿。⑤血流动力学监测。

（四）临床严重程度分级

Killip分级适用于评价AMI时心力衰竭的严重程度。Ⅰ级：无心力衰竭的症状与体征。Ⅱ级：有心力衰竭的症状与体征，肺部中下肺野湿性啰音，心脏奔马律，胸片见肺淤血。Ⅲ级：有严重的心衰症状与体征，严重肺水肿，满肺湿性啰音。Ⅳ级：心源性休克。

二、治疗要点

急性左心衰竭时的缺氧和严重呼吸困难是致命的威胁，必须尽快缓解。

（一）基本处理

包括：①体位：允许患者采取最舒适的体位，通常为端坐位，两腿下垂。②氧疗：立即高流量鼻导管吸氧，并可在湿化瓶内加入20%～40%酒精或有机硅消泡剂。对病情特别严重者应采用无创呼吸机持续加压（CPAP）或双水平气道正压（BiPAP）给氧。③救治准备：至少开放两根静脉通道，并保持通畅。必要时可采用深静脉穿刺置管，以随时满足用药的需要。血管活性药物一般应用微量泵泵入，以维持稳定的速度和正确的剂量。心电监护及经皮血氧饱和度监测等。保持室内适宜的温度、湿度，灯光柔和，环境幽静。

（二）药物治疗

1. 吗啡：除给氧外，治疗急性左心衰竭肺水肿的最有效药物是吗啡。不仅使患者镇静，减少躁动所带来的额外心脏负担，同时也具有舒张小血管的功能而减轻心脏负荷。每次3～5mg缓慢静脉注射，必要时每15分钟重复1次，共2～3次；病情不甚危急时，也可以10mg皮下或肌内注射，每3～4小时可重复给药。吗啡的主要副作用是低血压与呼吸抑制。伴有神志不清、COPD、呼吸衰竭、肝功能衰竭、颅内出血、低血压休克者禁用，年老体弱者慎用。无吗啡时，可用哌替啶（度冷丁）50～100mg肌内注射。

2. 袢利尿剂：本品除利尿作用外，还有静脉扩张作用，有利于肺水肿缓解。应采用静脉利尿制剂，首选呋塞米，先静脉注射20～40mg，继以静脉滴注5～40mg/h，其总剂量在起初6小时不超过80mg，起初24小时不超过200mg。亦可应用布美他尼（丁尿胺）1～2mg或托拉塞米10～20mg或依他尼酸25～50mg静脉注射。袢利尿剂效果不佳、加大剂量仍未见良好反应以及容量负荷过重的急性心衰患者，应加用噻嗪类和（或）醛固酮受体拮抗剂：氢氯噻嗪25～50mg、每日2次，或螺内酯20～40mg/d。利尿剂低剂量联合应用，其疗效优于单一利尿剂的大剂量，且不良反应也更少。

3. 氨茶碱：特别适用于伴有支气管痉挛的患者。用法：成人一般用0.125～0.25g加入25%葡萄糖液40ml内，10～20分钟内缓慢静注；必要时4～6小时可以重复1次。或以0.25～0.5mg/(kg·h)静脉滴注。亦可应用二羟丙茶碱0.25～0.5g静脉滴注，速度为25～50mg/h。此类药物不宜用于冠心病如急性心肌梗死或不稳定型心绞痛所致的急性心衰患者，不可用于伴心动过速或心律失常的患者。

4. 血管扩张剂：常用的有：①硝酸甘油：特别适用于严重呼吸困难，PC-WP显着升高而心排血量与血压正常或接近正常者（SBP≥100mmHg）。一般采用微量泵输注，从10μg/min开始，以后每5分钟递增5～10μg/min，直至急性心力衰竭的症状缓解或收缩压降至 90 ～ 100mmHg，或达到最大剂量 100μg/min 为止。病情稳定后逐步减量至停用。②硝普钠：最适用于高血压、急性二尖瓣反流或急性主动脉瓣反流所致的急性左心衰竭。常使用微量泵输注，输注速度从 10μg/min 开始，以后每 5 分钟递增 5 ～ 10μg/min，直至症状缓解、血压由原水平下降 30mmHg 血压降至 90 ～ 100mmHg 时为止，硝普钠常用的维持剂量 3μg/（kg・min），极量为 10μg/（kg・min）。有效剂量维持至病情稳定，以后逐渐减量、停药。用药时间不宜连续超过 24 小时。③重组人脑钠肽（rhBNP）：具有扩张血管、利尿、抑制 RAAS 和交感神经活性的作用。用法：先给予负荷剂量 1.5μg/kg，静脉缓慢推注，继以 0.0075 ～ 0.015μg/（kg・min）静脉滴注；也可不用负荷剂量而直接静脉滴注。疗程一般 3 天，不超过 7 天。④乌拉地尔：最适用于高血压所致的急性左心衰竭。通常静脉注射 25mg，如血压无明显降低可重复注射，然后予 20 ～ 50mg 于 100ml 液体中静脉滴注维持，速度为 0.4 ～ 2mg/min，根据血压调整速度。

5. 正性肌力药物：①洋地黄类制剂：最适合用于有心房颤动伴有快速心室率并已知有心室扩大伴左心室收缩功能不全者。近 2 周内未用过洋地黄的患者，可选用毛花苷丙（西地兰）0.4 ～ 0.8mg 加入 25% ～ 50% 葡萄糖液 20 ～ 40ml 中缓慢静注；必要时 2 小时后再给 0.2 ～ 0.4mg。若近期用过洋地黄，但并非洋地黄中毒所致心力衰竭，仍可应用洋地黄，但应酌情减量。此外风湿性心脏病单纯性二尖瓣狭窄合并急性肺水肿时，如为窦性心律则禁用洋地黄制剂，因洋地黄能增加心肌收缩力，使右室排血量增加，加重肺水肿；但若二尖瓣狭窄合并二尖瓣关闭不全的肺水肿患者，可用洋地黄制剂。②儿茶酚胺类：常用者为多巴胺和多巴酚丁胺，两者常以 2.5 ～ 10μg/（kg・min）静脉给予，与血管扩张剂联合使用效果更佳。③磷酸二酯酶抑制剂（PDEI）：常用米力农，起始 25 ～ 50μg/kg 于 10 ～ 20 分钟静注，继以 0.25 ～ 0.5μg/(kg・min)静滴。④左西孟旦：本品是一种钙增敏剂，通过结合于心肌细胞上的肌钙蛋白 C 促进心肌收缩，还通过介导 ATP 敏感的钾通道而发挥血管舒张作用和轻度抑制磷酸二酯酶的效应。其正性肌力作用独立于 β 肾上腺素能刺激，可用于正接受 β 受体阻滞剂治疗的患者。临床研究表明，急性心力衰竭患者应用本药静脉滴注可明显增加 CO 和每搏量，降低 PCWP、全身血管阻力和肺血管阻力；冠心病患者不会增加病死率。用法：首剂 12 ～ 24μg/kg 静脉注射（＞ 10 分钟），继以 0.1μg/（kg・min）静脉滴注，可酌情减半或加倍。对于收缩压＜ 100mmHg 的患者，不需要负荷剂量，可直接用维持剂量，以防止发生低血压。

（三）血液净化治疗

出现下列情况之一应考虑采用：①高容量负荷如肺水肿或严重的外周组织水肿，且对袢利尿剂和噻嗪类利尿剂抵抗；②低钠血症（血钠＜ 110mmol/L）且有相应的临床症状如神志障碍、肌张力减退、腱反射减弱或消失、呕吐以及肺水肿等，在上述两种情况应用单纯血液滤过即可；③肾功能进行性减退，血肌酐＞ 50μmol/L 或符合急性血液透析指征的其他情况。

（四）机械通气

急性心力衰竭患者行机械通气的指征：①出现心跳呼吸骤停而进行心肺复苏时；②合并 I 型或 II 型呼吸衰竭。机械通气的方式有下列两种。

1. 无创呼吸机辅助通气：这是一种无须气管插管、经口 / 鼻面罩给患者供氧、由患者自主呼吸触发的机械通气治疗。分为持续气道正压通气（CPAP）和双相间歇气道正压通气（BiPAP）两种模式。①作用机制：通过气道正压通气可改善患者的通气状况，减轻肺水肿，纠正缺氧和 CO_2 潴留，从而缓解 I 型或 II 型呼吸衰竭。②适用对象：I 型或 II 型呼吸衰竭患者经常规吸氧和药物治疗仍不能纠正时应及早应用。主要用于呼吸频率≤ 25 次 / 分、能配合呼吸机通气的早期呼吸衰竭患者。在下列情况下应用受限：不能耐受和合作的患者、有严重认知障碍和焦虑的患者、呼吸急促（频率＞ 25 次 / 分）、呼吸微弱和呼吸道分泌物多的患者。

2. 气管插管和人工机械通气：应用指征为心肺复苏时、严重呼吸衰竭经常规治疗不能改善者，尤其是出现明显呼吸性和代谢性酸中毒并影响到意识状态的患者。

（五）主动脉内球囊反搏（IABP）

IABP 是一种有效改善心肌灌注同时又降低心肌耗氧量和增加 CO 的治疗手段。IABP 的适应证：① AMI 或严重心肌缺血并发心源性休克，且不能由药物治疗纠正；②伴血流动力学障碍的严重冠心病（如急性心肌梗死伴机械并发症）；③心肌缺血伴顽固性肺水肿。IABP 的禁忌证：①存在严重的外周血管疾病；②主动脉瘤；③主动脉瓣关闭不全；④活动性出血或其他抗凝禁忌证；⑤严重血小板缺乏。IABP 的撤除：急性心力衰竭患者的血流动力学稳定后可撤除 IABP，撤除的参考指征为：① CI ＞ 2.5L/（min · m^2）；②尿量〉1ml/（kg · h）；③血管活性药物用量逐渐减少，而同时血压恢复较好；④呼吸稳定，动脉血气分析各项指标正常；⑤降低反搏频率时血流动力学参数仍然稳定。

6. 病因和诱因　治疗诱因治疗包括控制感染、纠正贫血与心律失常等，病因治疗如 AMI 行急诊 PCI 等。

……………………………………………………………………（李义亭）

第十一节　高血压急症

高血压急症（hypertensive emergencies，HE）是指原发性或继发性高血压患者，在某些诱因作用下，血压突然和显着升高（一般＞ 180/120mmHg），同时伴有进行性心、脑、肾等重要靶器官功能不全的表现。高血压急症包括高血压脑病、颅内出血（脑出血和蛛网膜下腔出血）、脑梗死、急性心力衰竭、急性冠状动脉综合征（不稳定型心绞痛、急性非 ST 段抬高和 ST 段抬高心肌梗死）、主动脉夹层、子痫、急性肾小球肾炎、胶原血管病所致肾危象、嗜铬细胞瘤危象及围术期严重高血压等。应注意血压水平的高低与急性靶器官损害的程度并非成正比。一部分高血压急症并不伴有特别高的血压值，如并发于妊娠期或某些急性肾小球肾炎的患者，但如血压不及时控制在合理范围内会对脏器功能产生严重影响，甚至危及生命，处理过程中需要高度重视。并发急性肺水肿、主动脉夹层、心肌梗死者，即使血压仅为中度升高，也应视为高血压急症。

高血压亚急症（hypertensive urgencies，HU）是指血压明显升高但不伴严重临床症状及进行性靶器官损害。患者可以有血压明显升高造成的症状，如头痛、胸闷、鼻出血和烦躁不安等。相当多的患者有服药顺从性不好或治疗不足的问题。血压升高的程度不是区别高血压急症与高血压亚急症的标准，区别两者的唯一标准是有无新近发生的急性进行性靶器官损害。

广义的高血压危象（hypertensive crisis，HC）包括 HE 和 HU，狭义的高血压危象等同于 HE。重症高血压的主要特征是 DBP ＞ 120mmHg 或 SBP ＞ 180mmHg。急进型或恶性高血压的特征是血压升高伴有脑病或者肾病，两者主要区别是急进型高血压视网膜病变为Ⅲ级（视网膜动脉硬化伴出血），而恶性高血压视网膜病变为Ⅳ级（视网膜动脉硬化、出血、渗出合并视乳头水肿）；从临床角度看，恶性高血压可看作是急进型高血压的晚期阶段，两者均可出现血压显着升高，体重下降、头痛、视网膜病变和肾功能损害等。

一、诊断要点

（一）临床表现特点

HC 的临床表现可以因临床类型不同而异，但共同的临床特征是血压急剧升高，患者收缩压（SBP）≥ 210 ～ 240mmHg，DBP ≥ 120 ～ 130mmHg，同时，出现明显的头痛、眩晕、烦躁、恶心、呕吐、心悸、气急和视力模糊等。根据靶器官急性损害的不同，还有其相应的临床表现：①心血管系统：出现急性心力衰竭或急性心肌缺血的症状和体征，如发绀、呼吸困难、肺部啰音；缺血性胸痛、心率加快、心脏扩大等。②中枢神经系统：头痛、头晕或眩晕、耳鸣、平衡失调，眼球震颤，恶心、呕吐，腹痛，尿频，视力障碍，抽搐，意识模糊，嗜睡或昏迷等。自主神经功能失调症状：如异常兴奋，发热，出汗，口干，皮肤潮红（或面色苍白），手足震颤等；脑卒中者可有神经系统定位体征。③肾脏：少尿、无尿、蛋白尿、管型、血肌酐和尿素氮升高。④眼底：出现三度以上眼底改变（渗出、出血、视乳头水肿）。

（二）诊断注意事项

临床上，接诊重症高血压患者后，病史询问和体格检查应简单而又有重点，目的是尽快鉴别 HE 和 HU。因 HE 和 HU 降压治疗的紧迫程度不同，前者需要迅速降低血压，采用静脉途径给药；后者需要在 24 ～ 48 小时内降低血压，可使用快速起效的口服降压药。应询问高血压病史，用药情况，有无其他心脑血管疾病和肾脏疾病史等。除测量血压外，应仔细检查心血管系统、眼底和神经系统，了解靶器官损害程度，评估有无继发性高血压。血常规、尿常规、心电图和血生化八项应列为常规检查，依病情选择 X 线、CT、磁共振（MRI）和心脏彩超等检查。

二、治疗要点

（一）治疗原则

1. 及时降低血压　HE 应住院治疗，重症患者收入 ICU 病房。酌情使用有效的镇静药以消除患者恐惧心理。在严密监测血压、尿量和生命体征的情况下，视临床情况的不同，应用短效静脉降压药物。降压过程中应严密观察靶器官功能状况，如神经系统的症状和体征，胸痛是否加重等。勤测血压（每隔 15 ～ 30 分钟），如仍然高于 180/120mmHg，应同时口服降压药物。

2. 控制性降压　降压目标不是使血压正常，而是渐进地将血压调控至不太高的水平，最大限度地防止或减轻心、脑、肾等靶器官损害。正常情况下，血压的自动调节功能可维持流向生命器官的血流（心、脑、肾等）。例如，当平均动脉压（MAP，舒张压 +1/3 脉压）低于 60mmHg 或高达 120mmHg，脑血流量可被调节在正常范围内。然而，在慢性高血压患者，自动调节的下限可上升至MAP100～120mmHg，高限可达150～160mmHg。这个范围称为自动调节阈。一旦血压升高突破自动调节阈高限则会导致脑血流过度灌注（hyperperfusion），出现脑水肿；若血压下降到自动调节阈下限以下，就会出现灌注不足（hypoperfusion）。老年患者和伴有脑血管疾病的患者，与慢性高血压类似，其自动调节功能也受到损害。自动调节阈的平均下限大约比休息时MAP低20%～25%。因此，HE降压治疗第一目标是在初始阶段（1小时内）MAP的降低幅度不应超过治疗前水平的25%；然后放慢降压速度，在以后的2～6小时内将血压降至约160/100～110mmHg（第二目标）；若患者能很好耐受，且病情稳定，在以后24～48小时逐步把血压降至正常水平（第三目标）。若降压后发现有重要器官缺血表现，血压降低幅度应更小，在随后的1～2周内再将血压逐步降至正常水平。

3. 合理选择降压药　处理HE的降压药物，要求起效迅速，短时间内达到最大作用；作用持续时间短，停药后作用消失较快；不良反应较小。在降压过程中最好不明显影响心率、心排血量和脑血流量。

4. 避免使用的药物　应注意有些降压药不适用于HE，甚至有害。利血平肌内注射的降压作用起始较慢，如果短时间内反复注射又导致难以预测的蓄积效应，发生严重低血压；引起明显嗜睡反应，干扰对神志状态的判断。治疗开始时也不宜使用强力的利尿药，除非有心力衰竭或明显的体液容量负荷过度，因为多数HE时交感神经系数和RAAS过度激活，外周血管阻力明显增加，患者体内循环血容量减少，强力利尿是危险的。

（二）不同类型HE的治疗原则

1. 高血压脑病　高血压脑病是排除性诊断，需排除出血性和缺血性脑卒中及蛛网膜下腔出血。治疗紧急度＜4小时。降压目标：在2～4小时内将DBP降至100～110mmHg，或将DBP降低10～15mmHg。药物选择有尼卡地平、拉贝洛尔、乌拉地尔、非诺多泮（fenoldopam）、依那普利、硝普钠等。

2. 脑出血　急性脑出血患者，如果SBP＞200mmHg或MAP＞150mmHg，要考虑用持续静脉滴注给药，积极降低血压，血压的监测频率为每5分钟1次。如果SBP＞180mmHg或MAP＞130mmHg，并有疑似颅内压升高的证据者，要考虑监测颅内压，用间断或持续的静脉给药降低血压；如没有疑似颅内压升高的证据，则考虑用间断或持续的静脉给药轻度降低血压（例如，MAP110mmHg或目标血压为160/90mmHg），密切观察病情变化。药物选择乌拉地尔、非诺多泮、尼卡地平、拉贝洛尔等。

3. 缺血性脑卒中　急性缺血性脑卒中溶栓前血压应控制在＜185/110mmHg。急性缺血性脑卒中发病24小时内血升高的患者应谨慎处理，除非SBP≥180mmHg或DBP≥100mmHg或伴有严重心功能不全、主动脉夹层、高血压脑病者，一般不予降压。降压的合理目标是24小时内血压降低约15%。有高血压病史且正在服用降压药物者，如神经功能平稳，可于脑卒中后24小时开始使用降压药物。药物选择有：拉贝洛尔、尼卡地平、乌拉地尔、非诺多泮、硝普钠等。口服药物可选用卡托普利或尼卡地平、尼莫地平等。

4. 蛛网膜下腔出血　首期降压目标值在25%以内，对于平时血压正常的患者维持SBP在130～160mmHg。药物选择以不影响患者意识和脑血流灌注为原则，首选尼莫地平，尚可用尼卡地平、乌拉地尔、拉贝洛尔等。

5. 急性冠状动脉综合征　治疗紧急度＜1小时；其治疗目标在于降低血压、减少心肌耗氧量，但不可影响到冠脉灌注压从而减少冠脉血流量。血压控制的目标是尽快将血压降至正常。不稳定型心绞痛、非ST段抬高和ST段抬高心肌梗死的高血压患者目标血压水平一般可为＜130/80mmHg，但治疗宜个体化。如患者冠状动脉严重病变或年龄＞65岁，DBP尽量维持在60mmHg以上。对于老年高血压且伴脉压大的患者，降压治疗可导致DBP过低（＜60mmHg）。药物选择：硝酸甘油、艾司洛尔、拉贝洛尔、非诺多泮、尼卡地平等。开通病变血管也是非常重要的。

6. 急性心力衰竭、肺水肿　治疗紧急度＜1小时。治疗目标是减轻左心室前、后负荷，改善心肌缺血，维持足够通气，消除肺水肿。需立即降压，数分钟内使血压降低30mmHg或收缩压下降10%～15%，再进一步降压治疗。可选用硝普钠、乌拉地尔、硝酸甘油等静脉用药；但药物不能增加心肌耗氧量。在应用血管扩张剂迅速降低血压的同时，配合使用强效利尿剂，尽快缓解患者的缺氧和高度呼吸困难。就心脏功能而言，应力求将血压降到正常水平。血压被控制的同时，心力衰竭亦常得到控制。广泛心肌缺血引起的急性左心衰，首选硝酸甘油。在降压的同时以吗啡5～10mg静脉缓注，必要时每隔15分钟重复一次，共2～3次，老年患者酌减剂量或改为肌注：呋塞米20～40mg静注，2分钟内推完，4小时后可重复1次；并予吸氧等。洋地黄仅在心脏扩大或房颤伴快速心室率时应用。

7. 主动脉夹层　一旦疑诊主动脉夹层，必须立即使患者血压平稳地降至正常偏低水平，治疗紧急度15～30分钟。在选用药物治疗时必须牢记，主动脉壁所受剪切力大小取决于心室搏动的力度和速率以及每搏血流量，选择的药物必须有助于降低这3个因素的水平。血管扩张剂加β受体阻滞剂是标准的治疗方法。可选用拉贝洛尔、艾司洛尔、硝普钠、尼卡地平、非诺地泮、美托洛尔、乌拉地尔等。

8. 急性肾衰竭　血压一般以降至150～160/90～100mmHg为宜，第1小时使MAP下降10%，第2小时下降10%～15%。在12小时内使MAP下降约25%。降压药物选择应考虑增加或不影响肾血流量，避免应用对肾有毒性的药物。静脉用药首选非诺多泮，尚可选用乌拉地尔、拉贝洛尔、尼卡地平等。口服药物首选ACEI/ARB。病情稳定后长期联合使用降压药，将血压控制在＜130/80mmHg。

9. 子痫　妊娠合并高血压的患病率占孕妇的5%～10%，其中70%是与妊娠有关的高血压，其余30%在妊娠前即存在高血压。妊娠合并高血压分为慢性高血压、妊娠期高血压和先兆子痫3类。慢性高血压指的是妊娠前即证实存在或在妊娠的前20周即出现的高血压。妊娠期高血压为妊娠20周以后发生的高血压，不伴有明显蛋白尿，妊娠结束后血压可以恢复正常。先兆子痫定义为发生在妊娠20周以后的血压升高伴临床蛋白尿（24小时尿蛋白≥300mg）；重度先兆子痫定义为血压≥160/110mmHg，有大量蛋白尿，并出现头痛、视力模糊、肺水肿、少尿和实验室检查异常（如血小板计数下降、转氨酶异常），常合并胎盘功能异常。

降压治疗的策略：非药物措施（限盐、富钾饮食、适当活动、情绪放松）是妊娠合并高血压安全和有效的治疗方法，应作为药物治疗的基础。妊娠期间的降压用药不宜过于积极，治疗的主要目的是保证母子安全和妊娠的顺利进行。治疗的策略、给药时间的长短及药物的选择取决于血压升高的程度，以及对血压升高所带来危害的评估。

在接受非药物治疗措施以后，血压≥ 150/100mmHg 时应开始药物治疗，治疗目标是将血压控制在 130 ～ 140/80 ～ 90mmHg。

重度先兆子痫降压目标：降至正常或接近正常。当孕妇 SBP ＞ 170 ～ 180mmHg 或 DBP ＞ 105 ～ 110mmHg 时，静脉用降压药物，在分娩前保证 DBP ＞ 90mmHg。常用的静脉降压药物有拉贝洛尔、硫酸镁和尼卡地平，硫酸镁是治疗严重先兆子痫的首选药物。口服药物包括β受体阻滞剂（拉贝洛尔、美托洛尔）、阿米洛利、肼屈嗪、甲基多巴或CCB等；妊娠期间禁用ACEI或ARB。硫酸镁的降压机制是神经肌肉阻滞剂，具有抑制钙离子内流的作用。用法：5g 稀释至 20ml，静脉缓慢推注。维持：1 ～ 2g/h 或 5g 稀释至 20ml，深部肌内注射，每 4 小时重复。总量：25 ～ 30g\d。对重度先兆子痫，静脉应用硫酸镁时，应密切观察血压、腱反射和不良反应，并确定终止妊娠的时机。

10. 儿茶酚胺危象　见于撤除可乐定后反弹性血压升高，摄入拟交感类药物并发的高血压及嗜铬细胞瘤等。治疗紧急度＜ 1 小时；降压目标：降至正常。药物选择：酚妥拉明、尼卡地平、维拉帕米、拉贝洛尔、非诺多泮等。若选用硝普钠，一定要在补充血容量基础上应用，防止发生低血压。应避免单独运用β受体阻滞剂，原因是阻断β受体诱发的血管扩张以后，β受体缩血管活性会占优势，会导致血压进一步的升高。

11. 围术期高血压　围术期高血压是指外科手术住院期间（包括手术前、手术中和手术后，一般 3 ～ 4 天）伴发的急性血压增高（SBP、DBP 或平均动脉压超过基线 20% 以上）。手术后高血压常开始于术后 10 ～ 20 分钟，可能持续 4 小时。如果不及时治疗，患者易发生出血、脑卒中和心肌梗死。在围术期的过程中出现短时间血压增高，并＞ 180/110mmHg 时称为围术期高血压危象，其发生率为 4% ～ 35%。既往有高血压病史，特别是 DBP ＞ 110mmHg 者易发生围术期血压波动。易发生高血压的手术类型有：颈动脉、腹部主动脉、外周血管、腹腔和胸腔手术。严重高血压易发生在以下手术过程中：心脏、大血管（颈动脉内膜剥脱术、主动脉手术）、神经系统和头颈部的手术、此外还有肾脏移植以及大的创伤等（烧伤或头部创伤）。处理的关键是要判断产生血压高的原因并去除诱因（如疼痛、低氧血症、高碳酸血症、憋尿、血容量过多、血容量过低、持续呕吐及焦虑等），去除诱因后血压仍高者，要降压处理。降压治疗目的是保护靶器官功能。降压目标取决于手术前患者血压情况，一般应降至基线的 10%；易出血或严重心力衰竭患者可以将血压降至更低。需严密监测患者对治疗的反应并及时调整降压药物剂量。轻中度原发性高血压且不伴代谢紊乱或心血管系统异常时，不需延期手术。3 级高血压（≥ 180/110mmHg）应权衡延期手术的利弊再做决定。如在围术期出现高血压急症，通常需要静脉给予降压药物，即刻目标是在 30 ～ 60 分钟内使 DBP 降至 110mmHg 左右，或降低 10% ～ 15%，但不超过 25%。如果患者可以耐受，应在随后的 2 ～ 6 小时将血压降低至 160/100mmHg。主动脉夹层患者降压速度应更快，在 24 ～ 48 小时内将血压逐渐降至基线水平。应选用那些起效迅速，作用时间短的药物如拉贝洛尔、艾司洛尔、尼卡地平、硝酸甘油、硝普钠和非诺多泮。

（三）HE 常用静脉降压药物

1. 硝普钠（sodium nitroprusside）　硝普钠是一种起效快、持续时间短的强效静脉用降压药。静脉滴注数秒内起效，作用持续仅 1 ～ 2 分钟，血浆半衰期 3 ～ 4 分钟，停止注射后血压在 1 ～ 10 分钟内迅速回到治疗前水平。起始剂量 0.25μg/（kg · min），其后每隔 5 分钟增加一定剂量，直至达到血压目标值。可用剂量 0.25 ～ 10μg/（kg ·

min）。是 HE 伴急性肺水肿、严重心功能衰竭、主动脉夹层的首选药物之一。但长期大剂量使用或患者存在肝、肾功能不全时，易发生氰化物中毒。硝普钠应慎用或禁用于下列情况：①高血压脑病、脑出血、蛛网膜下腔出血：因本品可通过血－脑脊液屏障使颅内压进一步增高，影响脑血流灌注，加剧上述病情，故有颅内压增高者一般不予应用。②急进型 / 恶性高血压、高血压伴急性肾衰竭、肾移植性高血压、HE 伴严重肝功能损害等：因本品在体内与巯基结合后分解为氰化物与一氧化氮，氰化物被肝脏代谢为硫氰酸盐，全部经肾脏排出。故肝、肾功能不全患者易发生氰化物或硫氰酸盐中毒。③甲状腺功能减退和孕妇：因硫氰酸盐可抑制甲状腺对碘的摄取，加重甲状腺功能减退，且可通过胎盘诱发胎儿硫氰酸盐中毒和酸中毒。④急性冠状动脉综合征：因其对心肌供血的影响可引起冠脉窃血，增加 AMI 早期的死亡率。

2. 硝酸甘油（nitroglycerin） 为血管扩张剂，静脉滴注 2 ～ 5 分钟起效，停止用药作用持续时间 5 ～ 10 分钟，可用剂量 5 ～ 100μg/min。副作用有头痛、恶心呕吐、心动过速等。由于硝酸甘油是有效的扩静脉药物，只有在大剂量时才有扩动脉作用，能引起低血压和反射性心动过速，在脑、肾灌注存在损害时，静脉使用硝酸甘油可能有害。因此，其主要用于 HE 合并急性冠状动脉综合征、急性左心衰竭。

3. 尼卡地平（nicardipine） 是二氢吡啶类耗措抗剂。静脉滴注 5 ～ 10 分钟起效，作用持续 1 ～ 4 小时（长时间使用后持续时间可＞ 12 小时），起始剂量为 5.0mg/h（可用剂量是 5 ～ 15mg/h），然后渐增加至达到预期治疗效果；也可直接用 2mg 静脉注射，快速控制血压后改为静脉滴注。一旦血压稳定于预期水平，一般不需要进一步调整药物剂量。副作用有头痛，恶心、呕吐，面红，反射性心动过速等。尼卡地平能够减轻心脏和脑缺血，对有缺血症状的患者更为有利。尼卡地平治疗 HE 的特点是：降压作用起效迅速、效果显着、血压控制过程平稳、血压波动小；能有效保护靶器官；用量调节简便；副作用少且症状轻微，停药后不易出现反跳，长期用药也不会产生耐药性，安全性好。与硝普钠相比降压效果近似，而其安全性及对靶器官的保护作用明显优于硝普钠，已成为 HE 首选药物之一。因其可能诱发反射性心动过速，在治疗合并冠心病的 HE 时宜加用 β 受体阻滞剂。

4. 拉贝洛尔（labetalol） 是联合的 α 和 β 肾上腺素能受体拮抗剂，静脉用药 α 和 β 阻滞的比例为 1∶7，多数在肝脏代谢，代谢产物无活性。与纯粹的 β 阻滞剂不同的是，拉贝洛尔不降低心排血量，心率多保持不变或轻微下降，可降低外周血管阻力，脑、肾和冠状动脉血流保持不变。脂溶性差，很少通过胎盘。静脉注射 2 ～ 5 分钟起效，5 ～ 15 分钟达高峰，作用持续 2 ～ 6 小时。用法：首次静脉注射 20mg，接着 20 ～ 80mg/10min 静脉注射，或者从 2mg/min 开始静脉滴注，最大累积剂量 24 小时内 300mg，达到血压目标值后改口服。副作用有恶心、乏力，支气管痉挛，心动过缓，直立性低血压等。适用于除合并心力衰竭肺水肿以外的大多数临床类型的 HE。

5. 艾司洛尔（esmdol） 是心脏选择性的短效 β 阻滞剂，经红细胞水解，不依赖于肝、肾功能。静脉注射 60 秒内起效，作用持续 10 ～ 20 分钟。用法：首次负荷量 500μg/kg 于 1 分钟内注射，接着 25 ～ 50μg/（kg · min）持续静脉滴注，可以每 10 ～ 20 分钟增加 25μg（kg · min），直至血压满意控制，最大剂量可达 300μg/（kg · min）。副作用有乏力、低血压、心动过缓、多汗等。适用于除合并心力衰竭肺水肿以外的大多数临床类型的 HE，尤其是围术期高血压。

6. 酚妥拉明（phentolamine） 是一种非选择性α受体阻滞剂，静脉注射后1～2分钟内起效，作用持续10～30分钟，用法：每次5～10mg静脉注射。适用于伴有血液中儿茶酚胺过量的HE，如嗜铬细胞瘤危象。但因其引起反射性心动过速，容易诱发心绞痛和心肌梗死，故禁用于急性冠状动脉综合征患者。副作用有心动过速、直立性低血压、潮红、鼻塞、恶心呕吐等。

7. 乌拉地尔(urapidil) 又名压宁定。主要通过阻断突触后膜α1受体而扩张血管，还可以通过激活中枢5-羟色胺-1A受体，降低延髓心血管调节中枢交感神经冲动发放。乌拉地尔扩张静脉的作用大于动脉，并能降低肾血管阻力，对心率无明显影响。其降压平稳，效果显着，有减轻心脏负荷、降低心肌耗氧量、改善心排血量、降低肺动脉压和增加肾血流量等优点，且安全性好，无直立性低血压、反射性心动过速等不良反应，不增加颅内压，不干扰糖、脂肪代谢。肾功能不全可以使用。适用于大多数临床类型的HE患者。孕妇、哺乳期禁用。用法：12.5～25mg稀释于20ml生理盐水中静脉注射，监测血压变化，降压效果通常在5分钟内显示；若在10分钟内效果不够满意，可重复静脉注射，最大剂量不超过75mg；继以100～40μg/min持续静脉滴注，或者2～8μg/（kg·min）持续泵入，用药时间一般不超过7天。

（四）高血压亚急症的降压药物治疗

HU可选用口服降压药物逐渐降低血压，在24～48小时内将血压降至目标值，一般无须住院治疗。通常，若无导致血压升高的并发症，患者可以重新开始使用过去的降压药物，或者增加原有药物的剂量，或者加用新的降压药物。常用的口服降压药物如下。

1. 利尿剂 降压作用主要通过排钠，减少细胞外容量，降低外周血管阻力。降压起效较平稳、缓慢，持续时间相对较长，作用持久，服药2～3周后作用达高峰。适用于轻、中度高血压，在盐敏感性高血压、合并肥胖或糖尿病、更年期女性和老年人高血压有较强降压效应。利尿剂能增强其他降压药的疗效。利尿剂的主要不良反应是低钾血症和影响血脂、血糖、血尿酸代谢，常发生在大剂量时，因此现推荐使用小剂量。痛风患者禁用。噻嗪类常用的是氢氯噻嗪（12.5～25mg/d）和吲达帕胺（1.25～2.5mg/d）。保钾利尿剂可引起高血钾，不宜与ACEI或ARB合用，肾功能不全时禁用。袢利尿剂主要用于肾功能不全时。

2. 血管紧张素转换酶抑制剂（ACEI） 降压作用主要通过抑制周围和组织的ACE，使血管紧张素II生成减少，同时抑制激肽酶使缓激肽降解减少。降压起效缓慢，逐渐增强，在3～4周时达最大作用，限制钠盐摄入或联合使用利尿剂可使起效迅速和作用增强。ACEI具有改善胰岛素抵抗和减少尿蛋白作用，在肥胖、糖尿病和心脏、肾脏靶器官受损的高血压患者具有相对较好的疗效，特别适用于伴有心力衰竭、心肌梗死后、糖耐量减退或糖尿病肾病的高血压患者。不良反应主要是刺激性干咳和血管性水肿。高钾血症、妊娠妇女和双侧肾动脉狭窄患者禁用。卡托普利是其代表药物，既可口服，也可舌下含服，15分钟起效，作用持续4～6小时，常用剂量为每次12.5～25mg，每日2～3次。其他常用的ACEI口服药物有：依那普利（10～40mg/d）、福辛普利（5～40mg/d）、赖诺普利（10～20mg/d）、西拉普利（2.5～5mg/d）、培哚普利（4～8mg/d）、贝那普利（10～40mg/d）等。

3. 血管紧张素II受体阻滞剂（ARB） 降压作用主要通过阻滞组织的血管紧张素II体亚型AT1，更充分有效地阻断血管紧张素II的水钠潴留、血管收缩与重构作用。降压作用起效缓慢，但持久而平稳，一般在 6 ～ 8 周时才达最大作用，作用持续时间能达到 24 小时以上。多数 ARB 随剂量增大降压作用增强，治疗剂量窗较宽。最大的特点是直接与药物有关的不良反应很少，不引起刺激性干咳，持续治疗的依从性高。适应证和禁忌证与ACEI相同。常用的有氯沙坦(50～100mg/d)、缬沙坦(80～160mg/d)、厄贝沙坦（0.15 ～ 0.3g/d）、替米沙坦（40 ～ 80mg/d）、坎地沙坦（8 ～ 16mg/d）和奥美沙坦（20 ～ 40mg/d）等。

4. β 受体阻滞剂　降压作用可能是抑制中枢和周围的 RAAS，以及血流动力学自动调节机制。降压起效较迅速、强力，持续时间各种 β 受体阻滞剂有差异。适用于各种不同严重程度高血压，尤其是心率较快的中、青年患者或合并心绞痛患者，对老年人高血压疗效相对较差。不良反应主要有心动过缓、乏力、四肢发冷。急性心力衰竭、支气管哮喘、病窦综合征、房室传导阻滞和外周血管病患者禁用。常用的有美托洛尔（25 ～ 50mg，每日 2 次）、阿替洛尔（50 ～ 100mg，每日 1 ～ 2 次）、卡维地洛（12.5 ～ 25mg，每日 1 ～ 2 次）和比绍洛尔（5 ～ 20mg/d）等。

5. 钙拮抗剂（CCB）　降压作用主要通过阻滞细胞外钙离子经电压依赖 L 型钙通道进入血管平滑肌细胞内，减弱兴奋 - 收缩耦联，降低阻力血管的收缩反应性。CCB 还能减轻血管紧张素Ⅱ和 α1 肾上腺素能受体的缩血管效应，减少肾小管钠重吸收。CCB 降压起效迅速，降压疗效和降压幅度相对较强。除心力衰竭外 CCB 较少有治疗禁忌证。对血脂、血糖等代谢无明显影响，长期控制血压的能力和服药依从性较好。相对于其他种类降压药物，CCB 还具有以下优势：在老年患者有较好的降压疗效；高钠摄入不影响降压疗效；非留体类抗炎药物不干扰降压作用；在嗜酒的患者也有显着降压作用；可用于合并糖尿病、冠心病或外周血管病患者；长期治疗时还具有抗动脉粥样硬化作用。主要缺点是开始治疗阶段有反射性交感活性增强，引起心率增快、面部潮红、头痛、下肢水肿等，尤其使用短效制剂时。可选用的有尼卡地平（10 ～ 20mg，每日 2 ～ 3 次）、尼群地平（10mg，每日 3 次）、尼莫地平（20mg，每日 2 ～ 3 次）、拉西地平（4 ～ 6mg/d）、乐卡地平（10 ～ 20mg/d）和氨氯地平（5 ～ 10mg/d）等。硝苯地平是短效制剂，既往曾广泛用于 HU 的治疗。因其可引起急剧且不可控制的低血压效应，及反射性心动过速，增加心肌耗氧，恶化心肌缺血而可能危及生命，这种严重的副作用是不可预测的，故目前本品已不用于 HU 的治疗。

6. 高血压患者药物降压治疗方案　大多数无并发症或合并症患者可以单独或者联合使用上述降压药，治疗应从小剂量开始。目前认为，2 级高血压（≥ 160/100mmHg）患者在开始治疗时就可以采用两种降压药联合治疗。联合治疗有利于血压较快达到目标值，减少不良反应。联合治疗应采用不同降压机制的药物。我国临床主要推荐应用优化联合治疗方案是：ACEI 或 ARB+ 二氢吡啶类 CCB；ARB/ACEI+ 噻嗪类利尿剂；二氢吡啶类 CCB+ 噻嗪类利尿剂；二氢吡啶类 CCB+β 受体阻滞剂。次要推荐使用的联合治疗方案是：利尿剂 +β 受体阻滞剂；α 受体阻滞剂 +β 受体阻滞剂；二氢吡啶类 CCB+ 保钾利尿剂；噻嗪类利尿剂 + 保钾利尿剂。三种降压药联合治疗一般必须包含利尿剂。

对于有并发症或合并症患者，降压药和治疗方案选择应该个体化：①脑血管病：可选择 ARB、长效 CCB、ACEI 或利尿剂。注意从单种药物小剂量开始，再缓慢递增剂量或联合治疗。②冠心病：高血压合并稳定型心绞痛的降压治疗，应选择 β 受体阻滞剂、ACEI 和长效钙拮抗剂；发生过心肌梗死患者应选择 ACEI 和 β 受体阻滞剂，预防心室重构。尽可能选用长效制剂，减少血压波动，控制 24 小时血压，尤其清晨血压高峰。③心力衰竭：高血压合并无症状左心室功能不全的降压治疗，应选择 ACEI 和 β 受体阻滞剂；在有心力衰竭症状的患者，应采用利尿剂、ACEI 或 ARB 和 β 受体阻滞剂联合治疗。④慢性肾衰竭：通常需要 3 种或 3 种以上降压药方能达到目标血压。ACEI 或 ARB 在早中期能延缓肾功能恶化，但要注意在低血容量或病情晚期（血肌酐 ＞ 265.2μmol/L）有可能反而使肾功能恶化。⑤糖尿病：通常在改善生活行为基础上需要 2 种以上降压药物联合治疗。ARB 或 ACEI、长效 CCB 和小剂量利尿剂是合理的选择。ACEI 或 ARB 能有效减轻和延缓糖尿病肾病的进展，改善血糖控制。

……………………………………………………………………………………（刘东伟）

第十二节　急性胃炎

急性胃炎（acute gastritis）是由各种病因引起的胃黏膜急性炎症，临床上常急性起病，有明显上腹部症状，恶心、呕吐、腹痛、嗳气等；内镜检查可见胃黏膜充血、水肿、出血、糜烂（可伴有浅表溃疡）等一过性病变。它可以不仅局限于胃，同时伴随食管炎症者称食管胃炎，伴随肠道炎症者称胃肠炎。根据其病因不同，临床上分为以下几种类型：①急性糜烂出血性胃炎：又称急性胃黏膜病变（AGML），其特点是胃黏膜急性多发性糜烂和出血，或伴有浅表性溃疡，诱因有严重感染、颅脑损伤、严重烧伤、休克等。②急性腐蚀性胃炎：系由于吞服强酸、强碱或其他腐蚀剂所造成的胃黏膜损伤。③急性单纯性胃炎：又称急性非特异性胃炎、急性浅表性胃炎，是由各种化学因素（如药物、酒精、浓茶、咖啡和香料等）、物理因素（如进食过冷过热、粗糙食物等）、微生物感染或细菌毒素等外源性刺激因子以及精神神经功能障碍、应激、变态反应等内源性刺激因子，引起的胃黏膜急性炎症。最常见，本节以其为代表。

一、诊断要点

（一）病史

有进食化学药品、某些药物、酒类、饮食不当、暴饮暴食或进食有细菌污染之食物等病史。

（二）临床表现特点

急性胃炎的临床表现常因病因不同而异：由酗酒、刺激性食物和药物引起者，多有上腹部不适、疼痛、食欲不振、恶心、呕吐等，一般不很严重。食物中毒所致的急性胃肠炎的症状轻重不一，一般在食后数小时至 24 小时内发病，大多有中上腹部不适、疼痛，甚至剧烈腹绞痛、食欲不振、恶心、呕吐等，伴有急性水样腹泻，严重者可有发热、失水、酸中毒、休克等中毒症状。体检可有中上腹部及脐周轻压痛，肠鸣音亢进。一般病程短暂，1 ～ 2 天后即好转自愈。由解热镇痛药如阿司匹林、吲哚美辛、肾上腺皮质激素和应激状态等引起的急性胃炎常以上消化道出血为主要表现。患者多有呕血与黑便，出血也呈间歇发作，大量出血者可发生休克。半数以上患者有上腹部不适、疼痛、食欲不振、头昏、软弱等症状。病因去除后，短期内可以痊愈。

（三）诊断注意事项

以上腹痛为主要症状的急性胃炎应与消化性溃疡、急性胰腺炎、急性胆囊炎和急性阑尾炎等急腹症相鉴别。急性心肌梗死患者可因神经反射表现为上腹痛和呕吐，酷似急性胃炎，故对可疑者应及时作心电图检查。

二、治疗要点

（一）一般治疗

去除病因，卧床休息，停止一切对胃有刺激性的饮食或药物，进清淡流质饮食，必要时禁食 1 ～ 2 餐。

（二）对症治疗

上腹痛较剧烈者肌注阿托品（每次 0.5mg）或山莨菪碱（每次 10mg）；或口服颠茄片（8mg，每日 3 次），或丙胺太林（普鲁本辛）（15mg，每日 3 次）。伴有呕吐者，可口服甲氧氯普胺（灭吐灵）（10mg，每日 3 次）或多潘立酮（10mg，每日 3 次）或西沙必利（5 ～ 10mg，每日 2 ～ 3 次）。亦可针刺足三里和内关，有止痛或止吐效果。伴有腹泻者，可口服双面体蒙脱石（思密达）（3g，每日 3 次），或复方地芬诺酯（复方苯乙哌啶片）（1 ～ 2 片，每日 2 ～ 4 次），或洛哌丁胺（易蒙停胶囊）（2 ～ 4mg，每日 2 ～ 4 次）等止泻药物。并发上消化道出血时应予静脉输液，应用 H_2 受体阻滞剂（如雷尼替丁、法莫替丁）或质子泵抑制剂（如奥美拉唑）等药物。

（三）抗生素的应用

由细菌感染引起者，可口服诺氟沙星（氟哌酸）（0.2g，3 次 / 天），或小檗碱（黄连素）（0.3g，3 次 / 天）等药物，伴腹泻的严重病例可加用庆大霉素或妥布霉素 8 万 U 肌注，2 次 / 天；或 20 万～ 24 万 U/d 加入液体中静滴。

（四）维持水电解质平衡

因呕吐、腹泻导致失水及电解质失衡，可静脉补液，用生理盐水或平衡盐液与 5% 葡萄糖液按 2∶1 或 3∶1 的比例配合静滴。排尿后适当补钾。酸中毒者可滴注 5% 碳酸氢钠。

……………………………………………………………………………（刘东伟）

第十三节　急性胆囊炎

急性胆囊炎（acute cholecystitis）系由于胆囊管梗阻、化学性刺激和细菌感染引起的胆囊急性炎症性病变，约 95% 以上的患者有胆囊结石，称结石性胆囊炎（calculous cholecystitis）；5% 的患者无胆囊结石，称非结石性胆囊炎（acalculous cholecystitis）。其临床表现可有发热、右上腹疼痛和压痛，恶心、呕吐、轻度黄疸和血白细胞增多等。是仅次于急性阑尾炎的常见急腹症。多见于中年以上女性，男女之比约为 1∶2。

一、诊断要点

（一）临床表现特点

1. 症状：常见的症状有：①腹痛：2/3 以上患者腹痛发生于右上腹，也有发生于中上腹者。如系结石或寄生虫嵌顿胆囊管引起的急性梗阻性胆囊炎，疼痛一般是突然发作，通常剧烈可呈绞痛样，多于饱餐尤其是进食高脂肪食物后发生，也可在夜间或深夜突然发作。如短期内梗阻不能解除，则绞痛可呈刀割样，可随体位改变或呼吸运动而加剧。疼痛可放射至右肩部、右肩胛下部。当引起梗阻的结石一旦松动或滑脱，则疼痛可立即缓解或消失。急性非梗阻性胆囊炎早期，右上腹疼痛一般常不剧烈，并多局限于胆囊区，随着病情的发展，当胆囊化脓或坏疽时则疼痛剧烈，可有尖锐刺痛感，疼痛范围扩大，提示炎症加重，且有胆囊周围炎，甚至腹膜炎的可能。老年人因对疼痛敏感性降低，有时可无剧烈腹痛，甚至无腹痛症状。②恶心、呕吐：60% ～ 70% 的患者可有反射性恶心、呕吐，呕吐物量不多，可含胆汁，呕吐后疼痛无明显减轻。胆囊管或胆总管因结石或蛔虫梗阻者呕吐更频繁。③寒战、发热：热度与炎症范围和严重程度有关。发病初期常为化学性刺激引起的炎症，因而不发热或有低热，随着细菌在淤滞胆汁中繁殖，造成细菌性感染，炎症逐渐加重，体温随之升高。当发生化脓性或坏疽性炎症时，可出现高热。

2. 体征：患者多呈急性病容，严重呕吐者可有失水和虚脱征象。约 20% 的患者有轻度黄疸，严重黄疸是胆总管结石性梗阻的重要征象。腹部检查可见右上腹部稍膨胀，腹式呼吸受限，右肋下胆囊区有腹肌紧张、压痛、反跳痛、墨菲（Murphy）征阳性。有 1/4 ～ 1/3 的患者在右上腹可扪及肿大的胆囊和炎性包块（胆囊炎症累及网膜及附近肠管而形成的包块）。若胆囊化脓或坏疽而致局限性腹膜炎时，则肌紧张、压痛及反跳痛更显着，呈腹肌强直表现；当腹痛、压痛、反跳痛及腹肌强直扩延至腹部其他区域或全腹时，则提示胆囊穿孔，或有急性腹膜炎、重症急性胰腺炎等并发症存在。少数患者有腹部胀气，严重者可出现肠麻痹。

急性胆囊炎经过积极治疗，或嵌顿于胆囊管中的结石发生松动，患者的症状一般于 12 ～ 24 小时后可得到改善和缓解，经 3 ～ 7 天后症状消退。如有胆囊积脓，则症状持续数周。如急性胆囊炎反复迁延发作，则可转为慢性胆囊炎。

急性非结石性胆囊炎的病因仍不清楚，通常在严重创伤、烧伤、腹部非胆道手术如腹主动脉瘤手术、脓毒症等危重患者中发生。其病理变化与急性结石性胆囊炎相似，但病情发展更迅速。致病因素主要是胆汁淤滞和缺血，导致细菌的繁殖且供血减少，更易出现胆囊坏疽、穿孔。本病多见于男性、老年患者。临床表现与急性胆囊炎相似，腹痛症状常因患者伴有其他严重疾病而被掩盖。因此，临床上对危重的、严重创伤及长期应用肠外营养支持的患者，出现右上腹痛并伴有发热时应警惕本病的发生。若右上腹压痛及腹膜刺激征，或触及肿大的胆囊、Murphy 征阳性时，应及时做进一步检查以明确诊断。

（二）辅助检查

1. 白细胞计数及分类：一般均增高。如白细胞计数＞ 20×10^9/L，且有显着核左移，应考虑并发胆囊穿孔或坏死的可能。

2. B 超检查：可测定胆囊和胆道大小、囊壁厚度、结石、积气和胆囊周围积液等征象，对急性胆囊炎的诊断准确率为 85% ～ 95%。

3. CT 和 MRI 检查：对诊断胆囊肿大、囊壁增厚、胆管梗阻、周围淋巴结肿大和胆囊周围积液等征象有一定帮助，尤其对并发穿孔和囊壁内脓肿形成价值最大。

4. 胆道造影：对黄疸不严重、肝功能无严重损害者，可施行静脉胆道造影检查：

静注 30% 胆影葡胺 20ml，如胆管及胆囊均显影，则可排除急性胆囊炎；胆管显影而经 4 小时后胆囊仍不显影时，可诊断急性胆囊炎；若胆管、胆囊均不显影，多数为急性胆囊炎。

5. 放射性核素扫描：对症状不典型的患者，^{99m}Tc-EHIDA 检查诊断急性胆囊炎的敏感性 97%，特异性 87%，由于胆囊管的梗阻，胆囊不显影；如胆囊显影，95% 的患者可排除急性胆囊炎。

（三）诊断注意事项

右上腹急性疼痛伴发热、恶心、呕吐，体检右上腹有肌卫和压痛，Murphy 征阳性，白细胞计数增高，B 超检查有胆囊壁水肿，放射性核素扫描阳性，即可诊断为本病，如过去有胆绞痛病史，则诊断更可肯定。但应注意与急性胰腺炎、溃疡病穿孔、冠心病（心绞痛和急性心肌梗死）、急性病毒性肝炎、高位阑尾炎、右下肺炎或胸膜炎、右侧带状疱疹等疾病鉴别。青年女性患者应与淋球菌性肝周围炎（Fitz Hugh Curitis 综合征）相鉴别，这是由于生殖器官的淋病双球菌感染扩散至上腹部，引起肝周围炎，可有发热、右上腹部疼痛，易误诊为急性胆囊炎。如妇科检查发现附件有压痛，宫颈涂片可见淋病双球菌可资鉴别。

二、治疗要点

急性结石性胆囊炎最终需手术治疗，原则上应争取择期手术。急性非结石性胆囊炎易坏疽穿孔，一经诊断，应及早手术治疗。

（一）非手术治疗

1. 一般处理：卧床休息，轻者可给予清淡流质饮食或暂禁食，严重病例禁食、禁饮，并下胃管进行持续胃肠减压。应静脉补充营养、水及电解质。

2. 解痉止痛：①药物：可选用阿托品 0.5mg 或山莨菪碱 10mg 肌内注射，或硝酸甘油 0.3 ～ 0.6mg 舌下含化；疼痛剧烈者可加用哌替啶 50 ～ 100mg 肌内注射。②针灸：针刺足三里、阳陵泉、胆囊穴、中脘、合谷、曲池，采用泻法，留针 20 ～ 30 分钟。

3. 利胆药物：口服 50% 硫酸镁 5 ～ 10ml，3 次 / 天；去氢胆酸片 0.25g 或胆酸片 0.2g，3 次 / 天；消炎利胆片或利胆片亦可服用。

4. 抗生素：应选择在血和胆汁中浓度较高的抗生素。通常选用氨苄西林、克林霉素、氨基糖苷类、第二、三代头孢菌素和喹诺酮类抗生素。因常伴有厌氧菌感染宜加用甲硝唑（灭滴灵）或替硝唑。

5. 中医药治疗：用大柴胡汤加减，方剂组成：柴胡 9g、黄芩 15g、姜半夏 9g、木香 9g、广郁金 12g、生大黄（后下）9g，热重加板蓝根 30g、黄柏 9g，有黄疸者加茵陈蒿 15g，待呕吐稍减后煎汤服用。

（二）手术治疗

行胆囊切除术是急性胆囊炎的根本治疗。急诊手术指征：①发病在 48 ～ 72 小时内者；②经非手术治疗无效或病情恶化者；③有胆囊穿孔、弥漫性腹膜炎、并发急性化脓性胆管炎、急性重症胰腺炎等并发症者。手术方法有胆囊切除术、部分胆囊切除术、胆囊造口术、超声导引下经皮经肝胆囊穿刺引流术（percutaneous transhepatic gallbladder drainage，PTGD）等。

……………………………………………………………………（刘东伟）

第十四节　急性胰腺炎

急性胰腺炎（acute pancreatitis，AP）是指多种病因引起的胰酶激活，继以胰腺局部炎性反应为主要特征，伴或不伴有其他器官功能改变的疾病。临床以急性上腹痛及血淀粉酶或脂肪酶升高为特点。大多数患者的病程呈自限性，20% ～ 30% 的患者临床经过凶险。总体病死率为 5% ～ 10%o

《2013 中国急性胰腺炎诊治指南》中，将 AP 严重度分为以下 3 级：①轻度 AP（mild AP，MAP）：具备 AP 的临床表现和生物化学改变，不伴有器官功能衰竭及局部或全身并发症，通常在 1 ～ 2 周内恢复，病死率极低。②中度 AP（modemtely severe AP，MSAP）：具备 AP 的临床表现和生物化学改变，伴有一过性的器官功能衰竭（48 小时内可自行恢复），或伴有局部或全身并发症而不存在持续性的器官功能衰竭（48 小时内不能自行恢复）。③重度 AP（severe AP，SAP）：具备 AP 的临床表现和生物化学改变，须伴有持续的器官功能衰竭（持续 48 小时以上、不能自行恢复的呼吸系统、心血管或肾脏功能衰竭，可累及一个或多个脏器）。病死率较高，为 36% ～ 50%。

一、诊断要点

（一）病因与诱因

在确诊 AP 基础上，应尽可能明确其病因，并努力去除病因，以防复发。

1. 常见病因：胆石症（包括胆道微结石）、高甘油三酯血症、乙醇。胆源性胰腺炎仍是我国 AP 的主要病因。高甘油三酯血症性胰腺炎的发病率呈上升态势。当甘油三酯≥ 11.30mmol/L，临床极易发生 AP；而当甘油三酯＜ 5.65mmol/L 时，发生 AP 的危险性减少。目前由单纯过度进食作为病因的 AP 已显着减少。

2. 其他病因：壶腹乳头括约肌功能不良（SOD）、药物和毒物、外伤性、高钙血症、血管炎、先天性（胰腺分裂、环形胰腺、十二指肠乳头旁憩室等）、肿瘤性（壶腹周围癌、胰腺癌）、感染性（柯萨奇病毒、腮腺炎病毒、获得性免疫缺陷病毒、蛔虫症）、自身免疫性（系统性红斑狼疮、干燥综合征）、α1- 抗胰蛋白酶缺乏症等。近年来，内镜逆行胰胆管造影（ERCP）后、腹部手术后等医源性因素诱发的 AP 的发病率也呈上升趋势。

3. 经临床与影像、生物化学等检查，不能确定病因者称为特发性。

（二）临床表现特点

1. 腹痛为 AP 的主要表现和首发症状，突然起病，程度轻重不一，可为钝痛、刀割样痛、钻痛或绞痛，呈持续性，可伴有阵发性腹痛加剧，不能为一般胃肠解痉药缓解，进食可加剧。疼痛部位多在中上腹，可向腰背部呈带状放射，取弯腰抱膝位可减轻疼痛。少数无腹痛。

2. 恶心、呕吐及腹胀：多在起病后出现，有时颇频繁，吐出食物和胆汁，呕吐后腹痛并不减轻。伴腹胀。极少数年老体弱患者可无或轻微腹痛，而仅表现为明显腹胀。

3. 发热：发热常源于全身炎性反应综合征（SIRS），多数患者有中度以上发热，持续 3 ～ 5 天。持续发热一周以上不退或逐日升高，应怀疑有继发感染，如胰腺脓肿或胆道感染等。

4. 临床体征方面，轻症者仅表现为轻压痛，往往与主诉腹痛程度不十分相符，可有腹胀和肠鸣音减少，无肌紧张和反跳痛。重症者可出现腹膜刺激征、腹水、Grey-Turner 征、Cullen 征（因胰酶、坏死组织及出血沿腹膜间隙与肌层渗入腹壁下，致两侧胁腹部皮肤呈暗灰蓝色，称 Grey-Turner 征；可致脐周围皮肤青紫，称 Cullen 征）。腹部因液体积聚或假性囊肿形成可触及肿块。其他可有相应并发症所具有的体征。

5. 局部并发症：包括急性液体积聚（APFC）、急性坏死物积聚（ANC）、胰腺假性囊肿、包裹性坏死（WON）和胰腺脓肿，其他局部并发症还包括胸腔积液、胃流出道梗阻、消化道瘘、腹腔出血、假性囊肿出血、脾静脉或门静脉血栓形成、坏死性结肠炎等。局部并发症并非判断 AP 严重程度的依据。

全身并发症主要包括器官功能障碍 / 衰竭、SIRS、全身感染、腹腔内高压（IAH）或腹腔间隔室综合征（ACS）、胰性脑病等。①器官功能衰竭：AP 的严重程度主要取决于器官功能衰竭的出现及持续时间（是否超过 48 小时）。呼吸衰竭主要包括急性呼吸窘迫综合征（ARDS），循环衰竭主要包括心动过速、低血压或休克，肾衰竭主要包括少尿、无尿和血清肌酐升高。② SIRS：符合以下临床表现中的两项及以上，可以诊断为 SIRS。心率＞ 90 次 / 分；体温＜ 36℃或＞ 38℃；WBC 计数＜ 4×10^9/L 或＞ 12×10^9/L；呼吸频率＞ 20 次 / 分或 PCO_2 ＜ 32mmHg。SIRS 持续存在将会增加器官功能衰竭发生的风险。③全身感染：SAP 患者若合并脓毒症，病死率升高，为 50% ～ 80%。主要以革兰氏阴性杆菌感染为主，也可有真菌感染。④ IAH 和 ACS：SAP 时 IAH 和 ACS 的发生率分别约为 40% 和 10%，IAH 已作为判定 SAP 预后的重要指标之一，容易导致 MODS。膀胱压（UBP）测定是诊断 ACS 的重要指标，膀胱压≥ 20mmHg，伴有少尿、无尿、呼吸困难、吸气压增高、血压降低时应考虑出现 ACS。⑤胰性脑病：是 AP 的严重并发症之一，可表现为耳鸣、复视、谵妄、语言障碍及肢体僵硬、昏迷等，多发生于 AP 早期。

（三）辅助检查

1. 血清酶学检查：①强调血清淀粉酶测定的临床意义，尿淀粉酶变化仅作参考。血清淀粉酶在起病后 6 ～ 12 小时开始升高，48 小时开始下降，持续 3 ～ 5 天。血清淀粉酶超过正常值 3 倍可确诊为本病。但血清淀粉酶活性高低与病情严重程度不呈相关性。血清淀粉酶持续增高要注意病情反复、并发假性囊肿或脓肿、疑有结石或肿瘤、肾功能不全、高淀粉酶血症等。要注意鉴别其他急腹症（如消化性溃疡穿孔、胆石症、胆囊炎、肠梗阻等）引起的血清淀粉酶增高，但一般不超过正常值 2 倍。②血清脂肪酶活性测定：血清脂肪酶常在起病后 24 ～ 72 小时开始升高，持续 7 ～ 10 天。血清脂肪酶活性测定与血清淀粉酶测定有互补作用，其敏感性和特异性均略优于血清淀粉酶。同样，血清脂肪酶活性与疾病严重程度不呈正相关。部分患者此两种酶可不升高。

2. 血清标志物：① C 反应蛋白（CRP）：CRP 是组织损伤和炎症的非特异性标志物，有助于评估与监测 AP 的严重性。发病 72 小时后 CRP ＞ 150mg/L 提示胰腺组织坏死。②动态测定血清 IL-6 水平增高提示预后不良。

3. 影像学诊断：在发病初期 24 ～ 48 小时行腹部超声检查，是 AP 的常规初筛影像学检查，可以初步判断胰腺组织形态学变化，同时有助于判断有无胆道疾病，但受 AP 时胃肠道积气的影响，对 AP 不能作出准确判断。推荐 CT 扫描作为诊断 AP 的标准影像学方法，且发病 1 周左右的增强 CT 诊断价值更高，可有效区分液体积聚和坏死的范围。在 SAP 的病程中，应强调密切随访 CT 检查，建议按病情需要，平均每周 1 次。

按照改良 CT 严重指数（MCTSI），胰腺炎性反应分级为，正常胰腺（0 分），胰腺和（或）胰周炎性改变（2 分），单发或多个积液区或胰周脂肪坏死（4 分）；胰腺坏死分级为，无胰腺坏死（0 分），坏死范围≤ 30%（2 分），坏死范围＞ 30%（4 分）；胰腺外并发症，包括胸腔积液、腹水，血管或胃肠道等（2 分）。评分≥ 4 分可诊断为 MSAP 或 SAP。此外，MRI 也可以辅助诊断 AP。

4. AP 的诊断标准　临床上符合以下 3 项特征中的 2 项，即可诊断为 AP。①与 AP 符合的腹痛（急性、突发、持续、剧烈的上腹部疼痛，常向背部放射）；②血清淀粉酶和（或）脂肪酶活性至少＞ 3 倍正常上限值；③增强 CT/MRI 或腹部超声呈 AP 影像学改变。

5. AP 的分级诊断标准　① MAP 为符合 AP 诊断标准，满足以下情况之一，无脏器衰竭、无局部或全身并发症，Ranson 评分＜ 3 分，急性生理功能和慢性健康状况评分系统（APACHE）Ⅱ评分＜ 8 分，AP 严重程度床边指数（BISAP）评分＜ 3 分，MCTSI 评分＜ 4 分。② MSAP 为符合 AP 诊断标准，急性期满足下列情况之一，Ranson 评分≥ 3 分，APACHEU 评分≥ 8 分，BISAP 评分≥ 3 分，MCTSI 评分≥ 4 分，可有一过性（＜ 48 小时）的器官功能障碍。恢复期出现需要干预的假性囊肿、胰瘘或胰周脓肿等。③ SAP 为符合 AP 诊断标准，伴有持续性（＞ 48 小时）器官功能障碍（单器官或多器官），改良 Marshall 评分≥ 2 分。

二、治疗要点

AP 治疗的主要目标：①寻找并去除病因；②控制炎症；③防治器官功能障碍 / 衰竭。

（一）基本处理

主要目的是纠正水、电解质紊乱，支持治疗，防止局部及全身并发症。

1. 动态观测与评估：观察内容包括血、尿、凝血常规测定，粪便隐血、肾功能、肝功能测定，血糖、血钙测定，心电监护，血压监测，血气分析，血清电解质测定，胸部 X 线摄片，中心静脉压测定等。动态观察腹部体征和肠鸣音改变。记录 24 小时尿量及出入量变化。上述指标可根据患者具体病情作相应选择，根据 APACHE Ⅱ评分、Ranson 评分、BISAP 评分等指标判断 AP 的严重程度及预后。SAP 病情危重时，应入 ICU 治疗。

2. 常规禁食，对有严重腹胀、麻痹性肠梗阻者应采取胃肠减压等相关措施。在患者腹痛减轻或消失、腹胀减轻或消失、肠道动力恢复或部分恢复时可以考虑开放饮食，开始以糖类为主，如米汤或冲服藕粉等，逐步过渡到低脂饮食，避免饱餐和油腻食品。不以血清淀粉酶活性高低作为开放饮食的必要条件。

3. 静脉补液，积极补足血容量，维持水电解质和酸碱平衡。补液量包括基础需要量和流入组织间隙的液体量。输液种类包括胶体物质、0.9% 氯化钠溶液和平衡液。扩容时应注意晶体与胶体的比例，并及时补充微量元素和维生素。必要时使用血管活性药物。

4. 止痛治疗：疼痛剧烈时考虑镇痛治疗。在严密观察病情下，可肌内注射盐酸哌替啶 25 ～ 100mg。不推荐应用吗啡或胆碱能受体拮抗剂，如阿托品、654-2 等，因前者会收缩奥狄括约肌，后者则会诱发或加重肠麻痹。

（二）抑制胰腺分泌

常用药物有：①生长抑素及类似物：具有多种内分泌活性：抑制胃酸分泌；抑制

胰腺的外分泌，使胰液量、消化酶分泌减少；抑制生长激素、胰高血糖素、胆囊收缩素等多种激素的释放；降低门脉压和脾血流等。在AP早期应用，能迅速控制病情、缓解临床症状、减少并发症、缩短住院时间、提高治愈率。奥曲肽0.1mg皮下注射，6～8小时1次；或生长抑素首剂250μg缓慢静脉注射后按每小时250μg的剂量持续静脉滴注。② H_2受体拮抗剂或质子泵抑制剂：可通过抑制胃酸分泌而间接抑制胰腺分泌，还可以预防应激性溃疡的发生。可选用法莫替丁20～40mg，或奥美拉唑40～80mg加入液体中静滴，或静脉注射，1～2次/天。

（三）蛋白酶抑制剂应用

蛋白酶抑制剂（乌司他丁、加贝酯、抑肽酶）能够广泛抑制与AP发展有关胰蛋白酶、弹性蛋白酶、磷脂酶A等的释放和活性，还可稳定溶酶体膜，改善胰腺微循环，减少AP并发症，主张早期足量应用。①乌司他丁（ulinastatin）：10万U加入补液500ml内静滴，1～2小时内滴完，1～3次/天。②加贝醋（FOY，gabexate）：仅供静脉滴注。每次100mg加入250ml补液内，治疗开始3天每8小时1次，症状减轻后改为每日1次，疗程7～10天。滴速为1mg/（kg·h），不宜＞2.5mg/（kg·h）。需注意有对多种药物过敏者、孕妇及儿童禁用，给药中，一旦发生过敏现象应及时停药并对症治疗。③抑肽酶（aprotinin）：每日用量10万～20万U，分2次溶入葡萄糖液静滴，疗程1～2周。

（四）抗生素的应用

对于非胆源性AP不推荐预防使用抗生素。对于胆源性MAP或伴有感染的MSAP和SAP应常规使用抗生素。胰腺感染的致病菌主要为革兰氏阴性菌和厌氧菌等肠道常驻菌。抗生素的应用应遵循“降阶梯”策略，选择抗菌谱为针对革兰氏阴性菌和厌氧菌为主、脂溶性强、有效通过血胰屏障的药物。推荐方案：碳青霉烯类；青霉素+β-内酰胺酶抑制剂；第三代头孢菌素+抗厌氧菌；喹诺酮+抗厌氧菌。疗程为7～14天，特殊情况下可延长应用时间。要注意真菌感染的诊断，临床上无法用细菌感染来解释发热等表现时，应考虑到真菌感染的可能，可经验性应用抗真菌药，同时进行血液或体液真菌培养。

（五）营养支持

MAP患者只需短期禁食，故不需肠内或肠外营养。MSAP或SAP患者常先施行肠外营养（PTN），待患者胃肠动力能够耐受，及早（发病48小时内）实施肠内营养（EN）。肠内营养的最常用途径是内镜引导或X线引导下放置鼻空肠管。输注能量密度为4187J/ml的要素营养物质，如能量不足，可辅以肠外营养，并观察患者的反应，如能耐受，则逐渐加大剂量。应注意补充谷氨酰胺制剂。对于高脂血症患者，应减少脂肪类物质的补充。进行肠内营养时，应注意患者的腹痛、肠麻痹、腹部压痛等胰腺炎症状和体征是否加重，并定期复查电解质、血脂、血糖、总胆红素、血清白蛋白水平、血常规及肾功能等，以评价机体代谢状况，调整肠内营养的剂量。可先采用短肽类制剂，再逐渐过渡到整蛋白类制剂，要根据患者血脂、血糖的情况进行肠内营养剂型的选择。

（六）防治脏器功能障碍/衰竭

AP的严重程度主要取决于器官功能衰竭的出现及持续时间（是否超过48小时），因此积极维护脏器功能贯穿于AP整个诊疗中。主要措施包括：

1. 早期液体复苏：SAP 时胰腺周围及腹膜后大量渗出，早期可合并 SIRS，毛细血管渗漏增加，体液从血管渗出至腹腔及腹膜后，是造成有效血容量丢失和血液浓缩的主要原因。因此 SAP 发病后一经诊断应立即进行液体复苏，在 48 小时内血流动力学得到改善时，额外的液体补充又会加重患者死亡，应采用“控制性液体复苏”策略。复苏主要分为快速扩容和调整体内液体分布两个阶段：①快速扩容：应采用输液泵，匀速补液，速度多控制在 250 ～ 300ml/h。补液时晶体早期用生理盐水和平衡液，胶体液包括羟乙基淀粉、低分子右旋糖酐、血浆、白蛋白等。合适的晶体与胶体比例为 2∶1，快速扩容要在 6 小时内完成。②调控液体的体内分布：目的是排出第三间隙潴留的液体，同时治疗由于快速扩容时液体外渗导致的并发症。补液量原则上要小于前一日的总出量。晶体与胶体比例调整至 3∶1，输注胶体后可给予小剂量呋塞米治疗。待 SIRS 缓解时结束液体复苏。

2. 针对 ARDS 的治疗：处理包括动态监测患者血气分析，面罩吸氧或机械通气，大剂量、短程糖皮质激素的应用，有条件时行气管镜下肺泡灌洗术。

3. 针对急性肾损伤 / 肾衰竭的治疗：主要是支持治疗，稳定血流动力学参数，必要时透析。持续性肾脏替代疗法（CRRT）的指征是伴急性肾衰竭，或尿量≤ 0.5ml/（kg·h）；早期伴两个或两个以上器官功能障碍；SIRS 伴心动过速、呼吸急促，经一般处理效果不明显；伴严重水电解质紊乱；伴胰性脑病。

4. 预防和治疗肠道衰竭：对于 SAP 患者，应密切观察腹部体征及排便情况，监测肠鸣音的变化。及早给予促肠道动力药物，包括生大黄、芒硝、硫酸镁、乳果糖等；给予微生态制剂调节肠道细菌菌群；应用谷氨酰胺制剂保护肠道黏膜屏障。同时可应用中药，如皮硝外敷。病情允许下，尽早恢复饮食或实施肠内营养对预防肠道衰竭具有重要意义。

5. 其他脏器功能的支持：出现肝功能异常时可予保肝药物，弥散性血管内凝血时可使用肝素，上消化道出血可使用质子泵抑制剂。

（七）胆源性胰腺炎的内镜治疗

对于怀疑或已经证实的胆源性 AP 患者，如果符合重症指标，和（或）有胆管炎、黄疸、胆总管扩张，或最初判断是 MAP 但在治疗中病情恶化者，应行鼻胆管引流或内镜下十二指肠乳头括约肌切开术（EST）。胆源性 SAP 发病的 48 ～ 72 小时内为行内镜逆行胰胆管造影（ERCP）最佳时机，而胆源性 MAP 于住院期间均可行 ERCP 治疗。在胆源性 AP 恢复后应该尽早行胆囊切除术，以防再次发生 AP。

（八）并发症的处理

①局部并发症的处理：大多数 APFC 和 ANC 可在发病后数周内自行消失，无须干预，仅在合并感染时才有穿刺引流的指征。无菌的假性囊肿及 WON 大多数可自行吸收，少数直径＞ 6cm 且有压迫现象等临床表现，或持续观察见直径增大，或出现感染症状时可予微创引流治疗。胰周脓肿和（或）感染首选穿刺引流，引流效果差则进一步行外科手术，外科手术为相对适应证。有条件的单位应行内镜下穿刺引流术或内镜下坏死组织清除术。②全身并发症的处理：发生 SIRS 时应早期应用乌司他丁或糖皮质激素。CRRT 能很好地清除血液中的炎性介质，同时调节体液、电解质平衡，因而推荐早期用于 AP 并发的 SIRS，并有逐渐取代腹腔灌洗治疗的趋势。菌血症或脓毒症者应根据药物敏感试验结果调整抗生素，要由广谱抗生素过渡至使用窄谱抗生素，要足量

足疗程使用。SAP 合并 ACS 者应采取积极的救治措施，除合理的液体治疗、抗炎药物的使用之外，还可使用血液滤过、微创减压及开腹减压术等。

（九）中医中药

单味中药（如生大黄、芒硝），复方制剂（如清胰汤、柴芍承气汤等）被临床实践证明有效。中药制剂通过降低血管通透性、抑制巨噬细胞和中性粒细胞活化、清除内毒素达到治疗功效。

（十）手术治疗

在 AP 早期阶段，除因严重的 ACS，均不建议外科手术治疗。在 AP 后期阶段，若合并胰腺脓肿和（或）感染，应考虑手术治疗。

……………………………………………………………（李桂欣）

参 考 文 献

[1] 方燕南，罗柏宁，陈少琼，张爱武 . 神经内科疾病影像诊断思维 [M]. 广州：广东科技出版社，2011.5.

[2] 郝伟 . 精神病学，第 6 版 .[M]. 北京：人民卫生出版社，2008.

[3] 黄峻 . 神经内科疾病诊断流程与治疗策略 [M]. 北京：科学出版社，2007

[4] 贾建平 . 神经内科疾病临床诊疗规范教程 [M]. 北京：北京大学医学出版社，2010.7

[5] 江开达 . 精神病学，第 2 版 .[M]. 北京：人民卫生出版社，2009.

[6] 雷霆 . 神经外科疾病诊疗指南 [M]. 北京：科学出版社，2013.

[7]Robert E. 精神病学 . 第 5 版 . 张明园，译 [M]. 北京：人民卫生出版社，2010.

[8] 史福平，邸卫英，邸鸿雁 . 神经内科疾病诊断与治疗 [M]. 上海：第二军医大学出版社，2010.7

[9] 王维治 . 神经病学 [M]. 北京：人民卫生出版社，2004.6

[10] 徐一峰，社会精神病学 .[M]. 上海：上海科技教育出版社，2010.

[11] 许长春等 . 神经内科常见病诊疗学 [M]. 广州：世界图书出版社，2012.5

[12] 曾进胜 . 神经内科疾病临床诊断与治疗方案 [M]. 北京：科学技术文献出版社，2010.2

现代神经疾病学

（上）

吕雪飞等◎主编

吉林科学技术出版社

图书在版编目（CIP）数据

现代神经疾病学/ 吕雪飞，衣永尚，李兆生主编
. -- 长春 :吉林科学技术出版社，2016.7
ISBN 978-7-5578-1143-3

Ⅰ. ①现… Ⅱ. ①吕…②衣…③李…Ⅲ. ①神经病
学Ⅳ. ①R741

中国版本图书馆CIP数据核字(2016) 第167842号

现代神经疾病学

XIANDAI SHENJING JIBING XUE

主　　编　吕雪飞　衣永尚　李兆生　王娟娟　边世春　郑鸿伟
出 版 人　李　梁
责任编辑　孟　波
封面设计　长春创意广告图文制作有限责任公司
制　　版　长春创意广告图文制作有限责任公司
开　　本　787mm×1092mm　1/16
字　　数　840千字
印　　张　38.5
版　　次　2016年7月第1版
印　　次　2017年6月第1版第2次印刷

出　　版　吉林科学技术出版社
发　　行　吉林科学技术出版社
地　　址　长春市人民大街4646号
邮　　编　130021
发行部电话/传真　0431-85635177　85651759　85651628
85652585　85635176
储运部电话　0431-86059116
编辑部电话　0431-86037565
网　　址　www.jlstp.net
印　　刷　虎彩印艺股份有限公司

书　　号　ISBN 978-7-5578-1143-3
定　　价　150.00元
如有印装质量问题　可寄出版社调换
因本书作者较多，联系未果，如作者看到此声明，请尽快来电或来函与编辑部联系，以便商洽相应稿酬支付事宜。

前　言

随着近年来医学科学的飞速发展，临床上新理论、新技术和新方法的不断出现，要求我们不断更新学科发展理念，处理当前临床的现状。神经病学领域各专业不仅在理论上，而且在临床诊疗各方面都迅速发展，越来越多的神经系统疾病诊疗规范和指南相继推出。这就要求我们的知识不断更新。面对这一发展形势，组织临床工作人员编写一套全面而系统的《现代神经疾病学》来总结临床疾病诊治过程中的经验，提高临床诊治水平尤为重要。

本书共分23章，从临床实际出发，力求全面从多角度、多层次、多方位进行编写，突出实用性，详细阐述了神经系统常见内科疾病的诊断与治疗，包括各种病种的病因病理、诊断、治疗及预后，并对神经系统疾病常用的检查方法做了一一介绍，力求读者比较全面了解神经科常见疾患，为临床工作提供有利的帮助。并融入了当前国内外神经病学发展的新理论、新方法和最新的诊疗技术，集临床实用性、科学性和先进性于一体，体现了当前国内外临床神经病学发展的水平和现状。

感谢医学界同仁的支持和帮助，恳请大家能够提出宝贵的意见，以便我们不断持续改进，同时对出版社的精心编辑表示衷心的感谢。

《现代神经疾病学》编委会

2016年7月

目　录

第一章　神经系统疾病的常见症状

神经系统疾病常见症状包括意识障碍、认知障碍、运动障碍、感觉障碍和平衡障碍等多种表现。在神经科实践中，就诊患者提供的信息往往是症状，这就需要临床医师从症状入手，结合病史和查体，对症状进行定位和定性，以指导诊断和治疗。因此，应当培养医学生对神经科纷繁复杂的临床症状具有独立分析、去伪存真、抓主删次的能力，建立良好的临床科学思维。本章主要从神经科常见症状入手，沿着从症状到疾病这一分析思路叙述，以符合临床实际，并提高医学生对神经科疾病的诊断能力。

第一节　意识障碍

意识是指个体对周围环境及自身状态的感知能力。意识障碍可分为觉醒度下降和意识内容变化两方面。前者表现为嗜睡、昏睡和昏迷；后者表现为意识模糊和谵妄等。意识的维持依赖大脑皮质的兴奋。脑干上行网状激活系统（ascending reticular activating system）接受各种感觉信息的侧支传入，发放兴奋从脑干向上传至丘脑的非特异性核团，再由此弥散投射至大脑皮质，使整个大脑皮质保持兴奋，维持觉醒状态。因此，上行网状激活系统或双侧大脑皮质损害均可导致意识障碍。

一、以觉醒度改变为主的意识障碍

（一）嗜睡（somnolence）

是意识障碍的早期表现。患者表现为睡眠时间过度延长，但能被叫醒，醒后可勉强配合检查及回答简单问题，停止刺激后患者又继续入睡。

（二）昏睡（sopor）

是一种比嗜睡较重的意识障碍。患者处于沉睡状态，正常的外界刺激不能使其觉醒，须经高声呼唤或其他较强烈刺激方可唤醒，对言语的反应能力尚未完全丧失，可作含糊、简单而不完全的答话，停止刺激后又很快入睡。

（三）昏迷（coma）

是一种最为严重的意识障碍。患者意识完全丧失，各种强刺激不能使其觉醒，无有目的的自主活动，不能自发睁眼。昏迷按严重程度可分为三级：

1. 浅昏迷　意识完全丧失，仍有较少的无意识自发动作。对周围事物及声、光等刺激全无反应，对强烈刺激如疼痛刺激可有回避动作及痛苦表情，但不能觉醒。吞咽反射、咳嗽反射、角膜反射以及瞳孔对光反射仍然存在。生命体征无明显改变。

2. 中昏迷　对外界的正常刺激均无反应，自发动作很少。对强刺激的防御反射、角膜反射和瞳孔对光反射减弱，大小便潴留或失禁。此时生命体征已有改变。

3. 深昏迷　对外界任何刺激均无反应，全身肌肉松弛，无任何自主运动。眼球固定，瞳孔散大，各种反射消失，大小便多失禁。生命体征已有明显改变，呼吸不规则，血压或有下降。

大脑和脑干功能全部丧失时称脑死亡，其确定标准是：患者对外界任何刺激均无反应，无任何自主运动，但脊髓反射可以存在；脑干反射（包括对光反射、角膜反射、头眼反射、前庭眼反射、咳嗽反射）完全消失，瞳孔散大固定；自主呼吸停止，需要人工呼吸机维持换气；脑电图提示脑电活动消失，呈一直线；经颅多普勒超声提示无脑血流灌注现象；体感诱发电位提示脑干功能丧失；上述情况持续时间至少 12 小时，经各种抢救无效；需除外急性药物中毒、低温和内分泌代谢疾病等。

二、以意识内容改变为主的意识障碍

（一）意识模糊（confusion）

表现为注意力减退，情感反应淡漠，定向力障碍，活动减少，语言缺乏连贯性，对外界刺激可有反应，但低于正常水平。

（二）谵妄（delirium）

谵妄是一种急性的脑高级功能障碍，患者对周围环境的认识及反应能力均有下降，表现为认知、注意力、定向、记忆功能受损，思维推理迟钝，语言功能障碍，错觉，幻觉，睡眠觉醒周期紊乱等，可表现为紧张、恐惧和兴奋不安，甚至可有冲动和攻击行为。病情常呈波动性，夜间加重，白天减轻，常持续数小时和数天。引起谵妄的常见神经系统疾病有脑炎、脑血管病、脑外伤及代谢性脑病等。其他系统性疾病也可引起谵妄，如酸碱平衡及水电解质紊乱、营养物质缺乏、高热、中毒等。谵妄的常见病因见表 1-1。

表 1-1　谵妄的常见病因

分　类	病　因
颅内病变	脑膜炎、脑炎、脑外伤、蛛网膜下腔出血、癫痫等
药物过量或戒断后	抗高血压药物、西咪替丁、胰岛素、抗胆碱能药物、抗癫痫药物、抗帕金森病药物、阿片类、水杨酸类、类固醇等
化学品中毒	一氧化碳、重金属及其他工业毒物
其他	肝性脑病、肺性脑病、低氧血症、尿毒症性脑病、心力衰竭、心律不齐、高血压脑病、伴有发热的系统感染、各种原因引起的电解质紊乱、手术后、甲状腺功能减退、营养不良等

三、特殊类型的意识障碍

（一）去皮质综合征（decorticated syndrome，apallic syndrome）

多见于因双侧大脑皮质广泛损害而导致的皮质功能减退或丧失，皮质下功能仍保存。患者表现为意识丧失，但睡眠和觉醒周期存在，能无意识地睁眼、闭眼或转动眼球，但眼球不能随光线或物品转动，貌似清醒但对外界刺激无反应。光反射、角膜反射，甚至咀嚼动作、吞咽、防御反射均存在，可有吸吮、强握等原始反射，但无自发动作。大小便失禁。四肢肌张力增高，双侧锥体束征阳性。身体姿势为上肢屈曲内收，腕及手指屈曲，双下肢伸直，足屈曲，有时称为去皮质强直（decorticated rigidity）。该综合征常见于缺氧性脑病、脑炎、中毒和严重颅脑外伤等。

（二）无动性缄默症（akinetic mutism）

又称睁眼昏迷（coma vigil），由脑干上部和丘脑的网状激活系统受损引起，此时大脑半球及其传出通路无病变。患者能注视周围环境及人物，貌似清醒，但不能活动或言语，二便失禁。肌张力减低，无锥体束征。强烈刺激不能改变其意识状态，存在觉醒－睡眠周期。本症常见于脑干梗死。

（三）植物状态（vegetative state）

是指大脑半球严重受损而脑干功能相对保留的一种状态。患者对自身和外界的认知功能全部丧失，呼之不应，不能与外界交流，有自发或反射性睁眼，偶可发现视物追踪，可有无意义哭笑，存在吸吮、咀嚼和吞咽等原始反射，有觉醒－睡眠周期，大小便失禁。持续植物状态（persistent vegetative state）指烦脑外伤后植物状态持续 12 个月以上，其他原因持续在 3 个月以上。

四、意识障碍的鉴别诊断

以下各综合征易被误诊为意识障碍，临床上应加以鉴别。

（一）闭锁综合征（locked in syndrome）

又称去传出状态，病变位于脑桥基底部，双侧锥体束和皮质脑干束均受累。患者意识清醒，因运动传出通路几乎完全受损而呈失运动状态，眼球不能向两侧转动，不能张口，四肢瘫痪，不能言语，仅能以瞬目和眼球垂直运动示意与周围建立联系。本综合征可由脑血管病、感染、肿瘤、脱髓鞘病等引起。

（二）意志缺乏症（abulia）

患者处于清醒状态，运动感觉功能存在，记忆功能尚好，但因缺乏始动性而不语少动，对刺激无反应、无欲望，呈严重淡漠状态，可有额叶释放反射，如掌颏反射、吸吮反射等。本症多由双侧额叶病变所致。

（三）木僵（stupor）

表现为不语不动，不吃不喝，对外界刺激缺乏反应，甚至出现大小便潴留，多伴有蜡样屈曲、违拗症，言语刺激触及其痛处时可有流泪、心率增快等情感反应，缓解后多能清楚回忆发病过程。见于精神分裂症的紧张性木僵、严重抑郁症的抑郁性木僵、反应性精神障碍的反应性木僵等。

五、伴发不同症状和体征意识障碍的病因诊断

意识障碍可由不同的病因所引起，临床宜对具体问题具体分析，尤其是伴发不同症状或体征时对病因诊断有很大提示，详见表 1-2。

表 1-2　伴发不同症状或体征意识障碍的常见病因

意识障碍伴不同症状或体征	可能病因
头痛	脑炎、脑膜炎、蛛网膜下腔出血、脑外伤
视乳头水肿	高血压脑病、颅内占位病变
瞳孔散大	脑疝、脑外伤、乙醇中毒或抗胆碱能与拟交感神经药物中毒
肌震颤	乙醇或镇静药过量、拟交感神经药物中毒
偏瘫	脑梗死、脑出血、脑外伤
脑膜刺激征	脑膜炎、脑炎、蛛网膜下腔出血

续表

意识障碍伴不同症状或体征	可能病因
肌强直	低钙血症、破伤风、弥漫性脑病
痫性发作	脑炎、脑出血、脑外伤、颅内占位病变、低血糖
发热	脑炎、脑膜炎、败血症
体温过低	低血糖、肝性脑病、甲状腺功能减退
血压升高	脑梗死、脑出血、蛛网膜下腔出血、高血压脑病
心动过缓	甲状腺功能减退、心脏疾

………………………………………………………………………………（冯社军）

第二节　认知障碍

认知是指人脑接受外界信息，经过加工处理，转换成内在的心理活动，从而获取知识或应用知识的过程。它包括记忆、语言、视空间、执行、计算和理解判断等方面。认知障碍是指上述几项认知功能中的一项或多项受损，当上述认知域有 2 项或 2 项以上受累，并影响个体的日常或社会能力时，可考虑为痴呆。

一、记忆障碍

记忆是信息在脑内储存和提取的过程，一般分为瞬时记忆、短时记忆和长时记忆三类。瞬时记忆为大脑对事物的瞬时映象，有效作用时间不超过 2 秒，所记的信息内容并不构成真正的记忆。瞬时记忆的信息大部分迅速消退，只有得到注意和复习的小部分信息才转入短时记忆中，短时记忆时间也很短，不超过 1 分钟，如记电话号码。短时记忆中的信息经过反复的学习、系统化，在脑内储存，进入长时记忆，可持续数分钟、数天，甚至终生。临床上记忆障碍的类型多是根据长时记忆分类的，包括遗忘、记忆减退、记忆错误和记忆增强等不同表现。

（一）遗忘（amnesia）

遗忘是对识记过的材料不能再认与回忆，或者表现为错误的再认或回忆。根据遗忘的具体表现可分为顺行性遗忘、逆行性遗忘、进行性遗忘、系统成分性遗忘、选择性遗忘和暂时性遗忘等多种类型，其中前两者最为重要。

1. 顺行性遗忘　指回忆不起在疾病发生以后一段时间内所经历的事件，近期事件记忆差，不能保留新近获得的信息，而远期记忆尚保存。常见于阿尔茨海默病的早期、癫痫、双侧海马梗死、间脑综合征、严重的颅脑外伤等。

2. 逆行性遗忘　指回忆不起疾病发生之前某一阶段的事件，过去的信息与时间梯度相关的丢失。常见于脑震荡后遗症、缺氧、中毒、阿尔茨海默病的中晚期、癫痫发作后等。

（二）记忆减退

指识记、保持、再认和回忆普遍减退。早期往往是回忆减弱，特别是对日期、年代、专有名词、术语概念等的回忆发生困难，以后表现为近期和远期记忆均减退。临床上常见于阿尔茨海默病、血管性痴呆、代谢性脑病等。

（三）记忆错误

1. 记忆恍惚　包括似曾相识、旧事如新、重演性记忆错误等，与记忆减退过程有关。常见于颞叶癫痫、中毒、神经症、精神分裂症等。

2. 错构　指患者记忆有时间顺序上的错误，如患者将过去生活中所经历的事件归之于另一无关时期，而患者并不自觉，并且坚信自己所说的完全正确。常见于更年期综合征、精神发育迟滞、乙醇中毒性精神病和脑动脉硬化症等。

3. 虚构　指患者将过去事实上从未发生的事或体验回忆为确有其事，患者不能自己纠正错误。常见于柯萨可夫综合征（Korsakoff syndrome），可以由脑外伤、乙醇中毒、感染性脑病等引起。

（四）记忆增强

指对远事记忆的异常性增加。患者表现出对很久以前所发生的、似乎已经遗忘的时间和体验，此时又能重新回忆起来，甚至一些琐碎的毫无意义的事情或细微情节都能详细回忆。多见于躁狂症、妄想或服用兴奋剂过量。

二、失语

失语（aphasia）是指在神志清楚，意识正常，发音和构音没有障碍的情况下，大脑皮质语言功能区病变导致的言语交流能力障碍，表现为自发谈话、听理解、复述、命名、阅读和书写六个基本方面能力残缺或丧失，如患者构音正常但表达障碍，肢体运动功能正常但书写障碍，视力正常但阅读障碍，听力正常但言语理解障碍等。不同的大脑语言功能区受损可有不同的临床表现。迄今对失语症的分类尚未取得完全一致的意见，国内外较通用的是以解剖－临床为基础的分类法。由于汉语的特殊性，我国学者制定了汉语失语症分类法。下面简要介绍主要的失语类型。

（一）外侧裂周围失语综合征

包括 Broca 失语、Wernicke 失语和传导性失语，病灶位于外侧裂周围，共同特点是均有复述障碍。

1. Broca 失语　又称表达性失语或运动性失语，由优势侧额下回后部（Broca 区）病变引起。临床表现以口语表达障碍最突出，谈话为非流利型、电报式语言，讲话费力，找词困难，只能讲一两个简单的词，且用词不当，或仅能发出个别的语音。口语理解相对保留，对单词和简单陈述句的理解正常，句式结构复杂时则出现困难。复述、命名、阅读和书写均有不同程度的损害。常见于脑梗死、脑出血等可引起 Broca 区损害的神经系统疾病。

2. Wernicke 失语　又称听觉性失语或感觉性失语，由优势侧颞上回后部（Wernicke 区）病变引起。临床特点为严重听理解障碍，表现为患者听觉正常，但不能听懂别人和自己的讲话。口语表达为流利型，语量增多，发音和语调正常，但言语混乱而割裂，缺乏实质词或有意义的词句，难以理解，答非所问。复述障碍与听理解障碍一致，存在不同程度的命名、阅读和书写障碍。常见于脑梗死、脑出血等可引起 Wernicke 区损害的神经系统疾病。

3. 传导性失语　多数传导性失语患者病变累及优势侧缘上回、Wernicke 区等部位，一般认为本症是由于外侧裂周围弓状束损害导致 Wernicke 区和 Broca 区之间的联系中断所致。临床表现为流利性口语，患者语言中有大量错词，但自身可以感知到其错误，欲纠正而显得口吃，听起来似非流利性失语，但表达短语或句子完整。听理解障碍较轻，在执行复杂指令时明显。复述障碍较自发谈话和听理解障碍重，二者损害不成比例，是本症的最大特点。命名、阅读和书写也有不同程度的损害。

（二）经皮质性失语综合征

又称为分水岭区失语综合征，病灶位于分水岭区，共同特点是复述相对保留。

1. 经皮质运动性失语　病变多位于优势侧 Broca 区附近，但 Broca 区可不受累，也可位于优势侧额叶侧面，主要由于语言运动区之间的纤维联系受损，导致语言障碍，表现为患者能理解他人的言语，但自己只能讲一两个简单的词或短语，呈非流利性失语，类似于 Broca 失语，但程度较 Broca 失语轻，患者复述功能完整保留。本症多见于优势侧额叶分水岭区的脑梗死。

2. 经皮质感觉性失语　病变位于优势侧 Wernicke 区附近，表现为听觉理解障碍，对简单词汇和复杂语句的理解均有明显障碍，讲话流利，语言空洞、混乱而割裂，找词困难，经常是答非所问，类似于 Wernicke 失语，但障碍程度较 Wernicke 失语轻。复述功能相对完整，但常不能理解复述的含义。有时可将检查者故意说错的话完整复述，这与经皮质运动性失语患者复述时可纠正检查者故意说错的话明显不同。本症多见于优势侧颞、顶叶分水岭区的脑梗死。

3. 经皮质混合性失语　又称语言区孤立，为经皮质运动性失语和经皮质感觉性失语并存，突出特点是复述相对好，其他语言功能均严重障碍或完全丧失。本症多见于优势侧大脑半球分水岭区的大片病灶，累及额、顶、颞叶。

（三）完全性失语

也称混合性失语，是最严重的一种失语类型。临床上以所有语言功能均严重障碍或几乎完全丧失为特点。患者限于刻板言语，听理解严重缺陷，命名、复述、阅读和书写均不能。

（四）命名性失语

又称遗忘性失语，由优势侧颞中回后部病变引起。主要特点为命名不能，表现为患者把词“忘记”，多数是物体的名称，尤其是那些极少使用的东西的名称。如令患者说出指定物体的名称时，仅能叙述该物体的性质和用途。别人告知该物体的名称时，患者能辨别对方讲的对或不对。自发谈话为流利型，缺实质词，赘话和空话多。听理解、复述、阅读和书写障碍轻。常见于脑梗死、脑出血等可引起优势侧颞中回后部损害的神经系统疾病。

（五）皮质下失语

皮质下失语是指丘脑、基底节、内囊、皮质下深部白质等部位病损所致的失语。本症常由脑血管病、脑炎引起。

1. 丘脑性失语　由丘脑及其联系通路受损所致。表现为急性期有不同程度的缄默和不语，以后出现语言交流、阅读理解障碍，言语流利性受损，音量减小，可同时伴有重复语言、模仿语言、错语、命名不能等。复述功能可保留。

2. 内囊、基底节损害所致的失语　内囊、壳核受损时，表现为语言流利性降低，语速慢，理解基本无障碍，常常用词不当。能看懂书面文字，但不能读出或读错，复述也轻度受损，类似于Broca失语。壳核后部病变时，表现为听觉理解障碍，讲话流利，但语言空洞、混乱而割裂，找词困难，类似于Wernicke失语。

三、视空间障碍

视空间障碍指患者因不能准确地判断自身及物品的位置而出现的功能障碍，表现为患者停车时找不到停车位，回家时因判断错方向而迷路，铺桌布时因不能对桌布及桌角的位置正确判断而无法使桌布与桌子对齐，不能准确地将锅放在炉灶上而将锅摔到地上。患者不能准确地临摹立体图，严重时连简单的平面图也无法画出。生活中，可有穿衣困难，不能判断衣服的上下和左右，衣服及裤子穿反等。

四、执行功能障碍

执行功能是指确立目标、制订和修正计划、实施计划，从而进行有目的活动的能力，是一种综合运用知识、信息的能力。

执行功能障碍与额叶－皮质下环路受损有关。执行功能障碍时，患者不能做出计划，不能进行创新性的工作，不能根据规则进行自我调整，不能对多件事进行统筹安排。检查时，不能按照要求完成较复杂的任务。执行功能障碍常见于血管性痴呆、阿尔茨海默病、帕金森病痴呆、进行性核上性麻痹、路易体痴呆和额颞叶痴呆等。

五、计算力障碍

计算能力取决于患者本身的智力、先天对数字的感觉和数学能力，以及受教育水平。计算力障碍指计算能力减退，以前能作的简单计算无法正确作出。如“黄瓜 8 角 1 斤，3 元 2 角能买几斤”这样的问题，患者难以回答，或者要经过长时间地计算和反复地更正。日常生活中，患者买菜购物不知道该付多少钱，该找回多少。随着病情的进展，患者甚至不能进行如 2+3、1+2 等非常简单的计算，不能正确列算式，甚至不认识数字和算术符号。计算障碍是优势半球顶叶特别是角回损伤的表现。

六、失用

失用（apraxia）是指在意识清楚、语言理解功能及运动功能正常情况下，患者丧失完成有目的的复杂活动的能力。临床上，失用可大致分为以下几种：

（一）观念性失用（ideational apraxia）

常由双侧大脑半球受累引起。观念性失用是对复杂精细的动作失去了正确概念，导致患者不能把一组复杂精细动作按逻辑次序分解组合，使得各个动作的前后次序混乱，目的错误，无法正确完成整套动作。如冲糖水，应是取糖－入杯－倒水－搅拌，而患者可能直接向糖中倒水。该类患者模仿动作一般无障碍。本症常由中毒、动脉硬化性脑病和帕金森综合征等导致大脑半球弥漫性病变的疾病引起。

（二）观念运动性失用（ideomotor apraxia）

病变多位于优势半球顶叶。观念运动性失用是在自然状态下，患者可以完成相关动作，可以口述相关动作的过程，但不能按指令去完成这类动作。如向患者发出指令命其张口，患者不能完成动作，但给他苹果则会自然张嘴去咬。

（三）肢体运动性失用（melokinetic apraxia）

病变多位于双侧或对侧皮质运动区。主要表现为肢体，通常为上肢远端，失去执行精细熟练动作的能力，自发动作、执行口令及模仿均受到影响，如患者不能弹琴、书写和编织等。

（四）结构性失用（constructional apraxia）

病变多位于非优势半球顶叶或顶枕联合区。结构性失用是指对空间分析和对动作概念化的障碍。表现为患者绘制或制作包含有空间位置关系的图像或模型有困难，不能将物体的各个成分连贯成一个整体。

（五）穿衣失用（dressing apraxia）

病变位于非优势侧顶叶。穿衣失用是指丧失了习惯而熟悉的穿衣操作能力。表现为患者穿衣时上下颠倒，正反及前后颠倒，扣错纽扣，将双下肢穿入同一条裤腿等。

七、失认

失认（agnosia）是指患者无视觉、听觉和躯体感觉障碍，在意识正常情况下，不能辨认以往熟悉的事物。临床上，失认可有以下几种：

（一）视觉失认

病变多位于枕叶。患者的视觉足以看清周围物体，但看到以前熟悉的事物时却不能正确识别、描述及命名，而通过其他感觉途径则可认出，如患者看到手机不知为何物，但通过手的触摸和听到电话的来电立刻就可辨认出是手机。这种视觉性失认不是由于视力方面的问题导致的，多与枕叶视中枢损害有关。视觉失认包括：物体失认，不能辨别熟悉的物体；面容失认，不能认出既往熟悉的家人和朋友；颜色失认，不能正确地分辨红、黄、蓝、绿等颜色。

（二）听觉失认

病变多位于双侧颞上回中部及其听觉联络纤维。听觉失认指患者听力正常但却不能辨认以前熟悉的声音，如以前能辨认出来的手机铃声、动物叫声、汽车声、钢琴声等。

（三）触觉失认

病变多位于双侧顶叶角回及缘上回。触觉失认即实体觉缺失，患者无初级触觉和位置觉障碍，闭眼后不能通过触摸辨别以前熟悉的物品，如牙刷、钥匙、手机等，但如睁眼看到或用耳朵听到物体发出的声音就能识别。本症患者一般少有主述，临床医师如不仔细检查很难发现。

（四）体象障碍

病变多位于非优势半球顶叶。体象障碍指患者基本感知功能正常，但对自身躯体的存在、空间位置及各部位之间的关系失去辨别能力，临床可表现为：①偏侧忽视：对病变对侧的空间和物体不注意、不关心，似与己无关；②病觉缺失：患者对对侧肢体的偏瘫全然否认，甚至当把偏瘫肢体出示给患者时，仍否认瘫痪的存在；③手指失认：指不能辨别自己的双手手指和名称；④自体认识不能：患者否认对侧肢体的存在，或认为对侧肢体不是自己的；⑤幻肢现象：患者认为自己的肢体已不复存在，自己的手脚已丢失，或感到自己的肢体多出了一个或数个，例如认为自己有三只手等。

八、轻度认知障碍

轻度认知障碍（mild cognitive impairment，MCI）是介于正常衰老和痴呆之间的一种中间状态，是一种认知障碍综合征。与年龄和教育程度匹配的正常老人相比，患者存在轻度认知功能减退，但日常能力没有受到明显影响。

轻度认知障碍的核心症状是认知功能的减退，根据病因或大脑损害部位的不同，可以累及记忆、执行功能、语言、运用、视空间结构技能等其中的一项或一项以上，导致相应的临床症状，其认知减退必须满足以下两点：

认知功能下降：符合以下任一条：①主诉或者知情者报告的认知损害，客观检查有认知损害的证据；②客观检查证实认知功能较以往减退。

日常基本能力正常，复杂的工具性日常能力可以有轻微损害。

根据损害的认知域，轻度认知障碍症状可以分为两大类：①遗忘型轻度认知障碍：患者表现有记忆力损害。根据受累的认知域数量，又可分为单纯记忆损害型（只累及记忆力）和多认知域损害型（除累及记忆力，还存在其他一项或多项认知域损害），前者常为阿尔茨海默病的早期导致，后者可由阿尔茨海默病、脑血管病或其他疾病（如抑郁）等引起。②非遗忘型轻度认知障碍：患者表现为记忆功能以外的认知域损害，记忆功能保留。也可以进一步分为非记忆单一认知域损害型和非记忆多认知域损害型，常由额颞叶变性、路易体痴呆等的早期病变导致。

九、痴呆

痴呆（dementia）是由于脑功能障碍而产生的获得性、持续性智能损害综合征，可由脑退行性变（如阿尔茨海默病、额颞叶变性等）引起，也可由其他原因（如脑血管病、外伤、中毒等）导致。与轻度认知障碍相比，痴呆患者必须有两项或两项以上认知域受损，并导致患者的日常或社会能力明显减退。

痴呆患者除以上认知症状（如记忆、语言、视觉空间技能、执行功能、运用、计算等）外，还可以伴发精神行为的异常。精神情感症状包括幻觉、妄想、淡漠、意志减退、不安、抑郁、焦躁等；行为异常包括徘徊、多动、攻击、暴力、捡拾垃圾、藏匿东西、过食、异食、睡眠障碍等。有些患者还有明显的人格改变。

痴呆是一种综合征，按其不同原因可有如下分类，见表 1-3。

表 1-3　痴呆的分类

变性病性痴呆	阿尔茨海默病
	额颞叶痴呆
	路易体痴呆
	帕金森病痴呆
	苍白球黑质色素变性
	亨廷顿舞蹈病
	进行性核上性麻痹
非变性病性痴呆	血管性痴呆
	脑缺血性痴呆
	脑出血性痴呆
	皮质下白质脑病
	伴有皮层下梗死和白质脑病的常染色体显性遗传性脑动脉病
	淀粉样血管病
	炎性动脉病（如结节性多动脉炎、红斑狼疮等）
	正常颅压脑积水
	脑外伤性痴呆
	抑郁和其他精神疾病所致的痴呆综合征
	感染性疾病所致痴呆
	病毒性脑炎
	朊蛋白病
	真菌和细菌性脑膜炎 / 脑炎

续表

	脑肿瘤或占位病变所致痴呆
	代谢与中毒导致的痴呆
	甲状腺、甲状旁腺功能减退
	维生素 B_{12} 缺乏、叶酸缺乏
	代谢性脑病
	药物、乙醇或毒品中毒
	一氧化碳中毒
	重金属中毒

……………………………………………………………………………………（何玉涛）

第三节　头　痛

头痛（headache）指外眦、外耳道与枕外隆突连线以上部位的疼痛，而面痛（facial pain）指上述连线以下到下颌部的疼痛。

头痛的主要临床表现为全头或局部的胀痛或钝痛、搏动性疼痛、头重感、戴帽感或勒紧感等，同时可伴有恶心、呕吐、眩晕和视力障碍等。临床上，多种疾病均可引起不同种类的头部疼痛，根据发生的速度、疼痛的部位、发生及持续的时间、疼痛的程度、疼痛的性质及伴随症状等可对头部疼痛加以鉴别诊断。

头痛的部位和发病快慢对病灶的诊断有一定的参考价值，详见表 1-4 和表 1-5。

表 1-4　头痛部位与疾病的可能关系

头痛部位	病　因
全头	脑肿瘤、颅内出血、颅内感染、紧张性头痛、低颅压性头痛
偏侧头部	血管性偏头痛、鼻窦炎性头痛、耳源性头痛、牙源性头痛
眼部（单侧或双侧）	高颅压性头痛、丛集性头痛、青光眼、一氧化碳中毒性头痛
前头部	后颅窝肿瘤、小脑幕上肿瘤、鼻窦炎性头痛、丛集性头痛
眼部（单侧或双侧）	高颅压性头痛、丛集性头痛、青光眼、一氧化碳中毒性头痛
双颞部	垂体瘤、蝶鞍附近肿瘤
枕颈部	蛛网膜下腔出血、脑膜炎、后颅窝肿瘤、高颅压性头痛、高血压头痛、颈性头痛、肌挛缩性头痛

表 1-5　头痛发病快慢与疾病的关系

头痛的发病形式	病　因
急性头痛	蛛网膜下腔出血、脑梗死、脑出血、脑炎、脑膜脑炎、癫痫、高血压脑病、腰穿导致的低颅压、青光眼、急性虹膜炎
亚急性头痛	颅内占位病变、良性颅内压增高、高血压性头痛
慢性头痛	偏头痛、丛集性头痛、紧张性头痛、药物依赖性头痛、鼻窦炎

……………………………………………………………………………………（何玉涛）

第四节　痫性发作和晕厥

痫性发作和晕厥是临床上较为常见的发作症状，两者均可导致短暂的可逆性意识丧失，但二者具有不同的病理基础及临床特点，临床上需加以鉴别。

一、痫性发作

痫性发作（seizure）是指由于大脑皮质神经元异常放电而导致的短暂脑功能障碍。根据痫性发作时的大脑病灶部位及发作时间的不同，痫性发作可有多种临床表现，在此仅作概述：①意识障碍：发作初始，可有突发意识丧发作结束后，可有短暂的意识模糊，定向力障碍等；②运动异常：常见有肢体抽搐、阵挛等，依发作性质（如局限性或全面性）可有不同表现，如单手不自主运动、口角及眼睑抽动、四肢强直阵挛等；③感觉异常：发作时感觉异常可表现为肢体麻木感和针刺感，多发生于口角、舌、手指、足趾等部位；④精神异常：有些发作的类型可有精神异常，表现为记忆恍惚，如似曾相识和旧事如新等，情感异常，如无名恐惧和抑郁等，以及幻觉错觉等；⑤自主神经功能异常：发作时自主神经功能异常可表现为面部及全身苍白、潮红、多汗、瞳孔散大及小便失禁等。

临床上，痫性发作的病因多种多样，可由原发性神经系统疾病引起，也可由其他系统疾病引起，表 1-6 列出了发作的常见病因。

表 1-6　痫性发作的常见病因

分　类	病　因
原发性神经系统疾病	特发性癫痫、脑外伤、脑卒中或脑血管畸形、脑炎或脑膜炎
系统性疾病	低血糖、低血钠、低血钙、高渗状态、尿毒症、肝性脑病、高血压脑病、药物中毒、高热

二、晕厥

晕厥（syncope）是由于大脑半球及脑干血液供应减少，导致的伴有姿势张力丧失的发作性意识丧失。其病理机制是大脑及脑干的低灌注，与痫性发作有明显的不同。

晕厥的临床表现有：①晕厥前期：晕厥发生前数分钟通常会有一些先兆症状，表现为乏力、头晕、恶心、面色苍白、大汗、视物不清、恍惚、心动过速等；②晕厥期：此期患者意识丧失，并伴有血压下降、脉弱及瞳孔散大，心动过速转变为心动过缓，有时可伴有尿失禁；③恢复期：晕厥患者得到及时处理很快恢复后，可留有头晕、头痛、恶心、面色苍白及乏力的症状。经休息后症状可完全消失。

晕厥不是一个单独的疾病，是由多种病因引起的一种综合征，其常见病因见表 1-7。

表 1-7　常见的晕厥原因

分　类	病　因
反射性晕厥	血管迷走性晕厥
	直立性低血压性晕厥
	颈动脉窦性晕厥．

续表

分　类	病　因
反射性晕厥	排尿性晕厥
	吞咽性晕厥
	咳嗽性晕厥
	舌咽神经痛性晕厥
心源性晕厥	心律失常
	心瓣膜病
	冠心病及心肌梗死
	先天性心脏病
	原发性心肌病
	左房黏液瘤及巨大血栓形成
	心包填塞
	肺动脉高压
脑源性晕厥	严重脑动脉闭塞
	主动脉弓综合征
	高血压脑病
	基底动脉型偏头痛
其他	哭泣性晕厥
	过度换气综合征
	低血糖性晕厥
	严重贫血性晕厥

三、痫性发作与晕厥的鉴别

痫性发作与晕厥有着完全不同的病因及发病机制，但其临床表现存在一定的相似之处，有时二者容易混淆。由于痫性发作与晕厥的治疗差别很大，因此对它们的鉴别尤为重要。表 1-8 列出了痫性发作与晕厥的鉴别要点。

表 1-8　晕厥与发作的鉴别要点

临床特点	痫性发作	晕　厥
先兆症状	无或短（数秒）	可较长
与体位的关系	无关	通常在站立时发生
发作时间	白天夜间均可发生，睡眠时较多	白天较多
皮肤颜色	青紫或正常	苍白
肢体抽搐	常见	无或少见
伴尿失禁或舌咬伤	常见	无或少见
发作后头痛或意识模糊	常见	无或少见
神经系统定位体征	可有	无
心血管系统异常	无	常有
发作间期脑电图	异常	多正常

……………………………………………………………………（何玉涛）

第五节 眩 晕

眩晕（vertigo）是一种运动性或位置性错觉，造成人与周围环境空间关系在大脑皮质中反应失真，产生旋转、倾倒及起伏等感觉。眩晕与头昏不同，后者表现为头重脚轻、行走不稳等。临床上按眩晕的性质可分为真性眩晕与假性眩晕。存在自身或对外界环境空间位置的错觉为真性眩晕，而仅有一般的晕动感并无对自身或外界环境空间位置错觉称假性眩晕。按病变的解剖部位可将眩晕分为系统性眩晕和非系统性眩晕，前者由前庭神经系统病变引起，后者由前庭系统以外病变引起。

（一）系统性眩晕

系统性眩晕是眩晕的主要病因，按照病变部位和临床表现的不同又可分为周围性眩晕与中枢性眩晕。前者指前庭感受器及前庭神经颅外段（未出内听道）病变而引起的眩晕，眩晕感严重，持续时间短，常见于梅尼埃病、良性发作性位置性眩晕、前庭神经元炎、迷路卒中等病；后者指前庭神经颅内段、前庭神经核、核上纤维、内侧纵束、小脑和大脑皮质病变引起的眩晕，眩晕感可较轻，但持续时间长，常见于椎-基底动脉供血不足、脑干梗死、小脑梗死或出血等病。两者鉴别见表 1-9。

表 1-9 周围性眩晕与中枢性眩晕的鉴别

临床特点	周围性眩晕	中枢性眩晕
病变部位	前庭感受器及前庭神经颅外段（未出内听道）	前庭神经颅内段、前庭神经核、核上纤维、内侧纵束、小脑、大脑皮质
常见疾病	迷路炎、中耳炎、前庭神经元炎、梅尼埃病、乳突炎、咽鼓管阻塞、外耳道耵聍等	椎-基底动脉供血不足、颈椎病、小脑肿瘤、脑干（脑桥和延髓）病变、听神经瘤、第四脑室肿瘤、颞叶肿瘤、颞叶癫痫等
眩晕程度及持续时间	发作性、症状重、持续时间短	症状轻、持续时间长
眼球震颤	幅度小、多水平或水平加旋转、眼震快相向健侧或慢相向病灶侧	幅度大、形式多变、眼震方向不一致
平衡障碍	倾倒方向与眼震慢相一致、与头位有关	倾倒方向不定、与头位无一定关系
前庭功能试验	无反应或反应减弱	反应正常
听觉损伤	伴耳鸣、听力减退	不明显
自主神经症状	自主神经症状	少有或不明显
脑功能损害	无	脑神经损害、瘫痪和抽搐等

（二）非系统性眩晕

非系统性眩晕临床表现为头晕眼花、站立不稳，通常无外界环境或自身旋转感或摇摆感，很少伴有恶心、呕吐，为假性眩晕。常由眼部疾病（眼外肌麻痹、屈光不正、先天性视力障碍）、心血管系统疾病（高血压、低血压、心律不齐、心力衰竭）、内分泌代谢疾病（低血糖、糖尿病、尿毒症）、中毒、感染和贫血等疾病引起。

……………………………………………………………………………………（何玉涛）

第六节　视觉障碍

视觉障碍（disturbance of vision）可由视觉感受器至枕叶皮质中枢之间的任何部位受损引起，可分为二类：视力障碍和视野缺损。

一、视力障碍

视力障碍是指单眼或双眼全部视野的视力下降或丧失，可分为单眼及双眼视力障碍两种。

（一）单眼视力障碍

1. 突发视力丧失：可见于：①眼动脉或视网膜中央动脉闭塞。②一过性单眼视力障碍，又可称为一过性黑蒙。临床表现为患者单眼突然发生短暂性视力减退或缺失，病情进展快，几秒钟内达高峰，持续 1 ～ 5 分钟后，进入缓解期，在 10 ～ 20 分钟内恢复正常。主要见于颈内动脉系统的短暂性脑缺血发作。

2. 进行性单眼视力障碍：可在几小时或数分钟内持续进展并达到高峰，如治疗不及时，一般为不可逆的视力障碍。常见于①视神经炎：亚急性起病，单侧视力减退，可有复发缓解过程。②巨细胞（颞）动脉炎：本病最常见的并发症是视神经前部的供血动脉闭塞，可导致单眼失明；③视神经压迫性病变：见于肿瘤等压迫性病变，可先有视野缺损，并逐渐出现视力障碍甚至失明。Foster-Kennedy 综合征是一种特殊的视神经压迫性病变，为额叶底部肿瘤引起的同侧视神经萎缩及对侧视乳头水肿，可伴有同侧嗅觉缺失。

（二）双眼视力障碍

1. 一过性双眼视力障碍：本症多见于双侧枕叶视皮质的短暂性脑缺血发作，起病急，数分钟到数小时可缓解，可伴有视野缺损。由双侧枕叶皮质视中枢病变引起的视力障碍又称为皮质盲（cortical blindness），表现为双眼视力下降或完全丧失、眼底正常、双眼瞳孔对光反射正常。

2. 进行性视力障碍：起病较慢，病情进行性加重，直致视力完全丧失。多见于原发性视神经萎缩、颅高压引起的慢性视乳头水肿、中毒或营养缺乏性视神经病（乙醇、甲醇及重金属中毒，维生素 B12 缺乏等）。

二、视野缺损

当眼球平直向前注视某一点时所见到的全部空间，叫做视野。视野缺损是指视野的某一区域出现视力障碍而其他区域视力正常。视野缺损可有偏盲及象限盲等。

（一）双眼颞侧偏盲

多见于视交叉中部病变，此时，由双眼鼻侧视网膜发出的纤维受损，患者表现为双眼颞侧半视野视力障碍而鼻侧半视力正常。常见于垂体瘤及颅咽管瘤。

（二）双眼对侧同向性偏盲

视束、外侧膝状体、视辐射及视皮质病变均可导致病灶对侧同向性偏盲。此时，由双眼病灶同侧视网膜发出的纤维受损，患者表现为病灶对侧半视野双眼视力障碍而同侧半视力正常。枕叶视皮质受损时，患者视野中心部常保留，称为黄斑回避（macular sparing），其可能原因是黄斑区部分视觉纤维存在双侧投射，以及接受黄斑区纤维投射的视皮质具有大脑前 - 后循环的双重血液供应。

（三）双眼对侧同向上象限盲及双眼对侧同向下象限盲

双眼对侧同向上象限盲主要由颞叶后部病变引起，表现为病灶对侧半视野上半部分视力障碍。双眼对侧同向下象限盲主要由顶叶病变引起，表现为病灶对侧半视野下半部分视力障碍。常见于颞、顶叶的肿瘤及血管病等。

……………………………………………………………………（冯社军）

第七节　听觉障碍

听觉障碍可由听觉传导通路损害引起，表现为耳聋、耳鸣及听觉过敏。

一、耳聋（deafness）

耳聋即听力的减退或丧失，临床上有两个基本类型：传导性耳聋和感音性耳聋。

（一）传导性耳聋

传导性耳聋是由于外耳和中耳向内耳传递声波的系统病变引起的听力下降，声波不能或很少进入内耳 Corti 器从而引起神经冲动。临床特点为：低音调的听力明显减低或丧失，而高音调的听力正常或轻微减低；Rhine 试验阴性，即骨导大于气导；Weber 试验偏向患侧无前庭功能障碍。多见于中耳炎、鼓膜穿孔、外耳道耵聍堵塞等。

（二）感音性耳聋

感音性耳聋是由于 Corti 器、耳蜗神经和听觉通路病理改变所致。临床特点为：高音调的听力明显减低或丧失，低音调听力正常或轻微减低。Rirme 试验阳性，即气导大于骨导，但二者都降低；Weber 试验偏向健侧；可伴有前庭功能障碍。多见于迷路炎或听神经瘤等。双侧蜗神经核及核上听觉中枢径路损害可导致中枢性耳聋，如松果体瘤累及中脑下丘时可出现中枢性听力减退，一般程度较轻。传导性耳聋和感音性耳聋鉴别见表 1-10。

表 1-10　传导性耳聋与感音性耳聋的鉴别

检查方法	正常	传导性耳聋	感音性耳聋
Rinne 试验	气导＞骨导	气导＜骨导	气导＞骨导（均缩短）
Weber 试验	居中	偏向患侧	偏向健侧

二、耳鸣（tinnitus）

耳鸣是指在没有任何外界声源刺激的情况下，患者听到的一种鸣响感，可呈发作性，也可呈持续性，在听觉传导通路上任何部位的刺激性病变都可引起耳鸣。耳鸣分主观性耳鸣和客观性耳鸣，前者指患者自己感觉而无客观检查发现，后者指患者和检查者都可听到，用听诊器听患者的耳、眼、头、颈部等处常可听到血管牵音。神经系统疾病引起的耳鸣多表现为高音调（如听神经损伤后、脑桥小脑角处听神经瘤或颅底蛛网膜炎），而外耳和中耳的病变多为低音调。

三、听觉过敏（hyperacusis）

听觉过敏是指患者对于正常的声音感觉比实际声源的强度大。中耳炎早期三叉神经鼓膜张肌肌支刺激性病变，导致鼓膜张肌张力增高而使鼓膜过度紧张时，可有听觉过敏。另外，面神经麻痹时，引起镫骨肌瘫痪，使镫骨紧压在前庭窗上，小的振动即可引起内淋巴的强烈振动，产生听觉过敏。

……………………………………………………………………………（冯社军）

第八节　眼球震颤

眼球震颤（nystagmus）是指眼球注视某一点时发生的不自主的节律性往复运动，简称眼震。按照眼震节律性往复运动的方向可将眼震分为水平性眼震、垂直性眼震和旋转性眼震。按照眼震运动的节律又可分为钟摆样眼震和跳动性眼震。钟摆样眼震指眼球运动在各个方向上的速度及幅度均相等，跳动性眼震指眼球运动在一个方向上的速度比另一个方向快，因此有慢相和快相之分，通常用快相表示眼震的方向。神经系统疾病出现的眼震大多属于跳动性眼震。

眼震可以是生理性的，也可由某种疾病引起，脑部不同部位的病变产生的眼震表现不同，下面介绍几种常见的眼震类型。

一、眼源性眼震

眼源性眼震是指由视觉系统疾病或眼外肌麻痹引起的眼震，表现为水平摆动性眼震，幅度细小，持续时间长，可为永久性。本症多见于视力障碍、先天性弱视、严重屈光不正、先天性白内障、色盲、高度近视和白化病等。另外长期在光线不足的环境下工作也可导致眼源性眼震，如矿工井下作业等。

二、前庭性眼震

前庭性眼震是指由于前庭终末器、前庭神经或脑干前庭神经核及其传导通路、小脑等的功能障碍导致的眼震，分为周围性和中枢性两类（表 1-11）。

表 1-11　前庭周围性和中枢性眼震的鉴别

特　点	前庭周围性眼震	前庭中枢性眼震
病变部位	内耳或前庭神经内听道部分病变	多数为脑干或小脑，少数可为中脑
眼震的形式	多为水平眼震，慢相向患侧	可为水平（多为脑桥病变）、垂直（多为中脑病变）、旋转（多为延髓病变）和形式多变（多为小脑病变）
持续时间	较短，多呈发作性	较长
与眩晕的关系	一致	不一致
闭目难立征	向眼震的慢相侧倾倒，与头位有一定的关系	倾倒方向不定，与头位无一定关系
听力障碍	常有	不明显
前庭功能障碍	明显	不明显或正常
中枢神经症状与体征	无	常有脑干和小脑受损体征

（一）前庭周围性眼震

前庭系统周围部包括半规管、前庭神经节、前庭神经内听道部分。这部分病变可引起前庭周围性眼震，表现为水平性或水平旋转性眼震，一般无垂直件眼震，持续时间较短，多呈发作性，一般不超过 3 周，幅度较中枢性眼震细小，可伴有眩晕、恶心、呕吐等前庭功能障碍，可有听力异常。Romberg 征阳性，肢体和躯干偏向患侧，与头位有一定的关系。注视可以抑制眼震和眩晕，无中枢神经系统症状和体征。常见于梅尼埃综合征、中耳炎、迷路卒中、迷路炎、颞骨岩部外伤、链霉素等药物中毒等。

（二）前庭中枢性眼震

前庭系统中枢部包括前庭神经颅内部分和前庭神经核．这部分病变可引起前庭中枢性眼震。另外，脑干、小脑等结构与前庭神经核有密切的联系，这些部分的损害也可以导致前庭中枢性眼震。表现为眼震方向具有多样性，可为水平、垂直、旋转等，持续时间长，幅度大。除前庭神经核病变以外，眩晕程度轻，但持续时间长。听力及前庭功能一般正常。Romberg 征阳性，但倾倒方向无规律．与头位无一定的关系。注视一点时不能抑制眼震，常有脑干和小脑受损体征。常见于椎－基底动脉系统血管病、多发性硬化、蛛网膜炎、脑桥小脑角肿瘤、脑干肿瘤、梅毒等。

在前庭中枢性眼震的范畴中，脑干和小脑病变导致的眼震有其特征性，简述如下：

1. 脑干病变的眼震：①延髓病变：多呈旋转性自发性眼震，例如左侧延髓部病变时，呈顺时针性旋转性眼震，右侧延髓部病变时，呈逆时针性眼震。常见于延髓空洞症、血管性病变、延髓肿瘤或感染性疾病。②脑桥病变：多呈水平性，少数可为水平旋转性眼震，为内侧纵束受损所致。常见于脑桥肿瘤、血管性病变、多发性硬化等。③中脑病变：多为垂直性眼震，常常在后仰时眼震明显，向下垂直性眼震较向上者多见。见于中脑松果体肿瘤或血管病、脑炎、外伤等。还有一种垂直旋转性眼震，称为跷板性眼震，表现为一眼上转伴内旋，同时另一眼下转伴外旋，交替升降。多为鞍旁肿瘤所致，也见于间脑－中脑移行区的病变。

（2）小脑病变的眼震：小脑顶核、绒球和小结与前庭神经核联系密切，所以当小脑病变时眼震极为多见。小脑型眼震具有两个特点：一是眼震与头位明显相关，即当头处于某一位置时出现眼震；另一个特点是眼震方向不确定，多变，如由水平性变成旋转性等。小脑型眼震向病灶侧侧视时眼震更明显，速度更慢，振幅更大。

小脑蚓部病变可出现上跳性眼震，即快相向上的跳动性垂直眼震。绒球病变常出现水平性眼震，伴下跳性眼震成分，追随运动时明显。小结病变可出现快相向下下跳性眼震。小脑型眼震见于 Wernicke 脑病、延髓空洞症、Chiari 畸形、颅底凹陷症和延髓－颈连接区域的疾病。

……………………………………………………………（衣永尚）

第九节 瘫 痪

瘫痪（paralysis）是指个体随意运动功能的减低或丧失，可分为神经源性、神经肌肉接头性及肌源性等类型（表 1-12）。本节主要叙述神经源性瘫痪。

表 1-12　瘫痪的分类

按瘫痪的病因	按瘫痪的分布
神经源性	偏瘫
神经肌肉接头性	截瘫
肌源性	四肢瘫
按瘫痪的程度	交叉瘫
不完全性	单瘫
完全性	按运动传导通路的不同部位
按瘫痪的肌张力状态	上运动神经元性瘫痪
痉挛性	下运动神经元性瘫痪
弛缓性	

一、上运动神经元性瘫痪

上运动神经元性瘫痪也称痉挛性瘫痪（spastic paralysis），是由于上运动神经元，即大脑皮质运动区神经元及其发出的下行纤维病变所致。其临床表现有：

（一）肌力减弱

一侧上运动神经先受损所致瘫痪可表现为一侧上肢或下肢的瘫痪，称为单瘫；也可表现为一侧肢体的上下肢瘫痪，称为偏瘫。双侧上运动神经元受损时表现为双下肢瘫痪，称为截瘫；也可表现为四肢瘫（图 1-1）。上述由上运动神经元受损导致的瘫痪一般只表现在受单侧上运动神经元支配的肢体，而一些双侧支配的运动可不受影响，如眼、下颌、咽喉、颈、胸和腹部等处的运动。该类型瘫痪还有一些特点：瘫痪时肢体远端肌肉受累较重，尤其是手、指和面部等，而肢体近端症状较轻，这是由于肢体近端的肌肉多由双侧支配而远端多由单侧支配；上肢伸肌群比屈肌群瘫痪程度重，外旋肌群比内收肌群重，手的屈肌比伸肌重，而下肢恰好与上肢相反，屈肌群比伸肌群重。

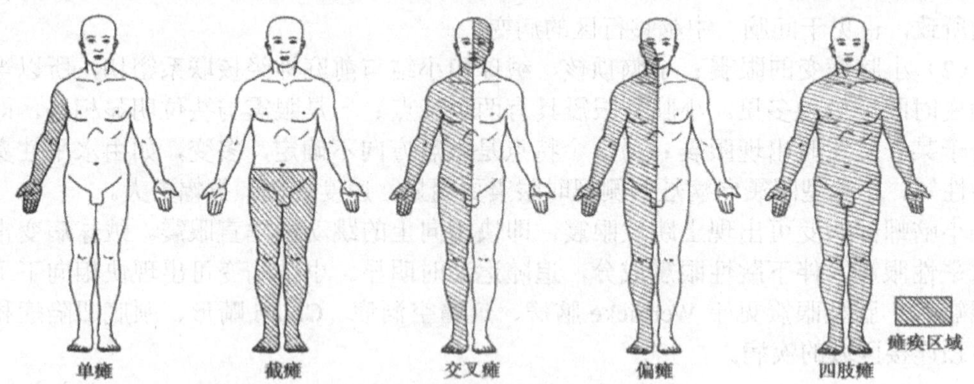

图 1-1　瘫痪的几种常见形式

（二）肌张力增高

上运动神经元性瘫痪时，患侧肢体肌张力增高，可呈现特殊的偏瘫姿势，如上肢呈屈曲旋前，下肢则伸直内收。由于肌张力的增高，患肢被外力牵拉伸展时，开始时出现抵抗，当牵拉持续到一定程度时，抵抗突然消失，患肢被迅速牵拉伸展，称之为“折刀”现象（clasp-knife phenomenon）。

（三）腱反射活跃或亢进

上运动神经元性瘫痪时，腱反射可活跃甚至亢进。还可有反射扩散，如敲击桡骨膜不仅可引出肱桡肌收缩，还可引出肱二头肌或指屈肌反射。此外，腱反射过度亢进时还可有阵挛，表现为当牵拉刺激持续存在，可诱发节律性的肌肉收缩，如髌阵挛、踝阵挛等。

浅反射的减退或消失浅反射通路经过皮质，并通过锥体束下传，因此，上运动神经元瘫痪时，损伤可导致浅反射的减退和消失，包括腹壁反射、提睾反射及跖反射等。

（四）病理反射

正常情况下锥体束对病理反射有抑制作用，当上运动神经元瘫痪时，椎体束受损，病理反射就被释放出来，包括 Babinski 征、Oppenheim 征、Gordon 征、Chaddock 征等。

（五）无明显的肌萎缩

上运动神经元性瘫痪时，下运动神经元对肌肉的营养作用仍然存在，因此肌肉无明显的萎缩。当长期瘫痪时，由于肌肉缺少运动，可表现为废用性肌萎缩。

二、下运动神经元性瘫痪

下运动神经元性瘫痪又称弛缓性瘫痪（flaccid paralysis），指脊髓前角的运动神经元以及它们的轴突组成的前根、神经丛及其周围神经受损所致。脑干运动神经核及其轴突组成的脑神经运动纤维损伤也可造成弛缓性瘫痪。下运动神经元瘫痪临床表现为：①受损的下运动神经元支配的肌力减退；②肌张力减低或消失，肌肉松弛，外力牵拉时无阻力，与上运动神经元瘫痪时“折刀”现象有明显不同；③腱反射减弱或消失；④肌肉萎缩明显。

痉挛性瘫痪和弛缓性瘫痪的鉴别见表 1-13。

表 1-13　上运动神经元和下运动神经元性瘫痪的比较

临床检查	上运动神经元性瘫痪	下运动神经元性瘫痪
瘫痪分布	整个肢体为主	肌群为主
肌张力	增高，呈痉挛性瘫痪	降低，呈弛缓性瘫痪
浅反射	消失	消失
腱反射	增强	减弱或消失
病理反射	阳性	阴性
肌萎缩	无或有轻度废用性萎缩	明显
皮肤营养障碍	多数无障碍	常有
肌束颤动或肌纤维颤动	无	可有
肌电图	神经传导速度正常，无失神经电位	神经传导速度异常，有失神经电位

……………………………………………………………………（衣永尚）

第十节　肌肉萎缩

肌萎缩（muscular　atrophy）是指由于肌肉营养不良而导致的骨骼肌体积缩小，肌纤维变细甚至消失，通常是下运动神经元病变或肌肉病变的结果。临床上，可分为神经源性肌萎缩和肌源性肌萎缩。

一、神经源性肌萎缩

神经源性肌萎缩是指神经肌肉接头之前的神经结构病变所引起的肌萎缩，此类肌萎缩常起病急、进展较快，但随病因而异。①当损伤部位在脊髓前角细胞时，受累肢体的肌萎缩呈节段性分布，伴肌力减低、腱反射减弱和肌束震颤，一般无感觉障碍；延髓运动神经核病变时，可出现延髓麻痹、舌肌萎缩和肌束震颤。常见于急性脊髓灰质炎、进行性脊肌萎缩症和肌萎缩侧索硬化症等。②当损伤部位在神经根或神经干时，肌萎缩常呈根性或干性分布。单纯前根损伤所引起的肌萎缩和脊髓前角的损害相似，但后根同时受累则出现感觉障碍和疼痛。常见于腰骶外伤、颈椎病等。③多神经根或神经丛的损害常出现以近端为主的肌萎缩，常见于急性炎症性脱髓鞘性多发性神经病。④单神经病变时，肌萎缩按照单神经支配的范围分布。神经源性肌萎缩肌电图显示病变部位纤颤电位或高大运动单位电位，肌肉活检可见肌纤维数量减少并变细、细胞核集中和结缔组织增生。

二、肌源性肌萎缩

肌源性肌萎缩指神经肌肉接头突触后膜以后，包括肌膜、线粒体、肌丝等病变所引起的肌萎缩。肌萎缩分布不能以神经节段性、干性、根性或某一周围神经支配所能解释，多不伴皮肤营养障碍和感觉障碍，无肌束颤动。实验室检查血清酶如肌酸磷酸激酶等不同程度升高。肌电图呈肌源性损害。肌肉活检可见病变部位肌纤维肿胀、坏死、结缔组织增生和炎细胞浸润等。常见于进行性肌营养不良、强直性肌营养不良和肌炎等。

除上述两种肌萎缩外，临床上还可见到由于脑血管病等上运动神经元损害引起的废用性肌萎缩以及肌肉血管病变引起的缺血性肌萎缩。

……………………………………………………………（衣永尚）

第十一节　躯体感觉障碍

躯体感觉（somatic sensation）指作用于躯体感受器的各种刺激在人脑中的反映。一般躯体感觉包括浅感觉、深感觉和复合感觉。感觉障碍可以分为抑制性症状和刺激性症状两大类。

一、抑制性症状

感觉径路破坏时功能受到抑制，出现感觉（痛觉、温度觉、触觉和深感觉）减退或缺失。一个部位各种感觉缺失，称完全性感觉缺失。在意识清醒的情况下，某部位出现某种感觉障碍而该部位其他感觉保存者称分离性感觉障碍。患者深浅感觉正常，但无视觉参加的情况下，对刺激部位、物体形状、重量等不能辨别者，称皮质感觉缺失。当一神经分布区有自发痛，同时又存在痛觉减退者，称痛性痛觉减退或痛性麻痹。

二、刺激性或激惹性症状

感觉传导径路受到刺激或兴奋性增高时出现刺激性症状，可分为以下几种：

（一）感觉过敏

感觉过敏指一般情况下对正常人不会引起不适感觉或只能引起轻微感觉的刺激，患者却感觉非常强烈，甚至难以忍受。常见于浅感觉障碍。

（二）感觉过度

感觉过度一般发生在感觉障碍的基础上，具有以下特点：①潜伏期长：刺激开始后不能立即感知，必须经历一段时间才出现；②感受性降低，兴奋阈增高：刺激必须达到一定的强度才能感觉到；③不愉快的感觉：患者所感到的刺激具有暴发性，呈现一种剧烈的、定位不明确的、难以形容的不愉快感；④扩散性：刺激有扩散的趋势，单点的刺激患者可感到是多点刺激并向四周扩散；⑤延时性：当刺激停止后在一定时间内患者仍有刺激存在的感觉，即出现“后作用”，一般为强烈难受的感觉，常见于烧灼性神经痛、带状疱疹疼痛、丘脑的血管性病变。

（三）感觉倒错

感觉倒错指对刺激产生的错误感觉，如冷的刺激产生热的感觉，触觉刺激或其他刺激误认为痛觉等。常见于顶叶病变或癔症。

（四）感觉异常

感觉异常指在没有任何外界刺激的情况下，患者感到某些部位有蚁行感、麻木、瘙痒、重压、针刺、冷热、肿胀，而客观检查无感觉障碍。常见于周围神经或自主神经病变。

（五）疼痛

疼痛是感觉纤维受刺激时的躯体感受，是机体的防御机制。临床上常见的疼痛可有以下几种：①局部疼痛：是局部病变的局限性疼痛，如三叉神经痛引起的局部疼痛；②放射性疼痛：中枢神经、神经根或神经干刺激病变时，疼痛不仅发生在局部，而且扩散到受累神经的支配区，如神经根受到肿瘤或椎间盘的压迫，脊髓空洞症的痛性麻痹；③扩散性疼痛：是刺激由一个神经分支扩散到另一个神经分支而产生的疼痛，如牙疼时，疼痛扩散到其他三叉神经的分支区域；④牵涉性疼痛：内脏病变时出现在相应体表区的疼痛，如心绞痛可引起左胸及左上肢内侧痛，胆囊病变可引起右肩痛；⑤幻肢痛：是截肢后，感到被切断的肢体仍然存在，且出现疼痛，这种现象称幻肢痛，与下行抑制系统的脱失有关；⑥灼烧性神经痛：剧烈的烧灼样疼痛，多见于正中神经或坐骨神经损伤后，可能是由于沿损伤轴突表面产生的异位性冲动，或损伤部位的无髓鞘轴突之间发生了神经纤维间接触。

……………………………………………………………………………………（衣永尚）

第十二节　共济失调

共济运动指在前庭、脊髓、小脑和锥体外系共同参与下完成运动的协调和平衡。共济失调（ataxia）指小脑、本体感觉以及前庭功能障碍导致的运动笨拙和不协调，累及躯干、四肢和咽喉肌时可引起身体平衡、姿势、步态及言语障碍。临床上，共济失调可有以下几种：

一、小脑性共济失调

小脑本身、小脑脚的传入或传出联系纤维、红核、脑桥或脊髓的病变均可产生小脑性共济失调。小脑性共济失调表现为随意运动的力量、速度、幅度和节律的不规则，即协调运动障碍，可伴有肌张力减低、眼球运动障碍及言语障碍。

（一）姿势和步态异常

小脑蚓部病变可引起头和躯干的共济失调，导致平衡障碍，姿势和步态的异常。患者站立不稳，步态蹒跚，行走时两腿分开呈共济失调步态，坐位时患者将双手和两腿呈外展位分开以保持身体平衡。上蚓部病变时患者向前倾倒，下蚓部病变时患者向后倾倒。小脑半球控制同侧肢体的协调运动并维持正常的肌张力，一侧小脑半球受损，行走时患者向患侧倾倒。

（二）随意运动协调障碍

小脑半球病变可引起同侧肢体的共济失调，表现为动作易超过目标（辨距不良），动作愈接近目标时震颤愈明显（意向性震颤），对精细运动的协调障碍，如书写时字迹愈来愈大，各笔画不匀等。

（三）言语障碍

由于发声器官如口唇、舌、咽喉等肌肉的共济失调，患者表现为说话缓慢、发音不清和声音断续、顿挫或爆发式，呈爆发性或吟诗样语言。

（四）眼球运动障碍

眼外肌共济失调可导致眼球运动障碍。患者表现为双眼粗大眼震，少数患者可见下跳性眼震、反弹性眼震等。

（五）肌张力减低

小脑病变时常可出现肌张力降低，腱反射减弱或消失，当患者取坐位时两腿自然下垂叩击腱反射后，小腿不停摆动，像钟摆一样（钟摆样腱反射）。

二、大脑性共济失调

大脑额、颞、枕叶与小脑半球之间通过额桥束和颞枕桥束形成纤维联系，当其损害时可引起大脑性共济失调。由于大脑皮质和小脑之间纤维交叉，一侧大脑病变引起对侧肢体共济失调。大脑性共济失调较小脑性共济失调症状轻，多见于脑血管病、多发性硬化等损伤额桥束和颞枕桥束纤维联系的疾病。

（一）额叶性共济失调

由额叶或额桥小脑束病变引起。患者症状出现在对侧肢体，表现类似小脑性共济失调，如体位性平衡障碍，步态不稳，向后或一侧倾倒，但症状较轻，Romberg 征、辨距不良和眼震很少见。常伴有肌张力增高，病理反射阳性，精神症状，强握反射等额叶损害表现。见于肿瘤、脑血管病等。

（二）颞叶性共济失调

由颞叶或颞桥束病变引起。患者表现为对侧肢体的共济失调，症状较轻，早期不易发现，可伴有颞叶受损的其他症状或体征，如同向性象限盲和失语等。见于脑血管病及颅高压压迫颞叶时。

（三）顶叶性共济失调

表现对侧患肢不同程度的共济失调，闭眼时症状明显，深感觉障碍多不重或呈一过性；两侧旁中央小叶后部受损可出现双下肢感觉性共济失调及大小便障碍。

（四）枕叶性共济失调

由枕叶或枕桥束病变引起。患者表现为对侧肢体的共济失调，症状轻，常伴有深感觉障碍，闭眼时加重，可同时伴有枕叶受损的其他症状或体征，如视觉障碍等。见于肿瘤、脑血管病等。

三、感觉性共济失调

深感觉障碍使患者不能辨别肢体的位置及运动方向，出现感觉性共济失调。深感觉传导路径中脊神经后根、脊髓后索、丘脑至大脑皮质顶叶任何部位的损害都可出现深感觉性共济失调。表现为站立不稳，迈步的远近无法控制，落脚不知深浅，踩棉花感。睁眼时有视觉辅助，症状较轻，黑暗中或闭目时症状加重。感觉性共济失调无眩晕、眼震和言语障碍。多见于脊髓后索和周围神经病变，也可见于其他影响深感觉传导路的病变等。

四、前庭性共济失调

前庭损害时因失去身体空间定向能力，产生前庭性共济失调。临床表现为站立不稳，改变头位可使症状加重，行走时向患侧倾倒。伴有明显的眩晕、恶心、呕吐、眼球震颤。四肢共济运动及言语功能正常。多见于内耳疾病、脑血管病、脑炎及多发性硬化等。

……………………………………………………………………………………（何玉涛）

第十三节　步态异常

步态（gait）是指行走、站立的运动形式与姿态。机体很多部位参与维持正常步态，故步态异常的临床表现及发病因素多种多样。一些神经系统疾病，虽然病变部位不同，但可出现相似的步态障碍。步态异常可分为以下几种：

一、痉挛性偏瘫步态

为单侧皮质脊髓束受损所致，表现为病侧上肢通常屈曲、内收、旋前，不能自然摆动，下肢伸直、外旋，迈步时将患侧盆骨部提的较高，或腿外旋画一半圈的环形运动，脚刮擦地面（图 1-2A）。常见于脑血管病或脑外伤恢复期及后遗症期。

二、痉挛性截瘫步态

又称“剪刀样步态”，为双侧皮质脊髓束受损步态。表现为患者站立时双下肢伸直位，大腿靠近，小腿略分开，双足下垂伴有内旋。行走时两大腿强烈内收，膝关节几乎紧贴，足前半和趾底部着地，用足尖走路，交叉前进，似剪刀状（图 1-2B）。常见于脑瘫的患者。慢性脊髓病变也表现典型的剪刀样步态，如多发性硬化、脊髓空洞症、脊髓压迫症、脊髓外伤或血管病及炎症恢复期、遗传性痉挛性截瘫等。

三、慌张步态

表现为身体前屈，头向前探，肘、腕、膝关节屈曲，双臂略微内收于躯干前；行走时启步困难，第一步不能迅速迈出，开始行走后，步履缓慢，后逐渐速度加快，小碎步前进，双上肢自然摆臂减少，停步困难，极易跌倒；转身时以一脚为轴，挪蹭转身（图 1-2C）。慌张步态是帕金森病的典型症状之一。

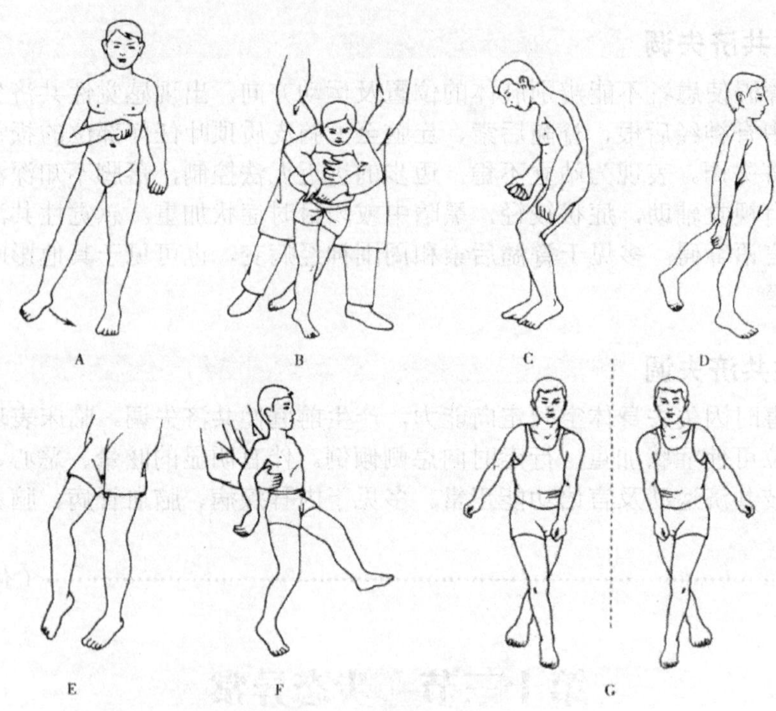

图 1-2　各种异常步态

A. 痉挛性偏瘫步态；B. 痉挛性截瘫步态；C. 慌张步态；D. 摇摆步态；E. 跨阈步态；F. 感觉性共济失调步态；G. 小脑步态

四、摇摆步态

又称“鸭步”，指行走时躯干部，特别是臀部左右交替摆动的一种步态。是由于躯干及臀部肌群肌力减退，行走时不能固定躯干及臀部，从而造成摆臀现象（图 1-2D）。多见于进行性肌营养不良症，也可见于进行性脊肌萎缩症、少年型脊肌萎缩症等疾病。

五、跨阈步态

又称“鸡步”，是由于胫前肌群病变或腓总神经损害导致足尖下垂，足部不能背曲，行走时，为避免上述因素造成的足尖拖地现象，向前迈步抬腿过高，脚悬起，落脚时总是足尖先触及地面，如跨门槛样（图 1-2E）。常见于腓总神经损伤、脊髓灰质炎或进行性腓骨肌萎缩等。

六、感觉性共济失调步态

是由于关节位置觉或肌肉运动觉受损引起，传入神经通路任何水平受累均可导致感觉性共济失调步态，如周围神经病变、神经根病变、脊髓后索受损、内侧丘系受损等病变。表现为肢体活动不稳，晃动，行走时姿势屈曲，仔细查看地面和双腿，寻找落脚点及外周支撑（图 1-2F）。腿部运动过大，双脚触地粗重。失去视觉提示（如闭眼或黑暗）时，共济失调显着加重，闭目难立征阳性，夜间行走不能。多见于脊髓痨、脊髓小脑变性疾病、慢性乙醇中毒、副肿瘤综合征、脊髓亚急性联合变性、脊髓压迫症、多发性神经病及多发性硬化等。

七、小脑步态

是由于小脑受损所致。小脑步态表现为行走时两腿分开，步基宽大，站立时向一侧倾倒，行走不稳且向一侧偏斜（图 1-2G）。倾倒方向与病灶相关，一般当一侧小脑半球受损时，患者行走向患侧倾倒，双足拖地，步幅、步频规律性差。小脑步态多见于遗传性小脑性共济失调、小脑血管病和炎症等。

……（何玉涛）

第十四节 不自主运动

不自主运动（involuntary movement）指患者在意识清楚的情况下，出现的不受主观控制的无目的的异常运动。不自主运动主要包括以下几种：

一、震颤（tremor）

震颤是主动肌与拮抗肌交替收缩引起的人体某一部位有节律的振荡运动。节律性是震颤与其他不随意运动区别。主动肌和拮抗肌参与的交替收缩可与阵挛（一组肌肉短暂的、闪电样的收缩）区别。震颤可为生理性、功能性和病理性，详见表 1-14。本节主要叙述病理性震颤。

表 1-14 震颤的分类

分类	特点	见于
生理性震颤	震颤细微	老年人
功能性震颤		
强生理性震颤	震颤幅度较大	剧烈运动、恐惧、焦虑、气愤
癔症性震颤	幅度不等.形式多变	癔症
其他功能性震颤	精细动作或疲劳时出现	精细工作如木匠、外科医生
病理性震颤		
静止性震颤	静止时出现，幅度小	帕金森病等
动作性震颤	特定姿势或运动时出现，幅度大	小脑病变等

（一）静止性震颤（static tremor）

静止性震颤是指在安静和肌肉松弛的情况下出现的震颤，表现为安静时出现，活动时减轻，睡眠时消失，手指有节律的抖动，每秒约 4 ～ 6 次，呈“搓药丸样”，严重时可发生于头、下颌、唇舌、前臂、下肢及足等部位。常见于帕金森病。

（二）动作性震颤（action tremor）

1. 姿势性震颤（postural tremor）：这种震颤在随意运动时不出现，当运动完成，肢体和躯干主动保持在某种姿势时才出现，如当患者上肢伸直，手指分开，保持这种姿势时可见到手臂的震颤。肢体放松时震颤消失，当肌肉紧张时又变得明显。姿势性震颤以上肢为主，头部及下肢也可见到。常见于特发性震颤、慢性乙醇中毒、肝性脑病、肝豆状核变性等。

2. 运动性震颤：又称意向性震颤（intention tremor），是指肢体有目的的接近某个目标时，在运动过程中出现的震颤，越接近目标震颤越明显。当到达目标并保持姿势时，震颤有时仍能持续存在。多见于小脑病变，丘脑、红核病变时也可出现此种震颤。

二、舞蹈样运动（choreic movement）

多由尾状核和壳核的病变引起，为肢体不规则、无节律和无目的的不自主运动，表现为耸肩转颈、伸臂、抬臂、摆手和手指伸屈等动作，上肢比下肢重，远端比近端重，随意运动或情绪激动时加重，安静时减轻，入睡后消失。头面部可出现挤眉弄眼、撅嘴伸舌等动作。病情严重时肢体可有粗大的频繁动作。见于小舞蹈病或亨廷顿病等，也可继发于其他疾病，如脑炎、脑内占位性病变、脑血管病、肝豆状核变性等。

三、手足徐动症（athetosis）

手足徐动症又称指划动作或易变性痉挛。表现为由于上肢远端的游走性肌张力增高或降低，而产生手腕及手指做缓慢交替性的伸屈动作。如腕过屈时，手指常过伸，前臂旋前，缓慢过渡为手指屈曲，拇指常屈至其他手指之下，而后其他手指相继屈曲。有时出现发音不清和鬼脸，亦可出现足部不自主动作。多见于脑炎、播散性脑脊髓炎、核黄疸和肝豆状核变性等。

四、扭转痉挛（torsion spasm）

病变位于基底节，又称变形性肌张力障碍，表现为躯干和四肢发生的不自主的扭曲运动。躯干及脊旁肌受累引起的围绕躯干或肢体长轴的缓慢旋转性不自主运动是本症的特征性表现。颈肌受累时出现的痉挛性斜颈是本症的一种特殊局限性类型。本症可为原发性遗传疾病，也可见于肝豆状核变性以及某些药物反应等。

五、偏身投掷（hemiballismus）

偏身投掷为一侧肢体猛烈的投掷样的不自主运动，运动幅度大，力量强，以肢体近端为重。为对侧丘脑底核损害所致，也可见于纹状体至丘脑底核传导通路的病变。

六、抽动症（tics）

抽动症为单个或多个肌肉的快速收缩动作，固定一处或呈游走性，表现为挤眉弄眼、面肌抽动、鼻翼扇动、撅嘴。如果累及呼吸及发音肌肉，抽动时会伴有不自主的发音，或伴有秽语，故称“抽动秽语综合征”。本病常见于儿童，病因及发病机制尚不清楚，部分病例由基底节病变引起，有些是与精神因素有关。

……………………………………………………………………………（何玉涛）

第二章　神经系统疾病常用检查方法

第一节　体格检查

神经症状常是全身性疾病的一部分表现。神经系统病变有时和其他系统病变同时存在，或有重要的因果关系，因此不能忽视全身体检。本节仅对与神经系统疾病关系比较密切的部分作简要介绍。

一、一般情况

1. 注意患者意识是否清晰，对检查能否合作，有无急需处理的病症，如抽搐、眩晕、剧烈疼痛等，有无明显的体温增高，注意呼吸和脉搏变化。

2. 注意有无明显的精神症状，对话是否贴切，情绪是否紧张或异常，有无病痛、苍白面容，有无明显的瘫痪、异常姿态或不自主动作。

3. 观察其全身发育和营养状态，有无肢端肥大或矮小、侏儒，有无明显的骨骼畸形，有无消瘦、恶病质或明显的肌肉萎缩，有无肥胖或不均匀的脂肪组织增多。

二、意识状态

对于意识不清的患者，检查时可以有重点地进行，其内容包括意识状态、瞳孔、眼球活动、眼脑反射（玩偶转头试验）、眼底、运动和反射、脑膜刺激征等。现将几种特殊类型的意识障碍介绍如下：

（一）去大脑皮质状态

去大脑皮质状态是由于大脑皮质的广泛性病变，皮质功能发生障碍，引起意识丧失，同时由于皮质下功能的保存或部分恢复，特别是皮质下网状结构上行激活系统未受损害，出现双侧肢体出现肌强直或痉挛，这种临床特征称去大脑皮质状态。其临床表现有睁眼凝视，眼睑开闭自如，或双眼无目的地游动，貌似清醒，但无任何自发性言语，或言语反应，故又称睁眼昏迷或醒觉昏迷。觉醒与睡眠的节律仍存在。有吞咽动作，无情感反应，偶可出现无意识的哭叫或自发性强笑，缺乏有目的的运动，可有无意识的咀嚼。瞳孔光反应、角膜反射活跃，双侧病理反射阳性，并可出现掌额反射、吸吮反射、强握反射等。其体位与姿势为前臂屈曲、内收，腕、手屈曲，双下肢直伸。在强烈刺激下可诱发交感神经功能亢进的现象。脑电图常见弥漫性中到高幅慢波，病因大致可由于广泛性脑缺血、脑缺氧、脑血管疾病、脑外伤、脑炎，皮质－纹状体脊髓变性等。

（二）运动不能性缄默症

由于上行网状激活系统部分损害所引起的意识障碍。病因可由于脑血管病、脑炎、肿瘤、肝脏病变、安眠药中毒等。其临床表现为缄默、肢体无自发性活动，但强刺激时有逃避反应。能睁眼，眼球有追物动作，无表情活动。能吞咽，不会咀嚼。一般来说意识均有障碍，但也有报告意识存在，定向力完好。

（三）闭锁综合征

由于桥脑基底部病变所引起的意识障碍。病因多数为血管性病变（大部分系桥脑腹侧部的梗死或出血），亦可见于颅脑外伤、脱髓鞘疾病、肿瘤、炎症等。表现为无自发性言语，能通过睁、闭眼睑和眼球运动来表达思维，对言语理解无障碍。四肢完全性瘫痪，双侧病理征阳性，双侧面、舌完全性瘫痪，表情缺乏，说话不能，吞咽反射消失，眼睑及眼球的垂直、辐辏动作保存，其余眼球运动消失。皮肤感觉存在。脑电图正常或轻度慢波。

（四）慢性植物状态

慢性植物状态包括去皮质状态、无运动性缄默、闭锁综合征，是由大脑皮质、皮质下结构、脑干部分或全部受损所致。病因以严重颅脑外伤最为常见，其次为脑血管病、脑病、脑炎、中毒等。其临床表现有智能活动丧失，眼睑睁开，眼球无目的地活动，随意运动丧失，肢体对疼痛刺激有时有屈曲性逃避反应，主动饮食能力丧失，有时有吞咽、咀嚼、磨牙动作，不会说话，不能理解言语，大小便失禁，脑电图平坦或出现静息电位，受伤后数月可有高波幅慢波。

三、脑膜刺激征

脑膜刺激症常见于脑膜炎症、蛛网膜下隙出血等病症。对于发生急性头痛、呕吐、意识障碍的患者，应做下列检查：

（一）屈颈试验

脑膜刺激征主要表现为不同程度的颈强直，尤其是伸肌。被动屈颈遇到阻力，严重时其他方向的被动动作也受限制。颈强直也可见于颈椎疾病和颈部炎症，因此必须辅以其他检查。

（二）Kernig 征

Kernig 征又称屈髋伸膝试验、抬腿试验。患者仰卧，检查者首先将其一侧髋部屈成直角，然后试行伸直其膝部。在此姿势中，膝部原不能完全伸直，但如在大、小腿间夹角不到 135° 时即发生疼痛和股后肌群的痉挛，即为 Kernig 征阳性或称 Kernig 征阳性存在。注意本试验涉及神经根的牵引，一侧阳性可见于坐骨神经痛，双侧阳性可见于多发性神经根炎。

（三）其他试验

屈颈时发生双侧膝部屈曲，压迫双侧面颊部时发生双侧上臂外展和肘部屈曲，或叩击耻骨联合时发生双侧和下肢屈曲和内收，均为脑膜刺激现象，称为 Brudzinski 征阳性。

四、额叶释放征

额叶释放征实为一些原始反射，可发生在患者有弥漫性脑病（代谢性、中毒性、缺氧后）、脑积水、外伤后状态、新生物和大脑变性等疾病中。出现本征时可提示患者有严重大脑疾病。

（一）眼轮匝肌（眉间）反射

刺激眉间可引起瞬目反应，正常人在重复刺激数次后即不再反应；但在有锥体束病变、锥体外系统疾病和弥漫性大脑病变时，本反射可加强，重复刺激可重复出现瞬目反射。

（二）口轮匝肌征反射

轻叩上唇或下唇，或者甚至用压舌板急速地划过口唇，均可引起口唇突起，又称噘嘴反射。可出现在弥漫性大脑疾病中。

（三）吸吮反射

刺激口唇，引起口唇、舌和下颌的吸吮动作。本反射可出现在正常婴儿，但当脑部有弥漫性病变时也可出现。

（四）头后仰反射

当头轻度前曲时，快速叩击上唇，可引起迅速、不自主的头向后活动。正常人无此反应，可出现在双侧锥体束受损的上颈髓病变或弥漫性大脑病变中。

（五）掌颌反射

刺激手的鱼际区，可引起同侧颌部和口轮匝肌的收缩。可出现在有锥体束病变和弥漫性大脑病变中，但也可发生在正常人中。

（六）角膜上颌反射

刺激一侧角膜引起同侧眼睑闭合和上唇上提动作。可发生在脑部弥漫性病变中。

（七）强握反射

当检查者将手指触及患者手掌时即可引起握物动作。可发生在额叶病变的患者中。

五、全身检查

（一）头颈部

1. 头颅

（1）视诊：观察头的形状、对称性、大小和有无畸形和发育异常。如脑积水、大头、小头、尖头，外形不对称和异常，有无肿胀或肿痛，额骨增生，佝偻病畸形，凹陷、瘢痕，手术切口和最近外伤征象。对婴儿还应测量头围。

（2）触诊：应该触摸有无压痛区、瘢痕、畸形、陈旧骨折、凹陷，或者开颅的后遗。在婴儿应注意囟门的大小、闭合情况；在儿童可因颅内压增高而有骨缝分离、囟门膨隆。如果有手术后颅骨缺陷，应该注意膨隆度。某些颅外动脉的压痛或膨胀对诊断头痛和颞动脉炎有重要性。在婴儿和儿童有脑积水时叩击颅骨有空瓷音。

（3）听诊：在血管瘤、动脉瘤、动静脉瘘、新生物压迫大动脉、脑或颈动脉硬化斑部分阻塞等情况下，则在其上方可听到杂音。

2. 面部　观察有无口眼歪斜，先天畸形有见于面-脑血管瘤病的血管色素斑、结节硬化症的皮脂腺瘤、偏面萎缩症的皮下组织萎缩等。

3. 五官

（1）眼部：有无眼睑肿胀、睑下垂、突眼、眼球下陷、眼周瘀青、巩膜黄染、结膜炎、角膜溃疡、角膜老年环和见于肝豆状核变性的色素沉积环、葡萄肿、虹膜炎和白内障。

（2）耳部：注意外形，有无脓血渗出、乳突按痛。

（3）鼻部：应观察外形，有无畸形，有无鼻出血、鼻溢、副鼻窦按痛。

（4）口部：注意口唇颜色（苍白或青紫）、溃疡、唇裂和疱疹样病变。检查牙齿应注意外形和口腔卫生，齿龈变化包括增殖、脓漏、红、出血和铅线。舌的颜色很重要，另应注意有无沟裂，乳头萎缩或肥大，舌苔形状，黏膜斑和瘢痕。在恶性贫血舌表现为光滑和透亮，伴蕈状和丝状乳头萎缩，发红和无苔；在糙皮病和烟酸缺乏中舌表现为光滑、乳头脱屑和萎缩，在急性期呈猩红色和肿胀，但在慢性或轻度缺乏时乳头呈蕈样，舌也不太红；在维生素 B_1 缺乏症中舌呈光滑、发亮、萎缩和发红；在核黄素缺乏乳头呈扁平、紫色或品红，可同时有唇病伴口角裂。维生素 C 缺乏可致齿龈增生，苯妥英钠也可致齿龈增生。

4. 颈部

（1）视诊：注意检查颈部的淋巴结、甲状腺肿块，颈部有无畸形、压痛、强直、歪斜，或其他姿势畸形、不对称、外形的改变，活动时有无疼痛。在脑膜刺激征时可有颈强直，头后仰和角弓反张。斜颈的特征是头和颈斜向一侧，颈的歪斜也可因某些眼肌瘫痪所致，颈椎关节炎可使颈活动受限，在 Klippel-Feil 综合征（颈椎融合症）和扁平颅底则颈变短和阔，运动受限，发线降低。颈部畸形也见于癔病。注意双侧颈动脉搏动，有无异常或不等。

（2）听诊：应注意有无血管性杂音。

（二）躯干

1. 胸部　观察胸廓有无畸形，呼吸动作是否对称、有力，腋下淋巴结有无肿大。

2. 腹部　触摸腹部是否柔软，有无肝、脾肿大或其他肿块。同时注意腹股沟有无压痛和淋巴结肿大，阴囊有无溃疡及肿块。

3. 背部

（1）视诊：观察有无异常和畸形，姿势或发育异常。脊柱在做主动弯曲、伸直和外侧运动时有无受限。脊柱有无前凸、后凸和侧凸。

（2）触诊：检查注意有无结构上的异常，关节上有无压痛，肌肉有无痉挛，叩击每个棘突，观察有无局部疼痛或压痛。在脊柱有骨折和新生物时可有明显驼背；在肌营养不良则有腰椎、脊柱前凸；在灰髓炎、脊髓空洞症或 Friedreich 共济失调，常有脊柱侧凸。在关节强直性脊柱炎，可有畸形、疼痛、压痛和强直。在坐骨神经痛和腰椎间盘突出可有局部强直伴轻度侧凸或正常曲度的消失。下背部皮肤有无凹窦、异常毛发生长，或触摸到异常，应疑有隐性脊柱裂或脊膜膨出，肩胛骨异常或后突有时可见于肌营养不良。

（三）四肢

有无陈旧骨折、关节强硬、肌腱挛缩、关节活动过度，及杵指、骈指、多余指、蜘蛛状指等畸形。双侧肢体发育是否对称。注意肢端颜色和温度。触摸桡、足背等动脉的搏绿；必要时测量并比较双侧血压。

（四）皮肤和毛发

观察有无皮肤的异常，如多发性肿瘤色素斑块、毛细血管扩张、紫癜、压疮、痤疮、带状疱疹、溃疡、局部萎缩等。注意皮肤的粗细程度、颜色深浅和出汗多少。抚摸有无硬皮病的过紧、松皮病的过松和囊虫病的皮下结节。观察毛发分布情况，有无脱发、早白和多毛症。指（趾）甲有无青紫、脆裂。

……………………………………………………………………………………（吕雪飞）

第二节 神经系统检查

一、高级神经精神活动的检查

（一）大脑皮质高级神经活动的功能检查

内容包括注意力、记忆力、定向力、计算力、理解力的检查，有无情感障碍如焦虑、恐惧、抑郁、欣快等。

（二）意识状态的检查

存在意识水平下降和意识内容改变。

1. 意识水平下降　按照能否唤醒区分嗜睡、昏睡与昏迷。

（1）嗜睡：可唤醒，对呼唤或刺痛刺激有反应。醒后定向力正常，言语合乎逻辑，刺激停止后又进入睡眠状态。

（2）昏睡：可唤醒，但需较重刺激。醒后可作简单回答，言语不合逻辑，随即又进入熟睡状态。

（3）昏迷：根据对疼痛刺激反应、生理反射、病理反射及生命体征，昏迷可分为浅昏迷、中昏迷、深昏迷。

2. 意识内容改变

（1）意识模糊：意识轻度障碍，表现为意识范围缩小，常有定向力障碍，突出表现是错觉，幻觉较少见，情感反应与错觉有关。

（2）谵妄：严重的意识障碍，定向力差，自知力差，有丰富的错觉和幻觉，情感和行为异常。

3. 语言检查　如自发谈话的语量、语调、韵律、流畅度、短语长短，有无找词困难、错语等，复述、口语理解及命名能力。

二、12 对脑神经检查

（一）嗅神经

让患者闭目并用手指压住一侧鼻孔，检查者将香皂、松节油及茶叶等置于鼻孔下，要求其分辨各物体的气味。检查时注意避免使用刺激性物质，如醋酸、乙醇及薄荷等，以免刺激三叉神经；两侧鼻孔必须分开检查，通常先左后右；感冒、鼻腔炎症或阻塞时，不宜进行该项目检查。试验结果分别为一侧或双侧正常、减退或消失等。嗅神经损害后，嗅觉减退或消失。鼻本身疾病也产生嗅觉障碍。

（二）视神经

主要检查视力、视野和眼底检查。

1. 视力　分远视力和近视力。检查时须两眼分别测定。远视力检查用国际远视力表，小于 1.0 为视力减退；近视力检查用近视力表，让患者眼睛距离视力表 30cm 处辨认字体。对视力严重减退者，嘱其在一定距离辨认手指数目、物体的移动或是否有光感。

2. 视野　一般用手试法。让患者身背光源，距检查者 60 ～ 100cm 相对而坐。测试左眼时，让患者固定头部，用右手遮盖右眼，左眼注视检查者的右眼。检查者持棉签或手指放在两人中间，由视野周围逐渐向中心移动，至患者见到试标的移动为止。

3. 眼底　眼底检查应在不散瞳情况下进行。让患者背光而坐，眼球正视前方勿动。检查右眼时，检查者站在患者右侧，以右手持眼底镜，并用右眼观察眼底；左侧则反之。正常眼底的视盘呈圆形或卵圆形，边缘清楚，色淡红，颞侧较鼻侧稍淡，中央凹陷，色较淡白，称生理凹陷。动脉色鲜红，静脉色暗红，动静脉管径正常比例为2∶3。检查时应注意有无视盘水肿、充血、苍白，视网膜血管有无动脉硬化、出血等。

（三）第Ⅲ、Ⅳ、Ⅵ对脑神经

检查内容包括眼裂、瞳孔、眼球各方向运动情况及反射。

1. 眼睑　让患者水平注视前方，检查者观察其双侧眼裂大小及是否对称。

2. 瞳孔

（1）大小：正常人在光线充足、两眼照亮度均等的情况下，直径为 3 ～ 4mm。

（2）形状：正常瞳孔为圆形，边缘整齐，双侧对称等大。

（3）位置：在虹膜正中稍微偏鼻下方。

3. 眼球运动　让患者头部固定，两眼注视检查者的手指，并随其向各方向转动（上、下、左、右、左上、左下、右上和右下），注意患者眼球转动的幅度、灵活性和持久性及是否有视物成双。

4. 瞳孔对光反射检查

（1）直接反射：双眼平视前方，检查者手持电筒从患者眼外侧迅速将光线移向一侧瞳孔部位，可见该瞳孔缩小；移开光线，瞳孔恢复，双侧分开检查，检查左侧时用手遮盖右侧。

（2）间接反射：将光线照射患者一侧瞳孔，另一侧瞳孔亦缩小称为间接对光反射。

5. 调节反射和辐辏反射　检查让患者向远方平视，数秒钟后让其注视距眼前数厘米的物件，此时双眼球应内聚及双侧瞳孔缩小。

（四）检查三叉神经

1. 运动功能

（1）让患者咬紧牙，检查者双手触摸双侧咬肌和颞肌，检查是否有肌肉松弛和萎缩。嘱其做咀嚼动作，比较双侧嚼肌是否有力及其对称性。

（2）让患者张口，以露齿时上下门齿的中缝线为标准，观察是否有下颌偏斜。如下颌偏向一侧，提示该侧翼肌麻痹。

2. 面部感觉功能

（1）用针尖、棉絮和盛冷水的试管测试三叉神经分布区域的皮肤，随时询问患者对各种，激的灵敏度。

（2）感觉检查时应注意两侧、上和下及内和外对比。

3. 反射

（1）角膜反射：检查左眼时让患者向右上注视，检查者用细棉絮轻触角膜外缘，可见眼睑迅速闭合。同侧称为直接角膜反射，对侧称为间接角膜反射。检查右眼方法同上。

（2）下颂反射：嘱患者将口略为张开，检查者将拇指置于患者下颌中央，再用叩诊锤直接叩击检查者的拇指，观察是否有下颌上提。当脑干的上运动神经元病变时，反射增强。

（五）检查面神经

1. 运动功能观察　患者在静止时睑裂大小、鼻唇沟的深浅、额纹多少及口角是否对称。请患者做鼓腮、露齿、吹口哨、皱眉、皱额、闭目等动作观察其是否对称及有无瘫痪等。

2. 味觉 可用食糖、食盐和醋酸等溶液检测。让患者伸出舌头，检查者用棉签分别蘸取上述溶液后涂在一侧的舌前部。每种试液检查前均须漱口。舌的两侧要分别测试。面神经损害时舌前2/3味觉丧失。

（六）检查听神经（包括耳蜗神经和前庭神经）

音叉检查可用于判断耳聋性质，鉴别神经性耳聋和传导性耳聋。用频率128Hz的音叉检查。

1. 检查气导听力 将震动的音叉放在患者外耳侧。

2. 检查骨导听力 将震动的音叉放在患者的乳突部。

3. 骨导、气导比较（Rinne）试验 将震动的音叉放在乳突上，患者不再能听到后，将音叉移至该侧耳旁，至音响听不到为止。正常时气导长于骨导，两耳分别测试。传导性耳聋时骨导大于气导，神经性耳聋时气导大于骨导，但两者时间均缩短。

4. 韦伯（Weber）试验 把震动的音叉放在前额或头顶部正中，让患者判断声音的方向，正常时声音的位置居中，神经性耳聋时偏向健侧，传导性耳聋时偏向患侧。

5. 眼球震颤 让患者眼球向各方向注视，观察其不自主的短促往返运动，称为眼球震颤。根据其方向可分为左右水平、上下垂直和旋转性眼球震颤。

（七）检查舌咽神经和迷走神经

1. 运动功能 注意患者发音有无鼻音或声音嘶哑，然后让患者张口，观察腭垂是否居中，再嘱患者发“啊”音，观察两侧软腭是否对称及其活动度。正常情况下，发“啊”音时两侧软腭对称上提，腭垂居中；一侧麻痹时，该侧软腭上提差，腭垂向健侧偏斜。

2. 咽反射 令患者张口，检查者用压舌板轻触咽后壁，观察有无呕吐反应，称为咽反射。舌咽或迷走神经损害时，患侧咽反射迟钝或消失。

（八）副神经

检查者先用手触摸胸锁乳突肌和斜方肌，再让患者转头检查胸锁乳突肌收缩力。耸肩检查斜方肌收缩力。副神经损害时，向对侧转头及病侧耸肩无力，该部分肌肉也可有萎缩。

（九）舌下神经

请患者张口伸舌，观察舌体有无偏斜，舌肌有无萎缩和束颤等。一侧麻痹时伸舌偏向麻痹侧，双侧麻痹时舌不能伸出口外。核下性病变时有同侧舌肌萎缩，核性病变时可见肌束颤动。

（十）吸吮反射

轻叩鼻和上唇间皮肤，引起舌和下颌的吸吮动作称为吸吮反射。

（十一）掌颌反射

用棉棍或其他硬物划大鱼际肌皮肤，引起同侧下颌轮匝肌收缩，称为掌颌反射。

三、检查运动系统功能

（一）肌容积

1. 触摸肌肉的硬度，判断是否有肌肉萎缩和肥大。

2. 肌萎缩的分布、对称性、广泛性、局限性及神经支配区。

（二）异常不自主运动

1. 有无不自主运动：常见的有震颤、舞蹈动作、手足徐动、痉挛、抽搐、肌阵挛及肌束震颤等。

2. 各种不自主运动的强度、规律、时限及与各种生理状态（休息、动作、情绪、注意力、疲劳和睡眠等）的关系。

（三）肌力

肌力的记录采用 0 ～ 5 级的六级分级法。0 级：完全瘫痪；1 级：肌肉可收缩，但不能产生动作；2 级：肢体能在床面上移动，但不能抬起；3 级：肢体能抬离床面，但不能对抗阻力；4 级：能做抗阻力动作，但较正常差；5 级：正常肌力。检查方法如下：

1. 检查上、下肢肌力让患者做某种运动或活动各关节，检查者加以阻力。手的力量可用握力计检测。

2. 轻瘫试验

（1）上肢：1）平伸双上肢，数秒钟后可见一侧上肢逐渐下垂，低于健侧，称为轻瘫试验。2）轻瘫一侧的小指常轻度外展。3）检查手指肌力易于暴露与健侧的差距。

（2）下肢：1）仰卧时病侧下肢常处于外旋位（足尖朝外）。2）检查足背屈肌肌力易于暴露与健侧的差距。3）患者俯卧，双膝屈曲维持 90° 姿势，病侧小腿会逐渐下落，也可于俯卧位时嘱患者屈膝，使足跟尽量接近臀部，病侧常较差。

（四）肌张力

1. 触诊肌肉的硬度。

2. 被动活动患者肢体的各个关节，注意感受到的阻力，并两侧对比。

（五）检查共济运动

1. 快速轮替动作　嘱患者以前臂快速地做旋前旋后动作。小脑性共济失调患者动作笨拙，节律慢而不匀，称快速轮替运动不能。

2. 指鼻试验　小脑半球病变可看到病变同侧指鼻不准，接近鼻尖时动作变慢，或出现动作性震颤，且常见超过目标（辨距不良）。感觉性共济失调时睁眼动作无困难，闭眼时发生障碍。

（1）睁眼指鼻试验：令患者上肢伸直平举，从不同方向用示指反复指鼻，先慢后快，注意其动作是否协调；双侧对比。

（2）闭眼指鼻试验：让患者闭眼，重复前面睁眼动作。

3. 跟 - 膝 - 胫试验　小脑损害时抬腿触膝易出现辨距不良和意向性震颤，下移时常摇晃不稳。感觉性共济失调时，患者足跟于闭目时难寻到膝部。

（1）睁眼试验：患者仰卧，先抬起一侧下肢，然后屈膝，再将足跟置于另一侧膝部下端，并沿腔骨慢慢下滑。

（2）闭眼试验：闭眼重复前睁眼动作。

4. 罗姆伯格征（Romberg 征）　感觉性共济失调时睁眼站立稳，闭眼时不稳，称 Romberg 征阳性。小脑性共济失调者睁眼闭眼都站立不稳，闭眼时更明显，蚓部病变者易向后倾，一侧小脑半球病变或一侧前庭损害者向病侧倾倒。患者站立，双足并拢，两臂向前伸平，手掌向下，先睁眼站立数秒，然后闭眼。医师站在患者身旁注意保护，观察其身体是否左右摇晃或倾斜。

（六）步态观察

1. 方法　观察患者进诊室作普通行走的步态，根据具体的需要可让患者一字步行走、用足跟行走、用足尖行走，并观察其行走姿态、伴随动作，以及上、下肢运动是否协调。

2. 常见的步态障碍

（1）小脑性共济失调步态：病变在小脑蚓部，患者行走时步基宽，且倾跌方向不定。若病变位于小脑半球或其连接径路，则行走时向病侧倾斜或跌倒。行走时两足分开过宽，腿抬得高，足落地沉重，因重心不易控制，故摇晃不稳，状如醉酒，称为“醉酒步态”。

（2）感觉性共济失调步态：患者行走或站立时均维持宽步基。走动时双眼专注地面，突然迈出下肢，往往离地面过高，踏下时击地作声，脚跟触地后脚尖始击地，称为“双重踏地”Romberg 征阳性，遮其双目或于黑夜中几乎无法行走。伴有肌肉张力减退，可能出现膝关节的直伸过度。

（3）痉挛性偏瘫步态：单侧皮质脊髓束病变，引起身体一侧上肢屈曲、下肢直伸，行走时出现下肢的环行运动，而足趾刮地作声。患者鞋底可见足趾及外侧缘部分磨损。

（4）痉挛性截瘫步态：双侧皮质脊髓束病变，两下肢均直伸，而髋部内收肌痉挛，使得截瘫患者于行进时双膝相磨，且一腿常交叉于另一腿之前，似剪刀，故又称“剪刀步态”。患者的步伐通常缓慢且较小，可伴上肢及躯干的剧烈代偿性摆动。常见于大脑性双侧瘫痪及多种脊髓疾病。

（5）摇摆步态：骨盆带肌和腰肌萎缩无力，患者行走时无法固定骨盆，行走时似鸭子摇摆臀部，最常见于进行性肌营养不良症，患者通常伴有腰椎前凸或肌肉挛缩引起的畸形足，如“马蹄内翻足”。

（6）慌张步态：见于帕金森综合征，患者的肌肉僵直，动作缓慢，行走时躯干前弯，手臂弯曲于身前而不摆动，腿部僵硬且于髋及膝部屈曲。步伐甚小，且足部几乎不离地，上身始终在下身之前，致步调越来越快，患者最后可摔倒。

（7）失用性步态：患者并无运动或感觉障碍，却无法运用其下肢行走。起步时常觉困难，双足似胶黏于地而无法踏出第一步，最后可能以拖地小步缓缓前进。失用性步态见于广泛性大脑病变，尤其是额叶受损者，故又称“额叶共济失调”。伴随的表现有被动强硬、语句反复、强握反射等。

（8）跨阈步态：由于腓骨肌及胫骨前肌肉群麻痹，造成足背屈曲无力，产生“垂足”现象，患者前进时髋部过度屈曲以提高足部，病侧足落地时可击地作声，鞋的足趾部及外侧缘常可磨损。病变可能位于马尾、第 4 腰髓至第 1 骶髓、腓总神经或腓深神经，甚至肌肉本身。

（9）坐骨神经痛步态：患者不敢直伸髋部或膝部，病侧常以足趾着地，因足背屈曲可加重痛楚。此外，患者常有脊柱侧凸，可由于脊椎旁肌肉痉挛而凸向对侧，或为增加脊椎间距离以减少对神经压迫而凸向病侧。

四、检查感觉功能

检查前让患者了解检查的方法和意义，使之能充分合作。检查者必须耐心细致，既要有重点，又要注意左右侧和远近端部分的对比，一般从感觉缺失部位查至正常部位或从四肢远端向近端检查。检查时患者宜闭目，忌用暗示性提问，必要时多次复查。

（一）浅感觉

1. 检查躯干、上肢痛觉，用针尖轻刺其上身胸、腹部及上臂、前臂和双手背，令其做出反应，注意双侧及上下对比。

2. 检查躯干、上肢触觉，让患者闭眼，用棉絮自内向外轻触其上身胸、腹部、前臂和双手背，请患者在每次感受接触时报数。

3. 检查背部痛觉和触觉，方法同上。

4. 检查下肢痛觉及触觉，方法同上。

5. 温度觉可用装热水（40℃～50℃）与冷水（5℃～10℃）的试管，分别接触皮肤。

（二）深感觉

1. 检查振动觉　通常用 128Hz 的音叉，在振动时将其柄端置于手指、足趾以及骨隆起处如内踝、外踝、髂前上棘、胸骨、锁骨、脊椎棘突等，然后询问患者有无振动感。

2. 检查关节位置　觉检查者用拇指和示指捏住受检查的手指和足指的两侧或距小腿关节和腕关节并上下移动，患者说明移动方向。

（三）复合感觉（皮质感觉）

1. 形体觉　患者闭目，让其用单手触摸常用的熟悉对象，如钢笔、钥匙、硬币等，嘱其说出物件的形状、名称，两手比较。

2. 定位觉　患者闭目，用手指或棉签轻触患者皮肤，嘱其指出刺激部位。

3. 两点辨别觉　患者闭目，用带刻度的叩诊键，将其两脚分到一定距离，接触患者皮肤，如患者感到为两点时，再缩小距离，直到两点被感觉为一点为止。两点须同时刺激，用力相等。正常指尖为 2 ～ 4mm，手背为 2 ～ 3mm，后背为 6 ～ 7mm。

五、神经反射检查

（一）深反射

检查时患者要合作，肢体应放松、对称和位置适当。检查者用力要均等，两侧对比检查。腱反射的强弱可分为消失、减弱、正常、增强、亢进、阵挛。腱反射不对称（一侧增强，减弱或消失）是神经损害的重要定位体征。

1. 肱二头肌反射（颈 5 ～ 6，肌皮神经）　检查者用左手托患者的前臂使其屈曲掌心向上，左拇指置于肱二头肌肌腱上；右手用叩诊锤敲击拇指，观察其前臂有无屈曲，并可感到肽二头肌肌肉收缩。

2. 肱三头肌反射（颈 6 ～ 7，肱神经）　检查者用左手托患者的前臂并屈曲成 90°，右手持叩诊锤敲击其鹰嘴上方的肱三头肌肌腱，可见其前臂伸展运动。

3. 桡骨膜反射（颈 5 ～ 6，桡神经）　检查者用左手托患者的前臂，右手持叩诊锤敲击其桡骨茎突上方 4 ～ 5cm 处，可见曲肘和前臂旋前运动。

4. 膝腱反射（腰 2 ～ 4，股神经）　左手在患者腘窝处托起其下肢，使其髋膝稍屈，用叩诊锤叩击髌骨下方股四头肌肌臆，引起小腿伸展。

5. 跟腱反射（踝反射，骶 1 ～ 2，胫神经）　患者仰卧，髋及膝关节稍屈曲，下肢取外旋和外展位，医师用左手托其足掌，使足呈过伸拉；用叩诊锤叩击其跟腱，正常反应为腓肠肌收缩，足向跖面屈曲。

（二）浅反射

1. 提睾反射（腰 1 ～ 2，生理股神经）　轻划大腿根部内侧皮肤引起睾丸上提。

2. 腹壁反射（胸 7 ～ 12，肋间神经）　患者仰卧，下肢膝关节屈曲，使腹壁完全松弛，用棉签按上、中、下三个部位自外向内轻划腹壁皮肤，腹壁反射存在时，可见相应的腹壁肌肉收缩。

3. 肛门反射（骶 4 ～ 5，肛尾神经）　用大头针轻划肛门周围会阴部皮肤引起肛门外括约肌收缩。

（三）髌阵挛

患者下肢伸直，医师用拇指和示指捏住其馆骨上缘，用力向远端方向快速推动数次，然后保持适度推力。阳性反应为股四头肌节律性收缩，使髌骨上下运动。

（四）踝阵挛

患者仰卧，髋关节与膝关节稍屈；医师一手持其小腿，另一手持其足掌前端，用力使距小腿关节过伸。阳性表现为腓肠肌和比目鱼肌节律性收缩。

（五）病理反射

1. 霍夫曼征（Hoffmann 征）　检查者左手持患者腕关节方，用右手中指和示指夹持其中指，稍向上提，使其腕部处于轻度过伸拉状态，然后用拇指迅速弹刮患者中指指甲；由于中指深屈肌受到牵引而引起其余四指的轻微掌屈反应为阳性反应。

2. 巴彬斯基狂（Babinski 征）　患者仰卧，髋及膝关节伸直，医师手握其踝部，用钝头竹签由后向前划足底外侧至小趾掌关节处，阳性反应为拇指背伸，其他四趾呈扇形展开。

3. 查多克征（Chaddock 征）　检查者用竹签在外踝下方由后向前划，直至趾掌关节处为止，阳性表现同巴彬斯基征。

4. 奥本海姆征（Oppenheim 征）　检查者用拇指、示指沿胫骨前缘用力由上向下滑压，阳性表现同巴彬斯基征。

5. 戈登征（Gordon 征）　检查者用拇指和其他四指分别置于腓肠肌部位，然后以适度的力量捏压，阳性表现同巴彬斯基征。

6. 谢飞征（Schaefer 征）　检查者用拇指、示指挤压跟腱，阳性表现同巴宾斯基征。

7. 罗索里姆征（Rossolimo 征）　检查者用手指将患者足趾尖一齐向上弹起，阳性反应为足趾跖屈。

六、检查脑膜刺激征

（一）颈项强直

患者仰卧，医师用手托扶其枕部做被动屈颈动作，以测试颈肌抵抗力。抵抗力增强为阳性。

（二）克匿格征（Kemig 征）

患者仰卧，将其一侧髋关节屈成直角，再用手抬高其小腿，正常人可将膝关节伸达 135° 以上。阳性表现为伸膝受限，并伴有疼痛和屈肌痉挛。

（三）布鲁斯基征（Brudzinski 征）

患者仰卧，下肢自然伸直，医师一手托其枕部，另一手置于其胸前，使其头部前屈，两侧膝关节和髋关节屈曲为阳性。

（四）拉赛格征（Lasquet 征）

患者仰卧，两下肢伸直，医师一手置于其膝关节上，使下肢保持伸直；另一手将下肢抬起，正常可抬高 70° 以上，若抬不到 30°，出现由上而下放射性病痛为阳性反应。

七、自主神经功能检查

1. 皮肤黏膜　有无苍白、红斑、潮红、发绀。皮肤外表是否光滑、出汗、干燥，有无增厚、溃疡。

2. 毛发　有无脱落、少毛或多毛，指甲有无变脆、起条纹、发甜等。

3. 发汗试验　阿司匹林、加温法、毛果芸香碱试验等，用淀粉－碘酊法观察。

4. 皮肤划痕症　红色反应（宽，持久不退）：血管扩张神经兴奋；白色反应（白线条）：血管收缩神经占优势。正常时为先白后红。

5. 括约肌功能　大小便潴留、失禁、尿急。

……………………………………………………………………………………（吕雪飞）

第三节　其他检查

一、精神科检查

精神科检查主要是通过观察和同患者交谈。在交谈中，要求体贴、机智、耐心，避免不适当的提问，最好将检查内容融会在询问病史和同患者平日的接触中。

1. 一般行为　观察患者的仪态、表情，对别人的态度，动作和言语增多还是减少。有无兴奋躁动、怪异举动和自言自语。对衣着、饮食、卫生习惯是否注意。有无拒食、多食。生活能否自理。

2. 情感　观察患者的表情、动作、语调。进行一些谈话常能估计患者的情态反应。注意有无欣快、忧郁、焦虑、恐惧、淡漠、易受激惹和波动不稳。

3. 思维　包括思维进行的方式和内容。在交谈中注意其思维的连贯性和逻辑性。有无联想迟钝或联想过于迅速，有无妄想，即并无事实根据的顽固信念，例如觉得被别人捉弄、暗算的被迫害妄想，坚信已生了各种器质性疾病的疑病妄想等。

4. 知觉　为患者对感觉的认识。知觉障碍主要表现为错觉（即对客观刺激的错误认识）和幻觉（即在没有客观刺激时产生的感受），均可发生于各种特殊感觉以及触觉的范围内。和重精神病不同，神经系统器质性疾病中的错、幻觉大多不与妄想或行为结合，可以容易地在交谈中获知。

5. 定向　了解患者对时间（年、月、日等）、地点（住址、目前所在地等）和人物（医师、亲属等）的辨识能力。

6. 记忆　检查远期记忆、近期记忆及记忆的保持力。远期记忆，可询问一些患者生活史中的往事，如参加工作的年份等；近期记忆询问患者如何时来到医院、当日的早餐内容等；记忆的保持力，可告诉患者一个电话号码或地址，请他记住，3 ～ 5min 后再请他说出。

7. 计算　可请患者做些简单心算。

8. 判断　可请他区别一些词义，例如矮子和儿童、坚强和生硬等。

9. 常识　例如历史事迹、当时的重要新闻、著名城市的所在地等。

二、失语、失认和失用的检查

大脑发生器质性疾病时，除在临床上可能出现一系列的神经系统体征外，尚可发生对言语、动作和事物认识等方面的综合性障碍，即失语、失用和失认。

检查前需先注意患者的精神状态。在有意识、定向或判断障碍的情况下，不能获得可靠的结果。影响言语、动作和认识功能的其他方面障碍，包括发音、构音、视力、听力等缺陷，和肢体瘫痪、共济失调等，均需加以考虑。此外，患者的文化程度和生活习惯，也要考虑在内。检查的准确性有赖于患者的合作，应避免过劳，必要时分期完成。

事先备齐检查时需用的工具，包括纸、笔，常用的物品，如钱币、钥匙、火柴、剪刀等，印好的单字、数字、问句、短句、简单数学题、图画、短篇故事或文章的卡片，不同颜色的纸张或图谱，以及方块积木等。记录最好有一定格式，并尽可能记下患者所说的词句。

（一）失语的检查

言语障碍主要表现在口语、听语、阅读、书写等方面，可循序加以检查。同时注意患者的精神状态、合作程度、情绪反应、言语的多少、应答的快慢，以及有言语障碍时本人是否认识（自知力）等。

1. 口语检查

（1）自发性言语：在患者陈述病史时即可注意其发言情况，如陈述是否流利，用字是否恰当，有无不可理解的言语，或完全不能诉述病史。下列情况提示言语功能有缺陷。

字的省略：言语中某些字的省略，严重时，用少数单字成句，不顾语法结构，称为电报式言语。

字的代替：应用不常用的同义词或转弯抹角的语句以代替其不能想出的字。

字的错用：有些字用得不符合其原来字义。严重时，有大量的错字、错词，称为错语症。

字的创造：言语中夹杂其本人创造的怪字。

顿挫言语：言语迟缓和不适当的中断。

手势言语：应用许多手势以补充言语的缺陷。

刻板言语：只能单调地重复某些词句，严重时，其词汇限于一两个单字。

回声言语：只能重复别人的言语。

完全没有自发的言语。

（2）自动性言语：自发性言语丧失时，在别人的鼓励和带动下，尚能顺诵一些常用的有联序性的词。

（3）情感性言语：自发性言语丧失时，在情绪激动情况下，尚能喊出简单的词句。

（4）唱歌：自发性言语丧失，但还会唱歌。

2. 听语检查

（1）提问：医师提出一些问题，由简到繁，由具体到抽象，包括成语的解释。观察患者能否理解，回答是否正确。

（2）重复：医师说一些简单词句，请患者重复说出。

（3）回述：医师讲一个短篇故事，或读一段短文，请患者回述其大意。

（4）命名：医师举出一些常用对象，请患者说出其名称。如果不能，则请他讲出其用途。

（5）执行口头指示：医师口述一些指示，从简单的要求开始，观察患者执行情况。

3. 阅读检查

（1）诵读：请患者读出在卡片上写好的单字、数字和短句。

（2）默读：请患者默读一段故事或短文，然后讲出其大意。

（3）执行书面指示：执行写在卡片上的指示般是要求做一个简单的动作。

4. 书写检查

（1）自发性书写：给患者纸笔，请他随便写些什么。如果存在右手的运动障碍，则鼓励他使用左手。注意有无错字、漏字、新字。

（2）听写：请患者写下医师口述的字句。

（3）抄写：请患者抄写印刷体和手写体的词句。

（4）笔答：当存在严重构音障碍时，言语障碍的检查主要以书写方式进行。

（二）失认的检查

对事物认识的检查一般仅包括视觉、听觉、触觉三方面。

1. 视觉方面

（1）对周围事物的认识：首先观察患者对其身旁对象的处理是否合适。如果有错乱现象，则宜进一步了解其性质。

（2）对特定物件的认识：医师拿出一些常用对象给患者看，观察能否辨认（严重命名性失语者除外）。在不同情况下，患者可能用言语、书写或手势表达出他的辨认能力。如果发现患者不能辨识，可允许他利用其他感觉帮助认识。应用各种感觉均不能辨认事物者，其精神障碍已在失认范围以外。

（3）对符号的认识：确定患者能够辨识一般对象后，医师提出一些印刷符号，如拉丁字母、数学符号、标点符号、音符等。

（4）对颜色的认识：医师拿出不同颜色的纸张请他辨识。如存在命名性失语，可请他将同色者归类。

（5）对空间关系的认识：给患者看一些建筑物画片或风景画片，请他描述。看一些简单的图案，然后复绘。还可请他画出一些常见的事物。

2. 听觉方面　包括对一般声音的认识和对音乐的认识。

3. 触觉方面　患者闭目，把一些常见对象放在其手中，任凭单手抚摸，请他辨识。

（三）失用的检查

1. 一般检查　除一些简单动作，如伸舌、解纽扣等的失用性障碍。还可以检查其较复杂的动作，如穿衣、打结、梳发、剪纸、划火柴、燃点香烟等。

2. 姿势检查　检查患者普通姿势，如招手、点头、摇手等。

3. 结构检查　取积木或火柴梗，医师做示范让患者构成简单的图案或型式。

（四）失算的检查.

请患者用心算及笔算做一些简单数学题，可用口头或书面嘱咐。

三、自主神经系统检查

自主神经系统的检查，对神经系统疾病的诊断能提供重要的信息，除检查发育、体温、血压、心跳、呼吸、皮肤和黏膜、出汗、毛发和指甲、唾液和眼泪、胖瘦、骨关节和瞳孔等内容外，还应做下列特殊检查。

（一）竖毛试验

对局部皮肤给予搔划或寒冷刺激，可产生竖毛反射，并逐渐向四周扩散。或在颈部放些冰块，可见竖毛作用在 0.5 ～ 2min 内逐渐向下扩展。脊髓横贯性损害者扩展到该水平时停止，但如患者已出现总体反射时则病变以下的竖毛肌可参与此反射活动。

（二）血管运动试验

交感神经使血管收缩、肤色苍白，副交感神经兴奋可使血管扩张、肤色变红。此实验可按以下方法进行。

1. 划痕：用钝小杆在皮肤上划过。最初产生一根白线，瞬即变红，30s 以后，变成较宽的潮红区。其变化程度和持续时间有很大的个体差异。潮红可宽达数厘米，甚至隆起，中间又出现白线。

2. 热敷：用热湿毛巾覆盖。在交感神经麻痹区，例如在脊髓横贯性损害水平以下，可见血管扩张程度增加。

（三）皮肤温度测定

皮肤温度可因自主神经和血管运动功能紊乱而发生相应的变化，也可因局部血液供血障碍而降低，检查时可应用电子数字温度计或点温计。此外，还可应用皮温测定，研究温度调节反应，常用的有正常的气候调节反射、静脉注射热原试验、Selly 体温调节反射、Brown-Sequard 和 Tholran 试验、运动性体温反应、刺激坐骨神经时的体温反应、药物性体温反应、头部透热的体温反应以及头部离子透入时的体温反应等方法。

（四）皮肤电阻的测定

皮肤电阻的改变与汗腺的活性、皮肤潮湿度、组织含水情况以及血液供应和神经支配有直接关系，不同部位皮肤区域、不同患者、不同疾病，皮肤电阻也有显着差异。可用电阻仪测皮肤的电阻，往往在自主神经系统病变时电阻加大，汗腺功能亢进时电阻降低。

四、实验室检查

（一）血液检查

血液检查有助于神经科疾病的诊断。主要应用在以下几方面：

1. 了解血糖、血脂及凝血机制情况，对脑血管病的病因诊断有一定帮助。

2. 了解血常规情况，如白细胞、红细胞、血小板、嗜酸性粒细胞百分比及嗜伊红细胞计数对脑血管病、脑寄生虫病及颅内感染（或感染性疾病）的病因学有一定参考价值。

3. 血清肌酶学检查（如碱性磷酸酶、乳酸脱氢酶）对肌肉疾病的诊断有意义。

4. 血钾检查对周期性麻痹、血清铜蓝蛋白检查对肝豆状核变性均有诊断价值。

5. 血电解质，肝、肾功能等检查可了解全身情况。

（二）脑脊液检查

脑脊液检查可以协助诊断和确定治疗方针。

1. 脑脊液压力测定：了解颅内压力情况，压颈试验可了解椎管内有无梗阻。

2. 脑脊液化验：包括常规、生化、细胞学、免疫学等检查。对中枢神经系统炎性病变、脑肿瘤、脊髓病变以及CBS、MS等的诊断有重要价值。

3. 了解脑脊液是否为血性：可鉴别病变为出血性或缺血性脑血管病，以决定治疗方针。

4. 出血、占位病变、炎症、蛛网膜粘连均显示蛋白增高，结核性脑膜炎时CSF糖下降，化脓性脑膜炎、隐球菌脑膜炎、癌性脑病可显着下降至1.0mmol/L或更低，各种脑膜炎CSF氯化物可显着下降，若＜85mmol/L可使呼吸中枢抑制、呼吸停止。

5. 恶性肿瘤时蛋白电泳球蛋白会显着增高，免疫学检查90%MS中IgG指数和IgG合成率异常，IgG定性时90%阴极端出现异常的单克隆带。

（三）活组织检查

1. 周围神经

（1）可用于活检的神经组织：

1）后根神经节和后根：反映神经元、神经根的病变。

2）臂丛神经：反映神经丛的病变。

3）腓肠神经：主要反映神经、血管和间质的病理变化。

4）腓浅神经与腓短肌联合活检：可提高对风湿免疫疾病、细胞器病诊断的敏感性。

5）闭孔神经分支（支配股薄肌神经）：反映运动神经的病理变化过程。

（2）活检方法：

1）腓肠神经活检：患者取侧卧位，需要进行活检的下肢放置在另一下肢之上。选择在切口外踝后缘到跟腱外缘之间中点向上5cm左右。消毒，2%普鲁卡因溶液4ml皮内及皮下组织局部浸润麻醉。切开皮肤，钝性分离皮下组织，暴露出小隐静脉，结扎部分分支，腓肠神经一般在其下方，将小隐静脉与腓肠神经钝性分离3～5cm，尽量避免牵拉神经。2%普鲁卡因溶液1ml在神经干近端行阻滞麻醉，然后快速切断神经（切断时注意按压保护膝部，防止小腿跳动），再切断远端神经。逐层缝合皮下组织、皮肤，局部加压包扎。标本放置在冰壶中保存，送病理组织学检查。

2）腓浅神经与腓短肌联合活检：患者取侧卧位，需要进行活检的下肢放置在另一下肢之上。以腓骨小头与外锞极端作一连线，在腓骨上找出连线的下1/3和下1/4对应点，将这两点与外踝极点作一连线，在该连线小腿内侧面2cm作一平行线，切口就是腓骨下1/3和下1/4对应点连线的平行线。消毒后，2%普鲁卡因溶液4ml皮内及皮下组织局部浸润麻醉。切开皮肤，钝性分离皮下组织，暴露出腓浅神经，尽量避免牵拉神经。2%普鲁卡因溶液1ml在神经干近端行阻滞麻醉，然后快速切断神经（切断时注意按压保护膝部，防止小腿跳动），再切断远端神经；暴露出腓短肌，用手术刀在肌膜上做一2cm小口，钝性扩大切口，切取腓短肌。逐层缝合肌膜、皮下组织和皮肤，局部加压包扎。标本放置在冰壶中保存，送病理组织学检查。

2. 肌肉组织

（1）活检肌肉的选择：慢性病例选择中度肌无力肌肉，急性病例选择中度至重度无力的肌肉。活检部位常取肱二头肌、肱三头肌、腓肠肌、股四头肌、胫前肌。

（2）肌肉活检术：以股四头肌活检为例。患者取仰卧位，选择股四头肌中下段区域为消毒区。消毒后，2% 普鲁卡因溶液 4ml 皮内及皮下组织局部浸润麻醉。切开皮肤，钝性分离皮下组织，暴露出肌外筋膜，用手术刀在肌膜上做一 2mm 小口，钝性扩大切口，使用艾迪钳钳取肌肉，切取（0.5 ～ 1）cm^3 组织。逐层缝合肌膜、皮下组织和皮肤，局部加压包扎。标本放置在冰壶中保存，送病理组织学检查。

（3）肌肉组织处理：活检肌肉置于用生理盐水湿润的滤纸平皿内，冷藏转运。用液氮迅速冷冻，避免形成冰晶影响结果。部分肌肉置于 3% 戊二醛溶液，电镜检查。

（四）神经科常用仪器检查

神经科常用仪器检查包括电生理检查、影像学检查、经颅多普勒检查和放射性核素检查。

1. CT　CT 是一项无痛苦、安全、快速、准确的检查方法，早期可发现较小病变，对中枢神经系统疾病诊断有很大帮助。头颅 CT 是利用颅内各种组织对 X 线的不同吸收系数，通过电子计算机处理在图像上显示不同平面脑室、脑池和脑实质的形态与位置。颅内各种病变由于其组织密度不同，X 线吸收高于脑实质则表现为增白高密度影，如钙化、出血、肿瘤等；X 线吸收低于脑实质者如梗死、坏死、水肿、囊肿、脓肿等则表现为灰黑低密度阴影。

2. 磁共振成像（MRI）　是一种新的生物磁学核自旋、无创性显示人体内结构的影像学技术，在神经系统疾病的诊断方面有其突出的优越性。常用于脑血管疾病、脑肿瘤、颅脑外伤、颅内感染、脱髓鞘疾病、脑变性病变、脑白质病变的诊断；尤其在脊髓疾病如脊髓肿瘤、脊髓空洞症、椎间盘突出、脊椎的转移性肿瘤等的诊断方面被公认为优于 CT 扫描。

3. 数字减影血管造影（DSA）　是一种以电子计算机辅助成像的血管造影检查方法。应用数字计算机程序将人体未作造影时的组织图像信息转变成数字信号输入储存，然后经动脉或静脉将造影剂注入血流，所获得的第二次图像信息也输入计算机，两者数字相减后（此时骨骼和软组织影像被减消）再转变产生一个新的仅充满造影剂的血管图像。目前已广泛应用于动脉瘤、先天性血管畸形等脑血管疾病的诊断。正常表现为血管无移位和绒状血管团；无脑动脉局限性膨大、狭窄、闭塞或痉挛现象；无颅底动脉异常血管网。

4. 单光子发射计算机断层扫描（SPECT）　SPECT 是一种放射性核素 CT 扫描。SPECT 通过静脉注射能穿透血 - 脑屏障的脂溶性、电荷中性的小分子放射性药物，如 ^{99m}Tc- 六甲基丙烯胺肟、双胱乙脂、安非他明等，使之快速进入脑组织，并聚集于血流丰富的脑组织中（它在脑内的分布与脑血流成正比），发生 7 射线，用单光子发射断层扫描重建图像，从而反映脑代谢与灌注情况。SPECT 在神经系统的诊断及预后判断方面主要用于脑血管疾病，也可用于各种痴呆、癫痫及脑瘤的研究。正常脑显像两侧基本对称，图像清晰。灰质部位呈浓影，白质区及脑室部位明显减淡。

5. 正电子发射断层扫描（PET）　PET 是一种非损伤性探索人脑生化过程的技术，可以客观地描绘出人脑生理和病理代谢活动的图像。PET 是通过吸入用回旋加速器产生的 $15O_2$、11CO、$13NH_3$ 及静脉注射 18F- 脱氧葡萄糖，使之能顺利通过血 - 脑屏障而入脑组织，参与脑代谢并发出 γ 射线，并由探测器摄取，经电子计算机与 CT 相似的处理后获得脑切面组织的图像，可通过上述标记物质在脑内不同部位的数量反应计算出脑代谢、血流和氧耗量。PET 是研究癫痫、脑功能的一种很好方法，且对脑瘤、脑血管病、锥体外系疾病等的研究，对脑内受体、递质和生化改变及临床神经药理研究都有一定意义。PET 用于研究某些正常人脑活动的功能，正常分布同 SPECT。安静状况下，局部葡萄糖代谢左右两侧相等。PET 可反映两侧大脑半球解剖上和神经生理代谢功能上的差异和不对称性。一般来说，白色和褐红色代表高浓度区，淡蓝色代表低浓度区或低活动区。

6. 经颅多普勒超声检查（TCD） TCD 是一种非损伤性炉内血流动力学检查，主要是通过使用低频脉冲超声探头选择超声束能够穿透、超声信号不被严重衰减的枕大孔窗探测基底动脉、椎动脉颅内段、小脑后下动脉，颞骨窗探测大脑中动脉、大脑前动脉、大脑后动脉、颈内动脉终末段和眼窗探测眼动脉、颈内动脉虹吸段，来检测 Willis 环周围脑动脉的血流速度、波形及搏动指数等多种参数，以了解脑血管有无病变以及病变的部位、性质与程度。如探测脑血管有无狭窄、闭塞、畸形、痉挛；评价 Willis 环侧支循环功能及脑血管舒缩反应储备能力，也可用于危重和手术患者的脑血流监护。

7. 脑电图检查（EEG） EEG 是借助电子放大技术记录下来的曲线。放置 10 ～ 21 个电极，应用单极和双极的连接方法，电极经导线通过由几级放大器组成的 EEG 仪，将脑部微弱的电活动放大 106 倍左右，经记录装置描记在纸上，根据 EEG 的波幅、波形、发作性发放及位相关系来确定是否异常。EEG 检查主要用于癫痫、颅内占位性病变及中枢神经系统感染性疾病的诊断，也常用于脑外伤、脑血管疾病或躯体性疾病引起的中枢性功能失调或损害的检查。正常成人大脑放电的基本节律是：α 节律：频率 8 ～ 13Hz，波幅 20 ～ 100μV，主要见于枕、顶部；β 节律：频率 14 ～ 30Hz，波幅 5 ～ 20μV，主要见于额、颞部。

8. 肌电图检查（EMG） EMG 是研究或检测肌肉生物电活动，借以判断神经或肌肉所处的功能状态，从而有助于诊断神经肌肉疾病的检查方法。EMG 常用于脑神经及脊神经炎症、损伤、多发性神经炎、脊髓前角病变、各种肌无力、肌萎缩、肌营养不良、肌炎肌强直和重症肌无力等。正常肌肉在静止时没有电活动（称电静息），示波器上仅见一条电平线；当针极插入肌肉时，可见短暂的相当大的一串动作电位（插入电位），一般不超过 100ms；当肌肉轻度收缩（小力收缩）时，只引起单个运动单位的动作电位，波形多为双相或三相，波幅一般 200 ～ 500μV，持续时程 2 ～ 15ms，频率 5 ～ 10Hz；肌肉强度收缩（用大力）时运动电位频繁增加，形成干扰相；神经传导速度上肢 50 ～ 75m/S，下肢 40 ～ 65m/s。

9. 诱发电位检查（EP） EP 是神经系统在感受外在刺激过程中产生的生物电活动，有助于确定神经感觉及运动传导通路有无病变，同时还可发现潜在的病变，从而有利于早期诊断、判断疗效、估计预后和指导治疗。EP 检查对脑肿瘤、多发性硬化、脑血管病、脑干及脊髓病变等具有重要的诊断价值。

（1）BAEP：是指经耳机传出的声音刺激经听神经传导通路在头顶记录的电位，它能客观地反映脑干的生理情况，不受意识变化和麻醉的影响。用于了解听觉通路有无传导损害，如听神经瘤、各种脑干病变及眩晕等。在 10ms 时程内分别于颅顶记录到 7 个连续波Ⅰ～Ⅶ。各波分别代表区：Ⅰ听神经、Ⅱ耳蜗核、Ⅲ上橄榄核、Ⅳ外侧丘系核、Ⅴ下丘、Ⅵ内侧膝状体、Ⅶ听辐射。正常各波清晰，Ⅰ～Ⅲ峰间期（2.1±0.15）ms；Ⅲ～Ⅴ（1.9±0.18）ms；Ⅰ～Ⅴ（4.0±0.23）ms；Ⅵ（波幅）＞Ⅰ；双侧潜伏期差＜ 0.3ms。

（2）VEP：是指向视网膜给予视觉刺激时，在头皮记录到的由枕叶皮质对视觉刺激所产生的电活动。常用于视觉通路病变（如视神经、视交叉病变等）的检查。眼受光等刺激后在枕部记录到的波形。一般出现 3 个正相波，P_{100} 或 P_3 为较大正相波，潜伏期为（100±4.4）ms[PL（102.3±5.1）ms]，振幅为（9.7±4.4）μV，两眼记录对称。

（3）SEP：是指刺激肢体末端粗大感觉纤维，在躯体感觉上行通路不同部位记录的电位。用于周围神经炎、外伤、脊髓及脑损伤等。潜伏期和波幅正常，且两侧波幅对称、稳定性好。

……………………………………………………………………………………（吕雪飞）

第三章　脑血管疾病

第一节　概　述

一、概述

脑血管疾病（CVD）是指由各种原因导致的急慢性脑血管病变。其中，脑卒中（stroke）是指由于急性脑循环障碍所致的局限或全面性脑功能缺损综合征或称急性脑血管病事件。

CVD 作为神经系统的常见病及多发病，是目前导致人类死亡的三大主要疾病之一，并且存活者中 50% ～ 70% 患者遗留有严重残疾，给社会和家庭带来沉重的负担。我国 1986 ～ 1990 年间流行病学调查结果显示，脑卒中发病率为 109.7 ～ 217/10 万，患病率为 719 ～ 745.6/10 万，死亡率为 116 ～ 141.8/10 万。脑卒中发病率男性高于女性，男：女约为（1.3 ～ 1.7）∶1。脑卒中发病率、患病率和死亡率随年龄增长而增加，75 岁以上者发病率是 45 ～ 54 岁组的 5 ～ 8 倍，寒冷季节发病率明显增高。我国脑卒中的发病有北方高于南方、西部高于东部的特征，纬度每增高 5 度，其发病率增高 64.0/10 万，死亡率增高 6.6/10 万。

二、脑血管疾病分类

脑血管疾病根据神经功能缺损持续时间或病理性质的不同，有多种分类方法。我国 1995 年将 CVD 分为 10 类。

Ⅰ. 短暂性脑缺血发作

1. 颈内动脉系统
2. 椎 - 基底动脉系统

Ⅱ. 脑卒中

1. 蛛网膜下腔出血

（1）动脉瘤破裂引起

①先天性动脉瘤

②动脉硬化性动脉瘤

③感染性动脉瘤

（2）血管畸形

（3）颅内异常血管网症

（4）其他

（5）原因不明

2. 脑出血

（1）高血压脑出血

（2）继发于梗死的出血
（3）肿瘤性出血
（4）血液病引起
（5）淀粉样脑血管病
（6）动脉炎引起
（7）药物引起
（8）脑血管畸形或动脉瘤引起
（9）其他
（10）原因不明
3. 脑梗死
（1）动脉粥样硬化性血栓性脑梗死
（2）脑栓塞
①心源性
②动脉源性
③其他
（3）腔隙性脑梗死
（4）出血性脑梗死
（5）无症状性脑梗死
（6）其他
（7）原因不明

Ⅲ. 椎－基底动脉供血不足

Ⅳ. 脑血管性痴呆

Ⅴ. 高血压脑病

Ⅵ. 颅内动脉瘤
1. 先天性动脉瘤
2. 动脉硬化性动脉瘤
3. 感染性动脉瘤
4. 外伤性假动脉瘤
5. 其他

Ⅶ. 颅内血管畸形
1. 脑动静脉畸形
2. 海绵状血管瘤
3. 静脉性血管畸形
4. Galen 静脉瘤
5. 颈内动脉海绵窦瘘
6. 毛细血管扩张症
7. 毛细血管瘤
8. 脑－面血管瘤病
9. 颅内－颅外血管交通性动静脉畸形
10. 其他

Ⅷ. 脑动脉炎
1. 感染性动脉炎
2. 大动脉炎（主动脉弓综合征）
3. 系统性红斑狼疮
4. 结节性多动脉炎
5. 题动脉炎
6. 闭塞性血栓性脉管炎
7. 其他

Ⅸ. 其他动脉疾病
1. 脑动脉盗血综合征
2. 颅内异常血管网症
3. 动脉肌纤维发育不良
4. 淀粉样血管病
5. 动脉壁夹层病变
6. 其他

Ⅹ. 颅内静脉病、静脉窦及脑部静脉血栓形成
1. 海绵窦血栓形成
2. 上矢状窦血栓形成
3. 直窦血栓形成
4. 横窦血栓形成
5. 其他

三、脑血液循环调节及病理生理

正常成人的脑重为1500g，占体重的2%～3%，流经脑组织的血液750～1000ml/min，占每分心搏出量的20%。脑组织耗氧量占全身耗氧量的20%～30%，脑能量来源主要依赖于糖的有氧代谢，几乎无能量储备，因此脑组织对缺血、缺氧性损害十分敏感。如果脑组织的血供中断，2分钟内脑电活动停止，5分钟后出现严重不可逆性损伤。

脑组织的血流量分布并不均一，通常灰质的血流量高于白质，大脑皮质的血液供应最丰富，其次为基底核和小脑皮质。因此，位于大脑皮质的缺血易发生出血性脑梗死（红色梗死），位于白质的缺血易出现缺血性脑梗死（白色梗死）。

不同部位的脑组织对缺血、缺氧性损害的敏感性亦不相同，大脑皮质（第3、4层）、海马神经元对缺血、缺氧性损害最敏感，其次为纹状体和小脑Purkinje细胞、脑干运动神经核对缺血、缺氧耐受性较高。因此，不同部位在相同缺血缺氧时可出现程度不同的病理损害。

四、脑血管病的病因

各种原因如动脉硬化、血管炎、先天性血管病、外伤、药物、血液病及各种栓子和血流动力学改变都可引起急性或慢性的脑血管疾病。根据解剖结构和发病机制，可将脑血管疾病的病因归为以下几类：

（一）血管壁病变

以高血压性动脉硬化和动脉粥样硬化所致的血管损害最常见，其次为结核、梅毒、结缔组织疾病和钩端螺旋体等病因所致的动脉炎，再次为先天性血管病（如动脉瘤、血管畸形和先天性狭窄）和各种原因（外伤、颅脑手术、插入导管、穿刺等）所致的血管损伤，另外还有药物、毒物、恶性肿瘤等所致的血管病损等。

（二）心脏病和血流动力学改变

如高血压、低血压或血压的急骤波动，以及心功能障碍、传导阻滞、风湿性或非风湿性心瓣膜病、心肌病及心律失常，特别是心房纤颤。

（三）血液成分和血液流变学改变

包括各种原因所致的高黏血症，如脱水、红细胞增多症、高纤维蛋白原血症等，另外还有凝血机制异常，特别是应用抗凝剂、避孕药物，弥散性血管内凝血和各种血液性疾病等。

（四）其他病因

包括空气、脂肪、癌细胞和寄生虫等栓子，脑血管受压、外伤、痉挛等。

五、诊断与治疗原则

脑血管病的诊断原则与其他疾病类似，包括病史、体格检查和实验室检查。根据突然发病、迅速出现局部或全脑损害的症状及体征，颅脑 CT/MRI 或 MRA、DSA 及 CSF 等检查发现相应的病灶或相关的疾病证据，结合常有的脑卒中危险因素，如高血压、心脏病、糖尿病、吸烟和高脂血症等，一般较容易作出诊断。

脑血管病的治疗原则为挽救生命、降低残疾、预防复发和提高生活质量。一般治疗措施包括：维持生命功能、防治并发症等。治疗和管理措施包括：卒中单元、溶栓治疗、抗血小板聚集治疗、细胞保护治疗、血管内治疗、外科手术治疗和康复治疗等。对脑卒中危险因素的早期发现和早期干预是减少脑卒中复发的关键。

……（吕雪飞）

第二节　短暂性脑缺血发作

一、概述

短暂性脑缺血发作（TIA）是指因脑血管病变引起的短暂性、局限性脑功能缺失或视网膜功能障碍，临床症状一般持续 10 ～ 20 分钟，多在 1 小时内缓解，最长不超过 24 小时，不遗留神经功能缺损症状，结构性影像学（CT、MRI）检查无责任病灶。凡临床症状持续超过 1 小时且神经影像学检查有明确病灶者不宜称为 TIA。

二、病因及发病机制

病因尚不完全清楚。发病与多种病因有关。

（一）微栓塞

微栓子阻塞小动脉后出现缺血症状，当栓子溶解或破碎移向远端时，则血流恢复，症状消失。微栓子来源于动脉粥样硬化斑块的脱落、颈内动脉系统动脉狭窄处的附壁血栓及胆固醇结晶等。

（二）脑血管痉挛

脑动脉硬化后的狭窄形成血流漩涡，刺激血管壁发生血管痉挛；用钙拮抗剂治疗TIA有效支持血管痉挛学说。

（三）血液成分、血流动力学改变

血小板增多症、真性红细胞增多症、异常蛋白血症、贫血和白血病等，低血压和心律失常所致的高凝状态或血流动力学改变可引起TIA。

（四）其他

脑实质内的血管炎或小灶出血、脑外盗血综合征和颈椎病的椎动脉受压等。

三、临床表现

（一）共同临床症状

1. 年龄和性别

好发于中老年人（50～70岁），男性多于女性。

2. 既往史

常有高血压、糖尿病、心脏病和高脂血症病史。

3. 发病特点

发病突然，持续时间短，恢复快，不留后遗症状。发病时迅速出现局限性神经功能或视网膜功能障碍，多于5min左右达到高峰，可反复发作，每次发作的症状相对较恒定。

4. 注意

一般不表现为症状仅持续数秒钟即消失的闪击样发作。

（二）颈内动脉系统TIA的表现

1. 常见症状

对侧单肢无力或轻偏瘫，可伴有对侧面部轻瘫，系大脑中动脉供血区或大脑中动脉与大脑前动脉皮层支的分水岭区缺血的表现。

2. 特征性症状

（1）眼动脉交叉瘫：病变侧单眼一过性黑蒙或失明、对侧偏瘫及感觉障碍。

（2）Horner征交叉瘫：病变侧Horner征、对侧偏瘫。

（3）失语症：主侧半球受累可出现。

3. 可能出现的症状

（1）对侧单肢或半身感觉异常：如偏身麻木或感觉减退，为大脑中动脉供血区缺血的表现。

（2）对侧同向性偏盲：较少见；大脑中动脉与大脑后动脉皮层支或大脑前动脉、中动脉、后动脉皮层支分水岭区缺血，使顶、枕、颞交界区受累所致。

（三）椎—基底动脉系统TIA的表现

1. 常见症状

眩晕、平衡失调，多不伴有耳鸣，为脑干前庭系统缺血表现；少数可伴耳鸣，系内听动脉缺血致内耳受累。

2. 特征性症状

（1）跌倒发作：转头或仰头时，下肢突然失去张力而跌倒，无意识丧失，很快自行站起，系脑干网状结构缺血所致。

（2）短暂性全面性遗忘症（transient global amnesia，TGA）：出现短时间记忆丧失。患者对此有自知力，持续数分钟至数十分钟；发作时伴时间、地点定向障碍，但书写、谈话和计算能力保持；系大脑后动脉颞支缺血累及边缘系统的颞叶海马、海马旁回和穹隆所致。

（3）双眼视力障碍发作：双侧大脑后动脉距状支缺血致枕叶视皮质受累，引起暂时性皮质盲。

3. 可能出现的症状

（1）吞咽障碍、构音不清：脑干缺血所致球麻痹或假性球麻痹的表现。

（2）意识障碍伴或不伴瞳孔缩小：高位脑干网状结构缺血累及网状激活系统及交感神经下行纤维（由下丘脑交感神经区到脊髓睫状中枢的联系纤维）所致。

（3）一侧或双侧面、口周麻木或交叉性感觉障碍：三叉神经脊束核及同侧脊髓丘脑束缺血的表现。

（4）眼外肌麻痹和复视：中脑或脑桥缺血的表现。

（5）共济失调：因椎动脉及基底动脉小脑分支缺血导致小脑功能障碍。

（6）交叉性瘫痪：典型的一侧脑干缺血表现，因脑干缺血的部位不同出现 Weber、FoVille 综合征等。

四、辅助检查

（一）EEG、CT 或 MRI 检查

大多正常，部分病例脑内有小的梗死灶或缺血灶。弥散加权 MRI 可见片状缺血区。

（二）DSA/MRA 或 TCD

可见血管狭窄、动脉粥样硬化斑块，TCD 微栓子监测适合发作频繁的 TIA 患者。

五、诊断及鉴别诊断

（一）诊断

1. 诊断

诊断主要依靠病史（绝大多数 TIA 患者就诊时症状已消失）。有典型临床表现者诊断不难。进行某些辅助检查对确定病因，有助于选择适当的治疗方法。

2. 以下症状不属于 TIA 的特征性症状

（1）不伴有后循环（椎一基底动脉系统）障碍其他体征的意识丧失。

（2）躯体多处持续进展性症状。

（3）强直性及 / 或阵挛性痉挛发作。

（4）闪光暗点。

（二）需与以下疾病鉴别

1. 单纯部分性发作癫痫

（1）肢体抽搐：从躯体的一处开始，并向周围扩展，持续数秒至数分钟。

（2）脑电图：多有异常。

（3）CT/MRI：发现脑内局灶性病变。

2. 梅尼埃病

（1）发作性眩晕、恶心、呕吐：与椎一基底动脉 TIA 相似，每次发作持续时间多

超过24h，发病年龄多在50岁以下。

（2）伴有症状：耳鸣、耳阻塞感、听力减退等。

（3）定位体征：只有眼球震颤。

3．心脏疾病

（1）多种疾病：阿－斯（Adams-Stokes）综合征，严重心律失常如室上性心动过速、多源性室性早搏、室性心动过速、心房扑动、病态窦房结综合征等引起阵发性全脑供血不足，出现头昏、晕倒和意识丧失。

（2）常无神经系统局灶性症状和体征。

（3）心电图、超声心动图和X线检查：常有异常发现。

4．其他

（1）脑内寄生虫、颅内肿瘤、脓肿、慢性硬膜下血肿：可出现类似TIA发作症状。

（2）原发或继发性自主神经功能不全：可因血压或心律的急剧变化引起短暂性全脑供血不足，出现发作性意识障碍。

六、治疗

治疗目的为消除病因、减少及预防复发、保护脑功能。

（一）病因治疗

1．针对病因治疗

对有明确病因者，如高血压患者应控制高血压，使Bp＜18.7/12.0kPa（140/90mmHg），糖尿病患者伴高血压者血压宜控制在更低水平[Bp＜17.3/11.3kPa（130/85mmHg）]。

2．有效地控制危险因素

治疗糖尿病、高脂血症（使胆固醇＜6.0mmol/L，LDL＜2.6mmol/L）、血液系统疾病、心律失常等。

3．颈动脉内膜剥离术、血栓内膜切除术、颅内外动脉吻合术或血管内介入治疗

对颈动脉有明显动脉粥样硬化斑块、狭窄（＞70%）或血栓形成，影响脑内供血并有反复发作TIA者可试行。

（二）预防性药物治疗

1．抗血小板聚集剂

宜长期服用，治疗期间应监测临床疗效和不良反应，减少微栓子发生，减少TIA复发。

（1）阿司匹林：50～100mg/d，晚餐后服用。

（2）噻氯匹定：125～250mg，1～2次/d；副作用如皮炎和腹泻，引起白细胞减少，在治疗的前3个月定期检查白细胞计数。

（3）氯吡格雷：75mg/d，单独应用或与双嘧达莫联合应用。

2．抗凝药物

对频繁发作的TIA，特别是颈内动脉系统TIA较抗血小板药物效果好；对渐进性、反复发作和一过性黑蒙的TIA可起预防卒中的作用。

（1）肝素：100mg加入5%葡萄糖或0.9%生理盐水500ml内，以20～30滴/min的滴速静脉滴注；若情况紧急可用肝素50mg静脉推注，再用50mg静脉滴注维持；或选用低分子肝素4000U，2次/d，腹壁皮下注射，较安全。

（2）华法林（节两酮香豆素钠）：2 ～ 6mg/d，口服。

（三）脑保护治疗

钙拮抗剂（如尼莫地平、西比灵、奥力保克）具有脑保护作用，可用于频繁发作的 TIA，影像学显示有缺血或脑梗死病灶者。

（四）其他

1. 中医

中药丹参、川芎、红花、水蛭、葛根等单方或复方制剂。

2. 血管扩张药

如脉栓通或烟酸占替诺静脉滴注，罂粟碱口服、扩容药物（如低分子右旋糖酐）。

七、预后

未经治疗或治疗无效的病例，约 1/3 发展为脑梗死，1/3 继续发作，1/3 可自行缓解。

（吕雪飞）

第三节　脑动脉硬化症

脑动脉硬化症是指在全身动脉硬化的基础上，脑部血管的弥漫性硬化、管腔狭窄及小动脉闭塞，供应脑实质的血流减少，神经细胞变性而引起的一系列神经与精神症状。本病发病年龄大多在 50 岁以上。脑动脉硬化的好发部位多位于颈动脉分叉水平，而颈总动脉的起始部很少发生。

一、病因及发病机制

该病病因尚未完全明了，大多数学者认为与下列因素有关。

（一）脂质代谢障碍和内膜损伤

脂质代谢障碍和内膜损伤是导致动脉粥样硬化最早和最主要的原因。早期病变发生于内膜，大量中性脂肪、胆固醇由浆中移出而沉积于血管壁的内膜上形成粥样硬化斑块。

（二）血流动力学因素的作用

脂质进入和移出内膜的速度经常处于动态的平衡。但在动脉分叉处、弯曲处、动脉成角、转向处或内膜表面不规则时，可影响血液的流层，使血液汹涌而形成旋涡流、湍流，由于高切应力和湍流的机械性损伤，致使内膜进一步损伤。血浆中的脂质向损伤的内膜移动占优势，致使高浓度的乳糜微粒及脂蛋白多聚在这一区域，加速动脉粥样硬化的发生及发展。

（三）血小板聚集作用

近年来应用扫描电子显微镜的研究发现，血小板易在动脉分叉处聚集，血小板与内皮细胞的相互作用而使内膜发生损伤，血小板在内皮细胞损伤处容易黏附，继而聚集，其结果是血小板血栓形成。

（四）高密度脂蛋白与动脉粥样硬化

高密度脂蛋白（HDL）与乳糜微粒（CM）及极低密度脂蛋白（VLDL）的代谢途

径有密切关系。现已发现动脉粥样硬化患者血清高密度脂蛋白降低，故认为高密度脂蛋白降低可导致动脉粥样硬化。

（五）高血压与动脉粥样硬化

高血压是动脉粥样硬化的重要因素，患有高血压时，由于血流冲击，使动脉壁承受很强的机械压力，可促进动脉粥样硬化的发生和发展。

二、病理生理

动脉硬化早期，在动脉的内膜上出现数毫米大小的黄色脂点或出现数厘米长的黄色脂肪条。

病变进一步发展则形成纤维斑块，斑块表面可破溃形成溃疡出血，亦可形成附壁血栓，可使动脉管腔变细甚至闭塞。

三、临床表现

（一）早期

脑动脉粥样硬化发展缓慢，呈进行性加重，早期表现类似神经衰弱，患者有头痛、头胀、头部压紧感，还可有耳鸣、眼花、心悸、失眠、记忆力减退、烦躁以及易疲倦等症状，头晕、头昏、嗜睡以及精神状态的改变。逐渐出现对各种刺激的感觉过敏，情绪易波动，有时激动、焦虑、紧张、恐惧、多疑，有时又出现对周围事物无兴趣、淡漠及颓丧、伤感，对任何事情感到无能为力、不果断。并常伴有自主神经功能障碍，如手足发冷、局部出汗，皮肤划纹征阳性。脑动脉粥样硬化时可引起脑出血，临床上可发生眩晕、昏厥等症状，并可有短暂性脑缺血发作。

（二）进展期

随着病情的进展，患者可出现许多严重的神经精神症状及体征，其临床表现有以下几类。

1. 动脉硬化性帕金森病：患者面部缺乏表情，发音低而急促，直立时身体向前弯，四肢强直而肘关节略屈曲，手指震颤而呈搓丸样，步伐小而身体向前冲，称为“慌张步态”。其他症状尚有出汗多，皮脂溢出多，言语障碍、流口水多、吞咽费力等。少数患者晚期可出现痴呆。

2. 脑动脉硬化痴呆：患者缓慢起病，呈阶梯性智能减退，早期患者可出现神经衰弱综合征，逐渐出现近记忆力明显减退，而人格、远记忆力、判断、计算力尚能在一段时间内保持完整。患者情绪不稳，易激惹、喜怒无常、夜间可出现谵妄或失眠，有时出现强哭、强笑或情绪淡漠，最后发展为痴呆。

3. 假性延髓性麻痹：其临床特征为构音障碍、吞咽困难，饮水呛咳，面无表情，轻度情绪刺激表现为反应过敏以及不能控制的强哭、强笑或哭笑相似而不易分清，这种情感障碍系病变侵犯皮质丘脑阻塞所致。

4. 脑神经损害：脑动脉硬化后僵硬的动脉可压迫脑底部的脑神经而使其功能发生障碍，如双鼻侧偏盲、三叉神经痛性抽搐、双侧展或面神经瘫痪，或引起一侧面肌痉挛等症状。

5. 脑动脉硬化：神经系统所出现的体征临床上可出现一些原始反射，如强握反射、口舌动作等。同时可伴有皮质高级功能的障碍，如语言障碍、吐词困难，对词的短暂记忆丧失，命名不能、失用，亦出现体像障碍、皮质感觉障碍，锥体束损害以及脑干、脊髓损害的症状。另外，还可出现括约肌功能障碍，如尿潴留或失禁，大便失禁等。脑动脉硬化症还可引起癫痫发作，其发作形式可为杰克森（Jackson）发作、钩回发作或全身性大发作。

四、辅助检查

（一）血生化测定

患者血胆固醇增高，低密度脂蛋白增高，高密度脂蛋白降低，血甘油三酯增高，血β-脂蛋白增高，约90%以上的患者表现为Ⅱ或Ⅳ型高脂血症。

（二）数字减影

动脉造影可显示脑动脉粥样硬化所造成的动脉管腔狭窄或动脉瘤病变。脑动脉造影显示动脉异常弯曲和伸长。动脉内膜存在有动脉粥样硬化斑，使动脉管腔变得不规则，呈锯齿状，最常见于颈内动脉虹吸部，亦可见于大脑中、前、后动脉。

（三）经颅多普勒检查

根据所测颅内血管的血流速度、峰值、频宽、流向，判断出血管有无狭窄和闭塞。

（四）CT扫描及MRI检查

CT及MRI可显示脑萎缩及多发性腔隙性梗死。

（五）眼底检查

40%左右的患者有视网膜动脉硬化症，表现为动脉迂曲，动脉直径变细不均，动脉反光增强，呈银丝样改变以及动静脉交叉压迹等。

五、诊断

1. 年龄在45岁以上。
2. 初发高级神经活动不稳定的症状或脑弥漫性损害症状。
3. 有全身动脉硬化，如眼底动脉硬化Ⅱ级以上或主动脉弓增宽及颞动脉或桡动脉较硬以及冠心病等。
4. 神经系统阳性体征如腱反射不对称，掌颌反射阳性及吸吮反射阳性等。
5. 血清胆固醇增高。
6. 排除其他脑病。

上述6项为诊断脑动脉硬化的最低标准。可根据身体任何部位的动脉硬化症状，如头部动脉的硬化，精神、神经症状呈缓慢进展，伴以短暂性脑卒中样发作，或有轻重不等的较广泛的神经系统异常。有脑神经、锥体束和锥体外系损害，并除外颅内占位性病变，结合实验室检查可以作出临床诊断。

六、鉴别诊断

本病应与以下疾病相鉴别。

（一）神经衰弱综合征

脑动脉硬化发病多在50岁以后，没有明显的精神因素，临床表现以情感脆弱、近记忆减退为突出症状。此外，表现为思维活动迟钝，工作能力下降，眼底动脉硬化及血脂明显增高均可与神经衰弱鉴别。

（二）老年性痴呆

脑动脉硬化症晚期可出现痴呆，故应与老年性痴呆相鉴别（表 3-1）。

表 3-1　脑动脉硬化性痴呆与老年性痴呆的鉴别

项　目	脑动脉硬化性痴呆	老年性痴呆
发病年龄	50 ～ 75 岁	70 ～ 75 岁
病理改变	多发性脑微梗死灶	脑组织中老年斑与神经纤维缠结
高血压动脉硬化	常有，病起决定性作用	或无，不起决定性作用
情感障碍	脆弱，哭笑无常	淡漠，反应迟钝
人格改变	有，相对较完整	迅速衰退
记忆力	有，近事遗忘	十分突出，远近事记忆均障碍
定向力	有	时间、地点、人物定向均差
智能障碍	选择性或镶嵌性衰退	全面衰退
自知力	保持较久	早期丧失
定位特征	常有，明显	无特异性
进展情况	阶梯或进展	迅速加重而死亡

（三）颅内占位性病变

颅内占位性病变如脑瘤、转移瘤、硬脑膜下血肿。颅内占位性病变常缺乏血管硬化的体征，多伴有进行性颅内压增高及脑脊液蛋白高的表现。CT 扫描或 MRI 检查可加以鉴别。

（四）躯体性疾病

躯体性疾病如营养障碍、严重贫血、内分泌疾病、心肺疾病伴缺氧和二氧化碳潴留、肾脏疾病伴尿毒症、慢性充血性心力衰竭、低血糖、脑积水等，均应加以鉴别。以上各种疾病可根据临床特征、辅助检查加以鉴别。

七、治疗

（一）一般防治措施

1. 合理饮食：食用低胆固醇、低动物性脂肪食物，如瘦肉、鱼类、低脂奶类。提倡饮食清淡，多食富含维生素 C（新鲜蔬菜、瓜果）和植物蛋白（豆类及其制品）的食物。

2. 适当的体力劳动和体育锻炼：对预防肥胖，改善循环系统的功能和调整血脂的代谢有一定的帮助，是预防本病的一项积极措施。

3. 生活要有规律：合理安排工作和生活，保持乐观，避免情绪激动和过度劳累，要有充分的休息和睡眠，在生活中不吸烟、不饮酒。

4. 积极治疗有关疾病如高血压、糖尿病、高脂血症、肝肾及内分泌疾病等。

（二）降低血脂

高脂血症经用体育疗法、饮食疗法仍不降低者，可选用降脂药物治疗。

1. 氯贝丁酯（安妥明）0.25 ～ 0.5g，3 次 /d，口服。病情稳定后应酌情减量维持。其能降低甘油三酯，升高高密度脂蛋白。少数患者可出现荨麻疹或肝、肾功能变化，需定期检查肝肾功能。

2. 二甲苯氧庚酸（吉非罗齐，诺衡）300mg，3 次 /d，口服。其效果优于氯贝丁酯，有降低甘油三酯、胆固醇，升高高密度脂蛋白的作用。不良反应同氯贝丁酯。

3. 普鲁脂芬（非诺贝特）0.1g，3 次 /d，口服。它是氯贝丁酯的衍生物，血尿半衰期较长，作用较氯贝丁酯强，能显着降低甘油三酯和血浆胆固醇，显着升高血浆高密度脂蛋白。不良反应较轻，少数病例出现血清谷丙转氨酶及血尿素氮暂时性轻度增高，停药后即恢复正常。原有肝肾功能减退者慎用，孕妇禁用。

4. 普罗布考（丙丁酚）500mg，3 次 /d，口服。能阻止肝脏中胆固醇的乙酰乙酸生物合成，降低血胆固醇。

5. 亚油酸 300mg，3 次 /d，口服，或亚油酸乙酯 1.5 ～ 2g，3 次 /d，口服。其为不饱和脂肪酸，能抑制脂质在小肠的吸收与合成，影响血浆胆固醇的分布，使其较多地向血管壁外的组织中沉积，降低血管中胆固醇的含量。

6. 考来烯胺（消胆胺）4 ～ 5g，3 次 /d，口服。因其是阴离子交换树脂，服后与胆汁酸结合，断绝胆酸与肠一肝循环，促使肝中胆固醇分解成胆酸，与肠内胆酸一同排出体外，使血胆固醇下降。

7. 胰肽酶（弹性酶）每片 150 ～ 200U，1 ～ 2 片，3 次 /d，口服。服 1 周后见效，8 周达高峰。它能水解弹性蛋白及糖蛋白等，能阻止胆固醇沉积在动脉壁上，并能提高脂蛋白脂酶活性，能分解乳糜微粒，降低血浆胆固醇。无不良反应。

8. 脑心舒（冠心舒）20mg，3 次 /d，口服。其是从猪十二指肠提取的糖胺多糖类药物，能显着地降低血浆胆固醇和甘油三酯，促进纤维蛋白溶解，抗血栓形成。对一过性脑缺血发作、脑血栓、椎一基底动脉供血不足等有明显疗效。

9. 血脉宁（安吉宁，吡醇氨酯）250 ～ 500mg，3 次 /d，口服。6 个月为 1 疗程。能减少血管壁上胆固醇的沉积，减少血管内皮损伤，防止血小板聚集。不良反应较大，有胃肠道反应，少数病例有肝功能损害。

10. 月见草油 1.2 ～ 2g，3 次 /d，口服。是含亚油酸的新药，为前列腺素前体，具有降血脂、降胆固醇、抗血栓作用。不良反应小，偶见胃肠道反应。

11. 多烯康胶丸每丸 0.3g 或 0.45g，每次 1.2 ～ 1.5g，3 次 /d，口服。为我国首创的富含二十碳五烯酸（EPA）和二十二碳六烯酸（DAH）的浓缩鱼油。其含 EPA 和 DAH 达 70% 以上，降低血甘油三酯总有效率为 86.5%，降低血胆固醇总有效率为 68.6%，并能显着抑制血小板聚集和阻止血栓形成，长期服用无毒副反应，而且疗效显着。

12. 甘露醇烟酸酯片 400mg，3 次 /d，口服。是我国生产的降血脂、降血压的新药。降血甘油三酯的有效率达 75%，降舒张压的有效率达 93%，使头痛、头晕、烦躁等症状得到改善。

13. 其他维生素 C、维生素 B、维生素 E、烟酸等药物。

（三）扩血管药物

扩血管药物可解除血管运动障碍，改善血循环，主要作用于血管平滑肌。

1. 盐酸罂粟碱：可改善脑血流，60 ～ 90mg，加入 5% 葡萄糖液或低分子右旋糖酐 500ml 中静滴，1 次 /d，7 ～ 10d 为 1 疗程。或 30 ～ 60mg，1 ～ 2 次 /d，肌注。

2. 己酮可可碱：0.1g，3 次 /d，口服。除扩张毛细血管外，还增进纤溶活性，降低红细胞上的脂类及黏度，改善红细胞的变形性。

3. 盐酸培他啶、烟酸、山莨菪碱、舒血管素等均属常用扩血管药物。

（四）钙通道阻滞剂

其作用机制有：①扩张血管，增加脑血流量，阻滞 Ca^{2+} 跨膜内流；②抗动脉粥样硬化，降低胆固醇；③抗血小板聚集，减低血黏度，改善微循环；④保护细胞，避免脑缺血后神经元细胞膜发生去极化；⑤维持红细胞变形能力，是影响微循环中血黏度的重要因素。

1. 尼莫地平 30mg，2 ～ 3 次 /d，口服。

2. 尼卡地平 20mg，3 次 /d，口服，3d 后渐增到每日 60 ～ 120mg，不良反应为少数人思睡、头晕、倦怠、恶心、腹胀等，减量后即可消失，一般不影响用药。而肝肾功能差和低血压者慎用，颅内出血急性期、妊娠、哺乳期患者禁用。

3. 地尔硫䓬（硫氮卓酮）30mg，3 次 /d，口服。不良反应为面红、头痛、心动过速、恶心、便秘，个别患者有转氨酶暂时升高。孕妇慎用，房颤、心房扑动者禁用。注意不可嚼碎药片。

4. 氟桂嗪 5 ～ 10mg 或 6 ～ 12mg，1 次 /d，顿服。不良反应为乏力、头晕、嗜睡、脑脊液压力增高，故颅内压增高者禁用。

5. 桂利嗪（脑益嗪）25mg，3 次 /d，口服。

（五）抗血小板聚集药物

因为血小板在动脉粥样硬化者体内活性增高，并释放平滑肌增生因子使血管内膜增生。升高血中半胱氨酸，导致血管内皮损伤，脂质易侵入内膜，吞噬大量的低密度脂蛋白的单核巨噬细胞，在血管壁内转化为泡沫细胞，而形成动脉粥样硬化病变，因此抗血小板治疗是防治脑血管病的重要措施。

1. 肠溶阿司匹林（乙酰水杨酸）：50 ～ 300mg，1 次 /d，口服，是花生四烯酸代谢中环氧化酶抑制剂，能减少环内过氧化物，降低血栓素 Az 合成。

2. 二十碳五烯酸：1.4 ～ 1.8g，3 次 /d，口服。它在海鱼中含量较高，是一种多烯脂肪酸。在代谢中可与花生四烯酸竞争环氧化酶，减少血栓烷 A 的合成。

3. 银杏叶胶囊（或银杏口服液）：能扩张脑膜动脉和冠状动脉，使脑血流量和冠脉流量增加，并能抗血小板聚集，降血脂及降低血浆黏稠度，达到改善心脑血循环的功能。银杏叶胶囊 2 丸，3 次 /d，口服。银杏口服液 10ml，3 次 /d，口服。

4. 双嘧达莫（潘生丁）：50mg，3 次 /d，口服。能使血小板环磷腺苷增高，延长血小板的寿命，抑制血小板聚集，扩张心脑血管等。

5. 藻酸双酯钠：0.1g，3 次 /d，口服。也可 0.1 ～ 0.2g，静滴。具有显着的抗凝血、降血脂、降低血黏度及改善微循环的作用。

（六）脑细胞活化剂

脑动脉硬化时，可引起脑代谢障碍，导致脑功能低下，为了恢复脑功能和改善临床症状，常用以下药物。

1. 胞二磷胆碱：0.2 ～ 0.5g，静注或加用 5% ～ 10% 葡萄糖后静滴，5 ～ 10d 为 1 疗程。或 0.1 ～ 0.3g/d，分 1 ～ 2 次肌注。它能增强与意识有关的脑干网状结构功能，兴奋锥体束，促进受伤的运动功能的恢复，还能增强脑血管的张力及增加脑血流量，增强细胞膜的功能，改善脑代谢。

2. 甲磺双氢麦角胺（舒脑宁）1 支（0.3mg），1 次 /d，肌注，或 1 片（2.5mg），2 次 /d，口服。其为最新脑细胞代谢功能改善剂。它能作用于血管运动中枢，抑制血管紧张，促进循环功能，能使脑神经细胞的功能再恢复，促使星状细胞摄取充足的营养素，使氧、葡萄糖等能量输送到脑神经细胞，从而改善脑神经细胞新陈代谢。

3. 素高捷疗：0.2 ～ 0.4g，1 次 /d，静注，或加入 5% 葡萄糖中静滴，15d 为 1 疗程。可激发及加快修复过程。在供氧不足的状态下，改善氧的利用率，并促进养分穿透入细胞。提高与能量调节有关的代谢率。

4. 艾地苯醌（维伴）：30mg，3 次 /d，口服。能改善脑缺血的脑能量代谢（包括激活脑线粒体、呼吸活性、改善脑内葡萄糖利用率），改善脑功能障碍。

……………………………………………………………………………………（王娟娟）

第四节 脑梗死

一、脑血栓形成概述

脑血栓形成（CI）又称缺血性卒中（CIS），是指在脑动脉本身病变基础上，继发血液有形成分凝集于血管腔内，造成管腔狭窄或闭塞，在无足够侧支循环供血的情况下，该动脉所供应的脑组织发生缺血变性坏死，出现相应的神经系统受损表现或影像学上显示出软化灶，称为脑血栓形成。90% 的脑血栓形成是在脑动脉粥样硬化的基础上发生的。脑梗死约占全部脑卒中的 80%。脑梗死包括：

1. 大面积脑梗死　通常是颈内动脉主干、大脑中动脉主干或皮质支的完全性卒中，患者表现为病灶对侧完全性偏瘫、偏身感觉障碍及向病灶对侧的凝视麻痹，可有头痛和意识障碍，并呈进行性加重。

2. 分水岭性脑梗死（CWSI）　是指相邻血管供血区之间分水岭区或边缘带的局部缺血。多由于血流动力学障碍所致。结合 CT 可分为皮质前型，为大脑前与大脑中动脉供血区的分水岭脑梗死；皮质后型，为大脑中动脉与大脑后动脉，或大脑前、中、后动脉皮质支间的分水岭区；皮质下型，为大脑前、中、后动脉皮质支与深穿支间或大脑前动脉回返支与大脑中动脉的豆纹动脉间的分水岭区梗死。

3. 出血性脑梗死　是由于脑梗死供血区内动脉坏死后血液漏出继发出血，常见于大面积脑梗死后。

4. 多发性脑梗死　是指两个或两个以上不同的供血系统脑管闭塞引起的梗死，多为反复发生脑梗死的后果。

（一）临床表现

本病好发于中年以后，60 岁以后动脉硬化性脑梗死发病率增高。男性较女性为多。起病前多有前驱症状，表现为头痛、眩晕、短暂性肢体麻木、无力，约 25% 的患者有短暂性脑缺血发作史。起病较缓慢。患者多在安静和睡眠中起病。

动脉硬化性脑梗死发病后意识常清醒，如果大脑半球较大面积梗死、缺血、水肿可影响间脑和脑干的功能，起病后不久出现意识障碍。如果发病后即有意识不清，要考虑椎一基底动脉系统梗死。动脉硬化性脑梗死可发生于脑动脉的任何一分支，不同的分支可有不同的临床特征，常见的有如下几种。

1. 颈内动脉闭塞：临床主要表现病灶侧单眼失明（一过性黑蒙，偶可为永久性视力障碍），或病灶侧 Horner 征，对侧肢体运动或感觉障碍及对侧同向偏盲，主侧半球受累可有运动性失语。颈内动脉闭塞也可不出现局灶症状，这取决于前、后交通动脉，眼动脉、脑浅表动脉等侧支循环的代偿功能。

2. 大脑中动脉闭塞：大脑中动脉是颈内动脉的延续，是最容易发生闭塞的血管。（1）主干闭塞时引起对侧偏瘫、偏身感觉障碍和偏盲，主侧半球主干闭塞可有失语、失写、失读症状；（2）大脑中动脉深支或豆纹动脉闭塞可引起对侧偏瘫，一般无感觉障碍或同向偏盲；（3）大脑中动脉各皮质支闭塞可分别引起运动性失语，感觉性失语、失读、失写、失用，偏瘫以面部及上肢为重。

3. 大脑前动脉闭塞：（1）皮质支闭塞时产生对侧下肢的感觉及运动障碍，伴有尿潴留；（2）深穿支闭塞可致对侧中枢性面瘫、舌瘫及上肢瘫痪，亦可发生情感淡漠、欣快等精神障碍及强握反射。

4. 大脑后动脉闭塞：大脑后动脉大多由基底动脉的终末支分出，但有 5% ～ 30% 的人，其中一侧起源于颈内动脉。（1）皮质支闭塞：主要为视觉通路缺血引起的视觉障碍，对侧同向偏盲或上象限盲；（2）深穿支闭塞，出现典型的丘脑综合征，对侧半身感觉减退伴丘脑性疼痛，对侧肢体舞蹈样徐动症等。

5. 基底动脉闭塞：该动脉发生闭塞的临床症状较复杂，亦较少见。常见症状为眩晕、眼球震颤、复视、交叉性瘫痪或交叉性感觉障碍，肢体共济失调，若主干闭塞则出现四肢瘫痪、眼肌麻痹、瞳孔缩小，常伴有面神经、展神经、三叉神经、迷走神经及舌下神经的麻痹及小脑症状等，严重者可迅速昏迷，发热达41℃～42℃，以至死亡。基底动脉因部分阻塞引起脑桥腹侧广泛软化，则临床上可产生闭锁综合征，患者四肢瘫痪，不能讲话，但神志清楚，面无表情，缄默无声，仅能以眼球垂直活动示意。

在椎一基底动脉系统血栓形成中，小脑后下动脉血栓形成是最常见的，称延髓外侧部综合征（Wallen-berg 综合征），表现为眩晕、恶心、呕吐、眼震、同侧面部感觉缺失、同侧霍纳综合征、吞咽困难、声音嘶哑、同侧肢体共济失调及对侧面部以下痛、温觉缺失。

小脑后下动脉的变异性较大，故小脑后下动脉闭塞所引起的临床症状较为复杂和多变，但必须具备两条基本症状即一侧后组脑神经麻痹，对侧痛、温觉消失或减退，才可诊断。

根据缺血性卒中病程分为:（1）进展型。指缺血发作 6h 后，病情仍在进行性加重。此类患者约占 40% 以上，造成进展的原因很多，如血栓的扩展，其他血管或侧支血管阻塞、脑水肿、高血糖、高温、感染、心肺功能不全，多数是由于前两种原因引起的。据报道，进展型颈内动脉系统占 28%，椎一基底动脉系统占 54%。（2）稳定型。发病后病情无明显变化者，倾向于稳定型卒中，一般认为颈内动脉系统缺血发作 24h 以上，椎一基底动脉系统缺血发作 72h 以上者，病情稳定，可考虑稳定型卒中。此类型卒中，CT 所见与临床表现相符的梗死灶机会多，提示脑组织已经有了不可逆的病损。（3）完全性卒中。指发病后神经功能缺失症状较重较完全，常于数小时内（＜ 6h）达到高峰。（4）可逆性缺血性神经功能缺损（RIND）。指缺血性局灶性神经障碍在 3 周之内完全恢复者。

（二）辅助检查

1. CT 扫描

发病 24 ～ 48h 后可见相应部位的低密度灶，边界欠清晰，并有一定的占位效应。早期 CT 扫描阴性不能排除本病。

2. MRI

可较早期发现脑梗死，特别是脑干和小脑的病灶。T_1 和 T_2 弛豫时间延长，加权图

像上 T_1 在病灶区呈低信号强度，T_2 呈高信号强度，也可发现脑移位受压。与 CT 相比，MRI 显示病灶早，能早期发现大面积脑梗死，清晰显示小病灶及颅后窝的梗死灶，病灶检出率达 95%，功能性 MRI 如弥散加权 MRI 可于缺血早期发现病变，发病半小时即可显示长 T_1、长 T_2 梗死灶。

3. 血管造影

DSA 或 MRA 可发现血管狭窄和闭塞的部位，可显示动脉炎、Moyamoya 病、动脉瘤和血管畸形等。

4. 脑脊液检查

通常脑脊液压力、常规及生化检查正常，大面积脑梗死者脑脊液压力可增高，出血性脑梗死脑脊液中可见红细胞。

5. 其他

彩色多普勒超声检查（TCD）可发现颈动脉及颈内动脉的狭窄、动脉粥样硬化斑或血栓形成。

超声心动图检查有助于发现心脏附壁血栓、心房黏液瘤和二尖瓣脱垂。PET 能显示脑梗死灶的局部脑血流、氧代谢及葡萄糖代谢，并监测缺血半暗带及对远隔部位代谢的影响。

（三）诊断与鉴别诊断

1. 脑血栓形成的诊断

主要有以下几点：

（1）多发生于中老年人。

（2）静态下发病多见，不少患者在睡眠中发病。

（3）病后几小时或几天内病情达高峰。

（4）出现面、舌及肢体瘫痪，共济失调，感觉障碍等定位症状和体征。

（5）脑 CT 提示症状相应的部位有低密度影或脑 MRI 显示 T_1 和长 T_2 异常信号。

（6）多数患者腰椎穿刺检查提示颅内压、脑脊液常规和生化检查正常。

（7）有高血压、糖尿病、高血脂、心脏病及脑卒中史。

（8）病前有过短暂性脑缺血发作者。

2. 鉴别诊断

脑血栓形成应注意与下列疾病相鉴别：

（1）脑出血：有 10% ～ 20% 脑出血患者由于出血量不多，在发病时意识清楚及脑脊液正常，不易与脑血栓形成区别。必须行脑 CT 扫描才能鉴别。

（2）脑肿瘤：有部分脑血栓形成患者由于发展至高峰的时间较慢，单从临床表现方面不易与脑肿瘤区别。脑肿瘤患者腰椎穿刺发现颅内压高，脑脊液中蛋白增高。脑 CT 或 MRI 提示脑肿瘤周围水肿显着，瘤体有增强效应，严重者有明显的占位效应。但是，有时做了脑 CT 和 MRI 也仍无法鉴别。此时，可做脑活检或按脑血栓进行治疗，定期复查 CT 或 MRI 以便区别。

（3）颅内硬膜下血肿：可以表现为进行性肢体偏瘫、感觉障碍、失语等，而没有明确的外伤史。主要鉴别依靠脑 CT 扫描发现颅骨旁有月牙状的高、低或等密度影，伴占位效应如脑室受压和中线移位，增强扫描后可见硬脑膜强化影。

（4）炎性占位性病变：细菌性脑脓肿、阿米巴性脑脓肿等炎性占位性病变可表现在短时间内逐渐出现肢体瘫痪、感觉障碍、失语、意识障碍等临床表现，尤其在无明显的炎症性表现时，难与脑血栓形成区别。但是，腰椎穿刺检查、脑CT和MRI检查有助于鉴别。

（5）癔症：对于以单个症状出现的脑血栓形成如突然失语、单肢瘫痪、意识障碍等，需要与癔症相鉴别。癔症可询问出明显的诱因，检查无定位体征及脑影像学检查正常。

（6）脑栓塞：临床表现与脑血栓形成相类似，但脑栓塞在动态下突然发病，有明确的栓子来源。

（7）偏侧性帕金森病：有的帕金森病患者表现为单侧肢体肌张力增高，而无震颤时，往往被误认为脑血栓形成。通过体格检查可发现该侧肢体有明显的强直性肌张力增高，无锥体束征及影像学上的异常，即可区别。

（8）颅脑外伤：临床表现可与脑血栓形成相似，但通过询问出外伤史，则可鉴别。但部分外伤患者可合并或并发脑血栓形成。

（9）高血压脑病：椎一基底动脉系统的血栓形成表现为眩晕、恶心、呕吐，甚至意识障碍时，在原有高血压的基础上，血压又急剧升高，此时应注意与高血压脑病鉴别。高血压脑病可以表现为突然头痛、眩晕、恶心、呕吐，严重者意识障碍。后者的舒张压均在16kPa（120mmHg）以上，脑CT或MRI检查呈阴性时，则不易区别。有效鉴别方法是先进行降血压治疗，如血压下降后病情迅速好转者为高血压脑病，如无明显改善者，则为椎一基动脉血栓形成。复查CT或MRI有助于两者的鉴别。脑血栓形成的治疗原则是尽量解除血栓及增加侧支循环，改善缺血梗死区的血液循环；积极消除脑水肿，减轻脑组织损伤；尽早进行神经功能锻炼，促进康复，防止复发。

（四）治疗

治疗脑血栓形成的药物和方法有上百种，各家医院的用法大同小异。但是，至今为止，仍无特殊有效的治疗方法。脑血栓形成的恢复程度取决于梗死的部位及大小、侧支循环代偿能力和神经功能障碍的康复效果。一般来讲，在进行性卒中即脑血栓形成在不断地加重时，应尽早进行抗凝治疗；在脑血栓形成的早期，有条件时，应尽早进行溶栓治疗；如果丧失上述机会或病情不允许，则进行一般性治疗。在药物治疗中，如果病情已经稳定，应尽早进行早期康复治疗。不论是完全恢复正常或留有后遗症者，应长期进行综合性预防，以防止脑血栓的复发。

急性期的治疗原则：①超早期治疗。提高全民的急救意识，为获得最佳疗效力争超早期溶栓治疗。②针对脑梗死后的缺血瀑布及再灌注损伤进行综合保护治疗。③采取个性化治疗原则。④整体化观念：脑部病变是整体的一部分，要考虑脑与心脏及其他器官功能的相互影响，如脑心综合征、多脏器功能衰竭，积极预防并发症，采取对症支持疗法，并进行早期康复治疗。⑤对卒中的危险因素及时给予预防性干预措施。最终达到挽救生命、降低病残及预防复发的目的。

1. 超早期溶栓治疗

（1）溶栓治疗急性脑梗死的目的：在缺血脑组织出现坏死之前，溶解血栓、再通闭塞的脑血管，及时恢复供血，从而挽救缺血脑组织，避免缺血脑组织发生坏死。在缺血脑组织出现坏死之前进行溶栓治疗，这是溶栓治疗的前提。只有在缺血脑组织出现坏死之前进行溶栓治疗，溶栓治疗才有意义。

（2）溶栓治疗时间窗：脑组织对缺血耐受性特别差。脑供血一旦发生障碍，很快就会出现神经功能异常；缺血达一定程度后，脑细胞就不可避免地发生缺血坏死。脑组织对局部缺血较全脑缺血的耐受时间要长。实际上，局部脑缺血中心缺血区很快发生坏死，只是缺血周边半暗带区对缺血的耐受时间较长。溶栓治疗的主要目的是挽救那些尚没有坏死的缺血周边半暗带脑组织。缺血性脑卒中可进行有效治疗的时间称为治疗时间窗。不同个体的溶栓治疗时间窗存在较大的个体差异。根据现有的研究资料，总的来看，急性脑梗死发病 3h 内绝大多数患者采用溶栓治疗是有效的；发病 3 ～ 6h 大部分溶栓治疗可能有效；发病 6 ～ 12h 小部分溶栓治疗可能有效，但急性脑梗死溶栓治疗时间窗的最后确定有待于目前正在进行的大规模、多中心、随机、双盲、安慰剂对照临床试验结果。

（3）影响溶栓治疗时间窗的因素：①种属：不同种属存在较大的差异。如小鼠局部脑梗死的治疗时间窗＜ 2 ～ 3h，而猴和人一般认为至少为 6h。②临床病情：当脑梗死患者出现昏睡、昏迷等严重意识障碍，眼球凝视麻痹，肢体近端和远端均完全瘫痪，以及脑 CT 已显示低密度改变时，均表明有较短的治疗时间窗，临床上几乎无机会可溶栓。而肢体瘫痪等临床病情较轻时，一般溶栓治疗的治疗时间窗较长。③脑梗死类型：房颤所致的心源性脑栓塞患者，栓子常较大，多堵塞颈内动脉和大脑中动脉主干，迅速造成严重的脑缺血，若此时患者上下肢体瘫痪均较完全，治疗时间窗通常在 3 ～ 4h 之内。而对于血管闭塞不全的脑血栓形成患者，由于局部脑缺血相对较轻，溶栓治疗时间窗常较长。④侧支循环状态：如大脑中动脉深穿支堵塞，因为是终末动脉，故发生缺血时侧支循环很差，其供血区脑组织的治疗时间窗常在 3h 之内；而大脑中动脉 M_2 或 M_3 段堵塞时，由于大脑皮质有较好的侧支循环，因而不少患者的治疗时间窗可以超过 6h。⑤体温和脑组织的代谢率：低温和降低脑组织的代谢可提高脑组织对缺血的耐受性，可延长治疗时间窗，而高温可增加脑组织的代谢，治疗时间窗缩短。⑥神经保护药应用：许多神经保护药可以明显地延

长试验动物缺血治疗的时间窗，并可减少短暂性局部缺血造成的脑梗死体积。因而，溶栓治疗联合神经保护药治疗有广阔的应用前景，但目前缺少有效的神经保护药。⑦脑细胞内外环境：脑细胞内外环境状态与脑组织对缺血的耐受性密切相关，当患者有水、电解质及酸碱代谢紊乱等表现时，治疗时间窗明显缩短。

（4）临床上常用的溶栓药物：尿激酶（UK）、链激酶（SK）、重组的组织型纤溶酶原激活药（rt-PA）。尿激酶在我国应用最多，常用量 25 万～ 100 万 U，加入 5% 葡萄糖溶液或生理盐水中静脉滴注，30min ～ 2h 滴完，剂量应根据患者的具体情况来确定，也可采用 DSA 监测下选择性介入动脉溶栓；rt-PA 是选择纤维蛋白溶解药，与血栓中纤维蛋白形成复合体后增强了与纤溶酶原的亲和力，使纤溶作用局限于血栓形成的部位，每次用量为 0.9mg/kg 体重，总量＜ 90mg；有较高的安全性和有效性，rt-PA 溶栓治疗宜在发病后 3h 进行。

（5）适应证：凡年龄＜ 70 岁；无意识障碍；发病在 6h 内，进展性卒中可延迟到 12h；治疗前收缩压＜ 26.7kPa（200mmHg）或舒张压＜ 16kPa（120mmHg）；CT 排除颅内出血；排除 TIA；无出血性疾病及出血素质；患者或家属同意，都可进行溶栓治疗。

（6）溶栓方法：上述溶栓药的给药途径有 2 种。①静脉滴注。应用静脉滴注 UK 和 SK 治疗诊断非常明确的早期或超早期的缺血性脑血管病，也获得一定的疗效。②选

择性动脉注射。属血管介入性治疗，用于治疗缺血性脑血管病，并获得较好的疗效。选择性动脉注射有2种途径：①选择性脑动脉注射法，即经股动脉或肘动脉穿刺后，先进行脑血管造影，明确血栓所在的部位，再将导管插至颈动脉或椎一基底动脉的分支，直接将溶栓药注入血栓所在的动脉或直接注入血栓处，达到较准确的选择性溶栓作用。且在注入溶栓药后，还可立即再进行血管造影了解溶栓的效果。②颈动脉注射法，适用于治疗颈动脉系统的血栓形成。用常规注射器穿刺后，将溶栓药物注入发生血栓侧的颈动脉，达到溶栓作用。但是，动脉内溶栓有一定的出血并发症，因此，动脉内溶栓的条件是：明确为较大的动脉闭塞；脑CT扫描呈阴性，无出血的证据；允许有小范围的轻度脑沟回改变，但无明显的大片低密度梗死灶；血管造影证实有与症状和体征相一致的动脉闭塞改变；收缩压在24kPa（180mmHg）以下，舒张压在14.6kPa（110mmHg）以下；无意识障碍，提示病情尚未发展至高峰者。值得注意的是，在进行动脉溶栓之前一定要明确是椎一基底动脉系统还是颈动脉系统的血栓形成，否则，误做溶栓，延误治疗。

局部动脉灌注溶栓剂较全身静脉用药剂量小，血栓局部药物浓度高，并可根据DSA观察血栓溶解情况以决定是否继续用药。但DSA及选择性插管，治疗时间将延迟45min～3h。目前文献报道的局部动脉内溶栓治疗脑梗死血管再通率为58%～100%，临床好转率为53%～94%，均高于静脉内用药（36%～89%，26%～85%）。但因患者入选标准、溶栓剂种类、剂量、观察时间不一，比较缺乏可比性，故哪种用药途径疗效较好仍不清楚。故有人建议，先尽早静脉应用溶栓剂，短期无效者再进行局部动脉内溶栓。

应用溶栓药物治疗目前尚无统一标准，由于个体差异，剂量波动范围也大。不同的溶栓药物和不同的给药途径，用药的剂量也不同。①尿激酶：静脉注射的剂量分为2种：a.大剂量，100万～200万U溶于生理盐水500～1000ml中，静脉滴注，仅用1次。b.小剂量，20万～50万U溶于生理盐水500ml中，静脉滴注，1次/d，可连用3～5次。动脉内注射的剂量为10万～30万U。②rt-PA：美国国立卫生院的试验结果认为，rt-PA治疗剂量≤0.85mg/kg体重、总剂量＜90mg是安全的。其中10%可静脉推注，剩余90%的剂量在24h内静脉滴注。

（7）溶栓并发症：脑梗死病灶继发出血，致命的再灌流损伤及脑组织水肿是溶栓治疗的潜在危险；再闭塞率可达10%～20%。

所有溶栓药在临床应用中均有可能产生颅内出血的并发症，包括脑内和脑外出血。影响溶栓药物疗效与安全性的主要并发症是脑内出血。脑内出血分脑出血及梗死性出血。前者指CT检查显示在非梗死区出现高密度的血肿，多数伴有相应的临床症状和体征，少数可以没有任何临床表现；后者指梗死区的脑血管在阻塞后再通，血液外渗所致，CT扫描显示出梗死灶周围有单独或融合的斑片状出血，一般不形成血肿。出血并发症可导致病情加重，但有的可能没有任何表现。溶栓后的脑内出血在尸检的发现率为17%～65%，远低于临床上的表现率。溶栓导致脑内出血的原因可能系：①缺血后血管壁受损，易破裂；②继发性纤溶及凝血障碍；③动脉再通后灌注压增高；④软化脑组织对血管的支持作用减弱。脑外出血主要见于胃肠道及泌尿系。

迄今为止，仍无大宗随机双盲对比性的临床应用研究结果，大多为个案病例或开放性临床应用研究，尤其是对选择病例方面，有较多的差别，因此，溶栓治疗的确切效果各家报道不一样，差别较大。但较为肯定的是溶栓后的出血并发症较高。Grond 等、Chiu 等、Trouillas 等及 Tanne 等分别对 60、30、100 及 75 例动脉血栓形成的患者行 rt-PA 静脉溶栓治疗，症状性脑出血的发生率为 6.6%、7%、7% 和 7%。rt-PA 静脉溶栓会增加脑出血的危险和脑出血死亡的机会。如果其他条件确实完全相同，治疗组的病死率只可能高于对照组。目前，溶栓治疗还只能作为研究课题，不能常规应用。因此，溶栓治疗的有效性和安全性必须依靠临床对照试验来进行回答。

2. 抗凝治疗

（1）抗凝治疗的目的：目的在于防止血栓扩展和新血栓形成。高凝状态是缺血性脑血管病发生和发展的重要环节，主要与凝血因子，尤其是第Ⅷ因子和纤维蛋白原增多及其活性增高有关。所以，抗凝治疗主要通过抗凝血，阻止血栓发展和防止血栓形成，达到治疗或预防脑血栓形成的目的。

（2）常用药物有肝素、低分子肝素及华法林等。低分子肝素与内皮细胞和血浆蛋白的亲和力低，其经肾排泄时更多的是不饱和机制起作用，所以，低分，子肝素的清除与剂量无关，而其半衰期比普通肝素长 2 ～ 4 倍。用药时不必行试验室监测，低分子肝素对患者的血小板减少和肝素诱导的抗血小板抗体发生率下降。硫酸鱼精蛋白可 100% 中和低分子肝素的抗凝血因子活性，可以中和 60% ～ 70% 的抗凝血因子活性。急性缺血性脑卒中的治疗，可用低分子肝素钙 4100U（单位）皮下注射，2 次 /d，共 10d。口服抗凝药物：①双香豆素及其衍生物：能阻碍血液中凝血酶原的形成，使其含量降低，其抗凝作用显效较慢（用药后 24 ～ 48h，甚至 72h），持续时间长，单独应用仅适用于发展较缓慢的患者或用于心房颤动患者脑卒中的预防。口服抗凝剂中，华法林和新抗凝片的开始剂量分别为 4 ～ 6mg 和 1 ～ 2mg，开始治疗的 10d 内测定凝血酶原时间和活动度应每日 1 次，以后每周 3 次，待凝血酶原活动度稳定于治疗所需的指标时，则 7 ～ 10d 测定 1 次，同时应检测国际规格化比值（INF）。②藻酸双酯钠：又称多糖硫酸酯（多糖硫酸盐，PSS）。系从海洋生长的褐藻中提取的一种类肝素药物。但作用强度是肝素的 1/3，而抗凝时间与肝素相同。主要作用是抗凝血、降低血液黏稠度、降低血脂及改善脑微循环。用法：按 2 ～ 4mg/kg 体重加入 5% 葡萄糖溶液 500ml，静脉滴注，30 滴 /min，1 次 /d，10d 为 1 个疗程。或口服，每次 0.1g，1 次 /d，可长期使用。个别患者可能出现皮疹、头痛、恶心、皮下出血点。

（3）抗凝治疗的适应证：①短暂性脑缺血发作；②进行性缺血性脑卒中；③椎 - 基底动脉系统血栓形成；④反复发作的脑栓塞；⑤应用于心房颤动患者的卒中预防。

（4）抗凝治疗的禁忌证：①有消化道溃疡病史者；②有出血倾向者、血液病患者；③高血压 [血压 24/13.3kPa（180/100mmHg）以上]；④有严重肝、肾疾病者；⑤临床不能除外颅内出血者。

（5）抗凝治疗的注意事项：①抗凝治疗前应进行脑部 CT 检查，以除外脑出血病变，高龄、较重的脑动脉硬化和高血压患者采用抗凝治疗应慎重；②抗凝治疗对凝血酶原活动度应维持在 15% ～ 25%，部分凝血活酶时间应维持在 1.5 倍之内；③肝素抗凝治疗维持在 7 ～ 10d，口服抗凝剂维持 2 ～ 6 个月，也可维持在 1 年以上；④口服抗凝药的用量较国外文献所报道的剂量为小，其 1/3 ～ 1/2 的剂量就可以达到有效的凝血酶原活动度的指标；⑤抗凝治疗过程中应经常注意皮肤、黏膜是否有出血点，小便检查是否有红细胞，大便潜血试验是否阳性，若发现异常应及时停用抗凝药物；⑥抗凝治疗过程中应避免针灸、外科小手术等，以免引起出血。

3. 降纤治疗

可以降解血栓蛋白质、增加纤溶系统活性、抑制血栓形成或促进血栓溶解。此类药物亦应早期应用（发病 6h 以内），特别适用于合并高纤维蛋白原血症者。降纤酶、东菱克栓酶、安克洛酶和蚓激酶均属这一类药物。但降纤至何种程度，如何减少出血并发症等问题尚待解决。有报道，发病后 3h 给予 Ancrod 可改善患者的预后。

4. 扩容治疗

主要是通过增加血容量，降低血液黏稠度，起到改善脑微循环作用。

（1）右旋糖酐 -40：主要作用为阻止红细胞和血小板聚集，降低血液黏稠度，以改善循环。用法：10% 右旋糖酐 -40，500ml，静脉滴注，1 次 /d，10d 为 1 个疗程。可在间隔 10 ～ 20d 后，再重复使用 1 个疗程。有过敏体质者，应做过敏皮试阴性后方可使用。心功能不全者应使用半量，并慢滴。患有糖尿病者，应同时加用相应胰岛素治疗。高血压患者慎用。有意识障碍或提示脑水肿明显者禁用。无论有无高血压，均需要观察血压情况。

（2）706 代血浆（6% 羟乙基淀粉）：作用和用法与右旋糖酐 -40 相同，只是不需要做过敏试验。

5. 扩血管治疗

血管扩张药过去曾被广泛应用，此法在脑梗死急性期不宜使用。原因为缺血区的血管因缺血、缺氧及组织中的乳酸聚集已造成病理性的血管扩张，此时应用血管扩张药，则造成脑内正常血管扩张，也波及全身血管，以至于使病变区的血管局部血流下降，加重脑水肿，即所谓“盗血”现象。如有出血性梗死时可能会加重出血，因此，只在病变轻、无水肿的小梗死灶或脑梗死发病 3 周后无脑水肿者可酌情使用，且应注意有无低血压。

（1）罂粟碱：具有非特异性血管平滑肌的松弛作用，直接扩张脑血管，降低脑血管阻力，增加脑局部血流量。用法：60mg 加入 5% 葡萄糖液 500ml 中，静脉滴注，1 次 /d，可连用 3 ～ 5 山或 20 ～ 30mg，肌肉注射，1 次 /d，可连用 5 ～ 7d；或每次 30 ～ 60mg 口服，3 次 /d，连用 7 ～ 10d。注意本药每日用量不应超过 300mg，不宜长期使用，以免成瘾。在用药时可能因血管明显扩张导致明显头痛。

（2）己酮可可碱：直接抑制血管平滑肌的磷酸二酯酶，达到扩张血管的作用；还能抑制血小板和红细胞的聚集。用法：100 ～ 200mg 加入 5% 葡萄糖液 500ml 中，静脉滴注，1 次 /d，连用 7 ～ 10d。或口服每次 100 ～ 300mg，3 次 /d，连用 7 ～10d。本药禁用于刚患心肌梗死、严重冠状动脉硬化、高血压者及孕妇。输液过快者可出现呕吐及腹泻。

（3）环扁桃酯：又名三甲基环已扁桃酸或抗栓丸。能持续性松弛血管平滑肌，增加脑血流量，但作用较罂粟碱弱。用法：每次 0.2 ～ 0.4g 口服，3 次 /d，连用 10 ～ 15d。也可长期应用。

（4）氢化麦角碱：又称喜得镇或海得琴，系麦角碱的衍生物。其直接激活多巴胺和 5-HT 受体，也阻断去甲肾上腺素对血管受体的作用，使脑血管扩张，改善脑微循环，增加脑血流量。用法：每次口服 1 ～ 2mg，3 次 /d，1 ～ 3 个月为 1 个疗程，或长期使用。本药易引起直立性低血压，因此，低血压患者禁用。

6. 钙离子拮抗药

其通过阻断钙离子的跨膜内流而起作用，从而缓解平滑肌的收缩、保护脑细胞、抗动脉粥样硬化、维持红细胞变形能力及抑制血小板聚集。

（1）尼莫地平：又称硝苯甲氧乙基异丙啶。为选择性地作用于脑血管平滑肌的钙离子拮抗药，对脑以外的血管作用较小，因此，不起降血压作用。主要缓解血管痉挛，抑制肾上腺素能介导的血管收缩，增加脑组织葡萄糖利用率，重新分布缺血区血流量。用法：每次口服 20 ～ 40mg，3 次 /d，可经常使用。

（2）尼莫通：为尼莫地平的同类药物，只是水溶性较高。每次口服 30 ～ 60mg，3 次 /d，可经常使用。

（3）尼卡地平：又称硝苯苄胺啶。系作用较强的钙离子通道拮抗药。选择性作用于脑动脉、冠状动脉及外周血管，增加心脑血流量和改善循环，同时有明显的降血压作用。用法：每次口服 20 ～ 40mg，3 次 /d，可经常使用。

（4）桂利嗪（脑益嗪、肉桂苯哌嗪、桂益嗪）：为哌嗪类钙离子拮抗药，扩张血管平滑肌，能改善心脑循环。还有防止血管脆化作用。用法：每次口服 25 ～ 50mg，3 次 /d，可经常使用。

（5）盐酸氟桂利嗪：与脑益嗪为同一类药物。用法：每次口服 5 ～ 10mg，1 次 /d，连用 10 ～ 15d。因本药可增加脑脊液，故颅内压增高者不用。

7. 抗血小板药

主要通过失活脂肪酸环化酶，阻止血小板合成 TXA_2，并抑制血小板释放 ADP、5-HT、肾上腺素、组胺等活性物质，以抑制血小板聚集，达到改善微循环及抗凝作用。

（1）阿司匹林（阿司匹林）：阿司匹林也称乙酰水杨酸，有抑制环氧化酶，使血小板膜蛋白乙酰化，并能抑制血小板膜上的胶原糖基转移酶的作用。由于环氧化酶受到抑制，使血小板膜上的花生四烯酸不能被合成内过氧化物 PGG_2 和 TXA_2，因而能阻止血小板的聚集和释放反应。在体外，阿司匹林可抑制肾上腺素、胶原、抗原一抗体复合物、低浓度凝血酶所引起的血小板释放反应。具有较强而持久的抗血小板聚集作用。成人口服 0.1 ～ 0.3g 即可抑制 TXA_2 的形成，其作用可持续 7 ～ 10d 之久，这一作用在阻止血栓形成，特别在防治心脑血管血栓性疾病中具有重要意义。

由于血管壁的内皮细胞存在前列环素合成酶，能促进前列环素（PGI_2）的合成，PGI_2 为一种强大的抗血小板聚集物质。试验证明，不同剂量的阿司匹林对血小板 TXA_2 与血管壁内皮细胞 PGI_2 形成有不同的影响。小剂量（2mg/kg 体重）即可完全抑制人的血小板 TXA_2 的合成，但不抑制血管壁内皮细胞 PGI_2 的合成，产生较强的抗血小板聚集作用，但大剂量（100 ～ 200mg/kg 体重）时血小板 TXA_2 和血管壁内皮细胞 PGI_2 的合成均被抑制，故抗血小板聚集作用减弱，有促进血栓形成的可能性。但大剂量长期服用阿司匹林的临床试验表明无血栓形成的增加。小剂量（3 ～ 6mg/kg 体重）或大剂量（25 ～ 80mg/kg 体重）都能延长出血时间，说明阿司匹林对血小板环氧化酶的作用较对血管壁内皮细胞前列环素合成酶作用占优势。因此，一般认为小剂量（160 ～ 325mg/d）对多数人有抗血栓作用，中剂量（500 ～ 1500mg/d）对某些人有效，大剂量（1500mg/d 以上）才可促进血栓形成。1994 年抗血小板治疗协作组统计了 145 个研究中心 20000 例症状性动脉硬化病变的高危人群，服用阿司匹林后的预防效果，与安慰剂比较，阿司匹林可降低非致命或致命血管事件发生率 27%，降低心血管病死率

18%。不同剂量的阿司匹林预防作用相同。国际卒中试验（1997 年）在 36 个国家 467 所医院的 19435 例急性缺血性卒中患者中应用或不应用阿司匹林和皮下注射肝素的随机对照研究，患者入组后给予治疗持续 14d 或直到出院，统计 2 周病死率、6 个月病死率及生活自理情况。研究结果表明，急性缺血性卒中采用肝素治疗未显示任何临床疗效，而应用阿司匹林，病死率及非致命性卒中复发率明显降低。认为如无明确的禁忌证，急性缺血性卒中后应立即给予阿司匹林，初始剂量为 300mg/d，小剂量长期应用有助于改善预后，1998 年 5 月在英国爱丁堡举行的第七届欧洲卒中年会认为，阿司匹林在缺血性卒中的急性期使用和二级预防疗效肯定，只要无禁忌证在卒中发生后尽快使用。急性发病者可首次口服 300mg，而后每日 1 次口服 100mg；1 周后，改为每日晚饭后口服 50mg 或每次 25mg，1 次 /d，可以达到长期预防脑血栓复发的效果。至今认为本药是较好的预防性药物，且较经济、安全、方便。阿司匹林的应用剂量一直是阿司匹林疗法的争论点之一，山东大学齐鲁医院神经内科通过观察不同剂量（25 ～ 100mg/d）对血小板积聚率、TXA_2 和血管内皮细胞 PGI_2 合成的影响，认为 50mg/d 为国人最佳剂量，并在多中心长期随访研究中证实了它的疗效。但长期使用即使小剂量阿司匹林也有一定的不良反应，长期服用对消化道有刺激性，发生食欲缺乏、恶心，严重时可致消化道出血。据统计，大约 17.5% 的患者有恶心等消化道反应，2.6% 的患者有消化道出血，3.4% 的患者有变态反应，因此，对有溃疡病者应注意慎用。

（2）噻氯匹定：噻氯匹定商品名 Ticlid，也称力抗栓，能抑制纤维蛋白原与血小板受体之间的附着，致使纤维蛋白原在血小板相互集中中不能发挥桥联作用；刺激血小板腺苷酸环化酶，使血小板内 cAMP 增高，抑制血小板聚集；减少 TXA_2 的合成；稳定血小板膜，抑制 ADP、胶原诱导的血小板聚集。因此，噻氯匹定药理作用是对血小板聚集的各个阶段都有抑制作用，即减少血小板的黏附，抑制血小板的聚集，增强血小板的解聚作用，以上特性表现为出血时间延长，对凝血试验无影响。服药后 24 ～ 48h 才开始起抗血小板作用，3 ～ 5d 后作用达高峰，停药后其作用仍可维持 3d。口服每次 125 ～ 250mg，每日 1 或 2 次，进餐时服用。可随患者具体情况而调整剂量。噻氯匹定对椎 - 基底动脉系统缺血性卒中的预防作用优于颈内动脉系统，并且效果优于阿司匹林，它同样可以预防卒中的复发。

噻氯匹定的不良反应有粒细胞减少，发生率约为 0.8%，常发生在服药后最初 3 周，其他尚有腹泻、皮疹（约 2%）等，停药后不良反应一般可消失。极个别患者有胆汁淤积性黄疸和（或）转氨酶升高。不宜与阿司匹林、非类固醇抗炎药和口服抗凝药合用。由于可产生粒细胞减少，服药后前 3 个月内每 2 周做白细胞数监测。由于延长出血时间，对有出血倾向的器质性病变如活动性溃疡或急性出血性卒中、白细胞减少症、血小板减少症等患者禁用。

（3）氯吡格雷：氯吡格雷的化学结构与噻氯匹定相近。活性高于噻氯匹定。氯吡格雷通过选择性不可逆地和血小板 ADP 受体结合，抑制血小板聚集防止血栓形成和减轻动脉粥样硬化。氯吡格雷 75mg/d 与噻氯匹定 250mg2 次 /d 抑制效率相同。不良反应有皮疹、腹泻、消化不良，消化道出血等。

（4）双嘧达莫：又名潘生丁、双嘧哌胺醇。通过抑制血小板中磷酸二酯酶的活性，也有可能刺激腺苷酸环化酶，使血小板内环磷酸腺苷（cAMP）增高。从而抑制 ADP 所诱导的初发和次发血小板聚集反应。在高浓度下可抑制血小板对胶原、肾上腺素和凝血酶的释放反应。双嘧达莫可能还有增强动脉壁合成前列环素、抑制血小板生成 TXA_2 的作用。口服每次 50 ～ 100mg，3 次 /d，可长期服用。合用阿司匹林更有效。不良反应有恶心、头痛、眩晕、面部潮红等。

8. 中药治疗

有些中药主要通过活血化瘀作用对治疗缺血性脑血管病有一定作用，可以使用。

（1）丹参制剂：主要成分为丹参酮，具有扩张脑血管、改善微循环、促进纤维蛋白原降解、降低血液黏稠度、提高脑组织抗缺氧力的作用。用法：丹参注射液 10 ～ 20ml 加入 5% 葡萄糖液 500ml 或右旋糖酐 -40500ml 中，静脉滴注，1 次 /d，10 ～ 15d 为 1 个疗程。也可 2 ～ 4ml，肌肉注射，1 次 /d，10d 为 1 个疗程。丹参片或复方丹参片，每次口服 3 片，3 次 /d，可长期服用。

（2）川芎嗪：主要成分为四甲基吡嗪。药理研究表明，川芎嗪能通过血脑屏障，主要分布在大脑半球、脑干等处，对血管平滑肌有解痉作用，能扩张小血管，减小脑血管阻力，增加脑血流量，改善微循环；川芎嗪能降低血小板表面活性及聚集性，对已形成的血小板聚集有解聚作用，能抑制 ADP 对血小板的聚集作用；川芎嗪对血管内皮细胞有保护作用，对缺血、缺氧引起的脑水肿有较好的防治作用；川芎嗪作为一种钙拮抗药，可改善脑缺血后再灌注后的能量代谢、电生理及线粒体功能，可抗自由基的氧化作用，对脑缺血及再灌注后神经细胞功能有保护作用。用法：川芎嗪注射液 80 ～ 160mg 加入 5% 葡萄糖液 500ml 中，静脉滴注，1 次 /d，10 ～ 15d 为 1 个疗程。川芎嗪片口服，3 次 /d，每次 0.1 ～ 0.2g，可长期服用。

9. 防治脑水肿

一旦发生脑血栓形成，很快出现缺血性脑水肿，其包括细胞毒性水肿和血管源性水肿。脑水肿进一步加剧神经细胞的坏死，严重大块梗死者，还可引起颅内压增高，发生脑疝致死。所以，缺血性脑水肿不仅加重脑梗死的病理生理过程，影响神经功能障碍的恢复，还可导致死亡。因此，脑血栓形成后，尤其梗死面积大、病情重或进展型卒中、意识障碍的患者应及时积极治疗脑水肿。防治脑水肿的方法包括使用高渗脱水药、利尿药和白蛋白，控制入水量等。

（1）高渗性脱水治疗：通过提高血浆渗透压，造成血液与脑之间的渗透压梯度加大，脑组织内水分向血液移动，达到脑组织脱水作用；高渗性血液通过反射机制抑制脉络丛分泌脑脊液，使脑脊液生成减少；由于高渗性脱水最终通过增加排尿量的同时，也加速排泄梗死区代谢产物。最后减轻梗死区及半暗带水肿，挽救神经细胞，防止脑疝发生危及生命。

缺血性脑水肿的发生和发展尽管是一个严重的并发症，但也是一个自然过程。在脑血栓形成后的 10d 以内脑水肿最重，只要在此期间在药物的协助下，加强脱水，经过一段时间后，缺血性脑水肿会自然消退。

甘露醇：是一种已六醇。至今仍为最好、最强的脱水药。其主要有以下作用：快速注入静脉后，因它不易从毛细血管外渗入组织，而迅速提高血浆渗透压，使组织间液水分向血管内转移，产生脱水作用；同时增加尿量及尿 Na^+、K^+ 的排出；还有清除各种自由基、减轻组织损害的作用。静脉应用后在 10min 开始发生作用，2 ～ 3h 达高峰。用法：根据脑梗死的大小和心。肾功能状态决定用量和次数。一般认为最佳有效量是每次 0.5 ～ lg/kg 体重，即每次 20% 甘露醇 125 ～ 250ml 静脉快速滴注，每日 2 ～ 4 次，直至脑水肿减轻。但是，小灶梗死者，可每日 1 次；或心功能不全者，每次 125ml，每日 2 或 3 次。肾功能不好者尽量减少用量，并配合其他利尿药治疗。

甘油：甘油为丙三醇，其相对分子质量为 92，有人认为甘油优于甘露醇，由于甘油可提供热量，仅 10% ～ 20% 无变化地从尿中排出，可减少导致水、电解质紊乱与反跳现象，可溶于水和乙醇中，为正常人的代谢产物，大部分在肝脏内代谢，转变为葡萄糖、糖原和其他糖类，小部分构成其他酯类。甘油无毒性，是目前最常用的口服脱水药。其治疗脑水肿的机制可能是通过提高血浆渗透压，使组织水分（尤其是含水多的组织）转移到血浆内，因而引起脑组织脱水。最初曾用于静脉注射以降低颅压。现认为口服同样有效。用药后 30 ～ 60min 起作用，治疗作用时间较甘露醇稍晚，维持时间短，疗效不如前者。因此，有时插在上述脱水药 2 次用药之间给予，以防止“反跳现象”。口服甘油无毒，在体内能产生比等量葡萄糖稍高的热量，因此，尚有补充热量的作用，且无“反跳现象”。Contoce 认为，甘油比其他高渗药更为理想，其优点有：迅速而显着地降低颅内压；长期重复用药无反跳现象；无毒性。甘油的不良反应轻微，可有头痛、头晕、咽部不适、口渴、恶心、呕吐、上腹部不适及血压轻度下降等。由于甘油可引起高血糖和糖尿，故糖尿病患者不宜使用。甘油过大剂量应用或浓度＞10% 时，可产生注射部位的静脉炎，或引起溶血、血红蛋白尿，甚至急性肾衰竭等不良反应。甘油自胃肠道吸收，临床上多口服，昏迷患者则用鼻饲，配制时将甘油溶于生理盐水内稀释成 50% 溶液，剂量每次 0.5 ～ 2g/kg 体重，每日总量可达 5g/kg 体重以上。一般开始剂量 1.5g/kg 体重，以后每 3h0.5 ～ 0.7g/kg 体重，一连数天。静脉注射为 10% 甘油溶液 500ml，成人每日 10% 甘油 500ml，共使用 5 ～ 6 次。

（2）利尿药：主要通过增加肾小球滤过，减少肾小管再吸收和抑制。肾小管的分泌，增加尿量，造成机体脱水，最后使脑组织脱水。同时还可控制钠离子进入脑组织减轻水肿，控制钠离子进入脑脊液，以降低脑脊液生成率的 50% 左右。但是，上述作用必须以肾功能正常为前提。

呋塞米：又称利尿磺酸、呋喃苯胺酸、呋塞米灵、利尿灵等。是作用快、时间短和最强的利尿药，主要通过抑制髓襻升支 Cl^- 的主动再吸收而起作用。注射后 5min 起效，1h 达高峰，并维持达 3h。对合并有高血压、心功能不全者疗效更佳。如患者有肾功能障碍或用较大剂量甘露醇治疗后效果仍不佳时，可单独或与甘露醇交替应用本药。用法：每次 20 ～ 80mg，肌内注射或静脉推注，4 次 /d。口服者每次 20 ～ 80mg，每日 2 或 3 次。其不良反应为电解质紊乱、过度脱水、血压下降、血小板减少、粒细胞减少、贫血、皮疹等。

依他尼酸：又称利尿酸、Edecrin。作用类似于呋塞米。应用指征同呋塞米。用法：每次 25 ～ 50mg 加入 5% 葡萄糖溶液或生理盐水 100ml 中，缓慢滴注。3 ～ 5d 为 1 个疗程。所配溶液在 24h 内用完。可出现血栓性静脉炎、电解质紊乱、过度脱水、神经性耳聋、高尿酸血症、高血糖、出血倾向、肝肾功能损害等不良反应。

白蛋白：对于严重的大面积脑梗死引起的脑水肿，加用白蛋白，有明显的脱水效果。用法：每次 10 ～ 15g，静脉滴注，每日或隔日 1 次，连用 5 ～ 7d。本药价格较贵，个别患者有变态反应，或造成医源性肝炎。

10. 神经细胞活化药

至今有不少这类药物试验报道有一定的营养神经细胞和促进神经细胞活化的作

用，主要对于不完全受损的细胞起作用，个别报道甚至认为有极佳效果。但是，在临床实践中，并没有明显效果，而且价格较贵。

（1）脑活素：主要成分为动物脑（猪脑）水解后精制的必需和非必需氨基酸、单胺类神经介质、肽类激素和酶前体。据认为该药能通过血脑屏障，直接进入神经细胞，影响细胞呼吸链，调节细胞神经递质，激活腺苷酸环化酶，参与细胞内蛋白质合成等。用法：20 ～ 50ral 加入生理盐水 500ml 中，静脉滴注，1 次 /d，10 ～ 15d 为 1 个疗程。

（2）胞磷胆碱：在生物学上，胞磷胆碱是合成磷脂胆碱的前体，胆碱在磷脂酰胆碱的生物合成中具有重要作用，而磷脂酰胆碱是神经细胞膜的重要组成部分。胞磷胆碱还参与细胞核酸、蛋白质和糖的代谢，促使葡萄糖合成乙酰胆碱，防止脑水肿。用法：500 ～ 1000mg 加入 5% 葡萄糖液 500ml 中，静脉滴注，1 次 /d，10 ～ 15d 为 1 个疗程。250mg，肌肉注射，1 次 /d，每个疗程为 2 ～ 4 周。少数患者用药后出现兴奋性症状，诱发癫痫或精神症状。

（3）丁略地尔（活脑灵）：主要成分为 Buflomedil hydrochloride。主要作用：①阻断 α- 肾上腺素能受体；②抑制血小板聚集；③提高及改善红细胞变形能力；④有较弱的非特异性钙拮抗作用。用法：200mg 加入生理盐水或 5% 葡萄糖液 500ml 中，静脉缓慢滴注，1 次 /d，10d 为 1 个疗程。也可肌肉注射，每次 50ml，2 次 /d，10d 为 1 个疗程。但是，产妇和正在发生出血性疾病的患者禁用。少数患者可有肠胃不适、头痛、眩晕及肢体烧灼痛感。

11. 其他内科治疗

由于脑血栓形成的主要原因系高血压、高血脂、糖尿病、心脏病等内科疾病，或发生脑血栓形成时，大多合并许多内科疾病。但是，并发严重的内科疾病多见于脑干梗死和较大范围的大脑半球梗死。有时，患者由于严重的内科合并证如心功能衰竭、肺水肿及感染、肾衰竭等致死。因此，除针对性治疗脑血栓形成外，还应治疗合并的内科疾病。

（1）调整血压：急性脑梗死患者一过性血压增高常见，因此，降血压药应慎用。国外平均血压 [MBP,（收缩压 + 舒张压 ×2）/3] ＞ 17.3kPa（130mmHg）或收缩压（SBP）＞ 29.3kPa（220mmHg），可谨慎应用降压药。一般不主张使用降压药以免减少脑血流灌注，加重脑梗死。如血压低，应查明原因是否为血容量减少，补液纠正血容量，必要时应用升压药。对分水岭梗死，则应对其病因进行治疗，如纠正低血压、治疗休克、补充血容量、对心脏病进行治疗等。

（2）控制血糖：临床和实验病理研究证实，高血糖加重急性脑梗死及局灶性缺血再灌注损伤，故急性缺血性脑血管病在发病 24h 内不宜输入高糖，以免加重酸中毒。有高血糖者要纠正，低血糖亦要注意，一旦出现要控制。

（3）心脏疾病的预防：积极治疗原发心脏疾病。但严重的脑血栓形成可合并心肌缺血或心律失常，严重者出现心力衰竭者，除了积极治疗外，补液应限制速度和量，甘露醇应半量应用，加用利尿药。

（4）保证营养与防治水、电解质及酸碱平衡紊乱：出现球麻痹或意识障碍的患者主要靠静脉输液和胃管鼻饲或经皮胃管补充营养。应该保证每日的水、电解质和能量的补给。在应用葡萄糖的问题上，尽管国内外的动物试验研究认为高血糖和低血糖对脑梗死有加重作用，但是，也应保证每日的需要量，如有糖尿病或反应性高血糖者，在应用相应剂量的胰岛素下补给葡萄糖。对于不能进食和长期大量使用脱水药者，每天检测血生化，如有异常，及时纠正。

（5）防治感染：对于严重瘫痪、球麻痹、意识障碍者，容易合并肺部感染，可常规使用青霉素 320 万 U 加入生理盐水 100ml 中，静脉滴注，2 次 /d。如果效果不理想，应根据痰培养结果及时改换抗生素。对于严重的球麻痹和意识障碍者，由于自己不能咳嗽排痰，应尽早做气管切开，以利于吸痰，这是防治肺部感染的最好办法。

（6）加强护理：由于脑血栓形成患者在急性期大多数不能自理生活，应每 2h 翻身 1 次，加拍背部协助排痰，防止褥疮和肺部感染的发生。

12. 外科治疗

颈内动脉和大脑中动脉血栓形成者，可出现大片脑梗死，且在发病后 3 ～ 7d 期间，可因缺血性脑水肿，导致脑室受压、中线移位及脑疝发生，危及生命。此时，应积极进行颞下减压和清除梗死组织，以挽救生命。

13. 康复治疗

主张早期进行康复治疗，即使在急性期也应注意到瘫痪肢体的位置。病情稳定者，可以尽早开始肢体功能锻炼和语言训练。这既可明显地降低脑血栓形成患者的致残率，也可减少并发症和后遗症如肩周炎、肢体挛缩、失用性肌萎缩、痴呆等的发生。

二、脑栓塞

脑栓塞是指脑动脉被异常的栓子（血液中异常的固体、液体、气体）阻塞，使其远端脑组织发生缺血性坏死，出现相应的神经功能障碍。栓子以血液栓子为主，占所有栓子的 90%；其次还有脂肪、空气、癌栓、医源物体等。脑栓塞发生率占急性脑血管病的 15% ～ 20%，占全身动脉栓塞的 50%。

（一）临床表现

1. 发病年龄

本病起病年龄不一，若因风湿性心脏病所致，患者以中青年为主；若因冠心病、心肌梗死、心律失常所致者，患者以中老年人居多。

2. 起病急骤

大多数患者无任何前驱症状，多在活动中起病，局限性神经缺损症状常于数秒或数分钟发展到高峰，是发展最急的脑卒中，且多表现为完全性卒中，少数患者在数日内呈阶梯样或进行性恶化。50% ～ 60% 的患者起病时有意识障碍，但持续时间短暂。

3. 局灶神经症状

栓塞引起的神经功能障碍取决于栓子的数目、栓塞范围和部位。栓塞发生在领内动脉系统特别是大脑中动脉最常见，临床表现突起的偏瘫、偏身感觉障碍和偏盲，在主侧半球可有失语，也可出现单瘫、运动性或感觉性失语等。9% ～ 18% 的患者出现局灶性癫痫发作。本病约 10% 的栓子达椎一基底动脉系统，临床表现为眩晕、呕吐、复视、眼震、共济失调、交叉性瘫痪、构音障碍及吞咽困难等。若累及网状结构则出现昏迷与高热，若阻塞了基底动脉主干可突然出现昏迷和四肢瘫痪，预后极差。

4. 其他症状

本病以心源性脑栓塞最常见，故有风湿性心脏病或冠心病、严重心律失常的症状和体征；部分患者有心脏手术、长骨骨折、血管内治疗史；部分患者有脑外多处栓塞证据，如皮肤、球结膜、肺、肾、脾和肠系膜等栓塞和相应的临床症状和体征。

（二）辅助检查

目的：明确脑栓塞的部位和病因（如心源性、血管源性及其他栓子来源的检查）。

1. 心电图或 24h 动态心电图观察

可了解有无心律失常、心肌梗死等。

2. 超声心动图检查

有助于显示瓣膜疾患、二尖瓣脱垂、心内膜病变等。

3. 颈动脉超声检查

可显示颈动脉及颈内外动脉分叉处的血管情况，有无管壁粥样硬化斑及管腔狭窄等。

4. 腰椎穿刺脑脊液检查

可以正常，若红细胞增多可考虑出血性梗死，若白细胞增多考虑有感染性栓塞的可能，有大血管阻塞、有广泛性脑水肿者脑脊液压力增高。

5. 脑血管造影

颅外颈动脉造影可显示动脉壁病变，数字减影血管造影（DSA）能提高血管病变诊断的准确性，有否血管腔狭窄、动脉粥样硬化溃疡、血管内膜粗糙等情况。新一代的 MRA 能显示血管及血流情况，且为无创伤性检查。

6. 头颅 CT 扫描

发病后 24 ～ 48h 后可见低密度梗死灶，若为出血性梗死则在低密度灶内可见高密度影。

7. MRI

能更早发现梗死灶，对脑干及小脑扫描明显优于 CT。

（三）诊断及鉴别诊断

1. 诊断

（1）起病急骤，起病后常于数秒内病情达高峰。

（2）主要表现为偏瘫、偏身感觉障碍和偏盲，在主侧半球则有运动性失语或感觉性失语。少数患者为眩晕、呕吐、眼震及共济失调。

（3）多数患者为心源性脑栓塞，故有风心病或冠心病、心律失常的症状和体征。

（4）头颅 CT 或 MRI 检查可明确诊断。

2. 鉴别诊断

在无前驱症状下，动态中突然发病并迅速达高峰，有明确的定位症状和体征；如询查出心脏病、动脉粥样硬化、骨折、心脏手术、大血管穿刺术等原因可确诊。头颅 CT 和 MRI 能协助明确脑栓塞的部位和大小。腰椎穿刺检查有助于了解颅内压、炎性栓塞及出血性梗死。脑栓塞应注意与其他类型的急性脑血管病区别。尤其是出血性脑血管病，主要靠头颅 CT 和 MRI 检查加以区别。

（四）治疗

积极改善侧支循环、减轻脑水肿、防治出血和治疗原发病。

1. 脑栓塞治疗

其治疗原则与脑血栓形成相同。但应注意：

（1）由于容易合并出血性梗死或出现大片缺血性水肿，所以，在急性期不主张应用较强的抗凝和溶栓药物如肝素、双香豆素类药、尿激酶，t-PA、噻氯匹定（抵克力得）等。

（2）发生在颈内动脉末端或大脑中动脉主干的大面积脑栓塞，以及小脑梗死可发生严重的脑水肿，继发脑疝，应积极进行脱水、降颅压治疗，必要时需要进行颅骨骨瓣切除减压，以挽救生命。由心源性所致者，有些伴有心功能不全。在用脱水药时应酌情减量，甘露醇与呋塞米交替使用。

（3）其他原因引起的脑栓塞，要有相应的治疗。如空气栓塞者，可应用高压氧治疗。脂肪栓塞者，加用 5% 碳酸氢钠 250ml，静脉滴注，每日 2 次；也可用小剂量肝素 10 ～ 50mg，每 6h1 次；或 10% 乙醇溶液 500ml，静脉滴注，以求溶解脂肪。

（4）部分心源性脑栓塞患者发病后 2 ～ 3h 内，用较强的血管扩张药如罂粟碱静脉滴注，可收到意想不到的满意疗效。

2. 原发病治疗

针对性治疗原发病有利于脑栓塞的恢复和防止复发。如先天性心脏病或风湿性心脏病患者，有手术适应证者，应积极手术治疗；有亚急性细菌性心内膜炎者，应彻底治疗；有心律失常者，努力纠正；骨折患者，减少活动，稳定骨折部位。急性期过后，针对血栓栓塞容易复发，可长期使用小剂量的阿司匹林、双香豆素类药物或噻氯匹定；也可经常检查心脏超声，监测血栓块大小，以调整抗血小板药物或抗凝药物。

（五）预后与防治

脑栓塞的病死率为 20%，主要是由于大块梗死和出血性梗死引起大片脑水肿、高颅压而致死；或脑干梗死直接致死；也可因合并严重心功能不全、肺部感染、多部位栓塞等导致死亡。多数患者有不同程度的神经功能障碍。有 20% 的患者可再次复发。近年内国外有报道通过介入的办法在心耳置入保护器（过滤器）可以减少心源性栓塞的发生。

三、分水岭脑梗死

分水岭脑梗死（CWSI）是指脑内相邻血管供血区之间分水岭区或边缘带的局部缺血。一般认为，CWSI 多由于血流动力学障碍所致；典型者发生于颈内动脉严重狭窄或闭塞伴全身血压降低时，亦可由心源性或动脉源性栓塞引起。约占脑梗死的 10%。临床常呈卒中样发病，多无意识障碍，症状较轻，恢复较快。根据梗死部位的不同，重要的分水岭区包括：（1）大脑前动脉和大脑中动脉皮质支的边缘区，梗死位于大脑凸面旁矢状带，称为前分水岭区梗死；（2）大脑中动脉和大脑后动脉皮质支的边缘区，梗死位于侧脑室体后端的扇形区，称为后上分水岭梗死；（3）大脑前、中、后动脉共同供血的顶、颞、枕叶三角区，梗死位于侧脑室三角部外缘，称为后下分水岭梗死；（4）大脑中动脉皮质支与深穿支交界的弯曲地带，称为皮质下分水岭脑梗死；（5）大脑主要动脉末端的边缘区，称为幕下性分水岭梗死。这种分型准确地表达了 CWSI 在脑部的空间位置。

（一）临床表现

分水岭梗死临床表现较复杂，因其梗死部位不同而各异，最终确诊仍需要影像学证实。

根据临床和 CT 表现，各型临床特征如下。

1. 皮质前型

该病变主要位于大脑前、中动脉交界处，相当于额中回前部，相当于 Brodmann8、9、10、45、46 区，向上向后累及 4 区上部。主要表现为以上肢为主的中枢性肢体瘫痪，舌面瘫少见，半数伴有感觉异常。病变在优势半球者伴皮质运动性失语。可有情感障碍、强握反射和局灶性癫痫；双侧病变出现四肢瘫、智能减退。

2. 皮质后型

病变位于大脑中、后动脉交界处，即顶枕颞交界区。此部位梗死常表现为偏盲，多以下象限盲为主，伴黄斑回避现象，此外，常见皮质性感觉障碍，偏瘫较轻或无，约 1/2 的患者有情感淡漠，可有记忆力减退和 Gerstmarm 综合征（角回受损），优势半球受累表现为皮质型感觉性失语，偶见失用症，非主侧偶见体象障碍。

3. 皮质下型

病变位于大脑中动脉皮质支与穿通支的分水岭区。梗死位于侧脑室旁及基底节区的白质，基底节区的纤维走行较集中，此处梗死常出现偏瘫和偏身感觉障碍。

除前型有对侧轻瘫，或有类帕金森综合征外，其余各型之间在临床症状及体征上无明显特征性，诊断需要依靠影像学检查。

分水岭梗死以老年人多见，其特点为呈多灶型者多，常见单侧多灶或双侧梗死。合并其他缺血病变者多，如腔隙梗死、皮质或深部梗死、皮质下动脉硬化性脑病等，合并痴呆多见，复发性脑血管病多见，发病时血压偏低者多见。

（二）辅助检查

1. CT 扫描

脑分水岭梗死的 CT 征象与一般脑梗死相同，位于大脑主要动脉的边缘交界区，呈楔形，宽边向外、尖角向内的低密度灶。

2. MRI 表现

对病灶显示较 CT 清晰，新一代 MRI 可显示血管及血液流动情况，可部分代替脑血管造影。病灶区呈长 T_1 与长 T_2。

（三）诊断与鉴别诊断

诊断主要依靠临床表现及影像学检查。头颅 CT 或 MRI 可发现典型的梗死病灶。

（四）治疗

1. 病因治疗。对可能引起脑血栓形成病因的处理，积极治疗颈动脉疾病和心脏病，注意医源性低血压的纠正，注意水与电解质紊乱的调整等。

2. CWSI 的治疗与脑血栓形成相同。可应用扩血管、改善脑微循环、抗血小板凝聚的药物和钙拮抗药。对于严重颈动脉狭窄、闭塞的患者可考虑做颈动脉内膜切除术或颈动脉成形术。

3. 注意防止医源性的分水岭脑梗死，如过度的降压治疗、脱水治疗等。尤其是卒中的患者，急性期血压的管理特别重要。现在有很多卒中以后血压管理的指南。尽管这些指南各异，但是基本的观点是相同的，主要的内容有：（1）卒中后血压的增高常常是一种脑血管供血调节性的，是一种保护性的调节，不可盲目地进行干预；（2）除非收缩压＞ 29.3 ～ 30.1kPa（220 ～ 230mmHg），或舒张压＞ 16 ～ 17.3kPa（120 ～ 130mmHg），或者患者的平均动脉压＞ 17.3kPa（130mmHg），才考虑降压治疗，降压治疗通常不选用长效的、快速的降压制剂；（3）降压治疗过程中要密切观测患者神经系统的症状及体征变化。

四、腔隙性脑梗死

腔隙性脑梗死占所有卒中病例的 15% ～ 20%，是指发生在大脑半球深部白质及脑干的缺血性微梗死，多因动脉的深穿支闭塞致脑组织缺血、坏死、液化并由吞噬细胞移走而形成腔隙，其形状与大小不等，直径多在 0.05 ～ 1.5cm。腔隙主要位于基底节，特别是壳核、丘脑、内囊及脑桥，偶尔也可位于脑回的白质。病灶极少见于脑表面灰质、胼胝体、视辐射、大脑半球的半卵圆中心、延髓、小脑及脊髓。大多数腔隙梗死发生在大脑前、中动脉的豆纹动脉分支、大脑后动脉的丘脑穿通动脉及基底动脉的旁正中分支的支配区。是最常见的一种高血压性脑血管病变。病变血管可见透明变性、玻璃样脂肪变、玻璃样小动脉坏死、血管壁坏死和小动脉硬化。

（一）临床表现

本病起病突然，也可渐进性亚急性起病，出现偏身感觉或运动障碍等局限症状，多数无意识障碍，症状在 12h ～ 3d 发展至高峰，少数临床无局灶体征或仅表现有头痛、头晕、呃逆、不自主运动或心情不稳定。1/5 ～ 1/3 的患者病前有 TIA 表现，说明本病与 TIA 有一定关系，临床表现呈多种多样，但总的来说，相对的单一性和不累及大脑的高级功能例如语言、行为，非优势半球控制的动作、记忆和视觉。症状轻而局限，预后也佳。

1. 腔隙综合征

腔隙性脑梗死的临床表现取决于腔隙的独特位置，Fisher 等将它分为 21 种综合征。（1）纯运动性轻偏瘫（PMH）；（2）纯感觉卒中或 TIA；（3）共济失调性轻偏瘫；（4）构音障碍手笨拙综合征；（5）伴运动性失语的 PMH；（6）无面瘫型 PMH；（7）中脑丘脑综合征；（8）丘脑性痴呆；（9）伴水平凝视麻痹的 PMH；（10）伴动眼神经瘫的交叉 PMH；（11）伴展神经麻痹的 PMH；（12）伴精神紊乱的 PMH；（13）伴动眼神经麻痹的交叉小脑共济失调；（14）感觉运动性卒中；（15）半身投掷症；（16）基底动脉下部分支综合征；（17）延髓外侧综合征；（18）脑桥外侧综合征；（19）记忆丧失综合征；（20）闭锁综合征（双侧 PMH）；（21）其他包括下肢无力易于跌倒、纯构音障碍、急性丘脑肌张力障碍。临床上以 1 ～（5、10）较多，占腔隙性梗死的 80%。

其中较常见的有以下几种。

（1）纯运动性轻偏瘫（PMH）：病变损伤皮质脊髓束脑中任何一处，即病灶可位于放射冠、内囊、脑桥或延髓。本型最常见，约占 61%。其主要表现为轻偏瘫，对侧面、上下肢同等程度的轻偏瘫，有的则表现为脸、臂无力，有的仅有小腿乏力。可有主观感觉异常，但无客观感觉障碍。

（2）纯感觉卒中或 TIA：病变多位于丘脑腹后外侧核，感觉障碍严格按正中线分开两半。主要表现是仅有偏身感觉障碍，如对侧面部及肢体有麻木、发热、烧灼、针刺与沉重等感觉，检查时多为主观感觉体验，极少客观感觉缺失，无运动、偏盲或失语等症状。一般可数周内恢复，但有些症状可持续存在。

（3）共济失调性轻偏瘫：病变在脑桥基底部上、中 1/3 交界处与内囊。主要表现为对侧肢体共济失调与偏轻瘫，下肢重于上肢。

（4）构音障碍手笨拙综合征：脑桥基底部上、中 1/3 交界处与内囊膝部病灶均可引起本征。表现为严重的构音障碍，可伴吞咽困难、对侧偏身共济失调，上肢重于下肢，无力与笨拙，可伴中枢性面瘫与舌瘫与锥体束征。

（5）运动性失语的 PMH：系豆纹动脉血栓形成而引起。病灶位于内囊膝部和前肢及邻近的放射冠白质。表现对侧偏轻瘫伴运动性失语。

（6）感觉运动性卒中：病变在丘脑腹后外侧核与内囊后肢。主要临床表现对侧肢体感觉障碍及偏轻瘫，无意识障碍、记忆力障碍、失语、失用及失认。除以上所述之外，近年来有学者发现 11% ～ 70% 属于无症状脑梗死，因病灶位于脑部的“静区”或病灶极小，因而症状不明显。CT 或 MRI 发现多是腔隙性梗死。MRI 扫描：MRI 对腔隙梗死检出率优于 CT，特别是早期，脑干、小脑部位的腔隙，早期 CT 显示不清的病灶 MRI 可分辨出长 T_1 与 T_2 的腔隙灶，T_2 加权像尤为敏感。

2. 腔隙状态

多发性腔隙脑梗死可广泛损害中枢神经，累及双侧锥体束，出现严重的精神障碍、痴呆、假性球麻痹、双侧锥体束征、类帕金森综合征和尿、便失禁等，病情呈阶梯状恶化，最终表现如下结果：

（1）多发梗死性痴呆。

（2）假性球麻痹。

（3）不自主舞蹈样动作。

（4）步态异常。

（5）腔隙预警综合征，即多次反复发作的 TIA 是发生腔隙性梗死的警号。

（二）辅助检查

1. CT 扫描

CT 诊断阳性率介于 49% ～ 92%。CT 扫描诊断腔隙的最佳时期是在发病后的 1 ～ 2 周内。CT 扫描腔隙灶多为低密度，边界清晰，形态为圆形、椭圆形或楔形，直径平均 3 ～ 13mm。由于体积小，脑干部位不易检出。卒中后首次 CT 扫描的阳性率为 39%，复查 CT 有助于提高阳性率。绝大多数病灶位于内囊后肢和放射冠区。纯运动、感觉运动综合征病灶大于共济失调轻偏瘫、构音障碍一手笨拙综合征及纯感觉性腔隙性梗死。对于纯运动性卒中，病灶在内囊的越低下部分则瘫痪越重，与病灶大小无关。增强 CT 对提高阳性率似乎作用不大。

2. MRI 扫描

对新、旧梗死的鉴别有意义。增强后能提高阳性率。MRI 对腔隙梗死检出率优于 CT，特别是早期，脑干、小脑部位的腔隙，早期 CT 显示不清的病灶 MRI 可分辨出长 T_1 与 T_2 的腔隙灶，T_2 加权像尤为敏感。

3. 血管造影

因为引起腔梗的血管分支口径极小，普通造影意义不大，有可能检出一些血管畸形或动脉瘤。

4. EEG

腔梗对大脑功能的影响小，故 EEG 异常的发生率低，资料表明 CT 阳性的患者 EEG 无明显异常，对诊断或判断预后无价值。

5. 诱发电位

取决于梗死的部位，一般情况下只有 CT 显示梗死灶较大伴有运动障碍时才可能有异常。

6. 血液流变学

多为高凝状态。

（三）治疗

20% 的腔隙性梗死患者发病前出现短暂性脑缺血发作，30% 起病后病情缓慢进展。对于小的深部梗死的坏死组织无特殊治疗。主要还应从病因及危险因素着手。动脉粥样硬化是最主要的病因。目前治疗的方向为纠正脑血管病的危险因素，如高血压、糖尿病和吸烟。抗血小板药如阿司匹林、噻氯匹定可以应用，但尚未证实有效，抗凝治疗也未被证实有效。颅外颈动脉狭窄只能被认为是无症状性的，除非它是唯一病因。

高血压的处理同其他类型的脑梗死，在急性期的头几天，收缩压＞25.3～26.6kPa（190～200mmHg），舒张压＞14.6～15.3kPa（110～115mmHg）才需要处理，急性期过后血压须很好控制。心脏疾病（缺血性心脏病、房颤、瓣膜病）和糖尿病作为危险因素必须得到诊断和治疗。当动脉炎是腔隙性脑梗死病因时，不同的动脉炎分别用青霉素、吡喹酮、抗结核药、糖皮质激素治疗。不同症状的腔梗有其特殊的治疗方法，有运动损害的所有患者，用低分子肝素预防深静脉血栓是其原则。运动康复尽可能愈早愈好。感觉性卒中出现痛觉过敏时，可用阿米替林、卡马西平、氯硝西泮治疗。有偏侧舞蹈征或肌张力不全时予氟哌啶醇 1～5mg，3 次 /d，可以减轻症状，但不是都有效。总之，重在预防。

（四）预后

该病预后良好，病死率及致残率较低，但易复发。

五、无症状脑梗死

无症状脑梗死是脑梗死的一种特殊类型，一般认为高龄患者既往无脑卒中病史，临床上无自觉症状，无神经系统局灶体征，通过 CT、MRI 检查发现了梗死灶，称无症状脑梗死。

（一）发生率

无症状脑梗死的发生率与检测设置种类及敏感度明显相关，确切发生率不详，文献报道在 11%～70%，公认的发生率为 10%～21%。

（二）病因及发病机制

无症状脑梗死确有脑血管病发病的危险因素如高血压、糖尿病、高脂血症、房颤、TIA、颈动脉狭窄、吸烟等。可以说大部分无症状脑梗死都可找到卒中的危险因素。无症状脑梗死的发病机制与动脉硬化性脑梗死相同。之所以无症状，是因为梗死灶位于脑的静区或非优势半球，梗死造成的损伤缓慢发展，而产生了侧支循环代偿机制。此外，症状可能在患者睡眠时发生，而在患者清醒后又缓解或梗死灶小，为腔隙性梗死。

（三）辅助检查

CT 发现率为 10%～38%，MRI 发现率可高达 47%。无症状脑梗死首次 CT 或 MRI 检查发现有腔隙性梗死或脑室周围白质病变。主要病变部位在皮质下，而且在基底节附近，一般范围较小，在 0.5～1.5cm，大多数无症状脑梗死是单个病灶（80%）。

电生理方面揭示了无症状脑梗死患者事件相关电位 P_{300} 潜伏期延长。

（四）鉴别诊断

1. 血管周围腔隙与无症状脑梗死在 MRI 上的脑鉴别

（1）大小：前者一般直径在1mm左右，≤3mm。

（2）形态：前者为圆形或者线形，后者多为条状、片状或不规则形。

（3）小灶性脑梗死在 T_1 加权为低信号；T_2 加权为高信号，而血管周围腔隙在加权常无变化，T_2 加权为高信号。

（4）部位：血管周围腔隙多分布于大脑凸面及侧脑室后角周围，小灶死以基底节、丘脑、半卵圆为中心等。

2. 多发性硬化

多发生于中壮年，病程中缓解与复发交替进行，CT扫描在脑的白质、视神经、脑干、小脑及脑室周围可见多处低密度斑，除急性期外，增强时无强化。而无症状梗死多见于老年人，有高血压病史，CT发现脑血管的深穿支分布区的小梗死，增强时有强化反应。

（五）防治

无症状脑梗死是有症状卒中的先兆，需要引起重视，治疗的重点是预防。

1. 针对危险因素进行干预

（1）高血压患者，积极控制血压，治疗动脉硬化。

（2）常规进行心脏方面的检查并予以纠正。

（3）积极治疗糖尿病。

（4）尽量戒酒、烟。

（5）高黏滞血症者，应定期输入右旋糖酐-40。

2. 药物预防

阿司匹林50mg每晚服用。如合并溃疡病，则可服用噻氯匹定每日250mg。

六、出血性脑梗死

在脑梗死特别是脑栓塞引起的缺血区内常伴有自发性出血性改变（HT)，表现为出血性梗死（HI）或脑实质内血肿（PH），PH进一步又可分为梗死区内的PH和远离梗死区的PH。临床上CT检出HI的频率为7.5%～43%，MRI的检出率为69%。尸检中证实的为71%，多为脑栓塞，尤其是心源性栓塞。近年来，由于抗凝与溶栓治疗的广泛应用，HI引起了临床上的重视。

出血性梗死与缺血性梗死相比，在坏死组织中可发现许多红细胞。在一些病例中，红细胞浓度足够高，以至于在CT或MRI扫描上出现与出血相一致的高密度表现。同时，尸检标本显示出血灶的范围从散布于梗死之中的淤斑到几乎与血肿有相同表现的一个由许多淤斑融合而成片的大的病灶。出血性梗死发生的时间变化很大，早至动脉闭塞后几小时，迟至2周或更晚。

出血性梗死的解释长期以来被认为是由于闭塞缓解后梗死血管床再灌注所致。例如可能发生于栓子破碎或向远处移行后或在已经形成的大面积梗死的背景下闭塞大血管早期再通所致。这可能是动脉血进入毛细血管重新形成的血压导致红细胞从缺氧的血管壁渗出。再灌注越强烈，毛细血管壁损伤越严重，出血性梗死融合得越多。假设缺血性梗死反映了可恢复的未闭腔隙，那么它可能是栓塞性闭塞后自发性或机化所致的结果，而血栓形成所造成的闭塞很难缓解。在心源性栓塞所致的梗死中有很小的出血发生率支持这个假说。

最近，这个关于出血性梗死的解释受到第三代CT和MRI扫描所见的挑战。这些研究发现出血性梗死常常在位于动脉床处的持续梗死的远端发展，这些动脉床只暴露于逆行的侧支循环处。出血性病灶的严重程度由于所观察到的大动脉再通所造成的血肿扩展的大小而不同。在那些以前的病例，淤斑及散在性的出血性梗死的发生可能与动脉血压的急剧上升和梗死的突发程度、严重程度及大小有关。推测血肿最初可能围绕在大的梗死周围并压迫软膜血管，当血肿消退时，逆流的血液通过软膜的侧支循环再灌注并导致淤斑性出血性梗死。

（一）临床表现

1. 按HI的发生时间分为

（1）早发型：即缺血性卒中后3d内发生的。缺血性卒中后早期发生HI常与栓子迁移有关，早发型HI常有临床症状突然加重而持续不缓解，甚至出现意识障碍、瞳孔改变。多为重型。CT以血肿型多，预后差，病死率高。

（2）晚发型：多在缺血性卒中8d后发生，此型发病常与梗死区侧支循环的建立有关，晚发型的HI临床症状加重不明显，甚至好转。多为轻、中型。预后好，CT多为非血肿型。在临床上易被忽视漏诊。

2. 根据临床症状演变将HI分3型

（1）轻型：HI发病时间晚，多在卒中多于1周后发生，甚至在神经症状好转时发生，发病后原有症状、体征不加重，预后好。

（2）中型：HI发病时间多在卒中4～7d，发病后原有的神经症状、体征不缓解或加重，表现为头痛、肢瘫加重，但无瞳孔改变及意识障碍，预后较好。

（3）重型：HI发病多在卒中少于3d内，表现原有神经症状、体征突然加重，有瞳孔改变及意识障碍，预后差。

脑梗死的患者在病情稳定或好转中，突然出现新的症状和体征，要考虑到有HI的可能。HI有诊断价值的临床表现有头痛、呕吐、意识障碍、脑膜刺激征、偏瘫、失语、瞳孔改变、眼底视盘水肿等。有条件者尽快做CT扫描以确诊。

（二）辅助检查

1. 腰椎穿刺及脑脊液检查

脑脊液压力常增高，镜检可查到红细胞，蛋白含量也升高。

2. 脑血管造影检查

可发现原闭塞血管重新开通及造影剂外渗现象。

3. 头颅CT扫描

（1）平扫：在原有低密度梗死灶内出现点状、斑片状、环状、条索状混杂密度影或团块状的高密度影。出血量大时，在低密度区内有高密度血肿图像，且常有占位效应，病灶周围呈明显水肿。此时若无出血前的CT对比，有时很难与原发性脑出血鉴别。HI的急性期及亚急性期CT呈高密度影，慢性期则呈等密度或低密度影，且可被增强CT扫描发现。因脑梗死患者临床上多不行强化CT扫描，故易被漏诊。

（2）增强扫描：在低密度区内有脑回状或斑片状或团块状强化影。有人统计，86%的继发性出血有强化反应。

4. MRI检查

（1）急性期：T_1加权像为高信号与正常信号相间；T_2加权像为轻微低信号改变。

（2）亚急性期：T_1 及 T_2 加权像均为高信号改变。

（3）慢性期：T_2 加权像为低信号改变。

（三）诊断

1. 具有典型的临床特点。①有脑梗死，特别是心源性、大面积脑梗死的可靠依据；②神经功能障碍一般较重，或呈进行性加重；或在病情稳定、好转后突然恶化；③在应用抗凝剂、溶栓药或进行扩容、扩血管治疗期间，出现症状严重恶化及神经功能障碍加重。

2. 腰椎穿刺及脑脊液检测，有颅内压升高；脑脊液中有红细胞发现。

3. 影像学检查提示为典型的出血性梗死图像。

4. 排除了原发性脑出血、脑瘤性出血及其他颅内出血性疾病。

诊断主要依靠临床表现和影像学检查。HI 多发生在梗死后 1 ～ 2 周，如患者症状明显加重，出现意识障碍、颅高压症状等，尤其是在溶栓、抗凝治疗后加重者，应及时复查 CT，避免延误诊治。

（四）治疗和预后

发生 HI 后应按脑出血的治疗原则进行治疗，停溶栓、抗凝、扩容等治疗，给予脱水、降颅压治疗。对于 HI 则应视具体病情做不同处理。本病不良预后与梗死面积、实质内出血面积有关。不同类型的 HT 有着不同的临床预后，HT 一般对预后无影响，而大面积脑梗死、颅内大血肿、出现脑疝形成征象、高血糖等与预后不良有关。

七、大面积脑梗死

尚无明确定义，有称梗死面积直径＞ 4.0cm，或梗死面波及两个脑叶以上者，也有称梗死范围大于同侧大脑半球 1/2 或 2/3 的面积。CT 或 MRI 检查显示梗死灶以大脑中动脉供血区为多见，其他还有 MCA（大脑中动脉）+ACA（大脑前动脉），MCA+PCA（大脑后动脉）等。大面积脑梗死是脑梗死中较严重的一类，由于脑梗死的面积大，往往引起脑水肿、颅内高压，患者出现意识障碍，病情凶险，与脑出血难以区别。此病约占脑梗死的 10%。

（一）诊断及鉴别诊断

依靠临床表现及影像学检查。头颅 CT 或 MRI 检查能早期明确诊断。CT 扫描可提供某些大梗死的早期征象：脑实质密度减低、脑回消失、脑沟模糊、脑室受压，MRI 较 CT 优越，常规 MRI 最早可在发病后 5 ～ 6h 显示异常改变，弥散加权 MRI（DWI）在起病后 1 ～ 2h 即可显示出缺血病灶。因其病情严重，易误诊为脑出血，必要时应及时复查头颅 CT 或 MRI。

（二）治疗

1. 积极控制脑水肿，降低颅内压

大面积脑梗死后最重要的病理机制是不同程度的脑水肿，早期死亡的原因主要是继发于脑水肿的脑疝形成。发病 12hCT 有 ICA（颈内动脉）远端或 MCA 近端闭塞所致大片脑梗死征象时，24 ～ 72h 将发生严重半球水肿，最早在发病后 20h 即可出现脑疝，故大面积脑梗死时应积极控制脑水肿，降低颅内压。除常规应用脱水降颅压药物以外，如果以提高存活率为治疗目的，应早期考虑外科手术减压，尤其对身体健康的年轻患者。关于手术的最佳时机，一直是悬而未决的问题。以往的减压手术多是在那些被认为不进行手术治疗可能近期将会死亡的患者中进行，现在认为对于药物难以控制的颅高压者应立即手术，尤其是对 50 岁以下的患者。早期的减压手术对控制梗死灶的扩大、防止继发性脑疝、争取较好的预后至关重要。老年患者由于存在脑萎缩，增加了对脑梗死后脑水肿的代偿，临床上脑疝症状不明显或中线移位不明显，则也可先给予药物降颅压。

2. 溶栓与抗凝

Bollaert 应用尿激酶早期局部动脉内溶栓治疗严重大脑中动脉卒中显示有积极的治疗效果，如能部分或完全再通或出现侧支循环则梗死体积明显缩小，预后较好，未再通或无侧支循环者均出现大块梗死灶，预后较差。但 CT 扫描呈现大面积脑梗死的早期征象时则不宜进行溶栓治疗。有报道认为，尼莫地平和肝素联合治疗大面积脑梗死具有良好的协同作用，较单用尼莫地平有更加显着的临床效果。

3. 防治并发症

大面积脑梗死急性期并发症多，对神经功能缺损和预后将产生不利影响。因此，早期发现和处理并发症是急性期处理的重要环节。主要有：

（1）癫痫：大面积脑梗死后易发生癫痫，其中，脑栓塞要比脑血栓形成发生率高。发作类型以单纯部分性发作居多，其次为全身性强直一阵挛发作、强直性发作、癫痫持续状态等。对此类患者应尽可能及早控制癫痫发作，对首次发作者应给予抗癫痫治疗 1 个月，频繁抽搐或抽搐时间较长者应按癫痫长期用药。但无论接受抗癫痫治疗与否，仍有可能出现迟发性癫痫发作，故有人提出对首次发作者暂不予抗癫痫治疗，如发作频繁或呈持续状态者才给予抗癫痫治疗。

（2）心脏并发症：可以引起心肌缺血、心律失常、心力衰竭等。心律失常有房颤、心动过速或过缓、Q ～ T 间期延长等，常为一过性，随着颅内病变的好转和经过抗心律失常治疗后可在短期内消失。

（3）肺部感染：是常见的并发症之一。大面积脑梗死后由于昏速、卧床、误吸、全身抵抗力低下等综合原因，易并发肺部感染。呼吸道管理是预防肺部感染的关键，如发生感染宜早期、联合、大剂量应用抗生素，根据痰培养调整抗生素种类。

（4）上消化道出血：是卒中严重并发症之一。呕血、黑便是上消化道出血的重要征象，应尽早检查大便隐血或抽取胃液做隐血试验以早期诊断和处理。急性期可给予预防性用药，一旦发生出血应积极予 H_2 受体拮抗药、止血药、输血治疗等。

大面积脑梗死后颅内出血转化多见，尤其是心源性栓塞者，溶栓和抗凝治疗增加继发出血的危险性，出血多发生于脑梗死后 1 ～ 2 周内，常使临床症状加重，脑 CT 检查是最常用和可靠的检查手段，病情恶化时应及时复查。治疗上按脑出血处理。

……………………………………………………（王娟娟）

第五节　脑栓塞

脑栓塞系指经血循环流入的栓子引起脑动脉阻塞，临床出现急性脑功能障碍。其主要病理改变为脑梗死，本病又称栓塞性脑梗死。

一、病因病理及发病机制

根据栓子的来源可分为 3 类。

（一）心源性

心源性最多见，占 60% ～ 80%。风湿性心脏病二尖瓣狭窄或伴房颤、细菌性心内膜炎、心肌梗死、心肌病、二尖瓣脱垂、心脏手术等常引起附壁血栓形成（或赘生物），栓子脱落常引起脑栓塞。

（二）非心源性

主动脉弓及其大血管的粥样硬化斑块、动脉炎、动脉瘤、动脉创伤常伴发血栓形成，也是栓子的重要来源。此外，败血症脓栓、长骨骨折的脂肪栓子、癌细胞集团、寄生虫卵、异物栓子、胸腹手术、人工气胸、气腹等，亦常引起脑栓塞。

（三）来源不明

有的脑栓塞栓子来源不明。栓子易进入颈内动脉系，当其不能通过血管时，则阻塞血流或诱发脑动脉痉挛，或继发血栓形成，加重局部缺血，甚至坏死。临床转归取决于病变范围和侧支循环建立的情况，有以下影响因素：①栓子碎裂、溶解而移向远端，原栓塞区血供恢复，脑动脉痉挛缓解，栓塞区范围缩小，症状减轻；②栓子无变化，但侧支循环建立较充分，供血得到不同程度恢复，症状减轻；③较大动脉或多支动脉被栓塞，脑缺血范围较广泛，侧支循环难以迅速建立，引起大块多灶性栓塞，或继发出血和脑水肿，病情多较严重。

二、临床表现

不同部位栓塞症状不一，一般可归纳为以下临床特征。

1. 起病急骤：各类脑血管病中，本病发展最为迅速。常在无任何前驱症状时，在数秒钟之间发病，多数症状迅速达顶峰（稳定型脑卒中），偶有呈阶段性递进（进展型脑卒中）。

2. 年龄、性别视病因而异，风湿性心脏病、亚急性心内膜炎症所致者以年轻女性多见，由心肌梗死和动脉粥样硬化性心脏病所致者以中老年多见。

3. 局灶症状：常有突然偏瘫、失语、偏盲、局限性癫痫发作或偏身感觉障碍等定位症状与体征，轻症者多于数日或数周后逐渐缓解。

4. 全脑症状：一般意识清楚或仅有短暂性的意识障碍。多无颅内高压症。少数大块栓塞或多灶广泛栓塞时，可出现昏迷、高颅压症、高热，甚至脑疝形成。

5. 伴随症状：可能同时伴有皮肤、黏膜、肢体动脉、内脏栓塞症状。

三、辅助检查

（一）血液化验检查

通过血液化验了解有无感染、高血脂、高血糖等。

（二）脑脊液检查

脑栓塞早期脑脊液可完全正常，亦可压力增高。出血性梗死可出现红细胞增加，蛋白质增高。

（三）心电图

心电图可了解有无心肌梗死、心肌缺血、心律失常等改变，列为常规检查项目。

（四）脑电图

脑电图可出现病灶侧局灶性慢波。

（五）X 线检查

X 线检查可了解心脏情况及肺部的感染、癌肿等。

（六）超声心动图

超声心动图有助于检查二尖瓣脱垂、二尖瓣狭窄等。

（七）CT 脑扫描

发病 24 ～ 48h 后 CT 脑扫描可见低密度梗死区，如为出血性梗死，按血管分布出现低密度缺血区内高密度出血灶，常有助于明确诊断。

（八）脑血管造影

疑及主动脉弓及颈部血管病变时，必要时可做脑血管造影。可确诊栓塞部位，但阴性者不能排除脑栓塞，特别在发病 2 ～ 3 周后，栓子溶解或碎裂，脑血管造影可以正常。为明确病因诊断，还可做尿液、痰液、骨髓等方面的检查。

四、诊断

1. 多为急骤起病。

2. 一般意识清楚或有短暂性意识障碍。

3. 多数无任何前驱症状。

4. 有颈动脉系和椎一基底动脉系的症状和体征。

5. 腰椎穿刺 CSF一般不含血，若有红细胞可考虑出血性梗死。

6. 栓子的来源可为心源性、非心源性或原因不明者，也可同时伴有其他器官、皮肤、黏膜的栓塞症状。

7. CT 扫描按血管分布常能发现梗死及低密度或低密度区内夹有高密度阴影。

五、治疗

脑栓塞的治疗主要在于减少脑缺氧，改善脑循环。应包括脑梗死治疗和原发栓子疾病治疗两个方面。一般治疗原则与脑血栓形成大致相同，但有个体性差异，需酌情采用有关疗法，力争达到合理化治疗。

1. 病程急性期，可给予血液稀释疗法，同时用脱水剂处理脑水肿，但必须注意患者的心功能状态，有心力衰竭者及严重心肌梗死者慎用。

2. 抗凝治疗及血小板抑制剂治疗，可以预防新的心源性和动脉性栓子的形成，但出血性梗死及感染性梗死、亚急性细菌性心内膜炎、有出血倾向的患者禁用。

3. 对感染性栓塞的患者必须给予强有力的抗生素治疗，要治疗足够疗程，以控制感染，防止感染扩散。

4. 病因治疗：病因明确时，针对病因治疗。对亚急性心内膜炎患者应予有效的抗感染治疗，减压并进高压氧舱治疗等。病因未明者，应尽早查明病因，并及时治疗。

5. 并发症的处理：如患者抽搐发作，应予苯妥英钠 0.1g，3 次 /d，并按抗癫痫治疗原则处理，其他并发症出现后应及时处理。

……………………………………………………………………………（王娟娟）

第六节　腔隙性脑梗死

腔隙性脑梗死系指长期持续高血压性小动脉粥样硬化所引起的一种特殊类型的脑微梗死。小软化灶直径为 0.9 ～ 15mm，许多不规则腔隙灶分布于脑组织各部，因此称为腔隙性脑梗死或微梗死。以多组综合征为临床特征。

一、病因病理及发病机制

本病主要病因是持续高血压。高血压引起小动脉管壁纤维素样坏死和玻璃样变性，还可促进动脉粥样硬化。在持续高血压的作用下，发生病变的小动脉尤其是深穿支动脉拉长、扭曲、节段性过度膨胀、坏死或闭塞等，从而导致梗死，稍大的梗死灶也可由于小动脉内血栓形成或多种原因引起的栓塞而造成。病理学检查可见不规则的小囊腔或筛网状腔窝，其中神经组织已坏死、软化，其周围可见纤维胶质层。病变常发生于基底核、丘脑、内囊、脑桥基底部等。这种类型的多发性腔隙性梗死称为腔隙状态。

二、临床表现

根据腔隙性梗死灶发生的部位不同，临床上常分为下列类型。

（一）纯运动性偏瘫

纯运动性偏瘫最多见。表现为一侧面部和上下肢无力，呈不完全性或完全性瘫痪，但不伴失语、感觉障碍或视野缺损。病灶多在内囊或脑桥。

（二）纯感觉性障碍

纯感觉性障碍较多见。偏侧肢体感觉异常或丧失，通常是一过性或先有一过性过程再转为持续性，大多数患者感觉异常，检查时有轻度或无客观感觉障碍。病灶多位于丘脑腹后核。

（三）共济失调性偏瘫

共济失调性偏瘫表现为纯运动性轻偏瘫和同侧躯体共济失调，上肢常较下肢为重，伴锥体束征。病灶多位于脑桥基底部或放射冠。

（四）构音不全—手笨拙综合征

构音不全－手笨拙综合征表现为一侧中枢性面轻瘫和舌瘫，伴有构音不清，吞咽呛咳，同侧手动作笨拙、精细动作欠灵活，指鼻试验欠稳，偶有锥体束征，但无明显肢体瘫痪。病灶位于脑桥基底部。

（五）感觉运动性脑卒中

感觉运动性脑卒中表现为偏身感觉减退或异常，伴同侧面、臂、腿部轻偏瘫。病灶在内囊。部分患者经 CT、MRI 检查，魂锋尸体解剖证实有梗死灶，但无任何临床症状，反复多次发作产生多灶性脑梗死时，则出现痴呆状态、假性延髓性麻痹综合征或帕金森综合征。

三、辅助检查

CT 脑扫描对本病有助于确诊，但微小梗死灶亦难分辨。依病情发展阶段不同，检查准确率不尽相同，以发病后 10d 左右检查准确率较高。绝大多数病灶直径＜ 10mm，直径在 10 ～ 20mm 范围者较少见（称大腔隙）。多次发作后方可检出多发灶。脑 MRI 对小梗死灶（直径＜ 10mm）或位于脑干病灶检出率比 CT 高，并能提前检出。

四、诊断

1. 发病多由于高血压动脉硬化引起，急性或亚急性发病。

2. 可有反复多次的小脑卒中发作，但多无意识障碍。

3. 腰椎穿刺脑脊液正常。

4. 临床症状不严重，常见纯感觉性脑卒中、纯运动性瘫痪、共济失调轻偏瘫、构音不全一手笨拙综合征等。

5. 临床诊断有时不易确诊，有条件者作 CT 或 MRI 检查，以提供有力证据。

五、预防与治疗

目前尚无有效的治疗方法，主要是预防疾病的复发。

1. 有效控制原发性高血压及各种类型脑动脉硬化是预防本病的关键。

2. 药物常用阿司匹林、噻氯匹定等，抑制血小板聚集，减少复发。

3. 急性期可适当应用扩血管药物如尼可占替诺（脉栓通）等增加脑组织的血液供应，促进神经功能恢复。

4. 尼莫地平、氟桂利嗪等钙离子拮抗剂可减少血管痉挛，改善脑血液循环，降低腔隙性梗死复发率。

5. 活血化淤类中药对神经功能恢复可有所裨益。

6. 控制其他可干预危险因素如吸烟、糖尿病、高脂血症等。①高血压患者应长期药物治疗，定期测量血压，使血压控制在正常范围。②糖尿病患者要严格控制饮食，坚持降糖治疗，使血糖控制在正常范围。③高血脂患者应进行降脂治疗，定期查血脂。

7. 须慎用抗凝剂以免发生脑出血。

……………………………………………………………………（王娟娟）

第七节　脑出血

一、疾病概论

（一）定义

脑出血（intra cerebral hemorrhage，ICH）是指原发非外伤性脑实质内出血，也称自发性脑出血。

（二）流行病学

《2007 年美国成人自发性脑出血治疗指南》的数字显示，脑内出血占卒中的 10% ～ 15%，30 天的死亡率为 35% ～ 52%，且半数的死亡患者发生在发病的前 2 天。一项涉及 1041 例脑内出血患者的研究表明，50% 为深部出血，35% 为脑叶出血，10% 为小脑出血，6% 为脑干出血。出血部位不同，1 年时的死亡率不同，深部出血为 51%，脑叶出血为 57%，小脑出血为 42%，脑干出血为 65%。美国 67000 例脑内出血患者的调查结果表明：发病 6 个月时仅 20% 的患者具有独立的生活能力。

我国近年来脑卒中的发病人数不断增加，根据1991-2000年按照世界卫生组织MONICA方案对我国15组人群（每组包括10万人口）脑卒中事件的监测，其年发病率由90年代初期的98.5/10万逐渐上升至2000年的138.2/10万，排除年龄增长因素，结果亦十分惊人。

据“九五”研究结果，国人出血性卒中约占全部卒中的32.9%，中国人出血性卒中的比例远高于欧美人群。其中自发性脑内出血是最为常见的出血性卒中类型，约占出血性卒中总数的70%～80%，而且随着年龄的增长，发病率不断增高；与长期高血压及在高龄患者脑血管淀粉样变多发相关。其中大约50%为深部出血，35%为脑叶出血，10%为小脑内出血，6%为脑干出血。

（三）发病机制

高血压是脑内出血的最常见原因。长期慢性高血压，脑血管会发生一系列的病理变化：

1. 脑内小动脉玻璃样变、纤维素样坏死和动脉瘤形成

脑动脉的外膜和中膜在结构上比其他脏器的结构要薄弱，在长期逐渐升高的高血压患者中，脑内小动脉可发生玻璃样变和纤维素样坏死，这些病变使脑动脉管壁内发育完好的内膜受到削弱，因而高血压可促使这种被削弱的小动脉内膜破裂，形成夹层动脉瘤，动脉瘤破裂即可引起脑内出血。在慢性高血压时，小动脉上还可间断地发生直径约1mm的微动脉瘤，这种动脉瘤是经薄弱的中层膨出的内膜。当血压骤然升高，微动脉瘤或纤维素样坏死的细小动脉直接破裂，引起出血性卒中。

2. 脑内小动脉痉挛

在高血压过程中，若平均动脉压迅速增高，可引起血管自动调节过强或不足，当血压超过自动调节上限而且持续时间较长，可导致弥散性血管痉挛，使进入微循环的血流量减少，引起毛细血管和神经元缺血，可使液体漏出至细胞外间隙，发生脑水肿，同时毛细血管由于缺血、缺氧可导致破裂，发生点状出血，若病变广泛或呈多灶性，则可引起大片脑内出血。

脑内出血的其他发病机制还包括动脉瘤、动静脉畸形、静脉血栓形成、动脉炎、淀粉样血管病、烟雾病和药物性，在此暂不详述。

（四）病理生理

1. 血肿扩大

血肿体积增大超过首次CT血肿体积的33%或20ml为血肿扩大。血肿扩大是脑内出血病情进行性恶化的首要原因。

对于脑内出血发病后继续出血的时间，目前尚无一致意见，多数研究认为，6小时以内继续出血者最多，6～24小时部分患者可继续出血，24小时后较少。有研究发现大约26%的病人血肿会在CT检查后1小时内继续增长，12%病人的血肿在接下来的19小时内继续扩大，临床上大约有38%的患者血肿会继续扩大。

血肿扩大多发生在以下情况：①年龄较轻；②病变部位较深，如丘脑、壳核和脑干等；③高血压未能得到有效地控制；④急骤、过度的脱水治疗；⑤病前服用抗血小板药或抗凝药；⑥血肿不规则。目前认为，除血肿本身的占位性损害外，尚有周围脑组织血液循环障碍、电解质代谢紊乱（如酸中毒）、血管运动麻痹、血脑屏障受损和血液分解产物释放多种生物活性物质对脑组织的损害等原因。另外，其他如酗酒、肝功

能损害和凝血机制异常也是血肿扩大的相关危险因素。

血肿扩大的机制尚不清楚，目前的观点是血肿扩大来自原血管已破裂部位的持续出血或再次出血，但有证据表明血肿扩大可以是出血灶周围坏死和水肿组织内的继发性出血。这一观点与 Fujii 等观察到外形不规则的血肿容易扩大的现象吻合，因为血肿不规则形状意味着多根血管的活动性出血。

2. 血肿周围脑损伤

脑内出血后血肿脑周围组织内存在复杂的病理生理过程，引起血肿脑周围组织损伤和水肿形成。

（1）血肿周围脑组织缺血：脑内出血后血肿周围脑组织局部血流量下降的原因有以下几种：①血肿直接压迫周围脑组织使血管床缩小；②血肿占位效应激活脑血流容积自我调节系统，局部血流量下降；③血肿或血肿周围组织释放的血管活性物质引起血管痉挛等。该区域内的病理改变在一定时间内是可逆性的，如果能在此时间窗内给予适当的治疗措施，可使受损组织恢复功能，因此该区域称血肿周边半影区或半暗带。

（2）血肿周围脑组织水肿。血肿周围脑组织水肿主要有间质性和细胞性两种。其产生原因分别为缺血性、渗透性、代谢性和神经内分泌性。

缺血性水肿与机械压迫和血管活性物质异常升高有关。

血肿形成后很快开始溶解，血浆中的各种蛋白质、细胞膜性成分降解即由细胞内逸出的各种大分子物质可经组织间隙向脑组织渗透，引起细胞外间隙的胶体渗透压升高，造成渗透性水肿。

血肿溶解可以释放细胞毒性物质引起细胞代谢紊乱，最终导致细胞死亡或细胞水肿。主要以血红蛋白、自由基、蛋白酶等。蛋白酶中以凝血酶和基质金属蛋白酶（MMPs）最重要。

近年来，在脑内出血后脑水肿形成的机制研究中，凝血酶可诱发脑水肿形成，凝血酶抑制剂则可阻止凝血酶诱发脑水肿形成，因此，凝血酶被认为是脑内出血后脑水肿形成中较为重要的物质。

研究发现，脑内出血后 MMPs 活性增高，血管基质破坏增加，血脑屏障完整性破坏，通透性增加，引起血管源性水肿，使用 MMPs 抑制剂可减轻水肿。

很多研究表明，在血肿形成和发展过程中，除同侧半球存在脑水肿外，其远隔部位如嗅脑、丘脑、对侧半球也存在脑水肿，尽管这种水肿程度较轻，恢复较快。有人认为高血压性脑内出血后血管加压素与心房利钠肽的水平失衡及由此产生的脑细胞体积调节障碍，可能引起细胞或组织水肿。

（3）颅内压增高。颅内压即颅腔内的压力，由脑组织、脑血管及脑脊液的压力及容积决定。脑内出血后因血肿的占位效应使颅内压增高，而且由于血肿压迫周围组织及血液中血管活性物质的释放引起的继发性脑缺血、脑水肿，可进一步使颅内压升高。颅内压的增高进展迅速，可达 276 ～ 408mmH_2O。

①血肿占位：血肿的占位效应是脑内出血导致颅内压增高的首要因素。颅腔内组织有一定的调节能力，可以使约 50ml 血肿的压力得到缓冲。其代偿能力与患者脑容积有关，年龄大者或其他原因导致脑萎缩者代偿能力较强。脑内出血后可因血肿量的不断增大而使颅内压升高，多数患者神经系统缺损表现常在数分钟到数小时达高峰。

②局部脑血流变化：实验研究发现，脑内出血后血肿周围组织的血流量可短暂下

降，其下降程度与血肿大小呈正相关。脑梗死的出现取决于脑局部缺血程度和持续时间。脑组织离血肿越近，水肿越重，且血肿的对侧脑半球的含水量也增加，故认为缺血性因素参与了脑内出血后水肿的形成。同时颅内血肿尚可压迫附近的静脉，使静脉压增高，以致脑体积增大，使颅内压增高。

③脑水肿：既往认为，脑血肿压迫微循环引起的周围组织缺血，在脑内出血后水肿的产生中起主要作用。近年来的研究更多地集中在脑内出血后局部血肿在脑水肿形成中的作用，血肿释放的某些活性物质或血液本身的成分可能是脑水肿产生的物质基础。

④脑脊液循环障碍：由于出血性卒中的血肿压迫或血液使蛛网膜颗粒受阻引起脑脊液循环通路受阻时，脑脊液不能发生置换以缓冲颅内病变造成的压力增高；同时脑脊液不断分泌，增加了颅内容积，造成颅内压增高。另一方面，血液可使脑脊液渗透压增高，引起脑脊液生成增多，造成颅内压升高。

二、临床表现

（一）脑出血的共同表现

脑内出血常发生在 50 ～ 70 岁，男性略多见，冬春季发病较多。多有高血压病史。通常在活动和情绪激动时发生，大多数病例病前无预兆，少数可有头痛，头晕，肢体麻木等前驱症状。临床症状常在数分钟到数小时内达到高峰，可因出血部位及出血量不同而临床特点各异，可表现为：①全脑损害：意识及精神障碍、颅内高压症及脑膜刺激征；②局部病灶：瘫痪、感觉障碍、运动失调、失语症、颅神经损害；③内脏障碍：胃、肠、心、肺、肾、代谢及电解质等改变。对于不同的颅内出血性疾病，依据血肿的部位、大小，继发缺血、水肿、CSF 循环障碍的程度，以及全身情况、颅内血管病变程度、侧支循环状况、内脏功能代偿情况，临床表现差别明显。如重症者发病时突感剧烈头痛，瞬即呕吐，数分钟内转入意识模糊或昏迷，并伴发严重合并症。

（二）血肿扩大的提示因素

1. 病史：明显高血压、糖尿病、肝病，饮酒，有凝血、肝肾功能异常，血糖＞7.8mmol/L。

2. CT：首次 CT 示血肿＞ 25 ～ 50ml，或不规则状。

3. 血压；＜ 6 小时入院，收缩压＞ 200mmHg。

4. 症状恶化：24 小时内进行性恶化（意识、瘫痪），出现脑疝。

（三）各型脑内出血临床表现

1. 基底节内囊区出血

基底节内囊区是最常见的高血压颅内出血部位，约占全部脑内出血的 60%，该区域由众多动脉供血。所有源于各个不同血管破裂的基底节内囊区出血，其在血肿的形状、位置、大小、延伸方向以至于相关的临床表现及预后等方面均存在着不同之处，即受损的血管决定了血肿的位置、大小、临床表现及预后，不能单纯以出血量的大小来判断患者的临床表现及预后。但在同型出血中，临床预后与出血量的大小密切相关。依据解剖部位和动脉分布区域的不同，部分学者采用将基底节内囊区出血分为六个亚型（五个区域和一个大面积出血）的分类方法，判断简单并且标准界定明确、易于掌握。

（1）前部型：占 12% 左右，由 Heubner 返动脉供血（包括尾状核），主要累及尾状核头或 / 和体（均称为尾状核出血），出血量不大，平均出血量 12ml（最小仅 0.5ml），个别可大于30ml，容易破入侧脑室前角，严重者可同时累及第III、IV脑室，血肿可向后外侧延伸，损伤内囊前肢与壳核前部。

临床特征：严重头痛和明显的脑膜刺激症状，类似蛛网膜下腔出血，多无神志改变，各别患者可出现病初一过性嗜睡。若血肿向后外侧延伸累及内囊前肢或/和壳核前部可出现程度较轻的语言障碍，对侧偏身运动、感觉功能缺损，通常恢复较满意。无精神异常、眼球分离、凝视、眼震、癫痫发作等疲状。50%患者完全恢复正常，70%患者预后良好。

（2）中间型：占7%左右，最为罕见，由内侧豆－纹动脉供血，血肿累及苍白球及壳核中部。血肿较小，最小出血量1ml，平均11ml，可向后累及内囊膝部或向前外侧破入侧脑室。

临床特征：患者神志多不受影响，可有一过性嗜睡，但几天后恢复正常。该型出血虽死亡率极低，但常导致较严重的失语或/和偏身症状，40%患者语言功能受累及，90%以上患者存在对侧偏身运动障碍，60%患者出现偏身感觉障碍。无精神异常、眼球分离、患侧忽视、癫痫发作等症状。预后差，患者多留有较明显后遗症，50%以上存在严重残障。

（3）后中间型：占10%左右，由脉络膜前动脉供血，通常位于内囊后肢前半部分。血肿最小，平均6ml，常向内囊膝部扩展，可导致壳核中部或丘脑外侧受压。若血肿较大可破入第III、IV脑室并导致昏迷。

临床特征：多数患者神志清楚，50%患者存在语言障碍，几乎所有患者均不同程度出现对侧面部、肢体运动障碍，60%以上患者存在偏身感觉缺失。无精神异常、眼球分离、癫痫发作等症状。预后较中间型好，多数恢复良好，近1/3患者可遗留中、重度残障，几乎没有死亡病例。

（4）后外侧型：是仅次于外侧型的常见基底节内囊区出血，所占比例近20%，由外侧豆－纹动脉后内侧支供血，血肿位于豆状核后部的内囊区域，平均出血量30ml，最大可达90ml，血肿相对较大，主要向前侧延伸，累及颞叶峡部白质、壳核前部或/和内囊区豆状核后部，少数可经前角破入侧脑室，严重者可同时累及蛛网膜下腔。

临床特征：多数患者神志清楚或仅有一过性意识障碍，出血量大者可有昏迷及瞳孔改变。30%病例出现共轭凝视，80%以上患者有语言障碍，几乎所有患者存在不同程度对侧面部、肢体感觉及运动障碍。脑疝时有瞳孔改变，无眼球分离。预后较差，20%患者死亡，存活病例多遗留重度残障。

（5）外侧型：最为常见，占40%左右，虽该型出血多被当作壳核出血，但头MRI证实其为介于壳核和岛叶皮层之间的裂隙样出血，不直接累及壳核。由外侧豆－纹动脉的大部分外侧支供血，原发灶位于壳核外部和岛叶皮层，多为凸透镜形和卵圆形，平均出血量20ml，最大80ml。常向前外侧扩展，可向内经前角破入侧脑室。

临床特征：多数患者神志清楚或仅有轻度意识水平下降，血肿较大者可出现昏迷。优势半球出血患者多有失语，非优势半球出血患者近半数出现构音障碍。出血量大患者可出现共扼凝视麻痹、瞳孔改变及癫痫发作。所有患者均存在不同程度偏身麻痹，60%以上患者出现对侧偏身感觉障碍。半数以上患者遗留中～重度残障，近10%患者死亡。

（6）大量出血型：发病率亦较高，血肿占据全部或大部分的基底节内囊区域，血肿极大（最大 144ml，平均 70ml），仅偶尔尾状核及内囊前肢得以保留，以致不能找到原发出血部位。常向前外侧延伸，半数以上破入侧脑室及第Ⅲ、Ⅳ脑室，严重者可同时破入蛛网膜下腔。

临床特征：意识、言语障碍，中～重度偏身感觉、运动缺失几乎出现于所有患者，共轭凝视或眼位改变（眼球分离或固定）。血肿常导致中线移位并继发 Monro 孔梗阻导致对侧脑室扩张，严重者常在几分钟或几小时内出现枕大孔疝或颞叶沟回疝，从而引起意识水平进一步下降及四肢瘫和脑干损伤所致的眼动障碍等脑疝症状，甚至错过住院治疗时机。几乎所有患者预后差，近 50% 患者死亡。

2. 丘脑内出血

由丘脑膝状动脉和丘脑穿通动脉破裂所致，在脑内出血中较常见，约占全部脑内出血的 15% ～ 24%，致残率、病死率均高。高龄、高血压是丘脑内出血的主要因素，高脂血症、糖尿病、吸烟、饮酒是相关因素。

临床表现为突发对侧偏摊、偏身感觉障碍、甚至偏盲等内囊性三偏症状，CT 扫描呈圆形、椭圆形或不规则形境界比较清楚的高密度血肿影，意识障碍多见且较重，出血波及丘脑下部或破入第三脑室则出现昏迷加深、瞳孔缩小、去皮层强直等中线症状。

由于丘脑复杂的结构功能与毗邻关系，其临床表现复杂多样。如为小量出血或出血局限于丘脑内侧则症状较轻；丘脑中间腹侧核受累可出现运动性震颤、帕金森综合征表现；累及丘脑底核或纹状体可呈偏身舞蹈－投掷样运动。

3. 脑桥出血

约占全部脑内出血的 10%，主要由基底动脉的脑桥支破裂出血引起，出血灶多位于脑桥基底与被盖部之间。

原发性脑桥出血病人中以大量出血型和基底被盖型死亡率最高，但二者之间无明显差异；单侧被盖型死亡率最低。在实际工作中要注意：①技术上采用薄层、小间隔扫描手段；②充分重视病人症状，特别是那些无法用 CT 特征来解释的脑桥损害症状，必要时可作 MR 扫描，以提高小病灶的检出率。

4. 中脑内出血

罕见。但应用 CT 及 MRI 检查并结合临床已可确诊，轻症表现为一侧或双侧动眼神经不全瘫痪或 Weber 综合征；重症表现为深昏迷，四肢弛缓性瘫痪，可迅速死亡。

5. 小脑内出血

多由小脑齿状核动脉破裂所致，约占脑内出血的 10%。自发性小脑内出血的常见病因是高血压动脉硬化、脑血管畸形、脑动脉瘤、血液病及应用抗凝剂，在成人高血压动脉硬化是小脑内出血的最常见原因，占 50% ～ 70%。

发病初期大多意识清楚或有轻度意识障碍，表现眩晕、频繁呕吐、枕部剧烈头痛和平衡障碍等，但无肢体瘫痪是其常见的临床特点；轻症者表现出一侧肢体笨拙、行动不稳、共济失调和眼球震颤，无瘫痪；两眼向病灶对侧凝视，吞咽及发音困难，四肢锥体束征，病侧或对侧瞳孔缩小、对光反应减弱，晚期瞳孔散大，中枢性呼吸障碍，最后枕大孔疝死亡；暴发型则常突然昏迷，在数小时内迅速死亡。如出血量较大，病情迅速进展，发病时或发病后 12 ～ 24 小时内出现昏迷及脑干受压征象，可有面神经麻痹，两眼凝视病灶对侧，肢体瘫痪及病理反射出现等。

由于小脑的代偿能力较强，小脑内出血的临床征象变化多样，缺乏特异性，早期临床诊断较为困难，故临床上遇下列情况应注意小脑内出血的可能：① 40 岁以上并有高血压病史；②以眩晕、呕吐、头痛起病；③有眼震、共济失调、脑膜刺激征阳性；④发病后迅速或渐进入昏迷，伴瞳孔缩小、凝视、麻痹、双侧病理征、偏瘫或四肢瘫。

6. 脑叶出血

约占脑内出血的 10%，常由脑动静脉畸形、Moyamoya 病、血管淀粉样病变、肿瘤等所致。出血以顶叶最常见，其次为颞叶、枕叶、额叶，也可有多发脑叶出血。常表现头痛、呕吐、脑膜刺激征及出血脑叶的局灶定位症状，如额叶出血可有偏瘫、Broca 失语等；颞叶可有 Wernicke 失语、精神症状；枕叶可有视野缺损；顶叶可有偏身感觉障碍、空间构象障碍。抽搐较其他部位出血常见，昏迷较少见；部分病例缺乏脑叶的定位症状。

7. 脑室出血

占脑内出血的 3% ～ 5%，由脑室内脉络丛动脉或室管膜下动脉破裂出血，血液直流入脑室内所致，又称原发性脑室出血。原发性脑室内出血最常见的部位是侧脑室，其次是第三脑室和第四脑室，在中间帆罕见。目前未见有文献报道透明隔腔（第五脑室）内原发出血。

多数病例为小量脑室出血，常有头痛、呕吐、脑膜刺激征，一般无意识障碍及局灶性神经缺损症状，血性 CSF，酷似蛛网膜下腔出血，可完全恢复，预后良好。大量脑室内出血造成脑室铸型或引起急性梗阻性脑积水未及时解除者，其临床过程符合传统描述的脑室内出血表现：起病急骤，迅速出现昏迷、频繁呕吐、针尖样瞳孔、眼球分离斜视或浮动、四肢弛缓性瘫痪及去脑强直发作等，病情危驾，预后不良，多在 24 小时内死亡。而大多数原发性脑室内出血不具备这些“典型”的表现。

由于原发性脑室内出血没有脑实质的损害或损害较轻，若无脑积水或及时解除，其预后要比继发性脑室内出血好。与继发性脑室内出血相比，原发性脑室内出血有以下临床特点：高发年龄分布两极化；意识障碍较轻或无；可亚急性或慢性起病；定位体征不明显，即运动障碍轻或缺如，颅神经受累及瞳孔异常少见；多以认识功能障碍或精神症状为常见表现。

三、辅助检查

（一）结构影像学检查

1. 头部 CT 检查

头部 CT 检查对于怀疑脑血管病的患者应作为首选的影像学诊断手段，它可以发现绝大部分颅内出血，并且有助于鉴别神经系统的一些非脑血管病。

头颅 CT 是诊断脑内出血的首选检查。急性脑内出血的 CT 检查以平扫为主，一般不需强化检查。急性脑实质内出血在 CT 平扫图像上表现为高密度影，病灶边缘清楚。当血肿破入脑室后常常可以观察到脑室内的血液平面。

2. 头部磁共振成像

磁共振成像（Magnetic resonance imaging，MRI）是 20 世纪 80 年代初开始用于临床的一项新的影像学诊断技术，能够提供传统的 X 线和 CT 不能提供的信息。是诊断脑卒中最重要的检查手段。

尽管头颅 CT 快捷而经济，但磁共振检查在脑出血的诊断中仍有不可替代的作用。

磁共振的超急性期血肿：发病 2 ～ 3 小时，很难产生异常信号，此时 CT 可显示血肿存在。急性期血肿：数小时至数天，稍长 T_1，短 T_2。亚急性期血肿：数天至数月，短 T_1，长 T_2。慢性期血肿：数月至不定期，长 T_1，短 T_2。

梯度回波序列也称为场回波序列，是非常基本的磁共振成像序列。由于具有许多优点，在各个系统都得到了广泛的应用。发病 6h 内的急性卒中的多中心研究表明，梯度回波 MRI 在发现急性出血方面与 CT 检查一样精确，但在发现慢性出血方面优于 CT。MRI 在发现相关的血管畸形尤其是海绵状血管瘤方面也优于 CT，但是 MRI 并不像 CT 一样适于全部患者。一项研究表明，20% 的急性卒中患者不适于行 MRI 检查，其原因包括 MRI 禁忌证、意识障碍、血流动力学原因、呕吐及躁动等。这些不适于 MRI 检查的急性卒中患者中，73% 是脑内出血。

（二）血管影像学检查

1. 头部计算机断层扫描血管造影（Computed tomography angiography，CTA）

CTA 是一种静脉注射含碘造影剂后利用计算机三维重建方法合成的无创性血管造影术，可以三维显示颅内血管系统。CTA 可以 100% 显示到颅内动脉的第 3 级分支，电子束 CTA 对大脑中动脉的 4 ～ 5 级分支的显示率甚至仍可达 94.5%，对前、后交通动脉的显示率存在较大的差异。CTA 对 Willis 环周围大于 4mm 的颅内动脉瘤可达到与 DSA 相同的检出率，而且可以明确 DSA 显示不理想的动脉瘤的瘤颈和载瘤动脉的情况。对血栓性动脉瘤的检测 CTA 明显优于 DSA。脑 CTA 对动静脉畸形（AVM）血管团的显示率达 100%，其中供血动脉的显示率为 93.9%，引流静脉的显示率为 87.8%。脑 CTA 对脑动脉狭窄的显示基本达到与 DSA 相同的效果。CTA 是有效的无创伤性血管成像技术，在很大程度上可替代有创性 DSA。

2. 头部磁共振血管造影（magnetic resonance angiography，MRA）

MRA 利用血流本身的流动效应使血管显像，但是 MRA 技术受多种因素的影响。MRA 可以很好的显示颅内大动脉的形态，以及动脉发生病变时的一些侧支循环 MRA 对正常脑动静脉的显示和对异常血管的显示有很好的效果，除对显示前交通动脉和后交通动脉的敏感性和特异性稍低外，对显示大脑前、中、后动脉，基底动脉和颈内动脉的敏感性和特异性均接近 100%。MRV 对上下静脉窦、直窦、横窦、乙状窦、大脑内和大脑大静脉的显示率达 100%，对岩上窦和岩下窦的显示率也达 85%。MRA 可以显示脑 AVM 的供血动脉、血管团和引流静脉，可以显示动静脉瘘的动脉、瘘口的位置和大小、静脉的扩张程度和引流方向。对于＞ 5mm 的动脉瘤，MRA 的显示率可达 100%，并且结合源图像可以显示那些 DSA 不能显示的有血栓形成的动脉瘤。MRAS ＜ 5mm 直径的脑动脉瘤的漏诊率较高，对发生颅内出血的脑动脉瘤患者 MRA 不能替代常规脑血管造影作介入治疗。MRA 对脑动脉狭窄显示直观，与 DSA 的相关性较好，但当动脉狭窄严重程度达 75% 以上时，有过高评价的倾向。

MRV 可显示脑静脉血栓的范围、是否完全闭塞和侧支引流的情况等。

3. 血管造影

数字减影血管造影（DSA）具有很好的空间分辨率，可以显示 0.5mm 的脑血管，清晰显示脑血管各级分支的大小、位置、形态和变异。主要用于需要造影确诊或是否适合介入治疗的脑血管病。DSA 可以显示颅内动脉瘤的情况；显示 AVM 供血动脉的来源和引流静脉的方向等，为手术和介入治疗提供详细的资料。

血管造影的指征包括出血伴有 SAH、局部异常钙化影、明显的血管畸形、异常的出血部位等，不明原因的出血如孤立的脑室出血也需行血管造影。患高血压和深部出血的老年患者尽量避免血管造影检查。行血管造影检查的时间需依据患者病情平衡诊断的需要及外科手术干预的潜在时间。脑疝患者在血管造影检查前需紧急手术，病情稳定的动脉瘤或血管畸形的患者在任何干预之前应行血管造影检查。

4. 头部 CT 灌注影像

脑 CT 灌注成像（CT perfusion imaging）是脑功能成像方法之一，它是通过研究脑组织的血流灌注状态以及组织血管化程度来揭示脑组织的病理解剖和病理生理改变的一种检查手段。

CT 灌注成像是临床研究脑内出血周围组织损伤较为理想的方法，一次检查可同时产生有关血肿体积的解剖学信息，以及有关血肿周围组织脑血流动力学变化的功能信息。CT 灌注成像空间分辨率高，成像速度快，可对血肿周围组织脑血流动力学参数进行定量测量，有助于脑内出血病人个体化救治和预后评估。

在 CT 灌注成像所用的参数中，TTP 较为敏感，所有被观察对象均清晰地显示出血肿周围 TTP 延长区，TTP 持续延长提示由血肿占位效应引起的脑微循环障碍在脑内出血慢性期可依然存在。MTT 可以敏感地显示出血管远端局部灌注压的降低，对脑组织灌注异常具有良好的预测性。rCBF 和 rCBV 可以准确地反映出脑内出血后血肿周围组织的灌注状态，对于判断血肿周围组织缺血性损伤有重要的价值。

（三）实验室检查

ICH 患者常规实验室检查包括血常规、电解质、BUN、肌轩、血糖、心电图、X 线胸片、凝血功能，青中年患者应行药物筛查排除可卡因的应用，育龄女性应行妊娠试验。

血糖升高可能是机体的应激反应或 ICH 严重性的反应，且可能是死亡的标志，其比值比（OR）为 1.2。华法林的应用，反映在凝血酶原时间或国际标准化比值（INR）的升高，是血肿扩大的一个危险因素（OR=6.2），且较未应用华法林患者血肿扩大的持续时间长。

近来研究表明，检测血清生物学标志物有助于判断 ICH 患者的预后，且能提供病理生理学线索。金属蛋白酶是降解细胞外基质的酶，卒中发生后此酶被炎症因子激活。卒中发生 24h 后基质金属蛋白酶 -9（MMP-9）水平与血肿相关，而 MMP-3 在卒中发生后的 24 ～ 48h 与死亡相关，二者的水平与残腔体积相关。细胞纤维连接蛋白（c-Fn）是一种糖蛋白，具有黏附血小板至纤维蛋白的作用，它是血管损伤的标志。一项研究表明：c-Fn 高于 6μg/ml 或 IL-6 高于 24μg/ml 与血肿扩大独立相关。另一项研究表明，肿瘤坏死因子 -α（TNF-α）与血肿周围水肿相关，而谷氨酸盐水平则与血肿的残腔体积相关。这些血清标志物的临床应用需要进一步研究。

四、诊断

50 岁以上中老年患者，有长期高血压病史，活动中或情绪激动时起病，血压明显升高，出现头痛、恶心、呕吐等高颅压的表现，有偏瘫、失语等局灶神经功能缺损症状，可伴有意识障碍，应高度怀疑脑出血。头部 CT 有助于诊断。磁共振检查、CTA、MRA，DSA 检查有助于明确病因。

五、鉴别诊断

由于依据临床症状很难鉴别出血性卒中和缺血性卒中，因此急诊医务人员在头颅CT检查以前往往用相似的方法来分类和转运这些患者，但是脑内出血患者神经功能的不稳定性及早期神经功能恶化的风险均比缺血患者高，所以更需要神经方面的监护、高颅内压的监测及神经外科的干预。脑内出血患者的最初临床评价包括发病时症状及当时的活动情况、卒中发作的时间、年龄及其他危险因素。应询问患者或目击者关于患者的下述情况，如是否有外伤，既往是否有高血压、缺血性卒中、糖尿病、吸烟及饮酒史及药物史，是否服用成瘾药物如可卡因，是否服用华法林、阿司匹林或其他抗凝药物，是否存在凝血功能障碍及其他诱发出血的内科疾病如肝病等。

在经CT检查脑出血诊断明确后还需进一步行CTA，磁共振、DSA及实验室检查进一步进行病因鉴别，从而明确出血原因，指导对因治疗。

六、治疗

（一）脑内出血急性期的内科管理和一般治疗

1. 脑内出血急性期的内科治疗包括4个主要方面：

（1）连续或者规律监测神经功能状态和心肺功能　突然发生的ICH会破坏脑组织或使脑组织移位，并诱导颅内压升高。ICH的动态变化包括血肿扩大、周围水肿或缺血、脑积水、继发性脑室出血，这些并发症会潜在地使颅内压升高或具有占位效应，导致神经功能恶化。

应规律地应用卒中量表如美国国立卫生研究院卒中量表（NIHSS）或GCS评价患者的神经功能状态。血压应经常监测，对于静脉给予降压药物的患者或持续神经功能恶化的患者应持续监测血压。应评价气道和氧合作用，对自身调节能力差的患者，与颅内压升高相关的心肺功能不稳定应当避免且使有害作用最小化。绝大多数患者由于意识障碍、血压升高、插管等而进入重症监护病房（ICU）。有报道ICH患者进入神经重症监护病房（NICU）可减低病死率。

对代谢和血流动力学多模式的监测可提供细胞水平的重要信息，经常或持续评价CBF、脑组织的氧合作用、脑内微量渗析等可为脑损伤患者提供基本的生理信息，但是这些措施对ICH患者的有益影响并没有得到随机临床试验的证实。经颅多普勒超声检查（TCD）可评价占位效应及颅内压的变化。高颅压和脑灌注压下降在TCD上可有波形的变化。放射学资料与TCD的一个或多个特殊参数之间联系的信息及放射学临床应用信息仍很少。在ICH患者波动指数的升高是否能反映颅内压升高和占位效应仍需其他手段证实。

（2）预防和治疗神经系统并发症（如水肿的占位效应或癫痫发作）和内科并发症（如误吸、感染、褥疮、DVT或PE）。

（3）早期二级预防减少脑内出血早期复发率。除了治疗升高的血压和禁止使用抗凝药物外，脑内出血的早期二级预防与卒中的一般早期二级预防没有本质区别。

（4）脑内出血患者同样需要早期康复，与急性缺血性卒中患者没有本质区别。

2. 血压的管理

（1）脑内出血急性期血压管理的原则　血压的监测和处理是脑内出血急性期治疗的关键问题，但是因为缺乏随机试验为血压管理提供依据，因此仍存有争议。研究表明，脑内出血发病后存在着血压先升高后下降的变化规律，这一动态的变化过程是一种自动调节的保护性病理生理过程，升高的血压无须特殊治疗，随病情平稳血压会自动下降，因此对于大多数患者，在脑内出血急性期不推荐常规降压治疗。对于经过降颅压处理后，血压仍然居高不下或持续升高者，应进行降压治疗，以防止病情恶化，但血压不应降的过快过猛，一般不应低于用药前血压的 80% 为宜。

在脑内出血急性期给予降压治疗可以预防或阻止血肿扩大及降低再出血的危险性，但是也可以使脑灌注压（cerebral perfusion pressure，CPP）降低，颅内压升高使脑血流量不足。

既往有慢性高血压病史的卒中患者，其颅内压自动调节曲线右移。因此对于患有慢性高血压病的患者，应将其 MAP 控制在 120mmHg 以下，但是应避免降压幅度＞ 20%，MAP 不应＜ 84mmHg。根据目前尚且有限的数据，对于既往有高血压病史或者有慢性高血压症像（心电图、视网膜）的患者，推荐血压控制高限 SBP 为 180mmHg，DBP 为 105mmHg。如果需要治疗，其目标血压为 160/100mmHg（或 MAP 为 120mmHg）。对于既往没有高血压病史的卒中患者，推荐血压控制高限为 160/95mmHg。如果需要治疗，其目标血压为 150/90mmHg（或者 MAP 为 110mmHg）。

对于颅内压（intracranial pressure，ICP）升高的患者，其血压上限和控制目标应该相应的提高，至少保证脑灌注压（CPP=MAP-ICP）在 60 ～ 70mmHg 之间，以保证足够的脑灌注，但是这些数据均来自脑外伤患者。

其他需要立即降压治疗的指征有：急性心肌缺血（但是极端的降血压对心肌梗死的患者也有害）、心功能不全、急性肺水肿、急性肾衰竭、急性高血压脑病、主动脉夹层。

（2）脑内出血急性期高血压的药物治疗　推荐的一线降压药物为口服卡托普利（captopril，6.25 ～ 12.5mg），但是其作用短暂，且降压迅速。舌下含化钙离子通道阻滞剂可以引起血压突然下降、发生缺血性盗血、血压过分降低，对于缺血性卒中患者应谨慎使用。

静脉用药的一线选择为半衰期短的降压药物。在美国和加拿大推荐使用静脉注射拉贝洛尔（labetalol）（但是欧洲并没有普遍使用）或者盐酸艾司洛尔（esmolol）、尼卡地平（nicardipin）、依那普利（enalapril）。静脉注射乌拉地尔（urapidil）的应用也日益广泛。最后，必要时应用硝普钠（nitroprusside），但是其主要副作用有反射性心动过速、冠状动脉缺血、抗血小板活性、增高颅内压和降低脑灌注压。静脉注射治疗高血压需要对血压进行连续监测。

（3）颅内压增高的管理　颅内压增高、脑水肿和血肿占位效应都会使脑内出血后的致残率和死亡率升高。对于怀疑颅内压增高和意识水平持续下降的患者，需要进行连续有创颅内压监测，但是其应用价值是否优于临床和放射学监测仍未被证实。治疗颅内增高的目的是将脑灌注压维持在 60 ～ 70mmHg（CPP=MAP-ICP）之间。

降低颅内压的主要治疗措施包括：有控制的过度换气、渗透性利尿剂和静脉注射巴比妥酸盐。如果需要手术治疗，这些措施可以为手术争取时间。目前仍不推荐使用类固醇激素。

①抬高床头　床头抬高 30° 可增加颈静脉回流和降低颅内压，患者的头部应保持在中线位置，避免头偏向一侧。对于低血容量患者，抬高床头可使血压及脑灌注压下降，因此行此措施时应排除低血容量的患者，动脉血压换能器也应调整位置以确保脑

灌注监测的可靠性。

②脑脊液外引流　脑室穿刺外引流术的作用还没有被前瞻性研究证实，且相关病死率和致残率可能升高。但脑室内放置导管可以监测颅内压，也是降低颅内压的有效方法。可根据颅内压的情况，间断、短时间释放脑脊液。脑室穿刺外引流术的主要风险是感染和出血。多数研究报道细菌集聚而非系统性感染的发生率为0%～19%，与之相关的脑膜炎的发生率为6%～22%。

③止痛和镇静　躁动患者如果需要气管插管或其他操作，可以考虑给予静脉镇静措施。缓慢静脉滴注镇静药物可缓解疼痛并降低升高的颅内压，同时需监测患者的临床状态。静脉镇静通常给予丙泊酚、依托咪酯、咪达唑仑等，止痛通常给予吗啡、阿芬太尼。

④神经肌肉阻滞　肌肉活动可使颅内压升高，因为它使胸膜腔内压升高及影响脑静脉回流。如果对某些患者镇静和止痛无效，可考虑神经肌肉阻滞。但是，对无颅内压升高的患者预防性应用此方法并不能改善预后，而且与高并发症风险相关如肺炎、败血症、痫性发作。

⑤渗透性治疗　最常应用的药物是甘露醇，它可使水从水肿或非水肿脑组织中渗透到血管中。此外，它能提高心脏的前负荷及脑灌注压，因此通过自身调节降低颅内压。甘露醇可降低血液黏度，导致反射性血管收缩和血管容积减小。甘露醇的主要问题是血容量的减少和易出现高渗状态。推荐渗透浓度为300～320mOsm/kg，但是关于有效的渗透浓度的阈值的资料目前仍非常有限。

高张盐在多种情况下可降低颅内压，甚至顽固性高颅内压可考虑过度通气和甘露醇联合应用。关于高张盐，许多问题需要澄清如作用机制、给药途径及药物的浓度等。

⑥过度通气　过度通气是最有效的快速降低颅内压的方法之一，血管对CO_2的反应是其作用机制。实验证明血管对CO_2的反应是非常明显的，是通过改变细胞外液的pH值来实现的。尽管此方法有效，但治疗同时可造成CBF下降，治疗效应也较为短暂，限制了此方法的应用。过度通气超过6h后，动脉PCO_2的正常化可导致ICP反弹性升高。过度通气的CO_2水平的目标值为30～35mmHg，不推荐更低水平的CO_2。

⑦巴比妥酸盐昏迷　高剂量的巴比妥类药物治疗顽固性高颅内压是有效的，但是作为一线药物或预防性治疗脑损伤患者是无效的或有潜在的危害作用。巴比妥类药物可抑制脑的代谢活动。脑代谢下降，CBF相应地减少，颅内压也下降。应用巴比妥类药物治疗顽固性颅内压升高时应加强监测，因其与高的并发症风险相关。在治疗期间，应监测脑电活动，在持续基础电活动上出现爆发性抑制活动则提示生理剂量滴定的极限。

（4）癫痫的治疗　痫性发作在ICH患者中非常常见，且可能不是抽搐型的。一项回顾性研究表明，脑内出血后经连续脑电图监测证实的癫痫发病率（28%），比缺血性卒中后的癫痫发病率（6%）高。其中21%的皮质下出血发生癫痫。最近公布的涉及761例患者的大样本的临床试验表明，癫痫4.2%发生在早期，而8.1%患者在发病后30d内发作。在NICU患者持续给予电生理监测的队列研究表明，63例ICH患者中有18例在发病72h内发生癫痫发作。脑实质出血患者的痫性发作与中线移位独立相关。早期癫痫发作提示脑叶出血和再出血等神经系统并发症。有研究显示，脑叶出血的患者预防性应用抗癫痫药物没有降低癫痫发病率。

根据目前所得数据，尚不推荐所有患者早期预防性治疗癫痫，但是可以选择性应用于脑叶出血的患者。对于其他患者，当癫痫发作时再给予治疗。如果癫痫发作，推荐应用一系列抗惊厥药物。抗惊厥治疗应连续应用30d。之后的治疗应逐渐减量至最后停药。如果癫痫再次发作，则需要长期抗惊厥治疗。

（5）深静脉血栓（DVT）和肺栓塞（PE）的预防

预防DVT/PE是每个卒中患者护理的重要内容，脑内出血患者也不例外。皮下注射肝素和低分子肝素可以减少静脉血栓形成性栓塞，但是同时增加出血合并症的危险性，因此在没有增加颅内再出血风险的情况下如何预防和治疗静脉栓塞并发症是一个临床难题。抗凝、抗血小板、肝素和肝素类似物、机械疗法如间断性空气压迫及弹力袜是脑缺血患者预防静脉血栓栓塞常用的方法，且具有不同的证据。而ICH患者预防深静脉血栓的随机试验是弹力袜方案与弹力袜+间断性气体压迫方案对比，应用超声寻找无症状的深静脉血栓。结果发现，单纯应用弹力袜者深静脉血栓的发生率为15.9%，而弹力袜+间断性气体压迫组为4.7%。

ICH患者深静脉血栓和肺栓塞的一级预防问题是一个棘手的问题。ICH患者发病后3个月再发ICH的发生率为1%。理论分析表明抗凝治疗引发的再次出血的风险较总体再发ICH的风险提高2倍。对ICH患者选择性治疗的挑战是如何平衡危及生命的血栓栓塞和再发性ICH（其病死率为50%）。ICH再发的风险依出血的部位和年龄有所不同，但是前瞻性研究资料较少。

另一治疗方法是在下腔静脉放置滤器，在最初几周可降低深静脉患者肺栓塞的发生率，但是使长期的深静脉血栓栓塞的发生率升高。目前在卒中患者并没有比较下腔静脉放置滤器和抗凝治疗的随机试验。

抗凝期间，控制血压可降低ICH的再发风险。随机的培哚普利预防再发卒中的研究（PROGRESS）试验表明收缩压降低11mmHg，ICH的再发风险降低50%。

《2007年美国成人自发性脑出血治疗指南》关于预防深静脉血栓形成和肺栓塞的建议：

Ⅰ类

①有轻偏瘫/偏瘫的急性原发性脑内出血患者应该使用间歇充气加压装置预防静脉血栓栓塞（Ⅰ类，证据水平B）。

②高血压的治疗要始终成为长期治疗的一部分，因为这种疗法能减少复发性脑内出血的风险（Ⅰ类，证据水平B）。

Ⅱ类

①如果发病后3～4d出血停止，可以考虑给偏瘫患者皮下注射低剂量的低分子量肝素或普通肝素（Ⅱb类，证据水平B）。

②发生急性近端静脉血栓形成的脑内出血患者，尤其有临床或亚临床肺栓塞证据的患者，应考虑为紧急安装腔静脉滤器（Ⅱb类，证据水C）。

③安装腔静脉滤器后数周或更长时间后，要增加长期抗栓治疗时，必须考虑出血的可能原因，如淀粉样血管病（风险较高的复发性脑内出血）还是高血压；增加动脉栓塞风险的相关因素，例如心房颤动（AF）；以及患者整体的健康和活动能力（Ⅱb类，证据水平B）。

（6）止血治疗　已经尝试使用各种止血药物（氨甲环酸，ε氨络酸，抑肽酶）治疗ICH和SAH的出血。但是没有证实其有效性和安全性。

重组活化VⅡ因子（rFVⅡa）在治疗血友病患者（体内存在VⅡ和IX抗体）出血得到了公认。据报道此药物也能减少没有凝血功能障碍患者的出血。rFVⅡa与组织因子的作用刺激凝血酶的产生，rFVⅡa在血小板表面也能激活因子X，这将引起凝血酶在损伤点激活，凝血酶裂解纤维蛋白原为纤维蛋白，进而形成血凝块。rFVⅡa的半衰期约2.6h，治疗血友病患者出血的推荐剂量为9μg/kg，每3h静脉给予一次。

在剂量安全试验中，88名患者总的血栓栓塞和严重不良事件的发生率非常低，此结果增加了人们进一步研究的信心。在此后的大样本、随机、剂量扩大的实验中发现，对照组较rFVⅡa治疗组更易发生血肿扩大，对照组血肿扩大了29%，而40、80及160μg/kg血肿扩大的百分比分别为16%、14%及11%（P＜0.01）。与安慰剂相比，3个治疗组中血肿体积扩大分别减少3.3、4.5、5.8m（P=0.01）。安慰剂组69%患者死亡或严重致残，相比之下，3个治疗组则分别为55%、49%及54%（P=0.004）。安慰剂组90d病死率为29%，而3个治疗组为18%（P=0.02）。严重血栓栓塞事件主要是心肌梗死和脑梗死，治疗组为7%，安慰剂组为2%（P=0.12）。尽管血栓栓塞事件轻度增加，rFVⅡa的确限制了血肿扩大、降低了病死率、也提高90d的功能预后。

此外，也有病例报道关于rFVⅡa治疗华法林相关的ICH，尽管rFVⅡa可逆转升高的INR值，但是需要进一步研究。此外，给予rFVⅡa药物治疗后，正常的INR也不能提示凝血系统完全处于正常状态，INR可能会再次升高。

《2007年美国成人自发性脑出血治疗指南》中治疗凝血异常和纤维蛋白溶解引起的脑内出血，建议Ⅰ类：

①应使用硫酸鱼精蛋白逆转肝素引起的脑内出血，应用的剂量取决于停用肝素的时间（Ⅰ类，证据水平B）。

②华法林引起脑内出血的患者，应静脉给予维生素K以逆转华法林的效应，并给予凝血因子替代治疗（Ⅰ类，证据水平B）。

Ⅱ类

①凝血酶原复合物浓缩剂、因子K复合物浓缩剂和rFVⅡa能使升高的INR快速正常化，与新鲜冷冻血浆相比输入的液体量较低，但血栓栓塞的风险更大。新鲜冷冻血浆是另外一种选择，但输入的液体量大，输注时间长（Ⅱ类，证据水平B）。

②抗栓治疗引起脑内出血后，如何重启抗栓治疗依赖于动脉或静脉血栓栓塞的风险、复发脑内出血的风险和患者的整体状态。如果患者脑梗死的风险相对小（例如AF患者无既往缺血性卒中史）、淀粉样血管病的风险大（例如老年患者脑叶出血）或者整体神经功能非常差，抗血小板药可能比华法林更适宜用于预防缺血性卒中。如果患者血栓栓塞的风险极高，要考虑重新使用华法林。华法林治疗可以在最初的脑内出血发生后7～10天重新开始（Ⅱb类，证据水平B）。

③溶栓疗法引起的脑内出血的治疗，包括凝血因子和血小板替代的紧急经验疗法（Ⅱb类，证据水平B）。

（7）体温的控制　脑的温度是缺血性脑损伤的一个较强的影响因素。实验研究发现，低体温可改善脑损伤。其保护机制是氧的再分配和糖的代谢减少，延长脑对氧的耐受性。关于脑内出血患者应用低温疗法的保护机制，大鼠实验研究表明低温麻醉可明显减轻凝血酶诱导的水肿。此模型表明，通过低体温抑制血脑屏障的破坏和炎症反应使脑水肿减轻。

发热可使预后不良。基底节和脑叶出血患者发热的发生率较高，尤其是脑室出血。对发病72h后存活的入院患者调查发现，发热的持续时间与预后相关，是独立的预测因素。Rossi等发现发热与颅内容量自体稳定性增加相关，导致颅内压升高。这些资料为ICH患者积极降低体温至正常提供了理论依据。

治疗性降低温度作为控制颅内压和神经保护的一种策略在急性脑损伤中已得到了广泛研究。体温降至32～34℃对降低顽固性高颅压是有效的，但是长时间（24～48h）低体温会使并发症的发生率升高，如肺部感染、血液凝固及电解质紊乱等问题。当体温恢复时，也存在颅内压反弹的风险。

（二）脑内出血的外科治疗

脑内出血外科治疗主要是清除血肿、降低颅内压、挽救生命，早期减少卒中对周围脑组织的压迫，降低致残率。同时针对脑内出血的病因进行治疗。主要采取的方法有传统开颅手术、小骨窗开颅血肿清除术、内镜辅助下血肿吸除术、血块溶解和碎吸术和脑室穿刺引流术。

1. 手术方式的选择

（1）传统和小骨窗微创开颅手术：在所有治疗脑内出血的外科治疗方法中，开颅术得到最广泛的研究，9个随机对照研究中的7个报道了主要或只行开颅术治疗的结果。其中2个研究因其掌握当前的内、外科治疗技术有限，治疗效果受到了限制，剩下的5个研究除了1个大型研究外，其余都是小型的、单中心随机研究，患者总数少于125例。尽管这些小型研究中没有一项发现外科治疗有效的确实证据，但有一个研究得出如下结论：对于轻至中度意识改变的患者（GCS评分7～10）外科治疗可能在改善功能预后上没有意义，但可能减少死亡的风险。另一研究提示超早期清除血肿可能改善3个月的NIHSS评分。

这些较小的临床试验所得的共识成为单个大型的多中心临床试验—国际须内出血外科临床试验（STICH）的重要依据，这个试验自1995年起历经8年多时间从107个中心随机入组了1033例患者。当神经外科医师对患者行外科治疗受益与否并不确定的情况下，患者被随机分配到早期外科手术治疗和内科治疗2组。主要结局指标为死亡事件的发生率和残疾率，后者用6个月时的扩展Glasgow预后量表（GOS）评分来测量。次要结局指标是死亡和Barthel指数（BI）和6个月时的mRS值。

在意向性治疗分析中，手术患者的预后和死亡都显示出与内科保守治疗组无统计学差异的趋势。亚组分析中发现GCS评分为9～12分、脑叶血肿和距脑表面＜1cm的血肿患者行早期手术受益较多，但并未达到统计学意义。相反，那些表现为深昏迷（GCS评分5～8分）的患者内科治疗效果更佳。总之，这些从STICH和其他更小的试验中得出的结论都提示大多数幕上颅内出血的患者行手术治疗并没有多大帮助，而且很可能对那些昏迷的患者有害。因此，外科手术特别是开颅术，可能对那些距脑叶表面1cm内的血肿且神经功能缺损较轻（GCS评分＞9分）的患者来说帮助更大。因为与内科治疗相比，行开颅术和脑表面的定位在患者功能预后方面相对获益值为29%。这些结论的证实还需要更多的临床试验。

这些随机的外科治疗临床试验不包括小脑内出血患者。正如1999年AHA自发性颅内出血治疗指南中讨论的那样，血肿＞3cm、伴脑干受压或脑积水的小脑出血患者行手术治疗预后较好。这些患者只行内科治疗时预后往往不佳。出血量小的小脑出血不伴脑干受压者用内科治疗效果较好。因此，神经外科医师和神经内科医师均提倡小脑大量出血伴脑干受压或第四脑室梗阻的患者应尽快行外科手术清除血肿。

（2）内镜辅助下血肿吸除术：一个小型、单中心的随机临床试验研究了内镜抽吸术治疗幕上出血的效果。15% 的患者的血块被吸出 90% 以上，30% 的患者血肿能被吸出 70% ～ 90%，所有患者的血肿量至少能减少一半。6 个月时外科治疗组的病死率为 42%，内科治疗组为 70%，二者有统计学差异（P=0.01）。在外科治疗组中，那些无或轻微神经功能缺损的患者预后较好。那些大血肿（≥ 50ml）的患者经外科治疗后生活质量改善不明显，但是死亡率显着减少。小血肿患者内镜抽吸术组与内科治疗组相比生活质量有明显的改善，但 2 组的生存率类似。此外，受益人群主要限于脑叶血肿患者和年龄＜ 60 岁者。

（3）血块溶解和碎吸术：血块溶解和碎吸术与传统的开颅术相比存在如下优势：①减少手术时间；②可在局部麻醉下操作；③组织损伤小，特别是深部损伤。这些优点促进了颅内出血的早期吸收。但是从另一方面来说，外科暴露的减少、不能处理结构损伤（动静脉畸形或者动脉瘤）、与纤溶剂使用相关的潜在再出血可能、因长时间的内置引流管带来的感染机会的增加等也限制了此项技术的开展。

近期一项多中心随机对照试验（n=71）观察了发病在 72h 内、GCS 评分＞ 5 分并且血凝块＞ 10ml 的患者血肿内注入尿激酶的效果。患者每 6h 给予尿激酶 5000IU，最多至 48h。主要终点为死亡和 6 个月的功能残障程度(mRS 评分表示)。外科治疗组中，颅内出血血肿较基线平均减少了 40%，内科治疗减少了 18%。尿激酶治疗组的再出血率为 35%，而保守治疗组为 17%。尿激酶治疗组死亡率显着降低（40%），但是各组间不同治疗时间的功能预后评分无统计学差异。

1999 年，因有报道尿激酶在药理学制备过程中可能存在病毒性污染，在美国该药使用受到限制，促使研究者们产生了对严重脑室内出血的患者，行室内滴注组织纤溶酶原激活物（tPA）清除血肿的想法。Rohde 等人报道，脑室内出血患者用 tPA 治疗出血吸收更早（1 ～ 3d），而用尿激酶需 5 ～ 8d。脑室出血患者单行脑室引流术者与加用 tPA 相比，死亡率从 60% ～ 90% 降至 5%。其他类似的研究也表明了脑室内使用 tPA 治疗可改善脑室内大量出血患者的预后。目前的文献提示脑室内使用纤溶剂可能带来诸如感染和出血并发症，但是发生几率不大。

于 2009 年美国国际卒中会议上报告的 CLEAR III（Clot Lysis：Evaluating Accelerated Resolution of Intraventricular Hemorrhage）研究为 NIH 资助的III期临床随机对照研究试验，研究的目标人群为发病 24 小时内的自发性脑出血（血肿体积小于 30ml）患者并发脑室出血，同时伴有第 3、4 脑室梗阻者。所有入选患者随机分为脑室引流加（EDV）重组组织纤溶酶原激活物（rt-PA）血块溶解与单纯脑室引流加安慰剂两组。初步的安全性结果表明，30 天的病死率为 17%，再出血为 6%，细菌性脑室炎为 2%，远远低于预期的比例，提示小剂量 rt-PA 溶解血块脑室引流治疗可能安全有效。

最近，tPA 被用于治疗颅内出血。在针对人的预试验中发现能使患者在发病 2 ～ 4d 后血肿量平均减少 85%。同时未发现全身的副作用，包括颅内出血和再出血。

2007 年美国成人自发性脑出血治疗指南的手术方法的建议：

I 类

小脑出血血肿直径＞ 3cm 者，如神经功能继续恶化或脑干受和（或）脑室梗阻引起脑积水，应尽快手术清除出血（I类，证据水平B）。

Ⅱ类

（1）虽然在发病后72h内向凝血块腔内立体定向注射尿激酶能明显减小血块和减少死亡风险，但是再出血更常见，功能结局没有改善；因此，它的有用性还不能确定（Ⅱb类，证据水平B）。

（2）尽管理论上吸引人，但用各种机械装置和（或）内镜进行的微创血凝块抽吸仍然有待临床试验的进一步检验，目前其有用性还不能确定（Ⅱb类，证据水平B）

（3）脑叶血块距离脑表面1cm者，可以考虑用标准开颅术清除幕上脑内出血（Ⅱb类，证据水平B）。

Ⅲ类

不建议在发病后96h内用标准开颅术常规清除幕上脑出血（Ⅲ类，证据水平A）（参考上述可能的Ⅱ类例外情况，脑叶血块距离脑表面1cm者）。

（三）手术时机的选择

判断何时行手术治疗仍有争议。其中的焦点问题是对“早期手术”时间窗有分歧。临床研究报道的手术时间范围广泛，症状发生到手术的时间从7～72h不等。研究采用的时间的不一致，直接导致了难以比较和分析手术时机。尽管大多数的随机化和非随机化研究并没有证实手术治疗组和保守治疗组在病死率和功能预后上有统计学差别，但一些临床证据表明，超早期（＜7h）手术可能使患者受益。

1.“超早”期：Kaneko及其同事在一项有病例对照的回顾性调查中报道了100例壳核出血患者在症状发生7h内行外科清除术的结果。60例出血者在3h内接受了该种治疗。这些患者的基线GCS评分为6～13分，且大多数患者的血肿量＞20～30ml。对于症状轻微、GCS评分≤5分的患者行保守治疗。6个月时，7例（7%）患者死亡，15例（15%）患者完全恢复，35例（35%）患者能独立生活。在这个鼓舞人心的研究基础上，一项小型单中心的随机化临床试验对发病4h内的ICH患者进行了开颅术的疗效观察。尽管到手术室的平均时间为191min（95～240min），手术组6个月的病死率更高（36%w29%，P=NS）；存活者的功能预后组间无统计学差别（P=0.88）。有趣的是，11例超早期行手术患者中4例发生了急性再出血，其中75%死亡，这使作者怀疑开颅术可能诱发早期再出血。他们建议手术时辅助应用重组活化凝血因子Ⅲa（rFVⅡa）也许能解决这个问题。

2. 12h内：作为上述提及的超早期外科手术临床试验的部分，第3组的患者在发病12h内接受了开颅术（n=17）。与内科治好组的死亡率（29%）相比，该组死亡率只有18%（P=NS），且术后的血栓复发率显着降低。但其预后没有显着改善。Zuccarello等在一项小型的包括20例受试者的随机化研究中，手术组的患者在症状发作后8h25min时接受了手术治疗。手术组患者中有良好预后的倾向（主要预后评价以GOS评分＞3分来统计）的患者占56%，尽管有好的趋势，但其与内科治疗组（36%）相比，差别无统计学意义。3个月时的病死率没有显着差别。其后3个月的预后指标，如GOS、BI、mRS值也没有显示手术治疗组有明显预后良好的趋势，但是两组间NIHSS评分有统计学差异（4分vs14分，P=0.04）。

3. 24h内：Tan等进行了一项24h内的前瞻性临床试验，对34例基底节高血压性出血患者进行匹配，使手术组或保守治疗组间血肿量和GCS评分具可比性。17例患者接受了手术治疗，8 例患者死亡（47%），两组患者的存活率无统计学差别。两组在 3、6 和 12 个月的功能预后上（BI 指数）无统计学差别。

4. 48h 内：Juvela 等报道了一项前瞻性的随机化临床试验中 52 例幕上颅内出血患者接受治疗的结果。26 例患者进入手术组，接受了开颅术，从出血到手术的中位时间为 14.5h（6 ～ 48h）。6 个月时，12 例患者（46%）死亡，只有 1 例患者能独立生活。没有发现不同治疗组间的病死率和致残率之间有统计学差别。他们的结论是幕上颅内出血的患者应该保守治疗。

5. 96h 内：在 STICH 试验中，Mendelow 及其同事比较了 1033 名颅内出血患者“早期”接受手术治疗和接受保守治疗的情况。正如上面提到的，这些患者从症状发生到手术的平均时间为 30h（16 ～ 49h），平均时间在 12h 内的只占 16%（465 例中的 74 例）。6 个月时，手术组 26%（n=122）患者功能预后良好，与内科治疗组相比无统计学差别（24%；OR 0.89，95%CI 0.66 ～ 1.19）。早期手术与保守治疗的绝对比值比为 2.3%（-3.2% ～ 7.7%），相对比值比为 10%（-13% ～ 7.7%），均没有统计学差别。

2007 年美国成人自发性脑出血治疗指南的手术时机的建议：

Ⅱ类

目前没有明确的证据表明，超早期开颅术能改善功能结局或降低死亡率。12h 内手术清除，特别是用创伤小的方法时，有更多的支持证据。但是在这个时间窗内接受治疗的患者数目太少（Ⅱ b 类，证据水平 B）。超早期开颅术可能使再出血的风险加大（Ⅱ b 类，证据水平 B）。

Ⅲ类

用开颅术延期清除出血的作用非常有限。深部出血的昏迷患者，用开颅术清除脑内出血可能使结局更差，不建议采用（Ⅲ类，证据水平 A）。

（四）目前国内手术适应证

对于脑内出血的适应证和禁忌证目前尚无统一意见，以下情况可以考虑手术治疗：

1. 基底节、中等量出血（壳核出血 ≥ 30ml，丘脑内出血 ≥ 15ml）根据病情及出血部位，选择合适时机进行微创穿刺血肿清除术，及时清除血肿；大量出血或脑疝形成者，多需去骨瓣减压血肿清除术挽救生命。

2. 小脑非动脉瘤 ICH：如果出血量 ≥ 10ml，或者血肿直径 ＞ 2 ～ 3cm，出现神经系统功能障碍或影像学提示幕下 CSF 传导通路闭塞，应考虑手术治疗。

3. 脑叶出血：高龄患者常为淀粉样血管病出血，除血肿较大危及生命或者由血管畸形引起需外科治疗外，多行内科保守治疗。

4. 脑室出血：脑室出血，因为血凝块常常阻塞导水管，因此发生脑积水很常见，应保持导水管通畅。通过脑室外引流，使用尿激酶或 rt-PA 进行脑室内溶栓是有效的。但还需要更多的试验来证实。

（5）脑积水的治疗：任何一种颅内出血均可以发生脑积水。在蛛网膜下腔出血（SAH）中，非梗阻性或“交通性”脑积水较常见，而 IVH 或脑实质出血，梗阻性或“非交通性”脑积水更常见，小脑内出血均为梗阻性脑积水。

根据脑积水的不同类型采取不同的具体治疗方法。交通性脑积水可以采用腰大池分流手术治疗，损伤较小（没有癫痫或脑内出血的危险）。如果脑积水轻，没有意识障碍，可以观察。交通性脑积水，可以通过脑室引流或从腰部入路进行外引流。所有的梗阻性脑积水或病因不明的脑积水，腰部引流为绝对禁忌。鼓励脑室内溶栓，但是不适用于婴儿。在CSF引流术中，使用抗生素可以有效预防感染。

（五）康复

脑内出血患者应给予早期康复治疗，除非有颅内压升高的表现。对于有神经功能损伤的患者应早期康复治疗，随后的康复计划应该与缺血性卒中的患者相同。

七、自发性脑内出血预后

甚差，发病30天内的死亡率为35%～52%，且半数的死亡患者发生在发病的前2天。目前认为出血部位不同，1年时的死亡率不同，分别为深部出血51%，脑叶出血57%，小脑内出血42%，脑干出血65%。据美国67000例脑内出血患者的调查结果表明：发病6个月时仅20%的患者具有独立的生活能力，因此脑出血被认为对社会生产力破坏极大，严重威胁人群的健康。

……………………………………………………………………………（吕雪飞）

第八节　蛛网膜下腔出血

蛛网膜下腔出血（SAH）通常为脑底部或脑表面的病变血管破裂，血液直接流入蛛网膜下腔引起的一种临床综合征，约占急性脑卒中的10%左右。

一、病因及发病机制

（一）病因

1. 颅内动脉瘤：是最常见的病因（约占50%～80%）。其中先天性粟粒样动脉瘤约占75%，还可见高血压、动脉粥样硬化所致梭形动脉瘤及感染所致的真菌性动脉瘤等。

2. 血管畸形：约占SAH病因的10%，其中动静脉畸形（AVM）占血管畸形的80%。多见于青年人，90%以上位于幕上，常见于大脑中动脉分布区。

3. 其他：如moyamoya病（占儿童SAH的20%）、颅内肿瘤、垂体卒中、血液系统疾病、颅内静脉系统血栓和抗凝治疗并发症等。此外，约10%患者病因不明。

（二）发病机制

1. 动脉瘤：粟粒样动脉瘤可能与遗传和先天性发育缺陷有关，尸解发现约80%的患者Willis环动脉壁弹力层及中膜发育异常或受损，随年龄增长由于动脉壁粥样硬化、高血压和血涡流冲击等因素影响，动脉壁弹性减弱，管壁薄弱处逐渐向外膨胀突出，形成囊状动脉瘤。体积从2mm到3cm不等，平均7.5mm。炎症动脉瘤是由动脉炎或颅内炎症引起的血管壁病变。

2. 脑动静脉畸形：是发育异常形成的畸形血管团，血管壁薄弱处于破裂临界状态，激动或不明显诱因可导致破裂。

3. 其他：如肿瘤或转移癌直接侵蚀血管，引起血管壁病变，最终导致破裂出血。

二、病理及病理生理

（一）病理

动脉瘤主要位于Willis环及其主要分支血管，尤其是动脉的分叉处，80%～90%

位于脑底动脉环前部，特别是后交通动脉和颈内动脉的连接处（约 40%）、前交通动脉与大脑前动脉分叉处（约 30%）、大脑中动脉在外侧裂第一个主要分支处（约 20%）。后循环动脉瘤最常见于基底动脉尖端或椎动脉与小脑后下动脉的连接处，动脉瘤多为单发，约 20% 为多发，多位于两侧相同动脉（又称为“镜像动脉瘤”）。动脉瘤随着年龄的增长，破裂的几率增加，高峰年龄为 35 ～ 65 岁，动脉瘤的大小与破裂有关，直径大于 10mm 极易出血；不规则或多囊状，位于穹隆处的动脉瘤易破裂。动静脉畸形由异常血管交通形成，常见于大脑中动脉分布区。蛛网膜下腔出血可见呈紫红色的血液沉积在脑底池和脊髓池中，如鞍上池、脑桥小脑脚池、环池、小脑延髓池和终池等。出血量大时可形成薄层血凝块覆盖于颅底血管、神经和脑表面，蛛网膜呈无菌性炎症反应及软膜增厚，导致脑组织与血管或神经粘连。脑实质内广泛白质水肿，皮质可见多发斑片状缺血灶。

（二）病理生理

SAH 能引起一系列病理生理改变：①血液流入蛛网膜下腔刺激痛觉敏感结构引起头痛，颅内容积增加使 ICP 增高可加剧头痛，导致玻璃体下视网膜出血，甚至发生脑疝。②颅内压达到系统灌注压时脑血流急剧下降，血管瘤破裂伴发的冲击作用可能是约 50% 的患者发病时出现意识丧失的原因。③颅底或脑室内血液凝固使 CSF 回流受阻，30% ～ 70% 的患者早期出现急性阻塞性脑积水，血红蛋白及含铁血黄素沉积于蛛网膜颗粒也可导致 CSF 回流受阻，出现交通性脑积水和脑室扩张。④蛛网膜下腔血细胞崩解释放各种炎症物质引起化学性脑膜炎，CSF 增多使 ICP 增高。⑤血液及分解产物直接刺激引起下丘脑功能紊乱，如发热、血糖升高、急性心肌缺血和心律失常等。⑥血液释放的血管活性物质如 5-HT、血栓烷 A_2（TXA_2）和组织胺等可刺激血管和脑膜，引起血管痉挛，严重者致脑梗死。⑦动脉瘤出血常限于蛛网膜下腔，不造成局灶性脑损害，神经系统检查很少发现局灶体征，除非大脑中动脉动脉瘤，另外动静脉畸形破裂常见局灶性异常。

三、临床表现

（一）一般症状

SAH 临床表现差异较大，轻者可没有明显临床症状和体征，重者可突然昏迷甚至死亡。以中青年发病居多，起病突然（数秒或数分钟内发生），多数患者发病前有明显诱因（剧烈运动、过度疲劳、用力排便、情绪激动等）。一般症状主要包括：

1. 头痛：动脉瘤性 SAH 的典型表现是突发异常剧烈全头痛，患者常将头痛描述为“一生中经历的最严重的头痛”。多伴发一过性意识障碍和恶心、呕吐。约 1/3 的动脉瘤性 SAH 患者发病前数日或数周有轻微头痛的表现，这是小量前驱（信号性）出血或动脉瘤受牵拉所致。动脉瘤性 SAH 的头痛可持续数日不变，2 周后逐渐减轻，如头痛再次加重，常提示动脉瘤再次出血。但动静脉畸形破裂所致 SAH 头痛常不严重。局部头痛常可提示破裂动脉瘤的部位。

2. 脑膜刺激征：患者出现颈强、Kernig 征和 Brudzinski 征等脑膜刺激征，以颈强最多见，而老年、衰弱患者或小量出血者，可无明显脑膜刺激征。脑膜刺激征常于发病后数小时出现，3 ～ 4 周后消失。

3. 眼部症状：20% 患者眼底可见玻璃体下片状出血，发病 1 小时内即可出现，是急性颅内压增高和眼静脉回流受阻所致，对诊断具有提示。此外，眼球活动障碍也可提示动脉瘤所在的位置。

4. 精神症状：约25%的患者可出现精神症状，如欣快、谵妄和幻觉等，常于起病后2～3周内自行消失。

5. 其他症状：部分患者可以出现脑心综合征、消化道出血、急性肺水肿和局限性神经功能缺损症状等。

（二）动脉瘤的定位症状

1. 颈内动脉海绵窦段动脉瘤：患者有前额和眼部疼痛、血管杂音、突眼及III、IV、VI和V_1脑神经损害所致的眼动障碍，其破裂可引起颈内动脉海绵窦瘘。

2. 颈内动脉-后交通动脉瘤：患者出现动眼神经受压的表现，常提示后交通动脉瘤。

3. 大脑中动脉瘤：患者出现偏瘫、失语和抽搐等症状，多提示动脉瘤位于大脑中动脉的第一分支处。

4. 大脑前动脉－前交通动脉瘤：患者出现精神症状、单侧或双侧下肢瘫痪和意识障碍等症状，提示动脉瘤位于大脑前动脉或前交通动脉。

5. 大脑后动脉瘤：患者出现同向偏盲、Weber综合征和第III脑神经麻痹的表现。

6. 椎－基底动脉瘤：患者可出现枕部和面部疼痛、面肌痉挛、面瘫及脑干受压等症状。

（三）血管畸形的定位症状

动静脉畸形患者男性发生率为女性的2倍，多在10～40岁发病，常见的症状包括痫性发作、轻偏瘫、失语或视野缺损等，具有定位意义。

（四）常见并发症

1. 再出血：是SAH主要的急性并发症，指病情稳定后再次发生剧烈头痛、呕吐、痫性发作、昏迷甚至去脑强直发作，颈强、Kernig征加重，复查脑脊液为鲜红色。20%的动脉瘤患者病后10～14日可发生再出血，使死亡率约增加一倍，动静脉畸形急性期再出血者较少见。

2. 脑血管痉挛（CVS）：发生于蛛网膜下腔中血凝块环绕的血管，痉挛严重程度与出血量相关，可导致约1/3以上病例脑实质缺血。临床症状取决于发生痉挛的血管，常表现为波动性的轻偏瘫或失语，有时症状还受侧支循环和脑灌注压的影响，对载瘤动脉无定位价值，是死亡和致残的重要原因。病后3～5天开始发生，5～14天为迟发性血管痉挛高峰期，2～4周逐渐消失。TCD（血流速度＞175cm/s）或DSA可确诊。

3. 急性或亚急性脑积水：起病1周内约15%～20%的患者发生急性脑积水，由于血液进入脑室系统和蛛网膜下腔形成血凝块阻碍脑脊液循环通路所致。轻者出现嗜睡、思维缓慢、短时记忆受损、上视受限、展神经麻痹、下肢腱反射亢进等体征，严重者可造成颅内高压，甚至脑疝。亚急性脑积水发生于起病数周后，表现为隐匿出现的痴呆、步态异常和尿失禁。

4. 其他：5%～10%的患者发生癫痫发作，少数患者发生低钠血症。

四、辅助检查

（一）头颅CT

临床疑诊SAH首选CT检查，可早期诊断。出血早期敏感性高，可检出90%以上的 SAH，显示大脑外侧裂池、前纵裂池、鞍上池、脑桥小脑脚池、环池和后纵裂池高密度出血征象（图 3-1），并可确定有无脑实质出血或脑室出血以及是否伴脑积水或脑梗死，另外还可对病情进行动态观察。CT 增强可发现大多数动静脉畸形和大的动脉瘤，CT 还可显示约 15% 的患者仅中脑环池少量出血，称中脑周围非动脉瘤性蛛网膜下腔出血。

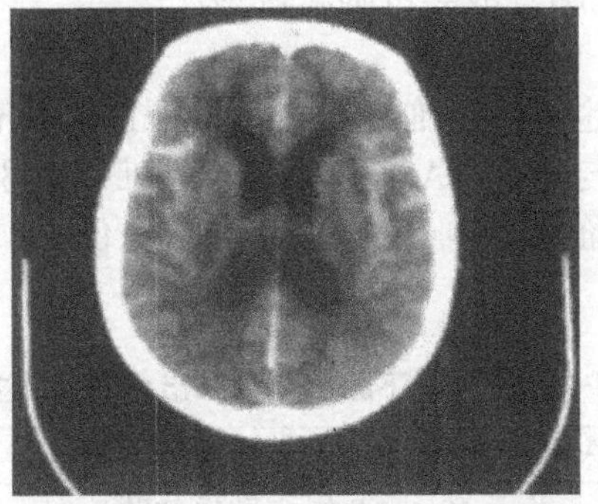

图 3-1　CT 显示蛛网膜下腔出血

（二）头颅 MRI

可检出脑干小动静脉畸形，但需注意 SAH 急性期 MRI 检查可能诱发再出血。MRA 对直径 3 ～ 15mm 动脉瘤检出率达 84% ～ 100%，由于空间分辨率较差，不能清晰地显示动脉瘤颈和载瘤动脉。主要用于发病 1 ～ 2 周后，CT 不能提供 SAH 证据时采用。

（三）腰椎穿刺

若 CT 扫描不能确定 SAH 临床诊断，可行 CSF 检查，最好在发病 12 小时后（CSF 开始黄变）进行，以便与穿刺误伤鉴别。肉眼均匀一致血性脑脊液，压力增高，可提供 SAH 诊断的重要证据。最初 CSF 红细胞与白细胞数比例与外周血相同（700 : 1），但几天后血液引起无菌性化学性脑膜炎导致 CSF 淋巴细胞增多，48 小时内白细胞可达数千，出血后 4 ～ 8 日 CSF 糖降低。但须注意腰穿有诱发脑疝形成的风险。

（四）DSA

一旦 SAH 诊断明确后需行全脑 DSA 检查，以确定动脉瘤位置、大小、与载瘤动脉的关系、侧支循环情况及有无血管痉挛等，同时利于发现烟雾病、血管畸形等 SAH 病因，为 SAH 病因诊断提供可靠证据，也是制定合理外科治疗方案的先决条件。约 5% 首次 DSA 检查阴性的患者 1 ～ 2 周后再次 DSA 检查可检出动脉瘤。一般认为，中脑周围出血若首次 DSA 检查阴性，则可不必再行 DSA 检查，因其多为非动脉瘤性 SAH。造影时机一般选择在 SAH 后 3 天内或 3 ～ 4 周后，以避开脑血管痉挛和再出血高峰期。

（五）TCD

可作为非侵入性技术监测 SAH 后脑血管痉挛情况。

（六）其他

血常规、凝血功能和肝功能等检查有助于寻找其他出血原因；心电图可显示 T 波高尖或明显倒置、PR 间期缩短和出现高 U 波等异常。

五、诊断及鉴别诊断

（一）诊断

突发剧烈头读、呕吐、脑膜刺激征阳性，伴或不伴意识障碍，检查无局灶性神经系统体征，应高度怀疑蛛网膜下腔出血。同时CT证实脑池和蛛网膜下腔高密度征象或腰穿检查示压力增高和血性脑脊液等可临床确诊。

（二）鉴别诊断

1. 高血压性脑出血：也可出现血性脑脊液，但此时应有明显局灶性体征如偏瘫、失语等。原发性脑室出血与重症SAH患者临床上难以鉴别，小脑出血、尾状核头出血等因无明显的肢体瘫痪临床上也易与SAH混淆，但CT和DSA检查可以鉴别（表3-2）。

表3-2　蛛网膜下腔出血与脑出血的鉴别要点

	蛛网膜下腔出血	脑出血
发病年龄	粟粒样动脉瘤多发于40～60岁，动静脉畸形青少年多见，常在10～40岁发病	50～65岁多见
常见病因	粟粒样动脉瘤、动静脉畸形	高血压、脑动脉粥样硬化
起病速度	急骤，数分钟症状达到高峰	数十分钟至数小时达到高峰
血压	正常或增高	通常显着增高
头痛	极常见，剧烈	常见，较剧烈
昏迷	常为一过性昏迷	重症患者持续性昏迷
局灶体征	颈强、Kernig征等脑膜刺激征阳性，常无局灶性体征	偏瘫、偏身感觉障碍及失语等局灶性体征
眼底	可见玻璃体膜下片状出血	眼底动脉硬化，可见视网膜出血
头部CT	脑池、脑室及蛛网膜下腔高密度出血征	脑实质内高密度病灶
脑脊液	均匀一致血性	洗肉水样

2. 颅内感染：细菌性、真菌性、结核性和病毒性脑膜炎等均可有头痛、呕吐及脑膜刺激征，故应注意与SAH鉴别。SAH后发生化学性脑膜炎时，CSF白细胞增多，易与感染混淆，但后者发热在先。SAH脑脊液黄变和淋巴细胞增多时，易与结核性脑膜炎混淆，但后者CSF糖、氯降低，头部CT正常。

3. 脑肿瘤：约1.5%的脑肿瘤可发生瘤卒中，形成瘤内或瘤旁血肿合并SAH；癌瘤颅内转移、脑膜癌病或CNS白血病也可见血性CSF，但根据详细的病史、CSF检出瘤/癌细胞及头部CT可以鉴别。

4. 其他某些老年患者，头痛、呕吐均不明显，而以突然出现的精神障碍为主要症状，临床工作中应予注意。

六、治疗

急性期治疗目的是防治再出血，降低颅内压，防治继发性脑血管痉挛，减少并发症，寻找出血原因、治疗原发病和预防复发。

（一）内科治疗

1. 一般处理：SAH患者应急诊住院监护治疗，绝对卧床休息4～6周，避免搬动和过早离床，床头抬高15°～20°，病房保持安静、舒适和暗光。避免引起血压及颅压增高的诱因，如用力排便、咳嗽、喷嚏、情绪激动、疼痛及恐惧等，出现上述情况可针对性应用通便、镇咳、镇静、止痛药等，以免诱发动脉瘤再破裂。慎用阿司匹林等可能影响凝血功能的非甾体类药物或吗啡、哌替啶等可能影响呼吸功能的药物。去除头痛病因后，对平均动脉压＞120mmHg或收缩压＞180mmHg患者，可在密切监测血压条件下使用短效降压药维持血压稳定在正常或发病前水平。伴有抽搐的患者予以抗痫治疗。适量给予生理盐水保证正常血容量和足够脑灌注。低钠血症常见，可口服或静脉滴注生理盐水，不应限制液体。心电监护防止心律失常，注意营养支持，防止并发症等。

2. SAH引起颅内压升高：适当限制液体入量、防止低钠血症、过度换气等有助于降低颅内压。临床上常用20%甘露醇、呋塞米和白蛋白等脱水降颅压治疗，颅内高压征象明显并有脑疝形成趋势者，可行脑室引流，挽救患者生命。

3. 预防再出血：抗纤溶药可抑制纤溶酶形成，推迟血块溶解和防止再出血。（1）6-氨基已酸（EACA）4～6g加于0.9%生理盐水100ml静脉滴注，15～30分钟内滴完，再以1g/h剂量静滴12～24小时；之后24g/d，持续3～7天，逐渐减量至8g/d，维持2～3周。肾功能障碍者慎用，注意深静脉血栓形成、脑缺血等小良反应，需同时联合应用钙拮抗剂。（2）氨甲苯酸（PAMBA）0.1～0.2g溶于5%葡萄糖液或生理盐水中缓慢静注，2～3次/日。（3）立止血：2kU/次，5～10分钟生效，作用持续24小时。但止血剂应用仍有争论，应用过程中有引起脑缺血性病变可能，一般要与尼莫地平联合应用。动脉瘤性SAH还可早期手术夹闭动脉瘤或介入栓塞治疗。

4. 预防血管痉挛：SAH并发动脉痉挛和脑梗死，是病情加重导致死亡的另一主要原因，一旦发生了痉挛，特别是后期的脑血管痉挛，很难逆转，因此重在预防。目前临床上用拮抗剂，如尼莫地平40～60mg/次，4～6次/日，连用21日，可以降低动脉瘤性SAH后不良转归和缺血性神经功能缺损者的比例，其他口服或静脉使用的钙拮抗剂疗效不确定，3H疗法，即扩血容量、血液稀释和升高血压疗法预防血管痉挛，应在排除了脑梗死和颅内高压，并已夹闭动脉瘤之后进行。

5. 放脑脊液疗法：用于SAH后脑室积血扩张或形成铸型出现急性脑积水、经内科保守治疗症状加剧、伴有意识障碍，或老年患者伴有严重心、肺、肾等器官功能障碍而不能耐受开颅手术者。每次释放CSF 10～20ml，每周2次，可以促进血液吸收，缓解头痛，减少脑血管痉挛。但应警惕脑疝、颅内感染和再出血的危险，应严格掌握适应证。目前缺乏大规模、多中心、随机、对照研究资料支持。

（二）手术治疗

目的是根除病因、防止复发。

1. 动脉瘤：动脉瘤的消除是防止动脉瘤性SAH再出血的最佳办法。手术治疗常采用动脉瘤颈夹闭术、动脉瘤切除术和动脉瘤栓塞术等。临床采用Hunt和Hess分级法（表3-3）对确定手术时机和判定预后有益，Hunt分级Ⅰ、Ⅱ级或轻度Ⅲ级患者手术能改善临床转归，Ⅳ级或Ⅴ级患者不推荐手术。手术最适时机选择仍有争议，目前证据支持早期（出血后96小时内）手术，可缩短再出血风险期，并允许用扩容及升压药治疗血管痉挛。对无症状、未破裂动脉瘤的处理有争议，动脉瘤＞5cm，手术的益处（降低出血的发生率）大于风险，无症状性小动脉瘤适合保守治疗。血管内弹簧圈栓塞治疗破裂囊状动脉瘤近年来在世界范围得以推广，目前研究发现介入治疗比手术治疗的相对危险度和绝对危险度有显着降低。

表 3-3　动脉瘤性 SAH 患者 Hunt 和 Hess 临床分级

级别	标　　准
0 级	未破裂动脉瘤
Ⅰ级	无症状或轻微头痛
Ⅱ级	中－重度头痛、脑膜刺激征、脑神经麻痹
Ⅲ级	嗜睡、意识混沌、轻度局灶性神经体征
Ⅳ级	昏迷、中或重度偏瘫、有早期去脑强直或自主神经功能紊乱
Ⅴ级	昏迷、去大脑强直、濒死状态

2. 动静脉畸形：可采用 AVM 整块切除术、供血动脉结扎术、血管内介入栓塞或 γ 刀治疗等。由于 AVM 早期再出血风险远低于动脉瘤，手术可择期进行。

七、预后

SAH 预后与病因、出血部位、出血量、有无并发症及是否得到适当治疗有关。动脉瘤性 SAH 死亡率高，约 12% 的患者到达医院前死亡，20% 死于入院后，2/3 的患者可存活，但其中有一半患者会遗留永久性残疾，主要是认知功能障碍。未经外科治疗者约 20% 死于再出血，死亡多在出血后最初数日。90% 的颅内 AVM 破裂患者可以恢复，再出血风险较小。

……………………………………………………………………（王娟娟）

第九节　高血压脑出血

高血压脑出血是指因高血压病伴发脑小动脉病变，在血压骤升时破裂所致的出血，是高血压病最严重的并发症之一，也是老年人最常见的危重病。其发病率与血压升高的程度有关，多发生于 50 ～ 60 岁，但青年高血压病患者也可并发脑出血。本病有 5 个好发部位，其中以大脑半球深部的壳核出血最多见，约占 60%，其余分别为大脑皮质下白质出血、丘脑出血、桥脑出血和小脑出血，各约占 10%。一旦发生脑出血，局部脑组织不仅遭到破坏，而且由于血肿的占位和周围脑组织水肿，常导致颅内压增高症状，严重者双侧瞳孔散大并且生命体征紊乱，甚至发生脑疝而死亡。如为脑干出血，即使出血量很小，也常危及生命。

一、病因及发病机制

高血压是脑出血的最常见和主要病因，但单纯的高血压和脑血管病变都不足以引起血液外溢。脑出血的发病是在原有高血压病和脑血管病变基础上，血压进一步骤升所致。其发病机理可能与下列因素有关。

1. 高血压使小脑动脉中形成的微动脉瘤，在血压骤升时破裂出血。多见于 50 岁以上的患者，主要分布于基底神经节豆纹动脉供应区及脑桥，其次见于大脑白质和小脑。

2. 脑动脉的外膜及中层在结构上远较其他器官的动脉薄弱，可能是脑出血比其他内脏出血多见的原因之一。

3. 高血压引起的脑小动脉痉挛可能造成其供血区脑组织缺氧、坏死，发生点状出血和脑水肿，这一过程若持久而严重，坏死、出血区融合扩大即形成大片出血。

4. 高血压可加重、加速或引致脑小动脉玻璃样变或纤维样坏死，使脑动脉管壁的内膜削弱，高血压可促使小动脉内膜破裂形成夹层动脉瘤，继而破裂出血。

5. 脑内静脉循环障碍和静脉破裂也与脑出血的发病有关。

二、临床表现

本病多发生于中老年人，也可以发生在患有高血压的青年人。大多数在激动、疲劳、过度用力等情况下发病，少数在休息或睡眠中发病。脑出血发病前一般无预感，但极少数病人在出血前数小时或数天前有短暂的症状如头晕、头痛、肢体活动障碍或感觉障碍等。

高血压性脑出血发生后，多数病人的病情在数分钟内达到高峰，临床表现取决于出血的量和部位。小量出血者，可表现为单纯性某一症状或体征，或甚至无症状或体征。中等量以上出血的病人的典型症状表现为突然出现头晕、头痛，随即出现呕吐咖啡样物质，继而出现意识障碍至浅昏迷，伴面色潮红或苍白、大汗淋漓、血压升高、脉搏缓慢、大小便失禁、瞳孔缩小、光反应迟缓、去脑强直、呼吸不规则，刺激时可有健肢无意识的反应性动作，而患侧无动作。少数病人出现全身性抽搐，而后进入昏迷状况。伴体温升高、脉搏快而弱、血压下降、瞳孔散大、光反应消失、四肢呈弛缓状态，此时可能危及生命。

（一）基底节区出血

基底节区出血为高血压性脑出血好发部位，约占 60% ～ 70%。其中壳核出血最常见，系豆纹动脉破裂所致。出血较多时均可侵及内囊，出现一些共同的症状，分轻、重两型叙述。

1. 轻型：多属壳核出血，出血量一般为数毫升至 30ml，或者为丘脑小量出血，出血限于丘脑或侵及内囊后肢。患者突然头痛、恶心、呕吐，意识清楚或轻度障碍，出血灶对侧肢体出现不同程度的偏瘫，亦可出现偏身感觉障碍及偏盲。两眼向病灶侧凝视。

2. 重型：多属壳核大量出血，向内破入脑室，出血量可达 30 ～ 160ml，或丘脑大量出血，血肿侵入内囊或破入脑室。患者多突然起病，意识障碍重，频繁呕吐，两眼向病灶侧凝视或固定于中央位，双侧瞳孔不等大，一般出血侧散大，提示已有小脑幕切迹疝的形成。出血对侧肢体偏瘫，肌张力低，病理反射阳性。如病情继续发展，大量血液破入脑室或损伤丘脑下部及脑干，昏迷加深，出现去大脑强直或四肢弛缓，中枢性高热或体温过低，甚至脑性肺水肿。

（二）皮质下白质出血

皮质下白质出血又称脑叶出血。随着 CT 的广泛应用，脑叶出血约占脑出血的 15%，发病年龄 10 ～ 80 岁不等。年轻人多由血管畸形、烟雾病引起；老年人常见于高血压动脉硬化。脑叶出血以顶叶多见，其次为颞叶、枕叶、额叶。脑叶出血的表现除了一般脑出血的症状外，其特点：往往出血量不多，病情不重，但发生局灶或全身性癫痫。脑叶出血的症状和体征取决于出血的部位。额叶出血可能出现对侧偏瘫、运动性失语或精神障碍；顶叶出血偏瘫较轻，但偏身感觉障碍显着，可伴对侧下象限偏盲，优势半球出血会出现感觉性或混合性失语；枕叶出血只表现对侧偏盲和黄斑回避现象；颞叶出血者表现为对侧面舌及上肢为主的瘫痪和对侧上象限偏盲，优势半球出血会出现混合性失语。

（三）脑干出血

原发性脑干出血占脑出血的10%左右，在脑干出血中，绝大多数为桥脑出血，少部分为中脑出血，延髓出血极少见。出血量少时，病人意识清楚，出现脑桥一侧受损体征，如面、展神经交叉瘫，双眼向病灶对侧凝视，也有病人表现为一侧中枢性面、舌瘫和肢体瘫。轻者预后较好，出血量大者（＞5ml）病情严重，昏迷出现早且重，四肢呈弛缓性瘫痪，少数出现去脑强直，瞳孔极度缩小呈针尖样，中枢性高热，同时呼吸不规则，多于24～48小时内死亡。

（四）小脑出血

约占脑出血的10%，多见于一侧半球的齿状核部位，小脑蚓部也可发生。发病突然，枕部疼痛，眩晕明显，频繁呕吐，病变侧共济失调，可见眼球震颤。如病情继续加重，颅内压增高明显，极易发生枕骨大孔疝而死亡。

三、辅助检查

（一）CT检查

脑CT扫描是脑出血最有效迅速的确诊方法，有助于了解病因和病情及鉴别诊断。具体影像表现为：脑出血后立即在病灶出现高密度影，同时还可以显示血肿的部位、大小、是否有脑组织移位以及有无破入脑室。

（二）MRI检查

在脑出血急性期，禁止行MRI检查，因为MRI可以促使再出血。但在亚急性期以后，如果脑CT扫描不能明确诊断，或者脑CT扫描区有异常病变，可以进行MRI检查。MRI检查可以发现脑CT扫描不能发现的病灶，及协助鉴别诊断。

（三）脑血管造影检查

中青年非高血压脑出血，或CT、MRI检查怀疑有脑血管异常时，应进行脑血管造影检查。

（四）脑脊液检查

如无条件进行CT扫描，可行腰椎穿刺检查协助诊断脑出血。对病情不十分严重，无明显颅内压增高的患者可以慎重行腰椎穿刺，如有脑疝及小脑出血者禁做该项检查。

（五）心电图检查

约半数以上的脑出血患者合并有不同程度心律失常或心肌缺血，甚至发生心肌梗死，进行心电图检查可以了解心脏情况，以便早期发现，及早治疗。

四、治疗

（一）手术治疗

1. 治疗目的：在于清除血肿，降低颅内压，使受压而未被破坏的神经元恢复功能，防止和减轻出血后一系列继发性病理变化，打破危及生命的恶性循环。

2. 适应证：包括①壳核出血，经内科治疗无效、病情继续加重，昏迷或半昏迷患者，出血破入脑室或脑室内铸型，一侧小脑幕切迹疝形成并且无手术禁忌和术后再出血。②发生在脑皮质各叶的血肿大于30ml以上，伴有中线移位或周围水肿严重。③脑干内血肿量超过 5ml，脑干受压明显，临床症状呈进行性加重者或血肿接近脑干表面，有破入脑室或蛛网膜下腔的危险。④小脑内血肿量在 10ml 以上，颅内压增高，小脑症状明显，病情呈进行性加重者或血肿邻近第四脑室，虽小易破入第四脑室或压迫第四脑室使之变形、移位，引起脑脊液循环障碍，造成急性颅内压增高。

3. 禁忌证：包括：①年龄超过 70 岁的深昏迷患者。②脑疝晚期，双侧瞳孔已散大，有去脑强直、病理性呼吸及脑干有继发性损害。③小脑出血量在 10ml 以下，临床症状轻微或出血破入第四脑室，引起急性脑脊液梗阻，患者深昏迷、呼吸循环衰竭及脑干受压晚期。④有严重的冠心病或供血不足、肾功能衰竭、呼吸道不畅、高热及肺部严重并发症。⑤脑干血肿量少于 3ml，患者情况很好，保守治疗可以治愈。

4. 治疗时机：高血压出血后如患者具备手术适应证，何时手术为好？目前意见不一，有的主张在出血后 6 小时内，脑组织未受到不可逆性损害前超早期手术。有的主张出血 2 ～ 3 天待病情稳定后再手术为宜。总之应根据出血部位、出血量及病情等不同区别对待。①小脑出血，如病情恶化，半球、壳核出血继发一侧小脑幕切迹沛，壳核出血破入脑室等应紧急手术。②半球或壳核出血量不大，未破入脑室，病情呈非进行性进展时，也可等待 2 ～ 3 天待病情稳定后再手术。

5. 手术方法：包括开颅清除血肿和穿刺吸出血肿两种方法，详述如下。

开颅清除血肿：是传统的做法，可分为皮骨瓣成形开颅及钻孔扩大骨窗法。以壳核出血为例，通常在额颞或颞部行马蹄形切口，骨瓣开颅，也可先在颞部颧弓上钻孔穿刺，抽出部分积血初步减压后，再延长切口，扩大骨窗至 4 ～ 5cm 直径。剪开硬脑膜后，在血肿距皮层最浅处（颞上或颞中间）切开皮层，也可采用分开侧裂，显露岛叶，在岛叶皮层上切开 1cm，进入血肿腔，将血肿清除。小脑出血可根据出血部位，于枕下行中线或旁正中直切口，钻孔后扩大骨窗，十字剪开硬脑膜，穿刺证实后，切开小脑，行血肿清除。清除血肿时，只在血肿内操作，吸引力不要过大，以免损伤周围组织，遇有动脉活动出血，可用双极电凝处理。对粘连过紧的小血块，多为原发出血点，可以保留；对已形成的血肿包膜除非诊断需要，不必处理，以免加重损伤，妥善止血后，血肿腔内留置引流管，结束手术。

开颅清除血肿时多需全身麻醉，手术创伤大，增加患者负担。优点是可以在直视下彻底清除血肿，达到立即减压的目的，且止血满意。如术前病情严重，脑水肿明显，术毕时颅压下降不明显，还可顺便作骨片减压、血肿腔内留置引流管，以顺利渡过术后反应期。对出血破入脑室者，开颅前可行对侧脑室穿刺置管放液，降低颅压。待脑内血肿清除后，还可经该引流管缓慢注入生理盐水，将积存于脑室内的血，通过血肿腔冲出，术后持续引流数日。

目前，开颅术多用于出血部位不深、出血量大、中线移位严重、术前病情分级在Ⅲ级以上并已有脑疝形成但时间较短的患者。此外，小脑出血也多主张采用此法，以期达到迅速减压的目的。

穿刺吸除血肿：CT 问世前，由于对血肿部位及出血量不能作出准确判断，且穿刺前、后无法比较抽出量所占全部出血量的比例，因此效果不佳。有人甚至认为，单纯穿刺无法止血，反而可以增加再出血的机会，随着临床和实验研究的不断深入，以及诊治手段的改进，穿刺吸除血肿由于创伤小，操作简便，目前已日益受到瞩目，并被广泛采用。

穿刺吸除血肿的依据：①利用 CT 导向或立体定向技术将穿刺或吸引管准确置于血肿中心，在抽吸血肿时，可以防止对周围组织造成损伤。②临床实践证明，即使开颅手术，也无需将全部出血清除。因此，当出血量不是过大，首次穿刺如能吸除出血总量的 60% ～ 70%，颅内压及脑受压即可得到一定缓解，剩余部分可分次解决，以免颅内压波动过大，中线复位过快出现意外。③出血后数小时，液态的出血仅占血肿量的 1/5，其余均已形成胶冻状血凝块，单纯抽取不易解决。为此，可利用 CUSA、阿基米得钻、旋转绞丝等将血肿破碎后再吸除。④术中抽吸压力可根据血肿性状掌握，有些试验已计算出使用负压范围（＜ 31.7kPa）以保证安全。⑤计算吸出总量，对残留血肿可注入尿激酶、肝素等进行溶解，以利引流排出。⑥术后可用 CT 复查有无再出血，并及时采取相应的措施。

穿刺吸除方法：①根据 CT 定位，利用立体定向技术以血肿中心为靶点，确定穿刺点。穿刺点应选在血肿距头皮最近、无大血管或重要功能区处。②颅骨钻孔：采用常规头皮切口、乳突拉钩牵开、用颅钻钻孔；或在头皮行小切口后，用骨锥直接锥孔。③血肿穿刺成功后，按术前计划行血肿直接吸除、血肿破碎吸除、血肿腔内尿激酶溶解引流等。脑实质出血量小于 40ml，可以一次吸除。出血量大，中线移位严重者，宜分次吸出。两次间隔时间依病情变化及复查 CT 所见而定，一般在 24 小时左右。对血肿破入脑室者，可先吸除脑实质内出血，再根据出血量行一侧或双侧脑室外引流，并可配合定期冲洗。

穿刺吸除血肿法适用于各部位出血，特别是深部出血，如丘脑出血、脑实质出血伴脑室出血，进展缓慢的脑干出血也已有成功的报道。由于本法不能止血，故只有当无活动出血时方可进行。有人认为，以出血后 3 天为宜，特别是当合并应用尿激酶时，以减少再出血机会。为了减少术后再出血，有人在血肿腔内留置气囊，用来压迫止血。值得提出的是：由于本法不能一次抽净出血，所以对出血量大的患者，当穿刺效果不显着时，应及时采取相应措施。此外，对小脑出血者建议慎用，特别是出血量较多时。综上所述，穿刺吸除血肿有其独特的优点，但不可否认，还应不断积累经验，改进其不足。

6. 术后处理：重点应放在下述几点①保持血压稳定，防止过高造成再出血，过低导致脑血流不足。②控制颅内压增高，减轻因高颅压所致的继发性损害。③防治并发症，加强护理，保持水电解质平衡，以及补充营养等。术后常见的并发症是肺部感染、消化道出血等。当患者度过稳定期后，即可逐步进行语言、肢体等神经功能康复治疗。

（二）内科治疗

1. 降血压治疗：脑出血病人大多数伴有不同程度的高血压，并对脑出血的病情有加重作用，故应该积极进行降压治疗。但降压治疗不宜过低也不宜过速，一般使血压降至病前水平即可。

2. 降低颅内压：临床上常用甘露醇，成人每次量 20% ～ 25% 甘露醇 100 ～ 150ml，30 分钟内静脉注完。6 小时后可重复使用 1 次。另外，还常用甘油及利尿剂。

3. 抗感染：对于严重瘫痪、意识障碍等，在发病时积极运用抗生素防治感染。

4. 降温治疗：以头部冰帽降温为好，最理想的是把体温控制在 32 ～ 34℃左右。

5. 保持呼吸道通畅，补液保持水电解质及酸碱平衡。

6. 应用止血药和凝血药，如立止血和凝血酶等，如合并消化道出血者可用立止血和凝血酶经鼻胃管注入胃内，再继续应用洛赛克鼻饲，20mg，Qd。

……………………………………………………………………（王娟娟）

第十节 颅内动脉瘤

颅内动脉瘤是引起自发性蛛网膜腔出血最常见的原因。

一、临床表现

（一）发病年龄

多在 40 ～ 60 岁，女多于男，约为 3∶2。

（二）症状

1. 动脉瘤破裂出血：主要表现为蛛网膜下隙出血，但少数出血可发生于脑内或积存于硬脑膜下，分别形成脑内血肿或硬膜下血肿，引起颅内压增高和局灶性脑损害的症状。颅内动脉瘤一旦出血以后将会反复出血，每出一次血，病情也加重一些，死亡率也相应增加。

2. 疼痛：常伴有不同程度的眶周疼痛，成为颅内动脉瘤最常见的首发症状；部分患者表现为三叉神经痛，偏头痛并不多见。

3. 抽搐：比较少见。

4. 下丘脑症状：如尿崩症、体温调节障碍及脂肪代谢紊乱。

（三）体征

1. 动眼神经麻痹：是颅内动脉瘤所引起的最常见的症状。可以是不完全的，以眼睑下垂的表现最为突出。

2. 三叉神经的部分麻痹：较常见于海绵窦后部及颈内动脉管内的动脉瘤。

3. 眼球突出：常见于海绵窦部位的颈内动脉瘤。

4. 视野缺损：是由于动脉瘤压迫视觉通路的结果。

5. 颅内血管杂音：不多见，一般都限于动脉瘤的同侧，声音很微弱，为收缩期吹风样杂音。

二、辅助检查

（一）腰穿

腰穿用于检查有潜在出血的患者，或临床怀疑出血而 CT 蛛网膜下隙未见高密度影患者。

（二）影像学检查

1. 头颅 CT

在急性患者，CT 平扫可诊断 90% 以上的出血，并可发现颅内血肿、水肿，脑积水。

2. 头颅 MRI 和 MRA

可提供动脉瘤更多的资料。可作为脑血管造影前的无创伤筛选方法。

（三）脑血管造影

脑血管造影在诊断动脉瘤上占据绝对优势，可明确动脉瘤的部位和形状，评价对侧循环情况，发现先天性异常以及诊断和治疗血管痉挛有重要价值。

三、诊断

既往无明确高血压病史，突然出现自发性蛛网膜下隙出血症状时，均应首先怀疑有颅内动脉瘤的可能，如患者还有下列情况时，则更应考虑颅内动脉瘤可能。

1. 有一侧动眼神经麻痹症状。

2. 有一侧海绵窦或眶上裂综合征（即有一侧Ⅲ、Ⅳ、Ⅵ等颅神经麻痹症状），并有反复大量鼻出血。

3. 有明显视野缺损，但又不属于垂体腺瘤中所见的典型的双颞侧偏盲，且蝶鞍的改变不明显者，应考虑颅内动脉瘤的可能，应积极行血管造影检查，以明确诊断。

四、鉴别诊断

（一）颅内动脉瘤与脑动静脉畸形的鉴别（表 3-4）

表 3-4　颅内动脉瘤与脑动静脉畸形的鉴别

	颅内动脉瘤	脑动静脉畸形
年龄	较大，20 岁以下，70 岁以上少见，发病高峰为 40 ～ 60 岁	较小，50 岁以上少见，发病高峰 20 ～ 30 岁
性别	女多于男，约 3∶2	男多于女 2∶1
出血症状	蛛网膜下隙出血为主，出血量多，症状较重，昏迷深、持续久，病死率高	蛛网膜下隙出血及脑内出血均较多，脑脊液含血量相对较少，症状稍轻，昏迷较浅而短，病死率稍低
癫痫发作	少见	多见
动眼神经麻痹	多见	少见或无
神经功能障碍	偏瘫、失语较少	偏瘫、失语较多
再出血	相对较多，间隔时间短	较少，间隔时间长
颅内杂音	少见	相对较多
CT 扫描	增强前后阴性者较多，只有在适当层面可见动脉瘤影	未增强时多数可见不规则低密度区，增强后可见不规则高密度区，伴粗大的引流静脉及供血动脉

（二）有动眼神经麻痹的颅内动脉瘤

应与糖尿病、重症肌无力、鼻咽癌、蝶窦炎或蝶窦囊肿、眼肌麻痹性偏头痛、蝶骨嵴内侧或鞍结节脑膜瘤及 Tolosa-Hunt 综合征鉴别。

（三）有视觉及视野缺损的颅内动脉瘤

应与垂体腺瘤、颅咽管瘤、鞍结节脑膜瘤和视神经胶质瘤鉴别。

（四）后循环上的颅内动脉瘤

应与桥、小脑角的肿瘤，小脑肿瘤及脑干肿瘤作鉴别。

五、治疗

（一）手术治疗

首选手术治疗，由于外科手术技术的不断进步，特别是显微神经外科的发展，及各种动脉瘤夹的不断完善，使其手术效果大为提高，手术的病残率与死亡率都降至比其自然病残率及死亡率远为低的程度。因此，只要手术能达到，都可较安全的采用不同的手术治疗。

（二）非手术治疗

颅内动脉瘤的非手术治疗适用于急性蛛网膜下隙出血早期，病情的趋向尚未能明确时；病情严重不允许作开颅手术，或手术需要延迟进行者；动脉瘤位于手术不能达到的部位；拒绝手术治疗或等待手术治疗的病例。

1. 一般治疗：卧床应持续 4 周。
2. 脱水药物：主要选择甘露醇、呋塞米等。
3. 降压治疗：药物降压须谨慎使用。
4. 抗纤溶治疗：可选择 6- 氨基己酸（EACA），但对于卧床患者应注意深静脉栓塞的发生。

……………………………………………………………………………………（王娟娟）

第十一节 脑动静脉畸形

脑动静脉畸形系指一种先天性脑血管发育异常。脑内血管呈集团状的迂回走行，动静脉之间直接沟通或吻合短路，两者之间正常的毛细血管联络结构缺如，又称脑动静脉瘘。

一、病因病理及发病机制

病因为胚胎发育异常的先天性畸形。在胚胎期脑血管胚芽演化过程中即在不同阶段发生病变。由于动脉压力大而静脉压力低，短路血流通畅，其通路日益扩大，畸形血管团的体积范围亦日增，有几条灌注动脉和引流静脉可增粗如索。畸形区的静脉压增高，远端静脉因血液回流不畅而怒张，病变区血管壁菲薄，极易破裂出血。瘘口大小不一，大型者血管畸形成团，通常有核桃大小，甚至拳头大小，可涉及 1 ～ 2 个脑叶，呈楔形或三角形。小型者肉眼难见，通常不超过 20 ～ 30mm，如米粒大小。绝大部分病变区位于幕上半球浅部，而于中线及深部较少。供血动脉以大脑中动脉为多，而颈外动脉的脑膜支及头皮动脉供血较少。

二、临床表现

（一）头痛

约 60% 的患者表现为长期慢性头痛或突发性加重，常呈搏动性，可伴有颅内杂音，低头时更明显。周期性头痛者可能与血管痉挛有关。

（二）癫痫

约 30% 的患者表现为癫痫大发作或颞叶性精神运动性发作形成。

（三）定位征

天幕上病变可进行性出现精神异常、偏瘫、失语、失读、失计算等局灶症状；天幕下病变可见眩晕、复视、眼球震颤、步态不稳及构音障碍等症状。

（四）脑水肿

约 25% 的患者出现视乳头水肿，多继发于出血后导致的脑水肿。

（五）颅内出血

40%～60% 的患者为蛛网膜下腔出血，以 10～40 岁多发，其中约 65% 的患者发病于 20 岁以前。后颅凹动静脉畸形以蛛网膜下腔出血为首发症状者占 80% 以上。

（六）血管杂音

当病灶伸展于大脑表面时，相应头颅骨或眼眶部、颈部听诊可闻及血管杂音，压迫颈总动脉可使杂音减低或消失。

（七）单侧突眼

单侧突眼常是由于静脉压力增高，眼静脉回流不畅所致。

（八）并发症

常见的并发症有颅内动脉瘤、多囊肾、先天性心脏病、肝脏海绵样血管瘤等。

三、辅助检查

（一）头颅 X 线平片

头颅 X 线平片显示颅骨板障血管影明显，或颅骨内板局限被侵蚀而显示模糊影或骨质菲薄，脑膜中动脉沟迂曲变宽，少数病灶伴有病理性环形钙化影。

（二）脑脊液

血管未破裂前脑脊液正常，出血时脑脊液呈均匀血性。

（三）脑血管造影

依靠脑血管造影可发现畸形血管，扩张迂曲而成簇团，如有血肿则常见血管移位，有时显示来自颈外的供血动脉。

（四）脑电图

脑电图异常率占 61%。

（五）CT 脑扫描

CT 脑扫描可显示大脑局限性或半球部位低密度影，必要时增强扫描。凡脑血管造影阴性而被 CT 扫描证实者，则称为隐匿性脑血管畸形。

四、诊断及鉴别诊断

（一）诊断

诊断主要依据：①青年人多发，有蛛网膜下腔出血和（或）脑出血史；②有癫痫发作史，特别是局限性癫痫，或偏头痛发作史；③有局限性神经定位征，头顶部血管杂音，单侧突眼等；④依靠脑血管造影或 CT 证实。

（二）鉴别诊断

本病主要应与偏头痛及其他病因所致的癫痫相鉴别。

五、治疗

（一）控制癫痫

选用镇静剂控制或减轻癫痫发作程度及次数，苯妥英钠 0.1g，3 次 /d，或苯巴比妥 0.03g，3 次 /d。

（二）出血期

出血期按急性出血性脑血管病内科治疗。

（三）病因治疗

病因治疗主要是手术治疗或血管内检塞治疗。凡出血形成血肿者，应及时行血肿清除术，并争取同时将畸形血管切除。若仅为蛛网膜下腔出血，经内科治疗待病情稳定后，选择适当时机再施行畸形血管切除术，目的在于防止出血，控制癫痫，改善脑功能。脑动静脉畸形是由动脉与静脉构成，有的包含动脉瘤与静脉瘤，脑动静脉畸形有供血动脉与引流静脉，其大小与形态多种多样。一般部位的脑动静脉畸形，可采用手术切除病灶或微导管血管内栓塞治疗。位于重要功能区、位置特别深的脑内或巨大病灶，可采取在数字减影下动脉内栓塞的方法，以减少畸形血管病灶的血液供应，使病变减小或有利于进一步的手术切除或γ刀放射治疗。手术方法是先找到供应动脉，于靠近病变处夹闭切断。切勿远离病变以防阻断供应邻近脑组织的分支，然后分离畸形血管，完全分离后再夹闭引流静脉，将病变切除。对大的高血流病变应分期手术，先行人工栓塞或手术阻断供应动脉，使病变血流减低，改善周围脑血循环，1～2周后再作病变切除。

……………………………………………………………………………………（王娟娟）

第十二节 脑静脉和静脉窦血栓形成

颅内静脉窦及脑静脉血栓形成是多种病因所致的脑静脉系统血管病。

一、病因

原发性病因不明；继发性原因有外伤（如开放性或闭合性颅脑外伤），感染（如细菌、真菌性中耳炎、乳突炎、鼻窦炎），脱水和营养不良（消耗性血栓形成），易感状态（如妊娠期、产褥期），血液病（红细胞增多症、镰状细胞贫血、白血病、弥散性血管内凝血及其他凝血障碍），白塞病（Bechet，sdisease）等。

二、病理

静脉窦内栓子富含红细胞和纤维蛋白，有少量血小板，红色血栓。随时间推移，栓子被纤维组织替代。血栓性静脉窦闭塞可引起静脉回流障碍，静脉压升高，导致脑组织游血、水肿和颅内压增高，脑皮层和皮层下出现点片状出血灶。感染性者静脉窦内可见脓液，常伴有脑脓肿和脑膜炎。

本组疾病常有颅内压增高即头痛、喷射性呕吐、抽搐。常见意识模糊、嗜睡，或表情呆滞、反应迟钝，或为昏迷。

三、分类

（一）海绵窦血栓形成

海绵窦血栓形成常因眶部、鼻窦、面部化脓性感染或全身感染，侵犯一侧或两侧海绵窦。

1. 临床表现：急骤起病，伴有高热、眼部疼痛和眶部压痛，剧烈头痛、恶心、呕吐和意识障碍。

2. CSF 白细胞增高。

3. 眼静脉回流受阻，球结膜水肿、患眼突出、眼睑不能闭合和眼周软组织红肿。

4. Ⅲ、Ⅳ、Ⅵ、$V_{1\sim2}$脑神经受累：眼睑下垂、眼球各方向运动受限和复视，眼球固定，或角膜溃疡，瞳孔扩大，对光反应消失。

5. 视神经：较少受累，视力正常或中度下降，视乳头水肿，周围出血。

6. 脑脓肿和脑膜炎。

7. 颈内动脉海绵窦段出现炎性改变和血栓形成：颈动脉触痛，对侧中枢性偏瘫及偏身感觉障碍。

8. 波及垂体：引起脓肿、坏死，水盐代谢紊乱。

9. 预后：如血栓形成进展快、脑深静脉或小脑静脉受累、败血性栓子、昏迷等提示预后不良。

（二）乙状窦血栓形成

常由化脓性乳突炎或中耳炎引起，常见于急性期，以婴儿及儿童最易受累。约 50% 患者是由溶血性链球菌性败血症引起，皮肤、黏膜出现淤点、淤斑，肺、关节、肌肉的脓毒性血栓少见。发病时多有发热、寒战及外周血白细胞增高，血栓形成扩展至上矢状窦或对侧横窦时，出现进行性脑水肿和颅内压增高症状，如呕吐、头痛、复视、视乳头水肿、头皮及乳突周围静脉怒张、颈内静脉触痛、精神症状和不同程度的意识障碍，多无神经系统定位体征。如颈静脉孔附近受累则影响Ⅸ、Ⅹ、Ⅺ脑神经，可出现颈静脉孔综合征，表现吞咽困难、饮水发呛、声音嘶哑和副神经受累症状。婴儿可因颅内高压引起颅缝分离、嗜睡和昏迷常见，也可发生抽搐。如血栓形成扩展至直窦、岩上窦、岩下窦、上矢状窦，颅内压增高更为明显，可出现昏迷、肢体瘫痪和癫痫发作。腰穿时压颈试验患侧压力不升高，健侧压力迅速升高，CSF 细胞数、蛋白均增加。

（三）上矢状窦血栓形成

上矢状窦血栓形成：流入该窦的大脑上静脉回流受阻，形成血栓，导致脑皮质严重水肿，出血性梗死及软化灶。

1. 病因：非感染性多见，见于产后 1 ～ 3 周产妇、妊娠期、口服避孕药、婴幼儿或老年人严重脱水、感染、全身消耗及恶病质等情况；感染性少见。

2. 病势：急性或亚急性起病，常呈全身衰竭状态。

3. 首发症状：头痛、恶心、呕吐、视乳头水肿、复视、外展神经麻痹及意识障碍等颅内压增高症状。

4. 可见前额水肿，无局灶性神经系统体征。

5. 婴幼儿可见喷射性呕吐、颅缝分离、额部浅静脉怒张和迂曲。

6. 老年症状轻微，仅有头昏、头痛、眩晕等表现。

7. 可出现偏瘫，偏身感觉障碍，黑蒙（枕叶皮质），膀胱功能障碍及双下肢瘫痪等。

8. CSF 压力增高，白细胞及蛋白增高。

（四）直窦血栓形成

直窦血栓形成少见，可因颅内压急剧升高、昏迷、抽搐和去大脑强直发作等而迅速死亡。

（五）大脑静脉血栓形成

大脑静脉血栓形成多由于静脉窦血栓形成扩延而来。

1. 病因：脱水、血液病、产褥期等。

2. 表现：起病突然，表现发热、头痛、局限性或全身性抽搐发作、轻偏瘫及颅内压升高。

3. 深部大脑大静脉（Galen 静脉）血栓：病情严重，累及间脑和基底节，出现昏迷、高热、去脑强直和痫性发作，患者如能存活，多会遗留手足徐动症、舞蹈症等。

本组疾病治疗：脱水降颅压、控制抽搐、抗感染、调整血压、维持水电解质和酸碱平衡等，特殊治疗包括抗凝、溶栓和抗血小板聚集等。肝素、华法林等溶栓药增加颅内、外出血，应严格选择病例，密切观察病情，进行必要的实验室监测。

……………………………………………………………………（王娟娟）

第十三节 其他动脉性疾病

一、脑动脉盗血综合征

脑动脉盗血综合征（steal syndrome）是在各种原因引起的主动脉弓及其附近大动脉血管严重狭窄和闭塞情况下，狭窄的远端脑动脉内压力明显下降，因虹吸作用使邻近的其他脑动脉血流逆流供应压力较低的动脉以代偿其供血。被盗血的脑动脉供血显着减少，相应脑组织缺血出现临床症状体征，称为脑动脉逆流综合征。

（一）临床表现

临床上常见的包括如下 3 种类型：

1. 锁骨下动脉盗血综合征　当一侧锁骨下动脉或无名动脉狭窄或闭塞，因虹吸作用盗取对侧椎动脉血流，经患侧椎动脉逆流进入锁骨下动脉，供应患侧上肢，在患侧上肢活动时出现椎－基底动脉供血不足症状，如发作性头晕、视物旋转、复视、共济失调、构音障碍、吞咽困难、晕厥等；严重时颈内动脉血液可经后交通动脉逆流，出现颈内动脉系统缺血症状，如偏瘫、偏身感觉障碍和失语等。动脉粥样硬化是最常见原因，其次为特异性和非特异性动脉炎。

2. 颈内动脉盗血综合征　当一侧颈内动脉闭塞时，健侧颈内动脉血流通过前交通动脉流入患侧，出现健侧颈内动脉系统缺血表现；或椎－基底动脉血流经后交通动脉逆流入患侧颈内动脉，产生椎－基底动脉系统缺血表现。如双侧颈内动脉闭塞则由椎－基底动脉和颈外动脉代偿供血，可同时有大脑及小脑受损症状体征。病因多为动脉粥样硬化斑块形成。

3. 椎－基底动脉盗血综合征　当椎基底动脉明显狭窄或闭塞时，可引起颈内动脉血流经后交通动脉逆流入椎－基底动脉进行代偿，出现一侧颈内动脉系统缺血表现，如偏瘫、偏身感觉障碍和失语等。本型临床较少见。

（二）诊断

临床诊断根据患侧上肢动脉搏动显着减弱或消失，血压低于健侧 20mmHg 以上，同侧颈部闻及收缩期杂音，超声检查发现血管狭窄或闭塞，活动患肢可诱发或加重椎－基底动脉供血不足症状等。DSA 检查发现造影剂逆流入患侧血管可确诊。

（三）治疗

缺血症状严重者可以考虑手术治疗，如血管内膜剥离、血管内支架或血管重建术等。不宜使用扩血管和降血压药物。

三、脑淀粉样血管病

脑淀粉样血管病（cerebral amyloid angiopathy，CAA）是由淀粉样物质在软脑膜和大脑皮质小动脉中层沉积导致的脑血管疾病。临床特点是反复多部位的血管破裂导致的多灶性自发性脑实质出血。CAA 是老年人的脑血管病一种类型，发病率随着年龄的增加而增高，55 岁以前较少发病，90 岁以上则高达 60%。其病因尚不清楚，与遗传、感染、免疫有关。其病理特征是大脑皮质、脑膜的小血管和毛细血管有纤维淀粉样物沉着，刚果红染色后在偏振显微镜下呈特殊的黄绿色双折光，也称嗜刚果红性血管病。可有微血管瘤形成和纤维素样坏死。

（一）临床表现

1. 脑出血　CAA 引起的脑出血与高血压无关，以反复发生的多发性脑叶出血最为多见。CAA 血管非常脆弱，轻微的外伤或剧烈活动均可导致脑出血，出血的好发部位是脑叶，尤其是枕叶、枕顶区或额叶皮层和皮层下白质，大脑深部结构、脑干很少受累。血肿可同时或相继发生于不同脑叶，较易破入蛛网膜下腔。

2. 痴呆　30% 的 CAA 患者表现为痴呆。患者有不同程度的认知障碍和行为异常，表现为记忆力、定向力、计算力、综合分析能力障碍或伴有各种精神症状，晚期可出现语言丧失。但很多 CAA 患者早期可无痴呆。

3. TIA 和脑梗死　CAA 也可以表现为反复发作的 TIA 和脑梗死，TIA 以颈内动脉系统多见，表现为一过性偏身感觉障碍、轻偏瘫和命名性失语。也可有椎 - 基底动脉系统 TIA，表现为发作性眩晕、耳鸣、共济失调等。脑梗死多见于枕叶、颞叶、顶叶与额叶，出现相应的症状和体征。

（二）辅助检查

CT、MRI 显示呈点、片或大块状的多灶性脑叶出血，可伴缺血病灶。MRI 梯度回波发现陈旧的点状出血灶可能提示 CAA。脑活检可见动脉壁内淀粉样物质广泛沉积。

（三）诊断

老年患者、无高血压病史、CT 或 MRI 证实的复发性、多灶性脑叶出血，排除其他原因后，可临床拟诊 CAA。神经病理学检查是诊断 CAA 最可靠的方法，在临床实施困难。治疗 CAA 治疗与其他原因脑出血的内科治疗大体相似。继发癫痫患者应予以抗癫痫治疗。恢复期避免应用抗凝药物，慎用抗血小板类药物。

四、伴有皮质下梗死和白质脑病的常染色体显性遗传性脑动脉病

伴有皮质下梗死和白质脑病的常染色体显性遗传性脑动脉病（cerebral autosomal dominant arteriopathy with subcortical infarcts and leukoencephalopathy，CADASIL）是一种中年发病的、非动脉硬化性、遗传性小动脉脑血管疾病。临床上以反复皮层下缺血性脑卒中发作、痴呆、假性球麻痹和偏头痛为特征。其发病与 19 号染色体上 Notch3 基因突变有关。

（一）病理

脑室旁及半卵圆中心白质脱髓鞘，基底节、皮质下多发性腔隙梗死以及脑小动脉特异性改变，皮质一般正常。脑小动脉特异性改变表现为，脑及软脑膜小动脉壁增厚，

管腔明显变窄。动脉平滑肌细胞之间间隙疏松，血管内皮细胞可正常或肿胀；血管的内弹力膜断裂，中膜嗜伊红样物质沉积。电镜下可见小动脉和毛细血管平滑肌细胞的基底膜上有颗粒状嗜锇物质的沉积，主要见于脑血管，其他器官（如肝、脾、肾、肌肉、皮肤等）的动脉也可以出现嗜锇颗粒沉积。

（二）临床表现

一般在20岁之后出现有先兆的偏头痛，中年时表现为反复发作性的TIA和脑缺血卒中，50～60岁逐渐出现皮层下痴呆，多数在65岁左右死亡。

1. 偏头痛　本病约40%的患者有偏头痛发作史，绝大多数为有先兆的偏头痛。其中首次发作时间平均为26岁，发作频度不等，少则一生只有1次发作，多则每月数次。有的家系中，偏头痛是最主要的症状。

2. 脑卒中　CADASIL最常见的临床表现是缺血性卒中和TIA发作，见于85%有症状的患者，多在40～50岁发病，无其他的脑卒中危险因素，2/3表现为腔隙综合征，反复发作导致严重的步态障碍、尿失禁和假性球麻痹。

3. 痴呆　为本病第二个常见的症状，见于60%有症状的患者。痴呆多在50～60岁出现，可早至35岁。起病形式隐匿，进行性加重，也可突然起病。多为皮质下痴呆。

4. 其他症状　有时可见精神症状，如人格改变和严重的抑郁。10%的患者可发生癫痫/多为中年发病。有时也可见可逆性急性脑病的症状，也可有亚临床的周围神经病或视网膜病变。

（三）辅助检查

MRI显示双侧大脑半球多发的白质内病灶，常位于双侧颞叶、顶叶、额叶皮质下及脑室周围基底节区，脑干常受累，广泛的大小不等的斑片状长T_1、长T_2信号。

（四）诊断

诊断要点：①患者有家族史。②中年发病，出现原因不明的反复发作的缺血性卒中、进行性加重，早期出现有先兆的偏头痛发作，晚期出现痴呆。③CT或MRI显示广泛的脑白质病变及多发的基底节区腔隙性梗死灶。

（五）治疗

主要是对症治疗，尚无有效的病因治疗。

…………………………………………………………………………………………（边世春）

第十四节　脑缺血性疾病的外科治疗

一、颅外－颅内动脉吻合手术

颅外－颅内血动脉吻合手术是指将颅外供血动脉与颅内受血动脉直接吻合的手术方法。

（一）适应证

根据病人病状、脑血管造影发现及一些辅助检查决定是否需要手术。主要依靠症状及血管造影，不能确定时再考虑其他辅助检查的结果。但是，不能单纯依靠血管造影决定手术，如造影有脑动脉闭塞，但临床无缺血发作，神经系统检查正常，局部脑血流及CT扫描也正常，则勿需手术。相反，有神经功能障碍而血管造影、CT检查均无异常者，也不宜手术。

症状上的适应证：①短暂性脑缺血性发作（TIA）：由于 TIA 有演变成完全性卒中的趋向，故对于频繁发作者以及病情逐渐加重者，应尽快手术。手术前行脑血管造影，发现有血管狭窄或闭塞，则施行手术。血管造影后不能肯定者，需再做局部脑血流测定和 CT 扫描等辅助检查，以便确定应否手术。②进展性脑缺血（SIE）：吻合手术可使恶化中的症状趋向稳定。③完全性脑卒中（CS）：经造影证实的大脑中动脉闭塞引起的急性卒中病人，对于脑梗塞发病后已 3 周，仍有轻度或中度神经功能障碍而不再恢复的，特别症状时起时伏的病人，可以行血管吻合手术，能使症状进一步改善并防止卒中的再发；对病程已逾 3 个月的慢性期病人仍有轻度或中度神经功能障碍的，手术也常能获满意的结果。④烟雾病（moyamoya 病）：大部分患者行血管吻合术后，随着血液供应的改善，异常血管网会逐渐消失。⑤可逆性神经功能障碍（RIND）：如果本病任其自然发展而不手术，4 年中会有 17% ～ 40% 患者死亡，血管吻合术能促使 RIND 恢复并可能防止复发。⑥全脑缺血：手术能使 50% 的病人病情改善，甚至症状呈戏剧性好转。

脑血管造影上的适应证：①脑动脉的狭窄程度：手术后能否保持吻合口的血流通畅，除了动脉的大小及手术技巧等因素外，脑动脉（包括颅外部分）梗阻的程度似乎也有一定关系，即完全梗阻的比部分梗阻的容易保持术后吻合口的通畅，大部梗阻比小部梗阻容易保持通畅。至于吻合后临床症状是否好转，则依赖于脑萎缩程度及是否尚有可能恢复功能（即处于“睡眠”状态）的神经细胞存在。但是，我们不能都等到脑动脉闭塞了才做手术，因脑动脉闭塞的症状要比狭窄重，而且其神经功能障碍在术后也更不容易恢复。Bodosi 等曾指出，颈内动脉闭塞后，仅有 1/5 的病人可望用外科方法使之好转。脑动脉狭窄会演变成闭塞，但是否必然如此，尚有待进一步证明。从狭窄演变到闭塞可以很快，如血管造影时即可发生这种变化。溃疡性的狭窄或有新鲜的附壁血栓都易变成闭塞，如血管造影证实有这两种情况，应急行动脉内膜摘除术，若病变在手术不可及的部位，则行颅内 - 外动脉吻合术，以防止其演变成闭塞及造成严重的不可逆的神经功能障碍。造影发现颈部颈内动脉直径小于 2mm 时，即使无临床症状，也考虑手术，关于大脑中动脉狭窄是否需要吻合手术，意见不一，有人认为狭窄不重时吻合效果不好。Austin 认为脑血流减少超过 25% 时，血压稍降低即能引起缺血发作，所以，此时虽无特殊症状，亦应手术。大脑中动脉近端，颈内动脉远端或基底动脉的狭窄，在行颞浅动脉与大脑中动脉皮层支吻合后，原狭窄处皆有可能变成完全梗阻，甚至，原来位于手术对侧的颈内动脉的狭窄也可变成闭塞。如吻合后血流改善得好，这种变化不会使症状恶化，否则，症状将会恶化，甚至死亡。因此。Sletter 主张，这些部位中等度狭窄时不手术，高度狭窄时才手术；如一侧颈内动脉虹吸部闭塞，另一侧狭窄时，要先在狭窄处手术。②动脉闭塞的部位：动脉闭塞的部位与手术效果有关，一般言之，颈总动脉闭塞比颈内动脉闭塞的手术效果好，颈内动脉颅外段闭塞比颅内段好，颈内动脉闭塞比大脑中动脉好。颈内动脉闭塞而丘脑纹状动脉（由于对侧造影显示）充盈，或大脑中动脉闭塞而丘脑纹状动脉仍充盈的病人，血管吻合效果好。一侧椎动脉闭塞，可由对侧椎动脉供血代偿，一般不需手术。如果两侧椎动脉发育不同，发育好的一侧为主要供血动脉，如该侧闭塞，需行吻合手术。至于基底动脉或椎及基底动脉狭窄或闭塞，则应考虑行血管吻合手术。③供血动脉及受血动脉的大小：

手术选用的头皮供血动脉内径及受血动脉的外径要够大。血管吻合才可能成功。正常脑动脉口径详见（表 3-4）。一般颞浅动脉都较大脑中动脉皮层分枝为粗，在血管造影片上颞浅动脉内径大于 1.5mm 者，吻合后通畅率可达 90%；不足 1.25mm 的，通畅率约 70‰；小于 1mm 的，吻合容易失败。大脑中动脉的皮层分支以角回动脉最粗，平均外径 1.3nm。一般均在 1mm 以上，有时可达 2mm。因此，手术多选用颞浅动脉与角回动脉吻合。其次受血动脉的选用顺序为颞后动脉、额顶升动脉、眶额动脉，颞极和额叶岛面的动脉较细，大于等于 1mm 直径的分别约占 2/3 及 1/2。当颈内动脉或大脑中动脉闭塞时，上述皮层分支相应地变细，角回动脉可细到 0.8mm。皮层动脉分支外径小于 0.8mm 时，不易吻合成功。术前做脑血管造影时，大脑中动脉的闭塞使其皮层分支无法显影，因而不能根据造影选择受血动脉，只有在手术暴露下根据血管外径选择。颈动脉完全闭塞时，虽可通过对侧颈动脉造影来观察病侧大脑中动脉系统的情况，但显影亦常常不够满意。当然，术前也可以从临床症状间接推测皮层动脉分支的管径，如神经功能障碍严重而日久的，脑萎缩肯定较重，甚至液化，此时局部动脉多是细的。CT 扫描结果亦可帮助推测，梗塞区如仅为小的囊腔，局部动脉可能稍变细，如为一个大的空腔，局部动脉肯定很细，而不适于吻合。④多发性血管病变：脑血管造影常发现有几个血管闭塞和 / 或狭窄，这种病人极易发生卒中而死亡，是血管吻合术的适应证。在行颅外 - 颅内动脉吻合术的病人中，多发性血管病变占 17% ～ 60%，包括颅外与颅内动脉，以两侧颈内动脉为多见。一侧颈动脉闭塞，另一侧狭窄者，供血来自狭窄侧，此时应先在哪一侧手术？看法尚不一致。一般都主张先于闭塞侧行吻合术待症状有了改善，再行对侧手术。也有人于闭塞侧行颅外 - 颅内动脉吻合，随即于狭窄侧行动脉内膜摘除术。但维也纳神经外科医生则相反，先于狭窄侧行颈内动脉内膜摘除，手术中注意夹闭动脉时间尽可能短，并在摘除血栓时于血管内置管保持血流通畅。8 ～ 10 天后行对侧颅内 - 颅外动脉吻合，未见并发症，而前一种手术顺序却有并发症出现。Falkovic 认为，先在狭窄侧手术，虽在术中插一捷径管保持血流通畅，但仍易造成不可逆的脑损害。他主张先于闭塞侧行血管吻合，几周后行狭窄侧的内膜摘除。但如狭窄严重，或有新鲜的附壁血栓，表示即将变成完全梗阻，手术顺序应颠倒过来。至于两侧颈内动脉闭塞的病人，也应考虑颅外 - 颅内动脉吻合。Yonekawa 和 Yasargil 还提到一例四根动脉都梗阻的病人，行颅外 - 颅内动脉吻合术后，症状大有改善。⑤烟雾病：前已述及，颅外 - 颅内动脉吻合手术是较好的治疗方法。⑥外伤性颈动脉闭塞：可行颅外 - 颅内动脉吻合术治疗，多数主张手术在 3 周以后进行，以免急性期手术因局部血脑屏障破坏而导致脑出血和死亡。⑦其他：如颅内肿瘤或巨大动脉瘤压迫脑动脉，脑动脉炎造成动脉的狭窄或闭塞，对动脉瘤或颈内动脉海绵窦瘘行孤立手术需阻断大血管，或手术误伤重要的脑动脉等情况下，都可行颅外 - 颅内动脉吻合术。

（二）禁忌证

包括①全身状况：决定做颅外 - 颅内动脉吻合手术前，一定要注意病人的全身状况。多采用全身麻醉，因此，术前必须全面检查全身情况，有严重心、肝、肾、肺功能不全，严重糖尿病，严重高血压合并脑小血管病变、癌症等疾病患者，不宜手术；身体其他部位若有严重的动脉狭窄，手术中哪怕出现暂时的血压降低，也可能造成该动脉的血栓形成，而产生严重后果，这必须引起我们的注意。②脑部情况：脑梗塞急性期或有严重的脑水肿或出血，梗塞发生后病人昏迷、神经功能障碍严重，完全卒中晚期伴严重神经功能障碍，CT检查示广泛脑损害或大空腔，脑内广泛的脉管炎或广泛的小动脉闭塞等，皆不宜手术。

表 3-5　正常脑动脉的口径（mm）

颈内动脉	3.7 ～ 4.5
大脑中动脉	1.8 ～ 3.1
大脑前动脉	1，2 ～ 2.4
大脑后动脉	1.4 ～ 2.4
椎动脉	0.9 ～ 4.1
基底动脉	2.7 ～ 4.3
小脑后下动脉	0.7 ～ 1.7
小脑上动脉	0.7 ～ 1.5
皮层动脉	0.5 ～ 1.5

（三）手术吻合方式

手术是将颅外的动脉直接吻合于脑表面的动脉，以建立颅外颅内的侧支循环，改善脑缺血的状况。根据具体选用的供血及受血动脉，分下列几种方式：①颞浅动脉－大脑中动脉皮层分支（STA-MCA）；②耳动脉－大脑中动脉皮层分支（AA-MCA）；③枕动脉－大脑中动脉皮层分支（0A-MCA）；④枕动脉－小脑后下动脉（0A-PICA）；⑤脑膜中动脉－大脑中动脉皮层分支（MMA-MCA）。

选用哪一支头皮动脉与哪一支皮层动脉做吻合，主要根据血管管径大小，以及皮层缺血区域来决定。

上述各对动脉的吻合，都是端－侧吻合，即供血动脉末端吻合到受血动脉的一侧。也可同时用颞浅动脉的两支与两条皮层动脉吻合。对多发的脑血管闭塞，还可分期行双侧吻合，或分期行前后侧吻合，即分期行颞浅动脉与大脑中动脉皮层分枝及枕动脉与小脑后下动脉吻合。

（四）手术技巧

主要介绍枕动脉与小脑后下动脉吻合术和颞浅动脉与大脑中动脉分支的吻合术。

枕动脉与小脑后下动脉吻合术：椎动脉闭塞并出现临床症状，两侧后交通动脉发育不好，而颈动脉系统供血尚好时，可行枕动脉与小脑后下动脉吻合术。椎动脉在发出小脑后下动脉之前闭塞，才能用小脑后下动脉作受血动脉。有些病人临床表现为椎基底动脉的TIA，而血管造影显示两侧颈内动脉闭塞，此时，应行STA-MCA吻合，而不是OA-PIC吻合。头皮切口，病人俯卧位或坐位，头前屈，用龙胆紫将枕动脉标出，于手术侧枕下部作钩形切口，中线由枕外结节至C4棘突，外端在乳突后方作纵切口，中间连线向上呈弧形，这样可使枕动脉游离得长些，翻开皮瓣后于镜下分离枕动脉。枕动脉分离：枕动脉比颞浅动脉更弯曲，其近端要小心分离，以免损伤。分离出枕动脉7～9cm长，于上项线水平切断枕肌，内达中线，外至枕动脉，将枕肌从枕骨上剥离开，在枕下钻孔及扩大，上方达横窦水平，内达中线，下达枕骨大孔，咬掉寰椎后弓，术野暴露得愈大，手术操作愈方便。小脑后下动脉分离：硬脑膜星形剪开，将小脑后下动脉表面的蛛网膜撕掉1～1.5cm，游离出1.5cm长的一段动脉备吻合用。吻合：在游离的枕动脉根部或距其末端1～2cm处用小动脉阻断夹夹住，管腔内以肝素稀释液冲洗，枕动脉末端外膜去除0.5cm长，并剪成斜口，把分离的小脑后下动脉于两端夹住，相距 1cm，用保险刀片纵切一口，长度与枕动脉剪的斜口相似，以 9-0 或者 10-0 的尼龙线先将其两端与枕动脉缝合，然后每侧各缝 4 ～ 6 针。其他步骤同颞浅动脉与大脑中动脉皮层分支吻合术。可选用小脑后下动脉襻作吻合，也可用小脑表面的动脉作吻合，这要视手术野血管管径等具体情况而定。③其他头皮动脉或脑膜中动脉与大脑中动脉皮层分支的吻合：选用其他供血动脉如耳动脉和脑膜中动脉与大脑中动脉皮层分支吻合，多半是由于颞浅动脉太细（直径＜ 1cm），不适合于做供血动脉，有时则是由手术具体情况的需要考虑。

颞浅动脉与大脑中动脉分枝的吻合术：头皮切口，用龙胆紫将颞浅动脉在头皮上标示出来，然后确定切口的部位和形式。尽可能保全颞浅动脉，只将所选用的分支在末端切断；骨窗的中心要落在外耳孔上方 6cm 处，此处正常是角回动脉由大脑外侧裂后端走出来的位置。头皮切口选用耳上孤形切口，由耳廓上方向上垂直切开约 6cm，再向前拐直至发缘，前端要略低，若欲用颞浅动脉前支（额支）吻合，需将头皮切口切至前支的前方，若欲用其后支（顶支），则不要损伤前支。将选用的前支或后支断端寻出并夹住，皮瓣翻向颞侧，于帽状腱膜下分离皮瓣时，注意不要损伤颞浅动脉，正常颞浅动脉在帽状腱膜外方，但有时由于动脉硬化而增长及弯曲，使动脉的某些部分延伸到帽状腱膜下方，应小心观察之。头皮翻开后，于手术显微镜下仔细分离开颞浅动脉，以备吻合用。沿颞浅动脉顶支或额支做直线切口，需注意切得要浅，以免损伤动脉，然后将动脉周围组织轻轻分离开。暴露颞浅动脉：分离颞浅动脉有两种方法，第一紧贴动脉分离，比较容易，分离时要轻巧，以免撕破其细小分支；第二稍离开动脉分离，使血管周围附带一些纤维组织。此种分离不易损伤动脉干，也能保证血管的营养，但较费时间，一般要分离出颞浅动脉 6 ～ 8cm 长，但还要根据选用的受血动脉位置而定，分离出的长度要足够，以免吻合后有张力，但太长则容易折曲。暴露皮层动脉：于耳廓上方 3cm 钻孔，扩大至 3 ～ 4cm 直径，暴露之皮质恰在侧裂后端，角回动脉、颞后动脉及顶后动脉皆在此处，除非暴露区严重软化或萎缩，总可以找到直径大于 0.8mm 的皮层分支，选择较粗的一根皮层动脉进行吻合。将皮层动脉上的蛛网膜撕开及剥离掉 1 ～ 1.5cm 长，这样一般长度的动脉约有 3 ～ 5 个分支，其直径约 0.1 ～ 0.2mm，行双极电凝后剪断。将游离出的一段动脉下方置一橡皮片保护脑组织。或将橡皮片剪一长口，覆盖于脑表面，仅露出要吻合的一段动脉即可。吻合：将颞浅动脉穿过颞肌处的肌肉剪掉一块，使成一小洞，以免挤压颞浅动脉。将已分别游离好的供血动脉及受血动脉行端侧吻合，这样使供血向皮层动脉的两个方向走行。也有人认为应该使血流向侧裂方向供应，使侧裂动脉的大分支充盈，从而供应整个大脑中动脉系统。吻合步骤：将游离的颞浅动脉根部用小动脉阻断夹夹住，或距末端 1 ～ 2cm 处夹住，用肝素稀释液（肝素 2500U+ 生理盐水 10ml）冲洗动脉腔，将颞浅动脉末端外膜及结缔组织去掉约 0.5cm 长，并剪成 45° 角斜面。然后把皮层动脉两端用小动脉阻断夹夹住，相距 1 ～ 1.5cm。用保险刀片纵行切开动脉之一侧，也可用针挑起动脉，剪成一长椭圆形 P，切口的长度与颞浅动脉末端口径相似，管腔内亦用肝素稀释液冲洗。用 9-0 或者 10-0 的尼龙线行间断缝合。先缝两角，这两针一定要缝得准确，以后每边缝合 3 ～ 5 针。针距要相似，结扎最末一针前，再用肝素盐冲洗动脉腔。或先放开颞浅动脉夹，冲出管腔内可能存在的凝血块及空气等，而后结扎之。去掉所有动脉夹，检查有无漏血。如漏血较多，要补缝，若仅少许渗血，以明胶海绵压迫即可。去掉动脉夹后，皮层动脉即充盈起来。皮层动脉缺乏弹性，排空血液后呈半透明状态，缝合时注意勿将对侧壁也缝上；由于动脉壁很薄，穿过的缝针或线很易将其撕破；所以缝合与结扎缝线时都不要牵拉皮层动脉。颞浅动脉壁较厚，不易撕破，但勿过多损伤其内膜，以免以后有血栓形成。术中也要注意少损伤血管周围组织。吻合完毕，将出血清理干净，去掉覆盖脑表面的橡皮片。

二、颅外－颅内动脉架桥吻合术

是颅外－颅内动脉直接吻合的一种代替性手术，操作比直接吻合复杂，效果也未必好，选用动脉做架桥血管时还会因其痉挛而造成梗阻，因此，不作为首选的手术方法，只是在某些情况下才使用，如头皮动脉管径小于1mm直接吻合困难；有头部外伤，开颅手术或放射治疗的历史而无适当供血动脉可以选用。此时需另寻找头皮以外的动脉或静脉行架桥手术，即取一段动脉或静脉接于颅外动脉与颅内动脉之间。供血的颅外动脉有颞浅动脉主干、颈总动脉、锁骨下动脉、椎动脉等。桥血管多选用桡动脉、大隐静脉或人造血管。受血动脉为床突上颈内动脉、大脑中动脉、小脑后下动脉及椎动脉等。

吻合方式有：①锁骨下动脉－大隐静脉－大脑中动脉或椎动脉。②颈总动脉－大隐静脉－床突上颈内动脉。③椎动脉－桡动脉－小脑后下动脉。

（一）动脉架桥手术

①桡动脉架桥于颈外动脉与大脑中动脉皮层分支之间：桡动脉常用于主动脉与冠状动脉之间的架桥，也可用于颞浅动脉与大脑中动脉皮层分支之间的架桥。桡动脉远端在腕部的管径为3mm，取20mm长的桡动脉做架桥血管用。②桡动脉架桥于颈内动脉和大脑中动脉之间：用于颈内动脉末端巨大动脉瘤欲行孤立手术时，或认为颞浅动脉－大脑中动脉吻合不足以维持血液供应时。③桡动脉架桥于椎动脉与小脑后下动脉之间。④脐带动脉架桥，脐带动脉的直径通常为2～3mm。⑤同种的动脉移植。

（二）静脉架桥手术

多采用大隐静脉。①静脉架桥于颈总动脉与床突上颈内动脉之间：Lougheed认为此手术比颞浅动脉与大脑中动脉皮层分支吻合的供血要充足得多。临床上常遇到一侧颈内动脉完全闭塞的病例，由于对侧颈内动脉来的侧支血流充足而不出现症状。在这类病人中，对侧颈内动脉狭窄者也不少见。该学者认为，对这条狭窄动脉行内膜切除是很危险的，而应于闭塞侧行静脉架桥手术。此种手术对颈内动脉远端闭塞或大脑中动脉闭塞的病人不适用。②静脉架桥于锁骨下动脉与大脑中动脉之间：适用于当病人需做颅外－颅内动脉吻合而又无适当头皮供血动脉可用；处理动脉瘤或动脉畸形需“牺牲”大脑中动脉主干；颈内动脉闭塞等情况。③静脉架桥于颈外动脉与大脑中动脉皮层分支之间：适用于颞浅动脉不够长或远端管径太细不能做供血动脉时。供血血管与受血动脉管径的比例以1.6∶1为最好，这样手术后通畅率最高。但是因静脉管径与动脉管径相差太大，吻合容易失败。④静脉架桥于锁骨下动脉与椎动脉之间。

三、大网膜颅内移植术

大网膜具有丰富的血液供应和很强的修复能力，能很快建立广泛的侧支循环，其在腹腔外也有很强的血管再生能力，因此，当身体某些局部血供不足时，可望利用大网膜的这一特点来增加血流供应。

（一）适应证

有人主张颅外－颅内动脉吻合术的手术指征均可作为本手术的指征，但又不具备颅外－颅内动脉吻合条件或颅外－颅内动脉吻合失败，颅内广泛的小血管硬化狭窄或闭塞，也可行此种手术。

（二）禁忌证

既往有腹腔炎症病史及大网膜广泛粘连和纤维化者，不适用本手术。

（三）手术方法

分为游离移植与带蒂移植两类：①游离大网膜颅内移植术：手术亦分两组进行。腹部手术组取下一片游离的大网膜，其上含有一段胃网膜左或右动、静脉，血管腔内以肝素生理盐水灌洗至液体清亮为止，提供给开颅组。有两种吻合方式：双端血管吻合：肌浆网膜上的动、静脉近端与颞浅动、静脉吻合，胃网膜动脉的远端与大脑中动脉皮层分支吻合，这使大网膜起到真正的“架桥”作用，并将大网膜铺平在大脑表面上，其近端的血管吻合也可选用其他的动、静脉，如下述：一端血管吻合：即将大网膜上的动、静脉近端与颞浅动、静脉，或甲状腺上动脉与颈外静脉，或颁外动、静脉吻合，而另一端不与皮层的动脉吻合，只单纯将大网膜覆盖于脑表面。②带蒂大网膜颅内移植术：开颅与开腹两组同时进行。患者仰卧位，头略偏向对侧。于上腹部作正中或旁正中切口。切开腹腔检查大网膜无缺缩、广泛粘连及纤维化后，将其提出腹腔，观察血管分布，确定大网膜血管的类型，然后将大网膜剪裁延伸成长条状，将延长的大网膜由腹部切口上端即剑突下引出腹腔，在引出部位的腹直肌鞘、腹直肌及腹白线横行切开 2 ～ 3cm，以避免引出切口的大网膜血管受压，影响血液循环。通过胸壁、颈、耳后 3 ～ 4cm 宽的皮下隧道，将长条状大网膜引至移植区。经过皮下隧道时要注意勿将大网膜扭转。开颅组作额颞顶开颅，广泛切开硬脑膜，将大网膜覆盖在脑表面，周围缝合固定于硬脑膜边缘。将颅骨片去掉或将骨片下部咬除，以免大网膜受压。常规缝合头皮。不放引流。

四、颈动脉内膜切除术

颈动脉内膜切除术是切除增厚的颈动脉内膜粥样硬化斑块，以预防由于斑块脱落引起的脑卒中，经临床证明是防治缺血性脑血管疾病的有效方法。颈动脉分叉部的粥样硬化斑主要引起两方面脑损害，第一，脑供血减少；第二，脑栓塞。尤以后者最具危险性，栓子来源于脱落的粥样硬化斑块及其附着的血小板凝块、附壁血栓或胆固醇醉片。手术既解除了颈动脉的狭窄，又消除了脑栓子的来源。

（一）适应证

决定对病人实施颈动脉内膜切除术应对血管造影的临床表现、影像学发现及手术危险性三个方面进行综合考虑。

临床表现：①短暂性脑缺血发作（TIA）：频繁发作 TIA 并造影发现颈动脉有病灶者，是手术的绝对适应证，应及早手术。②无症状的颈部杂音和颈动脉狭窄：对此类病人可做随访观察，如发现杂音有明显改变，并经造影证实有较严重狭窄或溃疡形成时，应手术治疗。③其他脑卒中症状：一过性黑蒙中央视网膜动脉阻塞、轻到中度的稳定性或进展性神经功能缺失，这些均有进一步发展成为大脑半球缺血性损害的危险。

如造影发现颈动脉病灶，应行手术切除。

血管造影发现：①病灶部位：造成颈动脉狭窄的硬化斑多位于颈总动脉分叉部。对超过乳－颁线（乳突尖与下颌角连线）以上的病灶，颅外手术不可到达。②狭窄程度：动脉直径的最狭窄处小于 20mm（或管腔内径缩小超过 50%）时，应手术治疗。如狭窄严重，很快要发展为完全梗阻者，应立即手术。③双侧颈动脉狭窄：有症状的一侧先做手术。双侧均有症状时，狭窄较严重的一侧先做手术，3 周后再做对侧手术。④一侧颈动脉狭窄、对侧闭塞：只做狭窄侧手术。⑤颈动脉狭窄合并椎基底动脉供血不足症状（或 TIA）：经狭窄颈动脉可见椎基底动脉系统显影，说明椎基底供血受颈动脉供血的影响较大，颈动脉内膜切除术后，供血不足的后循环动脉血流可得到改善。⑥溃疡：当颈动脉显示非狭窄性病灶且只有表浅溃疡，可采取抗血小板凝集等内科治疗。如溃疡深，表面多处不规则，这种改变可产生涡流从而干扰正常腔内层流，使管壁内膜进一步产生溃疡和形成血栓，应尽早手术。

术前危险性评价：依据病人的神经功能状况、内科疾病和血管造影发现，将病人术前危险性分为 5 级（表 3-6）。病人术前分级越高，手术的危险性越大。

表 3-6　颈动脉内膜切除术术前危险性分级（May Clinic 标准）

分　级	表　现
1 级（Grade1）	神经功能稳定，无严重内科和造影所见的危险因素，仅有造影见单侧或双侧颈动脉溃疡、狭窄
2 级（Grade2）	神经功能稳定，无严重内科危险因素，有明显的造影所见危险因素
3 级（Grade3）	神经功能稳定，有严重内科危险因素，有或无造影所见的危险因素
4 级（Grade4）	神经功能不稳定，有或无内科及造影所见的危险因素
5 级（Grade5）	颈动脉急性闭塞引起偏瘫，常需同时做大脑中动脉栓子摘除术

注：①造影所见危险因素，同时存在颈内动脉虹吸段狭窄；在第二颈椎水平，远端颈内动脉斑块大于 3cm，且病人颈部短而粗；对侧颈内动脉阻塞；溃疡灶内血栓形成。②内科危险因素：心绞痛或半年内有新发的心肌梗塞；严重高血压（＞ 180/110mmHg）；慢性阻塞性肺疾患：年龄大于 70 岁；重度肥胖。③神经功能危险因素：进展性神经功能缺失；单发性 24 小时内的神经功能缺失；继发于多发性脑梗塞的多发性神经功能缺失。

（二）术前准备

包括①保持足够的血容量：术前病人可以由于许多原因引起低血容量，如卧床休息引起的体液再分配，造影剂检查（CT 或血管造影）引起的利尿、及术前的限制性饮水等。对低血容量者有必要给予静脉补液。②了解病人的心肺功能状况。③给予抗血小板凝集药物，如阿司匹林，0.3g，Bid；或潘生丁，50mg，Tid。

（三）手术方法

病人双肩下垫小枕保持头轻微后仰，并头向手术对侧偏转 45°。

沿胸锁乳突肌前缘作皮肤直切口，上端达下颌角后 1cm 且稍向乳突方向延伸，下端达甲状软骨下缘。皮肤切口止血要彻底，以免术中全身抗凝后出血。切开颈阔肌，在切口上端有耳大神经从颈阔肌深面穿过，勿损伤此神经。沿胸锁乳突肌中部纵行锐性分开直至暴露出颈动脉鞘。仔细进入颈动脉鞘，勿损伤周围分支。仔细分辨颈内静脉并游离出来，面总静脉和其他大的桥静脉要双重结扎并中间剪断。分离颈总动脉要尽量少对周围组织做过多地操作，以免损伤喉返神经，同时，也要少在动脉上操作或触动、牵拉动脉，以免斑块脱落造成脑梗塞。用一控制带套过颈总动脉。

确定颈总动脉分叉部，在颈动脉窦区注射 1% 利多卡因 0.1ml，以预防由于触动颈动脉窦引起的反射性心动过缓和低血压。游离出颈外动脉，用一个控制带套上；分离出甲状腺上动脉数个毫米，要注意避免伤及喉上神经，用 2-0 丝线双重结扎。用相同方法处理其他颈外动脉分支的近端。颈外动脉处理完毕后，再分离病灶远端的颈内动脉。多数情况下，颈动脉球远端的颈内动脉很容易与周围组织分离；当病变节段血管超过了球部进入远端颈内动脉，此段的颈内动脉分离较困难。迷走神经多位于颈内动脉后侧方，少数情况下位于前方，要注意保护。经常需要显露出耳旁腺的下极，以备必要时向上分离显露颈内动脉远端；不要进入损伤腺体实质，否则可导致术后涎漏。面神经的下颌缘支（支配下唇）从耳旁腺下部腺体中穿过，注意勿损伤。分开二腹肌的后腹和少部分茎突舌骨肌，游离胸锁乳突动脉和静脉，及血管下面的舌下神经；有必要时分离出枕动脉，以上这些措施可使颈内动脉暴露到距颅底 1cm 处。颈总、颈外和颈内动脉的分离要远离病变节段（分叉部），以免引起斑块脱落造成脑梗塞。如病变溃疡穿过中层侵及后壁的动脉外膜时，要分离出分叉部的后面以便修补动脉。喉上神经（支配环甲肌）位于分叉部下面，大约与甲状腺上动脉走行一致，此神经损伤可导致轻度声嘶、低音和咳嗽。动脉分离完毕后，给予静脉内肝素 5000U。用动脉瘤夹和控制带分别阻断颈外动脉和颈总动脉。

术中分流并非常规应用。主要依靠血管造影来评估 Willis 环的功能及术中测量颈动脉残留压以确定是否做术中分流。对某些病例，术中分流提供了一定的安全性。残留压测量方法：用一根 23 号穿刺针穿刺病灶下方的颈总动脉，当平均压力在 5.3 ～ 6.2kPa（40 ～ 50mmHg）以下时，可做分流。用一个动脉瘤夹阻断远端颈内动脉，从穿刺点处向上剪开颈总动脉直至颈内动脉病灶上端看见正常血管内膜止。如果做分流术，选择合适大小的分流管插入远端颈内动脉，放开动脉瘤夹，使倒流的血液从分流管流出，再将颈内动脉上端的控制带收紧。分流管的近端放入颈总动脉，用控制带收紧。多数粥样硬化斑是晚期病变，可见血管中层与硬化斑块间分界明显。血管中层很少受累。用神经剥离子先从分叉处向颈内动脉远端沿界面分离，斑块一般止于远端颈动脉球处，很易从正常内膜下剥离脱落。假如分叉部很高，或斑块超过了颈动脉球处，应撤出分流管再向上剥离斑块，此时，应适当提高血压，分离出颈内动脉段的斑块后，再向下依次分离出颈总动脉和颈外动脉处的斑块。多数情况下斑块容易从颈内动脉远端剥离下来，但根据情况也可先从颈总动脉段分离。当斑块累及颈外动脉时，剥离是在非直视下进行，要沿斑块底面圆形向上剥离，一般斑块在颈外动脉开口处与正常血管壁有较明显界限，很容易剥离。当斑块从颈总动脉段完全分离出来后，在斑块基底部剪断。颈总动脉近端残留的环带状稍增厚的内膜可以被动脉内血流压贴到动脉壁上；如果远端颈内动脉处的内膜与中层粘连不紧或有分离，可缝合数针将内膜固定在动脉壁上，但注意不要将动脉壁扭曲。如果斑块在内膜上产生浅的溃疡，很难确定合适的分离界面，此时应在显微镜下用显微剪仔细分离内膜。在斑块被切除后，用肝素盐水反复冲洗血管腔，并仔细察看内壁上有无小的松动的组织块。极少数病例溃疡侵犯中层至动脉外膜，如果动脉足够宽大，可通过折叠缝合予以修补；如果动脉不够大，可做血管壁移植修补。

动脉壁切口用 6-0 线做连续缝合。由于动脉切口缝合后最易发生漏血点是在切口远近两端点，故切口两端点处缝合尤其重要。端点处第一针在切口稍远处，用 2 个交叉结固定，第二计在切口稍上方，用 2 个交叉结固定，再将此两线结扎；第三针平切口端，再依次做连续缝合。连续缝合时有两点应注意：进针角度应与管壁垂直，切口两端进针点应成 W 形而不是 N 形。这样可使切口对合后向外卷起，有利于止血且内壁光滑。缝合从切口两端向切口中段进行，先从远端颈内动脉开始，当上下两连续缝合间距 1cm 左右时，松开颈内和颈总动脉控制带，如有分流管予以抽出，让血液有短时间流出后再收紧两端控制带。用肝素盐水冲洗管腔后，将余下切口缝合。如果预先估计缝合后血管腔狭窄，可用自体静脉或人工血管片修补切口。切口缝合完毕后，先松开颈外动脉，再放开颈总动脉，这样可使空气和小碎片被血流冲入颈外动脉系统；最后去除颈内动脉夹闭。如果缝合的切口有渗漏，可用 6-0 线补加缝合，但要垫一层 Teflon 垫，这种补缝有可能引起动脉狭窄，因此最好的预防方法是严密缝合动脉壁切口分层缝合颈阔肌和皮肤切口，用橡皮片在皮肤切口上端做引流。术后继续肝素抗凝。

双侧颈动脉内膜切除术应间隔 3 周。在第二次手术前应检查声带和舌头运动情况，双侧声带或舌下神经麻痹是不可恢复的严重并发症。血压不稳定者，可通过延长手术间期和至少保留一侧颈动脉窦神经而达到血压平稳。

术后分叉部的再狭窄是由于血管缝合不紧密或血小板在缝合线附近积聚所引起的内膜增生所致。由于血管周围疤痕使手术处理很困难，特别是控制远端颈内动脉。需在远端颈内动脉内放置一个球囊导管，做腔内阻塞。增生的内膜很难与血管中膜划分界限，可用锐性分离将增厚的斑块剥除，再做管壁的移植修补术。

（四）术后处理

①注意手术区有无血肿，保持切口引流通畅。如有血肿压迫呼吸道，应立即手术排除血肿。②保持血压在正常或轻度升高。由于术后颈动脉压力感受器功能丧失，易导致血压改变，多数为术后低血压。应静脉内输入胶体溶液或血液以扩充血容量，如这些方法失败，可用升压药。病人术后血压不稳定，要保持卧床 24 小时；当病人能耐受坐位时，才可开始下床行走。少数病人有术后高血压，轻度升高可不予处理；严重升高要予降压，特别是病人有新近脑梗塞，要预防由于血压太高引起的脑内出血或脑水肿。③术后 24 小时内应严密监视病情变化，记录生命体征和神经功能状态。不应过多给予镇痛剂，以免抑制呼吸。早期检查动脉血气变化，注意呼吸变化。注意，如果发生术后颈动脉血栓形成，要予紧急手术切除血栓。

五、椎动脉减压术

椎动脉狭窄除了动脉硬化这个最常见的原因外，颈椎关节病的骨质增生也是原因之一。正常两侧椎动脉变异很大，可能一侧发育不良而主要依靠另一侧供血，此时若发育不良一侧受压则不出现症状；但如果后交通动脉发育好，能充分供应椎基底动脉的侧支血流，即使两侧椎动脉都受压也可以不出现症状。

颈椎关节病压迫椎动脉造成的椎基底动脉缺血症状在转头向后看、向上看、起床或改变身体姿势时出现。主要有头痛、视力障碍、四肢麻木、出冷汗、眩晕、恶心、呕吐等，偶有耳鸣及听力丧失或眩晕。骨质增生压迫颈神经根则有颈及肩部疼痛，少数有颅神经障碍，小脑体征，偶有半身运动及感觉障碍。X 光平片可见颈椎关节骨质增生，椎间孔显着狭窄。血管造影检查除照常规的正、侧位片外，还可使头后仰或向一侧过度转动再拍片。向同侧转头使椎动脉受压增加，可造成近全梗阻。椎动脉受压部位多在颈 C5 ～ C6、C4 ～ C5、C5 ～ C7 之间，多为一侧椎动脉受压，也可双侧都受压。

（一）手术指征

有临床症状，造影显示一侧或双侧椎动脉受压狭窄，均为手术指征。只有椎动脉向外移位而无狭窄的不必作手术。

（二）手术技巧

多采用前入路，如为双侧椎动脉受压，先手术一侧，过 1 ～ 2 月再手术对侧。采用气管内插管麻醉，患者仰卧位，头偏向对侧作切口前先用 X 线定位。由中线到胸锁乳突肌外缘做横切口，长 6 ～ 7cm，如为多发病变，则沿胸锁乳突肌前缘作纵切口。由颈动脉鞘与甲状腺、喉之间分开直达椎体。用一针刺入椎间盘照侧位像，以进一步定出手术部位。触诊可摸到颈长肌下的骨质增生，电灼颈长肌内缘并切断，暴露横突，注意走行于颈长肌外面的颈交感干，勿损伤。将骨刺上、下横突上的颈长肌切掉一部分，并去掉上、下的横突前壁。骨刺用小咬骨钳、括匙或电钻去除。椎动脉受压最严重部位的周围会形成疤痕，用普鲁卡因注射至动脉周围防止其发生痉挛，在手术显微镜下用硬脑膜钩起增厚的外膜，纵行切开，并切除纤维性疤痕组织，若静脉丛出血，以海绵轻压止血，其余手术步骤从略。

……………………………………………………………………………………（边世春）

第十五节　神经外科血管内治疗

一、脑血管造影术

在神经介入血管内诊疗操作中，数字减影血管造影（DSA）是最基本的操作，也是最常用的诊疗技术。本章对脑血管造影基础知识和基本操作进行简短介绍。

1. 适应证

凡是考虑到可能存在脑血管病变者（包括出血性和缺血性疾病），均可行脑血管造影。一般认为，只要患者生命体征平稳，医院设备及技术条件成熟，患者或家属认可和理解风险，即可进行。

2. 禁忌证

对碘过敏者（需经过脱敏治疗后进行，或使用不含碘的造影剂）；有严重出血倾向或出血性疾病；有严重心、肝或肾功能不全者。

3. 术前准备

（1）知情同意。

（2）既往过敏反应史以及所有的治疗史。

（3）明确适应证以及期望发现。

（4）复习以前血管造影以及无创性检查。

（5）熟悉设备。

（6）物品清单以及准备。

（7）双侧腹股沟备皮。

（8）术前用药。

（9）充分水化——糖尿病和肾功能不全患者必不可少。

（10）脊髓血管造影的患者应清洁灌肠。

二、Seldinger 穿刺技术

1. 消毒铺巾后，局部浸润麻醉。

2. 固定股动脉：用左手食指及中指放在皮肤切口上方股动脉两侧，手指方向对足，在二指之间将股动脉固定。

3. 穿刺：前壁穿刺：用右手拇指、示指及中指握住穿刺针，掌侧向上，针与皮肤呈 30° ～ 45°，轻轻向前推进皮肤贯通切口及皮下组织。当针尖接近动脉时，常能感到血管的搏动，此时将针继续稳稳送入，当血从针尾有力地搏动性喷出时，说明针尖已在动脉腔内，导丝即可插入，至少要达到髂动脉的近侧水平。

透壁穿刺：用右手示指及中指握住套管针，掌侧向上，针与皮肤呈 30°，拇指放在针尾，轻轻向前推进皮肤切口及皮下组织。当针尖接近动脉时，常能感到血管的搏动，此时将针快速送入，通过动脉，针芯即可移去。将针慢慢后退直至其尖端位于动脉管腔内为止。当血从针尾有力地搏动性喷出时，说明针尖已在动脉腔内，导丝即可插入。

三、神经介入血管内治疗的并发症及处理

神经系统介入治疗目前已成为神经学科中最主要的治疗手段之一，但目前仍存在着较高的致残率和致死率，只有熟悉该项技术的特点，认真总结经验，才能将风险降到最低。

（一）一般不良反应的原因及处理

1. 对比剂毒性反应：常表现为恶心、呕吐，意识模糊、视物模糊、谵妄或失语等，处理上停用对比剂并静脉注射呋塞米，静脉滴注低分子右旋糖酐，合并颅高压者酌情应用甘露醇。

2. 头痛：通常见于 AVM 栓塞后由于局部血流量的改变出现高血流灌注而引发，或者某些 DAVF 在栓塞后，脑膜血管及海绵窦填塞后引起。给予哌替啶，吗啡等药物对症处理。

3. 癫痫发作：常见于 AVM 栓塞术后，尤其是术前有癫痫病史者。通畅立即给予静脉注射地西泮或丙戊酸钠（德巴金），给予吸氧，保持呼吸道通畅，控制急性发作。

4. 低血糖反应：通畅由于长时间禁食和对手术紧张、恐惧引起。

（二）出血性并发症

1. 动脉瘤栓塞过程中破裂

（1）原因：动脉瘤自然破裂；导管；导丝的操作诱发动脉瘤破裂；过度填塞，弹簧圈撑破动脉瘤。

（2）治疗：保持镇静；中和肝素、给予止血药物；降低体循环血压，减少破口出血；迅速致密填塞动脉瘤；减少载瘤动脉内造影剂的注射；降低颅压；栓塞术后常规 CT 扫描。

2. AVM 栓塞后颅内出血

（1）原因：微导管或微导丝刺破血管、栓塞物致畸形血管破裂、闭塞引流静脉、

正常灌注压突破、拔除微导管时，血管被牵拉破裂、术后迟发性引流静脉淤滞血栓。

（2）治疗：止血、脱水、降压等保守，必要时手术治疗。

3. 消化道出血：多见于严重脑损伤者，如弥漫性 SAH，脑室内出血。主要是由于应激反应而导致的上消化道出血。处理应首先停用抗血小板，抗凝药物，同时静脉使用抑酸剂（Losec）。

（三）缺血性并发症

1. 脑血管痉挛

（1）原因：蛛网膜下腔出血引起；血管内导管导丝的刺激。

（2）治疗：见脑血管痉挛的治疗。

2. 血栓形成

（1）原因：未抗凝或抗凝不全；使用支架前后没有充分进行抗血小板聚集的治疗；同轴系统没有进行持续灌注。

（2）治疗：按急症溶栓常规溶栓；应在动脉瘤完全致密填塞后进行溶栓；尽量采用微导管超选溶栓；溶栓药的剂量尽可能减少，应以影像上血管通畅为标准。

3. 脑缺血和脑水肿

（1）原因：血管痉挛及其他血管病变；大动脉瘤栓塞后机械压迫；载瘤动脉闭塞后侧支循环不足；手术操作时间过长。AVM 栓塞过程中正常动脉栓塞、血管痉挛、血流动力学的改变。

（2）治疗：已经溶栓并出现神经功能障碍时，应积极治疗，给予扩容、解痉、升压等以增加代偿循环，改善局部血流，必要时手术治疗。

4. 动脉瘤栓塞过程中弹簧圈断裂、移位，治疗：一旦发生，尽可能将弹簧圈从血管内拉出；无法取出者，尽可能将弹簧圈解旋，拉至降主动脉；取出失败后可给予升压、抗凝、扩容治疗；取出失败者，也可用支架将弹簧圈游离部分贴附到动脉壁上。

5. 血管畸形及动静脉瘘栓塞过程中微导管断裂，预防与治疗，包括：①栓塞前应仔细检查微导管，完好无损时方可使用；②注射高浓度液体栓塞剂时，当看到有反流时立即拔管；③超选造影时，注射压力不可过大；④避免微导管扭曲，打折；⑤必要时微导管可留置在体内；⑥有血管痉挛时，不可强行牵拉微导管，应该耐心等待或微导管内缓慢推注解痉挛药物；⑦已经断裂者，血管较粗，血流较快者，可以不处理。血管较细，血流稍慢者，应该部分肝素化治疗 1 ～ 2 周，但要考虑残余血管畸形出血的风险。

……………………………………………………………………（边世春）

第四章　脑积水

脑积水是由于脑脊液的产生和吸收之间失去平衡所致的脑室系统和（或）蛛网膜下腔扩大而积聚大量脑脊液。通常是由于脑脊液循环通道上的阻塞，使脑脊液不能达到其吸收部位或吸收部位发生障碍，极为罕见的是由于脉络丛乳头状瘤等所引起的脑脊液分泌过多。

一、病因

1. 脉络丛乳头状瘤：是脑脊液分泌过多的主要因素；

2. 脑膜炎；

3. 脑脊液分泌过多病理因素至今尚不完全清楚，故有人称之为“分泌过多性脑积水”或“浆液性脑积水”；

4. 侧脑室受阻；

5. 室间孔受阻；

6. 第三脑室受阻；

7. 中脑导水管受阻；

8. 第四脑室受阻；

9. 第四脑室出口受阻；

10. 蛛网膜下腔受阻；

11. 静脉窦受阻，较少见。

二、临床表现

（一）头颅形态的改变

婴儿出生后数周或数月内头颅进行性增大，前囟也随之扩大和膨隆。头颅的外形与脑脊液循环的阻塞部位紧密相关。中脑导水管阻塞时头颅的穹隆扩张而后颅窝窄小，蛛网膜下腔阻塞时整个头颅对称性扩大，第四脑室的出口阻塞常引起后颅窝的选择性扩大。头颅与躯干的生长比例失调，由于头颅过大过重而垂落在胸前，颅骨菲薄，头皮有光泽、浅静脉怒张。头颅与脸面不相称，头大面小、前额突出、下颌尖细（图 4-1）。

（二）神经功能缺失

脑积水的进一步发展，可使第三脑室后部的松果体上隐窝显着扩张，压迫中脑顶盖部或由于脑干的轴性移位，产生类似帕里诺（Parinaiid）眼肌麻痹综合征，即上凝视麻痹，使婴儿的眼球上视不能，出现所谓的落日征。第Ⅵ对脑神经的麻痹常使婴儿的眼球不能外展。由于脑室系统的进行性扩大，使多数病例出现明战的脑萎缩，在早期尚能保持完善的神经功能，到了晚期则可出现锥体束征、痉挛性瘫痪、去脑强直等。智力发育也明显比同龄的正常婴儿差。

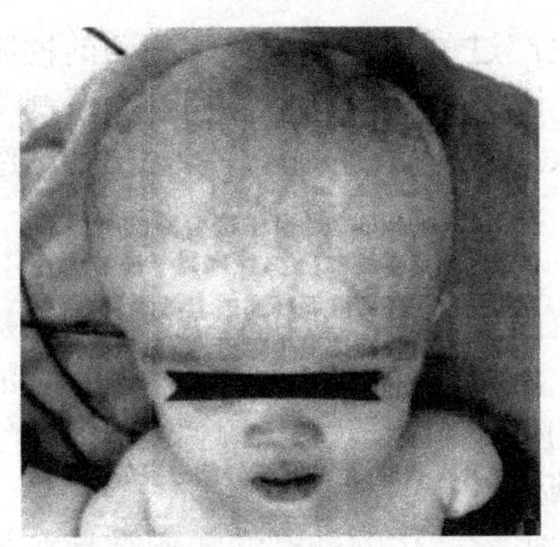

图 4-1　示先天性脑积水

（三）颅内压增高

随着脑积水的进行性发展，颅内压增高的症状逐渐出现，尽管婴儿期的颅缝具有缓冲颅内压力的作用，但仍然是有限度的。婴儿期颅内压力增高的主要表现是呕吐，由于婴儿尚不会说话，常以抓头、摇头、哭叫等表示头部的不适和疼痛，病情加重时可出现嗜睡或昏睡。

（四）急性脑积水

脑脊液循环通路的任一部位一旦发生梗阻，最快者可在数小时内出现颅内压增高的症状，如双侧额部疼痛、恶心、呕吐等。有的可出现短暂或持久性视力障碍。如果颅缝已经闭合，且处于急性发作期，颅内的代偿能力差，较易出现意识障碍。若不及时抢救可发生脑疝而死亡。

（五）慢性脑积水

脑积水发生的速度较缓慢，颅内尚有一定的代偿能力，例如，通过骨缝分离、脑组织的退缩和脑室系统的扩大，使颅内能容纳更多未被吸收的脑脊液，因此。临床表现以慢性颅内压增高为其主要特征，可出现双侧颞部或全颅疼痛、恶心、呕吐、视乳头水肿或视神经萎缩、智力发育障碍等。随着脑室的进行性扩张，使脑室周围的皮质脊髓束的传导纤维牵拉受损，出现步态和运动功能障碍。若第三脑室过度膨胀扩张，可使垂体、下丘脑及松果体受压，因而出现内分泌异常，包括幼稚型、脑性肥胖症和青春期早熟等。

（六）正常颅内压脑积水

属于慢性脑积水的一种状态。其特点是脑脊液压力已恢复至正常的范围，但脑室和脑实质之间继续存在着轻度的压力梯度（压力差），这种压力梯度可使脑室继续扩大并导致神经元及神经纤维的损害。临床的主要表现为：①头围在正常值以内或略超过正常值；②精神运动发育迟缓；③智力下降、学习能力差；④轻度痉挛性瘫痪。

（七）静止性脑积水

是脑积水发展到一定程度之后自动静息的一种状态。主要特点是腕脊液的分泌与吸收趋于平衡，脑室和脑实质之间的压力梯度已消失，脑室的容积保持稳定或缩小，未再出现新的神经功能损害，精神运动发育随年龄增长而不断改善。

（八）外伤性脑积水

是一种常见的严重的创伤性脑损伤并发症，影响预后。其可能由一种或多种病理生理因素导致，如脑脊液生产过剩，脑脊液正常流动的梗阻，或脑脊液吸收障碍导致的脑脊液过度积累。最终，因脑脊液的产生与吸收不平衡引起的脑积水。外伤后脑积水可表现为正常压力脑积水或颅内压增高征。需要与脑萎缩性和脑发育异常导致的脑室扩大相鉴别。

（九）动脉瘤后脑积水

是动脉瘤性蛛网膜下腔出血后的常见并发症之一，它是由于蛛网膜下腔出血后脑脊液分泌过多或吸收障碍，而导致脑脊液循环受阻，出现的以脑室和（或）蛛网膜下腔的病理性扩张，脑实质相应减少为特征的一类疾病，可严重影响患者的预后。

（十）松果体区肿瘤性脑积水

来源于松果体及其邻近组织结构的肿瘤性病变常导致第三脑室或导水管开口阻塞而引起侧脑室系统积水。

三、诊断

1. 根据病史、体格检查并结合 CT、MRI 等影像学检查结果。脑积水 MRI 诊断标准为：

（1）梗阻性脑积水：MRI 显示梗阻部分以上脑室异常扩大，脑室扩大程度重于脑池扩大，室壁轮廓光整，张力高，可伴有脑室周围长 T_1、长 T_2 信号影。

（2）交通性脑积水：MRI 常显示脑室系统普遍扩大，脑沟变浅甚至消失，伴或不伴有脑室旁的间质水肿。

（3）特殊的小儿外部性脑积水：MRI 主要表现为以额顶叶或伴有双侧颞叶为主要区域的蛛网膜下腔增宽（最大宽径≥ 5mm），鞍上池扩大，脑室可不扩大。

2. 脑室系统进行性增大。

四、治疗

（一）手术治疗的分类

1. 减少脑脊液分泌的手术：内镜下脉络丛电灼术。

2. 脑脊液分流术

（1）颅外分流术

1）分流到头颈部：目前此类术式基本不用。①脑室 - 帽状腱膜下分流术；②脑室 - 颅内静脉窦分流术；③脑室 - 颈静脉分流术；④脑室 - 乳突造瘘术；⑤脑室 - 胸导管分流术。

2）分流到胸腔：脑室 - 心房分流术。对于特殊病例适用。

3）分流到腹部：脑室 - 腹膜腔分流术。1898 年，Ferguson 首次将腰段蛛网膜下腔的脑脊液分流到腹部，以后又改为脑室 - 腹腔分流，取得较好效果且至今被广泛采用。

（2）颅内分流术：这类手术有，① 1920 年 Dandy 的导水管内置管术；② 1922 年的第三脑室造瘘术；③ 1939 年 TVkildsen 的侧脑室 - 枕大池分流术等。由于这些手术方法仅适用于脑室系统阻塞的病例，手术指征受到一定的限制。

3. 解除阻塞病因的手术：这类手术有切除颅内占位病变、切除局限于第四脑室正中孔处的粘连膜、切开中脑导水管的瓣膜等。

（二）常用手术技术

下面主要介绍脑室 - 心房分流术、脑室 - 腹腔分流术。

1. 脑室－心房分流术

（1）适应证

1）先天性脑积水（交通性和非交通性）：症状加重，中、西医治疗无效，患儿无严重智力障碍和大脑皮质仍有一定厚度者。对于新生儿小于3个月者，有学者主张先行Omaya泵置入头皮下穿刺定期释放脑脊液，至3个月后行分流手术。

2）后天性的阻塞性和交通性脑积水。

3）正常脑压脑积水。

（2）禁忌证

1）颅内感染，不能用抗菌药物控制者。

2）脑脊液蛋白明显增高或有新鲜出血者。

3）脑室空气造影后气体尚未完全吸收者。

4）行脑室非水溶性碘油造影者。

5）有严重循环、呼吸系统的先天或后天性疾患。

（3）术前准备

1）X线检查：患儿仰卧拍前、后位胸部片，测量从颈静脉切迹至胸5、6椎间盘的距离，作为心房管插入深度的参考。

2）术前做头颅透视或拍片，以观察脑室系统中充气造影的气体是否完全吸收，以防气体进入血循环发生空气栓塞，并做心电图检查及有机碘过敏试验。

3）分流管及阀门装置高压灭菌消毒，消毒前检查裂隙瓣膜的功能：用消毒生理盐水灌注管腔并保持在垂直位；如活瓣功能良好，液柱的顶点应在30～60s内达到活瓣上6～10cm间，否则不能应用（现有消毒的成套分流管出售）。

4）器械准备：除颅骨钻孔及颈静脉剥离器外.准备小弯虹膜剪、精细的鼠齿组织镊、注射用的16号针头、小的弹力钳、2ml及10ml注射器。

（4）分流管的种类和选择

通常情况下，有低压0～5cm H_2O，中压5～10cm H_2O和高压10～15cm H_2O的分流阀。随着技术的发展，目前临床上还可以见到流量调节型分流系统，重力驱动型抗虹吸分流系统和可调压分流系统。低压分流系统在颅内压20～40mm H_2O时开始引流，中压分流系统在40～70mm H_2O时开始引流，高压分流系统在80～100 H_2O时开始引流。

低压分流系统主要用于蛛网膜囊肿的引流，婴幼儿脑积水及个别用于正常压力脑积水，中压分流系统临床上较常用，对于正常压力脑积水，首次手术时可以选用中压分流管。高压分流在临床上主要用于不能耐受中压管所出现低颅压反应及脑皮质长时间受压过度变薄的患者。

（5）麻醉及体位

气管内插管静脉麻醉。患儿仰卧，头部向左旋转40°～60°，肩下垫软垫使颈部伸展，胸部下面放X线片匣。用甲紫溶液在头皮及颈部划出切口，消毒巾缝在皮肤上，不要用手巾钳，以免出现附加阴影，干扰X线片上对分流管的观察。

（6）操作步骤

值得注意的是，脑室额角穿刺因避开了脉络丛，出血较少而使得堵管概率较低，因而成为术中操作首选。有时亦可行枕角穿刺，在头颅右侧颞后区做一小皮瓣切口，切口的长度为 4 ～ 5cm，必要时可稍延长。颞后部的颅骨钻孔选择的位置，原则上要求分流管的脑室管从侧脑室引流，通过皮下进入颈部时有一个良好的弯曲度，不致发生扭折。颅骨钻孔的直径为 22 ～ 23mm。硬脑膜做“十”字形切开。脑针穿刺侧脑室时约为 45° 角，向侧脑室刺入，穿入后立即拔出脑针，将分流管的脑室管插入侧脑室，进入的深度应为 5 ～ 8cm，使管端位于侧脑室的室间孔前部。脑脊液应清亮无色，管腔通畅。脑室管在离开硬脑膜外的地方用弹力钳夹住，力求不损失过多的脑脊液，因脑室内有足够的压力时，可以起到良好的分流作用。围绕脑室管周围用丝线紧密缝合硬脑膜。再做颈部切口，切口位于胸锁乳突肌前缘的下颌角处，此处容易显露面总静脉进入颈内静脉的交叉点。优先选择面总静脉，因即使是幼儿，心房管亦能插入面总静脉。如面总静脉不适用，改选颈内静脉。游离此静脉的周围组织后，用 2 根 1 号线放在静脉下。将颈静脉切迹至心房管插入颈内静脉处的距离测量出来，然后加上术前所测量的颈静脉切迹到胸 5 ～ 6 椎间隙的距离，即为心房管应插入的实际深度，将此深度在心房管上做好线结标记，随即用注射器将此管用生理盐水充满。拉紧面总静脉，在安排好的两线间，用虹膜剪刀剪开，将心房管通过面总静脉插入颈内静脉，并向前推进，直到心房管上的线结标记为止。经此管注入 2ml 造影剂后行 X 线检查，根据 X 线片的显示，再适当校正心房管在右心房内的位置。如果位置适当，剪断面总静脉切开处，两断端分别结扎，再用生理盐水注入心房管内，将造影剂排空。

确证心房管端在右心房的方法还有：①当心房管在颈内静脉内逐渐推进时，上端接一滴注管，观察生理盐水的滴注速度，管端愈接近右心房，滴速愈快，当进入右心室时，滴注即停止。②心电图变化：当心房管到达颈静脉窦时，出现脉搏徐缓和血压下降，插入右心房时，此现象消失；若插入过深而达右心室，出现窦性期前收缩。

证实心房管在右心房后，将尼龙接头连接脑室管、阀门与心房管，连接时用丝线扎牢 2 次，以防滑脱；阀门装置的凸缘与骨膜用细线固定。阀门装置固定后，缝合头皮及颈部切口。

（7）注意事项

1）装置阀门的颅孔不宜过大，固定其凸缘时不要刺破球形硅囊。

2）如管道与接头结扎不牢固，管子滑入脑室或心脏内会引起严重后果，应特别重视。

3）紧密缝合硬脑膜，严密止血，以防脑脊液漏和硬脑膜外血肿

（8）术后处理

1）手术后每 3 小时压阀门装置凸面 5 ～ 6 次，持续 4 ～ 6 次，防止阻塞。

2）注意控制感染，适当应用抗菌药物。

3）分流后颅内压力可于短时间内降低，低颅内压撕破脑皮质的血管能形成硬脑膜下血肿，术后应注意生命体征。

（9）术后并发症

1）高热：手术后 1 ～ 2 周可出现高热，一般为管道的异物反应所致，对症处理后可以痊愈。

2）阀门及管道故障：阀门故障为粘连，粘连后阀门失去作用。粘连的原因是分流时脑脊液蛋白过高。此种患儿，术前做脑室引流可能较好。管道故障可发生于脑室管、心房管。前者为脑组织碎屑及血凝块的阻塞，后者则为心房管插入位置不当。如将脑

室管采用套管法插入（即先插入脑室套管，再插入脑室管），并插入较大的脑室前角，不接近脉络丛，则可以避免脑室管阻塞。

3）感染：除皮肤及分流装置因消毒不严外，患儿本身原因有隐性脑膜炎，手术后可激发感染。此类患者应在脑脊液培养阴性后，经过2个月的观察，才能进行手术。晚期的感染是心房管长期留置心脏，损伤了心脏内膜而引起心内膜炎。心内膜炎可发展成不是药物所能控制的严重败血症，只有拔出心房管，待病情好转后，改做脑室－腹腔分流术。

4）心房管长度不够：由于小儿逐渐长大，心房管不够长。据Pudenz统计64例患儿，从乳突到剑突间的距离，新生儿为14～16cm，5岁儿童为20～22cm，患儿到5岁时平均增长6cm，所以管端也可能退出心房以至失效。因而在4～5岁以内为交通性脑积水做第二手术者较多。

2. 脑室－腹腔分流术

手术方法是将带有活瓣分流装置的脑室管插入侧脑室枕角或额角，腹腔管的插入借助于隧道套管探针，经头皮切口皮下由头、颈、胸，最后到达腹部的皮下隧道，将导管末端置于腹腔的直肠膀胱陷凹内。一次成功率约35%～55%，感染率22%，死亡率8%～13%，导管阻塞率58%。

（1）分流感染的预防：手术的无菌操作是预防分流感染的关键。手术时必须待一切准备工作就绪，手术者洗手后再开器械包，分流装置应在置入前打开，避免长时间暴露于空气。使用无菌切口膜固定手术巾，覆盖手术路径全程，避免分流管接触皮肤。先做腹部切口，但不打开腹膜，形成皮下隧道后，再做头部切口，并钻孔，并行脑室穿刺。连接分流阀确定通畅后一人关闭头部切口，另一人打开腹膜直视下将分流管放入腹腔，常规关腹。在形成皮下隧道过程中，必须有一定的深度，如过浅，易破溃致分流管外露。手术过程中手术者要尽可能避免用手接触分流管。另外，围手术期抗生素的使用，提高患者的抗感染能力，保持分流管通畅，对控制分流感染也有重要意义。我们主张在手术前半小时开始静脉滴注抗生素，一般使用头孢曲松钠（罗氏芬）2g。分流管阻塞也是导致感染的常见原因，与脑脊液的性状以及穿刺部位关系密切，如果脑脊液蛋内含量过高，我们建议先行脑室外引流，待脑脊液蛋白含量降到500mg/L以下时再行分流手术。但放置脑室外引流时间不宜过长，一般不超过5～7天。由于侧脑室枕角和三角区脉络丛较多，易导致堵管，我们一般行侧脑室额角穿刺。分流手术后不要轻易穿刺分流阀，如需检查脑脊液性状可行腰穿。

（2）引起术后脑室端阻塞的原因：脑组织碎片或血凝块阻塞，脑脊液蛋白质成分过高，侧脑室内脉络丛包绕，分流成功后脑室系统逐渐缩小，分流管缓慢进入脑组织内，逆行感染引起脓性分泌物阻塞等。腹腔端阻塞的原因多为局部大网膜包裹所致，为减少分流管阻塞应提高穿刺成功率，并保证每一步操作后均可见腹腔端有清亮脑脊液流出，术前需明确脑脊液性状，严格控制手术指征，充分估计脑室端分流管放入的方向和深度。

（3）分流术后颅内出血：一般都发生在术后短时间内，出血部位可位于脑室内，脑内和硬膜下。尽管其发生率不高，但病死率可达50%以上。脑室内，脑内血肿的发生与穿刺和插管损伤有关，慢性硬膜下血肿的形成是在分流术后，脑脊液分流后颅内压大幅度波动，在过度分流的基础上，脑皮质和硬膜间桥静脉受到牵扯，在头部遇震荡后，桥静脉被撕裂，产生慢性硬膜下血肿。腹部并发症包括一般消化道症状如腹痛、腹胀、恶性、呕吐、畏食等。造成这些症状的原因，除手术操作外，主要为脑脊液对腹膜的刺激所致，一般一周左右自行消失。此外，腹膜腔还可形成假性囊肿、导管打结、导管松脱等并发症。

3. 第三脑室造瘘术

手术直视下行终板造瘘术或在神经内镜下行第三脑室底造瘘术也是脑积水的治疗处理选择之一。Monroe 孔的后界为侧脑室脉络膜丛，前界是穹隆柱，后内侧有脉络膜静脉、丘纹静脉和透明隔静脉的联合。第三脑室内乳头体前方最窄细的部分是第三脑室底，进一步向前是漏斗隐窝，其表面是粉红色，其边界是视交叉。造瘘口一般选择在漏斗隐窝与乳头体之间，呈半透明的、带蓝色的无血管薄膜是理想的穿刺部位；如果斜坡与乳头体间的间隙较为狭窄，造瘘口应在乳头体的正前方第三脑室造瘘术成功有两个前提：患者的脑脊液吸收能力正常；蛛网膜下腔脑脊液循环通畅，所以选择不同病闪的脑积水患者对手术结果产生直接的影响。成功的第三脑室造瘘术是指患者症状改善，颅内压降低，脑室有不同程度的缩小，无需再行分流术。

……………………………………………………………………（何玉涛）

第五章 癫 痫

第一节 概 述

一、定义与流行病学

癫痫（epilepsy）是一组由不同病因所引起，脑部神经元高度同步化放电所引起的反复发作的短暂中枢神经系统功能失常的综合征。据世界卫生组织（WHO）估计，全世界有 5 千万人患有癫痫，我国的人群患病率约为 4.6‰，年发病率在 30/10 万左右。青少年和老年是发病的两个高峰。

二、病因 / 危险因素和发病机制

癫痫都是有病因的，但由于对癫痫的认识局限性，有些病因已知，有些仍不清楚，对于前者称为继发性癫痫，后者称为特发性癫痫。

（一）病因

1. 特发性癫痫的病因：这类患者脑部并无可解释症状的结构变化或代谢异常，主要和遗传因素有关。

2. 继发性癫痫：多为脑部损伤或代谢障碍所致；常见病因有：

（1）先天性疾病：遗传性代谢障碍、脑畸形、先天性脑积水、染色体异常等；

（2）外伤：颅脑损伤、产前期和围生期疾病、产伤、脑挫伤、颅内出血；

（3）感染：中枢神经系统细菌、病毒、真菌感染所引起的脑膜炎、脑炎以及脑寄生虫感染等；

（4）中毒：一氧化碳中毒、乙醇中毒、尿毒症、妊娠高血压等；

（5）颅内肿瘤；

（6）脑血管疾病；

（7）系统性或代谢性疾病：尿毒症、低血糖、糖尿病、甲状腺功能亢进症等；

（8）变性疾病：阿尔茨海默病、皮克病、多发性硬化、运动神经元病等。

（二）发病机制

癫痫发作机制尚不完全清楚。

脑电图上痫性放电与临床发作的机制：异常的神经元放电进入到局部的神经网络并在其中传播时，会受到网络内兴奋或抑制神经元的增益或抑制，使这种异常电流增大或降低。当这种电流增大到一定程度就可以通过脑电图记录到，也就表现为脑电图上的痫性放电。当这种电流增大到足以冲破脑部的抑制功能，引起临床上的癫痫发作。

不同类型癫痫发作的可能机制：异常电流的传播被局限在某一脑区，临床上就表现为局灶性发作；痫性放电波及双侧脑部则出现全面性癫痫；异常放电在边缘系统扩散，可以引起复杂部分性发作；放电传到丘脑神经元被抑制，则出现失神发作。

三、临床表现

本组疾病发病形式多样，国际抗癫痫联盟（1981）将癫痫发作的表现形式分为三类型：部分性发作、全面性发作、不能分类的痫样发作。其中部分性发作和全面性发作是主要的和最常见的类型。部分性发作起于一侧脑部，可扩展至两侧；全面性发作则同时起于两侧脑结构。1989 年 ILAE 分类和名词委员会推荐了“癫痫和癫痫发作综合征的分类”，2001 年 ILAE 及美国 Engel 医生提出了“癫痫发作和癫痫诊断方案的建议”。新的方案虽然总结了近年来的研究进展，但是否适用于临床尚需要在临床工作中验证，读者可以根据需要作为参考。

四、诊断

1. 首先确定有无癫痫，主要通过病史了解：①发作是否具有癫痫发作的共性；②发作表现是否符合某种发作类型的特征；③当患者的发作具有癫痫的共性和符合某种发作类型的特征时，进行脑电图检查以辅助诊断，并排除其他非癫痫性发作性疾病。

2. 确定癫痫发作的类型或癫痫综合征。

3. 确定癫痫的病因。

五、治疗

（一）病因治疗

有明确病因者应首先针对病因治疗，如脑部肿瘤，需要手术切除；寄生虫感染，则需抗寄生虫治疗。

（二）药物治疗

无明确病因或有明确病因但不能根除病因者，需要考虑抗癫痫药物治疗。

1. 用药原则

（1）临床上癫痫诊断一经确立，应根据其发作类型及时选用抗癫痫药物（AEDs）控制发作（表 5-1）。首次发作的患者如存在明确的诱发癫痫发作的脑部病灶，可积极给予抗癫痫治疗，其余患者可观察是否有再次发作以决定是否用药。

（2）传统抗癫痫药物之间的药效比较：关于苯妥英钠与丙戊酸钠之间的比较，尚缺乏随机对照试验来证明苯妥英钠对部分性发作效果更好，丙戊酸钠对全身性发作更好。关于苯妥英钠和卡马西平之间单药治疗的优劣上缺乏证据。一些资料表明卡马西平可作为部分性癫痫的首选药物。对于全身性发作尚缺乏资料证明丙戊酸钠优于卡马西平。有证据表明对于全身性癫痫卡马西平的耐受性要好于苯巴比妥，但是对于部分性癫痫治疗效果不如苯巴比妥。

（3）新型 AEDs 的疗效：有证据表明 8 种新型抗癫痫药可以明显减少发作的频率。这几种药物包括非尔氨酯、加巴喷丁、拉莫三嗪、托吡酯、噻加宾、左乙拉西坦、奥卡西平和唑尼沙胺，且绝大多数新药显示有添加治疗效果。有证据表明拉莫三嗪对部分性癫痫的治疗比其他的药物（卡马西平、加巴喷丁、托吡酯和奥卡西平）效果更好（Ⅱ级证据）。有资料显示丙戊酸钠对全身性和未分类型癫痫的治疗比托吡酯耐受性更好，比拉莫三嗪更有效（Ⅱ级证据）。对于老年患者，拉莫三嗪和加巴喷丁比卡马西平的耐受性更好。

（4）单药治疗：如果一种一线药物已达最大可耐受剂量却仍然不能控制发作，可换用一种一线或二线药物，至发作控制或达最大可耐受剂量后可逐渐减掉原有的药物；如果两次单药治疗无效，选第三种单药治疗获益的可能性很小，预示为难治性癫痫可能性较大，可以考虑合理的多药治疗。

（5）多药治疗

①选择作用机制不同的药物；②避免有相同不良反应、复杂相互作用和与肝药酶诱导剂的药物合用；③如果联合治疗仍不能获得更好的疗效，建议转换为患者最能耐受的治疗，继续联合治疗或转换为单药治疗，即选择治疗和不良反应之间的最佳平衡点，不能一味追求发作的完全控制，而导致患者不能耐受。

（6）停药：应遵循缓慢和逐渐减量的原则。对于儿童患者停药时间目前意见尚不统一，有证据表明至少要两年内没有癫痫发作才能停药，也有证据表明一年之内没有发作停药也可行。对于成人尚没有证据指导何时停药，目前临床较为公认的是一般应在完全控制发作 2 ～ 5 年后根据患者的情况逐渐减量，减量 1 年左右时间内无发作者方可停药。关于病情好转时相应药物减量及如何减量目前研究较少。

2. 抗癫痫药物的选择见表 5-1。

推荐意见：

Scottish Intercollegiate Guidelines Network（STGN）指南推荐使用卡马西平、丙戊酸钠作为部分性和部分性发作继发全身性癫痫发作的一线药物；推荐丙戊酸钠、拉莫三嗪作为原发性全身性癫痫及不能分类癫痫的一线药物（A 级推荐）。

表 5-1 痫性发作与抗癫痫药物的选择

发作类型	首选药物
部分性发作和部分性发作继发全身性发作	卡马西平
全身强直 - 阵挛性发作	丙戊酸钠
强直性发作	卡马西平
阵挛性发作	丙戊酸钠
典型失神、肌阵挛发作	丙戊酸钠
非典型失神发作	已琥胺或丙戊酸钠

3. 抗癫痫药物使用剂量及不良反应（表 5-2）。

表 5-2 抗癫痫药物使用剂量及不良反应

药 物	成人剂量（mg/d）		儿童剂量 [mg/（kg·d）]	不良反应（剂量相关）
	起始	维持		
苯妥英钠（PHT）	200	300 ～ 500	4 ～ 12	胃肠道症状，毛发增多，齿龈增生，面容粗糙，小脑征，复视，精神症状
卡马西平（CBZ）	200	60 ～ 2000	10 ～ 40	胃肠道症状，小脑征，复视，嗜睡，体重增加
苯巴比妥（PB）		60 ～ 300	2 ～ 6	嗜睡，小脑征，复视，认知与行为异常
扑米酮（PMD）	60	750 ～ 1500	10 ～ 25	同苯巴比妥
丙戊酸盐（VPA）	500	1000 ～ 3000	10 ～ 70	肥胖，震颤，毛发减少，踝肿胀，嗜睡，肝功能异常
乙琥胺（ESM）	500	750 ～ 1500	10 ～ 75	胃肠道症状，嗜睡，小脑症状，精神症状

续表

药　物	成人剂量（mg/d）		儿童剂量 [mg/（kg·d）]	不良反应（剂量相关）
	起始	维持		
加巴喷丁（GBP）	300	1200～3600		胃肠道症状，头晕，体重增加，步态不稳，动作增多
拉莫三嗪（LTG）	25	100～500		头晕，嗜睡，恶心，神经症状（与卡马西平合用时出现）
非氨酯（FBM）	400	1800～3600	15	头痛，头晕，失眠，体重减轻，胃肠道症状
氨己烯酸（VGB）		500～3000		头痛，震颤，体重增加，视野缩小，精神异常（少见）
托吡酯（TPM）	25	200～400		震颤，头痛，头晕，小脑症状，肾结石，胃肠道症状，体重减轻，认知或精神症状

4. 其他类型的治疗药物

（1）地西泮：有证据表明，地西泮直肠凝胶对需要长期服用地西泮以控制发作次数增多的难治性癫痫患者有效。

（2）咪达唑仑：一项小样本随机对照试验纳入了42名年轻患者（癫痫发作＞5分钟），患者随机接受咪达唑仑口腔含化剂和地西泮直肠凝胶治疗，当发持续时间＞10分钟后可以给予添加药物，40次癫痫发作接受咪达唑仑口腔含化剂治疗，30（75%）次发作被终止，39次发作接受地西泮直肠凝胶治疗，23（59%）次发作被终止（P=0.16）；由于给药方便，咪达唑仑口腔含化剂更受医护人员的欢迎。

推荐意见：对于长期癫痫患者的急性发作治疗.，咪达唑仑口腔含化剂和地西泮直肠凝胶的疗效相当。但是由于试验药物需要护理人员发放及相应的医疗设施，故其结果可能不适用于社区（Ⅱ级证据）。

（3）促肾上腺皮质激素：一篇Cochrane系统评价仅纳入了一个随机试验，共5名（1名退出、1名被排除）难治性儿童癫痫患者使用促肾上腺皮质激素。结果显示：高剂量组的2名患者和低剂量组的1名患者的癫痫发作频率降低25.%～50%，1名患者癫痫发作频率没有明显变化。

推荐意见：目前促肾上腺皮质激素（ACTH）对儿童癫痫的治疗证据尚不足（III级证据。

（4）褪黑素：一项随机对照试验纳入了31名3～12岁儿童癫痫患者，对其使用丙戊酸钠进行单药治疗。结果表明：添加褪黑素可以改善睡眠评分和减少异态睡眠。

推荐意见：添加褪黑素治疗癫痫，可以改善睡眠评分和减少异态睡眠（11级证据）。

（5）钙通道拮抗剂：一篇系统评价纳入了11项关于钙通道拮抗剂治疗难治性癫痫的随机对照试验，其中8项试验使用氟桂利嗪。结果显示：氟桂利嗪在减少发作频率上可能有一些作用，但试验中患者的退出率过高。有两项试验使用尼莫地平，未显示明显效果。一项评价硝苯地平的试验未得出阳性结果。

推荐意见：钙通道拮抗剂作为癫痫辅助治疗的有效性证据尚不足。

（三）饮食治疗

1. 维生素治疗：风险与疗效的临床证据：一篇Cochirane系统评价纳入15篇随机和半随机对照试验，但试验的方法学质量均不高。其中9个试验（331例患者）显示补充叶酸无显着疗效；一个关于硫胺素的试验（72 例患者）显示硫胺素能改善神经心理测验结果；一个补充维生素 D 的试验（226 例患者）仅表明维生素 D 能够增加骨矿物质含量；一个补充维生素 E 的试验显示补充维生素 E 可以减少癫痫发作的频率，但其样本量小，仅 24 例患者。

推荐意见：尚无足够证据支持对癫痫患者常规补充维生素以减少发作频率。（Ⅱ级证据）

2. 生酮饮食：其饮食构成为脂肪和碳水化合物的比例为 4∶1（儿童）、3∶1（成年人），蛋白质含量为 1g/kg，并适当地补充 VitaminB、VitaminD、钙和铁，避免应用含碳水化合物的其他食物和药物，该疗法的具体治疗机制尚不清楚。

风险与疗效的临床证据：

目前尚无随机对照试验的证据，一篇 Cochrane 系统评价仅纳入了大样本观察性研究，结果表明：生酮饮食对控制肌阵挛性癫痫发作效果较好，强直阵挛发作效果较差，对其他类型的癫痫几乎无效。对于未成年人而言，生酮饮食似乎是安全的，并不影响其正常生长发育，对于难治性癫痫可尝试。不良反应包括高脂血症、高尿酸血症、低血糖和疲劳等。

推荐意见：生酮饮食对癫痫可能有一定疗效，对于难治性癫痫可尝试。（Ⅱ级证据，B 级推荐）

（四）心理治疗

通过心理干预使患者改变对自身的认知，从而帮助其控制癫痫的发作，，包括放松疗法、认知疗法、EEG 生物反馈疗法、教育治疗。

风险与疗效的临床证据：

一篇系统评价纳入了关于心理和行为纠正疗法的随机和半随机试验。其中 3 个小样本的放松疗法试验纳入了 50 名患者，但试验质量均较差，结果未显示放松疗法对控制癫痫发作频率有显着效果；两项关于认知疗法的试验在缓解抑郁情绪上的结果矛盾；一项关于群体认知疗法试验的结果显示其在控制癫痫发作频率上无显着效果；一个小样本的直流电皮肤电反应生物反馈疗法试验的结果显示其可以显着地减少癫痫发作的频率；两项联合使用放松和行为疗法的试验并未提供关于降发作频率的信息，但其中一个试验表明其可以有效控制焦虑；一个 EEG 生物反馈疗法试验没有提供关于控制癫痫发作频率方面的信息，但结果表明癫痫发作控制好的患者可以改善其认知和运动障碍；有 4 项关于教育干预疗法的试验同样没有提供关于控制发作频率方面的信息，但是结果均显示：在提高对癫痫的认识和了解、应对癫痫发作及提高服药依从性和社会适应能力上均有一定效果。

推荐意见：目前心理治疗对控制癫痫发作的有效性证据尚不充分（Ⅱ级证据）。

（五）手术治疗

1. 迷走神经刺激术：该方法作为治疗难治性癫痫的方法，已被美国 FDA 批准作为初发性部分癫痫药物 - 手术的过渡治疗方法。一篇 Cochrane 系统评价纳入两个随机对照试验共 312 名病人，试验将高水平和低水平迷走神经刺激术进行比较。结果显示：高水平迷走神经刺激术疗效较好（OR1.93，95%CI1.1 ～ 3.4）。迷走神经刺激术的不良反应包括声音嘶哑、咳嗽、疼痛、感觉异常、呼吸困难和感觉异常等。

推荐意见：对部分性发作癫痫患者迷走神经刺激术有效并且耐受性良好，对难治性癫痫患者可作为一种治疗方法。

2. 传统手术治疗：患者经过长时间正规单药治疗，或先后两种 AEDs 达到最大耐受剂量，以及经过一次正规联合治疗仍不见效，可考虑手术治疗。常用术式有：前颞叶切除术、软脑膜下横断术、癫痫病灶切除术、大脑半球切除术、胼胝体部分切除术等。

一项前瞻性研究纳入了 89 名难治性癫痫患者（三种抗癫痫药物联合治疗后每月仍有发作至少持续一年），患者接受前颞叶切除术，随访 5 年。结果显示：70% 的患者完全缓解，9% 的患者癫痫发作小于每年 3 天或仅夜间发作，6% 的患者发作频率降低 80% 以上。术后 6 个月内 55% 的患者癫痫复发，2 年复发率 93%。未发现认知功能和语言障碍。

一项前瞻性研究观察了 339 名进行手术切除（术式不详）治疗的癫痫患者（＞ 12 岁），出院后 223 名（66%）患者完全缓解，55 名（25%）患者 2 年内复发。

手术的不良反应有：神经功能缺陷如脑神经麻痹及不易被发现的视野缺损等，但是绝大多数症状为暂时的。术后偏瘫、颅内感染及颅内血肿等严重并发症可出现但较少见。

推荐意见：颞叶切除术可使大多数患者的癫痫发作 5 年内得到持续缓解（Ⅱ级证据）。2003 年 Scottish Intercollegiate Guidelines Netwbrk（SIGN）指南推荐对药物治疗不佳的患者进行手术治疗（B 级推荐）。

（六）其他治疗

1. 针灸：疗效与风险的临床证据：一篇 Cochrane Library 系统评价纳入三个小样本随机对照试验，其中 2 项试验随访时间较短、质量不高，结果显示：针灸配合中草药治疗可以使癫痫发作频率降低≥ 75% 的人数增加；另一项在挪威进行的试验则显示针灸对癫痫发作频率、缓解时间及生活质量的改善无明显效果。

推荐意见：目前无证据支持将针灸作为癫痫的常规治疗方法（Ⅱ级证据，B 级推荐）。

2. 瑜伽：疗效与风险的临床证据：一篇 Cochrame 系统评价纳入一个随机对照试验，32 名患者接受瑜伽或假瑜伽治疗。结果显示：瑜伽可以降低癫痫的发作频率和发作持续时间。

推荐意见：瑜伽作为癫痫的辅助治疗可能有效，但有待进一步的研究证实（Ⅱ级证据，B 级推荐）。

3. 自我管理教育：疗效与风险的临床证据：有 2 篇相关的 Cochrane 系统评价。一篇纳入了 2 项低质量的随机对照试验共 483 名成年癫痫患者，结果显示：尚不能确定自我管理教育是否能降低癫痫的发作频率。另一篇纳入了 1 个低质量的试验（167 名儿童癫痫患者）的结果显示，自我管理教育可以降低癫痫发作的频率。

推荐意见：目前的研究证据相互矛盾，不推荐将自我管理教育作为降低癫痫发作频率的常规治疗（Ⅱ级证据，B 级推荐）。

……………………………………………………………………（钟 宝）

第二节 癫痫持续状态

一、定义与流行病学

癫痫持续状态（status epilepticus，SE）是指一次癫痫发作持续 30 分钟以上，或连续多次发作、发作间期意识不清或神经功能未能恢复至通常水平。人群的年发病率为15～50/10万，死亡率6.6%。0～4岁儿童和大于65岁的老年人的发病率最高。

二、病因/危险因素和发病机制

通常导致癫痫持续状态的因素为：癫痫患者突然停药或药物依从性不好、感染、精神因素、过度疲劳、肿瘤、孕产和饮酒等。

三、临床表现

根据其临床表现可以分为以下四型：

（一）惊厥性全身性癫痫持续状态

此型最为常见，主要是全身性强直－阵挛发作，表现为全身性抽搐接连发生，意识始终不清，不及时控制可导致多脏器损害，危及生命。其次为强直性、阵挛性、肌阵挛性发作等。

（二）非惊厥性全身性癫痫持续状态

主要是失神发作持续状态，发作可持数小时，表现为意识障碍、失语、精神错乱等。预后较好，一般不会导致死亡，但如果治疗不及时可能留有智能障碍等其他后遗症。

（三）单纯部分性发作持续状态

又称Kojewnikow癫痫，可以扩展为全身性发作，发作终止后可遗留发作部位Todd麻痹。

（四）复杂部分性发作持续状态

恢复时间较失神发作要慢；部分患者可以出现发作后记忆减退，记忆缺损可能成为永久性损害。

四、诊断

1. 患者有癫痫发作史，发作符合癫痫持续状态的定义。
2. EEG在诊断、鉴别诊断、分类、监护、疗效判断等方面有重要价值。

五、治疗

（一）全面惊厥性癫痫持续状态的治疗

1. 一般措施

（1）保持呼吸道通畅。

（2）吸氧。

（3）监护生命体征：呼吸、心率、血压、血氧饱和度等。

（4）建立静脉输液通道。

（5）对症治疗，维持生命体征和内环境的稳定。

（6）根据实际情况进行实验室检查，如全血细胞计数、尿常规、肝功能、血糖、AEDs血药浓度监测等。

2. 迅速控制发作的治疗

（1）氯羟安定（劳拉西泮）静脉注射：成人推荐剂量为4mg，缓慢注射，注射速度＜2mg/min；如果癫痫持续或复发，可于10～15分钟后按相同的剂量重复给药；

如再经10～15分钟后仍无效，需要采取其他措施。12小时的用量应＜8mg。12岁以下小儿的安全性与剂量尚未确定。18岁以下患者不推荐静脉给药。

疗效与风险的临床证据：

一篇Cochrane系统评价纳入了11个随机或半随机临床试验共2017名癫痫持续状态患者。结果显示：与地西泮和苯妥英钠相比，劳拉西泮可更有效地降低癫痫持续状态发作的风险；劳拉西泮在其他药物或全身麻醉的配合下比地西泮更有效；对于有先兆的癫痫发作，地西泮凝胶30mg比20mg更有效地降低癫痫持续状态的发作持续时间。

一项随机对照试验纳入了205名成年复发性全身惊厥性癫痫患者（发作时间＞5分钟），随机分为劳拉西泮2mg组、地西泮5mg组及安慰剂组，3种药物均静脉注射。结果显示：三组分别有59%、43%和21%的患者终止癫痫发作（P=0.001）；在10，20和30分钟时，劳拉西泮组癫痫持续状态患者比例均低于地西泮组；三组呼吸和循环系统并发症的发生率分别为10.6%、10..3%和22.5%（P=0.08）。

另一项随机对照纳入了570名全身惊厥性癫痫持续状态患者，随机分为地西泮（0.15mg/kg）联用苯妥英钠（18mg/kg）组、劳拉西泮组（0.1mg/kg）、苯巴比妥（15mg/kg）组和苯妥英钠（18mg/kg）组。治疗成功定义为：用药20分钟后所有运动和EEG癫痫活动均得以控制，并且在后续40分钟内没有复发。结果显示：在384名全身强直阵挛性癫痫患者中，各组的治疗成功率分别为55，.8%、64.9%，58.2%和43.6%，在意识障碍较重的隐匿性持续状态（subtle generalized convulsive status）134名患者中各组治疗成功率为8.3%、17.9%、24.，2%和7.7%，差异无统计学意义.，各组总体（518名患者）治疗成功率为43.1%、52，2%、49.2%和36.8%。

一项随机对照试验比较了鼻内给药劳拉西泮和肌肉注射副醛的疗效，共纳入年龄＞2月的癫痫儿童160名（发作时间＞5分钟），患者随机接受鼻内劳拉西泮100μg/kg或肌肉注射副醛0.2ml/kg治疗。结果显示：两组患者在用药后10分钟内分别有75%和61%患者癫痫发作停止；两组均无心脏、呼吸不良事件的报告。

推荐意见：

劳拉西泮比地西泮和苯妥英钠终止癫痫持续状态的效果更好（Ⅱ级证据），且比苯巴比妥和地西泮/苯妥英钠应用更方便（Ⅰ级证据，A级推荐）。

对于儿童患者劳拉西泮鼻内给药比肌肉注射副醛效果更好，且侵入性更小（Ⅱ级证据，B级推荐）。

（2）安定（地西泮）：过去对于成人和儿童癫痫持续状态，静脉推注安定均为首选药物。成人剂量通常为10～20mg，单次最大剂量不超过20mg，注射速度＜2～5mg/min；儿童为0.2～0.5mg/kg，注射速度1～2mg/min。15分钟后如无效或复发可重复给药，或者100～200mg地西泮溶于5%葡萄糖生理盐水中于12小时内缓慢静脉滴注。地西泮主要不良反应为呼吸抑制，如出现症状需停止注射，必要时加用呼吸兴奋剂。该药缺乏安慰剂对照随机试验，以上用法为长期临床共识（鉴于国内尚无注射用劳拉西泮，目前首选药物仍为安定）。

（3）苯妥英钠：成人静脉注射每次150～250mg，注射速度＜50mg/min，必要时30分钟后可以再次静注100～150mg，一日总量不超过500mg。小儿常用剂量：静注5mg/kg，1次或分2次注射。静脉注射过快易导致房室传导阻滞、低血压、心动过缓、甚至心脏骤停、呼吸抑制。该药缺乏随机对照试验，以上用法为长期临床共识。

（4）咪达唑仑：本品为苯二氮卓类的一种，通过与苯二氮卓受体（BZ 受体）结合发挥作用。

疗效与风险的临床证据：

有一项试验纳入了 177 名＞ 6 月的儿童患者，患者随机接受咪达唑仑口腔含化剂或地西泮直肠凝胶治疗，试验中未进行分配隐藏，药物剂量约为 0.5mg/kg，2.5mg（6 ～ 12 月），5mg（1 ～ 4 岁），7.5mg（5 ～ 9 岁）及 10mg（10 岁），结果显示：咪达唑仑组和地西泮组分别有 56% 和 27% 的患者治疗成功。治疗成功的定义为：用药 10 分钟内终止癫痫发作并且在 1 小时内未出现需要干预的呼吸困难。

一项小样本随机对照试验纳入了 42 名年轻患者（癫痫发作＞ 5 分钟），患者随机接受咪达唑仑口腔含化剂和地西泮直肠凝胶治疗，当发作持续时间＞ 10 分钟后可以给予添加药物，40 次癫痫发作接受咪达唑仑口腔含化剂治疗，30（75%）次发作被终止，39 次发作接受地西泮直肠凝胶治疗，23（59%）次发作被终止（P=0.16）；由于给药方便，咪达唑仑口腔含化剂更受医护人员的欢迎。

推荐意见：

咪达唑仑口腔含化剂终止癫痫发作的疗效至少和地西泮直肠凝胶效果相当，且使用更为方便。（Ⅱ级证据，B 级推荐）

（5）磷苯妥英：为苯妥英钠的前体药，药理特性与苯妥英钠相同，应用剂量相等，局部刺激小。

疗效与风险的临床证据：

一篇系统评价纳入 4 篇随机对照试验。结果显示：磷苯妥英至少和苯妥英钠一样有效，并且静脉注射速度可以比苯妥英钠更快，血管的不良反应发生率也更低。

推荐意见：

磷苯妥英治疗癫痫持续状态疗效优于苯妥英钠，有条件时推荐使用（I 级证据，A 级推荐）。

（6）丙戊酸钠：丙戊酸钠注射液 15 ～ 30mg/kg 静脉推注后，以 1mg/（kg · h）的速度静脉维持。

疗效与风险的临床证据：

一个小样本随机对照试验纳入了 68 名惊厥性癫痫患者（1 ～ 85 岁），患者随机接受丙戊酸钠 30mg/kg 或苯妥英钠 18mg/kg 静脉点滴治疗。结果显示：两组癫痫的控制率分别为 66% 和 42%（P=0.046）；两组分别有 15/19（79%）和 3/12（25%）的难治性癫痫患者 24 小时内癫痫完全得到控制，治疗 24 小时内没有死亡发生；但有 19 名患者在住院期间发生死亡。

推荐意见：

丙戊酸钠终止癫痫发作的疗效可能优于苹妥英钠（Ⅱ级证据，B 级推荐）。

（7）水合氯醛：10% 水合氯醛 20 ～ 30ml 加等量植物油保留灌肠。目前尚无证据，基于实践经验和临床共识。

（8）如以上方法无效则考虑实施麻醉。

3. 痫性发作终止后的维持治疗：基于实践经验和临床共识，癫痫发作控制后，应立即用苯巴比妥 0.1 ～ 0.2g 肌注，每 8 小时一次，维持治疗。同时应根据发作类型选用口服 AEDs，必要时鼻饲给药，达到血药浓度后逐渐停止肌肉注射苯巴比妥。

（二）非惊厥性癫痫持续状态的治疗

静脉注射劳拉西泮或安定，用法同惊厥性癫痫持续状态。

……………………………………………………………………………………（钟　宝）

第三节　局限性癫痫的外科治疗

一、适应证与禁忌证

满足以下要求者，可采用手术治疗：

1. 服抗癫痫药物治疗无显着疗效者。

2. 临床症状、MRI 检查和脑电图检查有其中两项结果一致，表明病变属于局限性癫痫者。

3. 病变位于大脑皮质者。如无局限性癫痫的客观证据，有多发性癫痫灶，部位分散，除适于做大脑半球切除者外，一般不考虑手术。

二、术前准备和麻醉方法

术前准备与一般开颅术相同。为了在手术时能精确地观察到患儿的反应和回答问题，以获得必要的电生理结果，局部麻醉较为理想。10 岁以上的患儿如智力情况良好，大多能在局部麻醉下充分合作。电生理检查结束后，可改用全身麻醉、气管内插管以保持呼吸道通畅和防止呕吐物吸入。10 岁以下儿童需电生理检查者，手术开颅部分最好仍用全身麻醉。手术有两种方法：一种是第一期用全麻，做骨瓣成形开颅术（不做脑膜瓣），几天或 1 周后局麻下行颅内第二期手术，可缩短手术时间，小儿易于耐受。第二种是手术一次完成，开始时用硫喷妥钠静脉注射、氧化亚氮（笑气）吸入和普鲁卡因局部浸润，在电生理检查前 15 分钟停给硫喷妥钠，单用氧化亚氮，直至电生理检查前片刻为止。此法不用气管内插管，故应特别注意呼吸道通畅情况与呕吐物吸入，并应具备必要时进行紧急气管插管的一切条件。麻醉药物对电生理检查有一定的影响，如硫喷妥钠能轻度抑制皮质的刺激性和自发电活动，氧化亚氮则抑制癫痫灶的放电活动，对不合作的患儿又只能做全身麻醉，如何减少上述麻醉药物又保持患儿手术进行仍是癫痫手术的重要环节。

三、手术治疗

（一）开颅

以术前诊断的癫痫灶为中心做骨瓣成形术。由于术中发现的癫痫灶位置和个数与术前不尽相同，因此骨窗应较大，至少应显露术前所发现的癫痫灶及其四周各 3cm，以便能做较全面的电生理检查，达到在手术野内施行病灶切除术的目的。

（二）术中

硬脑膜切开后，注意视野中脑皮质表浅的癫痫灶，有无脑萎缩、脑瘢痕粘连，脑回小畸形、血管畸形、占位病变等。有时硬脑膜下常有薄层液体并在侧裂池积有大量的脑脊液，表明有脑萎缩存在，应进一步仔细检查皮质，可将蛛网膜切破一小口，排出脑脊液，如发现脑回特别细小，且深陷在邻近脑回之中，此即 Penfield 所指的脑回小畸形。如为脑皮质瘢痕，则见表面蛛网膜增厚混浊、皮质小血管减少或增多、表面颜色改变，触之较硬或呈条索感，病变部位脑回消失。

（三）脑皮质电图和电刺激测验

肉眼检查后，先做一次脑皮质电图检查，初步探查有无自发性癫痫灶，并记录术野皮质的电活动，以备进一步检查对比。将电极支架固定于骨窗的颅骨边缘，再将电极支架均匀分布于手术野中，用脑电图机进行记录与观察，依次做整个手术野记录，每一电极位置均以顺序编号标明，记录于已消毒备用的记录纸上，以便与脑电图记录对照比较。将每一电极位置与该点的脑电图记录联系起来，以发现可能的自发性癫痫灶活动，对欲探寻的病灶做出更明确的标志（图 5-1）。

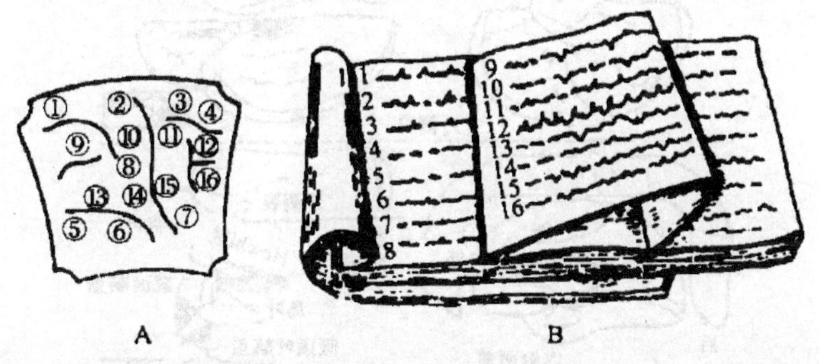

图 5-1　将脑回形状描记于消毒的纸上，并标出电极号码（A），脑电图检查亦以类似的号码标出（B）

下一步可进行皮质电刺激检查，其目的是：①寻找中央区和其他特殊功能的皮质定位。②进一步寻找和确定癫痫灶位置。电刺激所用电流有下述几种：①最理想的是单相的方形或三角形波，波频为 1.5 ～ 150Hz，方形波的波宽为 0.2 ～ 5ms，电压为 0 ～ 20V。②正弦波，波频 50 ～ 60Hz，电压 0 ～ 3V。③不超过 8mA 的直流电。电极用单极或双极均可。用单极时，无关电极放在患儿颈后。刺激时通常先从较低的电压开始，逐渐增加，以免强度过大，引起癫痫大发作。皮质各区对电刺激的兴奋阈不同，后中央回的兴奋阈最低，故先自该处开始，先用 0.5V，波长 2ms，60Hz 的方形或三角形波，或 1V 的正弦波刺激，如无反应，逐渐增大电压（每次 0.5V）。一般当电压大于 1V 时有反应。当强度足以在后中央回引起反应时，转而刺激前中央回。后者所需电压约为 2.5 ～ 3V。其他部位所需电压可能更高（4V）。每次刺激后由患儿说出主观感觉（包括原有的癫痫的先兆感觉），并观察有无客观反应（如肢体运动或癫痫发作）。当反应发生后，在刺激点上放上一灭菌小标签（上注有号码），同时在另一记录纸上将与该号码相应的反应记下。逐个将刺激点都按上述程序进行，直至整个手术野检查完为止。全部刺激完成后，将各刺激点的位置用摄影或绘图记录下来，供术后对照研究。记录图纸是特制的，上面印有大脑图形（图 5-2）。其次还需用电刺激找出三个重要区域，即刺激前中央回时引起运动反应，刺激感觉区时引起麻木感，刺激语言区时引起暂时性失语。其目的是：①确定前后中央回兴奋阈的大小，作为电刺激时刺激强度的标准。②确定手术野各脑回的位置。③如病变在此三个区域内，一般不进行手术切除。

电刺激寻找癫痫灶时，确定病灶部位的依据有两点。一是找出原有癫痫发作先兆的皮质代表区，但因大脑皮质有三个区域（即外侧裂、岛叶、第二运动区的皮质）不在脑表面，不能用上述方法进行刺激，需采用深部电极刺激。这种电极其终端裸露，其他部分绝缘。将此电极插入脑内，达到目标部位，进行电刺激。其二是寻找皮质过敏区以确定癫痫灶的所在。在过敏区易激起后放现象，其持续时间亦较长，如持续 1 分钟以上，就表示有过敏现象。间或刺激能发现几个过敏区域，这样就必须根据患者癫痫发作（先兆）的特点和过敏区的位置，以确定哪一个过敏区是癫痫灶。

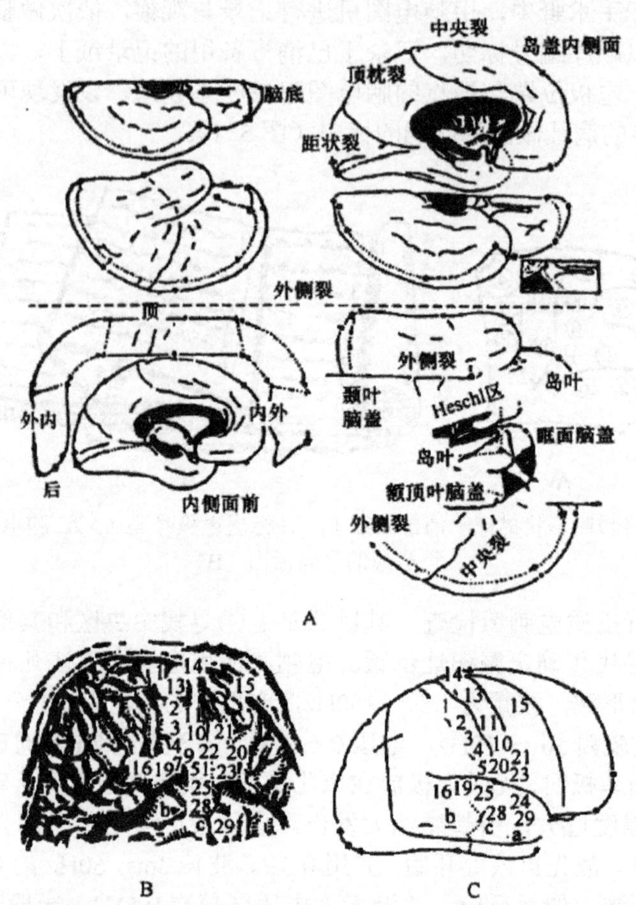

图 5-2　电刺激记录方法（Penfield）

A. 记录图纸形状；B. 将有号码的小纸片放在刺激点上后摄影；C、在记录图纸上画出骨片和各刺激点位置所在，记下每一刺激点的观察所见

一般来说，上述各种异常电活动可表明癫痫灶所在，但并非绝对如此。例如，在一个外形有病变的脑回有自发病理电波和电刺激过敏表现，则基本可确定癫痫灶。

切除病灶时，皮质切除的范围最好以脑沟为界。先在需要切除的脑回嵴部做软脑膜切口，用双极电凝切开。然后用吸引器在软脑膜下将脑回的灰质吸去，深度以灰质为界，白质予以保留。如切口需跨越另一脑沟时，则皮质切口必须完整，并注意保留脑回上的软脑膜以保持血液循环。有时切除的范围甚小，可全部用吸引器吸去；如范围较大，亦可做块状吸除，并吸除癫痫附近的许多瘢痕组织。切除时应尽可能将室管膜保留，避免打开脑室，使血性物流入脑室内，导致产生术后高热反应的并发症。

对额、颞或枕叶病灶，可考虑做脑叶切除术。有时可有瘢痕范围很大，而癫痫灶较为局限者，亦可仅做癫痫灶切除。起源于良性肿瘤附近的癫痫，在切除肿瘤后，还需将肿瘤附近的癫痫灶切除。须注意的是，此种办法只适用于良性肿瘤。有时切除一个癫痫灶后，脑皮质电图检查显示另有癫痫灶出现，或原有的其他癫痫灶更趋活跃，需一一彻底切除，往往能发现一些隐蔽在深部的脑损害，如脑钙化灶等。

在病灶切除完毕后，再做脑皮质电图检查。如瘵痫灶已全部切除，一般检查所见必有显着改善或接近正常；如仍有病灶活动，应再做适当的切除，直至全部清除为止。

四、术后处理

术后处理同一般开颅手术。需注意的是抗癫痫药物宜继续服用，因长期癫痫的“痕迹反应”，术后常不会很快改善，因此应照常量服抗癫痫药，如情况良好，2 年后可完全停用。其他如脑水肿引起的神经症状、偏瘫或偏侧肌力减退及失语等可能有不同程度表现，经应用抗水肿药物后可改善或痊愈。

五、疗效

局限性癫痫手术治疗的效果有以下几种：①术后不再有癫痫发作或偶有发作者占 40% ～ 50%。②癫痫仍有发作，但程度有改善者占 30% ～ 40%。③无改善者占 10% ～ 30%。

为何改善不明显或无改善主要取决于：①术前诊断与癫痫定位不准。②手术时癫痫灶的定位不清。③病灶切除不完全。④保留脑组织有损伤或血供不良。

病灶切除不完整主要是：①癫痫灶弥漫。②癫痫灶位于不可切除的脑组织中。③癫痫灶位于皮质下结构内。

（钟　宝）

第四节　颞叶癫痫外科治疗

发作起源于颞叶的癫痫类型，病理变化除极少数占位性病变和血管畸形外，半数以上为颞叶内侧部分（包括海马体、杏仁核）神经元缺失和胶质增生，亦称为海马硬化。该部分的血液供应来自前脉络膜动脉，容易遭受挤压，电刺激癫痫阈较低且有广泛的神经联系，便于癫痫样活动的产生和扩散。颅脑损伤（包括产伤）所致的小脑幕疝和发热惊厥所致的局部损害可能为发病原因。症状往往是复杂的。除由于肿瘤者外，对每个患儿来说，发作的内容与演进的方式则大致固定，发作类型包括以自主神经症状、特殊感觉症状以及精神症状等为特点的简单部分性发作、多伴有自动症的复杂部分性发作等。EEG 显示颞区的癫痫样放电。部分患者对于药物的反应性欠佳，需要接受手术治疗。以下将着重讨论颞叶切除的标准手术方法。

一、适应证与禁忌证

1. 药物治疗无效或几乎无效。
2. 长期服药引起中毒反应，如苯妥英钠引起的共济失调、精神错乱。
3. 经 CT、MRI、脑电图检查证实病变位于单侧者。

4. 患儿年龄过小(婴儿期)、全身营养状况低下、合并有先天性畸形者应视为禁忌。

二、手术方法

麻醉方法与局限性癫痫相同。

颞叶的开颅显露：仰卧，同侧肩部抬高使手术侧尽量向上。如手术在局麻下进行，消毒中不应将面部及肢体掩盖，以便麻醉师与患者交谈，并在电刺激脑部时观察其诱发的活动。头皮与骨瓣的设计如图 5-3A 所示。皮瓣的设计，其切口尽可能不影响面神经的额肌支配，骨瓣的蒂连在颞肌上，骨瓣前肢的下方骨孔做于颞肌之下，即恰位于颞嵴下方，正位于额骨外侧角突的后方；骨瓣下肢的前方骨孔做于颞肌之下，恰位于颧弓之上，其目的是与中颅窝底相平，其余骨孔做在颞嵴之上和颞肌的后方，这样，颞肌上的切口将不致切到颞肌的最厚部分。骨瓣翻转向后，再用咬骨钳从颞肌下向中颅窝底进一步咬除骨质，向前达颞极处 1cm。“U”字形切开硬脑膜，将其向骨窗的上肢翻转，将骨窗的前下角及后下角的硬脑膜做放射形切开，翻向外面缝合于骨膜上，使其能充分显露颞叶的脑穹隆面。可见 Sylvian 静脉将颞叶、额叶及其上的顶叶分开，Labbe 静脉在颞极之后 6 ～ 7cm 向下行走。颞叶的高度从中颇窝底至 Sylvian 静脉中点为 4.5 ～ 5.0cm。脑皮质电图描记法与电刺激：采用 3 ～ 4V、50Hz、3ms 时程的方波做电刺激以测定其感觉运动皮质边界，嘱患儿尽可能背诵一首熟悉的儿歌以观察其语言障碍而确定其言语区。

多数医生用芯电极置于脑表面做脑皮质电图记录：在颞中回共排列三四个电极，另一排位于 Sylvian 静脉之上与其平行，总计约 6 ～ 8 个电极。第三排则为氯化银银球的可曲性绝缘金属丝状电极，前方置于额叶之下颞极处，并延续向后至海马回之下。如拟记录杏仁核及海马的电活动则用深部电极，它是除尖端外均属绝缘的刚性针形电极，其上有刻度至 5cm，从颞中回表面以直角刺入，深入 4 ～ 5cm，在颞极之后 4cm 和 6cm 分别到达杏仁核及海马。如患儿清醒，应由静脉加注硫喷妥钠以加深睡眠使活化记录。手术的第一步骤是在脑叶的表面设计一切口线。做皮质切口时，电凝软脑膜、蛛网膜，并逐个电凝血管再用剪刀切开。在颞中回平面垂直分开白质直至颞角，用小开孔的金属吸引器通过白质做一通道，用脑牵开器持续牵开白质上的切口（图 5-3B)。在此切口内如有血管挡路可电凝后再予切断。常见有脑脊液涌出，表示脑室已穿通，同时有脉络丛被吸引器端吸住。

扩大切口向下至中颅窝底，再向中间在冠状面上横过颞叶的下部直至海马的外侧缘（图 5-3C)。如在局麻下进行手术，常需在此阶段开始静脉内注入硫喷妥钠，因在此区域的操作将触及此处的硬脑膜及小脑幕引起疼痛。向下牵开岛盖颞部以显露脑岛或赖耳岛（island of Reil)，同时剥除其外的软脑膜层。大脑中动脉在脑岛上行走，需加以妥善保护，防止损伤，因大脑中动脉受损可引起血管痉挛而导致手术操作性偏瘫。恰在 Sylvian 裂的下方及紧靠此裂处分开颞极的蛛网膜，以打开 Sylvian 裂的前部向下直达脑岛。在此步骤中需沿蝶骨嵴弧形操作，以防误入歧途（图 5-3D)。

至此，常可见到被称为“中间颞叶硬化”的病变征兆。颞叶可显得很小，Sylvian 裂的平面可能位于蝶骨嵴平面之下 2 ～ 3mm，提示在此平面上颞叶轻度向下疝。岛盖颞部可能很薄，以致脑岛可能较一般表浅，其表面的蛛网膜下腔亦较宽大。分开在脑岛下缘与脑室颞角之间的“颞叶干”(图 5-3E)。脑岛的下缘反折形成岛盖颞部的深层皮质。从后方已打开的颞角开始，以脉络丛轮廓为标志，分开脑岛平面的白质，向下达颞角的顶部，这样，颞角从后向前就打开了。当到达颞角前端之前，即可遇到杏仁核的皮质团块并将其分开，使杏仁核的背外侧半部附于切除标本之上，将腹内侧半部加以保留或吸除。此一步骤完成后，白质颞叶干的切口将抵达蝶骨嵴内侧端处颞极的软膜、蛛网膜，至此，所有颞叶与大脑其他部分的白质，除与海马后部有连接外，现均已切断。患者有中间颞叶硬化者，其杏仁核、海马及海马旁区均有特殊坚韧的组织，在颞叶切除之后，标本中的类似组织触之有坚实与弹性感，用甲醛溶液固定后则难于触知。常遇有杏仁核的错构瘤，如发现小块奇特的外观组织则为可疑。

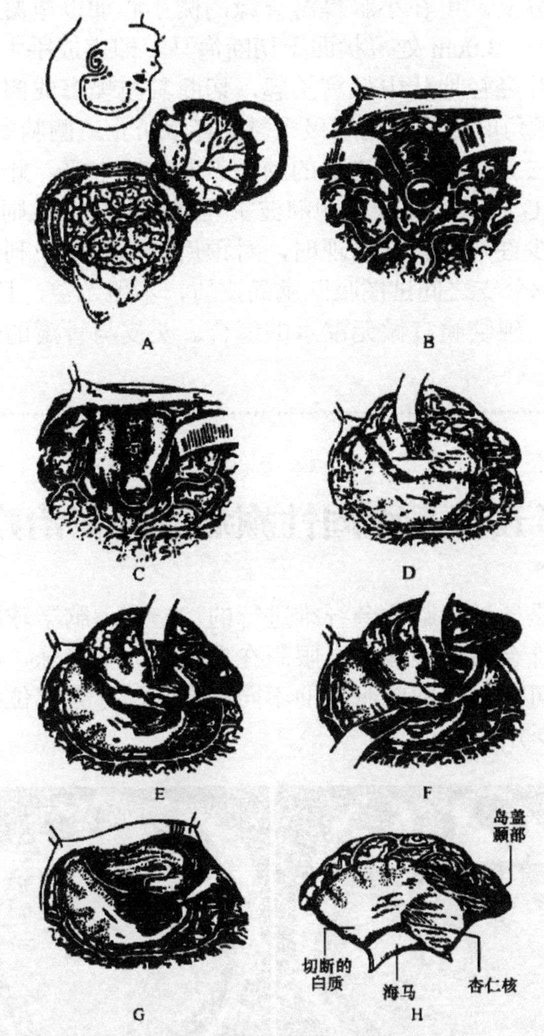

图 5-3 颞叶切除治疗颞叶癫痫

A. 皮骨瓣形成形颅术及颞叶的皮质的切口标记；B. 脑牵开器牵开白质的切口可见脑室的脉络丛；C. 扩大切口至颅中窝底，横向前方至颞叶海巴的外侧缘；D. 牵开颞叶岛盖以显露脑岛；E. 分离脑岛下缘与脑室颞角间的颞叶干并分开杏核的皮质团块；F. 将脉络丛向内侧牵开如图中虚线所示，在海巴的外侧方从前向后纵行分开颞叶的下部；G. 显露海马回与中间缘的软脑膜及蛛网膜，小脑幕以内的软脑膜及蛛网膜应加以保护，其下可见第III对脑神经及其后的大脑后动脉；H. 切下的颞叶标本下一步包括海马前部3cm左右在内的全脑叶切除。此步骤是手术中最困难而又最为危险者。稍有不慎便将损伤大脑后动脉和（或）第Ⅲ脑神经，后者位于小脑幕内侧，由海马回中央端的软脑膜覆盖。这一步骤的优点是可取得小片海马（与杏仁核）做组织学检查，以获得该患儿癫痫的病理学证据。为了在标本中包括有海马前部在内，需将脉络丛向内侧牵开（图5-3F），再用金属吸引器轻轻吸引几次，以吸除海马伞或海马的中间缘，显露海马回与中间缘的软膜、蛛网膜（图5-3G）。小脑幕以内的软膜、蛛网膜部分需加小心不予触动，以保护其前的第Ⅲ对脑神经及其后的大脑后动脉。然后，切开与蝶骨嵴连续并正位于小脑幕游离缘上的软膜、蛛网膜。此步可见1～2支大脑后动脉延向颞叶的小分支。可在小脑幕游离缘的侧小心加以电凝，然后切断，在海马前端或海马脚之后2.5～3.0cm处冠状面上切断海马，即完成手术（图5-3H）。

最后将切断的颞叶轻轻地从中颅窝抬起，切断其与蝶窦或侧窦的所有静脉联系。在颞叶切除之后，将颞角的脉络丛用双极电凝破坏以防止“侧脑室隔绝”的并发症。

脑皮质电图描记法：围绕切除边缘的脑岛表面放置电极。此时所获信息只具学术性意义，若其术前EEG研究已充分证明棘波主要在颞叶前段，则如在脑岛或切除部分后方的颞叶后部尚有少许残余棘波出现时，对预后似无任何不利影响。由于有残余棘波放电而在大脑中动脉分支之间试图吸除脑岛皮质，不但无益，且有危险。

按常规逐层缝合。硬脑膜宜做无漏水的缝合。头皮与骨瓣的骨膜间放置引流。一般术后康复顺利。

……………………………………………………………………………………（钟　宝）

第五节　顽固性癫痫的外科治疗

癫痫放电的传播是通过大脑联合纤维进行的，一侧大脑半球的癫痫放电可扩散至对侧半球，切断大脑连合可将癫痫放电限制在异常的大脑半球，因而可使全身性发作转为局限性发作。故可通过切断胼胝体的不同部分来治疗各部位病变引起的癫痫，既可满足疗效，又可减少并发症。

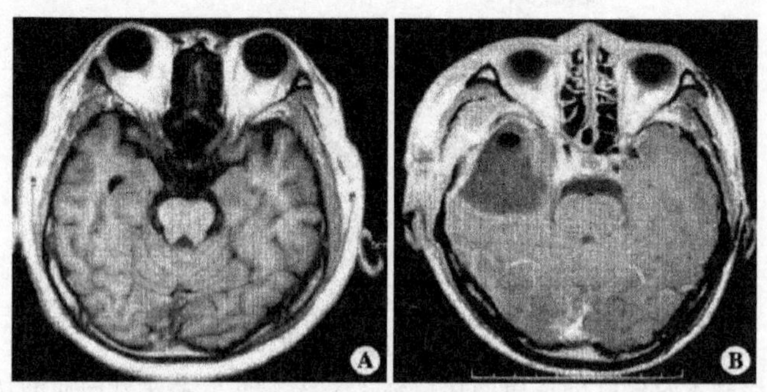

图5-4　术前MRI示右侧颞角扩大，提示海马硬化（A）；右前颞叶及海马切除术后（B）

一、手术适应证

行脑连合切开术（图5-5）的患儿必须是因癫痫发作而致“病残”，尽管采用积极的药物治疗，但至少已4年不能控制。所谓“病残”乃指每日有1次以上的癫痫发作，患儿不能正常生活。具体条件如下：①难控制的癫痫。②因癫痫发作不能生活与学习。③不能用常用手术治疗的癫痫。④多病灶性癫痫或提示额部病灶为主。⑤脑电图为弥漫性癫痫放电、无局灶性改变以及为两侧同步棘慢复合波或棘波发作者。⑥无严重精神迟钝。

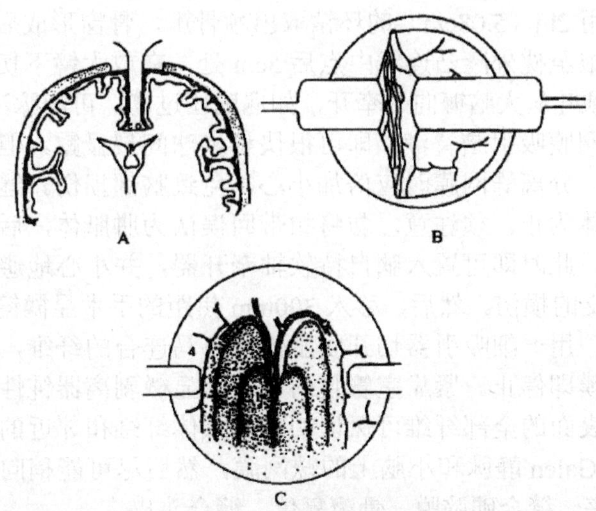

图5-5 大脑连合切开术

A. 半球间裂显露的冠状面观；B. 用脑压板牵开半球显露纵裂，可见大脑前动脉；C. 半球间裂显露的冠状面观

二、术前检查

（一）常规视频脑电图

术前至少3次检查，每次包括单导、双导、蝶骨电极，对病变性质和定位不明确的再做睡诱发及药物诱发。常见有双侧癫痫波、双侧同步的阵发性慢波、棘波或棘慢复合波。

（二）脑电地形图

在功率谱地形图中，可见δ、θ频带，在棘波地形图中，能明确棘波灶。

（三）神经心理检查

①智力：按修订的韦氏记忆量表规定评分，常显示IQ低于正常。②记忆检查，表现为记忆很差（MQ＜69分）或记忆差（MQ＜79分）。③行为特点：表现为言语流畅程度不佳、动作频率改变、性格改变等。

三、手术方法

（一）麻醉

均可采用吸入全麻。根据不同情况分两组不同诱导。①术前发作频繁，手术当日EEG棘波频发者用硫喷妥钠加肌松药及芬太尼。②术前发作不多，术前EEG棘波较少者，用γ-羟基丁酸钠加肌松剂及芬太尼。维持用氧化亚氮[N_2O：O_2=（2∶1）～（1∶1）]持续密闭或循环式吸入，控制呼吸，麻醉过浅时按棘波情况辅助用0.5%～1%恩氟烷或异氟烷。原则是使患者既无痛苦、安全，又有利于电生理监测结果，以决定手术方式及入路。

（二）入路

患者取俯卧位，头部略向背屈，头固定在头架上。于右侧顶部做 9 ～ 10cm 的横向直线切口，切口必须越过中线以便能在适当的位置进行环钻术。头皮切开后，用自动牵开器分开创口，用 2in（5.08cm）的环钻取出颅骨瓣，骨窗形成后，其内缘必须达上矢状窦，前缘在鼻根至枕外隆凸连线中点后 5cm 处，在放大镜下切开硬脑膜，电凝和切断桥静脉。将右顶叶从大脑镰向外牵开，如遇脑压过高，可静脉注射 1g/kg 体重的甘露醇降压或打开蛛网膜吸引脑脊液，即可很快将半球间裂显露。但在有脑膜炎及严重头部外伤史的患儿，分离蛛网膜时应倍加小心，免致脑部损伤。继续沿大脑镰向下显露，直至见到胼胝体为止。须注意，勿将扣带回误认为胼胝体，后者有闪光、发亮的白色结构为其特征。此时即可置入脑自持软轴牵开器，并小心地避免牵开器叶片对大脑前动脉或较大分支的损伤。然后，移入 300mm 焦距的手术显微镜，电凝和切开胼胝体压部表面小血管，用一细吸引器切开胼胝体和海马连合的纤维，直至见到淡蓝色半透明的脑室的室管膜即停止。紧靠室管膜的纤维用显微剥离器钝性切开，避免打开脑室，切开了室管膜表面的全部纤维可保证切断胼胝体纤维和邻近的海马连合，向后切开直至看见覆盖的 Galen 静脉和小脑上的蛛网膜，然后尽可能稍向前切开。在切开的胼胝体前端放一银夹。缝合硬脑膜，骨瓣复位，缝合头皮。

第二期手术至少在恢复 1 个月后进行。患儿取仰卧位，在鼻根后 9cm 处做一横行切口，此切口长 9cm，位于冠状缝前 2cm，中点偏右约 1.5cm。环钻骨瓣开颅，骨窗内缘恰在矢状窦上，后缘达冠状缝。如上所述显露前连合，分开胼胝体膝部，显露大脑前动脉，做胼胝体切开，小心避免打开额角室管膜，向后继续切开直到能见到前次手术放置的银夹，向前切开胼胝体的膝部，直达胼胝体嘴。

四、并发症

严重的并发症为无菌性脑室炎及交通性脑积水。后者一则因切开脑室后大量脑脊液涌至硬脑膜下腔不能吸收，一则因无菌性脑膜炎反应及手术牵拉压迫所造成的蛛网膜颗粒的闭塞所致，故应强调做脑室外显微切开术，以避免此类并发症。至于所谓急性裂脑综合征，是大脑连合切开及右半球于术中受压所引起的一系列体征和症状，以缄默症、双侧握持反射、双侧巴宾斯基征和局灶运动性癫痫（双侧轮流发生，不伴有意识丧失）为特征，其严重程度与大脑连合切开的范围成正比，但均是一过性，历时数日或数周即可消失。

五、疗效

手术后结果优良或良好者占 84%。由于癫痫发作停止或减少，癫痫性狂想减少，所用抗药减少，患儿识知功能均有所提高。效果良好的患者，从神经心理学检查证明性格行为和社会功能有明显进步或恢复，学习成绩提高，有的能独立生活和工作。

……（钟　宝）

第六章　蝶鞍区病变

第一节　垂体腺瘤

垂体腺瘤是发生于腺垂体的良性肿瘤，约占中枢神经系统肿瘤的 10% ～ 20%。长期以来，临床上主要根据传统的病理检查方法，即苏木精 - 伊红染色对垂体腺瘤细胞的嗜色性情况而分为三类：①嫌色性腺瘤；②嗜酸性腺瘤；③嗜碱性腺瘤。按肿瘤大小，可分为微腺瘤（直径小于 1cm）和大腺瘤（直径大于 1cm）。按肿瘤生长方式可分为扩张型腺瘤、侵袭性腺瘤和垂体癌。随着人们对下丘脑 - 垂体轴生理功能的不断研究，发现腺垂体主要分泌两类激素：①蛋白类激素，如生长激素（growth hormone，GH）、泌乳素（prolactin，PRL）、促肾上腺皮质激素（adrenocorticotropic hormone，ACTH）；②糖蛋白类激素，如促甲状腺素（thyroid stimulating hormone，TSH）、促卵泡激素（follicle stimulating hormone，FSH）和黄体生成素（luteinizing hormone，LH）。垂体通过分泌上述激素对相应 f 靶腺、器官和组织的功能进行调节，同时也受到下丘脑的控制。因此，临床上随着垂体腺瘤细胞分泌激素类型不同，其临床表现也多种多样。为了诊断、治疗和预后的需要，根据免疫组化将垂体腺瘤按功能进行分类，主要有激素分泌活性腺瘤和非激素分泌腺瘤两大类。

1. 激素分泌活性腺瘤：①生长激素腺瘤（GH 腺瘤）；②催乳素腺瘤（PRL 腺瘤）；③促肾上腺皮质素腺瘤（ACTH 腺瘤，Cushing ˊ s disease）；④ Nelson 综合征；⑤促甲状腺素腺瘤（TSH 腺瘤）；⑥促性腺激素腺瘤（FSH 和 LH 腺瘤）。

2. 非激素活性腺瘤：无功能细胞腺瘤。

一、肢端肥大症和巨人症与 GH 腺瘤

肢端肥大症是腺垂体 GH 分泌细胞过度分泌 GH 所致，是成年人在骨骺联合后表现的临床综合征。若发病在长骨骨骺联合期以前，身高明显高于正常人而成为巨人症。

（一）病因及病理

在垂体腺瘤的病因研究中，GH 腺瘤相对有较大突破，分子生物学最新研究发现垂体腺瘤的发生和发展与其内在基因缺陷有关。在约 40% 的垂体 GH 腺瘤现已证实在肿瘤细胞膜刺激性 G 调节蛋白 ct 亚单位（Gsa）基因上有点突变，后者被称为 gsp 癌基因，该癌基因的出现导致了鸟嘌呤三怜酸酶（guaninetriphosphatase，GTPase）的失活，导致腺苷酸环化酶活性及相应 CAMP 水平的持续增加，最终表现为 GH 持续分泌和肿瘤的生长。肿瘤大小不等，质地软至韧，常侵袭累及周边组织结构，组织学上 HE 染色为嗜酸性细胞。

（二）检查与诊断

1. 临床表现

肢端肥大症患者最具特征性的临床表现为面容变得“宽大”，通常发病缓慢，早期

并不引起患者注意，其就诊的主诉常有：①手足肥大（鞋码在2～3年内增大5～7码），面容增宽；②关节痛或病理性骨折；③糖尿病；④高血压；⑤周围神经病变；⑥打鼾或睡眠呼吸暂停；⑦性欲减退或闭经；⑧泌乳；⑨视力减退等。诊断肢端肥大症除了临床表现外，还需结合血清GH水平测定、CT和MRI检查进行确诊。由于GH呈脉冲性分泌，在正常人中可随时出现异常升高的GH水平，所以单次随机测定的血清GH水平不能作为肢端肥大症的可靠性诊断指标。因此，有必要进行一些垂体功能刺激或抑制的试验对激素分泌情况进行连续观察，以明确诊断和判定预后，如生长素释放激素（GHRH）刺激试验、口服葡萄糖耐量试验（0GTT）或腺垂体功能刺激试验等，目前临床较多应用同一时间段血清GH和胰岛素类似生长因子（IGF-1）水平检查进行评价。

2. 放射学检查

（1）蝶鞍平片：可根据蝶鞍鞍底下沉、双鞍底、蝶鞍扩大、骨质破坏等征象间接术前诊断鞍区病变，术前侧位片主要用于术中定位拍片对比评价之用。

（2）CT扫描：能直接显示肿瘤的形态、大小、肿瘤供血情况及有无囊性变等，冠状位增强扫描还可显示肿瘤与其周围骨性结构的关系，尤其了解蝶窦分隔及鞍底骨质情况。

（3）MRI扫描：MRI诊断垂体腺瘤的最大优点在于其能从轴位、冠状位和矢状位三方面进行定位，了解肿瘤与海绵窦和蝶窦等周围结构的关系（图6-1，图6-2）。

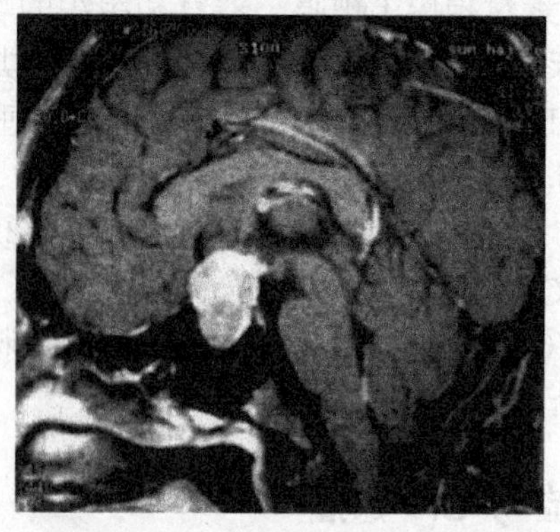

图6-1 GH腺瘤术前MRI影像

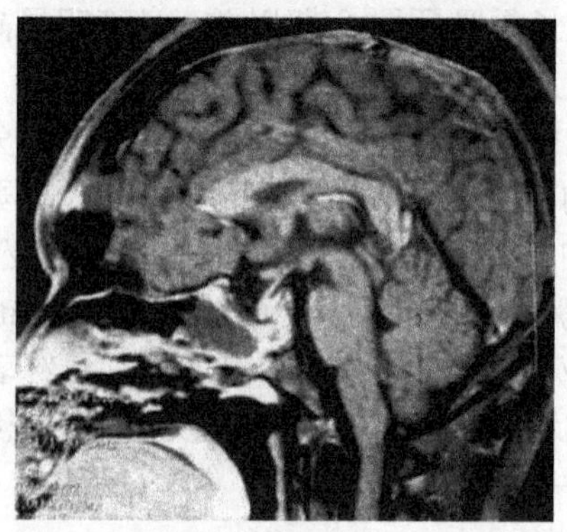

图6-2 GH腺瘤经蝶窦切除术后MRI影像

（4）怀疑动脉瘤时，应行脑血管造影（DSA、CTA、MRA）检查。

（三）诊断标准

1. 肢端肥大症或巨人症的临床表现：主要为面容改变、手脚趾末端肥大、皮肤粗厚、内脏增大、骨关节病变等。

2. GH：OGTT 试验中，GH 谷值＞ 1μg/L；IGF-1，高于同年龄、同地域正常人水平的两个标准差。

3. CT 或 MRI 扫描提示鞍区病变。

（四）治疗

主要方法有手术、放疗和药物治疗三种，而手术为首选方法。

1. 手术治疗

垂体肿瘤手术治疗的目的主要在于：①选择性腺瘤切除；② GH 水平恢复正常；③临床症状消失；④避免并发症发生。手术治疗为目前应用最广泛的治疗方法，其效果与肿瘤大小、位置、扩展方向、是否侵袭性生长及恰当的手术入路和方法有关，现将常用的两种手术入路介绍如下。

（1）经额开颅肿瘤切除术：适用于向鞍上、鞍旁、额下和向斜坡等方向生长的肿瘤。

（2）经鼻蝶肿瘤切除术：本手术方法的主要适用证为鞍内生长的肿瘤，向蝶窦内生长的肿瘤更适合该入路；凡向鞍后、额前生长，小蝶鞍等情况则不适合该入路。

2. 放疗

由于普通放疗导致不可逆垂体功能低下，除广泛侵袭性生长肿瘤外，一般不推荐；对于神经放射学、组织学和术中观察认为肿瘤为局部侵袭性生长者多采用立体定向放射治疗。放疗时可以联合长效缓释生长抑素进行治疗，以快速降低GH和改善全身状况。

3. 药物治疗

主要有两类，一类是多巴胺受体兴奋类药物（如溴隐亭或卡麦角林），另一类为生长抑素类似物（如兰瑞肽或长效奥曲肽）。二者均有降低血清 GH 的水平和缩小肿瘤体积的作用，后者效果优于前者，临床上常用长效缓释肌内注射剂型，有 2 周注射一次和一月注射一次两种规格，通常为 3 个月一个疗程，且短期使用可能有软化肿瘤的作用，但价格昂贵。对于头痛严重患者，也可试行短效生长抑素治疗。此外还有一类为生长激素受体拮抗剂（如培维索孟），可有效减轻患者临床症状，其临床效果尚在评价之中。

（五）治疗目标

1. 将 GH 水平控制到＜ 2.5μg/L，而在口服葡萄糖符合后 GH 水平＜ 1μg/L。
2. 使 IGF-1 水平下降到与年龄和性别匹配的正常范围。
3. 消除或者缩小肿瘤并防止其复发。
4. 消除或减轻并发症表现，特别是心脑血管、肺和代谢方面的紊乱。
5. 垂体功能的保留及重建内分泌平衡。

（六）随诊

长期监测随访，定期复查 IGF-1 和 OGTT+GH 谷值以及影像学复查。

二、PRL 腺瘤

PRL 腺瘤是腺垂体泌乳素分泌细胞过度增生所致，临床表现常因异常分泌 PRL 形成高 PRL 血症而引起，病因尚未完全清楚。肿瘤大多呈微腺瘤，质地软至韧，组织学上 HE 染色为嫌色细胞瘤，部分肿瘤可能自发或在服用多巴胺 2 型受体兴奋类药物（如溴隐亭）后出现肿瘤与周边粘连、变硬缩小甚至出现肿瘤卒中现象。女性微腺瘤多见，而男性肿瘤多较大，且呈广泛侵袭生长。

（一）检查与诊断

1. 临床表现

女性多见，主要表现为闭经－溢乳综合征（Forbes-Albright syndrome），男性早期以性功能减退为主，肿瘤瘤体增大时则表现为压迫症状，引起视力减退和垂体功能低下等。

2. 放射学检查

（1）蝶鞍平片：可根据蝶鞍鞍底下沉、双鞍底、蝶鞍扩大、骨质破坏等征象间接诊断鞍区病变，术前侧位片主要用于术中定位拍片对比评价之用。

（2）CT 扫描：能直接显示肿瘤的形态、大小、供血情况及有无囊性变等，冠状位增强扫描还可显示肿瘤与其周围骨性结构的关系。

（3）MRI 扫描：MRI 诊断垂体腺瘤的最大优点在于其能从轴位、冠状位和矢状位三方面进行定位，了解肿瘤与海绵窦和蝶窦等周围结构的关系。对于垂体微腺瘤多采取垂体动态增强 MRI（PWI），以明确病变部位和大小（图 6-3）。

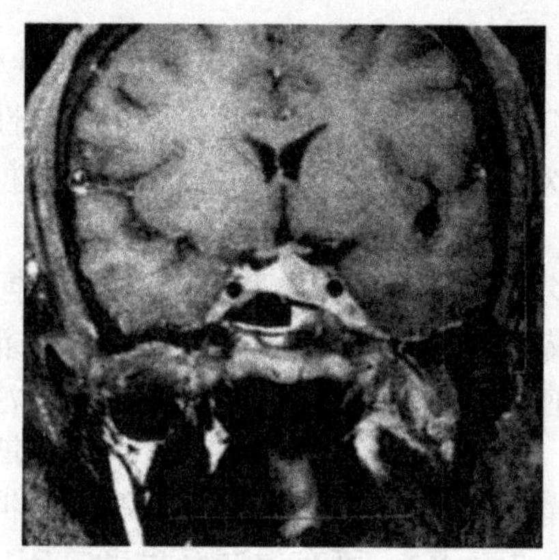

图 6-3　垂体泌乳素微腺瘤术前 MRI 影像

（二）诊断标准

1. 闭经－溢乳综合征，可伴随不孕、性欲减退、垂体功能低下以及肿瘤压迫症状。

2. 高血清 PRL 血症。

3. CT 或 MRI 扫描提示鞍区病变。

（三）治疗

主要方法有手术、放疗和药物治疗三种。

1. 手术治疗

主要针对大腺瘤、未婚和未生育女性垂体微腺瘤患者，少数对服用多巴胺 2 型受体兴奋类药物反应严重或耐药的垂体微腺瘤患者。垂体肿瘤手术治疗的目的主要在于：①保存正常垂体组织的选择性腺瘤切除；② PRL 水平恢复正常；③临床症状消失；④避免并发症发生。手术为目前应用最广泛且效果显着的治疗方法，其效果与肿瘤大小、位置、扩展方向、是否侵袭性生长及恰当的手术入路和方法有关，现将常用的两种手术入路介绍如下。

（1）经额开颅肿瘤切除术：适用于向鞍上、鞍旁、额下和向斜坡等方向生长的肿瘤。

（2）经鼻蝶窦肿瘤切除术：由于 PRL 腺瘤多为微腺瘤，故采用本手术方法较多（图 6-4）。

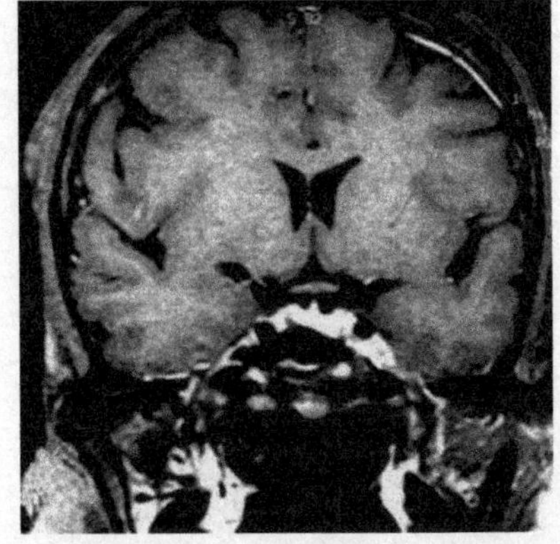

图 6-4　垂体泌乳素微腺瘤经蝶窦切除术后 MR1 影像

2. 放疗

一般不主张放疗，对于神经放射学、组织学和术中观察认为肿瘤为侵袭性生长入海绵窦者，药物治疗耐受者可以考虑行立体定向放射治疗。

3. 药物治疗

主要是多巴胺受体兴奋类药物，如溴隐亭（片剂或针剂）具有降低血清 PRL 水平和缩小肿瘤体积的作用，但需长期服用，且有头晕和胃肠道反应。比较特殊的是男性患者，尽管肿瘤巨大，且呈侵袭性生长，手术无法完全切除，但短期大剂量治疗如 10mg/ 天，即可观察到肿瘤显着缩小和激素水平下降作用，故长期服用效果比较理想。

（四）疗效标准与预后

1. 治愈：肿瘤切除满意，症状消失，视力及视野恢复良好，内分泌检查激素恢复至正常水平，月经恢复，泌乳消失。

2. 好转：肿瘤生长控制，血清水平接近正常，症状及体征好转者。对于血清 PRL200 ～ 500ng/ml 的女性患者，单纯手术效果多不理想，术后需辅助溴隐亭治疗。

（五）随诊

定期检查内分泌功能，必要时复查增强垂体 MRI。

三、ACTH 腺瘤和 Nelson 综合征

ACTH 腺瘤是因腺垂体促肾上腺皮质激素分泌细胞过度增生所致，由于 ACTH 过度分泌，表现出皮质醇增多的症状，故又名为 Cushing 病，发病原因不明。少数患者由于双侧肾上腺切除后出现上述表现，同时合并全身皮肤黑色素沉着，称为 Nelson 综合征。肿瘤多为微小腺瘤，质地软至韧，组织学上 HE 染色为嗜碱性细胞。

（一）检查与诊断

1. 临床表现

临床以皮质醇增多的症状和体征为主，如向心性肥胖、水牛背、皮肤紫纹、色素

沉着和多毛等表现（图 6-5），常伴有高血压，少数患者晚期以反复全身感染为主要症状。腺垂体功能抑制试验（如地塞米松抑制试验等）有助于诊断。

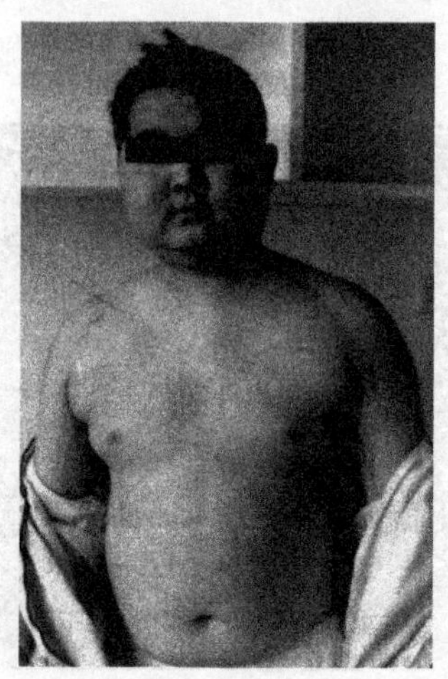

图 6-5　ACTH 腺瘤患者，示满月脸、向心性肥胖和紫纹

2. 放射学检查

（1）CT 扫描：对于大腺瘤能直接显示肿瘤的形态、大小、肿瘤供血情况及有无囊性变等，冠状位增强扫描还可显示肿瘤与其周围结构的关系。

（2）MRI 扫描：MRI 诊断垂体腺瘤的最大优点在于其能从轴位、冠状位和矢状位三方面进行定位，了解肿瘤与海绵窦和蝶窦等周围结构的关系。由于该类肿瘤多呈微腺瘤生长，需在高分辨 MRI 上较好显示，大多在垂体动态增强（PWI）可以显示，但仍有少数患者虽症状典型，但 MRI 仍无法分辨微小肿瘤，推测可能是微小肿瘤位于海绵窦内缘故。这部分患者在症状和体征明确而影像学又不能确诊时，可取血查 ACTH 水平，以判断微腺瘤在垂体哪一侧可能性大，再行手术探查。

（二）诊断标准

1. 皮质醇增多的症状和体征。
2. 血清 ACTH 和皮质醇水平增高并排除肾上腺肿瘤和其他异位 ACTH 分泌可能。
3. 其他内分泌参考指标如尿 24h 游离皮质醇。
4. CT 或 MRI 扫描提示鞍区病变。

（三）治疗

由于该病直接影响人体重要系统如心血管系统出现严重高血压，免疫力低下致全身感染症状，所以一旦确诊，尽管大多数肿瘤为垂体微腺瘤，均应积极治疗。主要方法有手术、立体定向放疗和药物治疗 3 种。目前治疗以前 2 种为主，但不久即将有新药问世。

四、TSH 腺瘤

TSH 腺瘤是腺垂体促甲状腺素分泌细胞过度增生所致。发病原因不明，但原发性甲状腺功能低下可以反馈引起垂体增生或 TSH 腺瘤。肿瘤大小不等，质地软至韧，组织学上 HE 染色为嫌色性细胞。

（一）检查与诊断

1. 临床表现

男性多见，合并难治性甲状腺功能亢进，也可有其他垂体肿瘤的表现；血清 TSH 水平明显升高。

2. 放射学检查

（1）CT 扫描：能直接显示肿瘤的形态、大小、供血情况及有无囊性变等，冠状位增强扫描还可显示肿瘤与其周围结构的关系。

（2）MRI 扫描：MRI 诊断垂体腺瘤的最大优点在于其能从轴位、冠状位和矢状位三方面进行定位，了解肿瘤与海绵窦和蝶窦等周围结构的关系。

（二）鉴别诊断

垂体增生：少数甲减患者因鞍区病变就诊，但此时患者血清 T_3 和 T_4 低下，TSH 明显增高，MRI 增大垂体表现均匀增强的信号，应予以鉴别。该类患者以儿童和妇女多见，儿童多伴有生长迟缓，给予足量甲状腺素片诊断性治疗后，血清 T_3、T_4 和 1811 逐渐恢复正常，而垂体 MR1 显示肿块明显缩小（图 6-6）。

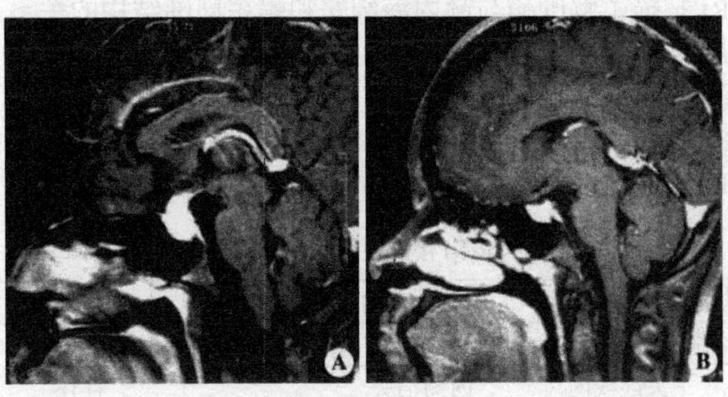

图 6-6　甲减引起垂体增生（A），服药 3 个月后垂体缩小（B）

（三）诊断标准

1. 甲亢表现合并垂体肿瘤的临床表现。

2. 血清 TSH 水平明显升高。

3. CT 或 MRI 扫描提示鞍区病变。

（四）治疗

对于甲减所致垂体肿瘤应针对甲减治疗，如口服甲状腺素 3 个月，复查 MRI 多提示增生的垂体多奇迹般恢复正常大小，之后需较长期巩固治疗和定期随访；对自主性分泌 TSH 的垂体肿瘤则需手术和立体定向放射治疗。

五、垂体瘤卒中

垂体瘤卒中是在垂体腺瘤的基础上发生急慢性梗死或出血坏死，多起病急骤，又称为垂体腺瘤急性出血综合征。根据临床表现可分为急性、亚急性和慢性三型。病因不明。

（一）临床表现

一般症状包括头痛、视力视野改变及与内分泌异常。急性卒中表现为突然出现的剧烈头痛、呕吐、视功能及眼球运动障碍。MRI 扫描了解肿瘤与海绵窦和蝶窦周围结构的关系。不同时期的出血在 MRI 上可呈动态改变。怀疑动脉瘤时，应行脑血管造影检查（DSA、CTA、MRI）。激素水平检查有助于术前判断肿瘤的病理类型。

（二）诊断标准

垂体瘤的急性起病症状和体征，MRI 提示垂体瘤出血征象或囊变。

（三）治疗

一旦明确诊断，尽早行显微手术，通常预后较好，内分泌功能过低者，可适当补充相应激素。

六、侵袭性垂体瘤

Jefferson 首次将侵及包膜和局部或广泛浸润的垂体腺瘤定义为侵袭性垂体腺瘤。由于侵袭周围重要结构，手术难以全切，易残留，仍是神经外科领域的一个难题。

（一）临床表现

一般症状包括头痛、视力视野改变及与内分泌异常。侵犯海绵窦时可出现动眼神经麻痹症状。MRI 扫描了解肿瘤与颅内海绵窦和蝶窦周围结构的关系。激素水平检查有助于术前判断肿瘤的病理类型。

（二）侵袭程度标准

病理诊断以显微手术切除硬膜肿瘤侵袭为基础，影像学多引用 Knosp 分级（表 6-1），其中Ⅲ、Ⅳ级为侵袭性垂体瘤。

表 6-1 Knosp 侵袭性垂体腺痛 MRI 分级法

鞍上和鞍内 ICA	窦内静脉丛	窦外侧壁	鞍膈
0 级肿瘤位于 ICA 内侧壁切线内	正常	存在	正常
Ⅰ级肿瘤位于 ICA 中央连线内	内侧消失	存在	隆起
Ⅱ级肿瘤位于 ICA 外侧壁切线内	内侧、上方或下方消失	存在	受侵
Ⅲ级肿瘤越过 ICA 外侧壁切线	内侧、上方或下方消失	消失	受侵
Ⅳ级窦内 ICA 被肿瘤包绕	内侧、上方或下方消失	消失	受侵

（三）治疗

以手术治疗为主，辅助立体定向放疗，对于功能性肿瘤，如 PRL、GH 及 ACTH 腺瘤可辅助选择药物治疗。

……………………………………………………………………………（钟 宝）

第二节 垂体腺瘤的手术治疗

有关常用的两种手术方法注意事项如下。

对于需要手术治疗患者，根据肿瘤生长方式，可分为下列四型，因此而确定手术适应证。

开颅肿瘤切除术：适用于向鞍上、鞍旁、额下和向斜坡等方向生长的肿瘤。主要为经额颞入路方式，主要显露视交叉间隙时，兼顾显露视交叉及其周围结构好的优点，但遇前置型视交叉时则不易暴露视交叉前间隙，有时尚需牺牲嗅神经。对向三脑室突入者也经显露终板。体位取头稍低位，开颅术时，适当做大一点的骨成形术，敞开硬膜，使脑组织有自然下垂的空间。探查鞍区时，要缓慢和轻柔，尽量解剖外侧裂，多放脑脊液，少牵拉脑组织，以避免损伤下丘脑及术后出现癫痫。此外，需注意的有：①术中尽量少分离视神经上蛛网膜。②不要用电凝器或吸引器骚扰视神经。上述①和②均可能损伤术后视力的下降或影响恢复可能。③对位于正常垂体及垂体柄附近的肿瘤，刮除不能过度，以免损伤视丘下部。

经鼻蝶窦肿瘤切除术：本手术方法的主要适应证为鞍内生长肿瘤，向蝶窦内生长的肿瘤更适合该手术入路，已为国内外大多数神经外科医生所推崇。目前，国际上也仅 5% ～ 10% 的患者因肿瘤太大且非对称性颅内生长，或由于其质地坚韧无法通过经蝶切除才选择开颅手术。所以，本书也以介绍经鼻蝶入路为主。虽然目前国内许多单位对经鼻蝶术式的改良方法较多，但我们下面主要介绍由德国 Fahlbusch 改良 Cushing 方法后形成的经典经唇下小切口鼻蝶入路和经鼻前庭 - 鼻中隔 - 蝶窦入路垂体瘤切除的显微手术技术。

一、适应证

（一）微小垂体腺瘤

从目前来看，由于经额入路鞍区的直视效果差，所以，对垂体微腺瘤手术来说，经额入路已成为相对禁忌证。

（二）绝大多数垂体大腺瘤

经蝶手术切除是绝大多数垂体肿瘤的首选治疗方法，尤其对于向蝶窦生长和侵袭斜坡的肿瘤具有适应证。肿瘤广泛向侧方生长侵犯海绵窦及中颅窝时，可先行经蝶一期鞍内肿瘤切除，再二期经颅或经蝶手术；颈内动脉扩张超过中线，经蝶手术有损伤的危险，术中导航和术中超声有明显辅助作用；图中 D 型和急性蝶窦炎则为绝对禁忌证。

二、改良经典经口鼻媒入路的手术方法

（一）麻醉选择

常规经口气管插管全麻，气管导管固定于左侧口角。麻醉后将一块纱布填入口咽部以保护导管。

（二）体位

手术均采用仰卧位，术者站在患者头端，头稍后仰 15° ～ 30°，头略过伸，便于手术显微镜垂直对向鞍底。头不需固定，以便在手术中需要时旋转头位。助手站在手术者的左侧，洗手护士在手术者右侧。患者右下肢轻度屈曲并内旋，以便于取大腿外侧阔筋膜修补鞍底。面部及口鼻黏膜用 0.5% 的活力碘消毒。

（三）外科技术

生理盐水上唇及双侧鼻中隔黏膜下局部浸润注射，便于分离黏膜、减少出血。上唇下小切口在黏膜返折上约 0.5cm，正中水平，长约 1cm（图 6-8），对于肢端肥大症患者则可直接经右侧鼻孔进入。进一步沿鼻中隔钝性扩大切口并分离黏膜到犁状骨和垂直板，达蝶窦前壁后打开蝶窦并尽量扩大。去除分隔后，尽量剥除蝶窦内黏膜，常规留取黏膜送病检，以明确有无肿瘤侵袭。术中可用 X 线定位蝶鞍。确定为鞍底后，

在保持中线的前提下，先中线处后向两边以磨钻将鞍底磨薄，再用枪状咬骨钳尽量扩大，但千万小心勿损伤海绵窦。虽然海绵窦损伤后出血可压迫止住，因可同时并发颈内动脉损伤及影响术野操作而应尽量避免。如果斜坡受累或影响操作，亦可适当用磨钻磨除。去除鞍底骨质后，在基底膜中央用显微剪刀将基底膜连同肿瘤一并切取，单独送病理检查以明确肿瘤是否为侵袭性生长。切除肿瘤时先用刮匙刮除两侧肿瘤，再刮除术野中央肿瘤，以免因鞍膈塌陷过早而无法看到两侧的肿瘤。对于向鞍上扩展的肿瘤，在切除了鞍内肿瘤后，可让麻醉师辅助给予呼气末正压（positive end-expiratory pressure，PEEP）0 ~ 98kPa（10cmH$_2$O），5 ~ 10 分钟，以增加颅内压，使鞍上肿瘤部分塌陷入鞍内，达到全切除的目的（图 6-9）。对于质韧硬的肿瘤，似荔枝肉样，单纯以刮匙通常无法刮除肿瘤，需配合肿瘤钳分离肿瘤，再分块切除。完全切除肿瘤后，鞍膈完全塌陷，且通常在后上方可见到淡黄色的残余正常垂体，须尽量保护，不可电凝。止血理想后取股阔筋膜、脂肪组织或肌片修补鞍底（图 6-10），荷包缝合上唇黏膜（图 6-11）后，鼻腔加压填塞，填塞时应紧贴鼻腔上颌方向直达蝶窦底，以避免术后鼻腔出血。

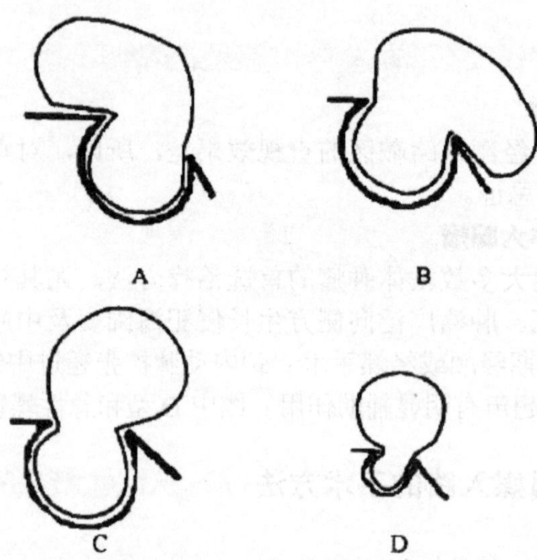

图 6-7　经鼻蝶入路绝对和相对禁忌证模式图

A. 向前颅底方向生长（相对禁忌）；B. 向后下方向生长（相对禁忌）；C. “狭颈”型生长（相对禁忌）；D. 小蝶鞍（绝对禁忌）

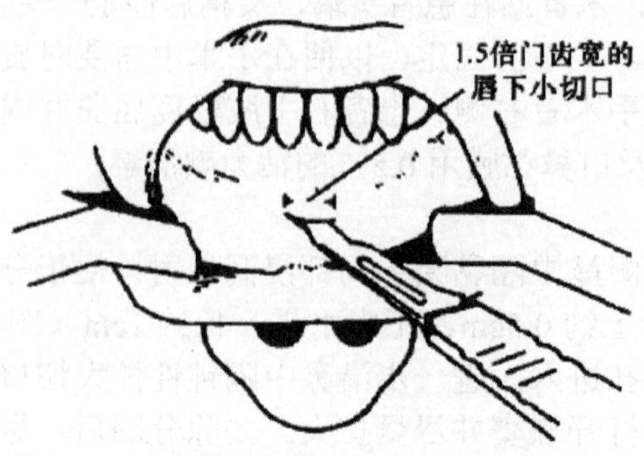

图 6-8　示唇下小切口

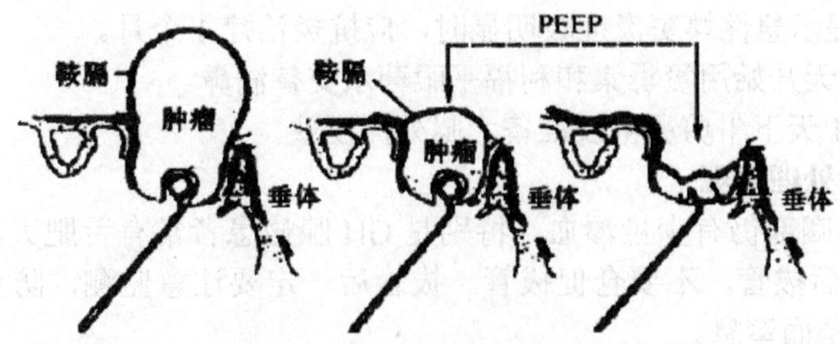

图 6-9　示鞍上肿瘤切除过程

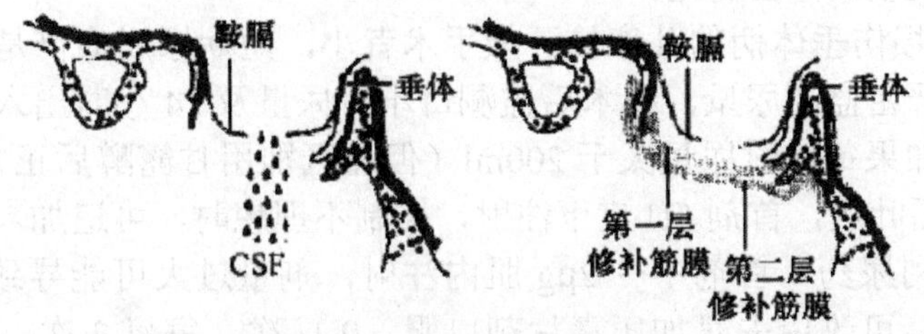

图 6-10　示鞍底阔筋膜修补

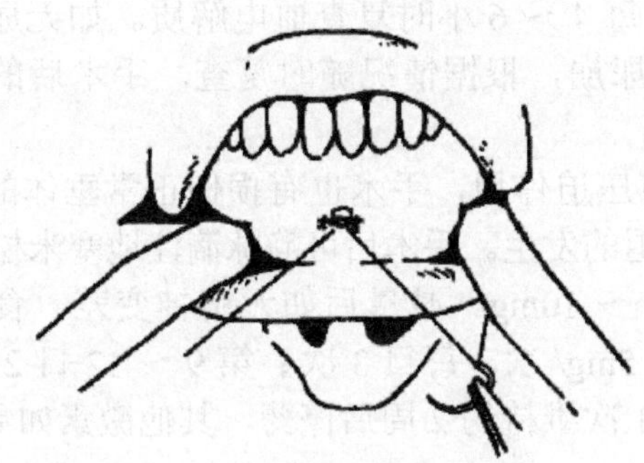

图 6-11　荷包缝合切口黏膜

三、围手术期处理

（一）手术前准备

1. 对于垂体腺瘤患者应常规行 MRI 检查，明确诊断，了解肿瘤大小、信号形态、生长方向，并判断肿瘤与周围重要结构的关系，尤其是正常残余垂体位置和双侧海绵窦受累表现。

2. 内分泌学检查也应形成常规，以明确肿瘤分类。

3. 任何被怀疑有垂体腺瘤的患者都必须进行完整的内分泌功能评估，以便围手术期处理及术后随访对比。

4. 手术前了解患者电解质情况也是十分重要的。

5. 请眼科配合检查视力及视野。

6. 每例患者均行蝶鞍侧位片，便于了解蝶鞍形态、蝶窦气化情况及蝶窦分隔。

7. 手术前 3 天口服泼尼松 5mg/ 次，每日 3 次，或手术前 1 天静脉滴注地塞米松 10mg。

8. 如 MRI 提示急性蝶窦炎症较明显时，应抗炎治疗 1 个月。

9. 手术前 1 天开始用氯霉素和利福平眼药水交替滴鼻。

10. 手术前 1 天下午剪鼻毛及准备大腿外侧皮肤。

（二）手术后处理常规

1. 手术后鼻咽部仍有少量渗血，特别是 GH 腺瘤患者常有舌肥大，插管困难，要待患者完全清醒后拔管，不要仓促拔管。拔管后一定要注意监测，防止咽部渗血误吸入气管及舌根后坠而窒息。

2. 经鼻手术的患者常规到 NICU 病房监护，密切观察神志、瞳孔、呼吸、血压、脉搏等神经系统及生命体征变化。

3. 虽然手术损伤垂体柄的几率较开颅手术者小，短期尿崩症仍是常见的并发症之一，手术后必须严密监测尿量，手术后监测每小时尿量及 24 小时出入水量，同时密切监测血电解质。如果每小时尿量大于 200ml（但需区别用甘露醇后正常的尿量增加），可考虑使用垂体后叶素，首剂 5U 皮下注射，控制不理想时，可追加。去氨加压素是目前十分有效的抗利尿药，首剂 1 ～ 2μg 肌内注射，剂量过大可能导致无尿。1 周后如尿量控制较理想，可改用去氨加压素片剂口服，0.1/ 次，每日 3 次。也可用长效尿崩停 0.15ml 肌内注射。每天的出入水量必须保持平衡，同时必须避免电解质紊乱。手术当天及手术后第 1 天，每 4 ～ 6 小时复查血电解质。如无尿崩发生，其后可改为每 1 ～ 2 日复查一次；如有尿崩，根据情况随时复查。手术后的输液必须依据电解质情况调整。

4. 肿瘤对正常垂体有压迫作用，手术也有损伤正常垂体的可能，术后要注意激素的补充，预防垂体功能减退的发生。手术后可静脉滴注地塞米松，第 1 ～ 3 日滴注 10 ～ 20mg；第 4 ～ 6 日口服 5 ～ 10mg。减量后如无精神变差、食欲缺乏等情况，可改为口服泼尼松，第 7 日口服 5mg/ 次，每日 3 次；第 9 ～ 12 日 2.5mg/ 次，每日 2 次；第 13 日以后，2.5mg，每日 1 次维持约 2 周后停药。其他激素如果有明显的缺乏表现时也应补充。

5. 注意脑脊液鼻漏，手术中如有鞍膈破裂，即使术中已行修补，手术后要常规用甘露醇脱水。拔除鼻腔填塞的纱条后如果出现脑脊液鼻漏，患者严格半坡位卧床并行腰 2 ～ 3 水平穿刺放置软质导管于蛛网膜下腔行脑脊液定时定量引流。这样，一方面可减轻头痛，另一方面能减少脑脊液对鞍区修补物的浸泡和压力，促进漏口安全愈合。

6. 经鼻蝶术后患者的鼻腔用凡士林纱条填塞后只能用口腔呼吸，增加了通气困难。手术中只要鞍膈保持完整，一般可在手术后第 2 天拔除纱条。全麻手术后，特别是老年男性因长期吸烟痰液黏稠，可在拔除纱条后用超声雾化。

7. 经鼻蝶手术为相对无菌手术，手术后必须适当应用抗生素，预防颅内感染的发生。经口鼻蝶入路显微手术切除鞍区病变，损伤小、手术时间短、并发症少，手术后康复时间短，不需剃头，疗效满意，手术死亡率极低。经蝶窦手术可以将肿瘤彻底切除，对垂体柄及残余正常垂体功能保存率高，可作为绝大多数垂体腺瘤首选的治疗方法。

当然，在经蝶窦入路手术广泛应用于垂体微腺瘤时，垂体大和巨大腺瘤经蝶窦入路手术的探讨越来越多，而且其优点也被许多神经外科医师所认同。

……………………………………………………………………（钟　宝）

第三节　空蝶鞍综合征

空蝶鞍综合征（empty sella syndrome）是指蛛网膜下腔伸入鞍内致蝶鞍扩大、垂体受压而引起的一系列症状。空蝶鞍综合征分原发性和继发性两种。原发性原因尚不清楚。原发性空蝶鞍综合征是因鞍膈发育不全，鞍膈孔过大致蛛网膜疝入垂体窝所致；继发性者则是由于手术、放疗或垂体梗死、坏死后鞍内容物减小，鞍上蛛网膜囊突入鞍内所致。

一、检查与诊断

1. 临床上有类似垂体肿瘤的表现，如波动性视力障碍和一些内分泌症状，但非完全由垂体瘤所致。

2. CT 或 MRI 提示蝶鞍内为脑脊液，而无肿瘤存在（图 6-12）。

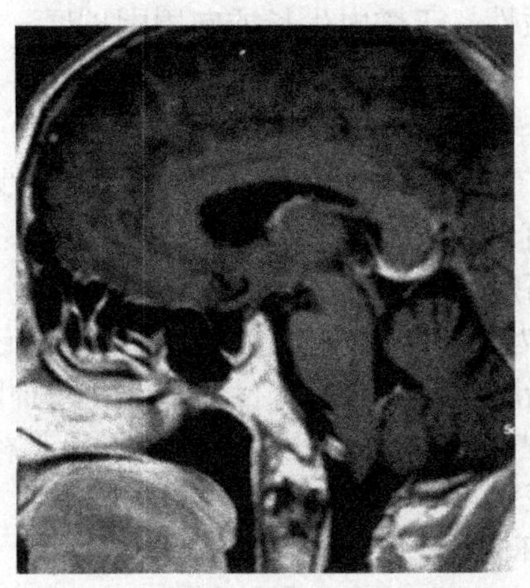

图 6-12　空蝶鞍综合征 MRI 影像

二、诊断标准

1. 有或无类似鞍区占位病变的症状。

2. CT 或 MRI 证实鞍区为脑脊液，而非肿瘤性病变所致。

三、治疗

大多不需治疗，仅在出现明显症状和体征时才考虑手术行鞍内填塞术。该方法近期效果尚可，但远期效果有争论，其效果尚需进一步评价。至于采用经额入路或经鼻蝶入路进行填塞，则根据术者的经验选择熟悉入路。至于经蝶入路填塞空蝶鞍，因术中很难确定填入的多少，而且术后一旦出现脑脊液漏，很难愈合，所以也少用。通常认为空蝶鞍综合征手术治疗的主要适应证有：

1. 合并脑脊液漏。

2. 少数合并功能性垂体微腺瘤。

3. 有明显视力和视野改变者。

四、疗效标准与预后

1. 好转：症状和体征改善，内分泌功能稳定。

2. 差：症状改善不明显，且有明显垂体功能减退表现。

五、随诊

长期随访。

（钟 宝）

第四节 颅咽管瘤

颅咽管瘤（craniopharyngioma）为发生于原始口腔外胚叶形成的颅颊管残余上皮细胞的肿瘤。肿瘤大多呈囊性，囊液可呈机油状或金黄色，含胆固醇结晶，囊壁可有钙化；但也有部分肿瘤呈实质性，于鞍内生长或向周围扩展。

一、检查与诊断

颅咽管瘤为生长缓慢的良性肿瘤，虽多见于儿童和青少年，但目前成年人有增多趋势。儿童临床表现主要有内分泌症状（生长迟缓为主要表现）、成人则以肿瘤压迫引起的症状及晚期颅内压增高症状。

1. 内分泌功能障碍：为肿瘤累及垂体和下丘脑所致，包括生长发育障碍及第二性征发育差、性功能障碍、脂肪代谢障碍、水代谢障碍、精神障碍等。

2. 肿瘤压迫症状：患者可有头痛，压迫视神经可引起视力和视野的改变，也可影响其他脑神经引起相应的症状。

3. 晚期可因脑脊液循环障碍引起颅内压增高。

4. X 线平片或 CT 可发现蝶鞍改变、鞍区钙化等征象。

5. 结合 CT、MRI 可基本明确肿瘤性质，尤其评价肿瘤性质及指导制定手术方案。

二、诊断标准

1. 儿童生长发育障碍合并其他内分泌症状，如性功能障碍和尿崩症等。

2. 视神经受累症状。

3. X 线平片或 CT 提示鞍区病变伴钙化。

4. MRI 证实鞍区囊性或增强示混杂信号病变（图 6-13，图 6-14）

三、治疗

（一）手术治疗

目前仍为主要方法，根据肿瘤生长方式、手术者技能和设备条件，可分为直接肿瘤切除术、开颅囊腔置管抽吸术和立体定向囊液抽吸术。目前，较大神经外科中心基本共识仍是力争手术全切肿瘤为主要治疗方法。

（二）MRI 影像特点分类与手术入路选择

根据 MRI 影像学特点和手术入路选择的需要，颅咽管瘤大多可分为四型：①鞍内型；②鞍上型；③鞍内鞍上型；④第三脑室累及型和侧脑室型。根据生长方式不同，通常采取入路有经蝶鞍内型肿瘤切除术、经额鞍上型肿瘤切除术，经额 - 终板第三脑室肿瘤切除术、经中线及侧脑室脑室内型肿瘤切除术四种方式。

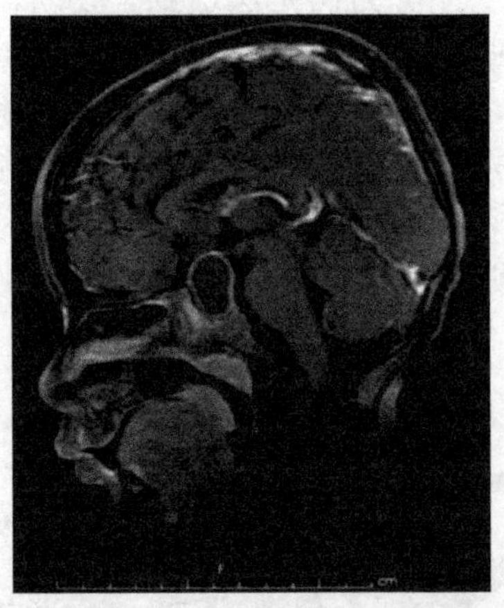

图 6-13　鞍区颅咽管瘤 MRI 示囊性病变

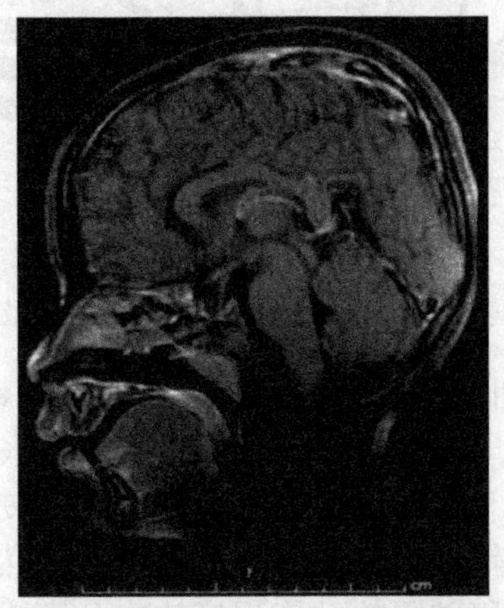

图 6-14　鞍区颅咽管瘤经蝶术后 MRI 示病变全切

1. 经额入路时术中需注意：①仔细解剖外侧裂释放脑脊液，在无明显张力下抬起额叶或颞叶，一可防止脑叶下垂影响视野，二可防止显微器械意外损伤周边脑结构。既要显露同侧视神经和颈内动脉系统（包括颈内动脉、分叉部及大脑前动脉等结构），又不能对视神经表面及周边血管过度破坏，否则，患者会出现术后双侧视力变差，甚至失明。②根据肿瘤大小及与周边正常结构粘连和占位程度，可以先探查肿瘤周边正常结构关系，对于没有空间探查者可先行囊内减压，放出囊液后，再解剖了解肿瘤周围结构，必要时可先分块切除肿瘤，以获得更多的显露空间。③切除肿瘤可首先选择空间相对较大的间隙进行（图 6-15），如视交叉前间隙、同侧视神经 - 颈内动脉间隙、颈内动脉 - 小脑幕间隙及终板池，其次选择视野好的间隙，也可将位于视野不佳的肿瘤推入视野好、空间相对大的间隙进行切除。④术中牵拉肿瘤时动作一定要轻柔，必要时间歇性进行。⑤大部分病例可以见到囊壁和蛛网膜的分界，在此之间操作则可避免损伤重要血管及垂体柄等结构。⑥不论经中线、额下还是翼点入路，由于鞍上生长肿瘤多累及第三脑室，因此打开终板对于全切该类肿瘤非常重要，当然突入第三脑室肿瘤大多粘连较少，所以小心分离后轻微牵拉即可完整切除向上发展肿瘤部分。对于已突入侧脑室以上肿瘤虽按上述努力仍无法达到全切时，则需考虑经纵裂或侧脑室入路进行切除。⑦术毕应反复冲洗瘤腔，以减少术后胆固醇成分引起的无菌性炎症反应。⑧术后2周内需严密监测水、电解质变化，尤其术中明确有垂体柄损伤时，术后3天内尽量监测每小时尿量，待尿量基本稳定后，可改为监测24小时尿量。1周以内小便增多以皮下注射垂体后叶素和肌内注射去氨加压素为主，1周后则考虑肌内注射加压素或口服去氨加压素等控制小便。

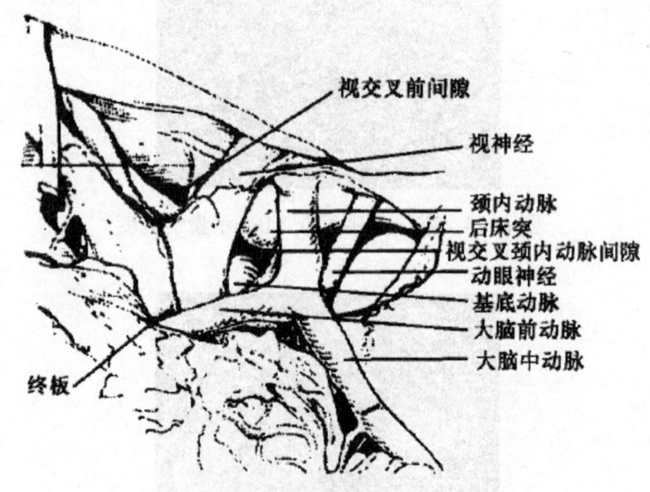

图6-15　示鞍区重要神经、血管结构及间隙

鞍内型颅咽管瘤多见于儿童和青少年，也可选择经鼻蝶入路显微手术。

2. 对于鞍内型肿瘤，由于肿瘤鞍膈下且多呈囊性生长，故经蝶入路可以达到较好效果（图6-16，图6-17）。术中常规显露至鞍底，尽量按肿瘤大小范围剪开硬膜，分离硬膜与肿瘤边界，先探查斜坡处，电凝并切除粘连，然后显露肿瘤粘连较松一侧，最后根据肿瘤与一侧海绵窦和鞍膈的粘连程度决定分离顺序，总之先易后难，避免损伤血管和正常垂体结构为原则。通常肿瘤与鞍膈有不同程度粘连，完全切除均有相应鞍膈损伤，故术毕鞍底修复和重建十分重要。必要时术后尚需辅助腰穿置管定时引流预防脑脊液鼻漏。

（三）放疗

由于显微技术不断提高，放疗越来越少应用。可分为普通放疗或立体定向穿刺抽吸囊液后注入放射性核素的方法。对于复杂病例，有些作者考虑到全切肿瘤时可能出现的众多和严重并发症，也提出先行肿瘤部分切除，然后再行放疗。

四、疗效标准与预后

1. 治愈：肿瘤全切，症状改善。

2. 好转：肿瘤大部切除，无明显并发症，但肿瘤复发则手术更加困难。

3. 死亡：下丘脑损伤，病死率高达30%以上。

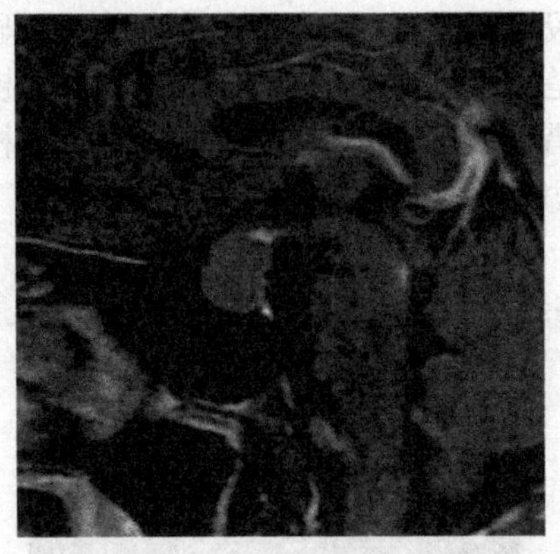

图 6-16　鞍区颅咽管瘤术前 MRI 影像

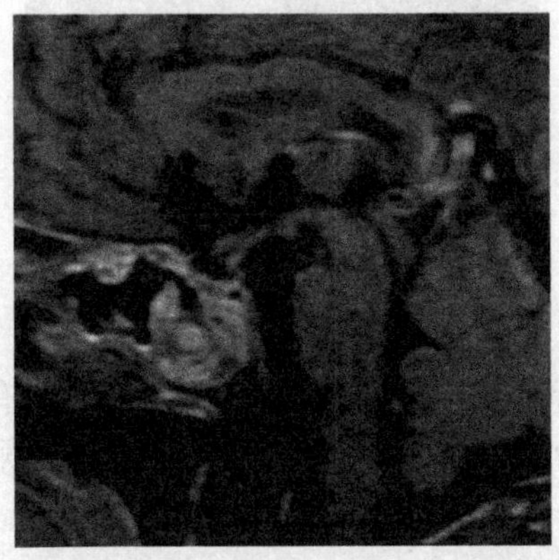

图 6-17　鞍区颅咽管瘤经蝶术后 MRI 影像

五、随诊

长期随访。

（钟　宝）

第五节　非腺瘤性鞍区和鞍上病变

从统计资料上看，鞍区病变最多见的是垂体腺瘤，颅咽管瘤约占 10%，鞍区脑膜瘤约占 5%。这些被认为是发生率最高的鞍区占位病变。除此之外，视束 - 下丘脑神经脑胶质瘤、脊索瘤、生殖细胞瘤、炎性病变和下丘脑错构瘤在搞床上也有适当的比例。其他则为“少见的鞍区和鞍上肿瘤”。

一、下丘脑错构瘤

下丘脑错构瘤发生于下丘脑基底部。通常因引起青春期早熟或痴笑性癫痫而表现出临床症状。它们的发生部位位于下丘脑基底邻近灰结节的部位。在 MR1 图像上，T_1 加权像表现为等信号的结构，增强扫描后，病变无明显强化。它们通常表现为外生性生长。即使在观察很长一段时间后，错构瘤的生长也无明显进展。有时，肿瘤与下丘脑仅有一蒂相连。肿瘤越是表现出外生性生长的特点，就越有可能通过手术行次全甚至全切除。巨大的下丘脑错构瘤通常与其他一些发育异常相伴发生，如患有 Pallister-Hall 综合征的患者。错构瘤的这些特点有助于鉴别诊断。

（一）诊断

诊断通常根据临床和神经影像学的表现（图 6-18），一般很少需要行组织活检。

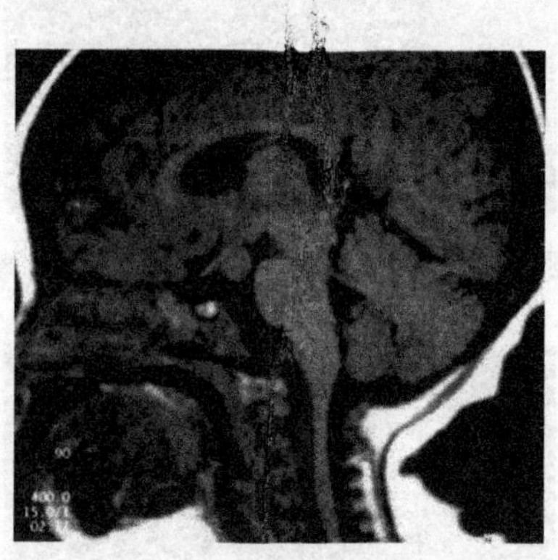

图 6-18　下丘脑错构瘤 MRI 影像

（二）治疗

除手术治疗外，尚可行 γ 刀治疗。目前与青春期早熟有关的这类疾病可以通过使用 GnRH 类似物来行药物治疗，痴笑性癫痫可以使用抗惊厥药物进行控制。

二、鞍上生殖细胞瘤

颅内生殖细胞肿瘤的主要发生部位是鞍上和松果体区。有时候这两个部位的肿瘤相互联系。患者通常表现为广泛的垂体功能减退症状和尿崩症。病变沿着漏斗从鞍区一直向上生长到达下丘脑。在病变早期仅仅可以看到垂体柄的增粗。这在 MR1 上，T_1 加权像主要表现为高信号（图 6-19）。生殖细胞瘤可能通过 CSF 通路进行播散。目前已经鉴别出了数种生殖细胞肿瘤的生化标志物，如 AFP、β-HCG 以及 PLAP，当它们在血清和脑脊液中都为阳性时，可以用来作为诊断该疾病的重要依据，并能监控治疗的效果。大多数的生殖细胞瘤都可以通过放疗治愈。由于肿瘤可能通过脑脊液播散，因此往往需要进行全脑 - 脊髓轴的照射。

治疗：病变组织活检后，一旦生殖细胞瘤的诊断确立，就不需要试图对这些肿瘤进行彻底切除，而应该直接让患者接受放疗，因为这些病变实际上通常存在有蛛网膜和蛛网膜下腔的侵犯。如果有脑积水引起颅内压增高，则考虑 V-P 分流，否则直接手术和分流均可能导致肿瘤的播散。

三、视束 - 下丘脑神经脑胶质瘤

（一）临床表现

临床少见，典型鞍上病变，蝶鞍的大小和形态都是正常的。视力障碍是最常见的症状。下丘脑自主性非内分泌症状也是就诊时较常见的主诉。在 MRI 图像上，这些病变主要呈低信号。增强扫描可以表现出不均匀增强，这可能和病变内的囊性成分有关

（图 6-20）。视束 - 下丘脑神经脑胶质瘤和神经纤维瘤病 I 型（NF-I）有一定的联系。

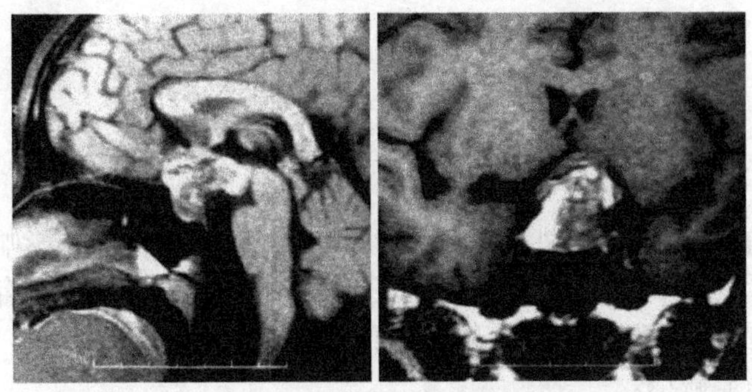

图 6-19　鞍上生殖细胞瘤 MRI 影像

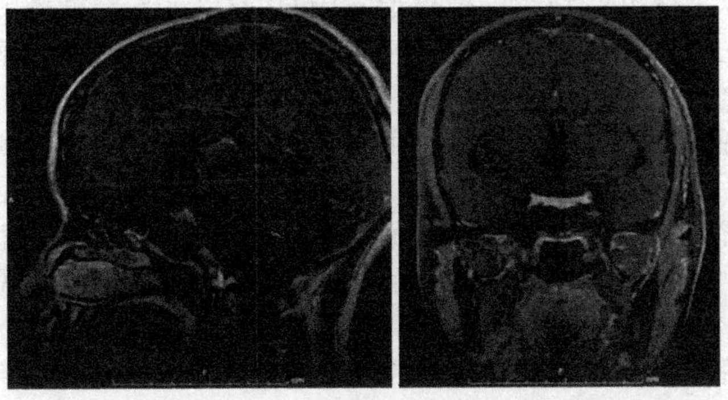

图 6-20　下丘脑胶质瘤

在视交叉和下丘脑星形细胞瘤中，通常会发生各种自主性的下丘脑功能障碍，如难以控制的体重增加和恶病质、睡眠 - 觉醒节律障碍以及电解质紊乱。组织学上主要为星形细胞瘤 I 级（根据 WHO 分类标准）的良性脑胶质瘤，预后通常较好。

（二）治疗

体外分段放疗已被公认为该疾病的治疗选择。然而外生性的肿瘤部分可以通过手术切除，其囊性部分也可以直接通过外科手术或立体定向进行引流。

（三）预后

预后极差的恶性脑胶质瘤也会发生于视束 - 下丘脑区，常被认为是视神经周围腺瘤，而增强扫描则提示典型的恶性脑胶质瘤征象。

（钟　宝）

第七章 痴 呆

痴呆（dementia）是一种获得性进行性认知功能障碍综合征，影响意识内容而非意识水平。智能障碍包括记忆、语言、视空间功能不同程度受损，人格异常和认知（概括、计算、判断、综合和解决问题）能力降低，常伴行为和情感异常，病人日常生活、社交和工作能力明显减退。

痴呆发病率和患病率随年龄而增长。国外调查显示，痴呆患病率在 60 岁以上人群中为 1%，85 岁以上达 40% 以上。据报道我国 60 岁以上人群痴呆患病率为 0.75% ～ 4.69%。随着全球人口老龄化，痴呆患病率将快速上升。由于本病患病率和致残率高、病程长和治疗开支大，给病人家庭和社会带来巨大负担。

痴呆病因包括变性病和非变性病，前者包括 Alzheimer 病、额颞痴呆、Pick 病和路易体痴呆等，后者如血管性痴呆、感染性痴呆、代谢性或中毒性脑病所致痴呆等。Alzheimer 病是最常见的病因，路易体痴呆并非单纯合并 Alzheimer 病或 Parkinson 病，而是独立的疾病，是痴呆第二位常见病因。血管性痴呆是第三位常见病因，其他的痴呆病因较少见。

随着痴呆研究的深入，痴呆诊断更具有挑战性，当认知功能障碍继发于某种明确的全身性疾病时，痴呆诊断可能较简单。如病人无明显神经系统损害症状和体征，仅有认知功能改变，或病人合并某些非特异性神经系统症状时诊断就变得较困难。

痴呆的可治性病因较少见，如正常压力脑积水、颅内占位性病变、维生素 B_{12} 缺乏、甲状腺功能低下及神经梅毒等。然而，这些疾病都需要迅速诊断，因早期诊断和治疗可以阻止或逆转智能下降。

第一节 阿尔茨海默病

阿尔茨海默病（Alzheimer disease，AD）是病因不明的进行性变性疾病，是痴呆最常见的病因，首先由 Alzheimer（1907）描述。AD 发病率随年龄增高，65 岁以上患病率约 5%，85 岁以上 20%，男性与女性经年龄校正的患病率相等。AD 通常为散发，约 5% 的 AD 患者有明确家族史。

一、病因及发病机制

AD 病因迄今不明，可能与遗传和环境因素有关。代谢异常和 β- 淀粉样蛋白（β-amyloid，Aβ）沉积与发病有关，AD 患者海马和新皮质胆碱乙酰转移酶（ChAT）及乙酰胆碱（acetylcholine，ACh）水平显着减少，皮质胆碱能神经元递质功能紊乱可能是记忆障碍和认知功能障碍原因之一，Meynert 基底核是新皮质胆碱能纤维主要来源，AD 早期基底核胆碱能神经元减少，ACh 合成持续明显不足和 ChAT 减少与痴呆严重性、老年斑及神经原纤维缠结数量增多有关。非胆碱能递质如5-羟色胺（5-HT）及受体、γ-氨基丁酸（GABA）、生长抑素（somatostatin）及受体、去甲肾上腺素（norepinephrine）和谷氨酸受体均减少，但这些改变为原发性或继发于神经细胞减少尚未确定。

家族性Alzheimer病（familial Alzheimer disease，FAD）为常染色体显性遗传，具有遗传异质性，某些家族21号染色体有淀粉样蛋白前体（APP）基因突变，有些家系FAD起病特别早，有较恶性病程，与14号染色体上跨膜蛋白早老素1（presenilin 1，PS1）基因突变有关。另一种跨膜蛋白早老素2（presenilin 2，PS2）突变已发现与一个德国家系家族性Alzheimer病有关，推测某些家族性AD病例是其他位点突变所致。FAD患者一级亲属，尤其女性发病风险高，常于65岁前发病。

遗传因素也可改变AD易感性，并不直接致病。在晚发FAD病例中，患病风险及起病年龄都与19号染色体上载脂蛋白Eε-4（AP0E4）等位基因数量有关。研究发现，其他蛋白如α_2巨球蛋白及其受体、低密度脂蛋白相关性蛋白-1等（low-density lipoprotein receptor-related protein）（表7-1）也显着增加老年人AD患病风险。

表7-1　与Alzheimer病有关的基因

基因	基因位点	蛋白	基因型	表现型
APP	21q21.3-q22.05	βA4类淀粉样前体蛋白	各种错义突变	家族性Alzheimer病（常染色体显性）
PS1	14q24.3	早老素1（PS1）	各种错义突变	家族性Alzheimer病（常染色体显性）伴早发（35～55岁）
PS2	1q31-q42	早老素2（PS2）	各种错义突变	家族性Alzheimer病（常染色体显性），伏尔加河流域德国人
APOE	19ql3.2	载脂蛋白E	AP0E4多态性	对Alzheimer病易感性增加
多倍体	21	未知	21三体或染色体21-14或21-21易位	Down综合征（早发性AMiei-mer病）

流行病学研究提示，AD发生亦受环境因素影响，文化程度低、吸烟、脑外伤和重金属接触史、母亲怀孕时年龄小和一级亲属患Down综合征等可增加患病风险；ApoE2等位基因、长期使用雌激素和非甾体类抗炎药物可能对患病有保护作用。

二、病理

AD可见颞、顶及前额叶萎缩。组织病理学特征主要是老年斑和神经原纤维缠结等。

1. 老年斑（senile plaques） 是含β-淀粉样蛋白、早老素1、早老素2、α_1抗糜蛋白酶、载脂蛋白E、α_2巨球蛋白和泛素等的细胞外沉积物，为50～200pm球形结构。银染可分三种类型：①原始型或早期斑；②经典型或成熟斑；③燃尽型或致密斑。使用Aβ抗体可显示脑中淀粉样蛋白沉积，Aβ存在于新皮质、海马、丘脑、杏仁核、尾状核、豆状核、Meynert基底核、中脑、脑桥、延髓、小脑皮质和脊髓等结构。老年斑附近可见大量胶质细胞增生和激活的小胶质细胞等免疫炎性反应。

2. 神经原纤维缠结（neurofibrillary tangles，NFTs） 是含过磷酸化tau蛋白（一种微管相关蛋白）和泛素的细胞内沉积物，是异常细胞骨架组成的神经元内结构，为磷酸化tau蛋白的变异型，是微管相关糖蛋白的主要成分。HE染色组织切片可看到

NFTs，银染或刚果红染色在偏振光下观察，或应用各种抗神经丝蛋白、tau 蛋白和泛素蛋白（ubiqitin）标记抗体可显示 NFTs。正常老年人颞叶和其他神经系统变性病也可见 NFTs，但 AD 的 NFTs 遍及整个大脑，常见于海马和内嗅皮质；不仅数量多于正常老年人，且与神经元死亡及临床症状有关。

3. 神经元丢失 主要是表浅皮质较大的胆碱能神经元，发病愈早，神经元丢失愈明显，且常伴神经胶质细胞增生。AD 神经元突触较正常人减少 36% ～ 46%，老年斑部位明显，神经元和突触减少与临床表现有关。

4. 颗粒空泡变性 是细胞架内空泡结构，由一或多个直径 3.5 从 111 空泡组成，每个空泡中心有一个致密颗粒，颗粒成分与抗 tubulin、tau 蛋白、泛素抗体呈阳性反应。

5. 血管淀粉样变 AD 病人脑血管内皮细胞可见 Aβ 沉积，脑血管壁上 Aβ 经刚果红染色在偏振光下呈现苹果绿色光，故称为嗜刚果红血管病或脑类淀粉血管病（cerebral amyloid angiopathy，CAA），这种病变通常影响软脑膜和皮质表浅小动脉。现已确定，血管淀粉样变与老年斑中类淀粉核心是同一物质。

三、临床表现

1. 早期表现 AD 起病隐匿。记忆障碍（memory impairment）是 AD 典型首发征象，主要是近记忆障碍，当天发生的事、刚做过的事或说过的话不能记忆，熟悉的人名记不起，忘记约会，常只被家人注意到，随后出现远记忆受损、时间及地点定向障碍。认知障碍（cognitive impairment）表现掌握新知识、熟练运用语言及社交能力下降，不能讲完整语句，口语量减少，找词困难，命名障碍，出现错语症，交谈能力减退，阅读理解受损，朗读可相对保留，最后完全失语，失计算表现算错帐，付错钱，最后连最简单计算也不能进行，视空间定向障碍表现穿外套时手伸不进袖子，铺台布不能把台布角与桌角对齐，迷路或不认家门，不会用最常用物品如筷子、汤匙等，肌力和协调保留。患者不能正常工作或家庭理财。常见原始反射，出现额叶步态障碍如小步、缓慢和拖曳步态，屈曲姿势，阔基底及起步困难等。

2. 晚期表现 患者丧失以往的社交风度，如坐立不安、不修边幅和卫生不佳。精神症状（psychiatric symptoms）突出，如抑郁、淡漠、焦躁或欣快、精神病伴偏执狂等；主动性减少，自言自语，害怕单独留在家里，出现片断妄想，如怀疑自己年老的配偶有外遇；妄想和古怪行为，如怀疑子女偷自己钱物，把不值钱东西当作财宝藏匿，忽略进食或贪食，常见失眠或夜间谵妄。部分病例出现癫痫发作。检查可见锥体外系肌强直和运动迟缓。AD 罕见的晚期特点包括肌阵挛、尿便失禁、痉挛、Babinski 征和轻偏瘫等，以后出现缄默症、尿便失禁和卧床状态等，典型者出现症状后 5 ～ 10 年死亡。

四、辅助检查

目前尚无确诊 AD 的特殊检查，但可排除其他疾病。① CT 和 MRI 检查常显示脑皮质萎缩及侧脑室扩张，但也见于非痴呆老年患者；② ELISA 检测脑脊液 tau 蛋白和 Aβ 可升高，③认知功能测试有助于与其他病因痴呆鉴别，如简易精神状态检查（mini-mental state examination，MMSE）量表、韦氏成人智力量表（WAIS-RC）、临床痴呆评定量表（CDR）及 Hachinski 缺血积分（HIS）等；④ APP、PS-1 或 PS-2 基因检测可确诊 FAD，ApoE4 基因检测可作为散发性 AD 的参考依据。

五、诊断及鉴别诊断

1. 诊断　主要根据患者详细病史、临床症状、精神量表检查及相关基因突变检测等，诊断准确性为 85% ～ 90%。目前临床常用的诊断标准包括：疾病国际分类第十版（ICD-10），美国精神病学会精神障碍诊断和统计手册（DSM-IV-R），美国神经病学、语言障碍和卒中 - 老年性痴呆和相关疾病学会（NINCDS-ADRDA）等　标准。

AD 诊断标准包括：①发病年龄 40 ～ 90 岁，多在 65 岁以后；②临床症状确认痴呆，神经心理测试 MMSE 量表等支持痴呆；③进行性加重的近记忆及其他智能障碍；④必须有 2 种或 2 种以上认知功能障碍；⑤无意识障碍，可伴精神、行为异常，⑥排除可导致进行性记忆和认知功能障碍脑病。

2. 鉴别诊断

（1）轻度认知障碍（mild cognitive impairment，MCI）：仅有记忆障碍，无其他认知障碍；部分患者可能是 AD 的早期表现。

（2）抑郁症：早期 AD 可与抑郁症相似，如抑郁心境、对各种事情缺乏兴趣、记忆障碍、失眠、易疲劳或无力等。

抑郁症是最常被误诊为痴呆的疾病。但由于抑郁症临床常见及通常可以治疗，这两种疾病的鉴别是非常重要的。

（3）与额颞痴呆、路易体痴呆鉴别　帕金森病痴呆早期先出现锥体外系运动障碍症状，多巴类治疗有效，认知障碍晚期出现，Creutzfeldt-Jakob 病表现肌阵挛和特征性脑电图等改变；其他痴呆性疾病，如正常颅压脑积水表现痴呆、步态异常及尿失禁等三联征；Huntington 病为常染色体显性遗传变性病，为 4 号染色体（4pl6.3）Huntington 基因 CAG 三核苷酸重复扩增，表现运动障碍、精神症状和痴呆，进行性核上性麻痹表现核上性眼肌麻痹，假性球麻痹、轴性肌张力障碍伴或不伴肢体锥体外系强直和痴呆。

六、治疗

目前尚无特效治疗可逆转脑功能缺损或阻止病情进展。对症治疗可用：

1. 胆碱乙酰转移酶（AChE）抑制剂　针对 AD 脑胆碱能神经元通路变性和 AChE 耗损，可轻微改善认知功能。①他克林（tacrine）：10mg 口服，4 次 /d，6 周后可加至 20mg，4 次 /d 口服，肝脏毒性较明显；②多奈哌齐（donepezil，安理申）：5mg 睡前口服，4 ～ 6 周加至 10mg，由于每日一次用药和副作用较轻，常被选用；③雷司替明（rivastigmine，艾斯能）：1.5 ～ 6mg 口服，2 次 /d；④加兰他敏（Reminyl）：4 ～ 12mg 口服，2 次 /d，副作用有恶心、呕吐、腹泻、厌食等。毒扁豆碱（physostigmine）和依斯的明（eptastigmine）也可选用，这类药物副作用包括恶心、呕吐、腹海、头晕和厌食等。

2. 抗精神病药、抗抑郁药及抗焦虑药对控制 AD 伴发的行为异常有作用。抗精神病药可用如利培酮（维思通）2 ～ 4mg/d 口服，副作用有帕金森综合征、静坐不能、迟发性运动障碍等；抗抑郁药如氟西汀 10 ～ 20mg，早餐时口服，西酞普兰 10 ～ 20mg/d 口服；抗焦虑药可用丁螺环酮 5mg，分 3 次口服。

3. 神经保护性治疗可用维生素 E 和单胺氧化酶抑制剂司林吉兰（selegillin），有延缓 Alzhieimer 病进展的轻微疗效证据。金纳多银杏（Gingko biloba）、都可喜也可试用。

4. 鼓励病人尽量维持生活能力和参与社会活动，加强家庭和社会对病人的照顾和帮助，进行康复治疗和训练。定向障碍和视空间障碍的患者应减少外出，以防意外。

七、预后

早期诊断可使患者从容地计划从工作岗位退休，安排理财，与医生和家人讨论未来医疗问题。晚期患者需要照看，防止鲁莽行为自伤或伤及家人。病程通常持续 5 ～ 10 年，常死于营养不良、肺部感染和褥疮等并发症。

（衣永尚）

第二节 血管性痴呆

血管性痴呆（vascular dementia，VD）是脑血管疾病导致的认知功能障碍临床综合征，是痴呆第三位常见的病因，仅次于 Alzheimer 病和路易体痴呆，我国 VD 所占比例较高，患病率仅次于 Alzheimer 病。

一、病因及发病机制

VD 可由于主要脑动脉闭塞引起大面积皮质梗死，梗死脑组织容积超过 80 ～ 150ml 临床即可出现痴呆，额叶、颞叶及边缘系统等部位血管源性病变更易导致痴呆，主要病因是动脉粥样硬化；或由于皮质下白质、基底节或丘脑多发性腔隙梗死所致，多梗死性痴呆（multi-infarct dementia，MID）是 VD 中最常见类型，占 VD 的 39.4%。然而，血管病变并非大多数 VD 病人唯一的致病因素，许多病人同时存在神经变性痴呆病变，表现混合性痴呆。高龄、糖尿病、既往卒中史、额颞叶卒中病灶、大面积或反复卒中、卒中合并失语及文化程度低等可能易导致痴呆。

二、病理

脑血管病变是 VD 的基础，脑实质可见出血性或缺血性损害，以缺血多见。常见病理改变为多发性腔隙性病变或大面积梗死灶及脑动脉粥样硬化等，脑组织病变可为弥漫性、多数局限性或多发腔隙性，可以皮质损害或皮质下病变为主。多发性梗死使脑组织容积显着减少，导致脑萎缩和侧脑室扩张。

三、临床表现

1. VD 多有卒中史，常表现波动性病程或阶梯式恶化，智能损害多呈斑片状缺损。与 Alzheimer 病比较，VD 在时间及地点定向、事件或短篇故事即刻和延迟回忆、命名和复述等方面损害较轻，在执行功能方面如自我整理、计划、精细运动的协同作业等损害较重。认知功能障碍表现近记忆力、计算力减低，不能胜任以往熟悉的生活、工作程序及正常交往等，以致外出迷路，不认家门，穿错衣裤，最终生活不能自理，可表现表情淡漠、少语、焦虑、抑郁或欣快等。痴呆表现与血管病变部位有关。

2. 多梗死性痴呆（MID）患者常有高血压和双侧半球多次缺血性卒中事件病史，表现相对急性起病脑功能缺损阶梯式进展和痴呆，神经系统检查常见局灶性神经体征，如假性球麻痹伴构音障碍、吞咽困难、病理性动情，以及中枢性面舌瘫、偏瘫、偏身感觉障碍、共济失调、步态失用、腱反射亢进和 Babinski 征等。

3. CT 显示双侧半球多发性梗死灶，MRI 可见双侧基底节、脑皮质及白质内大小不等的病灶，呈 T_1 低信号、T_2 高信号，病灶周围脑组织局限性脑萎缩。皮质下白质或侧脑室旁白质广泛低密度区称为脑白质疏松症（leukoaraiosis）。

四、诊断及鉴别诊断

（一）多梗死性痴呆诊断标准

①多有高血压或糖尿病史，病程呈阶梯式进展和斑片状分布的神经功能缺损，痴呆伴随多次脑血管事件后突然发生，每次卒中后症状加重；②认知功能障碍伴局灶性神经功能缺损体征，如失语，轻偏瘫、偏身感觉障碍、偏盲及锥体束征等，提示皮质及皮质下多发性广泛病变；③ CT 或 MRI 检查证实多发性梗死，可伴脑白质疏松改变。

（二）多梗死性痴呆鉴别诊断

1. Binswanger 病：也称皮质下动脉粥样硬化性脑病（subcortical arteriosclerotic encephalopathy，SAE），是大脑前部和脑室周围皮质下白质缺血性损害导致慢性进展性痴呆。通常在数周至数月内进展，最初常表现步态异常，典型表现步态失用，特点是虽无肌无力或共济失调，但站立不稳和起步困难，行走缓慢拖曳；患者平卧或坐位时可用脚画圈或模仿行走、骑车或踢球等下肢动作，站立时却不能完成；可见锥体束征，包括肌痉挛、腱反射亢进和 Babinski 征，以及抓握反射等。尿失禁晚期发生。

2. 常染色体显性遗传脑动脉病合并皮质下梗死和白质脑病（cerebral autosomal dominant arteriopathy with subcortical infarcts and leukoencephalopathy，CADASIL）：系 Notch3 基因突变所致。多于 35 ～ 45 岁发病，多无高血压病史，但常有家族史；反复出现 TIA、皮质下梗死及腔隙性梗死，可伴偏头痛、痴呆、假性球麻痹、抑郁和尿便失禁；CT 或 MRI 可显示皮质下或脑桥梗死灶，脑或皮肤活检可见特征性血管壁变厚、血管平滑肌中层细胞嗜锇颗粒沉积，检测基因突变可以确诊。

3. 进行性多灶性白质脑病：是乳头状瘤空泡病毒感染所致，与免疫功能障碍有关。病理可见脑白质多发性不对称的脱髓鞘病灶，镜下可见组织坏死、炎性细胞浸润、胶质增生和包涵体。表现痴呆和局灶性皮质功能障碍，急性或亚急性病程，3 ～ 6 个月死亡。多见于艾滋病、淋巴瘤、白血病或器官移植后服用免疫抑制剂患者等。

五、治疗

血管性痴呆预后相对较好，多梗死性痴呆及 Binswanger 病早期治疗效果较好，临床早期诊断尤为重要。

1. 将高血压控制在适当水平，减少以后梗死发生率，防止终末 - 器官疾病（end-organ diseases）。收缩压维持 135 ～ 150mmHg 水平可改善认知功能，血压过低会使症状加重。

2. 抗血小板制剂如阿司匹林 50 ～ 100mg/d，噻氯匹定 250mg/d 或氯吡格雷 75mg/d，以及活血化瘀中药如三七总皂甙、金纳多银杏、葛根和甲基吡嗪（川芎嗪）等，可改善脑血液循环，有助于降低未来卒中风险。

3. 神经保护剂可用维生素C、维生素E、单胺氧化酶抑制剂司林吉兰（selegillin）等，可能延迟痴呆进展。钙离子拮抗剂如尼莫地平、氟桂利嗪等也可试用。

4. 脑代谢剂如胞二磷胆碱、脑活素、吡拉西坦（脑复康）、甲氯芬酯和双氢麦角碱等，可促进脑细胞对氨基酸、磷脂及葡萄糖利用，增强反应性和记忆力。

5. 由于VD为斑片状智能损害，康复治疗和功能训练常可收到较好疗效，要鼓励病人多与外界接触，参与一定的社交活动，提高生活质量或部分地回归社会。

……………………………………………………………………………………（衣永尚）

第三节 额颞痴呆

额颞痴呆（frontotemporal dementia）是以额颞叶萎缩为特征的痴呆综合征，是神经变性痴呆较常见的病因，约占全部痴呆病人的1/4。约1/4的额颞痴呆病人存在Pick小体（Pick body），可诊断为Pick病。额颞痴呆实际上包含Pick病及临床表现类似的Pick综合征（Pick complex），后者如额叶痴呆（frontal lobe dementia）和原发性进行性失语（primary progressive aphasia）等。发病高峰为60岁，女性较多。

Pick（1892）首先描述一组病人，以额颞叶萎缩为病理特征，表现缓慢进展的行为异常、认知障碍和失语，临床少见。Alzheimer（1911）进行组织学观察发现神经元弥散性肿胀、染色质松散，称为Pick细胞，胞浆内有嗜银包涵体（Pick小体），无神经原纤维缠结和老年斑，与AD明显不同，Onari和Spatz（1926）命名为Pick病（Pick's disease）。

一、病因及发病机制

额颞痴呆和Pick病的病因及发病机制不清，可能是神经元胞体特发性退行性变，或轴索损伤继发胞体变化。已证明约半数病例为常染色体显性遗传的家族性额颞痴呆，Wilhelmsen等（1994）将病变基因定位于17号染色体（17q21）。神经元及神经胶质含微管相关tau蛋白包涵体，约20%的额颞痴呆病人有该基因突变，因此，将额颞痴呆归类于tau蛋白病（tauopathy）。

二、病理

额颞痴呆和Pick病的组织病理学特点是特征性局限性额颞叶萎缩，杏仁核、海马、黑质和基底节均可受累；Pick病可见Pick细胞和Pick包涵体，缺乏Alzheimer病特征性神经原纤维缠结和淀粉样斑。镜下可见萎缩脑叶皮质各层神经细胞显着减少，II、III层明显；胶质细胞弥漫性增生伴海绵样变。

三、临床表现

1. 隐袭起病，缓慢进展。早期出现人格和情感改变，如易激惹、暴怒、固执、淡漠和抑郁等，逐渐出现行为异常，如举止不当、无进取心、对事物漠然和冲动行为等，可出现Kluver-Bucy综合征，表现迟钝、淡漠、视觉失认和思维快速变换，口部过度活动、善饥、贪食、肥胖，把任何东西都放入口中试探，伴健忘、失语等。随后出现不典型认知障碍，表现空间定向保存，记忆障碍较轻，行为、判断和言语能力明显障碍，不能思考，言语少，词汇贫乏，刻板和模仿语言以至缄默，躯体异常感和片段妄想等。

2. 神经系统体征在病程早期可见吸吮反射、强握反射，晚期出现肌阵挛、锥体束征及帕金森综合征。

3. 原发性进行性失语（primary progressive aphasia，PPA）Mesulam（1982）首先报道6例慢性进行性失语不伴痴呆，Weintraub等（1990）命名为PPA。通常65岁以前发病，病程较长，可达10年以上。主要临床特点是，缓慢进行性语言障碍不伴其他认知功能障碍，6～7年发展为严重失语或缄默，是与AD或额颞痴呆的区别点。可有视觉失认或空间损害，但生活仍能自理，最终出现痴呆，无神经系统体征。MRI显示优势半球额、颞和顶叶萎缩明显。病理可见额颞叶萎缩，无Pick小体。

四、辅助检查

1. 早期EEG正常，少数波幅降低，α波减少，晚期α波极少或无，出现不规则中幅δ波，少数病人见有尖波，睡眠纺锤波减少，κ综合波难出现，慢波减少。

2. CT或MRI显示局限性额或前颞叶萎缩，脑沟增宽，额角呈气球样扩大，额极和前颞极皮质变薄，颞角扩大，侧裂池增宽，多不对称，可早期出现。SPECT呈不对称性额颞叶血流减少，PET显示不对称性额颞叶代谢降低，较MRI敏感，可早期诊断。

3. 遗传学检查发现多种tau蛋白基因突变有助于确诊。

五、诊断及鉴别诊断

（一）诊断

额颞痴呆，包括Pick病，诊断根据起病较早（50～60岁），可有家族史，行为障碍较认知障碍明显，CT及MRI显示额叶、前颞叶萎缩等。生前通常不能确诊，须依赖于组织病理学证据，如局限性额颞叶萎缩，神经元及神经胶质发现tau蛋白包涵体，Pick病发现Pick小体和细胞，缺乏AD特征性神经原纤维缠结和淀粉样斑。

（二）鉴别诊断

本病应与Alzheimer病鉴别，AD通常早期出现认知功能障碍，如遗忘、视空间定向和计算力障碍，社交和礼仪相对保留，Pick病或额颞痴呆早期出现人格改变、行为异常和言语障碍，典型者出现Kluver-Bucy综合征，空间定向及近记忆保存较好。神经影像学显示Pick病额颞叶萎缩，Alzheimer病广泛脑萎缩。

六、治疗

目前尚无治疗方法。乙酰胆碱酯酶抑制剂通常无效。对攻击行为、易激惹和好斗等行为障碍者可审慎使用小量安定类、选择性5-羟色胺再吸收抑制剂或心得安等。有条件可由经过培训的看护者给予适当的生活照顾及行为指导。

七、预后

预后较差，病程5～12年，多死于肺部及泌尿道感染、褥疮等并发症。

……………………………………………………………………………………（衣永尚）

第四节　路易体痴呆

路易体痴呆（dementia with Lewy body，DLB）是以波动性认知障碍、视幻觉和帕金森综合征为临床特点，以路易小体（Lewy body）为病理特征的神经变性病。DLB由Okazak（1961）首先描述，是仅次于Alzheimer病第二位常见的痴呆病因，可能是一种异质性疾病，包括弥漫性路易体病和Alzheimer病路易体型，临床及病理表现重叠于帕金森病与Alzheimer病之间。

一、病因及发病机制

病因及发病机制不清。已发现DLB和帕金森病Lewy小体是α-突触核蛋白（α-synuclein）由可溶性变为不溶性异常聚集而成，影响α-突触核蛋白表达和代谢的因素可能与DLB发病有关，DLB通常很少有家族遗传倾向。实验证实，DLB患者乙酰胆碱转移酶（ChAT）显着降低，多巴胺神经元丢失和Lewy小体导致神经元死亡，壳核5-HT和去甲肾上腺素水平显着下降，DLB的胆碱能及单胺能神经递质损伤可能与认知障碍和锥体外系运动障碍有关。

二、病理

约1/4的老年性痴呆患者尸检发现，大脑皮质和脑干内神经元胞质内有Lewy小体，为直径3～25μm嗜伊红圆形包涵体，致密颗粒杂乱排列构成1～10nm核心。电镜显示嗜锇颗粒混有螺旋管（helical tube）或双螺旋丝（paired helical filaments）Lewy小体分布于脑干黑质、蓝斑、迷走神经背核、Meynert基底核和下碰核等单胺神经元，状量泛素（ubiquitin）、α-突触核蛋白、补体蛋白、微丝、微管等，但无tau蛋白和类淀粉蛋白。

与脑干的经典Lewy小体不同，大脑皮质Lewy小体无明显致密颗粒核心，核心周围纤维排列不规则，称为苍白体（pale body），可能是Lewy小体前身。皮质Lewy小体主要分布在大脑边缘系统、杏仁核及旁海马区等。在所有Lewy小体相关性痴呆，大脑皮质萎缩不明显，可见轻度额叶萎缩，中脑黑质色素细胞丢失，通常无老年斑和神经纤维缠结，但也可不同程度地出现，Alzheimer病路易体型可见明显颞叶中部萎缩，有类淀粉老年斑和神经原纤维缠结；Tau蛋白抗体染色有助于区别两类不同的病理改变。

三、临床表现

1. 本病多在老年期发病，中青年患者很少，主要表现进行性痴呆、锥体外系运动障碍及精神障碍等三组症状。特点是波动性认知功能减退，数周内甚至一日内可有较大变化，早期记忆障碍不明显，可出现失语、失用及失认。帕金森综合征体征多为肌强直和运动迟缓，震颤较轻，对左旋多巴治疗反应差。认知障碍与帕金森病症状在一年内相继出现具有诊断意义。精神症状以成形的视幻觉为特点，约80%的病人可出现，内容生动完整，常为静物、人和动物图像，病人坚信不移，可有妄想、谵妄等。

2. 可出现肌阵挛、肌张力障碍、吞咽障碍、睡眠障碍和自主神经功能紊乱等，如经常跌倒、晕厥，甚至短暂性意识丧失。

3. MRI 冠状扫描，DLB 颞叶萎缩不明显，AD 颞叶内侧萎缩，有助于鉴别。DLB 早期脑电图多正常，少数背景波幅降低，可见 2～4Hz 周期性放电、颞叶 α 波减少和短暂性慢波。睡眠脑电图出现快速眼动期异常对诊断有一定价值。

四、诊断及鉴别诊断

（一）诊断

1. DLB 临床诊断必备条件：包括进行性认知功能减退，影响社会及工作能力，具有以下 3 项中 2 项：①波动性认知功能障碍，注意力和警觉障碍波动最明显，②反复发作的视幻觉，③同时或之后发生帕金森综合征。

2. 支持 DLB 诊断条件：①反复跌倒，②晕厥，③短暂意识丧失；④对神经安定剂敏感；⑤其他形式的幻觉。

3. 不支持 DLB 诊断条件：提示脑卒中的局灶性神经系统体征或影像学证据，或其他可能导致类似临床症状的躯体疾病。

（二）鉴别诊断

1. Alzheimer 病：为进行性认知功能减退，常因遗忘、虚构使幻觉描述含糊不清；与 DLB 波动性认知障碍，视幻觉具体生动不同，MRI 可鉴别。

2. 帕金森病可出现痴呆，药物治疗可产生视幻觉，酷似 DLB，但帕金森病痴呆晚期出现，运动障碍症状用多巴类治疗有效，DLB 认知障碍早期出现并有波动，运动障碍表现强直、少动，很少出现静止性震颤。

3. CJD：以痴呆和锥体外系症状为特征，病情进展较快，锥体外系体征多样，可见肌阵挛和癫痫发作，典型脑电图反复出现约每秒 1 次三相尖波有助于生前诊断。

五、治疗

目前 DLB 无特效疗法，患者可能对抗胆碱酯酶药如他克林和多奈哌齐反应良好，可能改善认知功能及行为障碍。帕金森综合征对症治疗易加重谵妄和幻觉，应从小剂量开始。DLB 对安定剂及抗精神病药的锥体外系副作用特别敏感，甚至出现嗜睡、昏迷，是区别于其他类型痴呆的特点，宜不用或慎用。新型抗精神病药如维思通、奥氮平对视幻觉效果较好。抑郁症状可用选择性 5-HT 再摄取抑制剂如氟西汀、西酞普兰等。

六、预后

病人预后较差，病程 5～10 年，病人多死于并发症。

（衣永尚）

第八章 头 痛

头痛（headache）是临床常见的症状，通常指局限于头颅上半部，包括眉弓、耳轮上缘和枕外隆突连线以上部位的疼痛。引起头痛的病因众多，大致可分为原发性和继发性两类。前者不能归因于某一确切病因，也可称为特发性头痛，常见的如偏头痛、紧张型头痛；后者病因可涉及各种颅内病变如脑血管疾病、颅内感染、颅脑外伤，全身性疾病如发热、内环境紊乱以及滥用精神活性药物等。

头痛的发病机制复杂，主要是由于颅内、外痛敏结构内的痛觉感受器受到刺激，经痛觉传导通路传导到达大脑皮层而引起。颅内痛敏结构包括静脉窦（如矢状窦）、脑膜前动脉及中动脉、颅底硬脑膜、三叉神经（Ⅴ）、舌咽神经（Ⅸ）和迷走神经（Ⅹ）、颈内动脉近端部分及邻近 Willis 环分支、脑干中脑导水管周围灰质和丘脑感觉中继核等；颅外痛敏结构包括颅骨骨膜、头部皮肤、皮下组织、帽状腱膜、头颈部肌肉和颅外动脉、第 2 和第 3 颈神经、眼、耳、牙齿、鼻窦、口咽部和鼻腔黏膜等。机械、化学、生物刺激和体内生化改变作用于颅内、外痛敏结构均可引起头痛。如颅内、外动脉扩张或受牵拉，颅内静脉和静脉窦的移位或受牵引，脑神经和颈神经受到压迫、牵拉或炎症刺激，颅、颈部肌肉痉挛、炎症刺激或创伤，各种原因引起的脑膜刺激，颅内压异常，颅内 5-羟色胺能神经元投射系统功能紊乱等。

各国对头痛的分类和诊断曾使用不同的标准。国际头痛协会（International Headache Society，IHS）于 1988 年制定了头痛的分类和诊断标准，得到了广泛接受，并成为头痛分类和诊断的国际规范。2004 年，IHS 推出了第 2 版"头痛疾患的国际分类（the International Classification of Headache Disorders 2nd Edition，ICHD-H）"。

Ⅰ原发性头痛（the primary headaches）

偏头痛（migraine）

紧张型头痛（tension-type headache）

丛集性头痛和其他三叉自主神经头痛（cluster headache and other trigeminal autonomic cephalgias）

其他原发性头痛（other primary headaches）

Ⅱ继发性头痛（the secondary headaches）

头颈部外伤引起的头痛（headache attributed to head and neck trauma）

头颈部血管性病变引起的头痛（headache attributed to cranial or cervical vascular disorder）

非血管性烦内疾病引起的头痛（headache attributed to non-vascular intracranial disorder）

某一物质或某一物质戒断引起的头痛（headache attributed to a substance or its withdrawal）

感染引起的头痛（headache attributed to infection）

内环境紊乱引起的头痛（headache attributed to disturbance of homoeostasis）

头颅、颈、眼、耳、鼻、鼻窦、牙齿、口或其他颜面部结构病变引起的头面痛（headache of facial pain attributed to disorder of cranium，neck，ears，nose，sinuses，teeth，mouth or other facial or cranial structures）

精神疾病引起的头痛（headache attributed to psychiatric disorder）

Ⅲ脑神经痛、中枢和原发性面痛和其他头痛（cranial neuralgias，central and primary facial pain and other headaches）

详细的病史能为任何疾病提供第一手资料，对头痛的诊断亦不例外。在头痛患者的病史采集中应重点询问头痛的起病方式、发作频率、发作时间、持续时间、头痛的部位、性质、疼痛程度及伴随症状；注意询问头痛诱发因素、前驱症状、头痛加重和减轻的因素。另外，还应全面了解患者年龄与性别、睡眠和职业状况、既往病史和伴随疾病、外伤史、服药史、中毒史和家族史等一般情况对头痛发病的影响。在头痛的诊断过程中，应首先区分是原发性或是继发性。原发性头痛多为良性病程，继发性头痛则为器质性病变所致，任何原发性头痛的诊断应建立在排除继发性头痛的基础之上。全面详尽的体格检查尤其是神经系统和头颅、五官的检查，有助于发现头痛的病变所在。适时恰当的选用神经影像学或腰穿脑脊液等辅助检查，能为颅内器质性病变提供客观依据。

头痛的防治原则包括病因治疗、对症治疗和预防性治疗。对于病因明确的病例应尽早去除病因，如颅内感染应抗感染治疗，颅内高压者宜脱水降颅压，颅内肿瘤需手术切除等。任何头痛在急性发作时均应尽可能寻找潜在的病因进行治疗；对于病因不能立即纠正的继发性头痛及各种原发性头痛急性发作，可给予止痛等对症治疗以终止或减轻头痛症状，同时亦应对头痛伴随症状如眩晕、呕吐等予以适当的对症治疗。对慢性头痛呈反复发作者应给予适当的预防性治疗，以防头痛频繁发作。

第一节 偏头痛

偏头痛（migraine）是临床常见的原发性头痛，其特征是发作性、多为偏侧、中重度、搏动样头痛，一般持续 4 ～ 72 小时，可伴有恶心、呕吐，光、声刺激或日常活动均可加重头痛，安静环境、休息可缓解头痛。偏头痛是一种常见的慢性神经血管性疾患，患病率为 5% ～ 10%。

一、病因

偏头痛的病因尚不明确，可能与下列因素有

（一）内因

偏头痛具有遗传易感性，约 60% 的偏头痛患者有家族史，其亲属出现偏头痛的风险是一般人群的 3 ～ 6 倍。家族性偏执性偏头痛（familial hemiplegic migraine，FHM）呈高度外显率的常染色体显性遗传，FHM-Ⅰ为 CACNA1A 基因突变，定位在 19p13；FHM-Ⅱ为 ATP1A2 基因突变，定位在 1q21-31；FHM-Ⅲ为 SCN1A 基因突变，定位在 2q24。本病女性多于男性，多在青春期发病，月经期容易发作，妊娠期或绝经后发作减少或停止。这提示内分泌和代谢因素参与偏头痛的发病。

（二）外因

环境因素也参与偏头痛的发作。偏头痛发作可由某些食物和药物所诱发。食物包括含酪胺的奶酪、含亚硝酸盐的肉类和腌制食品、含苯乙胺的巧克力、含谷氨酸钠的食品添加剂及葡萄酒等；药物包括口服避孕药和血管扩张剂如硝酸甘油等。另外，强光、过劳、应激以及应激后的放松、睡眠过度或过少、禁食、紧张、情绪不稳等也是偏头痛的诱发因素。

二、发病机制

偏头痛的发病机制尚不十分清楚，目前主要有以下学说：

（一）血管学说

认为偏头痛是原发性血管疾病。颅内血管收缩引起偏头痛先兆症状，随后颅外、颅内血管扩张导致搏动性的头痛产生。颈动脉压迫、血管收缩剂麦角生物碱如麦角胺可缓解头痛支持这一理论。

（二）神经学说

认为偏头痛是原发性神经功能紊乱性疾病。偏头痛先兆是由扩展性皮层抑制（cortical spreading depressing，CSD）引起。CSD是指各种有害刺激引起的起源于大脑后部皮质（枕叶）的神经电活动抑制带，此抑制带以2～5mm/min的速度向邻近皮质扩展，并伴随出现扩展性血量减少（spreading oligemia）；两者均不按照脑动脉分布扩展，而是按大脑皮质细胞构筑模式进行，向前扩展一般不超越中央沟。CSD能很好地解释偏头痛先兆症状。另外，5-羟色胺（5-HT）能神经元家族广泛地分布于脑中，许多有效抗偏头痛药可作为中枢性5-HT受体激动剂或部分激动剂起作用，这提示神经功能紊乱参与偏头痛的发作过程。

（三）三叉神经血管学说

近年来受到广泛重视。其解剖生理基础是三叉神经血管复合体：烦内痛觉敏感组织如脑血管、脑膜血管、静脉寨，其血管周围神经纤维随三叉神经眼支进入三叉神经节，或从后颅窝进入1、2颈神经（C1、C2）后根；两者在三叉神经节和C1、C2脊神经节换元后，发出神经纤维至三叉神经颈复合体，后者由三叉神经脊束核尾端与C1、C2后角构成；三叉神经颈复合体发出神经纤维，经脑干交叉后投射至丘脑。该学说的周围疼痛机制认为，三叉神经节损害可能是偏头痛产生的神经基础。当三叉神经节及其纤维受刺激后，可引起P物质、降钙素基因相关肽（CGRP）和其他神经肽释放增加。这些活性物质作用于邻近脑血管壁，可引起血管扩张而出现搏动性头痛，还可使血管通透性增加，血浆蛋白渗出，产生无菌性炎症，并刺激痛觉纤维传入中枢，形成恶性循环。已有研究显示，5-HT受体激动剂曲普坦类制剂可通过作用于三叉神经颈复合体的5-HT_{1B}、5-HT_{1D}或5-HT_{1F}受体，终止偏头痛急性发作；CGRP受体拮抗剂微量渗入三叉神经颈复合体可有效抑制三叉神经血管系统痛觉信息的传递；曲普坦类微量渗入丘脑腹后内侧核后，也可通过5-HT1B或5-HT_{1D}受体终止头痛发作。这提示三叉神经颈复合体与丘脑的神经功能紊乱也参与偏头痛的发病。

三、临床表现

偏头痛多起病于儿童和青春期，中青年期达发病高峰，女性多见，男女患者比例约为 1∶2 ～ 3，常有遗传背景。

国际头痛协会偏头痛分型：

1. 无先兆偏头痛（migraine without aura）

2. 有先兆偏头痛（migraine with aura）

2.1 伴典型先兆的偏头痛性头痛（typical aura with migraine headache）

2.2 伴典型先兆的非偏头痛性头痛（typical aura with non-migraine headache）

2.3 典型先兆不伴头痛（typical aura without headache）

2.4 家族性偏瘫性偏头痛（familial hemiplegic migraine）

2.5 散发性偏瘫性偏头痛（sporadic hemiplegic migraine）

2.6 基底型偏头痛（basilar-type migraine）

3. 常为偏头痛前驱的儿童周期性综合征（childhood periodic syndromes that are commonly precursors of migraine）

3.1 周期性呕吐（cyclical vomiting）

3.2 腹型偏头痛（abdominal migraine）

3.3 良性儿童期发作性眩晕（benign paroxysmal vertigo of childhood）

4. 视网膜性偏头痛（retinal migraine）

5. 偏头痛并发症（complications of migraine）

5.1 慢性偏头痛（chronic migraine）

5.2 偏头痛持续状态（status migrainosus）

5.3 无梗死的持续先兆（persistent aura without infarction）

5.4 偏头痛性梗死（migrainous infarction）

5.5 偏头痛诱发的痫样发作（migraine-triggered seizure）

6. 很可能的偏头痛（probable migraine）

6.1 很可能的无先兆偏头痛（probablem igraine without aura）

6.2 很可能的有先兆偏头痛（probablem igraine with aura）

6.3 很可能的慢性偏头痛（probable chronic migraine）

下面介绍偏头痛主要类型的临床表现：

（一）无先兆偏头痛

是最常见的偏头痛类型，约占 80%。临床表现为反复发作的一侧或双侧额颞部疼痛，呈搏动性，疼痛持续时伴颈肌收缩可使症状复杂化。常伴有恶心、呕吐、畏光、畏声、出汗、全身不适、头皮触痛等症状。本型偏头痛常与月经有明显的关系。与有先兆偏头痛相比，无先兆偏头痛具有更高的发作频率，可严重影响患者工作和生活，常需要频繁应用止痛药治疗，易合并出现一新的头痛类型——“药物过量使用性头痛”。

（二）有先兆偏头痛

约占偏头痛患者的 10%。发作前数小时至数日可有倦怠、注意力不集中和打哈欠等前驱症状。在头痛之前或头痛发生时，常以可逆的局灶性神经系统症状为先兆，表现为视觉、感觉、言语和运动的缺损或刺激症状。最常见为视觉先兆，常为双眼同向症状，如视物模糊、暗点、闪光、亮点亮线或视物变形；其次为感觉先兆，感觉症状多呈面 - 手区域分布；言语和运动先兆少见。先兆症状一般在 5 ～ 20 分钟内逐渐形成，持续不超过 60 分钟；不同先兆可以接连出现。头痛在先兆同时或先兆后 60 分钟内发生，表现为一侧或双侧额颞部或眶后搏动性头痛，常伴有恶心、呕吐、畏光或畏声、苍白或出汗、多尿、易激惹、气味恐怖及疲劳感等，可见头面部水肿、颞动脉突出等。活动能使头痛加重，睡眠后可缓解头痛。头痛可持续 4 ～ 72 小时，消退后常有疲劳、倦怠、烦躁、无力和食欲差等，1 ～ 2 日后常可好转。

1. 伴典型先兆的偏头痛性头痛：为最常见的有先兆偏头痛类型，先兆表现为完全可逆的视觉、感觉或言语症状，但无肢体无力表现。与先兆同时或先兆后 60 分钟内出现符合偏头痛特征的头痛，即为伴典型先兆的偏头痛性头痛。若与先兆同时或先兆后 60 分钟内发生的头痛表现不符合偏头痛特征，则称为伴典型先兆的非偏头痛性头痛；当先兆后 60 分钟内不出现头痛，则称为典型先兆不伴头痛。后两者应注意与短暂性脑缺血性发作相鉴别。

2. 偏瘫性偏头痛：临床少见。先兆除必须有运动无力症状外，还应包括视觉、感觉和言语三种先兆之一，先兆症状持续 5 分钟至 24 小时，症状呈完全可逆性，在先兆同时或先兆 60 分钟内出现符合偏头痛特征的头痛。如在偏瘫性偏头痛患者的一级或二级亲属中，至少有一人具有包括运动无力的偏头痛先兆，则为家族性偏瘫性偏头痛；若无，则称为散发性偏瘫性偏头痛。

3. 基底型偏头痛：先兆症状明显源自脑干和（或）两侧大脑半球，临床可见构音障碍、眩晕、耳鸣、听力减退、复视、双眼鼻侧及颞侧视野同时出现视觉症状、共济失调、意识障碍、双侧同时出现感觉异常，但无运动无力症状。在先兆同时或先兆 60 分钟内出现符合偏头痛特征的头痛，常伴恶心、呕吐。

（三）视网膜性偏头痛

为反复发生的完全可逆的单眼视觉障碍，包括闪烁、暗点或失明，并伴偏头痛发作，在发作间期眼科检查正常。与基底型偏头痛视觉先兆症状常累及双眼不同，视网膜性偏头痛视觉症状仅局限于单眼，且缺乏起源于脑干或大脑半球的神经缺失或刺激症状。

（四）常为偏头痛前驱的儿童周期性综合征

可视为偏头痛等位症，临床可见周期性呕吐、反复发作的腹部疼痛伴恶心呕吐即腹型偏头痛、良性儿童期发作性眩晕。发作时不伴有头痛，随着时间的推移可发生偏头痛。

（五）偏头痛并发症

1. 慢性偏头痛：偏头痛每月头痛发作超过 15 天，连续 3 个月或 3 个月以上，并排除药物过量引起的头痛，可考虑为慢性偏头痛。

2. 偏头痛持续状态：偏头痛发作持续时间＞ 72 小时，而且疼痛程度较严重，但其间可有因睡眠或药物应用获得的短暂缓解期。

3. 无梗死的持续先兆：指有先兆偏头痛患者在一次发作中出现一种先兆或多种先兆症状持续 1 周以上，多为双侧性；本次发作其他症状与以往发作类似；须神经影像学排除脑梗死病灶。

4. 偏头痛性梗死：极少数情况下在偏头痛先兆症状后出现颅内相应供血区域的缺血性梗死，此先兆症状常持续 60 分钟以上，而且缺血性梗死病灶为神经影像学所证实，称为偏头痛性梗死。

5. 偏头痛诱发的痫样发作：极少数情况下偏头痛先兆症状可触发痫性发作，且痫性发作发生在先兆症状中或后 1 小时以内。

（六）眼肌麻痹性偏头痛

临床表现为反复发作的偏头痛样头痛（migraine-like headache），头痛发作同时或 4 天内出现头痛侧眼肌麻痹，动眼神经最常受累，常有上睑下垂、瞳孔扩大，部分病例可同时累及滑车和展神经。眼肌麻痹性偏头痛患者头痛常持续 1 周或 1 周以上，头痛至出现眼肌麻痹的潜伏期可长达 4 天，部分病例 MRI 增强扫描可提示受累动眼神经有反复发作的脱髓鞘改变。因此，目前已倾向不将眼肌麻痹型偏头痛视为偏头痛的亚型或变异型。

四、诊断

根据偏头痛发作类型、家族史和神经系统检查，通常可作出临床诊断。脑部 CT、CTA、MRI、MRA 检查可以排除脑血管疾病、颅内动脉瘤和占位性病变等颅内器质性疾病。下面介绍 IHS（2004 年）偏头痛诊断标准。

1. 无先兆偏头痛诊断标准

（1）符合（2）～（4）特征的至少 5 次发作。

（2）头痛发作（未经治疗或治疗无效）持续 4 ～ 72 小时。

（3）至少有下列中的 2 项头痛特征：①单侧性；②搏动性；③中或重度头痛；④日常活动（如步行或上楼梯）会加重头痛，或头痛时会主动避免此类活动。

（4）头痛过程中至少伴有下列 1 项：①恶心和（或）呕吐；②畏光和畏声。

（5）不能归因于其他疾病。

2. 伴典型先兆的偏头痛性头痛诊断标准

（1）符合（2）～（4）特征的至少 2 次发作。

（2）先兆至少有下列中的 1 种表现，但没有运动无力症状：①完全可逆的视觉症状，包括阳性表现（如闪光、亮点或亮线）和（或）阴性表现（如视野缺损）；②完全可逆的感觉异常，包括阳性表现（如针刺感）和（或）阴性表现（如麻木③完全可逆的言语功能障碍。

（3）至少满足以下 2 项：1）同向视觉症状和（或）单侧感觉症状；2）至少 1 个先兆症状逐渐发展的过程多 5 分钟，和（或）不同的先兆症状接连发生，过程＞ 5 分钟；3）每个先兆症状持续 5 ～ 6 分钟。

（4）在先兆症状同时或在先兆发生后 60 分钟内出现头痛，头痛符合无先兆偏头痛诊断标准中的（2）～（4）项。

（5）不能归因于其他疾病。

五、鉴别诊断

（一）从集性头痛

从集性头痛是较少见的一侧眼眶周围发作性剧烈疼痛，持续 15 分钟至 3 小时，发作从隔天 1 次到每日 8 次。本病具有反复密集发作的特点，但始终为单侧头痛，并常伴有同侧结膜充血、流泪、流涕、前额和面部出汗和 Homer 征等。

（二）紧张型头痛

紧张型头痛是双侧枕部或全头部紧缩性或压迫性头痛，常为持续性，很少伴有恶心、呕吐，部分病例也可表现为阵发性、搏动性头痛。多见于青、中年女性，情绪障碍或心理因素可加重头痛症状。

（三）Tolosa-Hunt 综合征

Tolosa-Hunt 综合征以往称痛性眼肌麻痹，为阵发性眼球后及眶周的顽固性胀痛、刺痛或撕裂样疼痛，伴随动眼、滑车和（或）展神经麻痹，眼肌麻痹可与疼痛同时出现或疼痛发作后两周内出现，MRI 或活检可发现海绵窦、眶上裂或眼眶内有肉芽肿病变。本病持续数周后能自行缓解，但易于复发，适当的糖皮质激素治疗可使疼痛和眼肌麻痹在 72 小时内缓解。

（四）症状性偏头痛

症状性偏头痛缘于头颈部血管性病变的头痛如缺血性脑血管疾病、脑出血、未破裂的囊状动脉瘤和动静脉畸形；缘于非血管性颅内疾病的头痛如颅内肿瘤；缘于颅内感染的头痛如脑脓肿、脑膜炎等。这些继发性头痛在临床上也可表现为类似偏头痛性质的头痛，可伴有恶心、呕吐，但无典型偏头痛发作过程，大部分病例有局灶性神经功能缺失或刺激症状，颅脑影像学检查可显示病灶。缘于内环境紊乱的头痛如高血压危象、高血压脑病、子痫或先兆子痫等，可表现为双侧搏动性头痛，头痛在发生时间上与血压升高密切相关，部分病例神经影像学检查可出现可逆性脑白质损害表现。

（五）药物过量使用性头痛

药物过量使用性头痛属于继发性头痛。药物过量主要指使用过于频繁且规则，如每月或每周有固定天数。临床常见每月规则服用麦角胺、曲普坦、鸦片类＞10 天或单纯止痛药＞15 天，连续 3 个月以上，在上述药物过量使用期间头痛发生或明显恶化。头痛发生与药物有关，可呈类偏头痛样或同时具有偏头痛和紧张型头痛性质的混舍性头痛，头痛在药物停止使用后 2 个月内缓解或回到原来的头痛模式。药物过量使用性头痛对预防性治疗措施无效，因此对它作出正确的诊断极为重要。

六、治疗

偏头痛的治疗目的是减轻或终止头痛发作，缓解伴发症状，预防头痛复发。治疗包括药物治疗和非药物治疗两个方面。非药物治疗主要是加强宣教，使患者了解偏头痛的发病机制和治疗措施，帮助患者确立科学、正确的防治观念和目标，保持健康的生活方式，寻找并避免各种偏头痛诱因。药物性治疗分为发作期治疗和预防性治疗。

（一）发作期的治疗

临床治疗偏头痛时为了取得最佳疗效，通常应在症状起始时立即服药。治疗药物包括非特异性止痛药如非甾体类抗炎药（NSAIDs）和阿片类药物，特异性药物如麦角类制剂和曲普坦类药物（表 8-1）。药物选择应根据头痛程度、伴随症状、既往用药情况等综合考虑，可采用阶梯法、分层选药，进行个体化治疗。

1. 轻 - 中度头痛：单用 NSAIDs 如对乙酰氨基酚、萘普生、布洛芬等可有效，如无效再用偏头痛特异性治疗药物。阿片类制剂如哌替啶对确诊偏头痛急性发作亦有效，因其具有成瘾性，不推荐常规用于偏头痛的治疗，但对于有麦角类制剂或曲普坦类应用禁忌的病例，如合并有心脏病、周围血管病或妊娠期偏头痛，则可给予哌替啶治疗以终止偏头痛急性发作。

2. 中－重度头痛：可直接选用偏头痛特异性治疗药物以尽快改善症状，部分患者虽有严重头痛但以往发作对 NSAIDS 反应良好者，仍可选用 NSAIDS。(1) 麦角类制剂：为 5-HT_1 受体非选择性激动剂，药物有麦角胺和二氢麦角胺（DHE），能终止偏头痛的急性发作。(2) 曲普坦类：为 5-$HT_{1B/1D}$ 受体选择性激动剂，可能通过收缩脑血管、抑制周围神经和“三叉神经颈复合体”二级神经元的神经痛觉传递，进而发挥止痛作用。常用药物有舒马曲普坦、那拉曲普坦、利扎曲普坦、佐米曲普坦、阿莫曲普坦。麦角类和曲普坦类药物不良反应包括恶心、呕吐、心悸、烦躁、焦虑、周围血管收缩，大量长期应用可引起高血压和肢体缺血性坏死。以上两类药物具有强力的血管收缩作用，严重高血压、心脏病和孕妇患者均为禁忌。另外，如麦角类和曲普坦类药物应用过频，则会引起药物过量使用性头痛，为避免这种情况发生，建议每周用药不超过 2 ～ 3 天。

近年来发展起来的 CGRP 受体拮抗剂有望成为终止偏头痛急性发作安全有效的特异性药物。

表 8-1　偏头痛特异性治疗药物

药　　物	用法用量	日最大剂量	半衰期（小时）
麦角类制剂			
麦角胺	1 ～ 2mgPO/SL/PR	6mgPO/SL/PR	2.0
二氢麦角胺	1 ～ 2mgIM	4mgIM	2.5
	1 ～ 3mgPO	9mgPO	
曲普坦类			
舒马曲普坦	6mgSC	12mgSC	2.0
	25 ～ 100mgPO	300mgPO	
那拉曲普坦	2.5mgPO	5mgPO	5.0 ～ 6.3
利扎曲普坦	5 ～ 10mgPO	30mgPO	2.0
佐米曲普坦	2.5 ～ 5mgPO	10mgPO	3.0
阿莫曲普坦	6.25 ～ 12.5mgPO	25mgPO	3.5

注：PO 口服，SL 舌下含服，PR 经直肠给药，IM 肌内注射，SC 皮下注射

3. 伴随症状：恶心、呕吐是偏头痛突出的伴随症状，也是药物常见的不良反应，因此合用止吐剂（如甲氧氯普胺 10mg 肌内注射）是必要的，对于严重呕吐者可给予小剂量奋乃静、氯丙嗪。有烦躁者可给予苯二氮䓬类药物以促使患者镇静和入睡。

（二）预防性治疗

适用于：①频繁发作，尤其是每周发作 1 次以上严重影响日常生活和工作的患者；②急性期治疗无效，或因副作用和禁忌证无法进行急性期治疗者；③可能导致永久性神经功能缺损的特殊变异型偏头痛，如偏瘫性偏头痛、基底型偏头痛或偏头痛性梗死等。临床用于偏头痛预防的药物（表 8-2）包括：① β 肾上腺素能受体阻滞剂，如普萘洛尔、美托洛尔；②钙离子拮抗剂，如氟桂利嗪、维拉帕米；③抗癫痫药，如丙戊酸、托吡酯、加巴喷丁；④抗抑郁药，如阿米替林、丙米嗪、氟西汀；⑤ 5-HT 受体拮抗剂，如苯噻啶。其中，普萘洛尔、阿米替林和丙戊酸三种在结构上无关的药物，是预防性治疗的支柱，一种药物无效可选用另一种药物。

表 8-2　偏头痛预防性治疗常用药物

药　物	用法用量	不良反应	注意事项
β 肾上腺素能受体阻滞剂			
普萘洛尔	10 ～ 60mg/ 次，2 次 / 日	抑郁、低血压、不能耐受活动、阳痿等	应从小剂量开始，缓慢增加剂量，以心率不低于 60 次 / 分钟为限；哮喘、房室传导阻滞、心力衰竭患者禁忌
美托洛尔	100 ～ 200mg/ 次，1 次 / 日		
钙离子拮抗剂			
氟桂利嗪	5 ～ 10mg/ 次，1 次 / 睡前	疲劳感、体重增加、抑郁、锥体外系症状	从小剂量开始用药
维拉帕米	160 ～ 320mg/d	便秘、下肢浮肿、房室传导阻滞	
抗癫痫药			
丙戊酸	400 ～ 600mg/ 次，2 次 / 日	嗜睡、体重增加、脱发、震颤、肝功能损害	
托吡酯	25 ～ 200mg/d	意识模糊、感觉异常、认知障碍、体重减轻、肾结石	
加巴喷丁	900 ～ 1800mg/d	疲劳感、头昏	
抗抑郁药			
阿米替林	25 ～ 75mg/d，睡前	嗜睡	
5-HT 受体拮抗剂			
苯噻啶	0.5 ～ 3mg/d	嗜睡，体重增加	

七、预后

大多数偏头痛患者的预后良好。偏头痛可随年龄的增长而症状逐渐缓解，部分患者可在 60 ～ 70 岁时偏头痛不再发作。

（吕雪飞）

第二节　丛集性头痛

丛集性头痛（duster headache）是一种原发性神经血管性头痛，表现为一侧眼眶周围发作性剧烈疼痛，有反复密集发作的特点，伴有同侧眼结膜充血、流泪、瞳孔缩小、眼睑下垂，以及头面部出汗等自主神经症状，常在一天内固定时间发作，可持续数周至数月。

一、发病机制

丛集性头痛的发病机制尚不明确。丛集性头痛患者发作期脑静脉血中 CGRP 明显增高，提示三叉神经血管复合体参与丛集性头痛的发病，但不能解释头痛发作的昼夜节律性。丛集性头痛发作存在昼夜节律性和同侧颜面部的自主神经症状，推测可能与日周期节律的控制中心和自主神经活动中枢一下丘脑的神经功能紊乱有关。功能神经影像学 fM-RI 和 PET 研究证实丛集性发作期存在下丘脑后部灰质的异常激活，而下丘脑后部灰质的深部脑刺激术可缓解难治性丛集性头痛，这更支持丛集性头痛可能原发于下丘脑神经功能紊乱。因此，丛集性头痛可能是下丘脑神经功能障碍引起的、三叉神经血管复合体参与的原发性神经血管性头痛。

二、临床表现

平均发病年龄较偏头痛晚，约为25岁，部分患者可有家族史。以男性多见，约为女性的3～4倍。头痛突然发生，无先兆症状，几乎于每日同一时间，常在晚上发作，使患者从睡眠中痛醒。头痛位于一侧眶周、眶上、眼球后和(或)颞部，呈尖锐、爆炸样、非搏动性剧痛。头痛达高峰时，患者常以手击头部、甚至以头撞墙，在室内外来回走动、十分烦躁、痛苦与不安。头痛持续15分钟至3小时不等。发作频度不一，从一日8次至隔日1次。疼痛时常伴有同侧颜面部自主神经功能症状，表现为结膜充血、流泪、流涕等副交感亢进症状，或瞳孔缩小和眼睑下垂等Horner征，较少伴有恶心、呕吐。头痛发作可连续数周至数月（常为2周～3个月），在此期间患者头痛呈一次接一次地成串发作，故名丛集性头痛。丛集发作期常在每年的春季和（或）秋季；丛集发作期后可有数月或数年的间歇期。在丛集期，饮酒或血管扩张药可诱发头痛发作，而在间歇期，二者均不会引起头痛发作。

三、诊断

根据中青年男性出现发作性单侧眶周、眶上和（或）颞部严重或极度严重的疼痛，可伴有同侧结膜充血、流泪、眼睑水肿、流涕、前额和面部出汗、瞳孔缩小、眼睑下垂等自主神经症状，发作时坐立不安、易激惹，并具有反复密集发作的特点，神经影像学排除引起头痛的颅内器质性疾患，可作出丛集性头痛的诊断。当至少有两次丛集期持续7～365天，两次丛集期之间无痛间歇期月，则称为发作性丛集性头痛；一旦丛集期＞1年，无间歇期或间歇期＜1月，则称为慢性丛集性头痛。

四、鉴别诊断

1. 发作性偏侧头痛好发于女性，也表现为一侧眶周、眶上和（或）颞部剧烈头痛，可伴同侧结膜充血、流泪、鼻塞、流涕、前额和面部出汗、瞳孔缩小、眼睑下垂等。本病头痛发作持续时间为2～30分钟，发作频率常为每天5次以上，治疗剂量的吲哚美辛能完全控制头痛发作。

2. 偏头痛好发于青少年女性，头痛前可有先兆症状，头痛常呈搏动性，常伴恶心、呕吐症状，可有阳性家族史等。

五、治疗

（一）急性期的治疗

吸氧疗法为头痛发作时首选的治疗措施，给予吸入纯氧，流速7～10L/min，10～20分钟，可有效阻断头痛发作，约70%患者有效。吸氧疗法无禁忌证，并且安全而无明显不良反应。5-$HT_{1B/D}$受体激动剂舒马曲普坦皮下注射或经喷鼻吸入、佐米曲普坦经喷鼻吸入，麦角类制剂二氢麦角胺静脉注射，可迅速缓解头痛，心脑血管疾病和高血压病是禁忌证。4～10%利多卡因1ml经患侧鼻孔滴入，可使1/3的患者头痛获得缓解，可能是通过阻断蝶腭神经节而发挥药效。

（二）预防性治疗

丛集性头痛发作历时较短、但疼痛程度剧烈，因此预防性治疗对丛集性头痛尤为重要。预防性药物包括维拉帕米、锂制剂和糖皮质激素等。维拉帕米 240 ～ 320mg/d 可有效预防丛集性头痛发作，可在用药 2 ～ 3 周内发挥最大疗效。锂制剂同样可预防丛集性头痛发作，起效较维拉帕米缓慢，治疗窗窄，仅适用于其他药物无效或有禁忌证者。锂制剂主要不良反应为甲状腺功能亢进、震颤和肾功能损害等。糖皮质激素如泼尼松 40 ～ 60mg/d，常可预防头痛的发作，第 2 周逐渐减量停药。其他用于丛集性头痛的预防药物还包括托吡酯、丙戊酸、苯噻啶、吲哚美辛和褪黑素等。

……………………………………………………………………………………（吕雪飞）

第三节　紧张型头痛

紧张型头痛（tension-type headache）以往称紧张性头痛（tension headache）或肌收缩性头痛（muscle contraction headache），是双侧枕部或全头部紧缩性或压迫性头痛。约占头痛患者的 40%，是临床最常见的慢性头痛。

一、病因与发病机制

病理生理学机制尚不清楚，目前认为“周围性疼痛机制（peripheral pain mechanisms）”和“中枢性疼痛机制（central pain mechanisms）”与紧张型头痛的发病有关。“周围性疼痛机制”认为，紧张型头痛患者由于颅周肌肉或肌筋膜结构收缩或缺血、细胞内外钾离子转运异常、炎症介质释放增多等，颅周肌筋膜组织痛觉敏感度明显增加，易引起颅周肌肉或肌筋膜结构的紧张和疼痛，它在发作性紧张型头痛的发病中起重要作用。“中枢性疼痛机制”可能是引起慢性紧张型头痛的重要机制。慢性紧张型头痛患者由于脊髓后角、三叉神经核、丘脑、皮质等功能和（或）结构异常，对触觉、电和热刺激的痛觉阈明显下降，易产生痛觉过敏。中枢神经系统功能异常可有中枢神经系统单胺能递质慢性或间断性功能障碍。神经影像学研究证实慢性紧张型头痛患者存在灰质结构容积减少，提示紧张型头痛患者存在中枢神经系统结构的改变。另外，应激、紧张、抑郁等也与持续性颈部及头皮肌肉收缩有关，也能加重紧张型头痛。

二、临床表现

典型病例多在 20 岁左右发病，随着年龄的增长患病率增加，两性均可患病，女性稍多见。头痛部位不定，可为双侧、单侧、全头部、颈项部、双侧枕部、双侧颞部等不同部位。通常呈持续性钝痛，像一条带子紧束头部或呈头周紧箍感、压迫感或沉重感。许多患者可伴有头昏、失眠、焦虑或抑郁等症状。有的患者也可出现恶心、畏光或畏声等症状。体检可发现疼痛部位肌肉触痛或压痛点，有时牵拉头发也有疼痛，颈肩部肌肉有僵硬感，捏压时肌肉感觉舒适。紧张型头痛患者头痛期间日常生活与工作常不受影响。传统上认为紧张型疼痛与偏头痛是不同的两种疾病，但部分病例却兼有两者的头痛特点，如某些紧张型头痛患者可表现为偏侧搏动样头痛，发作时可伴呕吐。

三、诊断

根据患者的临床表现，排除颅颈部疾病如颈椎病、占位性病变和炎症性疾病等，通常可以确诊。IHS（2004 年）最新紧张型头痛诊断标准如下：

（一）偶发性发作性紧张型头痛诊断标准

1. 符合 2 ～ 4 特征的至少 10 次发作；平均每月发作＜ 1 天；每年发作＜ 12 天。

2. 头痛持续 30 分钟至 7 天。

3. 至少有下列中的 2 项头痛特征：（1）双侧头痛；（2）性质为压迫感或紧箍样（非搏动样；（3）轻或中度头痛；（4）日常活动（如步行或上楼梯）不会加重头痛。

4. 符合下列 2 项：（1）无恶心和呕吐；（2）畏光、畏声中不超过一项。

5. 不能归因于其他疾病。

根据触诊颅周肌肉是否有压痛可分为与颅周肌肉紧张有关的偶发性发作性紧张型头痛、与颅周肌肉紧张无关的偶发性发作性紧张型头痛两类。

（二）频发性发作性紧张型头痛诊断标准

1. 符合（2）～（4）特征的至少 10 次发作；平均每月发作＞ 1 天而＜ 15 天，至少 3 个月以上；每年发作≥ 12 天而＜ 180 天。

2. 头痛持续 30 分钟至 7 天。

3. 至少有下列中的 2 项头痛特征：（1）双侧头痛；（2）性质为压迫感或紧箍样（非搏动样）；（3）轻或中度头痛；（4）日常活动（如步行或上楼梯）不会加重头痛。

4. 符合下列 2 项：（1）无恶心和呕吐；（2）畏光、畏声中不超过一项。

5. 不能归因于其他疾病。

根据触诊颅周肌肉是否有压痛可分为与颅周肌肉紧张有关的频发性发作性紧张型头痛、与颅周肌肉紧张无关的频发性发作性紧张型头痛两类。

（三）慢性紧张型头痛诊断标准

1. 符合 2. ～ 4. 特征的至少 10 次发作；平均每月发作＞ 15 天，3 个月以上；每年发作≥ 180 天。

2. 头痛持续 30 分钟至 7 天。

3. 至少有下列中的 2 项头痛特征：（1）双侧头痛；（2）性质为压迫感或紧箍样（非搏动样）；（3）轻或中度头痛；（4）日常活动（如步行或上楼梯）不会加重头痛。

4. 符合下列 2 项：（1）畏光、畏声、轻度恶心中不超过一项；（2）无中 - 重度恶心和呕吐。

5. 不能归因于其他疾病。

根据触诊颅周肌肉是否有压痛可分为与颅周肌肉紧张有关的慢性紧张型头痛、与颅周肌肉紧张无关的慢性紧张型头痛两类。

四、治疗

本病的许多治疗药物与偏头痛用药相同。急性发作期用对乙酰氨基酚、阿司匹林等非甾体抗炎药，麦角胺或二氢麦角胺等亦有效。对于频发性和慢性紧张型头痛，应采用预防性治疗，可选用三环类抗抑郁药如阿米替林、多塞平，或选择性 5- 羟色胺重摄取抑制剂如舍曲林或氟西汀，或肌肉松弛剂如盐酸乙哌立松、巴氯芬等。伴失眠者可给予苯二氮䓬类药如地西泮 10 ～ 20mg/d 口服。

非药物疗法包括松弛治疗、物理治疗、生物反馈和针灸治疗等也可改善部分病例的临床症状。

……………………………………………………………………………………………（吕雪飞）

第四节 低颅压性头痛

低颅压性头痛是脑脊液压力降低（< $60mmH_2O$）导致的头痛，多为体位性。患者常在直立15分钟内出现头痛或头痛明显加剧，卧位后头痛缓解或消失。

一、病因与发病机制

低颅压性头痛包括自发性（特发性）和继发性两种。自发性病因不明，既往多认为可能与血管舒张障碍引起脑脊液（CSF）分泌减少或吸收增加有关，目前已证实多数自发性低颅压与自发性脑脊液漏（spontaneous CSF leak）有关。导致自发性脑脊液漏的原因不明，推测可能与微小创伤和硬膜结构薄弱有关。部分病例有剧烈咳嗽、推举重物、剧烈体育活动等引起微小创伤的病史；部分病例可合并有结缔组织异常的其他疾病，如马方综合征、常染色体显性遗传多囊肾、自发性视网膜脱离等。继发性可由多种原因引起，其中以硬膜或腰椎穿刺后低颅压性头痛最为多见，头颈部外伤及手术、脑室分流术、脊柱创伤或手术等使CSF漏出增多等也会导致低颅压头痛。另外，脱水、糖尿病酮症酸中毒、尿毒症、全身严重感染、脑膜脑炎、过度换气和低血压等可使CSF生成减少。

由于脑脊液量减少、压力降低、脑组织移位下沉等使颅内痛敏结构，如脑膜、血管和三叉、舌咽、迷走等脑神经受到牵张从而引起头痛。

二、临床表现

本病见于各种年龄，自发性者多见于体弱女性，继发性者无明显性别差异。头痛以双侧枕部或额部多见，也可为颞部或全头痛，但很少为单侧头痛，呈轻至中度钝痛或搏动样疼痛。头痛特点是与体位有明显关系，立位时出现或加重，卧位时减轻或消失，头痛多在变换体位后15～30分钟内出现。可伴有后颈部疼痛或僵硬、恶心、呕吐、畏光或畏声、耳鸣、眩晕等。脑组织下坠压迫脑神经也可引起视物模糊或视野缺损（视神经或视交叉受压）、面部麻木或疼痛（三叉神经受压）、面瘫或面肌痉挛（面神经受压）。部分病例可并发硬膜下出血，极少数病例可出现意识障碍、帕金森样症状、痴呆等。

三、辅助检查

（一）脑脊液检查

腰穿脑脊液压力< $60mmH_2O$；部分病例压力测不出，放不出CSF，呈“干性穿刺”。少数病例CSF细胞数轻度增加，蛋白质、糖和氯化物正常。对于颅脑MRI检查已显示弥漫性硬脑膜强化的患者，应慎行腰穿检查。

（二）神经影像学检查

颅脑MRI检查可表现为弥漫性硬脑膜强化、硬膜下积液、脑静脉窦扩大、垂体增大、脑下坠等。CT检查敏感性低于MRI检查。

（三）脊髓造影和放射性核素脑池造影检查

能准确定位脑脊液漏出的部位。大多数自发性脑脊液漏发生在颈、胸椎连接处水平或在胸椎处。

四、诊断

根据体位性头痛的典型临床特点应疑诊低颅压头痛，腰穿测定脑脊液压力降低（<60mmH_2O）可以确诊。根据病因可将低颅压头痛分为硬膜（或腰椎）穿刺后头痛、脑脊液性头痛和自发性（或特发性）低颅压性头痛三类。

五、鉴别诊断

本病应注意与产生体位性头痛的某些疾病相鉴别，如脑和脊髓肿瘤、脑室梗阻综合征、寄生虫感染、脑静脉血栓形成、亚急性硬膜下血肿和颈椎病等。

六、治疗

（一）病因治疗

针对病因进行治疗，如控制感染、纠正脱水和糖尿病酮症酸中毒等。对手术或创伤后存在脑脊液瘘者可行瘘口修补术等。

（二）药物治疗

咖啡因可阻断腺苷受体，使颅内血管收缩，增加CSF压力和缓解头痛。可用苯甲酸咖啡因500mg，皮下或肌内注射，或加入500～1000ml乳化林格液缓慢静脉滴注。

（三）硬膜外血贴疗法

硬膜外血贴疗法是用自体血15～20ml缓慢注入腰或胸段硬膜外间隙，血液从注射点向上下扩展数个椎间隙，可压迫硬膜囊和阻塞脑脊液漏出口，迅速缓解头痛，适用于腰穿后头痛和自发性低颅压头痛，有效率达97%。

（四）对症治疗

包括卧床休息、补液（2000～3000ml/d）、穿紧身裤和束腹带，给予适量镇痛剂等。

……（吕雪飞）

第九章　神经系统感染

第一节　急性病毒性脑膜炎

病毒性脑膜炎是无菌性脑膜炎最常见的病原，约 70% 的无菌性脑膜炎病例为病毒感染所致。病毒性脑膜炎是全身病毒感染经血行播散至中枢神经系统的结果，多数病例发生于儿童和年轻人，夏秋季较多。50% ～ 80% 的病例由肠道病毒如柯萨奇病毒、ECHO 病毒和非麻痹性脊髓灰质炎病毒引起，腮腺炎病毒、单纯疱疹病毒 2 型、淋巴细胞性脉络丛脑膜炎病毒和腺病毒是较少见的病因。

一、临床表现

（一）病毒性脑膜炎的临床表现

急性起病，一般为数小时，出现发热（38°C ～ 40°C）、畏光和眼球运动疼痛、肌痛、食欲减退、腹泻和全身无力等病毒感染的全身中毒症状，以及剧烈头痛、呕吐和轻度颈强直等脑膜刺激征，本病 Kernig 征和 Brudzinski 征在病毒性脑膜炎时常可缺如。可有一定程度的嗜睡和易激惹，但易被唤醒，唤醒后言语仍保持连贯。若出现更严重的神志障碍或神经系统局限性体征或癫痫发作，则意味着脑实质受侵犯，应诊断为脑膜脑炎。病毒性脑膜炎一般症状轻微，病后几天后开始恢复，多数 2 周内痊愈。少数患者的不适和肌痛可持续数周。

（二）病毒所致的非脑膜炎临床表现

某些病毒可有特定症状和体征，如皮疹多见于肠道病毒，多呈非瘙痒性红斑和丘疹，局限于头颈部，儿童多见；咽黏膜灰色水疱疱疹咽炎见于 A 组柯萨奇病毒，胸膜痛、臂丛神经炎、心内膜炎、心肌炎和睾丸炎是 B 组柯萨奇病毒感染的特征，颈背和肌肉疼痛应疑及脊髓灰质炎，下运动神经元性肌无力可发生于 ECHO 和柯萨奇病毒感染，但不严重且为暂时性，非特异性皮疹常见于埃可病毒 9 型，腮腺炎、睾丸炎和胰腺炎是腮腺病毒感染的特征，但应注意 B 组柯萨奇病毒、传染性单核细胞增多症病毒和淋巴细胞性脉络丛脑膜炎病毒感染也可引起睾丸炎。

二、诊断要点

（一）诊断

根据急性起病的全身性感染中毒症状、脑膜刺激征、CSF 淋巴细胞轻中度增高、血白细胞数不增高等，并排除其他病因的脑膜炎，确诊需 CSF 病原学检查。本病为良性自限性病程，一般情况下无须进行病原学诊断。

（二）脑脊液检查

压力正常或轻度增高，外观无色清亮，细胞数增多达（10 ～ 500）$\times 10^6$ 个 /L，也可高达 1000×10_6 个 /L，早期以多形核细胞为主，8 ～ 48d 后以淋巴细胞为主，蛋白可轻度增高，糖正常。急性肠道病毒感染可通过咽拭子、粪便等分离病毒，但临床实用价值不大，腮腺炎病毒较易分离，单纯疱疹病毒 I 型、脊髓灰质炎病毒分离困难。PCR 检查 CSF 病毒 DNA 具有高敏感性及特异性。

三、治疗方案及原则

1. 本病是自限性疾病，主要是对症治疗、支持疗法和防治合并证。对症治疗如卧床休息、陶低体温和营养支持，严重头痛可用镇痛药，癫痫发作可首选卡马西平或苯妥英钠。可能发生的严重合并证是抗利尿激素分泌不良综合征（syndrome of inappropriate antidiuretic hormone secretion，SIADH），表现为水潴留及稀释性低血钠，应限制液体入量，每日入量限制在 800 ～ 1000ml，外加发热损失的液体。

2. 抗病毒治疗可缩短病程和减轻症状，无环鸟苷可治疗单纯疱疹脑膜炎，大剂量免疫球蛋白静脉滴注可暂时缓解慢性肠道病毒脑膜炎的病情。疑为肠道病毒感染应关注粪便处理。

……………………………………………………………………（冯社军）

第二节　单纯疱疹病毒性脑炎

一、病因

单纯疱疹病毒（herpes simplex virus，HSV）是一种嗜神经 DNA 病毒。分为两型：Ⅰ及Ⅱ型，Ⅰ型 HSV 主要导致 HSE，Ⅱ型 HSV 主要感染性器官。感染方式：原发感染及继发感染。少数儿童及青年主要为原发感染，HSV 通过嗅神经感染额叶。大部分成人 HSV 潜伏在三叉神经半月神经节，当机体抵抗力降低时，病毒沿三叉神经逆行进入脑内发病。

二、病理

神经细胞和胶质细胞坏死、软化和出血，血管周围可见淋巴细胞、浆细胞浸润。可见细胞核内 Cowdry A 型包涵体。

三、临床表现

1. 发病年龄及季节：任何年龄均可患病，四季均可发病。
2. 前驱症状：发热、全身不适、头痛、肌痛等。
3. 起病方式：多急性起病。
4. 前驱感染：约 1/4 患者可有口唇疱疹史。
5. 主要症状及体征：发热、头痛、意识障碍、精神症状、人格改变、癫痫发作、脑膜刺激征、局灶性神经功能障碍。

四、辅助检查

1. 脑电图：弥漫性高波幅慢波。

2. 头颅 CT：可正常，也可见一侧或双侧额叶、海马及边缘系统局灶性低密度区。

3. 头颅 MRI：一侧或双侧额叶、海马及边缘系统长 T_1、长 T_2 信号影。

4. 脑脊液：压力正常或轻度增高，细胞数明显增多，以单个核细胞为主，可有红细胞数增多，蛋白质呈轻、中度增高，糖与氯化物正常。

5. 脑脊液病原学检查：① ELISA 法检测 CSF 特异性抗 HSV 抗体，双份 CSF 检查抗体滴度增高 4 倍以上，单份 CSF 抗体滴度＞ 1∶80，单份血清 / 脑脊液抗体滴度≤ 40；② PCR 法检测 CSF 中 HSV-DNA。

6. 其他：脑活检组织电镜下可发现细胞内病毒颗粒；亦可用 PCR、原位杂交等检查病毒核酸，或进行病毒分离与培养。

五、诊断

1. 口唇或生殖道疱疹史，或本次发病有皮肤、黏膜疱疹。

2. 发热、明显精神行为异常、抽搐、意识障碍及早期出现的局灶性神经系统损害体征。

3. 脑脊液红细胞、白细胞数增多，糖和氯化物正常。

4. 脑电图以颞、额区损害为主的脑弥漫性异常。

5. 头颅 CT 或 MRI 发现颞叶局灶性、出血性软化灶。

6. 特异性抗病毒药物治疗有效。

六、治疗

1. 抗病毒治疗：阿昔洛韦或更昔洛韦，抗病毒机制是干扰 DNA 聚合酶，抑制 DNA 复制。对于可疑 HSE 者也应给予治疗，强调早诊断、早治疗。

2. 全身支持治疗：加强营养，加强护理。

3. 对症治疗：镇静、降温、止痉、降颅压等。

……………………………………………………………………………………（冯社军）

第三节　带状疱疹及神经系统合并证

带状疱疹是临床常见的病毒感染，年发病率为 3/1000 ～ 5/1000，水痘一带状疱疹病毒（varicella-zoster virus，VZV）可引起水痘和带状疱疹两种常见疾病。水痘是儿童期多见的原发性感染，带状疱疹是幼儿患水痘后在感觉神经节细胞内潜伏的病毒再度活化所致。VZV 的神经系统合并证（如急性小脑共济失调、脑膜炎、脑炎和脊髓炎等）是 VZV 感染后的带状疱疹血管病。

一、临床表现

（一）带状疱疹

主要累及脊髓神经节，20% 的患者为颅神经受累，三叉神经多见，脊神经根受累顺序依次为胸、腰、颈和骶节段，均为单侧。

1. 脊神经节带状疱疹

出现疱疹前 2 ～ 4d 常有全身不适、发热及厌食，受累节段皮肤痒感、麻木或烧灼感等，数日后出现节段性排列成簇的带状水疱样皮疹，疱疹沿神经根呈簇状分布，好发于胸段皮节，T_5 ～ T_{10} 最常见，约占全部病例的2/3以上；颅颈区较常见，且疼痛严重，皮疹开始为红斑，12 ～ 24h变成水疱，呈散在或融合分布，72h水疱内液体化脓，1周内脓液变干，10 ～ 12d干燥结痂，皮疹期可伴无痛性淋巴结增大。2 ～ 3周痂脱落留有瘢痕、色素沉着或色素减退，可伴感觉缺失，数月始能恢复正常。

2. 眼带状疱疹

三叉神经第1支受累常见，可引起眼带状疱疹，导致全眼球炎、角膜瘢痕和视力障碍，可出现暂时性或永久性动眼神经支配眼肌麻痹。

3. 膝状神经节带状疱疹

出现面神经麻痹，50%的患者伴舌前2/3味觉丧失，伴外耳道和鼓膜带状疱疹，称为Hunt综合征。有时疱疹累及C_2、C_3皮节，累及Cortis器和前庭神经节可出现眩晕、呕吐、耳鸣和耳聋。

（二）合并证

1. 运动麻痹

肢体和躯干带状疱疹常伴节段性肌无力，肌无力的范围与皮肤感觉障碍一致，85%的病例肌无力可恢复。部分患者脑膜受累，可伴发热、头痛和颈强直等，颈段和腰段受累时出现上肢和下肢肌萎缩，骶段受累可出现尿潴留或尿失禁，但很罕见。

2. 带状疱疹性脊髓炎

VZV感染可引起不同程度的脊髓炎，多发生于病后数周至数月，脊髓受累节段通常与皮疹节段一致，常见双下肢无力、腱反射不对称、感觉障碍和尿便障碍。严重病例可出现Brown-Sequard综合征或脊髓横贯性病损。

3. 带状疱疹性脑炎（herpes zoster encephalitis，HZE）

多见于老年人和免疫功能缺陷患者，HZE可发生于皮肤疱疹以前、同时或疱疹痊愈后，表现为典型的脑膜脑炎症状和体征，如发热、头痛、脑膜刺激征、谵妄和精神错乱，以及偏瘫、共济失调和癫痫发作等。脑脊液淋巴细胞和蛋白增高，CSF可检出VZV膜抗原特异性抗体。病死率可达30%，存活者多遗留神经系统后遗症。

4. 带状疱疹性脑血管炎

是带状疱疹的严重并发症，包括两种类型。

（1）眼带状疱疹伴迟发性对侧偏瘫：眼带状疱疹消退或痊预后数周到6个月，在皮疹对侧突发偏瘫、失语等症状，是皮疹同侧颈内动脉主干及主要分支炎症和闭塞导致半球缺血性损害所致，病理为肉芽肿性血管炎。

（2）动脉炎：其他脑血管可能发生过敏性动脉炎，受累血管多为感染神经节支配的局部血管，动脉炎可能与病毒直接侵犯有关。

5. 带状疱疹感染性多发性神经炎

表现为以运动障碍为主的Guillain-Barre综合征（GBS），或GBS的变异型Fisher综合征等。此外，可见节段性神经根脊髓炎、颅神经病和多灶性脱髓鞘综合征等。

6. 带状疱疹后神经痛

老年体衰患者多见，肋间神经和三叉神经眼支多见，表现为持续锐痛或闪电样疼痛，皮肤对触觉敏感，神经痛可持续数月或数年，各种治疗效果不佳。

二、诊断要点

（一）诊断

根据患者的特征性水疱皮疹沿神经根呈簇状分布，累及胸段皮节、三叉神经第1支和膝状神经节，影响肢体运动功能，出现脊髓炎、脑炎、脑血管炎和多发性神经炎等症状、体征，偶有患者发生肋间神经痛或面神经麻痹而无带状疱疹，出现持续锐痛或闪电样疼痛。CSF淋巴细胞数增高，PCR检出特异性VZV-DNA。

（二）实验室检查

单一皮节受累脑脊液可正常，颅神经节或中枢神经受累CSF淋巴细胞数增高，细胞计数从十余个至数百，蛋白正常或轻度增高，糖及氯化物正常。病原学检查可行疱疹刮片疱疹液，镜检可见多形核巨细胞及核内包涵体，用PCR法可检出特异性VZV-DNA。

三、治疗方案及原则

治疗原则是阻止感染向全身播散，预防带状疱疹的神经系统合并证，如脊髓炎、脑炎、脑血管炎、多发性神经炎和疱疹后神经痛等。可用抗疱疹病毒药物阻断病毒复制，用皮质类固醇缓解局部炎性反应。治疗应视患者具体情况而定，免疫功能正常的年轻人患带状疱疹一般较轻，恢复迅速，不遗留任何后遗症，所以无需任何特殊治疗。免疫功能障碍患者易发生严回放散性感染，应给予全身抗病毒治疗。

（一）抗病毒药物治疗

常用无环鸟苷500mg,1次/8h，静脉滴注，疗程14～21d；更昔洛韦5～10mg/（kg·d），静脉滴注，1次/12h，14～21d；也可试用万乃洛韦或伐昔洛韦。可阻止病毒播散，减少并发症，促进疱疹愈合和预防疼痛。

（二）动脉炎

可能有变态反应参与，可合用皮质类固醇如地塞米松10～20mg/d，静脉滴注。免疫机制正常的老年人易患疱疹后神经痛，在应用抗病毒药的同时可给予短疗程皮质类固醇，可能促进水疱愈合及缩短疼痛时间。带状疱疹感染性多发性神经炎患者可试用水痘一带状疱疹病毒特异性免疫球蛋白（VZIG），或用大剂量免疫球蛋白400mg/（kg·d）静脉滴注，每个疗程3～5d。

（三）疱疹后神经痛

治疗困难，常规镇痛药无效。可在疼痛的皮肤处反复涂抹辣椒素油，使皮肤痛觉丧失以解除疼痛。周围神经不完全损害引起痛觉过敏，可用卡马西平0.2g口服，3次/d，合用阿米替林50～100mg/d；也可试用苯妥英钠、加巴喷丁。眼部带状疱疹可用0.5%无环鸟苷油剂涂眼，4～5次/d。受累神经根切断术对缓解疼痛无效。

……（冯社军）

第四节　中枢神经系统结核瘤

中枢神经系统结核瘤是脑或脊髓实质的占位病变，以脑结核瘤占绝大多数。脑结核瘤是脑内由类上皮和含有结核菌的巨噬细胞组成的干酪性肉芽肿病灶，可形成钙化，广泛的干酪性坏死也偶可形成冷脓肿。结核瘤既不是结核性脑膜炎的并发症，亦非其不能治愈的晚期病变。仅不足 10% 的结核瘤合并结核性脑膜炎。

在结核瘤的高发和流行区内少数患者并无症状，常常在脑扫描时被意外发现钙化性肉芽肿。成人大脑半球的结核瘤较儿童多见，本病大多呈脑瘤样表现，例如，连续数周或数月逐渐加重的头痛，伴有痫性发作及急性局部脑损伤，以后占位效应逐渐明显，大脑功能逐渐减退。神经系统检查可发现视盘水肿、展神经麻痹（继发于高颅压）、偏瘫、视野缺损、多发性肌阵挛、偏身帕金森综合征等。部分患者仅反复出现部分性或全身性癫痫发作，个别患者出现癫痫持续状态，在痫性发作间期神经系统检查正常或偶有脑损伤的局灶体征。另一些患者仅出现假脑瘤样颅内高压症状，全身检查时患者可无神经系统以外的结核依据。

增强 CT 最具有诊断价值，CT 显示结核瘤大小不一、多少不等。绝大多数为单发病灶，可发生于脑内的任何部位，多数分布在大脑半球、基底节和脑干。儿童幕下发生的结核瘤较成人多见；瘤体有钙化边缘，增强扫描见病灶周边显像加强。脑脊液检查通常多为正常。

结核瘤诊断的金指标是组织学检查，特征是有干酪样坏死的结核肉芽组织，多数结核灶融合。以抗结核药物治疗为主，对单个结核瘤可行手术切除。

……………………………………………………………………………（冯社军）

第五节　结核性脑膜炎

结核性脑膜炎（tuberculous meningitis，TBM）是由结核杆菌引起的脑膜和脊髓膜的非化脓性炎症，是最常见的神经系统结核病。TBM 是由结核分枝杆菌感染所致，TBM 发病通常有两个过程，首先是细菌经血播散后在脑膜和软脑膜下种植，形成结核结节；其后结节破溃，大量结核菌进入蛛网膜下隙，引起 TBM 发病。

一、临床特点

1. 急性或亚急性起病，由于疾病的慢性过程使病程持续时间较长；发热、头痛、呕吐及脑膜刺激征是 TBM 早期最常见的临床表现，通常持续 1 ～ 2 周；检查可有颈强直及 Kernig 征。可有肺结核及其他部位结核史，以及长期低热、盗汗、消瘦等结核中毒症状。

2. 颅内压增高。在早期，由于脑膜、脉络丛和室管膜炎性反应，脑脊液生成增多，蛛网膜颗粒吸收下降，形成交通性脑积水，颅内压多为轻、中度增高；晚期蛛网膜、脉络丛粘连，呈完全或不完全性梗阻性脑积水，颅内压多明显增高，表现为头痛、呕吐和视盘水肿。严重时出现去脑强直发作或去皮质状态。

3. 如早期未能及时恰当治疗，发病 4 ～ 8 周时常出现脑实质损害的症状：精神症状如萎靡、淡漠、谵妄或妄想；部分性、全身性痫性发作或癫痫持续状态；嗜睡、昏迷等意识障碍；肢体瘫痪分两型：卒中样瘫痪多因结核性动脉炎所致，出现偏瘫、交叉瘫、四肢瘫和截瘫等；慢性瘫痪的临床表现类似肿瘤，由结核瘤或脑脊髓蛛网膜炎引起。

4. 脑神经损害较常见，颅底炎性渗出物的刺激、粘连、压迫，可致脑神经损害，以动眼、展、面和视神经最易受累，表现视力减退、复视和面神经麻痹等。

5. 老年人 TBM 的特点是头痛、呕吐较少，颅内压增高的发生率低，约半数患者脑脊液改变不典型，但在动脉硬化基础上发生结核性动脉内膜炎而引起脑梗死的较多。

二、辅助检查

脑脊液压力增高，可达 3.9kPa（400mm H_2O）或以上，外观呈黄色，静置后可有薄膜形成；淋巴细胞显着增多，但一般不超过 500×10^6 个 /L，蛋白中度升高，通常为 1 ～ 2g/L，糖及氯化物下降，以上典型的脑脊液改变虽无特异性，但可高度提示诊断。抗酸杆菌染色可鉴定细菌，结核菌培养是诊断结核性感染的金标准，但阳性率均较低。CT 或 MRI 扫描可显示脑底或脑沟非特异性增强，可发现伴有或不伴有钙化的结核瘤。

三、诊断

根据结核病病史或接触史，以往患有肺结核或身体其他部位的结核病，出现头痛、呕吐等症状，查体有脑膜刺激征及脑脊液特征性改变，典型病例诊断不难。但须与隐球菌等亚急性脑膜炎鉴别，因二者的临床过程和脑脊液改变极为相似，应尽量寻找结核菌和新型隐球菌的旁证或实验室证据。

四、鉴别诊断

应主要排除其他原因引起的亚急性脑膜炎。由隐球菌、组织胞浆菌和芽生菌引起的真菌性脑膜炎也与结核性脑膜炎相似，需要通过脑脊液细菌染色（抗酸杆菌染色和墨汁染色同时进行）、抗原抗体检查和脑脊液培养做出诊断。第 II 期梅毒的急性非化脓性脑膜炎、第 m 期梅毒的卒中和痴呆综合征无论在临床表现和脑脊液检查结果均与结核性脑膜炎极为相似，需要辅以血清学、CSF-VDRL 和特异螺旋体抗体检查做出鉴别。莱姆（Lyme）病和布氏菌病与结核性脑膜炎流行方式相近，需要用血清学检查予以排除。部分已用抗生素的化脓性脑膜炎患者其脑脊液中的多核细胞以白细胞为主，每立方毫米可达数千个白细胞，而蛋白仅轻度升高可资鉴别。单纯疱疹病毒性脑炎也需要鉴别，后者在 CT 和 MRI 上可见额、颞部特异性的局灶性异常和占位效应，但确诊仍需要做脑活检。脑脓肿、颅内硬膜下或硬膜外脓肿的脑脊液虽与结核性脑膜炎的相似，但糖水平正常，根据临床和影像学检查可迅速诊断。肉芽肿和肿瘤性脑膜炎的临床表现和脑脊液检查也与结核性脑膜炎相似，反复大量脑脊液细胞学检查可对淋巴瘤和癌性脑膜炎与之鉴别。对肉瘤性脑膜炎，通过淋巴结、肝、骨骼肌的活检予以确诊。

五、治疗

早期降颅压、选择适当的抗结核药物和激素治疗是治疗成功的关键。

（一）用药原则

抗结核治疗应遵循早期给药、合理选药、联合用药及系统治疗的原则。目前认为异烟肼（isoniazidum，INH）、利福平（rifampicinum，RFP）、吡嗪酰胺（pyrazinamiduIn，PZA）或乙胺丁醇（ethambutolum，EMB）、链霉素（streptomycin，SM）是治疗 TBM 最有效的联合用药方案（表 9-1）。常用的方案有：①异烟肼 + 利福平 + 链霉素；②异烟肼 + 利福平 + 乙胺丁醇或对氨基水杨酸钠；③异烟肼 + 利福平 + 链霉素 + 吡嗪酰胺。

儿童因乙胺丁醇的视神经毒性作用、孕妇因链霉素对听神经的影响而尽量不选用。只要患者的临床症状、体征及实验室检查高度提示本病，即使脑脊液抗酸染色阴性，亦应立即进行抗结核治疗。

表 9-1 主要的一线抗结核药物

药　物	儿童日用量	成人日常用量	用药途径	用药时间
异烟肼	10 ～ 20mg/kg 体重	600mg，4 次 /d	静脉	1 ～ 2 年
利福平	10 ～ 20mg/kg 体重	600mg，4 次 /d	口服	6 ～ 12 个月
吡嗪酰胺	20 ～ 30mg/kg 体重	500mg，3 次 /d	口服	2 ～ 3 个月
乙胺丁醇	15 ～ 20mg/kg 体重	750mg，4 次 /d	口服	2 ～ 3 个月
链霉素	20 ～ 30mg/kg 体重	750mg，4 次 /d	肌注	3 ～ 6 个月

1. 异烟肼

杀菌力强，毒性低，易透过血脑屏障，为首选药物。治疗开始时剂量易较大，病情好转，约在给药 4 周后改为维持剂量，疗程一般为 1 ～ 1.5 年。病重患者宜静脉滴注或推注药物，使血药浓度在短期内维持较高水平，儿童每日 10 ～ 15mg/kg 体重。成人剂量为 600mg/d。在严密观察肝功能的情况下可静脉用药临时短期加大剂量至 1000 ～ 1200mg/d。用药期间可加用维生素 B_6，口服每日 3 次，每次 20mg，以预防发生周围神经病。

2. 链霉素

该药不能通过正常的血脑屏障，但能透过有炎症的脑膜，故适于急性炎症期患者的治疗。成人剂量为 1g/d，小儿每日 20 ～ 30mg/kg 体重，分 2 次肌肉注射。疗程不少于 6 个月。开始时每曰注射，2 个月后或脑脊液及脑膜刺激征好转时，改为隔日 1 次，或每周 2 次肌肉注射。应密切观察该药引起第Ⅷ对脑神经的毒性反应，如听力损害、眩晕、呕吐等，以便及时停药及处理。

3. 利福平

易从胃肠道吸收，且易通过血脑屏障，杀菌力亦强，常与异烟肼合用。成人剂量为 900mg/d，多 1 次口服，儿童一般为每日 15mg/kg 体重。与异烟肼合用时对肝脏有较大的毒性，故一旦发现肝功能受损，即应减少剂量。

4. 乙胺丁醇

本品主要作用是防止结核杆菌发生耐药性，故不能单独使用。成人剂量为 15 ～ 25mg/(kg·d)，儿童剂量 15mg/(kg·d)。不良反应是引起球后视神经炎，导致视力减退、中央暗点和绿色视觉消失。

5. 吡嗪酰胺

由于能杀死不受其他药物作用的结核菌，它与利福平已成为短程化疗中最有效的灭菌药物。单一用药极易产生耐药性，与其他抗结核药物无交叉耐药，同异烟肼联用可增强其杀菌作用。成人与儿童剂量均为 20 ～ 30mg/（kg·d)，一般成人为 1.5 ～ 2g/d，间歇疗法可增至 2 ～ 3g/d，顿服或分 2 ～ 3 次服。常见不良反应为肝脏损害，如出现转氨酶升高甚至黄疸，均应停药积极保肝治疗。也可出现关节痛，主要发生在大关节，停药后即缓解。

6. 对氨基水杨酸钠

开始 4 ～ 6g/d 渐增至 12 ～ 16g/d，溶于 5% 葡萄糖液 500ml 中静脉滴注，注意现配现用和避光。

（二）联合用药

根据 WHO 的建议，应至少选择 3 种药物联合治疗，常用异烟肼、利福平和吡嗪酰胺，轻症患者治疗 3 个月后可停用吡嗪酰胺，再继续用异烟肼和利福平 7 个月。如系耐药菌株引起，则加用第 4 种药，链霉素或乙胺丁醇。若致病菌对利福平不耐药，则总疗程 9 个月已够；若对利福平耐药菌株引起者，则需要连续治疗 18 ～ 24 个月。由于中国人对异烟肼为快速代谢型，有人主张对成年患者加大每日剂量至 600 ～ 1200mg，但应注意保肝治疗，防止肝损害。

（三）加用糖皮质激素治疗

对病情严重、颅内压增高或已有脑疝形成、椎管阻塞、抗结核治疗后病情加重及合并结核瘤者，均宜加用糖皮质激素治疗。成人可用泼尼松 1mg/（kg · d）或地塞米松 10 ～ 20mg；儿童每日剂量为泼尼松 1 ～ 4mg/kg 体重或地塞米松 8mg（0.3 ～ 0.6mg/kg 体重）；上述剂量维持 3 ～ 6 周，再减量 2 ～ 3 周后停药。

（四）辅以鞘内注射

重症患者采用全身药物治疗的同时可辅以鞘内注射，可提高疗效，用地塞米松 5 ～ 10mg、α- 糜蛋白酶 4000U、玻璃酸酶（透明质酸酶）1500U；每隔 2 ～ 3d1 次，注药宜缓慢；症状消失后每周 2 次，体征消失后 1 ～ 2 周 1 次，直至脑脊液检查正常，但脑脊液压力较高的患者慎用此法。

（五）渗透性利尿药

如有颅内压增高可选用渗透性利尿药，如 20% 甘露醇、甘油果糖或甘油盐水等，同时需要及时补充丢失的液体和电解质，保护肾脏和监测血浆渗透压。

六、预后

预后与病情的程度、入院时有无意识障碍、抗结核治疗迟早及患者的年龄有关；临床症状体征完全消失，脑脊液的细胞数、蛋白、糖和氯化物含量恢复正常是预后良好的指征。

……………………………………………………………………………………（冯社军）

第六节　脑寄生虫病

一、脑囊虫病

（一）概念

脑囊虫病是由猪带绦虫蚴虫（囊尾蚴）寄生脑组织形成包囊所致。50% ～ 70% 囊虫病患者可有中枢神经系统（CNS）受累。本病主要流行于东北、华北、西北和山东等地，是最常见的 CNS 寄生虫感染，也是症状性癫痫的常见病因。

（二）病因及发病机制

人是猪带绦虫(有钩绦虫)的终末宿主。常见传播途径是摄入带有虫卵污染的食物，或因不良卫生习惯，虫卵被摄入体内致病；少见原因为肛门一口腔转移的自身感染或者绦虫的节片逆行入胃，虫卵进入十二指肠内孵化逸出六钩蚴，蚴虫经血行播散发育成囊尾蚴，寄生在脑内。食用受感染的猪肉不能感染囊尾蚴，仅引起绦虫感染。

（三）病理

包囊为 5 ～ 10mm，有薄壁包膜，或呈多个囊腔。儿童最常见由数百个囊尾蚴组成的粟粒样包囊。脑膜包囊导致脑脊液中慢性淋巴细胞增多，脑实质中包囊内存活的蚴虫很少引起炎症，在感染后数年蚴虫死亡后才出现明显的炎症反应，并表现相应的临床症状。

（四）临床表现

根据包囊存在的位置分为脑实质型、蛛网膜型（或脑膜型）、脑室型和脊髓型。最常见的表现是癫痫发作、高颅压所致头痛和视乳头水肿，以及脑膜炎症状和体征。

1. 脑实质型

（1）全身性和部分性痫性发作：位于皮质的包囊。

（2）突然或缓慢出现偏瘫、感觉缺失、偏盲和失语。

（3）共济失调：小脑的包囊。

（4）痴呆：分布于额叶或颞叶等。

（5）急性弥漫性脑炎：罕见。

2. 蛛网膜型

（1）头痛、交通性脑积水和脑膜炎：脑膜包囊破裂或死亡引起。

（2）阻塞性脑积水：包囊在基底池内。

（3）蛛网膜炎和蛛网膜下腔完全阻塞：脊髓蛛网膜受累。

3. 脑室型

（1）阻塞性脑积水：第三和第四脑室内的包囊阻断脑脊液循环。

（2）布龙征：包囊在脑室腔内移动，产生球状活瓣作用，突然阻塞第四脑室正中孔，导致脑压突然增高，引起眩晕、呕吐、意识障碍和跌倒，即布龙（Brun）征发作，少数没有任何前驱症状突聚死亡。

（3）蛛网膜下腔粘连。

4. 脊髓型

非常罕见，可在颈胸段出现硬膜外的损害。

（五）辅助检查

1. 血常规检查：嗜酸性粒细胞增多；

2. CSF 检查：正常或有轻度的淋巴细胞增多（$< 100\times10^6$ 个 /d）和压力升高，严重脑膜炎病例 CSF 白细胞主要是单核细胞增多，蛋白质含量升高，糖降低。

3. 用 ELISA 和 Western 印迹法检测血清囊虫抗体常为阳性。

4. 头颅 CT 和 MRI：发现脑积水及被阻塞的部位，脑实质囊肿发生钙化后，CT 单个或多个钙比点，CT 平扫见包囊为小透亮区，增强扫描为弥散性或环形增强影。

（六）诊断及鉴别诊断

1. 诊断

（1）曾居住在流行病区。

（2）有癫痫、脑膜炎或颅内压升高表现。

（3）血清囊虫抗体试验、皮下结节的囊虫活检和头部 CT、MRI 帮助诊断。

2. 鉴别诊断

须与脑肿瘤、结核性脑膜炎等病因所致的癫痫鉴别。

（七）治疗

治疗猪绦虫及囊尾蚴。常用药物吡喹酮和阿苯哒唑。

1. 吡喹酮：广谱抗寄生虫药，成人总剂量为300mg/kg，脑囊虫应先从小量开始，每日200mg，分2次口服，根据用药反应逐渐加量，每日不超过1g，达到总剂量即为1个疗程；囊虫数量少，病情较轻者，加量可较快；囊虫数量多，病情较重者，加量宜缓慢；2～3个月后再进行第2疗程的治疗，共治疗3～4个疗程。

2. 阿苯哒唑（丙硫咪唑）：广谱抗寄生虫药，成人总剂量亦为300mg/kg，与吡喹酮相似，从小量开始，逐渐加量，达到总剂量为一疗程；1个月后再进行第2疗程，共治疗3～4个疗程。用抗寄生虫药物后.死亡的囊尾蚴可引起严重的急性炎症反应和脑水肿，导致颅内压急骤增高，并可引起脑疝，用药过程中必须严密监测，同时应给予皮质类固醇或脱水剂治疗。

3. 对单个病灶（尤其是脑室内者）手术摘除，有脑积水者行脑脊液分流术以缓解症状，有癫痫者可使用抗癫痫药物控制发作。

二、脑型血吸虫病

（一）概念

我国脑型血吸虫病多数由日本血吸虫引起，本病的流行区是长江中下游流域及南方13省。

（二）病因及发病机制

血吸虫卵由粪便污染水源，在中间宿主钉螺内孵育成尾蚴，人接触疫水后经皮肤或黏膜侵入人体，在门静脉系统发育为成虫，数月内产生血吸虫病的症状，或迁延至1～2年后出现临床表现，原发感染数年后还可复发。日本血吸虫寄居于肠系膜小静脉，异位于脑小静脉引起大脑损害，或经血液循环进入脑内，3%～5%中枢神经系统受累。

（三）病理

日本血吸虫易侵犯大脑皮质，引起脑实质细胞坏死和钙沉积，含有嗜酸性粒细胞和巨大细胞（肉芽肿）的炎性渗出物。

（四）临床表现

分两型：

1. 急性型

较少见，常暴发起病，脑膜脑炎表现如发热、头痛、意识模糊、嗜睡、昏迷、偏瘫、部分性及全身性痫性发作等；

2. 慢性型

一般于感染后3～6个月发生，长者为1～2年，以慢性血吸虫脑病为主要表现，因虫卵所致肉芽肿形成，故临床常与肿瘤相似，出现颅内压升高症状如头痛、呕吐，以及局灶性、部分性及全身性神经系统损害体征；脊髓肉芽肿形成引起急性不完全性横贯性脊髓损害的症状和体征。

（五）辅助检查

急性型脑血吸虫病的外周血嗜酸性粒细胞、淋巴细胞均增多；如脑内肉芽肿病灶较大或脊髓损害引起部分性蛛网膜下腔阻塞，脑脊液压力升高；脑脊液有轻至中度淋巴细胞增多和蛋白质增高。CT和MRI可见脑和脊髓病灶。

（六）诊断

1. 患者来自血吸虫病疫区，有疫水接触史。

2. 胃肠不适史。

3. 血中嗜酸性粒细胞增多。

4. 粪便和尿液中检出血吸虫卵。

5. 血清学试验和直肠活检。

（七）治疗

1. 药物首选吡喹酮，它对人类的3种血吸虫（日本、埃及和曼氏血吸虫）感染都有效。常用2日疗法，每次剂量为10mg/kg，1d3次口服。急性病例需连服4d。

2. 口服皮质类固醇药物减轻脑水肿。

3. 癫痫可给予抗癫痫药物。

4. 巨大肉芽肿病灶行外科手术切除。

5. 蛛网膜下腔阻塞时常需用糖皮质激素治疗和行椎板切除减压术。

（八）预后

本病经治疗后预后较好。

三、脑棘球蚴病

（一）概念

脑棘球蚴病又称脑包虫病。是由细粒棘球绦虫的幼虫（棘球蚴）引起的颅内感染性疾病。本病主要见于畜牧地区。我国的西北、内蒙古、西藏、四川西部、陕西、河北等地均有散发。任何年龄都可罹患，农村儿童多见。

（二）发病机制及病理

细粒棘球绦虫寄生于狗科动物的小肠内，人、羊、牛、马和猪等为中间宿主。狗粪中的虫卵污染饮水和蔬菜后，人类误食被污染的食物而被感染。在人的十二指肠虫卵孵化成六钩蚴后，穿入门静脉，随血至肝、肺、脑等处，数月后发育成包虫囊肿。

两侧大脑半球的脑内包虫囊肿常单发，多位于大脑中动脉供血区，或小脑、脑室和颅底部。

多数包虫于数年后死亡，囊壁钙化，少数包虫囊肿继续生长，形成巨大囊肿。

（三）临床表现及诊断

1. 临床表现

（1）常与脑肿瘤相似：如癫痫发作，头痛、呕吐、视乳头水肿等高颅压症状，或局灶性神经系统体征。

（2）病情缓慢进展，随脑内囊肿增大而病情逐渐加重。

2. 诊断

（1）头CT和MRI：发现单一的非增强的、与脑脊液密度相当的类圆形囊肿。

（2）脑穿刺活检：一般不做，囊肿破裂可导致变态反应；囊肿未破裂时，嗜酸性粒细胞计数正常。

（3）血清学试验：60%～90%的感染者为阳性。

（四）治疗

（1）采取外科手术完全摘除囊肿，不宜穿破囊肿，否则引起过敏性休克和头节移植复发。

（2）阿苯哒唑：可使囊肿缩小、阻止过敏性反应和外科手术后的继发性棘球蚴病，剂量为每次 400mg，每日 2 次，连用 30d。或用吡喹酮治疗。

四、脑型肺吸虫病

（一）概念

脑型肺吸虫病是由卫氏并殖吸虫和墨西哥并殖吸虫寄生人体引起的疾病。我国华北、华东、西南、华南的 22 个省、区均有流行。

（二）发病机制

食用生的或未煮熟的水生贝壳类如淡水蟹或蝲蛄（均为肺吸虫的第二中间宿主）被感染，幼虫在小肠脱囊而出，穿透肠壁进入腹腔中移行，再穿过膈肌达肺内发育为成虫。成虫从纵隔沿颈内动脉周围软组织上行入颅，侵犯脑部。

（三）病理

脑实质内多房性小囊肿，呈隧道式破坏，多位于颞、枕、顶叶，邻近脑膜炎性粘连和增厚；镜下病灶内组织坏死和出血，坏死区多数虫体或虫卵。

（四）临床表现

1. 中枢神经系统

10% ～ 15% 肺吸虫病患者累及，发热、头痛、呕吐、部分性及全身性痫性发作、偏瘫、失语、共济失调、视觉障碍、视乳头水肿、精神症状和痴呆等。临床分为：急性脑膜炎型、慢性脑膜炎型、急性化脓性脑膜脑炎型、脑梗死型、癫痫型、亚急性进展性脑病型、慢性肉芽肿型（肿瘤型）和晚期非活动型（慢性脑综合征）等。

2. 脑脊液检查

急性期多形核细胞增多，慢性期以淋巴细胞增多为主；蛋白质和 γ- 球蛋白增高，糖降低。周围性贫血、嗜酸性粒细胞增多、淋巴细胞增生、血沉加快和血 γ- 球蛋白升高。血清学和皮肤试验阳性有助于诊断，根据痰液和粪便中查到虫卵确诊。脑 CT 脑室扩大和钙化。

（五）治疗

吡喹酮或硫双二氯酚治疗急性和亚急性脑膜脑炎。每次口服吡喹酮 10mg/kg，每日 3 次，总剂量为 120 ～ 150mg/kg；硫双二氯酚的成人剂量为 3g/d，儿童 50mg/（kg·d），分 3 次口服，10 ～ 15d 为一疗程，通常需重复治疗 2 ～ 3 疗程，疗程间隔为 1 个月。慢性肿瘤型需要外科手术治疗。

（六）预后

早期进展过程中，病死率达 5% ～ 10%；晚期慢性肉芽肿形成则预后较好。

……………………………………………………（冯社军）

第七节　神经梅毒

一、概述

因梅毒苍白密螺旋体侵及脑膜、脑或脊髓所致的神经病变，称为神经梅毒。

二、临床表现

由于梅毒螺旋体侵入脑和脊髓的部位、时间不同，表现为无症状性梅毒、脑膜血管梅毒和脑实质性梅毒 3 种类型。

（一）无症状性神经梅毒

指有感染史，梅毒血清反应和脑脊液检查均异常，但无临床症状者。这种类型的发病率约占全部梅毒病例的 30%。无症状性神经梅毒在感染后 2 年内脑脊液异常达高峰，然后有 2 个后果：①发展成为有症状的神经梅毒，②感染逐渐好转，脑脊液恢复正常。

（二）脑膜血管梅毒

多半在原发感染后数月至数年发生。最常见的是在原发感染后 1 年内同时出现皮疹和脑膜症状。此期可有颅神经麻搏。脑膜感染可引起小血管炎、闭塞，局灶性神经体征。临床表现类似动脉硬化性脑卒中发作，突然起病，并逐步进展，出现偏瘫、交叉瘫或难以定位的多处损害。但发病前数周或数月常有头痛和人格改变。脑膜血管型梅毒，男性多于女性。脊膜血管型梅毒受累可出现横贯性脊髓炎表现。

（三）实质性梅毒

包括脑和脊髓实质梅毒。前者称为“麻痹性痴呆”，后者称为“脊髓痨”。罕有偏瘫、偏盲、视神经萎缩、动眼神经麻痹、腱反射消失、Babinski 征阳性等局灶神经损害的证据。

脊髓痨患者表现为下肢电击样或刀割样闪痛、进展性共济失调、腱反射消失、深感觉障碍及二便失禁。

神经系统检查可见下肢膝和跟腱反射消失、音叉震动觉和关节位置觉受损以及瞳孔异常。此外，还可有肌肉无力、萎缩，肌张力低、视神经萎缩和视力丧失，颅神经麻痹以及 Charcot 关节营养性改变。

三、诊断要点

（一）病史和体检

1. 临床上有不洁性生活史。

2. 有神经系统脑膜或局灶性神经损害症状和体征，或有多处难以一个部位定位的病损。

（二）实验室检查

1. 脑脊液检查

脑脊液白细胞数在（2 ～ 3）$\times 10^8$ 个 /L（200 ～ 300/mm^3），以淋巴细胞为主，蛋白增高，糖和氯化物正常。

2. 血清学检查

（1）非特异性（非苍白螺旋体）抗体试验：称为梅毒反应素试验，反应素是心磷脂、磷脂酰胆碱和胆固醇的复合物。该复合物作为抗原是原始的补体结合试验、华康反应、性病研究试验（VDRL）和快速血浆反应素试验（RPR）的基础，但特异性差。

（2）特异性抗体试验：有密螺旋体抗体荧光吸收试验（FTA-ABS）和密螺旋体微血凝试验（MHA-TP）。血浆 FTA-ABS 阳性对诊断梅毒的特异性极高，但其阳性不能诊断是否活动性梅毒。

另外，FTA-ABS 的敏感性极高，不能用于脑脊液检查，这是因为采取脑脊液时，不能避免的外伤导致极微量血污染脑脊液（1ml 脑脊液中有血 0.8μl），即可造成脑脊液假阳性反应。因此，计算 MHA 指数和 HMA-IgG 指数能校正此偏差。因 MHA 和 MHA-IgG 指数只代表中枢神经系统产生的抗钩端螺旋体抗体，对诊断神经梅毒有更高的特异性。

MHA 指数 =CSF 的 MHA 滴度 × 清蛋白（mg/dl）/CSF 白蛋白（mg/dl）$\times 10^3$。

MHA-IgG 指数 =[MHA-IgG 滴度（CSF）/ 总 IgG（CSF）]÷[MHA-IgG 滴度（血清）/ 总 IgG（血清）]。

总之，神经梅毒的实验室诊断依据：①血清 RPR 和血清 FTA-ABS 或 MHA-TP 阳性；②脑脊液 VDRL 试验阳性；③ CSF 白细胞增高，伴有或不伴有蛋白增高；④ MHA 指数 ≥ 100，MHA-IgG 指数 ≥ 3。

（三）影像学检查

头颅 CT 和 MRI 对脑膜梅毒可见脑膜增强效应，对脑膜血管梅毒可见皮质下或皮质梗死。

四、治疗方案及原则

脑膜血管梅毒应当积极治疗，常用药物为大剂量青霉素。水溶性青霉素 G，1200 万～ 2400 万 U/d，静脉给药，共享 2 周。或 240 万 U 水溶性青霉素肌肉注射，每日 1 次，合并用丙磺舒口服，每日 2g，共 2 周。

青霉素过敏者可使用四环素或红霉素，皆为 500mg，口服，每日 4 次，连续服用 4 周，或强力霉素 100mg，每日 4 次，共 4 周。

青霉素治疗可出现皮疹或全身性变态反应。大剂量青霉素治疗可出现 Jarisch-Herxheimer 反应。常发生在青霉素治疗后 1 ～ 2h。麻痹性痴呆和脊髓痨患者更常见。皮质类固醇激素的应用可预防该反应的发生。

治疗后应 3 个月查 1 次血清试验。在 6 ～ 12 个月后脑脊液检查仍异常，则需 2 年后再复查。如果 3 年后患者症状有改善，临床症状和体征无变化，脑脊液和血清试验正常，则神经系统检查和脑脊液检查可停止。

下列情况应再次治疗：①临床症状和体征恶化，而能排除其他原因所致者，特别是脑脊液白细胞增高持续不降低者；②在 6 个月后脑脊液白细胞计数仍不正常者；③血清或脑脊液 VDRL 试验不下降，或升高 4 倍，或首次治疗不满意的患者。

脑实质梅毒病者除作症状治疗外，亦应使用青霉素治疗。

……………………………………………………………………………………（冯社军）

第十章　中枢神经系统脱髓鞘疾病

脱髓鞘疾病是一组脑和脊髓以髓鞘破坏或脱髓鞘病变为主要特征的疾病，脱髓鞘是其病理过程中具有特征性的突出表现。

脱髓鞘疾病通常公认的病理标准是：①神经纤维髓鞘破坏，呈多发性小的播散性病灶，或由一个或多个病灶融合而成的较大病灶，②脱髓鞘病损分布于中枢神经系统（CNS）白质，沿小静脉周围的炎症细胞浸润，③神经细胞、轴突及支持组织保持相对完整，无华勒变性或继发传导束变性。

因本组疾病并非采用病因学分类，故不完全符合上述标准，如Schilder病和坏死性出血性白质脑炎的轴突损害几乎与髓鞘同样严重，仍在本组讨论；反之，某些疾病脱髓鞘病损较突出，但因病因已经清楚而未列人本组疾病，如缺氧性脑病由于慢性缺氧，Binswanger病因慢性缺血，伴恶性贫血的脊髓亚急性联合变性系因维生素B_{12}缺乏，热带痉挛性截瘫（TSP）因逆转录病毒感染所致，进行性多灶性白质脑病（PML）是发生在免疫缺陷患者的少突胶质细胞病毒感染。

第一节　多发性硬化

多发性硬化（multiple sclerosis，MS）是以中枢神经系统（CNS）白质脱髓鞘病变为特点，遗传易感个体与环境因素作用发生的自身免疫病。CNS散在分布的多数病灶与病程中呈现的缓解复发，症状和体征的空间多发性和病程的时间多发性构成了MS的主要临床特点。由于发病率较高，呈慢性病程和倾向于年轻人罹患，估计目前世界范围内年轻的MS患者约有100万人。

一、病因学及发病机制

（一）病毒感染与自身免疫反应

MS病因及发病机制迄今不明。流行病学资料提示，MS与儿童期接触的某种环境因素如病毒感染有关，曾高度怀疑嗜神经病毒如麻疹病毒、人类嗜T淋巴细胞病毒I型（HTLV-Ⅰ），但从未在MS患者脑组织证实或分离出病毒。

目前的资料支持MS是自身免疫性疾病。经典实验是用髓鞘素抗原如髓鞘素碱性蛋白（MBP）免疫Lewis大鼠，可以造成MS的实验动物模型实验性自身免疫性脑脊髓炎（EAE）。而且，将EAE大鼠识别MBP多肽片段的致敏细胞系转输给正常大鼠也可引起EAE，证明MS是T细胞介导的自身免疫病。

MS的组织损伤及神经系统症状被认为是直接针对髓鞘抗原的免疫反应所致。病毒感染或其他刺激因子通过破坏血－脑屏障可促使T细胞和抗体进入CNS，导致细胞粘附分子、基质金属蛋白酶和促炎症细胞因子表达增加，它们共同起到吸引其他免疫细胞的作用，分解细胞外基质以利于免疫细胞移行和激活针对自身抗原的自身免疫反应，如 MBP、髓鞘结合糖蛋白（MAG）、少突胶质细胞糖蛋白（MOG）和含脂质蛋白（PLP）、（αB- 晶体蛋白（αB-crystallin）、磷酸二酯酶及 S-100。这些靶抗原通过与抗原递呈细胞连结触发了可能有细胞因子、巨噬细胞和补体参与的自身免疫反应，特别是辅助性 T 细胞 1 型（Th1）细胞因子如 IL-2、IFN-γ 可能与 MS 发病有关。由于免疫攻击可使髓鞘剥脱，使神经传导速度减慢和导致神经症状。

分子模拟学说认为，患者感染的病毒可能与 CNS 髓鞘蛋白或少突胶质细胞存在共同抗原，即病毒氨基酸序列与 MBP 等神经髓鞘组分的某段多肽氨基酸序列相同或极为相近。推测病毒感染后使体内 T 细胞激活并生成抗病毒抗体可与神经髓鞘多肽片段发生交叉反应，导致脱髓鞘病变。

（二）遗传因素

MS 有明显的家族倾向，两同胞可同时罹患，约 15% 的 MS 患者有一个患病的亲属。患者的一级亲属患病风险较一般人群大 12 ～ 15 倍。MS 遗传易感性可能由多数弱作用基因相互作用决定 MS 发病风险。

（三）环境因素

MS 发病率随纬度增高而呈增加趋势。英国的调查显示，MS 在社会经济地位高的群体中较地位低的群体常见，提示与贫穷并无联系。

二、流行病学

1. MS 的发病率随纬度而增加，离赤道愈远发病率愈高，南北半球皆然。MS 高危地区包括美国北部、加拿大、冰岛、英国、北欧、澳洲的塔斯马尼亚（Tasmania）岛和南新西兰，患病率为 40/10 万或更高。赤道国家发病率小于 1/10 万，亚洲和非洲国家发病率较低，约为 5/10 万。我国目前尚无 MS 流行病学资料，但 40 余年来 MS 病例报道愈见增多，专家倾向我国的 MS 并非少见，但我国仍属于低发病区，与日本相似。

2. 移民的流行病学资料表明，15 岁以前从北欧移居南非的移民 MS 发病率低，15 岁之后的移民仍保持出生地的高发病率，提示 15 岁前与某种外界环境因素接触可能在 MS 发病中起重要作用。

3. 流行病学资料显示，遗传因素对 MS 的易感性起作用，某些民族如爱斯基摩人、西伯利亚的雅库特人和非洲的班图人，以及吉普赛人不罹患 MS。

4. MS 与 6 号染色体组织兼容性抗原 HLA-DR 位点相关，表达最强的是 HLA-DR_2。

三、病理

MS 的病理特点是局灶性、多位于脑室周围的散在的脱髓鞘斑块，伴反应性神经胶质增生，也可有轴突损伤。病变可累及大脑白质、脊髓、脑干、小脑和视神经。

脑和脊髓冠状切面可见较多粉灰色分散的形态各异的脱髓鞘病灶，大小不一，直径 1 ～ 20mm，以半卵圆中心和脑室周围，尤其侧脑室前角最多见。早期脱髓鞘缺乏炎性细胞反应，病灶色淡，边界不清，称为影斑。我国急性病例多见软化坏死灶，呈海绵状空洞，与欧美的典型硬化斑不同。

镜下可见急性期髓鞘崩解和脱失，轴突相对完好，少突胶质细胞轻度变性和增生，可见小静脉周围炎性细胞（单核、淋巴和浆细胞）浸润。病变晚期轴突崩解，神经细胞减少，代之以神经胶质形成的硬化斑。

四、临床表现

MS可急性、亚急性或慢性起病，我国MS患者急性或亚急性起病较多，MS临床表现复杂。

1. 首发症状　包括一个或多个肢体局部无力麻木、刺痛感或单肢不稳，单眼突发视力丧失或视物模糊（视神经炎），复视，平衡障碍，膀胱功能障碍（尿急或尿流不畅）等，某些病人表现急性或逐渐进展的痉挛性轻截瘫和感觉缺失。这些症状通常持续时间短暂，数日或数周后消失，但仔细检查仍可发现一些残留体征。

2. 首次发病后可有数月或数年的缓解期，可再出现新的症状或原有症状再发。感染可引起复发，女性分娩后3个月左右更易复发，体温升高能使稳定的病情暂时恶化。复发次数可多达10余次或更多，多次复发及不完全缓解后病人的无力、僵硬、感觉障碍、肢体不稳、视觉损害和尿失禁等可愈来愈重。

3. 临床常见症状体征：

MS患者的体征多于症状是重要的临床特征，患者主诉一侧下肢无力、走路不稳和麻木感，检查时却可能发现双侧锥体束征或Babinski征。眼球宸颤与核间性眼肌麻痹并存指示为脑干病灶，是高度技示MS的两个体征。

（1）肢体瘫痪多见，常见不对称性挛性轻截瘫，表现下肢无力或沉重感；

（2）约半数病例可见视力障碍，自一侧开始，隔一段时间再侵犯另一侧，或短时间内两眼先后受累。发病较急，常有缓解－复发，可于数周后开始恢复；

（3）眼球震颤多为水平性或水平加旋转，复视约占1/3。病变侵犯内侧纵束引起核间性眼肌麻痹，侵犯脑桥旁正中网状结构（PPRF）导致一个半综合征；其他脑神经受累少见，如中枢性或周围性面瘫，耳聋、耳鸣、眩晕、咬肌力弱、构音障碍和吞咽困难等；

（4）半数以上患者出现感觉障碍，包括深感觉障碍和Romberg征；

（5）约半数病例可见共济失调，但Charcot三主征（眼震、意向震颤和吟诗样语言）仅见于部分晚期MS患者；

（6）神经电生理检查证实，MS可合并周围神经损害如（多发性神经病、多发性单神经病）可能因周围神经P1蛋白与中枢神经系统的MBP为同一组分，均发生脱髓鞘所致；

（7）可出现病理性情绪高涨如欣快和兴奋，多数病例表现抑郁、易怒，也可见淡漠、嗜睡、强哭强笑、反应迟钝、重复语言、猜疑和迫害妄想等精神障碍。

晚期病例检查时常发现视神经萎缩、眼球震颤和构音障碍、某些或全部肢体可出现锥体束征、感觉或小脑体征。已经确认某些症状在MS极为罕见，如失语症、偏盲、锥体外系运动障碍、严重肌萎缩和肌束颤动等，常可作为MS的除外标准。

4. 除上述神经缺失症状外，MS的发作性症状也不容忽视。例如，Lhermitte征是过度前屈颈部时出现异常针刺样疼痛，自颈部沿脊柱放散至大腿或足部，是颈髓受累征象。球后视神经炎和横贯性脊髓炎通常可视为MS发作时的表现，也常见单肢痛性痉挛发作、眼前闪光、强直性发作、阵发性瘙痒、广泛面肌痉挛、构音障碍和共济失调等。但这些极少以首发症状出现，倾向以固定模式在数日、数周或更长时间内频繁再发，可完全缓解。某些以罕见症状或非常规方式起病的 MS 病例常使诊断困难，如年轻患者典型三叉神经痛，特别是双侧性应高度怀疑 MS。

五、同心圆性硬化

Balo 同心圆性硬化较少见，是具有特异性病理改变的大脑白质脱髓鞘病变，又称 Balo 病。

病理特点是脱髓鞘与正常髓鞘保留区相间，形成整齐的同心圆形，状如树木年轮，故名之。镜下可见小静脉周围淋巴细胞为主的炎性细胞浸润，病变分布及临床特点与多发性硬化相似，一般认为本病是 MS 的变异型。

本病临床表现：①患者多为青壮年，急性起病，多以精神障碍，如沉默寡言、淡漠、反应迟钝、无故发笑和重复语言等为首发症状，之后出现轻偏瘫、失语、眼外肌麻痹、眼球浮动和假性球麻痹等，体征包括轻偏瘫、肌张力增高及病理征等；② MRI 显示额、顶、枕和颞叶白质洋葱头样或树木年轮样黑白相间类圆形病灶，直径 1.5 ～ 3cm，低信号环为脱髓鞘区，等信号为正常髓鞘区，共有 3 ～ 5 个环相间；③可试用皮质类固醇激素治疗，多数病例仅存活数周至数月。

六、临床分型

根据病程，MS 被分为以下五型，该分型与 MS 的治疗决策有关（表 10-1）：

表 10-1　MS 与治疗决策有关的临床病程分型

病程分型	临床表现
复发 - 缓解（R-R）型 MS	临床最常见，约占 85%，疾病早期出现多次复发和缓解，可急性发病或病情恶化，之后可以恢复，两次复发间病情稳定
继发进展（SP）型 MS	R-R 型患者经过一段时间可转为此型，患病 25 年后 80% 的患者转为此型，病情进行性加重不再缓解，伴或不伴急性复发
原发进展型 MS	约占 10%，起病年龄偏大（40 ～ 60 岁），发病后轻偏瘫或轻截瘫在相当长时间内缓慢进展，发病后神经功能障碍逐渐进展，出现小脑或脑干症状，MRI 显示造影剂钆增强病灶较继发进展型少，CSF 炎性改变较少
进展复发型 MS	临床罕见，在原发进展型病程基础上同时伴急性复发
良性型 MS	约占 10%，病程呈现自发缓解

七、辅助检查

脑脊液细胞数、IgG 指数和 IgG 寡克隆带，诱发电位和磁共振成像等三项检查对多发性硬化的诊断具有重要意义。

（一）脑脊液（CSF）检查

可为 MS 临床诊断提供重要的证据，为其他方法无法取代。

1. CSF 单个核细胞（MNC）数轻度增高或正常，一般在 15x 106/L 以内；约 1/3 急性起病或恶化的病例可轻至中度增多，通常不超过 50×10^6/L，超过此值应考虑其他疾病而非 MS。约 40%MS 病例 CSF 蛋白轻度增高。

2. IgG 鞘内合成检测：MS 的 CSF-IgG 增高主要为 CNS 内合成，是 CSF 免疫学重要的常规检查。① CSF-IgG 指数：是 IgG 鞘内合成的定量指标，表示为：[CSF-IgG/S（血清）-IgG]/[CSF-Alb（白蛋白）/S-Alb]。IgG 指数＞ 0.7 提示鞘内合成，见于约 70% 以上 MS 患者，测定这组指标也可计算 CNS 24 小时 IgG 合成率，意义与 IgG 指数相似；② CSF-IgG 寡克隆带（OB）：是 IgG 鞘内合成的定性指标，采用琼脂糖等电聚焦和免疫印迹技术，用双抗体过氧化物酶标记及亲合素 - 生物素放大系统，OB 阳性率可达 95% 以上。应同时检测 CSF 与血清，只有 CSF 中存在 OB 而血清缺如才支持 MS 诊断；但 CSF-OB 并非 MS 特异性改变，Lyme 病、神经梅毒、亚急性硬化性全脑炎（SSPE）、人类免疫缺陷病毒（HIV）感染和多种结缔组织病的 CSF 中也可检出。

（二）诱发电位

包括视觉诱发电位（VEP）、脑干听觉诱发电位（BAEP）和体感诱发电位（SEP）等，50% ～ 90% 的 MS 患者可有一项或多项异常。

（三）MRI 检查

具有识别临床不明显病损的高分辨力，使 MS 诊断不再只依赖临床标准。可见大小不一类圆形的 T_1 低信号、T_2 高信号，常见于侧脑室前角与后角周围、半卵圆中心及胼胝体，或为融合斑，多位于侧脑室体部（图 10-1）；脑干、小脑和脊髓可见斑点状不规则 T_1 低信号及 T_2 高信号斑块，病程长的多数患者可伴脑室系统扩张、脑沟增宽等脑白质萎缩征象。

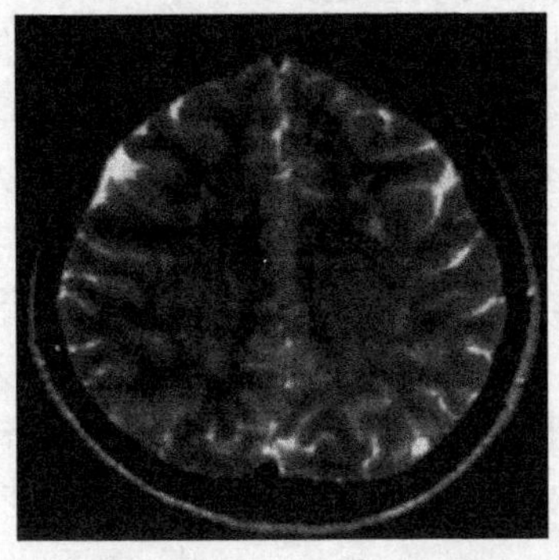

图 10-1　多发性硬化 MRI 的 T_2 显示脑室周围白质多发斑块

八、诊断及鉴别诊断

（一）诊断

目前国内尚无 MS 的诊断标准，Poser（1983）的 MS 诊断标准可简化如表 10-2：

表 10-2　Poser（1983）的 MS 诊断标准

诊断分类	诊断标准（符合其中 1 条）
1. 临床确诊 MS（clinical definite MS，CDMS）	①病程中两次发作和两个分离病灶临床证据，②病程中两次发作，一处病变临床证据和另一部位病变亚临床证据
2. 实验室检查支持确诊 MS（laboratory-supported definite MS，LSDMS）	①病程中两次发作，一个临床或亚临床病变证据，CSF OB/IgG，②病程中一次发作，两个分离病灶临床证据，CSF OB/IgG，③病程中一次发作，一处病变临床证据和另一病变亚临床证据，CSF OB/IgG
3. 临床可能 MS（clinical probable MS，CPMS）	①病程中两次发作，一处病变临床证据，②病程中一次发作，两个不同部位病变临床证据，③病程中一次发作，一处病变临床证据和另一部位病变亚临床证据

续表

诊断分类	诊断标准（符合其中1条）
4. 实验室检查支持可能MS（laboratory-supported probable MS，LSPMS）	病程中两次发作，CSF OB/IgG，两次发作须累及CNS不同部位，须间隔至少一个月，每次发作须持续24小时

注：CSF OB/IgG表示CSF寡克隆带（+）或CSF-IgG指数增高

缓解-复发的病史及症状体征提示CNS一个以上的分离病灶，是长期以来指导临床医生确诊MS的准则。

应注意不能根据任何单一症状或体征诊断MS，应以提示中枢神经系统不同时间、不同部位病变的全部临床表现作为诊断依据。

（二）鉴别诊断

1. 脑动脉炎、脑干或脊髓血管畸形伴多次出血发作、系统性红斑狼疮、Sjbgren综合征、神经白塞病可类似MS的复发，应通过详尽的病史、MRI及DSA等进行鉴别。

2. 脑干胶质瘤累及传导束和脑神经可颇似亚急性进展的脑干脱髓鞘病变，但MS的病程可出现缓解，MRI也可鉴别。

3. 慢性型布鲁杆菌病、神经莱姆病均可导致脊髓病或脑病，影像学可见多发性白质病变，但流行病史及其他特征可资鉴别。

4. 颈椎病导致脊髓压迫症可表现进行性痉挛性截瘫伴后索损害，应注意与脊髓型MS鉴别，脊髓MRI可确诊。

5. Amold-Chiari畸形时可有部分小脑和下位脑干嵌人颈椎管，导致锥体系和小脑功能缺损，应检查枕骨大孔区以排除。

6. 热带痉挛性截瘫（TSP）又称为HTLV-Ⅰ相关脊髓病（HAM），是人类嗜T-淋巴细胞病毒-型（HTLV-Ⅰ）感染引起的自身免疫反应。多在35～45岁发病，女性稍多。痉挛性截瘫是突出的临床特点，颇似MS脊髓型，CSF淋巴细胞可增高及OB，以及VEP、BAEP和SEP异常。放免法或酶联免疫吸附法可检出血清和CSF中HTLV-Ⅰ抗体。

7. 大脑淋巴瘤可见CNS多灶性复发性病损，对类固醇反应良好，MRI显示脑室旁病损与MS斑块极为类似，但此病无缓解，CSF无OB。

九、治疗

MS治疗的主要目的是抑制炎性脱髓鞘病变进展，防止急性期病变恶化及缓解期复发，晚期采取对症和支持疗法，减轻神经功能障碍带来的痛苦。

（一）复发-缓解（R-R）型MS

1. 皮质类固醇：有抗炎和免疫调节作用，是MS急性发作和复发的主要治疗药物，可加速急性复发的恢复和缩短复发期病程，但不能改善恢复程度。长期应用不能防止复发，且可出现严重副作用。（1）甲基泼尼松龙大剂量短程疗法：最常用，成人中至重症复发病例用1g/d加于5%葡萄糖500ml静脉滴注，3～5日为一疗程；然后口服泼尼松1mg/（kg·d），4～6周逐渐减量，②泼尼松：80mg/d口服，1周；减量至60mg/d，5日；40mg/d，5日；随后每5日减10mg；4～6周为1疗程，通常用于发作较轻的病人。

2. β- 干扰素疗法：IFN-β 具有免疫调节作用，可抑制细胞免疫，IFN-β1a 和 IFN-β1b 两类重组制剂已作为治疗 R-R 型 MS 的推荐用药在美国和欧洲被批准上市。IFN-β1a 与人类生理性 IFN-P 结构基本无差异，IFN-β1b 结构缺少一个糖基，17 位上由丝氨酸取代了半胱氨酸。IFN-β1b 和 IFN-β1a 对急性恶化效果明显，IFN-β1a 对维持病情稳定有效。

IFN-β1a（Rebif）治疗首次发作 MS 可用 22μg 或 44μg，皮下注射，1 ～ 2 次 / 周；确诊的 R-R MS，22μg，2 ～ 3 次 / 周。耐受性较好，发生残疾较轻。IFN-β1b 为 250μg，隔日皮下注射。IFN-β1a 和 IFN-β1b 通常均需持续用药 2 年以上，通常用药 3 年后疗效下降。

常见副作用为流感样症状，持续 24 ～ 48 小时，2 ～ 3 个月后通常不再发生。IFN-β1a 可引起注射部位红肿及疼痛、肝功能损害及严重过敏反应如呼吸困难等。IFN-β1b 可引起注射部位红肿、触痛，偶引起局部坏死、血清转氨酶轻度增高、白细胞减少或贫血。妊娠时应立即停药。

3. 醋酸格拉太咪尔：是人工合成的亲和力高于天然 MBP 的无毒类似物，免疫化学特性模拟抗原 MBP 进行免疫耐受治疗，可作为 IFN-β 治疗 R-R 型 MS 的替代疗法，国际 MS 协会推荐 Glatiramer acetate 和 IFN-β 作为 MS 复发期的首选治疗。用量 20mg，1 次 /d，皮下注射。本药耐受性较好，但注射部位可产生红斑，约 15% 的病人注射后出现暂时性面红、呼吸困难、胸闷、心悸焦虑等。

4. 硫唑嘌呤：2 ～ 3mg/（kg·d）口服可降低 MS 复发率，但不能影响残疾的进展。

5. 大剂量免疫球蛋白静脉输注（IVIG）：0.4g/（kg · d），连续 3 ～ 5 日。对降低 R-R 型病人复发率有肯定疗效，但最好在复发早期应用。可根据病情需要每月加强治疗 1 次，用量仍为 0.4g/（kg · d），连续 3 ～ 6 个月。

（二）继发进展（SP）型 MS

治疗方法尚不成熟，皮质类固醇无效。临床可选用：

1. 氨甲蝶呤（MTX）：可抑制细胞和体液免疫，并有抗炎作用。慢性进展型并有中至重度残疾的 MS 患者每周用 MTX 7.5mg，口服治疗 2 年，可显着减轻病情恶化，对继发进展型疗效尤佳，临床取得中等疗效时毒性很小。

2. 抗肿瘤药硫唑嘌呤、环磷酰胺、可拉屈滨和米托蒽醌可能有助于终止继发进展型 MS 病情进展，但尚无定论。环磷酰胺宜用于 MTX 治疗无效的快速进展型 MS。

3. 环孢霉素 A：是强力免疫抑制药，用药 2 年可延迟完全致残时间。剂量应在 2.5mg/（kg · d）之内，＞ 5mg/（kg · d）易发生肾中毒，需监测血清肌酐水平（＜ 1.3mg/dl），为减少毒性可分 2 ～ 3 次口服。84% 的患者出现肾脏毒性，高血压常见。

4. 最近临床及 MRI 研究提示，IFN-β1b（及可能 IFN-β1a）可降低继发进展型 MS 病情进展速度。确诊的 SPMS 可用 IFN-β1a（Rebif）44μg，2 ～ 3 次 / 周，皮下注射。

（三）原发进展型 MS

采用特异性免疫调节治疗无效，主要是对症治疗。血浆置换对暴发病例可能有用，但随机对照试验显示慢性病例疗效不佳。

（四）其他

应重视一般治疗和对症治疗，但晚期病例的认知障碍、疼痛、震颤及共济失调等治疗通常效果不佳。

1. 运动和物理治疗是重要的，应保证足够的卧床休息，避免过劳，尤其在急性复发期。疲劳是许多患者常见的主诉，有时用金刚烷胺（100mg 早晨和中午口服）或选择性 5- 羟色胺再摄取抑制剂如氟西汀、西酞普兰可能有效。

2. 严重膀胱、直肠功能障碍常需治疗，氯化氨基甲酰甲基胆碱对尿潴留可能有用，监测残余尿量是预防感染的重要措施。

3. 严重痉挛性截瘫和大腿痛性屈肌痉挛口服氯苯氨丁酸或安置微型泵及内置导管鞘内注射可能有效。姿势性震颤用异烟肼 300mg/d 口服，每周增加 300mg，直至 1200mg/d，合用吡哆醇 100mg/d 可有改善；少数病例用卡马西平或氯硝西泮有效。

十、预后

急性发作后患者至少可部分恢复，但无法预测复发的时间。提示预后良好的因素包括女性、40 岁以前发病、临床表现视觉或体感障碍等，出现锥体系或小脑功能障碍提示预后较差。尽管最终可能导致某种程度功能障碍，但大多数 MS 患者预后较乐观，约半数患者发病后 10 年只遗留轻度或中度功能障碍，病后存活期可长达 20 ～ 30 年，但少数可于数年内死亡。

……………………………………………………（何玉涛）

第二节　视神经脊髓炎

视神经脊髓炎（NMO）是视神经与脊髓同时或相继受累的急性或亚急性脱髓鞘病变。Devic（1894）复习了 16 例病例和他本人见到的 1 例死亡病例，描述 NMO 的临床特征为急性或亚急性起病的单眼或双眼失明，在其前或其后数日或数周伴横贯性或上升性脊髓炎，后来本病被称为 Devic 病或 Devic 综合征。

一、病因及发病机制

NMO 的病因及发病机制尚不清楚。长期以来认为 NMO 是 MS 的一种临床亚型，白种人具有 MS 的种族易感性，以脑干病损为主；非白种人则对 NMO 具有易感性，以视神经和脊髓损害最常见。这可能与遗传素质及种族差异有关。NMO 是一种严重的单相病程疾病，但许多病例呈复发病程。

急性 MS 偶可表现视神经与脊髓共同受累，约 25% 的 MS 患者以突发球后视神经炎为初始症状，NMO 与 MS 关系有待阐明。Wingerchuk 等（1999）描述了 71 例 NMO 患者的疾病谱、临床索引事件（index events，即视神经炎和脊髓炎）特点、CSF 和血清学、MRI 特征和长期病程评估，发现 NMO 的临床经过、脑脊液及神经影像学特点均与 MS 不同。

二、病理

NMO 的病理改变是脱髓鞘、硬化斑及坏死，伴血管周围炎性细胞浸润。与经典的 MS 不同，病变主要累及视神经、视交叉和脊髓（胸段与颈段），破坏性病变明显，脊髓坏死并最终形成空洞，胶质细胞增生不显着。坏死可能反映炎症过程严重性，并非疾病的本质。

三、临床表现

1. 发病年龄 5 ～ 60 岁，21 ～ 41 岁最多，也有许多儿童患者，男女均可发病。急性横贯性或播散性脊髓炎以及双侧同时或相继发生的视神经炎是本病特征性表现，在短时间内连续出现，导致截瘫和失明，病情进展迅速，可有缓解－复发。

2. 视神经炎急性起病者在数小时或数日内单眼视力部分或全部丧失，某些患者在视力丧失前一两天出现眶内疼痛，眼球运动或按压时明显，眼底可见视神经乳头炎或球后视神经炎。亚急性起病者 1 ～ 2 个月内症状达到高峰。少数呈慢性起病，视力丧失在数月内稳步进展，进行性加重。

3. 急性横贯性脊髓炎是脊髓急性进行性炎症性脱髓鞘病变，已证实多数为 MS 表现，呈单相型或慢性多相复发型。临床常见播散性脊髓炎，体征呈不对称和不完全性，表现快速（数小时或数日）进展的轻截瘫、双侧 Babinski 征、躯干感觉障碍平面和括约肌功能障碍等。急性脊髓炎伴 Lhermitte 征、阵发性强直性痉挛和神经根痛可见于约 1/3 的复发型患者，但单相病程患者通常很少发生。

4. 多数 NMO 患者为单相病程，70% 的病例数日内出现截瘫，约半数患者受累眼发生全盲。少数患者为复发型病程，其中约 1/3 发生截瘫，约 1/4 视力受累，临床事件间隔时间为数月至半年，以后的 3 年内可多次复发孤立的 ON 和脊髓炎。

四、辅助检查

1. CSF-MNC 增多较 MS 显着，73% 的单相病程和 82% 的复发型患者 MNC ＞ 5×10^6/L，约 1/3 的单相及复发型患者 MNC ＞ 50×10^6/L，CSF 蛋白增高在复发型较单相病程明显。

2. 脊髓 MRI 检查显示，88% 的复发型脊髓纵向融合病变超过 3 个脊柱节段，通常为 6 ～ 10 个节段，脊髓肿胀和礼增强较常见。

五、诊断及鉴别诊断

（一）诊断

根据患者出现急性横贯性或播散性脊髓炎，以及双侧同时或相继发生的视神经炎的临床表现，结合 MRI 显示视神经和脊髓病灶，视觉诱发电位异常，CSF-IgG 指数增高和出现寡克隆带等可做出临床诊断。

（二）鉴别诊断

1. 早期眼症状易与单纯球后视神经炎混淆，ON 多损害单眼，本病常两眼先后受累，并有脊髓病损或明显缓解－复发。

2. MS 可表现 NMO 的临床模式，CSF 及 MRI 检查颇具鉴别意义。NMO 的 CSF-MNC ＞ 50×10^6/L 或嗜中性粒细胞增多较常见，MS 罕见；90% 以上的 MS 可见寡克隆带，NMO 不常见。头部 MRI 在 NMO 初期正常，复发－缓解型 MS 常有典型病灶；NMO 脊髓纵向融合病变超过 3 个脊椎节段，常见脊髓肿胀和钆强化，MS 脊髓病变极少超过 1 个脊椎节段。

3. 亚急性脊髓视神经病多见于小儿，先有腹痛、腹泻等症状，以对称性感觉异常为主，多无瘫痪，无复发，CSF 无明显改变。

六、治疗

1. 甲基泼尼松龙大剂量冲击疗法可加速 ON 等发作性症状恢复，终止或缩短 NMO 恶化。500 ～ 1000mg/d，静脉滴注，连用 3 ～ 5 日；之后用大剂量泼尼松口服。应注意单独口服泼尼松可能增加 ON 新的发作风险。

2. 临床试验表明，约半数皮质类固醇治疗无效的病人经血浆置换可以改善症状。

七、预后

NMO 的临床表现较 MS 严重，NMO 多因一连串发作而加剧。复发型 NMO 预后差，多数患者呈阶梯式进展，发生全盲或截瘫等严重残疾，1/3 的患者死于呼吸衰竭，这在 MS 均不常见。

……………………………………………………………………（何玉涛）

第三节　急性播散性脑脊髓炎

急性播散性脑脊髓炎（ADEM）是广泛累及脑和脊髓白质的急性炎症性脱髓鞘疾病，也称为感染后、出疹后或疫苗接种后脑脊髓炎。

一、病因及病理

本病为单相病程，症状和体征数日达高峰，与病毒感染有关，尤其麻疹或水痘病毒。发病数周后神经系统功能障碍改善或部分改善。用脑组织与弗氏完全佐剂免疫动物可造成实验动物模型 EAE，具有与人类 MS 相同的特征性小静脉周围脱髓鞘及炎性病灶，推测为 T 细胞介导的免疫反应，认为 ADEM 是急性 MS 或其变异型。

病理表现散布于脑和脊髓的小和中等静脉周围的脱髓鞘病变，病灶自 0.1mm 至数 mm（融合时）不等，脱髓鞘区可见小神经胶质细胞，伴炎症性反应，淋巴细胞形成血管袖套。常见多灶性脑膜浸润，程度多不严重。

二、临床表现

1. 大多数病例为儿童和青壮年，在感染或疫苗接种后 1 ～ 2 周急性起病，多为散发，无季节性，病情严重，有些病例病情凶险。疹病后脑脊髓炎常见于皮疹后 2 ～ 4 日，患者常在疹斑正消退、症状改善时突然出现高热、痫性发作、昏睡和深昏迷等。

2. 脑炎型首发症状为头痛、发热及意识模糊，严重者迅速昏迷和去脑强直发作，可有痫性发作，脑膜受累出现头痛、呕吐和脑膜刺激征等。脊髓炎型常见部分或完全性弛缓性截瘫或四肢瘫、传导束型或下肢感觉障碍、病理征和尿潴留等。可见视神经、大脑半球、脑干或小脑受累的神经体征。发病时背部中线疼痛可为突出症状。

3. 急性坏死性出血性脑脊髓炎　又称为急性出血性白质脑炎，认为是 ADEM 暴发型。起病急骤，病情凶险，死亡率高。表现高热、意识模糊或昏迷进行性加深、烦躁不安、痫性发祚、偏瘫或四肢瘫；CSF 压力增高、细胞数增多，EEG 弥漫慢活动，CT

见大脑、脑干和小脑白质不规则低密度区。

三、辅助检查

1. 外周血白细胞增多，血沉加快。脑脊液压力增高或正常，CSF-MNC 增多，蛋白轻度至中度增高，以 IgG 增高为主，可发现寡克隆带。

2. EEG 常见 θ 和 δ 波，亦可见棘波和棘慢复合波。

CT 显示白质内弥散性多灶性大片或斑片状低密度区，急性期呈明显增强效应。MRI 可见脑和脊髓白质内散在多发的 T_1 低信号、T_2 高信号病灶。

四、诊断及鉴别诊断

（一）诊断

根据感染或疫苗接种后急性起病的脑实质弥漫性损害、脑膜受累和脊髓炎症状，CSF-MNC 增多、EEG 广泛中度异常、CT 或 MRI 显示脑和脊髓内多发散在病灶等可做出临床诊断。

（二）鉴别诊断

本病需与乙型脑炎、单纯疱疹病毒性脑炎鉴别。乙型脑炎有明显流行季节，ADEM 则为散发性；脑炎与脊髓炎同时发生可与病毒性脑炎鉴别。

五、治疗

急性期治疗常用大剂量皮质类固醇，但几乎没有益处。小样本研究发现，免疫球蛋白静脉滴注或血浆交换有效。

六、预后

ADEM 为单相病程，历时数周，急性期通常为 2 周，多数患者可以恢复。据报道死亡率为 5% ～ 30%，存活者常遗留明显的功能障碍，儿童恢复后常伴精神发育迟滞或癫痫发作等。

………………………………………………………………………………（何玉涛）

第四节　弥漫性硬化

弥漫性硬化是亚急性或慢性广泛的脑白质脱髓鞘疾病。Schilder（1912）首先以弥漫性轴周脑炎报告，故又称为 Schilder 病。

一、病理

脑白质病变常侵犯整个脑叶或大脑半球，两侧病变常不对称，也可以对称性受累，多以一侧枕叶为主，界限分明。视神经、脑干和脊髓也可发现与 MS 相似的病灶，新鲜病灶可见血管周围淋巴细胞浸润和巨噬细胞反应，晚期胶质细胞增生，也可见组织坏死和空洞，有人认为本病是发生于幼年或少年期严重 MS 的变异型。

二、临床表现

1. 幼儿或青少年期发病，男性较多。多呈亚急性、慢性进行性恶化病程，停顿或改善极为罕见，极少缓解 - 复发。

2. 视力障碍可早期出现如视野缺损、同向性偏盲及皮质盲等，也常见痴呆或智能减退、精神障碍、皮质聋、不同程度偏瘫或四肢瘫和假性球麻痹等，可有癫痫发作、共济失调、锥体束征、视乳头水肿、眼肌麻痹或核间性眼肌麻痹、眼球震颤、面瘫、失语症和尿便失禁等。

三、辅助检查

1. EEG 可见高波幅慢波占优势的非特异性改变。多见视觉诱发电位（VEP）异常，与视野及视力障碍一致，指示视神经受损。

2. CT 显示脑白质大片状低密度区，枕、顶和颞区为主，累及一侧或两侧半球，多不对称。MRI 可见脑白质 T_1 低信号、T_2 高信号的弥漫性病灶。

3. CSF-MNC 正常或轻度增多，蛋白轻度增高，一般不出现寡克隆带。

四、诊断及鉴别诊断

（一）诊断

根据病史、病程及特征性临床表现如皮质盲、智能减退和精神障碍等，并结合神经影像学、CSF、EEG 等辅助检查综合判定，可做出临床诊断。

（二）鉴别诊断

本病临床上易与肾上腺脑白质营养不良（ALD）混淆，ALD 为性连锁遗传，仅累及男性，肾上腺萎缩伴周围神经受累及 NCV 异常，极长链脂肪酸（VLCFA）含量增高。

五、治疗

本病目前尚无有效的治疗方法，主要采取对症及支持疗法，加强护理。文献报告用皮质类固醇和环磷酰胺可使部分病例临床症状有所缓解。

六、预后

本病预后不良。发病后呈进行性恶化，多数患者在数月至数年内死亡，平均病程 6.2 年，但也有存活十余年的病例。死因多为合并感染。

（何玉涛）

第五节　脑白质营养不良

一、异染性脑白质营养不良

异染性脑白质营养不良是一种神经鞘脂沉积病。Alzheimer（1910）首先报道，为常染色体隐性遗传。发病率为 0.8 ～ 2.5/10 万，呈家族性，国内多散发病例。本病是 22 号染色体上芳基硫酯酶 A 基因缺乏，导致芳基硫酯酶 A 不足，不能催化硫脑苷酯水解而在体内沉积，引起中枢神经系统脱髓鞘。

（一）临床表现

1. 幼儿型（1 ～ 4 岁）多见，男多于女。1 ～ 2 岁发育正常，后出现双下肢无力、步态异常、痉挛和易跌倒，伴语言障碍及智能减退。病初腱反射活跃，周围神经受累伴腱反射减弱或消失。可有视力减退、视神经萎缩、斜视、眼震、上肢意向性震颤和吞咽困难等。

2. 少数为少年型，成人型极少。常以精神障碍、行为异常、记忆力减退为首发症状。晚期出现构音障碍、四肢活动不灵、锥体束征、痫性发作、共济失调、眼肌麻痹、周围神经病等。晚期可见视盘苍白萎缩，个别病例偶见视网膜樱桃红点。

3. 尿液芳基硫酸酯酶 A 明显缺乏，活性消失，硫脑苷酯阳性支持本病诊断。头部 CT 可见脑白质或脑室旁对称的不规则低密度区，无占位效应，不强化。MRI 呈 T_1 低信号、T_2 高信号。

（二）诊断

婴幼儿出现进行性运动障碍、视力减退和精神异常，CT 或 MRI 证实两侧半球对称性白质病灶，尿芳基硫酸酯酶 A 活性消失，即可临床诊断。

（三）治疗

目前本病无有效疗法，仍以支持和对症治疗为主。基因疗法用腺病毒等载体将芳基硫酸酯酶 A 基因转染病人骨髓，但尚处于探索阶段。由于维生素 A 是合成硫苷酯的辅酶，患儿应避免和限制摄入富含维生素 A 的食物。

（四）预后

本病预后差。婴幼患儿发病后 1 ～ 3 年常因四肢瘫而卧床不起，伴严重语言和认知障碍，可存活数年。成人病例进展相对缓慢，存活时间较长。

二、肾上腺脑白质营养不良

肾上腺脑白质营养不良是一种脂质代谢障碍病。呈 X 性连锁隐性遗传，基因定位在 Xd28。由于体内过氧化物酶缺乏、长链脂肪酸（C_{23}-C_{30}）代谢障碍，脂肪酸在体内尤其脑和肾上腺皮质沉积，导致脑白质脱髓鞘和肾上腺皮质病变。

（一）病理

枕叶、顶叶及颞叶白质可见对称的大片状脱髓鞘病灶，可累及脑干、视神经，偶累及脊髓，周围神经不受损。本病血管周围炎性细胞浸润位于脱髓鞘病灶中央，是区别于多发性硬化的病理特点；并有肾上腺皮质萎缩、睾丸间质纤维化和输精管萎缩等。脑内和肾上腺中含大量长链脂肪酸。

（二）临床表现

1. 本病多在儿童期（5 ～ 14 岁）发病，通常为男孩，可有家族史。脑部损害或肾上腺皮质功能不全均可为首发症状，病程缓慢进展。

2. 神经系统早期症状常表现学龄儿童成绩退步，个性改变，易哭、傻笑等情感障碍，步态不稳和上肢意向性震颤等；晚期出现偏瘫或四肢瘫、假性球麻痹、皮质盲和耳聋等，重症病例可见痴呆、癫痫发作和去大脑强直等。

3. 肾上腺皮质功能不足表现，如色素沉着，肤色变黑，口周及口腔粘膜、乳晕、肘和膝关节、会阴和阴囊等处明显。血清皮质类固醇水平、尿 17- 羟类固醇下降。

4. CT 或 MRI 所见酷似其他脑白质营养不良，CT 可见两侧脑室三角区周围白质大片对称的低密度区，有增强效应。MRI 显示两侧大脑白质、胼胝体、皮质脊髓束、视束等较对称分布异常，无占位效应，边缘可增强，双侧脑室后部白质病变为主，呈蝶样分布，小脑、脑干白质也可受累。

（三）诊断

男孩出现步态不稳、行为异常、偏瘫、皮质盲、耳聋等，缓慢进行性加重，应考虑本病可能，如伴肾上腺皮质功能减退表现如肤色变黑，ACTH 试验异常可临床诊断。血清或皮肤培养成纤维细胞中长链脂肪酸浓度高于正常具有诊断价值。

临床上本病须注意与其他类型脑白质营养不良和 Schilder 病等鉴别。

（四）治疗

1. 肾上腺皮质激素替代治疗可能延长生命，减少色素沉着，偶可部分缓解神经系统症状，但通常不能阻止髓鞘破坏。

2. 食用富含不饱和脂肪酸饮食，避免食用含长链脂肪酸食物。65% 的病人服用 Lorezo 油（三芥酸甘油酯与三酸甘油酯按 4∶1 混合）1 年后，血浆长链脂肪酸水平显着下降或正常，但不能改变已发生的神经系统症状。

（五）预后

本病预后差，一般在出现神经症状后 1 ～ 3 年死亡。

……………………………………………………………………（何玉涛）

第六节　脑桥中央髓鞘溶解症

脑桥中央髓鞘溶解症（CPM）是以脑桥基底部对称性脱髓鞘为病理特征的可致死性疾病。Adams 等（1959）首次报告。

一、病因及病理

本病的病因不明。半数以上的患者为酒精中毒晚期，也可见于肾衰透析后、肝功能衰竭、肝移植后、淋巴瘤及癌症晚期、营养不良、败血症、急性出血性胰腺炎和严重烧伤等。低钠血症时脑组织处于低渗状态，过快地补充高渗盐水、纠正低钠血症使血浆渗透压迅速升高，引起脑组织脱水和血脑屏障破坏，有害物质透过血脑屏障可导致髓鞘脱失。

本病特征性病理特点是，脑桥基底部呈对称分布的神经纤维脱髓鞘，病灶边界清楚，直径可为数毫米或占据整个脑桥基底部，也可累及被盖部。神经细胞和轴索相对完好，可见吞噬细胞和星形细胞反应。

二、临床表现

1. 本病为散发，任何年龄均可发生，儿童病例也不少见。本病的显着特点是，患者或为慢性酒精中毒晚期，或常伴严重威胁生命的疾病。

2. 病人常在原发病基础上突发四肢弛缓性瘫，咀嚼、吞咽及言语障碍，眼震及眼球凝视障碍等，可呈缄默及完全或不完全闭锁综合征。

3. 脑干听觉诱发电位（BAEP）有助于确定脑桥病变，但不能确定病灶范围。MRI

可发现脑桥基底部特征性蝙蝠翅膀样病灶，呈对称分布 T_1 低信号、T_2 高信号，无增强效应。

三、诊断及鉴别诊断

（一）诊断

慢性酒精中毒、严重全身性疾病和低钠血症纠正过快的患者，突然出现四肢弛缓性瘫、假性球麻痹，数日内迅速进展为闭锁综合征，应高度怀疑CPM可能，MRI有助于确诊。

（二）鉴别诊断

本病应与脑桥基底部梗死、肿瘤和多发性硬化等鉴别。MRI显示CPM无显着占位效应，病灶对称，不符合血管分布特征，随病情好转可恢复正常。

四、治疗

1. 目前CPM仍以支持及对症治疗为主，积极处理原发病。纠正低钠血症应缓慢，不用高渗盐水。限制液体入量，急性期可用甘露醇、速尿等治疗脑水肿。

2. 早期用大剂量激素冲击疗法有可能抑制本病进展，可试用高压氧和血浆置换。

五、预后

多数CPM患者预后极差，死亡率极高，可于数日或数周内死亡，少数存活者遗留痉挛性四肢瘫等严重神经功能障碍，偶有完全康复的患者。

……………………………………………………………………………（何玉涛）

第十一章　脊髓疾病

第一节　急性脊髓炎

急性脊髓炎是非特异性炎症引起的脊髓白质脱髓鞘病变或坏死，导致急性横贯性脊髓损害，也称为急性横贯性脊髓炎，以病损水平以下肢体瘫痪、传导束性感觉障碍和尿便障碍为临床特征。

一、病因及分类

脊髓炎通常包括脊髓的感染性和非感染性炎症。主要包括病毒性脊髓炎，继发于细菌、真菌、寄生虫感染的脊髓炎，继发于原发性肉芽肿疾病的脊髓炎和非感染性脊髓炎等。若炎症限于灰质称为脊髓灰质炎；若为白质则为脊髓白质炎。若脊髓整个断面受累，称为横贯性脊髓炎；若病变多发，在脊髓长轴内充分伸展，则称播散性脊髓炎。根据病变的发展速度又可分为急性、亚急性和慢性脊髓炎。急性脊髓炎的症状在数天之内达极期；亚急性常在 2 ～ 6 周；而慢性则在 6 周以上。

本节主要讨论非感染性髓炎，它主要包括感染后和疫苗接种后脊髓炎、脱髓鞘性脊髓炎（急性多发性硬化）、亚急性坏死性脊髓炎和副肿瘤性脊髓炎等。本病的病因尚不清楚，多数患者在出现脊髓症状前 1 ～ 4 周有上呼吸道感染、发热、腹泻等病毒感染症状，但脑脊液未检出抗体，脊髓和脑脊液中未分离出病毒，可能与病毒感染后变态反应有关，并非直接感染所致，故称非感染性炎症型脊髓炎。

二、病理

本病可累及脊髓的任何节段。以胸髓（T_3 ～ T_5）最常见，其次为颈髓和腰髓。病损可为局灶性、横贯性等。肉眼可见受损节段脊髓肿胀、质地变软、软脊膜充血或有炎性渗出物，切面可见脊髓软化、边缘不整、灰白质界限不清。镜下显示髓内和软脊膜的血管扩张、充血，血管周围炎性细胞浸润，以淋巴细胞和浆细胞为主；灰质内神经细胞肿胀、碎裂和消失，尼氏体溶解；白质髓鞘脱失和轴突变性。病灶中可见胶质细胞增生。

三、临床表现

（一）感染后和疫苗接种后脊髓炎

急性起病，常在数小时至 2 ～ 3d 内发展至完全性截瘫。可发病于任何年龄，青壮年较常见，无性别差异，散在发病。病前数日或 1 ～ 2 周常有发热、全身不适或上呼吸道感染症状，可有过劳、外伤及受凉等诱因。首发症状多为双下肢麻木无力、病变节段束带感或根痛，进而发展为脊髓完全性横贯性损害（胸髓最常受累），病变水平以下运动、感觉和自主神经功能障碍。

1. 运动障碍：病变早期常见脊髓休克，表现截瘫、肢体肌张力低和腱反射消失，无病理征。休克期多为 2 ～ 4 周，脊髓损伤严重或有合并证，则休克期更长。休克期过后肌张力逐渐增高，腱反射亢进，出现病理征，肢体肌力由远端逐渐恢复。

2. 感觉障碍：病变节段以下所有感觉缺失，在感觉消失水平上缘可有感觉过敏区或束带样感觉异常，病变节段可有根痛或束带感。随病情恢复感觉平面可逐步下降，但较运动功能恢复慢。

3. 自主神经功能障碍：早期可有尿便潴留，但尿潴留时无膀胱充盈感，呈无张力性神经源性膀胱，膀胱充盈过度出现充盈性尿失禁；随着脊髓功能恢复，膀胱容量缩小，尿液充盈到 300 ～ 400ml 时自主排尿，称为反射性神经源性膀胱。还可有受损平面以下无汗或少汗、皮肤脱屑和水肿、指甲松脆和角化过度等。

如脊髓病损由较低节段向上发展。瘫痪和感觉障碍由下肢迅速波及上肢或延髓支配肌群，出现呼吸肌瘫痪、吞咽困难、构音障碍，则为急性上升性脊髓炎。其特点是起病急骤，病变迅速进展，病情危重，甚至导致死亡。

（二）脱髓鞘性脊髓炎

多为急性多发性硬化，其临床表现与感染后脊髓炎相似，但临床表现倾向于慢性，病情常超过 1 ～ 3 周，甚至更长。可无明显前驱感染。临床常表现为从骶部向身体的一侧或双侧扩散的麻木，同时伴下肢无力或瘫痪，之后出现尿便障碍。感觉障碍水平不明显或有 2 个平面。

四、辅助检查

（一）腰穿

CSF 压力正常，外观无色透明，细胞数、蛋白含量正常或轻度增高，淋巴细胞为主，糖、氯化物正常。压颈试验通畅，少数病例可有不完全梗阻。

（二）电生理检查

1. 视觉诱发电位（VEP）正常，可与视神经脊髓炎及 MS 鉴别。

2. 下肢体感诱发电位（SEP）波幅可明显减低；运动诱发电位（MEP）异常，可作为判断疗效和预后的指标。

3. 肌电图呈失神经改变。

（三）影像学检查

1. 脊柱 X 线平片正常。

2. MRI 典型显示病变部脊髓增粗，病变节段髓内多发片状或斑点状病灶，呈 T_1 低信号、T_2 高信号，强度不均，可有融合。有的病例可无异常。

五、诊断及鉴别诊断

（一）诊断

根据急性起病，迅速进展为脊髓横贯性或播散性损害，常累及胸髓。病变水平以下运动、感觉和自主神经功能障碍。结合脑脊液和 MRI 检查可以确诊。

（二）鉴别诊断

需与以下疾病鉴别：与急性硬脊膜外脓肿、脊柱结核或转移性肿瘤相鉴别见表 11-1。

表 11-1　急性脊髓炎与急性硬脊膜外脓肿、脊柱结核或转移性肿瘤相鉴别表

	急性脊髓炎	急性硬膜外脓肿	脊柱结核或肿瘤
前驱症状	有上呼吸道感染或疫苗接种史	有其他部位的化脓感染	脊柱结核常有低热、乏力等症状，肿瘤常无前驱症状
全身症状	轻	重	轻或无
起病形式	急，数小时至数天	急，24h-1 周	较缓，数周至数月
背痛	无或较轻	剧烈，可扩展至邻近节段	持续隐痛，不扩散
脊柱压痛	无或轻	明显	较明显
感觉缺失	传导束型感觉障碍，感觉平面清楚	传导束型感觉障碍，感觉平面不清楚	传导束型感觉障碍，从远端开始减退，常不对称
括约肌功能障碍	早期出现	较早	出现晚
CSF	正常或轻度细胞增高	细胞、蛋白增高	细胞正常、蛋白增高
X 线片	正常	可无明显异常	脊柱结核可见椎体破坏、椎间隙变窄，椎旁寒性脓肿；肿瘤可见椎体破坏
脊髓造影	可正常	可见椎管阻塞，髓外硬膜外压迫	可见椎管阻塞，髓外压迫

1. 视神经脊髓炎

如患者首先出现脊髓病损，则很难预测是否为视神经脊髓炎。能常规进行视觉诱发电位、MRI 检查则有利于鉴别。

2. 脊髓出血

多由脊髓外伤或血管畸形引起。起病急骤，迅速出现剧烈背痛、截瘫和括约肌功能障碍。腰穿 CSF 为血性，脊髓 CT 可见出血部位高密度影，脊髓 DSA 可发现脊髓血管畸形。

六、治疗

本病无特效治疗，主要采取减轻脊髓损害、防治并发症及促进功能恢复等治疗。

（一）药物治疗

1. 肾上腺皮质激素

目的是减轻可能致病的免疫反应，减轻脊髓损害。急性期可应用大剂量甲泼尼龙短程疗法，500 ～ 1000mg 静脉滴注，1 次 /d，连用 3 ～ 5d，控制病情发展；或用地塞米松 10 ～ 20mg 静脉滴注，1 次 /d，10 ～ 20d 为一疗程；用上述两药后可改用泼尼松口服，40 ～ 60mg/d，维持 4 ～ 6 周后或随病情好转逐渐减量停药。

2. 免疫球蛋白

急性上升性脊髓炎或横贯性脊髓炎急性期应立即使用，成人用量 0.4g/（kg · d），静脉滴注，连用 3 ～ 5d 为一疗程。

3. 抗生素

防治泌尿道或呼吸道的感染。

4. 其他

如 B 族维生素、神经细胞保护剂、扩血管药物的应用可有助于神经功能恢复。

（二）对症治疗

急性上升性脊髓炎和高颈段脊髓炎可发生呼吸肌麻痹，轻度呼吸困难可用化痰药

和超声雾化吸入，重症呼吸困难者应及时注意保持呼吸道通畅，必要时气管切开，用呼吸机辅助呼吸。

（三）加强护理，注意预防或减少并发症

1. 勤翻身、叩背，防止坠积性肺炎；瘫痪肢体应保持功能位，防止肢体痉挛和关节挛缩。

2. 在骶尾部、足跟及骨隆起处放置气圈，保持皮肤干燥清洁，经常按摩皮肤，活动瘫痪肢体，防止褥疮发生；皮肤发红可用酒精或温水轻揉，涂以3.5%安息香酊；已发生褥疮者应局部换药并加强全身营养，促进愈合；忌用热水袋以防烫伤。

3. 排尿障碍应留置尿管，定期膀胱冲洗，注意预防尿路感染。

4. 高位脊髓炎吞咽困难应鼻饲饮食。

（四）患者的早期康复训练

对肢体功能恢复及生活质量的提高有十分重要的意义。可采取肢体被动活动和按摩，改善肢体血液循环，促进肌力的恢复，并鼓励患者尽早主动活动。对于遗留痉挛性瘫痪的可口服巴氯芬，也可采取适当的康复性手术治疗。

七、预后

本病的预后与病情严重程度有关。无合并证者通常3～6个月可基本恢复，生活自理。合并泌尿系感染、褥疮、肺炎常影响恢复，导致恢复时间延长，遗留后遗症。完全性截瘫6个月后肌电图仍为失神经改变、MRI显示髓内广泛信号改变、病变范围多于10个脊髓节段者预后不良。急性上升性脊髓炎和高颈段脊髓炎预后差，可死于呼吸循环衰竭。约10%的患者可演变为多发性硬化或视神经脊髓炎。

……（边世春）

第二节　脊髓压迫症

脊髓压迫症是椎管内占位性病变或脊柱、脊髓的多种病变引起脊髓压迫，随病变进展出现脊髓半切综合征和横贯性损害及椎管梗阻，脊神经根和血管可不同程度受累。

一、临床表现

（一）急性脊髓压迫症

病情进展迅速，常于数小时至数日内脊髓功能完全丧失。多表现脊髓横贯性损害，出现病变平面以下运动、感觉、自主神经功能缺失症状和体征，可有脊髓休克。

（二）慢性脊髓压迫症

病情缓慢进展，临床上髓外与髓内病变表现完全不同。髓外压迫病变通常可分为3期。根痛期，表现为神经根痛及脊膜的刺激症状；脊髓部分受压期，表现为脊髓半切综合征的临床表现；脊髓完全受压期，出现脊髓完全横贯性损害的症状和体征。

主要症状和体征有以下几种：

1. 神经根症状：病变较小，压迫尚未及脊髓，主要表现是根性痛或局限性运动障碍。根性痛是早期病变刺激引起沿受损后根分布的自发性疼痛，疼痛剧烈难忍，改变体位可使症状减轻或加重，有时出现相应节段束带感。脊髓腹侧病变使前根受压，早期可出现前根刺激症状，支配肌群出现肌束颤动，以后出现肌无力或肌萎缩。

2. 感觉障碍：传导束性感觉障碍，一侧脊髓受压出现同侧病变水平以下深感觉障碍，对侧痛温觉障碍；脊髓前部受压出现病变水平以下双侧痛温觉丧失，触觉存在；脊髓后部受压出现病变水平以下深感觉障碍；晚期表现脊髓横贯性损害，病变水平以下各种感觉缺失。

3. 运动障碍：一侧锥体束受压引起病变以下同侧肢体痉挛性瘫痪，双侧锥体束受压初期双下肢呈伸直样痉挛性瘫痪，晚期呈屈曲样痉挛性瘫痪。

4. 反射异常：受压节段后根、前根或前角受累时出现病变节段腱反射减弱或缺失；腹壁反射和提睾反射缺失；锥体束受累出现损害平面以下腱反射亢进并出现病理反射。

5. 自主神经症状：圆锥以上病变早期出现尿潴留和便秘，晚期出现反射性膀胱；圆锥、马尾病变出现尿便失禁。病变水平以下血管运动和泌汗功能障碍。

6. 脊膜刺激症状：多因硬膜外病变引起，表现为脊柱局部自发痛、叩击痛，活动受限如颈部抵抗和直腿抬高试验阳性等。

二、辅助检查

欲确定病变的节段、性质及压迫程度，除根据临床神经系统的症状、体征外，常常需借助于适当的辅助检查。

（一）脑脊髓检查

脑脊液常规、生化检查及动力学变化对确定脊髓压迫症和脊髓受压的程度很有价值。椎管严重梗阻时脑脊液蛋白—细胞分离，细胞数正常，蛋白含量超过 10g/L 时，黄色的脑脊液流出后自动凝结，称为 Froin 征。

（二）影像学检查

1. 脊柱 X 线平片：可发现脊柱骨折、脱位、错位、结核、骨质破坏及椎管狭窄。

2. CT 及 MRI：能清晰显示迫的影像，尤其是 MRI 可病变部位、上下缘界线及性质等。

3. 椎管造影及核素扫描：前者可显示椎管梗阻界面，后者做脊髓全长扫描能较准确判断阻塞部位。

三、鉴别诊断

（一）急性脊髓炎

急性起病，病前多有感染病史，数小时或数日后出现脊髓横贯性损害，急性期脑脊液动力学试验一般无梗阻，脊髓 MRI 有助于鉴别。

（二）脊髓空洞症

起病隐袭，病程时间长，典型表现为病损节段支配区皮肤分离性感觉障碍。MRI 可显示脊髓内长条形空洞。

（三）亚急性联合变性

多呈缓慢起病、出现脊髓后索、侧索及周围神经损害体征。血清中维生素 B_{12} 缺乏、有恶性贫血者可确定诊断（表 11-2）。

表 11-2　髓内、髓外硬膜内及硬膜外病变的鉴别

	髓内病变	髓外硬膜内病变	硬膜外病变
早期症状	多为双侧	自一侧，很快进展为双侧	多从一侧开始
根痛	少见，部位不明确	早期常有，剧烈，部位明确	早期可有
感觉障碍	分离性	传导束性，开始为一侧	多为双侧传导束性
痛温觉障碍	自上向下发展，头侧重	自下向上发展，尾侧重	双侧自下向上发展
脊髓半切综合征	少见	多见	可有
节段性肌无力和萎缩	早期出现，广泛明显	少见，局限	少见
锥体束征	不明显	早期出现，多自一侧开始	较早出现，多为双侧
括约肌功能障碍	早期出现	晚期出现	较晚期出现
棘突压痛、叩痛	无	较常见	常见
椎管梗阻	晚期出现，不明显	早期出现，明显	较早期出现，明显
脑脊液蛋白增高	不明显	明显	较明显
脊柱 X 线平片改变	无	可有	明显
脊髓造影充盈缺损	脊髓梭形膨大	杯口状	锯齿状
MRI	脊髓梭形膨大	髓外肿块及脊髓移位	硬膜外肿块及脊髓移位

四、治疗方法

1. 脊髓压迫症的治疗原则是尽快去除病因，可行手术治疗者应及早进行，如切除椎管内占位性病变；恶性肿瘤或转移癌可酌情手术、放疗或化疗。

2. 急性脊髓压迫更需抓紧时机，在起病 6h 内减压，如硬脊膜外脓肿应紧急手术并给予足量抗生素，脊柱结核在行根治术同时给予抗结核治疗。

3. 瘫痪肢体应积极进行康复治疗及功能训练，长期卧床者应防治泌尿系感染、压疮、肺炎和肢体挛缩等并发症。

五、预后

脊髓压迫症预后的影响因素很多，如病变性质、治疗时机及脊髓受损程度等。髓外硬膜内肿瘤多为良性，手术彻底切除预后良好；髓内肿瘤预后较差。通常受压时间愈短，脊髓功能损害愈小，愈可能恢复。急性脊髓压迫因不能充分发挥代偿功能，预后较差。

……………………………………………………………………（边世春）

第三节　脊髓空洞症

脊髓空洞症是一种慢性进行性的脊髓变性疾病，是由于不同原因导致在脊髓中央管附近或后角底部有胶质增生或空洞形成的疾病。空洞常见于颈段，某些病例，空洞向上扩展到延髓和脑桥（称之为延髓空洞症），或向下延伸至胸髓甚至腰髓。由于空洞侵及周围的神经组织而引起受损节段的分离性感觉障碍、下运动神经元瘫痪，以及长

传导束动能障碍与营养障碍。

一、病因和发病机制

脊髓空洞症与延髓空洞症的病因和发病机制目前尚未完全明确，概括起来有以下 4 种学说。

（一）脑脊液动力学异常

早在 1965 年，由 Gardner 等人认为由于第四脑室出口区先天异常，使正常脑脊液循环受阻，从而使得由脉络膜丛的收缩搏动产生的脑脊液压力搏动波通过第四脑室向下不断冲击，导致脊髓中央管逐渐扩大，最终形成空洞。支持这一学说的证据是脊髓空洞症常伴发颅颈交界畸形。其他影响正常脑脊液循环的病损如第四脑室顶部四周软脑膜的粘连也可伴发脊髓空洞症。通过手术解决颅颈交界处先天性病变后，脊髓空洞症所引起的某些症状可以获得改善。但是这种理论不能解释某些无第四脑室出口处阻塞或无颅颈交界畸形的脊髓空洞症，也不能解释空洞与中央管之间并无相互连接的病例。也有人认为传送到脊髓的搏动压力波太小，难以形成空洞。因此，他们认为空洞的形成是由于压力的影响，脑脊液从蛛网膜下隙沿着血管周围间隙（Virchow-Robin 间隙）或其他软脊膜下通道进入脊髓内所造成。

（二）先天发育异常

由于胚胎期神经管闭合不全或脊髓中央管形成障碍，在脊髓实质内残留的胚胎上皮细胞缺血、坏死而形成空洞。支持这一学说的证据是脊髓空洞症常伴发其他先天性异常，如颈肋、脊柱后侧突、脊椎裂、脑积水、Klippel-Feil 二联征（两个以上颈椎先天性融合）、先天性延髓下疝（Arnol Chiari 畸形）、弓形足等。临床方面也不断有家族发病的报道。但该学说的一个最大缺陷在于空洞壁上从未发现过胚胎组织，故难以形成定论。

（三）血液循环异常

该学说认为脊髓空洞症是继发于血管畸形、脊髓肿瘤囊性变、脊髓损伤、脊髓炎伴中央软化、蛛网膜炎等而发生的。引起脊髓血液循环异常，产生髓内组织缺血、坏死、液化，形成空洞。

（四）继发于其他疾病

临床上屡有报道，脊髓空洞症继发于脊柱或脊髓外伤、脊髓内肿瘤、脊髓蛛网膜炎、脊髓炎以及脑膜炎等疾病。因脊髓中央区是脊髓前后动脉的交界区，侧支循环差，外伤后该区易坏死软化形成空洞，常由受伤部的脊髓中央区（后柱的腹侧，后角的内后方）起始并向上延伸。脊髓内肿瘤囊性变可造成脊髓空洞症。继发性脊髓蛛网膜炎患者，可能由于炎症粘连、局部缺血和脑脊液循环障碍，脑脊液从蛛网膜下隙沿血管周围间隙进入脊髓内，使中央管扩大形成空洞。脊髓炎时由于炎症区脱髓鞘、软化、坏死，严重时坏死区有空洞形成。

目前，多数学者认为脊（延）髓空洞症不是单一病因所造成的一个独立病种，而是由多种致病因素造成的综合征。

二、病理

空洞较大时病变节段的脊髓外形可增大，但软膜并不增厚。空洞内有清亮液体填充，其成分多与脑脊液相似。有的空洞内含黄色液体，其蛋白增高，连续切片观察，空洞最常见于颈膨大，常向胸髓扩展，腰髓较少受累。偶见多发空洞，但互不相通。典型的颈膨大空洞多先累及灰质前连合，然后向后角扩展，呈“U”字形分布。可对称或不对称地侵及前角，继而压迫脊髓白质。空洞在各平面的范围可不相同，组织学改变在空洞形成早期，其囊壁常不规则，有退变的神经胶质和神经组织。如空洞形成较久，其周围有胶质增生及肥大星形细胞，形成致密的囊壁（1 ～ 2mm 厚，部分有薄层胶原组织包绕）。当空洞与中央管交通时，部分空洞内壁可见室管膜细胞覆盖。

空洞亦可发生在延髓，通常呈纵裂状，有时仅为胶质瘢痕而无空洞。延髓空洞有下列 3 种类型：①裂隙从第四脑室底部舌下神经核外侧向前侧方伸展，破坏三叉神经脊束核、孤束核及其纤维；②裂隙从第四脑室中缝扩展，累及内侧纵束；③空洞发生在锥体和下橄榄核之间，破坏舌下神经纤维。上述改变以 1、2 型多见，3 型罕见。延髓空洞多为单侧，伸入脑桥者较多，伸入中脑者罕见。延髓空洞尚可侵犯网状结构，第Ⅹ、Ⅺ、Ⅻ脑神经及核，前庭神经下核至内侧纵束的纤维，脊髓丘系以及锥体束等。

脑桥空洞常位于顶盖区，可侵犯第Ⅵ、Ⅶ脑神经核和中央顶盖束。

Barnett 等根据脊髓空洞症的病理改变及可能机制，将其分为 4 型。

（一）脊髓空洞伴孟氏孔阻塞和中央管扩大

1. 伴Ⅰ型 Chiari 畸形。

2. 伴颅后窝囊肿、肿瘤、蛛网膜炎等造成孟氏孔阻塞。

（二）脊髓空洞不伴孟氏孔阻塞（自发型）

（三）继发性脊髓空洞

脊髓肿瘤（常为髓内）、脊髓外伤、脊蛛网膜炎、硬脊膜炎、脊髓压迫致继发性脊髓软化。

（四）真性脊髓积水，常伴脑积水

三、临床表现

发病年龄通常为 20 ～ 30 岁，偶尔发生于儿童期或成年以后，文献中最小年龄为 3 岁，最大为 70 岁。男性与女性比例为 3∶1。

（一）脊髓空洞症

病程进行缓慢，最早出现的症状常呈节段性分布，首先影响上肢。当空洞逐渐扩大时，由于压力或胶质增生的作用，脊髓白质内的长传导束也被累及，在空洞水平以下出现传导束型功能障碍。两个阶段之间可以间隔数年。

1. 感觉症状：由于空洞时常始于中央管背侧灰质的一侧或双侧后角底部，最早症状常是单侧的痛觉、温度觉障碍。如病变侵及前连合时可有双侧的手部、臂部尺侧或一部分颈部、胸部的痛、温觉丧失，而触觉及深感觉完整或相对地正常，称为分离性感觉障碍。患者常在手部发生灼伤或刺、割伤后才发现痛、温觉的缺损。以后痛、温觉丧失范围可以扩大到两侧上肢、胸、背部，呈短上衣样分布。如向上影响到三叉丘脑束交叉处，可以造成面部痛、温觉减退或消失，包括角膜反射消失。许多患者在痛、温觉消失区域内有自发性的中枢痛。晚期后柱及脊髓丘脑束也被累及，造成病变水平以下痛、温、触觉及深感觉的感觉异常及不同程度的障碍。

2. 运动障碍：前角细胞受累后，手部小肌肉及前臂尺侧肌肉萎缩，软弱无力，且可有肌束颤动，逐渐波及上肢其他肌肉、肩胛肌以及一部分肋间肌。腱反射及肌张力减低。以后在空洞水平以下出现锥体束征、肌张力增高及腱反射亢进、腹壁反射消失、Babinskin 征呈阳性。空洞内如果发生出血，病情可突然恶化。空洞如果在腰骶部，则在下肢部位出现上述的运动及感觉症状。

3. 营养性障碍及其他症状：关节的痛觉缺失引起关节磨损、萎缩和畸形，关节肿大，活动度增加，运动时有摩擦音而无痛觉，称为夏科（Charcot）关节。在痛觉消失区域，表皮的烫伤及其他损伤可以造成顽固性溃疡及瘢痕形成。如果皮下组织增厚、肿胀及异样发软，伴有局部溃疡及感觉缺失时，甚至指、趾末端发生无痛性坏死、脱失，称为 Mervan 综合征。颈胸段病变损害交感神经通路时，可产生颈交感神经麻痹（Horner）综合征。病损节段可有出汗功能障碍，出汗过多或出汗减少。晚期可以有神经源性膀胱以及大便失禁现象。其他如脊柱侧突、后突畸形、脊柱裂、弓形足等亦属常见。

（二）延髓空洞症

由于延髓空洞常不对称，症状和体征通常为单侧型。累及疑核可造成吞咽困难及呐吃、软腭与咽喉肌无力、悬雍垂偏斜；舌下神经核受影响时造成伸舌偏向患侧，同侧舌肌萎缩伴有肌束颤动；如面神经核被累及时可出现下运动神经元型面瘫；三叉神经下行束受累时造成同侧面部感觉呈中枢型痛、温觉障碍；侵及内侧弓状纤维则出现半身触觉、深感觉缺失；如果前庭小脑通路被阻断可引起眩晕，可能伴有步态不稳及眼球震颤；有时也可能出现其他长传导束征象，但后者常与脊髓空洞症同时存在。

四、辅助检查

（一）腰椎穿刺及奎肯试验

一般无异常发现。如空洞较大则偶可导致脊腔部分梗阻引起脑脊液蛋白含量增高。

（二）X 线检查

可发现骨骼 Charcot 关节、颈枕区畸形及其他畸形。

（三）延迟脊髓 CT 扫描（DMCT）

即在蛛网膜下隙注入水溶性阳性造影剂，延迟一定时间，分别在注射后 6h、12h、18h 和 24h 再行脊髓 CT 检查，可显示出高密度的空洞影像。

（四）磁共振成像（MRI）

是诊断本病最准确的方法。不仅因为其为无创伤检查，更因其能多平面、分节段获得全椎管轮廓，可在纵、横断面上清楚显示出空洞的位置及大小、累及范围、与脊髓的对应关系等，以及是否合并 Arnol-Chiari 畸形，以鉴别空洞是继发性还是原发性，有助于选择手术适应证和设计手术方案。

（五）肌电图

上肢萎缩肌肉有失神经表现，但在麻木的手部，感觉传导速度仍正常，是因病变位于后根神经节的近端之故。

五、诊断与鉴别诊断

（一）诊断

成年期发病，起病隐袭，缓慢发展，临床表现为节段性分布的分离性感觉障碍，手部和上肢的肌肉萎缩，以及皮肤和关节的营养障碍。如合并有其他先天性缺陷存在，则不难做出诊断。MRI 检查可确诊。

（二）鉴别诊断

本病须与下列疾病鉴别：

1. 脊髓内肿瘤

可以类似脊髓空洞症，尤其是位于下颈髓时。但肿瘤病变节段短，进展较快，膀胱功能障碍出现较早，而营养性障碍少见，脑脊液蛋白含量增高，可以与本病相区别。对疑难病例可做脊髓造影和 MRI 鉴别。

2. 颈椎骨关节病

可出现手部及上肢的肌肉萎缩，但根痛常见，感觉障碍为呈根性分布而非节段性分布的分离性感觉障碍。可行颈椎摄片，必要时做 CT 和 MRI 检查可明确诊断。

3. 肌萎缩性侧索硬化症

不容易与脊髓空洞症相混淆，因为它不引起感觉异常或感觉缺失。

4. 脑干肿瘤

脊髓空洞症合并延髓空洞症时，需要与脑干肿瘤鉴别。脑干肿瘤好发于 5 ～ 15 岁儿童，病程较短，开始常为脑桥下段症状而不是延髓症状，临床表现为展神经、三叉神经麻痹，且可有眼球震颤等；其后随肿瘤长大而有更多的脑神经麻痹症状，出现交叉性瘫痪。如双侧脑干肿瘤则出现双侧脑神经麻痹及四肢瘫。疾病后期可出现颅内压力增高等，可与延髓空洞症相鉴别。

5. 麻风

虽可有上肢肌萎缩与麻木，但无分离性感觉障碍，所有深浅感觉均消失，且常可摸到粗大的周围神经（如尺神经、桡神经及臂丛神经干），有时可见到躯干上有散在的脱色素斑、手指溃疡等，不难鉴别。

六、治疗

本病目前尚无特殊疗法，可从以下几方面着手。

（一）支持治疗

一般对症处理，如给予镇痛药、B 族维生素、三磷酸腺苷、辅酶 A、肌苷等。痛觉消失者应防止烫伤或冻伤。加强护理，辅助按摩、被动运动、针刺治疗等，防止关节挛缩。

（二）放射治疗

对脊髓病变部位进行照射，可缓解疼痛，可用深部 X 线疗法或放射性核素 ^{131}I 疗法，以后者较好。方法有：

1. 口服法。先用复方碘溶液封闭甲状腺，然后空腹口服钠 ^{131}I 溶液 50 ～ 200μCi，每周服 2 次，总量 500μCi 为 1 个疗程，2 ～ 3 个月后重复疗程。

2. 椎管注射法。按常规做腰椎穿刺，取头低位 15°，穿刺针头倾向头部，注射无菌钠 ^{131} 碘镕液 0.4 ～ 1.0μCi/ml，15d 1 次，共 3 或 4 次。

（三）手术治疗

对 Chairi 畸形、扁平颅底、第四脑室正中孔闭锁等情况可采用手术矫治。凡空洞 / 脊髓的比值＞ 30% 者，有手术指征。手术的目的在于：

1. 纠正伴同存在的颅骨及神经组织畸形。

2. 椎板及枕骨下减压。

3. 对张力性空洞，可行脊髓切开和空洞—蛛网膜下隙分流术或空洞—腹膜腔分流术。

（四）中药治疗

有人采用补肾活血汤加减治疗该病，据报道有效。但至少持续服药 3 个月以上，否则疗效不佳。

七、预后

本病进展缓慢，如能早期治疗，部分患者症状可有不同程度缓解。少数患者可停止进展，迁延数年至数十年无明显进展。部分患者进展至瘫痪而卧床不起，易发生并发症，预后不良。

…………（边世春）

第四节　脊髓血管疾病

一、概念

脊髓血管疾病分为缺血性、出血性及血管畸形 3 类。发病率低于脑血管疾病，脊髓内结构紧密，较小的血管损害造成严重的后果。

二、病因及发病机制

（一）缺血性脊髓病

心肌梗死、心脏停搏、主动脉破裂、主动脉造影、胸腔和脊柱手术等引起的严重低血压，以及动脉粥样硬化、梅毒性动脉炎、肿瘤、蛛网膜粘连均可导致。

（二）出血性脊髓疾病

椎管内出血主要的原因是外伤。脊髓动静脉畸形、血管瘤、血液病、抗凝治疗和肿瘤等可引起自发性出血。

（三）脊髓血管畸形

是先天性血管发育异常，压迫、缺血、血栓形成及出血等导致脊髓功能受损，约 1/3 合并皮肤血管瘤、颅内血管畸形和脊髓空洞症等。

三、病理

脊髓对缺血耐受力较强，轻度间歇性供血不足不会造成脊髓明显损害，完全缺血 15min 以上造成脊髓不可逆损伤。脊髓前动脉血栓形成最常见于血供薄弱的颈胸段；脊髓后动脉左、右各一，形成血栓少见。

脊髓梗死可致神经细胞变性、坏死，灰白质软化、组织疏松和血管周围淋巴细胞浸润；晚期血栓机化，被纤维组织取代并有血管再通。脊髓内出血常侵及数个节段，中央灰质居多；脊髓外出血形成血肿或血液进入蛛网膜下腔，出血灶周围组织水肿、淤血及继发神经组织变性。脊髓的任

何节段都可发生脊髓血管畸形，是由扩张迂曲的异常血管形成网状血管团及其上

下方的供血动脉和引流静脉组成。

四、临床表现

（一）缺血性疾病

1. 脊髓短暂性缺血发作（spinal TIA）

（1）突然发作，持续时间短暂，可完全恢复，不遗留任何后遗症。

（2）典型表现：间歇性跛行和下肢远端发作性无力，休息或使用血管扩张剂后缓解。

（3）或仅有自发性下肢远端发作性无力，反复发作，可自行缓解，间歇期症状消失。

2. 脊髓梗死

卒中样起病，脊髓症状常在数分钟或数小时达到高峰。

（1）脊髓前动脉综合征。①中胸段或下胸段多见；②首发症状突然出现病损水平相应部位根性痛或弥漫性疼痛，短时间内发生弛缓性瘫痪；③脊髓休克期过后转变为痉挛性瘫；④感觉障碍为传导束型，痛温觉缺失而深感觉保留；⑤尿便障碍较明显。

（2）脊髓后动脉综合征。①脊髓后动脉极少闭塞，因侧支循环良好，即使发生症状也较轻且恢复较快；②急性根痛；③病变水平以下深感觉缺失和感觉性共济失调；④痛温觉和肌力保存；⑤括约肌功能常不影响。

（3）中央动脉综合征。①病变水平相应节段下运动神经元性瘫；②肌张力减低、肌萎缩；③多无感觉障碍和锥体束损害。

（二）出血性疾病

1. 急性横贯性脊髓损害表现：硬膜外、硬膜下和脊髓内出血，均可骤然出现剧烈的背痛、截瘫、括约肌功能障碍、病变水平以下感觉缺失等。

2. 硬膜下血肿比硬膜外血肿：少见。

3. 脊髓蛛网膜下腔出血：急骤的颈背痛、脑膜刺激征和截瘫等。

4. 脊髓表面血管破裂：可能只有背痛而无脊髓受压表现。

（三）血管畸形

1. 血管：动脉性及静脉性罕见，多为动静脉畸形所致。

2. 部位：多见于胸腰段，其次为中胸段，颈段少见。

3. 年龄和性别：多在 45 岁前发病，约半数在 14 岁前发病，男女之比为 3∶1。

4. 发病特点：多见缓漫起病，亦可为间歇性病程，有症状缓解期；突然发病者由畸形血管破裂所致。

5. 首发症状：多为急性疼痛，表现不同程度截瘫，根性或传导束性感觉障碍。

6. 脊髓半切综合征：脊髓半侧受累。

7. 括约肌功能障碍：早期为尿便困难，晚期则失禁。

8. 单纯脊髓蛛网膜下腔出血：少数患者出现。

五、辅助检查

（一）脑脊液检查

脊髓蛛网膜下腔出血 CSF 呈血性；椎管梗阻时 CSF 蛋白量增高，压力低。

（二）CT 和 MRI

可显示脊髓局部增粗、出血、梗死，增强后发现血管畸形。脊髓造影确定血肿部位、血管畸形位置和范围。选择性脊髓动脉造影对确诊脊髓血管畸形最有价值，明确显示畸形血管大小、范围、类型及与脊髓的关系。

六、诊断及鉴别诊断

（一）诊断

1. 脊髓血管病的临床表现复杂，缺乏特异性检查手段。

2. 依据动脉硬化、外伤、血压波动等，配合脊髓影像学和脑脊液检查确诊缺血性病变。

（二）鉴别诊断

1. 脊髓间歇性跛行：应与血管性间歇性跛行鉴别，后者皮温低、足背动脉搏动减弱或消失，超声多普勒检查有助于鉴别。

2. 急性脊髓炎：表现急性起病的横贯性脊髓损害，病前多有前驱感染史或接种史，起病不如血管病快，CSF 细胞数可增加。

七、治疗

（一）治疗原则

缺血性脊髓血管病与缺血性脑血管病治疗相似，应用血管扩张剂及促进神经功能恢复的药物，低血压者纠正血压，疼痛明显者可给予镇静止痛剂。

（二）手术治疗

硬膜外或硬膜下血肿应紧急手术以清除血肿，解除脊髓压迫。

（三）病因治疗

其他类型椎管内出血应使用脱水剂、止血剂等；脊髓血管畸形可行血管结扎、切除或介入栓塞治疗。

（四）护理及康复

截瘫患者应加强护理，防止合并证如褥疮和尿路感染等；急性期过后或病情稳定后应尽早开始肢体功能训练及康复治疗。

……（边世春）

第五节　脊髓亚急性联合变性

脊髓亚急性联合变性（SCD），是由于胃黏膜内因子的缺乏，胃肠道内维生素 B_{12} 吸收不良所引起的神经系统变性疾病，又称维生素 B_{12} 缺乏症。通常与恶性贫血一起伴发。其主要的病理变化是脊髓后索与侧索白质变性，但本病的损害不限于脊髓，周围神经、视神经及大脑半球也可发生改变。临床主要表现为下肢深感觉缺失、感觉性共济失调、痉挛性截瘫和周围神经病变。

一、病因与发病机制

亚急性联合变性的病因与维生素 B_{12} 缺乏相关。维生素 B_{12} 是人体核蛋白合成过程中所必需的两种酶—甲硫氨酸合酶和甲基丙二酰辅酶 A 变位酶的重要辅助因子。当其缺乏时会影响脱氧核糖核酸（DNA）和核糖核酸（RNA）的合成。同时，叶酸的代谢与维生素 B_{12} 也有密切关系，同样影响DNA的合成。其结果是直接影响骨髓和胃黏膜等组织进行细胞分裂而致贫血及胃肠道症状，成人神经细胞不再进行有丝分裂、髓鞘合成的某种缺陷致神经轴突变性，特别容易累及脊髓后、侧索。故本病有时与恶性贫血并存，在白种人中尤为常见，而我国则相对少见。

正常人维生素 B_{12} 的贮存量很大，每日对维生素 B_{12} 的需求很少（仅 1 ～ 2μg），通常维生素 B_{12} 缺乏很少见。摄入的维生素 B_{12} 经与胃液中的内因子结合成为稳定的复合物，才不被肠道细菌利用，而在回肠远端吸收。在维生素 B_{12} 的摄取、释放、吸收、结合和运转中的任一环节发生障碍都可引起维生素 B_{12} 缺乏。

常见原因有：

1. 营养不足或需要增加；

2. 吸收障碍，如内因子缺乏，见于萎缩性胃炎、胃癌、胃大部切除术后、幽门梗阻等；

3. 小肠疾患，如原发性或继发性小肠吸收不良综合征、节段性回肠炎或回肠切除术后等；

4. 药物影响，如依地酸钙钠，新霉素等可影响维生素 B_{12} 在小肠内的吸收；

5. 绦虫病等；

6. 血液中转钴胺蛋白缺乏。

二、病理

主要病变为脊髓的后索与侧索白质和周围神经的缓慢髓鞘脱失和轴突变性，严重病例可累及视神经和大脑白质。这种变性的起初在脊髓上呈散在的海绵状，周围神经有髓鞘断裂，脑内可发生小的髓鞘变性灶，以粗大的神经纤维损害为重。

三、临床表现

本病多见于中年以上者。男女发病无差异，呈亚急性或慢性起病。多数患者在神经症状出现时伴有贫血，表现为倦怠、乏力、腹泻和舌炎等。但也有部分患者神经症状先于贫血。神经系统的初始症状见于肢体远端，足趾、足和手指末端感觉异常，如针刺感、麻木感和烧灼感等。随着病情进展，因后索病变导致深感觉障碍而出现步态不稳（感觉性共济失调）。周围神经受累表现为肢体无力、肌张力减退及腱反射减退或消失。腿部肌肉有压痛，四肢远端痛、温觉减退，呈手套、袜子样分布，提示存在周围神经病变。侧索受损出现腱反射亢进，锥体束征阳性和痉挛性不全截瘫。括约肌功能障碍及阳痿出现较晚。屈颈时可出现一阵阵由背脊向四肢放射的触电感。累及视神经和大脑神经时可出现如易激惹、抑郁、幻觉和认知功能减迟及味觉、嗅觉的改变。近年来，由于有效和及时的予以治疗，精神症状出现的概率已大大减少。

四、辅助检查

少数病例可有脑脊液蛋白增高，注射组胺做胃液分析可发现有抗组胺的胃液缺乏，周围血象及骨髓涂片可发现巨细胞性低色素贫血，血清维生素 B_{12} 降低，血清甲基丙二酸和半胱氨酸吸收增高。Schilling 试验（口服放射性核素 ^{57}Co 标记的维生素 B_{12} 测定其尿、粪中的排泄物含量）、神经传导速度和诱发电位等检查有助于明确或排除诊断。

五、诊断与鉴别诊断

中年以上起病，有脊髓后索、侧索与周围神经受损的神经体征及精神症状者，应考虑本病的可能。血清中维生素 B_{12} 降低（正常值为 200 ～ 900μg/L）或有恶性贫血者，可明确诊断。当血清维生素 B_{12} 在低水平时，还需要测定血清甲基丙二酸和高半胱氨酸，这两者在维生素 B_{12} 缺乏时异常增加。给予维生素 B_{12} 治疗后，血清甲基丙二酸降至正常或神经症状得以改善，也可确诊。

没有贫血改变或无维生素 B_{12} 缺乏的根据时，需要与糖尿病患者引起的神经系统改变及慢性使用一氧化氮（笑气）引起的脊髓病相鉴别。此外，还要与颈椎骨关节病、脊髓压迫症、周围神经病、多发性硬化和神经梅毒（脊髓痨）等相鉴别。根据各自的病史特点，佐以神经诱发电位、脑脊液检查和脊髓造影等有助鉴别。

六、治疗和预后

如不予对症治疗，发病后 2 ～ 3 年可加重直至死亡。如能在发病后 3 个月内积极治疗可完全康复。因此，早期诊断和治疗是本病的关键。症状的好转大多发生在治疗后的 6 个月～ 1 年内。如轴突已发生破坏，则疗效较差。诊断后即肌内注射维生素 B_{12} 或甲基钴胺素。每日肌内注射维生素 B_{12}0.5 ～ 1mg，连续 2 周，然后每周 1 次持续 4 周，最后每月 1 次维持。某些患者需要终身用药。此外，可给予维生素 B_{12} 肌肉注射，每次 100mg，每日 1 次或 2 次，对有周围神经受损者效果较好，症状改善后可改口服，每次 10 ～ 20mg，每日 3 次。也可使用各种铁质剂如硫酸亚铁 0.3 ～ 0.6g，每日 3 次，10% 枸橼酸铁 10ml，每日 3 次，或右糖酐铁注射剂，隔日或每周 2 次，肌肉注射。对叶酸的应用意见不一。反对者认为叶酸会加重神经精神症状故不宜使用，也有认为叶酸参与氨基酸和核酸合成，与维生素 B_{12} 合用能促进红细胞的生成。建议对有恶性贫血者，与维生素 B_{12} 共同使用，每次 5 ～ 10mg 每日 3 次。同时应积极参加锻炼。对瘫痪肢体还可以用针灸、理疗、按摩等方法进行。

（边世春）

第六节　脊髓肿瘤

脊髓肿瘤是指生长于脊髓及与之相连接的组织如神经根、硬脊膜、脂肪和血管等的原发性或继发性肿瘤。起源于脊髓的肿瘤远较颅内肿瘤少见，仅占成人和儿童中枢神经系统原发肿瘤的 10%，是压迫性脊髓病的重要原因之一。根据病变部位脊髓肿瘤分为髓内（10%）和髓外（90%）两种，髓外肿瘤又分为髓外硬膜内和硬膜外肿瘤；根据肿瘤的原发部位分为脊髓原发肿瘤和脊髓转移瘤。室管膜瘤是髓内肿瘤的最常见类型，其次是各种类型的神经胶质瘤。髓外肿瘤中相对常见的类型是良性的神经纤维瘤和脊膜瘤；转移癌、淋巴瘤和骨髓瘤常位于硬膜外。

一、临床表现

肿瘤通过直接压迫、继发脊髓动脉或静脉的梗阻而产生的缺血改变以及髓内肿瘤的浸润性破坏，均可以导致脊髓功能损害而出现神经功能缺失。临床表现与脊髓肿瘤存在的部位、原发性或转移性肿瘤有关。症状常隐袭出现并逐渐进展，但转移瘤所致的脊髓压迫症状可以起病很快；背痛或神经根性痛常见，呈一侧性或沿肢体向下放射，咳嗽或用力时加重；逐渐进展的一个或多个肢体的沉重、无力、僵硬或局限性萎缩，尤其下肢可以出现瘫痪或麻木；病程早期或晚期出现尿便功能障碍。对每个患者来说其临床表现与肿瘤所在的层面、肿瘤的形态、局部血液供应情况和压迫速度有关。总体来说，髓外肿瘤由于压迫或破坏神经根或脊柱，背痛或神经根痛症状往往先于脊髓损害症状，髓内肿瘤则以脊髓功能损害为首发症状。髓内外肿瘤临床特点见表 11-3。

表 11-3　髓内外肿瘤临床特点的比较

临床特点	髓内	髓外硬膜内	硬膜外
起病形式	慢，病程长	慢，病程长	慢，病程长
根痛	少	多见	多见
脊柱压痛	少	多见	多见
感觉与运动障碍	由病灶向下发展	自下往上发展，常有脊髓半切症状	自下往上发展常两侧对称受压
括约肌功能障碍	早期发现	晚期发现	较晚期发现

二、辅助检查

腰穿脑脊液与神经影像学检查是主要的辅助检查，其特点见下表 11-4。

表 11-4　髓内外肿瘤辅助检查特点的比较

	髓内	髓外	硬膜外
椎管梗阻	晚期出现且轻	较早出现	较早出现
脑脊液蛋白增高	轻	明显	明显
脊椎 X 线改变	较少出现	较多见	多见
MRI	髓内病变	髓外病变	髓外病变
椎管造影	梗阻不完全	深杯口状，脊髓移位	锯齿状不全梗阻

三、诊断要点

1. 持续进行性的脊髓受压症状和脊髓损害体征。
2. 腰穿：椎管部分或完全梗阻、蛋白明显增高。
3. 脊柱 X 片：继发于肿瘤的骨侵蚀、骨破坏或骨钙化。
4. 怀疑转移瘤者有原发肿瘤部位的异常发现。
5. 脊髓 MRI 或椎管造影：有明确的髓内或髓外占位病变。

四、鉴别诊断

（一）椎间盘突出症

常与外伤或劳损有关，根痛突出，脊柱平片、CT 和 MRI 可见椎间隙狭窄，椎间盘突出。

（二）亚急性联合变性

逐渐进展病程，以足和手指末端麻木为首要表现，逐渐发展至主要影响到脊髓后索和侧索的双下肢无力走路不稳，脑脊液检查正常或轻度蛋白升高，血清维生素 B_{12} 和叶酸低于正常。

（三）脊髓蛛网膜炎

病程长，症状波动，病变范围广，往往累及多个神经根。脑脊液蛋白增高，白细胞增多，椎管造影有条索或串珠状改变。

（四）脊髓空洞症

病程缓慢，双上肢远端无力萎缩、有感觉分离现象，脊髓 MRI 可确诊。

五、治疗

及早明确诊断，争取手术治疗机会。原发脊髓肿瘤见神经外科治疗常规，转移瘤手术减压往往无效，部分患者可行放疗。

……………………………………………………………………（边世春）

第十二章　神经－肌肉接头和肌肉疾病

神经肌肉接头疾病是指神经－肌肉接头间传递功能障碍所引起的疾病，主要包括重症肌无力和 Lambert-Eaton 肌无力综合征等。肌肉疾病是指骨骼肌疾病，主要包括周期性瘫痪、多发性肌炎、进行性肌营养不良症、强直性肌营养不良症和线粒体肌病等。

一、骨骼肌的解剖生理

骨骼肌是执行人体运动功能的主要器官，同时也是人体能量代谢的主要部位。人体骨骼肌重量占体重的 30% ～ 40%，供血量占心脏总输出量的 12%，耗氧占全身耗氧量的 18%。每块肌肉由许多肌束组成，每条肌束由数百至数千条纵向排列的肌纤维组成。肌纤维（肌细胞）为多核细胞，呈圆柱状，长 10 ～ 15cm，直径 7 ～ 100μm，外被肌膜，内含肌浆。细胞核位于肌膜下，呈椭圆状，数目可达数百个。肌膜是一层匀质性薄膜，密度比较高，除了具有普通细胞膜的功能外，还具有兴奋传递的功能。神经－肌肉兴奋传递功能是通过肌膜的特定部位——终板与神经末梢构成神经－肌肉突触联系而实现的。每间隔一定距离肌膜还向内凹陷形成横管，穿行分布于肌原纤维之间。横管与肌原纤维表面包绕的肌质网共同构成膜管系统。横管将肌膜去极化时的冲动传达到肌纤维的内部，引起肌质网中钙离子的释放，导致肌纤维收缩。肌浆中含有许多肌原纤维，直径约 1μm，每个肌原纤维又由许多纵行排列的粗、细肌丝组成，粗肌丝含肌球蛋白，细肌丝含肌动蛋白。前者固定于肌节的暗带（A 带），后者一端固定于 Z 线，另一端游离伸向暗带。明带（I 带）为 Z 线两侧仅含细肌丝的部分。肌节为两条 Z 线之间的节段（即两个半节的明带和 1 个暗带），是肌肉收缩的最小单位。数百个肌节组成肌原纤维，含有数百个明暗相间的横纹，因此称为横纹肌。电镜下，在暗带区断面上可见每根粗肌丝周围有 6 根细肌丝包绕，粗细肌丝均呈六角形排列。静息状态时，暗带两侧的细肌丝相距较远；肌肉收缩时，细肌丝向暗带中央 M 线滑动靠近，使肌节缩短。

骨骼肌由两型肌纤维构成：I 型为红肌纤维，又称慢缩肌纤维，其氧化酶活性较高，糖原水解酶活性较低，脂类含量高，主要通过有氧代谢获取能量，在维持与体位有关的肌肉中比例较高，如竖脊肌等躯干肌肉。II 型为白肌纤维，又称快缩肌纤维（fast twitch fibers），与 I 型肌纤维相反，氧化酶活性低，糖原水解酶活性高，通过糖原无氧代谢获得能量，在与运动直接有关的肌肉中比例高。

骨骼肌受运动神经支配。运动单位是指一个运动神经元所支配的范围，包括脊髓和脑干的运动神经细胞的胞体、周围运动神经、神经－肌肉接头和所支配的肌纤维，是运动系统的最小单位。不同肌肉包含的运动单位数量不同。神经－肌肉接头由突触前膜（突入肌纤维的神经末梢）、突触后膜（肌膜的终板）和突触间隙构成。神经末梢不被髓鞘，分成细支，终端呈杵状膨大，通过“胞纳作用”摄取细胞外液的胆碱，然后合成乙酰胆碱（Ach），进入突触囊泡（vesicle）储存。囊泡直径约 45nm，每个囊泡内约含 1 万个 ACh 分子。突触后膜即肌膜的终板含有许多皱褶，乙酰胆碱受体（AChR）就分布于这些皱褶的嵴上，密度为 l04/μm2。突触间隙非常狭小，约为 50nm，其间充满细胞外液，内含乙酰胆碱酯酶可以降解 ACh。

神经－肌肉接头的传递过程是电学和化学传递相结合的复杂过程，当电冲动从神经轴突传到神经末梢，电压门控钙通道开放，钙离子内流使突触囊泡与突触前膜融合，囊泡中的 ACh 以量子形式释放进入突触间隙。ACh 的这种释放遵从全或无的定律，每次大约 107 个 ACh 分子进入突触间隙。其中 1/3ACh 分子弥漫到突触后膜，通过与 AChR 的结合，促使阳离子通道开放，引起细胞膜钾、钠离子通透性改变，Na+ 内流，K+ 外溢，导致肌膜去极化产生终板电位，并通过横管系统扩散至整个肌纤维全长及肌纤维内部，最终引起肌纤维收缩。另 1/3 的 ACh 分子在到达 AChR 前被突触间隙中的胆碱酯酶水解灭活，生成乙酸和胆碱，后者可被突触前膜摄取重新合成 ACh。其余 1/3 的 ACh 分子释放后即被突触前膜重新摄取，准备另一次释放。肌纤维收缩后由肌质网释放到肌浆中的钙迅速被肌质网重吸收，肌浆中 Ca^{2+} 浓度下降，粗细肌丝复位，引起肌肉舒张。与此同时，肌细胞 Na+ 外流，K+ 内流，静息膜电位恢复，一次肌肉收缩周期完成。

二、发病机制

（一）神经－肌肉接头病变的机制

1. 突触前膜病变造成 ACh 合成和释放障碍，如肉毒杆菌中毒和高镁血症阻碍钙离子进入神经末梢造成 ACh 释放障碍；氨基糖苷类药物和癌性类重症肌无力综合征（Lam-bert-Eaton myasthenic syndrome）可使 ACh 合成和释放减少。

2. 突触间隙中乙酰胆碱酯酶活性和含量异常，如有机磷中毒时，乙酰胆碱酯酶活性降低而出现突触后膜过度去极化。

3. 突触后膜 AChR 病变，如重症肌无力是因体内产生了 AChR 自身抗体而破坏了 AChR；美洲箭毒是因为与 AChR 结合从而阻止了 ACh 与受体的结合。

（二）肌肉疾病发病机制

1. 肌细胞膜电位异常，如周期性瘫痪，强直性肌营养不良症和先天性肌强直症等，因终板电位下降而引起肌膜去极化阻断。

2. 能量代谢障碍，如线粒体肌病、脂质代谢性肌病和糖原累积症等均因影响肌肉的能量代谢而发病。

3. 肌细胞结构病变，如各种肌营养不良症、先天性肌病、内分泌性肌病、炎症性肌病和缺血性肌病等。

三、临床症状

（一）肌肉萎缩

是指由于肌纤维数目减少或体积变小导致的骨骼肌的容积下降。

（二）肌无力

指骨骼肌力量下降。不同类型的神经－肌肉病，肌无力的分布不尽相同。肌肉疾病和神经－肌肉接头疾病所致的肌无力一般双侧对称，累及范围常常不能以某一组或某一根神经损害来解释。

（三）不耐受疲劳

指达到疲劳的运动负荷量下降，行走短距离即产生疲劳感，休息后可缓解。见于重症肌无力、线粒体肌病、脂质沉积性肌病等。

（四）肌肥大与假肥大

肌肉肥大分为功能性和病理性肥大两种。举重运动员及特殊工种的体力劳动者的某些肌群特别发达，肌肉体积肥大，肌力增强，这是生理性（功能性）肥大，有关的职业史可提供诊断的依据。病理性肌肉肥大可见于：①肌病：先天性肌强直症患者可伴有肌肉肥大，但肌力减弱。假肥大型肌营养不良症可有腓肠肌等肌肉肥大，这是由于肌纤维的破坏导致脂肪和结缔组织的反应性增生所致，故称假性肥大。真性肌肥大症（hypertrophia musculorum vera）罕见，在儿童发生，肢体肌肉肥大进行性发展，到一定程度自行停止。②内分泌障碍：甲状腺功能减退可引起黏液性水肿导致肢体外形增大。肢端肥大症早期肌肥大，晚期肌萎缩。③先天性偏侧肥大：主要表现为一侧面部肥大，或一侧面部与同侧半身肥大。

（五）肌肉疼痛和肌压痛

最常见于炎性肌病。活动性疼痛指活动时肌肉疼痛，可见于长途行军后的缺血性胫前肌综合征、线粒体肌病和脂质沉积性肌病等。V型糖原累积病运动后可出现痉挛性疼痛，称为痛性痉挛。

（六）肌肉强直（myotonia）

指由于肌膜兴奋性改变导致肌肉收缩或机械刺激后产生不自主的持续的肌收缩。反复多次活动或温暖以后症状减轻，见于先天性肌强直症、强直性肌营养不良症。

（七）肌肉不自主运动

系指肌肉在静息状态下不自主地收缩、抽动。

1. 肌束颤动（fasciculation）：指肌束发生的短暂性不自主收缩，肉眼可以辨认但不引起肢体运动，见于脊髓前角或前根损害。

2. 肌纤维颤动（fibrillation）：肉眼不能识别，只能在肌电图上显示。

3. 肌颤搐（myokymia）：指一群或一块肌肉在休止状态下呈现的缓慢、持续、不规则的波动性颤动，肉眼可见。见于特发性肌颤搐、Isaacs综合征等。

四、诊断

肌肉疾病和神经－肌肉接头疾病的正确诊断必须建立在完整准确的临床资料与相关辅助检查有机结合的基础上。根据肌无力和肌萎缩的起病年龄、进展速度、是否为发作性、萎缩肌肉的分布、遗传方式、病程和预后，结合实验室生化检测、肌电图、肌肉病理以及基因分析，可对各种肌肉疾病进行诊断和鉴别诊断。

五、治疗

（一）病因治疗

根据发病机制去除病因进行治疗。如对多发性肌炎患者给予激素或免疫抑制剂调节自身免疫，对重症肌无力患者进行的胸腺瘤切除、糖皮质激素及免疫抑制剂药物治疗均可以通过减轻乙酰胆碱受体抗体对突触后膜乙酰胆碱受体的破坏而发挥疗效。

（二）其他治疗

如溴吡斯的明通过抑制胆碱酯酶对突触间隙乙酰胆碱的水解，从而可减轻重症肌无力的症状；苯妥英钠通过稳定肌膜电位减轻肌肉强直；低钾型周期性瘫痪患者口服10% 的氯化钾改善肌无力，强直性肌营养不良症的白内障可手术治疗以恢复视力等。

第一节　重症肌无力

重症肌无力（myasthenia gravis，MG）是一种神经－肌肉接头传递功能障碍的获得性自身免疫性疾病。主要由于神经－肌肉接头突触后膜上乙酰胆碱受体（AChR）受损引起。临床主要表现为部分或全身骨骼肌无力和极易疲劳，活动后症状加重，经休息和胆碱酯酶抑制剂（cholinesterase inhibitors，ChEI）治疗后症状减轻。发病率为 8 ～ 20/10 万，患病率为 50/10 万，我国南方发病率较高。

一、病因及发病机制

重症肌无力的发病机制与自身抗体介导的突触后膜 AChR 的损害有关。主要依据有：①动物实验发现，将电鳗鱼放电器官提纯的 AChR 注入家兔，可制成重症肌无力的实验性自身免疫动物模型，其血清中可检测到 AChR 抗体，可与突触后膜的 AChR 结合。免疫荧光发现实验动物突触后膜上的 AChR 的数目大量减少。②将重症肌无力患者的血清输入小鼠可产生类重症肌无力的症状和电生理改变。③ 80% ～ 90% 的重症肌无力患者血清中可以检测到 AChR 抗体，并且其肌无力症状可以经血浆交换治疗得到暂时改善。④重症肌无力患者胸腺有与其他自身免疫病相似的改变，80% 患者有胸腺肥大，淋巴滤泡增生，10% ～ 20% 的患者有胸腺瘤。胸腺切除后 70% 患者的临床症状可得到改善或痊愈。⑤重症肌无力患者常合并甲状腺功能亢进、甲状腺炎、系统性红斑狼疮、类风湿性关节炎和天疱疮等其他自身免疫性疾病。

研究表明重症肌无力是一种主要累及神经－肌肉接头突触后膜 AChR 的自身免疫性疾病，主要由 AChR 抗体介导，在细胞免疫和补体参与下突触后膜的 AChR 被大量破坏，不能产生足够的终板电位，导致突触后膜传递功能障碍而发生肌无力。骨骼肌烟碱型 AChR 分子量为 250kD，由 α、β、γ、δ4 种同源亚单位构成五聚体（α2、β、γ、δ）跨膜糖蛋白，α 亚单位上有一个与 ACh 结合的特异结合部位，也是 AChR 抗体的结合位点。AChR 抗体是一种多克隆抗体，主要成分为 IgG，10% 为 IgM。在 AChR 抗体中，直接封闭抗体可以直接竞争性抑制 ACh 与 AChR 的结合；间接封闭抗体可以干扰 ACh 与 AChR 结合。细胞免疫在 MG 的发病中也发挥一定的作用，MG 患者周围血中辅助性 T 细胞增多，抑制性 T 细胞减少，造成 B 细胞活性增强而产生过量抗体。AChR 抗体与 AChR 的结合还可以通过激活补体而使 AChR 降解和结构改变，导致突触后膜上的 AChR 数量减少。最终，神经－肌肉接头的传递功能发生障碍，当连续的神经冲动到来时，不能产生引起肌纤维收缩的动作电位，从而在临床上表现为易疲劳的肌无力。

引起重症肌无力免疫应答的始动环节仍不清楚。一种可能是神经－肌肉接头处 AChR 的免疫原性改变。另一种可能是“分子模拟”发病机制。由于几乎所有的重症肌无力患者都有胸腺异常，并且增生的胸腺中的 B 细胞可产生 AChR 抗体，T 细胞可与 AChR 反应，故推断胸腺可能是诱发免疫反应的起始部位。正常时胸腺是使 T 细胞成熟的免疫器官，T 细胞可以介导免疫耐受以免发生自身免疫反应。胸腺中存在肌样细胞，具有横纹，并与肌细胞存在共同抗原 AChR。推测在一些特定的遗传素质个体中，由于病毒或其他非特异性因子感染后，导致“肌样细胞”的 AChR 构型发生某些变化，成为新的抗原并刺激免疫系统产生 AChR 抗体，它既可与“肌样细胞”上的 AChR 相作用，又可与骨骼肌突触后膜上的 AChR（交叉反应）相作用。增生的胸腺的 B 细胞还可产生 AChR 抗体并随淋巴系统循环流出胸腺，通过体循环到达神经-肌肉接头与突触后膜的 AChR 发生抗原抗体反应。AChR 抗体的 IgG 也可由周围淋巴器官和骨髓产生。另外，家族性重症肌无力的发现以及其与人类白细胞抗原（human leukocyte antigen，HLA）的密切关系提示重症肌无力的发病与遗传因素有关。

二、病理

（一）胸腺

80% 的重症肌无力患者胸腺重量增加，淋巴滤泡增生，生发中心增多；10% ～ 20% 合并胸腺瘤。

（二）神经-肌肉接头

突触间隙加宽，突触后膜皱褶变浅并且数量减少，免疫电镜可见突触后膜崩解，其上 AChR 明显减少并且可见 IgG-C3-AChR 结合的免疫复合物沉积等。

（三）肌纤维

肌纤维本身变化不明显，有时可见肌纤维凝固、坏死、肿胀。少数患者肌纤维和小血管周围可见淋巴细胞浸润，称为“淋巴溢”。慢性病变可见肌萎缩。

三、临床表现

本病可见于任何年龄，小至数个月，大至 70 ～ 80 岁。发病年龄有两个高峰：20 ～ 40 岁发病者女性多于男性，约为 3∶2；40 ～ 60 岁发病者以男性多见，多合并胸腺瘤。少数患者有家族史。常见诱因有感染、手术、精神创伤、全身性疾病、过度疲劳、妊娠、分娩等，有时甚至可以诱发重症肌无力危象。

（一）临床特征

1. 受累骨骼肌病态疲劳　肌肉连续收缩后出现严重无力甚至瘫痪，休息后症状可减轻。肌无力于下午或傍晚劳累后加重，晨起或休息后减轻，此种波动现象称之为“晨轻暮重”。

2. 受累肌的分布和表现　全身骨骼肌均可受累，多以脑神经支配的肌肉最先受累。肌无力常从一组肌群开始，范围逐步扩大。首发症状常为一侧或双侧眼外肌麻痹，如上睑下垂、斜视和复视，重者眼球运动明显受限，甚至眼球固定，但瞳孔括约肌不受累。面部肌肉和口咽肌受累时出现表情淡漠、苦笑面容；连续咀嚼无力、饮水呛咳、吞咽困难；说话带鼻音、发音障碍。累及胸锁乳突肌和斜方肌时则表现为颈软、抬头困难，转颈、耸肩无力。四肢肌肉受累以近端无力为重，表现为抬臂、梳头、上楼梯困难，腱反射通常不受影响，感觉正常。

3. 重症肌无力危象　指呼吸肌受累时出现咳嗽无力甚至呼吸困难，需用呼吸机辅助通气，是致死的主要原因。口咽肌无力和呼吸肌乏力者易发生危象，诱发因素包括呼吸道感染、手术（包括胸腺切除术）、精神紧张、全身疾病等。心肌偶可受累，可引起突然死亡。大约 10% 的重症肌无力出现危象。

4. 胆碱酯酶抑制剂治疗有效　这是重症肌无力一个重要的临床特征。

5. 病程特点　起病隐匿，整个病程有波动，缓解与复发交替。晚期患者休息后不能完全恢复。多数病例迁延数年至数十年，靠药物维持。少数病例可自然缓解。

（二）临床分型

1. 成年型（Osserman 分型）

Ⅰ眼肌型（15% ～ 20%）：病变仅限于眼外肌，出现上睑下垂和复视。

ⅡA 轻度全身型（30%）：可累及眼、面、四肢肌肉，生活多可自理，无明显咽喉肌受累。

ⅡB 中度全身型（25%）：四肢肌群受累明显，除伴有眼外肌麻痹外，还有较明显的咽喉肌无力症状，如说话含糊不清、吞咽困难、饮水呛咳、咀嚼无力，但呼吸肌受累不明显。

Ⅲ急性重症型（15%）：急性起病，常在数周内累及延髓肌、肢带肌、躯干肌和呼吸肌，肌无力严重，有重症肌无力危象，需做气管切开，死亡率较高。

Ⅳ迟发重症型（10%）：病程达 2 年以上，常由Ⅰ、ⅡA、ⅡB 型发展而来，症状同Ⅲ型，常合并胸腺瘤，预后较差。

Ⅴ肌萎缩型：少数患者肌无力伴肌萎缩。

2. 儿童型 约占我国重症肌无力患者的 10%，大多数病例仅限于眼外肌麻痹，双眼睑下垂可交替出现呈拉锯状。约 1/4 病例可自然缓解，仅少数病例累及全身骨骼肌。

（1）新生儿型：母亲患 MG，约有 10% 可将 AChR 抗体 IgG 经胎盘传给新生婴儿而使之产生肌无力。患儿出生后即哭声低、吸吮无力、肌张力低、动作减少。经治疗多在 1 周至 3 个月缓解。

（2）先天性肌无力综合征：出生后短期内出现持续的眼外肌麻痹，常有阳性家族史，但其母亲未患 MG。

（3）少年型：多在10岁后发病，多为单纯眼外肌麻痹，部分伴吞咽困难及四肢无力。

四、辅助检查

1. 血、尿、脑脊液检查正常。常规肌电图检查基本正常。神经传导速度正常。

2. 重复神经电刺激（repeating nerve electric stimulation，RNES）　为常用的具有确诊价值的检查方法。应在停用新斯的明 17 小时后进行，否则可出现假阴性。方法为以低频（3 ～ 5Hz）和高频（10Hz 以上）重复刺激尺神经、正中神经和副神经等运动神经。MG 典型改变为动作电位波幅第 5 波比第 1 波在低频刺激时递减 10% 以上或高频刺激时递减 30% 以上。90% 的重症肌无力患者低频刺激时为阳性，且与病情轻重相关。

3. 单纤维肌电图（single fibre electromyography，SFEMG）　通过特殊的单纤维针电极测量并判断同一运动单位内的肌纤维产生动作电位的时间是否延长来反映神经 - 肌肉接头处的功能，此病表现为为间隔时间延长。

4. AChR 抗体滴度的检测　对重症肌无力的诊断具有特征性意义。85% 以上全身型重症肌无力患者的血清中 AChR 抗体浓度明显升高，但眼肌型患者的 AChR 抗体升高可不明显，且抗体滴度的高低与临床症状的严重程度并不完全一致。

5. 胸腺 CT、MRI 检查可发现胸腺增生和肥大。

6. 其他检查　5% 重症肌无力患者有甲状腺功能亢进，表现为 T3、T4 升高。部分患者抗核抗体和甲状腺抗体阳性。

五、诊断

MG 患者受累肌肉的分布与某一运动神经受损后出现肌无力不相符合，临床特点为受累肌肉在活动后出现疲劳无力，经休息或胆碱酯酶抑制剂治疗可以缓解，肌无力表现为“晨轻暮重”的波动现象。结合药物试验、肌电图以及免疫学等检查的典型表现可以作出诊断。另外，还应该行胸腺 CT、MRI 检查确定有无胸腺增生或胸腺瘤，并根据病史、症状、体征和其他免疫学检查明确是否合并其他自身免疫疾病。下述试验有助于 MG 的诊断：

（一）疲劳试验（Jolly 试验）

嘱患者持续上视出现上睑下垂或两臂持续平举后出现上臂下垂，休息后恢复则为阳性。

（二）抗胆碱酯酶药物试验

1. 新斯的明（neostigmine）试验：新斯的明 0.5 ～ 1mg 肌肉注射，20 分钟后肌无力症状明显减轻者为阳性。可同时注射阿托品 0.5mg 以对抗新斯的明的毒蕈碱样反应（瞳孔缩小、心动过缓、流涎、多汗、腹痛、腹泻和呕吐等）。

2. 腾喜龙（tensilon）试验：腾喜龙 10mg 用注射用水稀释至 1ml，静脉注射 2mg，观察 20 秒，如无出汗、唾液增多等不良反应，再给予 8mg，1 分钟内症状好转为阳性，持续 10 分钟后又恢复原状。

六、鉴别诊断

（一）Lambert-Eaton 肌无力综合征

为一组自身免疫性疾病，其自身抗体的靶器官为周围神经末梢突触前膜的钙离子通道和 ACh 囊泡释放区。多见于男性，约 2/3 患者伴发癌肿，尤其是燕麦细胞型支气管肺癌，也可伴发其他自身免疫性疾病。临床表现为四肢近端肌无力，需与重症肌无力鉴别。此病患者虽然活动后即感疲劳，但短暂用力收缩后肌力反而增强，而持续收缩后又呈疲劳状态，脑神经支配的肌肉很少受累。另外，约半数患者伴有自主神经症状，出现口干、少汗、便秘、阳痿。新斯的明试验可阳性，但不如重症肌无力敏感；神经低频重复刺激时波幅变化不大，但高频重复刺激波幅增高可达 200% 以上；血清 AChR 抗体阴性；用盐酸胍治疗可使 ACh 释放增加而使症状改善。这些特征可与重症肌无力鉴别。

（二）肉毒杆菌中毒

肉毒杆菌作用在突触前膜阻碍了神经-肌肉接头的传递功能，临床表现为对称性脑神经损害和骨骼肌瘫痪。但患者多有肉毒杆菌中毒的流行病学史，新斯的明试验或腾喜龙试验阴性，与重症肌无力不同。

（三）肌营养不良症

多隐匿起病，症状无波动，病情逐渐加重，肌萎缩明显，血肌酶明显升高，新斯的明试验阴性，抗胆碱酯酶药治疗无效。

（四）延髓麻痹

因延髓发出的后组脑神经受损出现咽喉肌无力表现，但多有其他定位的神经体征，病情进行性加重无波动，疲劳试验和新斯的明试验阴性，抗胆碱酯酶药治疗无效。

（五）多发性肌炎

表现为四肢近端肌无力，多伴有肌肉压痛，无晨轻暮重的波动现象，病情逐渐进展，血清肌酶明显增高。

七、治疗

（一）胸腺治疗

1. 胸腺切除：可去除患者自身免疫反应的始动抗原，减少参与自体免疫反应的 T 细胞、B 细胞和细胞因子。适用于伴有胸腺肥大和高 AChR 抗体效价者；伴胸腺瘤的各型重症肌无力患者；年轻女性全身型 MG 患者；对抗胆碱酯酶药治疗反应不满意者。约 70% 的患者术后症状缓解或治愈。

2. 胸腺放射治疗：对不适于做胸腺切除者可行胸腺深部 60Co 放射治疗。

（二）药物治疗

1. 胆碱酯酶抑制剂：通过抑制胆碱酯酶，抑制 ACh 的水解，改善神经－肌肉接头间的传递，增加肌力。应从小剂量开始，逐步加量，以能维持日常起居为宜。

（1）溴吡斯的明：成人每次口服 60 ～ 120mg，3 ～ 4 次 / 日。应在饭前 30 ～ 40 分钟服用，口服 2 小时达高峰，作用时间为 6 ～ 8 小时，作用温和、平稳，不良反应小。

（2）溴新斯的明：成人每次口服 15 ～ 30mg，3 ～ 4 次 / 日。可在餐前 15 ～ 30 分钟服用，释放快，30 ～ 60 分钟达高峰，作用时间为 3 ～ 4 小时，不良反应为毒蕈碱样反应，可用阿托品对抗。

辅助药如氯化钾、麻黄碱可加强胆碱酯酶抑制剂的作用。

2. 肾上腺皮质激素：可抑制自身免疫反应，减少 AChR 抗体的生成，增加突触前膜 ACh 的释放量及促使运动终板再生和修复，改善神经－肌肉接头的传递功能。适用于各种类型的 MG。

（1）冲击疗法：适用于住院危重病例、已用气管插管或呼吸机者。甲泼尼龙（MPL）1000mg 静脉滴注，1 次 / 日，连用 3 ～ 5 日，随后地塞米松 10 ～ 20mg 静脉滴注，1 次 / 日，连用 7 ～ 10 日。临床症状稳定改善后，停用地塞米松，改为泼尼松 60 ～ 100mg 隔日顿服。当症状基本消失后，逐渐减量至 5 ～ 15mg 长期维持，至少 1 年以上。若病情波动，则需随时调整剂量。也可一开始就口服泼尼松每天 60 ～ 80mg，两周后症状逐渐缓解，常于数月后疗效达高峰，然后逐渐减量。大剂量类固醇激素治疗初期可使病情加重，甚至出现危象，应予注意。

（2）小剂量递增法：从小剂量开始，隔日每晨顿服泼尼松 20mg，每周递增 10mg，直至隔日每晨顿服 60 ～ 80mg，待症状稳定改善 4 ～ 5 日后，逐渐减量至隔日 5 ～ 15mg 维持数年。此法可避免用药初期病情加重。

长期应用激素者应注意激素的不良反应如：胃溃疡出血、血糖升高、库欣综合征、股骨头坏死、骨质疏松等。

3. 免疫抑制剂：适用于对肾上腺糖皮质激素疗效不佳或不能耐受，或因有高血压、糖尿病、溃疡病而不能用肾上腺糖皮质激素者。应注意药物不良反应如：周围血白细胞、血小板减少，脱发，胃肠道反应，出血性膀胱炎，肝、肾功能受损等。

（1）环磷酰胺：成人口服每次 50mg，2 ～ 3 次 / 日，或 200mg，每周 2 ～ 3 次静脉注射。儿童口服 3 ～ 5mg/（kg · d）。

（2）硫唑嘌呤：口服每次 25 ～ 100mg，2 次 / 日，用于类固醇激素治疗不佳者。

（3）环孢素 A（cyclosporine A）：对细胞免疫和体液免疫均有抑制作用，减少 AChR 抗体生成。口服 6mg/（kg·d），疗程 12 个月。不良反应有肾小球局部缺血坏死、恶心、心悸等。

4. 禁用和慎用药物：氨基糖苷类抗生素、新霉素、多粘菌素、巴龙霉素等可加重神经 - 肌肉接头传递障碍；奎宁、奎尼丁等药物可以降低肌膜兴奋性；另外吗啡、安定、苯巴比妥、苯妥英钠、普萘洛尔等药物也应禁用或慎用。

（三）血浆置换

通过正常人血浆或血浆代用品置换患者血浆，能清除 MG 患者血浆中 AChR 抗体、补体及免疫复合物。每次交换量为 2000ml 左右，每周 1 ～ 3 次，连用 3 ～ 8 次。起效快，但疗效持续时间短，仅维持 1 周至 2 个月，随抗体水平增高而症状复发且不良反应大，仅适用于危象和难治性重症肌无力。

（四）大剂量静脉注射免疫球蛋白

外源性 IgG 可以干扰 AChR 抗体与 AChR 的结合从而保护 AChR 不被抗体阻断。IgG 0.4g/（kg · d）静脉滴注，5 日为一疗程，作为辅助治疗缓解病情。

（五）危象的处理

危象指 MG 患者在某种因素作用下突然发生严重呼吸困难，甚至危及生命。须紧急抢救。危象分三种类型：

1. 肌无力危象：为最常见的危象，疾病本身发展所致，多由于抗胆碱酯酶药量不足。如注射依酚氯铵或新斯的明后症状减轻则可诊断。

2. 胆碱能危象：非常少见，由于抗胆碱酯酶药物过量引起，患者肌无力加重，并且出现明显胆碱酯酶抑制剂的不良反应如肌束颤动及毒蕈碱样反应。可静脉注射依酚氯铵 2mg，如症状加重则应立即停用抗胆碱酯酶药物，待药物排除后可重新调整剂量。

3. 反拗危象：由于对抗胆碱酯酶药物不敏感而出现严重的呼吸困难，腾喜龙试验无反应，此时应停止抗胆碱酯酶药，对作气管插管或切开的患者可采用大剂量类固醇激素治疗，待运动终板功能恢复后再重新调整抗胆碱酯酶药物剂量。

危象是重症肌无力患者最危急的状态，病死率曾为 15.4% ～ 50%，随治疗进展病死率已明显下降。不论何种危象，均应注意确保呼吸道通畅，当经早期处理病情无好转时，应立即进行气管插管或气管切开，应用人工呼吸器辅助呼吸；停用抗胆碱酯酶药物以减少气管内的分泌物；选用有效、足量和对神经 - 肌肉接头无阻滞作用的抗生素积极控制肺部感染；给予静脉药物治疗如皮质类固醇激素或大剂量丙种球蛋白；必要时采用血浆置换。

八、预后

重症肌无力患者一般预后良好，但危象的死亡率较高。

……………………………………………………………………（钟　宝）

第二节 周期性瘫痪

周期性瘫痪（periodic paralysis）是一组反复发作的骨骼肌弛缓性瘫痪为特征的肌病，与钾代谢异常有关。肌无力可持续数小时或数周，发作间歇期完全正常，根据发作时血清钾的浓度，可分为低钾型、高钾型和正常钾型三类，临床上以低钾型者多见。由甲状腺功能亢进、醛固酮增多症、肾衰竭和代谢性疾病所致低钾而瘫痪者称为继发性周期性瘫痪。本节重点介绍低钾型周期性瘫痪。

一、低钾型周期性瘫痪

低钾型周期性瘫痪为常染色体显性遗传或散发的疾病，我国以散发多见。临床表现为发作性肌无力、血清钾降低、补钾后能迅速缓解；为周期性瘫痪中最常见的类型。

（一）病因及发病机制

低钾型周期性瘫痪为常染色体显性遗传性疾病，其致病基因主要位于 1 号染色体长臂（1q31-32），该基因编码肌细胞二氢吡啶敏感的 L 型钙离子通道（calcium channel of skeletal muscle）蛋白，是二氢吡啶复合受体的一部分，位于横管系统，通过调控肌质网钙离子的释放而影响肌肉的兴奋 - 收缩偶联。肌无力在饱餐后或激烈活动后的休息中最易发作，能促使钾离子转入细胞内的因素如注射胰岛素、肾上腺素或大量葡萄糖也能诱发。

具体发病机制尚不清楚，可能与骨骼肌细胞膜内、外钾离子浓度的波动有关。在正常情况下，钾离子浓度在肌膜内高，肌膜外低，当两侧保持正常比例时，肌膜才能维持正常的静息电位，才能为 ACh 的去极化产生正常的反应。本病患者的肌细胞膜经常处于轻度去极化状态，较不稳定，电位稍有变化即产生钠离子在膜上的通路受阻，导致电活动的传播障碍。在疾病发作期间，受累肌肉对一切电刺激均不起反应，处于瘫痪状态。

（二）病理

主要病理变化为肌肉肌浆网空泡化，空泡内含透明的液体及少数糖原颗粒，单个或多个，位于肌纤维中央甚至占据整个肌纤维，另外可见肌小管聚集。电镜下可见空泡由肌浆网终末池和横管系统扩张所致。发作间歇期可恢复，但不完全，故肌纤维间仍可见数目不等的小空泡。

（三）临床表现

1. 任何年龄均可发病，以 20 ～ 40 岁男性多见，随年龄增长而发作次数减少。常见的诱因有疲劳、饱餐、寒冷、酗酒、精神刺激等。

2. 发病前可有肢体疼痛、感觉异常、口渴、多汗、少尿、潮红、嗜睡、恶心等。常于饱餐后夜间睡眠或清晨起床时发现肢体肌肉对称性不同程度的无力或完全瘫痪，下肢重于上肢、近端重于远端；也可从下肢逐渐累及上肢。瘫痪肢体肌张力低，腱反射减弱或消失。可伴有肢体酸胀、针刺感。脑神经支配肌肉一般不受累，膀胱直肠括约肌功能也很少受累。少数严重病例可发生呼吸肌麻痹、尿便潴留、心动过速或过缓、心律失常、血压下降等情况甚至危及生命。

3. 发作持续时间自数小时至数日不等，最先受累的肌肉最先恢复。发作频率也不尽相同，一般数周或数月一次，个别病例每天均有发作，也有数年一次甚至终身仅发作一次者。发作间期一切正常。伴发甲状腺功能亢进者发作频率较高，每次持续时间短，常在数小时至1天之内。甲亢控制后，发作频率减少。

（四）辅助检查

1. 发作期血清钾常低于3.5mmol/L以下，间歇期正常。

2. 心电图呈典型的低钾性改变，U波出现，T波低平或倒置，P-R间期和Q-T间期延长，ST段下降，QRS波增宽。

3. 肌电图示运动电位时限短、波幅低，完全瘫痪时运动单位电位消失，电刺激无反应。膜静息电位低于正常。

（五）诊断

根据常染色体显性遗传或散发，突发四肢弛缓性瘫痪，近端为主，无脑神经支配肌肉损害，无意识障碍和感觉障碍，数小时至一日内达高峰，结合检查发现血钾降低，心电图低钾性改变，经补钾治疗肌无力迅速缓解等不难诊断。

（六）鉴别诊断

1. 高钾型周期性瘫痪　本病一般在10岁以前发病，白天运动后发作频率较高。肌无力症状持续时间短，发作时血钾增高，心电图呈高血钾改变，可自行缓解，或降血钾治疗可好转。

2. 正常血钾型周期性瘫痪　少见，10岁前发病，常在夜间发作，肌无力持续的时间较长，无肌强直表现。血钾正常，补钾后症状加重，服钠后症状减轻。

3. 重症肌无力　亚急性起病，可累及四肢及脑神经支配肌肉，症状呈波动性，晨轻暮重，病态疲劳。疲劳试验及新斯的明试验阳性。血清钾正常，重复神经电刺激波幅递减，抗乙酰胆碱受体抗体阳性可资鉴别。

4. 吉兰-巴雷综合征　本病呈四肢弛缓性瘫痪，远端重于近端，可有周围性感觉障碍和脑神经损害，脑脊液蛋白-细胞分离现象，肌电图神经源性损害，可与低钾型周期性瘫痪鉴别。

5. 继发性低血钾　散发病例应与可反复引起低血钾的疾病鉴别，如甲亢、原发性醛固酮增多症、肾小管酸中毒、失钾性肾炎、腹泻、药源性低钾麻痹（噻嗪类利尿剂、皮质类固醇等）等。但上述疾病均有原发病的其他特殊症状可资鉴别。

（七）治疗

发作时给予10%氯化钾或10%枸橼酸钾40～50ml顿服，24小时内再分次口服，一日总量为10g。也可静脉滴注氯化钾溶液以纠正低血钾状态。对发作频繁者，发作间期可口服钾盐1g，3次/日；螺旋内酯200mg，2次/日以预防发作。同时避免各种发病诱因如避免过度劳累、受冻及精神刺激，低钠饮食，忌摄入过多高碳水化合物等。严重患者出现呼吸肌麻痹时应予辅助呼吸，严重心律失常者应积极纠正。

（八）预后

预后良好，随年龄增长发作次数趋于减少。

二、高钾型周期性瘫痪

高钾型周期性瘫痪又称强直性周期性瘫痪，较少见。1951年由Tyler首先报道，呈常染色体显性遗传。

（一）病因及发病机制

高钾型周期性瘫痪的致病基因位于第 17 号染色体长臂（17ql3），由于编码骨骼肌门控钠通道蛋白的α- 亚单位基因的点突变，导致氨基酸的改变，如 Thr704Met、Ser906Thr、Alal156Thr、Metl360VaL、Metl592Val 等，引起肌细胞膜钠离子信道功能异常，膜对钠的通透性增加或肌细胞内钾、钠转换能力缺陷，钠内流增加，钾离子从细胞内转移到细胞外，膜不能正常复极呈持续去极化，肌细胞膜正常兴奋性消失，产生肌无力。

（二）病理

肌肉活组织检查与低钾型的改变相同。

（三）临床表现

多在 10 岁前起病，男性居多，饥饿、寒冷、剧烈运动和钾盐摄入可诱发肌无力发作。肌无力从下肢近端开始，然后影响到上肢、甚至颈部肌肉，脑神经支配肌肉和呼吸肌偶可累及，瘫痪程度一般较轻，但常伴有肌肉痛性痉挛。部分患者伴有手肌、舌肌的强直发作，肢体放入冷水中易出现肌肉僵硬，肌电图可见强直电位。发作时血清钾和尿钾含量升高，血清钙降低，心电图 T 波高尖。每次发作持续时间短，约数分钟到 1 小时。发作频率为每天数次到每年数次。多数病例在 30 岁左右趋于好转，逐渐停止发作。

（四）辅助检查

发作时血清钾水平升高甚至达 7 ～ 8mmol/L。血清酶如肌酸激酶（CK）可正常或升高。心电图呈高血钾性改变，如 T 波高尖、P 波降低甚至消失、QRS 波改变等等。肌电图可见纤颤电位和强直放电。在肌无力发作高峰时，EMG 呈电静息，自发的或随意的运动、电刺激均无动作电位出现。神经传导速度正常。

（五）诊断

根据常染色体显性遗传家族史，儿童发作性无力伴肌强直，无感觉障碍和高级神经活动异常，血钾增高，可作出诊断。临床表现不典型时，可行诱发试验：①钾负荷试验：口服氯化钾 3 ～ 8g，若服后 30 ～ 90 分钟内出现肌无力，数分钟至 1 小时达高峰，持续 20 分钟至 1 天，则有助于诊断。应注意在患者心、肾功能、血钾水平正常并在心电监护下进行。②冷水诱发试验：将前臂浸入 11 ～ 13℃水中，若 20 ～ 30 分钟诱发肌无力，停止浸冷水 10 分钟后恢复，有助于诊断。

（六）鉴别诊断

应注意与低钾型周期性瘫痪、正常钾型周期性瘫痪和先天性副肌强直症鉴别，还需与继发性高血钾瘫痪鉴别，如肾功能不全、肾上腺皮质功能下降、醛固酮缺乏症和药物性高血钾等。

（七）治疗

对发作时间短，症状较轻患者一般不需特殊治疗，症状重时可用 10% 葡萄糖酸钙 10 ～ 20ml 静注，或 10% 葡萄糖 500ml 加胰岛素 10 ～ 20U 静脉滴注以降低血钾，也可用呋塞米排钾。预防发作可给予高碳水化合物饮食，避免过度劳累及寒冷刺激，口服氢氯噻嗪等利尿药帮助排钾。

三、正常钾型周期性瘫痪

正常钾型周期性瘫痪为常染色体显性遗传，较为罕见。病理改变与低钾型周期性瘫痪相似。多在10岁前发病，常于夜间或清晨醒来时发现四肢或部分肌肉瘫痪，甚至发音不清、呼吸困难等。发作常持续10天以上。运动后休息、寒冷、限制钠盐摄入或补充钾盐均可诱发，补钠后好转。血清钾水平正常。主要与吉兰巴雷综合征、高钾型和低钾型周期性瘫痪鉴别。治疗上可给予：①大量生理盐水静脉滴入；② 10%葡萄糖酸钙10ml，2次/日静脉注射，或钙片每天0.6～1.2g，分1～2次口服；③每天服食盐10～15g，必要时用氯化钠静脉点滴；④乙酰唑胺0.25g，2次/日。预防发作可在间歇期给予氟氢可的松和乙酰唑胺，避免进食含钾多的食物，如肉.类、香蕉、菠菜、薯类，防止过劳或过度肌肉活动，注意寒冷或暑热的影响。

……（钟　宝）

第三节　多发性肌炎和皮肌炎

多发性肌炎（polymyositis，PM）和皮肌炎（dermatomyositis，DM）是一组多种病因引起的弥漫性骨骼肌炎症性疾病，发病与细胞和体液免疫异常有关。主要病理特征是骨骼肌变性、坏死及淋巴细胞浸润，临床上表现为急性或亚急性起病，对称性四肢近端为主的肌肉无力伴压痛，血清肌酶增高，血沉增快，肌电图呈肌源性损害，用糖皮质激素治疗效果好等特点。PM病变仅限于骨骼肌，DM则同时累及骨骼肌和皮肤。

一、病因及发病机制

PM和DM发病机制与免疫失调有关。部分PM和DM患者的血清中可以检测到Jo1抗体、SRP抗体、Mi-2抗体、抗核抗体等多种抗体，肌肉病理发现肌组织内有活化的淋巴细胞浸润，外周血淋巴细胞对肌肉抗原敏感，并对培养的肌细胞有明显的细胞毒作用，这些均说明本病是一自身免疫性疾病。PM的发病主要与细胞毒性介导的免疫反应有关，T淋巴细胞可直接导致肌纤维的破坏，而细胞间黏附分子、白细胞介素-1α与炎性细胞的浸润密切相关。DM的发病则主要与体液免疫异常有关，肌组织内微血管直接受累，其上可见IgM、IgG和C3、C5b-9膜攻击复合物形成。推测DM可能是一种补体介导的微血管病，肌纤维的损害是继发改变。目前尚不清楚可直接诱发PM和DM的自身免疫异常因素，推测某种病原体感染改变了肌纤维或内皮细胞的抗原性，从而引发免疫反应，或病毒感染后启动了机体对某些病毒肽段的免疫应答，而这些肽段与肌细胞中的某些蛋白的肽段结构相似，通过交叉免疫启动了自身免疫反应进而攻击自身的肌细胞。

遗传因素可能也增加PM的易患性。在高加索人中，约半数PM患者与HLA-DR3相关，而HLA-DR52几乎见于所有的PM患者，多发性肌炎家族也有报道，说明遗传因素参与了发病。另外，病毒直接感染可能是PM发病的一个因素，部分患者在发病前有流感病毒A和B、HIV、ECHO、柯萨奇病毒感染史。

二、病理

主要为骨骼肌的炎性改变，肌纤维变性、坏死、萎缩、再生和炎症细胞浸润，浸润的炎症细胞可以呈灶状分布或散在（图12-1），PM中炎细胞主要是CD8+T淋巴细胞、单核细胞和少量 B 淋巴细胞，多分布于肌内膜，也可位于肌束膜和血管周围，可见活化的炎症细胞侵入非坏死肌纤维。病程长者可见肌束衣及肌内衣结缔组织增生。DM 特异的肌肉病理改变是束周肌纤维萎缩、微血管病变和炎症细胞浸润，浸润的炎症细胞主要是 CD4+T 淋巴细胞和 B 细胞，主要聚集于肌束膜和血管周围，肌束膜内血管可见管壁增厚、管腔狭窄和血栓形成，血管壁可见 IgGr、IgM、C3 等沉积。电镜下淋巴细胞浸入肌纤维的肌膜下，肌丝断裂，空泡样变，Z 线消失，肌细胞再生，毛细血管可见内皮细胞和基底膜增厚，并出现微管包涵体，管腔狭窄甚至闭塞。

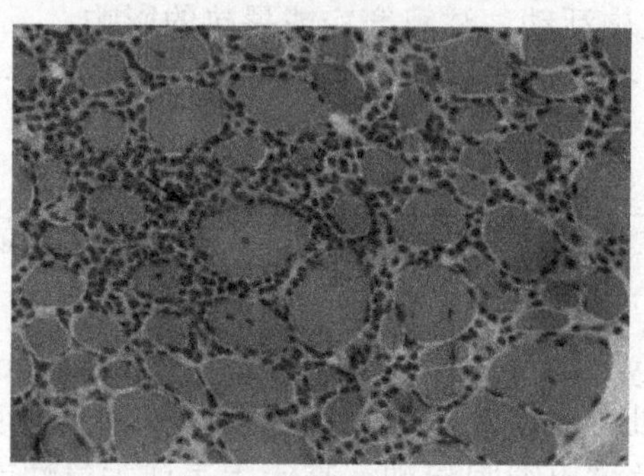

图 12-1　多发性肌炎肌组织病理（HE×400）
肌内膜炎细胞浸润，可见炎细胞浸入非坏死肌纤维

三、临床表现

急性或亚急性起病，发病年龄不限，但儿童和成人多见，女性多于男性，病情逐渐加重，几周或几月达高峰。病前可有低热或感冒史。发病率约为 2 ～ 5/10 万。

（一）肌肉无力

首发症状通常为四肢近端无力，常从盆带肌开始逐渐累及肩带肌肉，表现为上楼、起蹲困难、双臂不能高举、梳头困难等；颈肌无力出现抬头困难；咽喉肌无力表现为构音、吞咽困难；呼吸肌受累则出现胸闷、气短。常伴有关节、肌肉痛。眼外肌一般不受累。肌无力可持续数年。查体可见四肢近端肌肉无力、压痛，晚期有肌萎缩和关节挛缩。

（二）皮肤损害

DM 患者可见皮肤损害，皮疹多先于或与肌肉无力同时出现，少数患者皮疹在肌无力之后发生。典型的皮疹为眶周和上下眼睑水肿性淡紫色斑和 Gottron 征，后者指四肢关节伸面的水肿性红斑，其他皮肤损害还包括日光过敏性皮疹、面部蝶形红斑等。

（三）其他表现

消化道受累出现恶心、呕吐、痉挛性腹痛。心脏受累出现晕厥、心律失常、心衰。肾脏受累出现蛋白尿和红细胞。少数病例合并其他自身免疫性疾病，如类风湿性关节炎、系统性红斑狼疮、进行性系统性硬化等。还有少数病例可能伴发恶性肿瘤，如乳腺肿瘤、肺癌、卵巢癌和胃癌等。

四、辅助检查

1. 急性期周围血白细胞增高，血沉增快，血清 CK 明显增高，可达正常的 10 倍以上。1/3 患者类风湿因子和抗核抗体阳性，免疫球蛋白及抗肌球蛋白的抗体增高。

2. 24 小时尿肌酸增高，这是肌炎活动期的一个指标。部分患者可有肌红蛋白尿。

3. 肌电图可见自发性纤颤电位和正向尖波。多相波增多，呈肌源性损害表现。神经传导速度正常。

4. 肌活检见前面病理所述。

5. 52% ～ 75% 的患者有心电图异常，QT 延长，ST 段下降。

五、诊断

根据临床特点表现为：①急性或亚急性四肢近端及骨盆带肌无力伴压痛，腱反射减弱或消失；②血清 CK 明显增高；③肌电图呈肌源性损害；④活检见典型肌炎病理表现；⑤伴有典型皮肤损害。具有前 4 条者诊断为 PM，前 4 条标准具有 3 条以上并且同时具有第 5 条者为 DM。免疫抑制剂治疗有效支持诊断。40 岁以上患者应除外恶性肿瘤。

六、鉴别诊断

（一）包涵体肌炎

因有肌肉炎性损害、吞咽困难需与多发性肌炎鉴别。但包涵体肌炎的肌无力呈非对称性，远端肌群受累常见，如屈腕屈指无力与足下垂，肌痛和肌肉压痛非常少见。血清 CK 正常或轻度升高、肌肉病理发现嗜酸性包涵体和激素治疗无效可与多发性肌炎鉴别。

（二）肢带型肌营养不良症

因有四肢近端和骨盆、肩胛带无力和萎缩，肌酶增高而需与多发性肌炎鉴别。但肢带型肌营养不良症常有家族史，无肌痛，病程更缓慢，肌肉病理表现以肌纤维变性、坏死、萎缩和脂肪组织替代为主而无明显炎症性细胞浸润，可资鉴别。

（三）重症肌无力

多发性肌炎晚期卧床不起，构音、吞咽困难要与本病鉴别。可根据前者病情无明显波动、抗胆碱酯酶药物治疗不敏感、血清酶活性增高而排除重症肌无力。

七、治疗

急性期患者应卧床休息，适当体疗以保持肌肉功能和避免挛缩，注意防止肺炎等并发症。

（一）皮质类固醇激素

为多发性肌炎之首选药物。常用方法为：泼尼松 1 ～ 1.5mg/（kg · d），最大剂量 100mg/d。一般在 4 ～ 6 周之后临床症状改善，CK 下降接近正常。逐渐慢慢减量，一般每 2 周减 5mg，至 30mg/d 时改为每 4 ～ 8 周减 2.5 ～ 5mg，最后达到维持量 10 ～ 20mg/d，维持 1 ～ 2 年。应特别注意激素量不足时肌炎症状不易控制，减量太快则症状易波动。急性或重症患者可首选大剂量甲泼尼龙 1000mg 静滴，1 次 / 日，连用 3 ～ 5 天，然后逐步减量。长期皮质类固醇激素治疗应预防其不良反应，给予低糖、低盐和高蛋白饮食，用抗酸剂保护胃黏膜，注意补充钾和维生素对结核病患者应进行相应的治疗。

（二）免疫抑制剂

当激素治疗不满意时加用。首选甲氨蝶呤，其次为硫唑嘌呤、环磷酰胺、环孢素 A，用药期间注意白细胞减少和定期进行肝肾功能的检查。

（三）免疫球蛋白

急性期与其他治疗联合使用，效果较好。免疫球蛋白 1g/（kg·d），静滴连续 2 天；

或0.4g/（k·d）静脉点滴，每月连续5天，4个月为一疗程，不良反应为恶心、呕吐、头晕，但能自行缓解。

（四）支持治疗

给予高蛋白和高维生素饮食，进行适当体育锻炼和理疗，重症者应预防关节挛缩及废用性肌萎缩。

八、预后

儿童预后较好。多发性肌炎患者中半数可基本痊愈。伴肿瘤的老年患者，尤其是有明显的肺、心、胃肠受累者预后差。

（钟　宝）

第四节　进行性肌营养不良症

进行性肌营养不良症（progressive muscular dystrophy，PMD）是一组遗传性肌肉变性疾病，临床特征主要为缓慢进行性加重的对称性肌肉无力和萎缩，无感觉障碍。遗传方式主要为常染色体显性、隐性和X连锁隐性遗传。电生理表现主要为肌源性损害、神经传导速度正常。组织学特征主要为进行性的肌纤维坏死、再生和脂肪及结缔组织增生，肌肉无异常代谢产物堆积。治疗方面主要为对症治疗，目前尚无有效的根治方法。

根据遗传方式、起病年龄、萎缩肌肉的分布、病程进展速度和预后，进行性肌营养不良症至少可以分为9种类型：假肥大型肌营养不良症，包括Duchenne型肌营养不良症（DMD）和Becker型肌营养不良症（BMD）、面肩肢型肌营养不良症（FSHD）、肢带型肌营养不良症（LGMD）、Emery-Dreifuss肌营养不良症（EDMD）、先天性肌营养不良症（CMD）、眼咽型肌营养不良症（OPMD）、眼型肌营养不良症和远端型肌营养不良症。在这些类型中，DMD最常见，其次为BMD、FSHD和LGMD。

一、病因及发病机制

进行性肌营养不良症的各种类型的基因位置、突变类型和遗传方式均不相同，其致病机制也不一样。实际上各种类型均是一种独立的遗传病。如假肥大型肌营养不良症（DMD和BMD）的基因位于染色体Xp21，属X连锁隐性遗传。该基因全长约2400kb，是迄今为止发现的人类最大基因，cDNA长14kb，含79个外显子，编码3685个氨基酸，组成427KD的细胞骨架蛋白－抗肌萎缩蛋白（dystrophin）。该蛋白主要位于骨骼肌和心肌细胞膜的质膜面，具有细胞支架、抗牵拉、防止肌细胞膜在收缩活动时撕裂的功能。作为细胞骨架的主要成分，抗肌萎缩蛋白与肌纤维膜上的多种糖蛋白结合为抗肌萎缩蛋白相关蛋白复合体（dystrophin-associated protein complex，DAPC），这些复合体可与基膜层粘连蛋白（laminin）连接，以维持肌纤维的稳定性。DMD患者因基因缺陷而使肌细胞内缺乏抗肌萎缩蛋白，造成肌细胞膜不稳定并导致肌细胞坏死和功能缺失而发病。DMD患者大脑皮质神经元突触区抗肌萎缩蛋白的缺乏可能是智力发育迟滞的原因。

FSHD 基因定位在 4 号染色体长臂末端（4q35），在此区域有一与 KpnI 酶切位点相关的 3.3kb 重复片段。正常人该 3.3kb/KpnI 片段重复 10 ～ 150 次，而 FSHD 患者通常少于 8 次，故通过测定 3.3kb/KpnI 片段重复的次数则可作出基因诊断。FSHD 患者 3.3kb/Kpnl 片段重复次数的减少并不直接引起基因的结构破坏，而是引起 4q35 基因的转录抑制被减弱或消除，使其表达上调而致病。

肢带型肌营养不良症是一类具有高度遗传异质性和表型异质性的常染色体遗传性肌病。根据遗传方式，常染色体显性遗传的称为 LGMD1，常染色体隐性遗传的称为 LGMD2。各自按每一个不同的致病基因分为不同的亚型，如 LGMD1 分为 LGMD1A、1B、1C、1D 和 1E 五个类型；LGMD2 分为 LGMD2A、2B、2C、2D、2E、2F、2G、2H、2I 和 2J 十个类型。90% 以上的肢带型肌营养不良症是常染色体隐性遗传，以 LGMD2A 型最常见。肢带型肌营养不良的发病与肌膜蛋白和近膜蛋白的异常有关，直接影响肌细胞膜上的抗肌萎缩蛋白-糖蛋白复合体的结构和功能。复合体内各蛋白之间紧密结合，互相关联，作用为连接膜内骨架蛋白和膜外基质以保持肌细胞膜的稳定性。任何一种蛋白的缺失均会影响到整个膜结构的稳定，导致肌细胞的坏死。

眼咽型肌营养不良症基因位于染色体 14q11.2-13，其蛋白产物为多聚腺苷酸结合蛋白 2（polyadenylate-binding protein2，PABP2），故也称多聚腺音酸结合蛋白 2 基因。PABP2 蛋白存在于细胞核中，对信使 RNA 起增加 poly（A）的作用。发病机制与 PABP2 基因 1 号外显子上的 GCG 重复突变增加有关：正常人仅 6 次重复，而眼咽型肌营养不良症患者 GCG 重复 8 ～ 13 次，编码异常的多聚丙氨酸链。重复的次数越多，症状越重。

Emery-Dreifuss 肌营养不良症基因位于染色体 Xq28 和 1q21-23，分别编码 emerin 和核纤层蛋白 A/C（laminA/C），主要位于骨骼肌、心肌、平滑肌核膜。该基因异常导致核膜稳定性受损，造成骨骼肌和心肌的损害。

二、病理

各种类型的进行性肌营养不良症的肌肉病理改变主要为肌纤维的变性、坏死、萎缩和再生，肌膜核内移增多。随着病情进展，光镜下肌细胞大小差异不断增加，有的萎缩，有的代偿性增大，呈相嵌分布；萎缩的肌纤维间有大量的脂肪细胞和结缔组织增生。I 型和 II 型肌纤维均受累，为非特异性改变（图 12-2）。

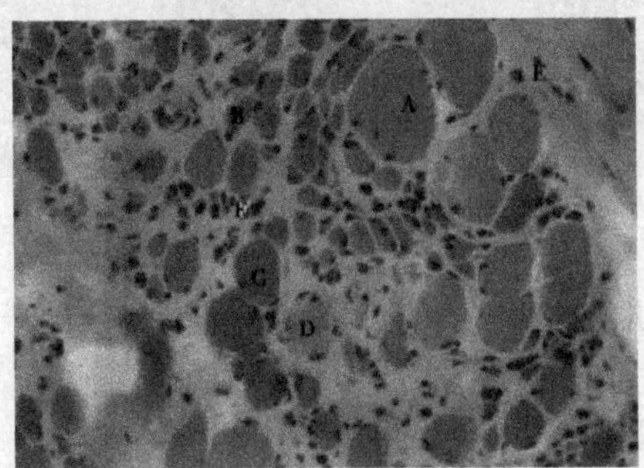

图 12-2　DMD 肌组织病理（HE×400）

肌纤维大小不等，可见肌纤维肥大（A）、萎缩（B）、变性（C）和坏死（D），肌束膜（E）和肌内膜（F）结缔组织明显增生电镜下肌原纤维排列紊乱或断裂，Z 线破坏或消失，肌细胞膜有锯齿状改变。各种类型的特异性蛋白改变需用相应的抗体进行检测，如 DMD 和 EDMD 患者的肌活检标本分别用抗肌萎缩蛋白抗体和 emerin 抗体进行免疫组化染色可见抗肌萎缩蛋白和 emerin 蛋白缺失，对诊断有决定性意义。

三、临床表现

（一）假肥大型

肌肉假肥大是由于肌束内大量脂肪和结缔组织的堆积造成。根据抗肌萎缩蛋白疏水肽段是否存在，以及蛋白空间结构变化和功能丧失程度的不同，本型又可分为 DMD 和 BMD 两种类型。

1. Duchenne 型肌营养不良症（DMD）：

（1）DMD 是我国最常见的 X 连锁隐性遗传的肌病，发病率约 30/10 万男婴。1/3 的患儿是 DMD 基因新突变所致。女性为致病基因携带者，所生男孩 50% 发病，无明显地理或种族差异。

（2）3 ～ 5 岁隐匿出现骨盆带肌肉无力，表现为走路慢，脚尖着地，易跌跤。由于髂腰肌和股四头肌无力而上楼及蹲位站立困难。背部伸肌无力使站立时腰椎过度前凸，臀中肌无力导致行走时骨盆向两侧上下摆动，呈典型的鸭步。由于腹肌和髂腰肌无力，病孩自仰卧位起立时必须先翻身转为俯卧位，依次屈膝关节和髋关节，并用手支撑躯干成俯跪位，然后以两手及双腿共同支撑躯干，再用手按压膝部以辅助股四头肌的肌力，身体呈深鞠躬位，最后双手攀附下肢缓慢地站立。上述动作称为 Gower 征（图 12-3），为 DMD 的特征性表现。

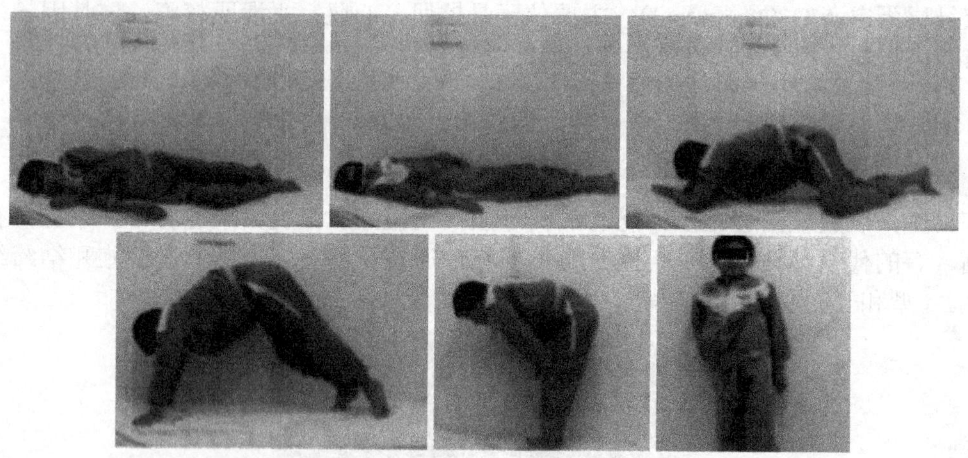

图 12-3 Gower 征

（3）肩胛带肌、上臂肌往往同时受累，但程度较轻。由于肩胛带松弛形成游离肩。因前锯肌和斜方肌萎缩无力，举臂时肩胛骨内侧远离胸壁，两肩胛骨呈翼状竖起于背部，称为翼状肩胛，在两臂前推时最明显。

（4）90% 的患儿有肌肉假性肥大，触之坚韧，为首发症状之一（图 12-4）。以腓肠肌最明显，三角肌、臀肌、股四头肌、冈下肌和肱三头肌等也可发生。因萎缩肌纤维周围被脂肪和结缔组织替代，故体积增大而肌力减弱。

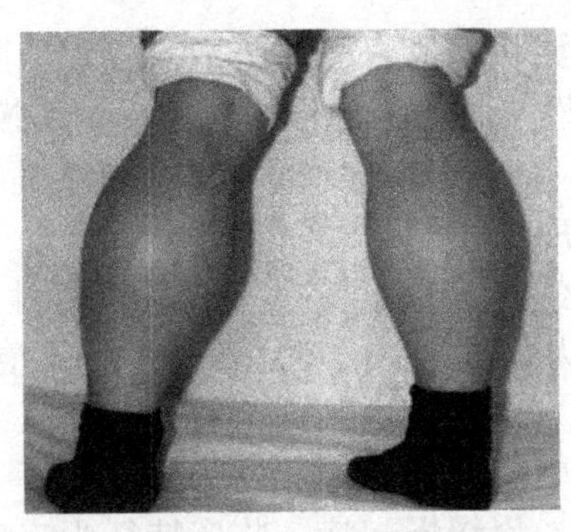

图 12-4　DMD 的腓肠肌假性肥大

（5）大多患者伴心肌损害，如心律不齐，右胸前导联出现高 R 波和左胸前导联出现深 Q 波；心脏扩大，心瓣膜关闭不全。约 30% 患儿有不同程度的智能障碍。平猾肌损害可有胃肠功能障碍，如呕吐、腹痛、腹泻、吸收不良、巨结肠等。面肌、眼肌、吞咽肌、胸锁乳突肌和括约肌不受累。

（6）随症状加重出现跟腱挛缩，双足下垂，平地步行困难。患儿 12 岁左右不能行走，需坐轮椅，此点有助于鉴别 DMD 和 BMD。晚期患者的下肢、躯干、上肢、髋和肩部肌肉均明显萎缩，腱反射消失，因肌肉挛缩致使膝、肘、髋关节屈曲不能伸直、脊柱侧弯。最后因呼吸肌萎缩而出现呼吸变浅，咳嗽无力，肺容量明显下降，心律失常和心功能不全，多数患者在 20 ～ 30 岁因呼吸道感染、心力衰竭而死亡。

2. Becker 型肌营养不良症（BMD）：发病率为 DMD 患者的十分之一。临床表现与 DMD 类似：呈 X 连锁隐性遗传。首先累及骨盆带肌和下肢近端肌肉，逐渐波及肩胛带肌，有腓肠肌假性肥大。血清 CK 水平明显升高，尿中肌酸增加，肌酐减少。肌电图和肌活检均为肌源性损害，肌肉 MRI 检查示变性肌肉呈“虫蚀现象”。BMD 与 DMD 的主要区别在于起病年龄稍迟（5 ～ 15 岁起病），进展速度缓慢病情较轻，12 岁以后尚能行走，心脏很少受累（一旦受累则较严重），智力正常。存活期长，接近正常生命年限。抗肌萎缩蛋白基因多为整码缺失突变，骨骼肌膜中的抗肌萎缩蛋白表达减少。

（二）面肩肱型肌营养不良症（FSHD）

1. 常染色体显性遗传。多在青少年期起病。

2. 面部和肩胛带肌肉最先受累，患者面部表情少，眼睑闭合无力，吹口哨、鼓腮困难，逐渐延至肩胛带（翼状肩胛很明显）、三角肌、肱二、三头肌和胸大肌上半部。肩狎带和上臂肌肉萎缩十分明显，常不对称。因口轮匝肌假性肥大嘴唇增厚而微翘，称为“肌病面容”。可见三角肌假性肥大。

3. 病情缓慢进展，逐渐累及躯干和骨盆带肌肉，可有腓肠肌假性肥大，视网膜病变和听力障碍（神经性耳聋）。大约 20% 需坐轮椅，生命年限接近正常。

4. 肌电图为肌源性损害，血清酶正常或轻度升高。印迹杂交 DNA 分析可测定 4 号染色体长臂末端 3.3kb/KpnI 重复片段的多少来确诊。

（三）肢带型肌营养不良症

常染色体隐性或显性遗传，散发病例也较多。与显性遗传相比，隐性遗传的患者较常见、症状较重、起病较早。10 ～ 20 岁起病，首发症状多为骨盆带肌肉萎缩、腰椎前凸、鸭步，下肢近端无力出现上楼困难，可有腓肠肌假性肥大。逐渐发生肩胛带肌肉萎缩，抬臂、梳头困难，翼状肩胛。面肌一般不受累。膝反射比踝反射消失早。血清酶明显升高，肌电图肌源性损害，心电图正常。病情缓慢发展，平均起病后 20 年左右丧失劳动能力。

（四）眼咽型肌营养不良症

常染色体显性遗传。40 岁左右起病，首发症状为对称性上睑下垂和眼球运动障碍。逐步出现轻度面肌、眼肌无力和萎缩、吞咽困难、发音不清，近端肢体无力。血清 CK 正常或轻度升高。

（五）Emery-Dreifuss 型肌营养不良症（EDMD）

X 连锁隐性遗传，5 ～ 15 岁缓慢起病。临床特征为疾病早期出现肘部屈曲挛缩和跟腱缩短、颈部前屈受限、脊柱强直而弯腰转身困难。受累肌群主要为肱二、三头肌、腓骨肌和胫前肌，继之骨盆带肌和下肢近端肌肉无力和萎缩。腓肠肌无假性肥大。智力正常。心脏传导功能障碍，表现为心动过缓、晕厥、心房纤颤等，心脏扩大，心肌损害明显。血清 CK 轻度增高。病情进展缓慢，患者常因心脏病而致死。

（六）其他类型

1. 眼肌型又称 Kiloh-Nevin 型，较为罕见。常染色体显性遗传，20 ～ 30 岁缓慢起病，最初表现为双侧眼睑下垂伴头后仰和额肌收缩，其后累及眼外肌，可有复视，易误诊为重症肌无力。本型无肢体肌肉萎缩和腱反射消失。

2. 远端型较少见，常染色体显性遗传。10 ～ 50 岁起病，肌无力和萎缩始于四肢远端、腕踝关节周围和手足的小肌肉，如大、小鱼际肌萎缩。伸肌受累明显，亦可向近端发展。无感觉障碍和自主神经损害。常见的亚型有 Welander 型（常染色体显性遗传，基因定位于 2p13），其次为芬兰型、Nonaka 型（常染色体隐性遗传）、Miyoshi 型（常染色体隐性遗传）等。

3. 先天性肌营养不良症在出生时或婴儿期起病，表现为全身严重肌无力、肌张力低和骨关节挛缩。面肌可轻度受累，咽喉肌力弱，哭声小，吸吮力弱。可有眼外肌麻痹，腱反射减弱或消失。常见的亚型有 Fukuyama 型、merosin 型、肌肉 - 眼 - 脑异常型（muscleeye-brain disorder）等。

四、辅助检查

（一）血清酶学检测

常规的血清酶检测主要包括肌酸激酶（creatine kinase, CK）、乳酸脱氢酶（lactate dehydrogenase, LDH）和肌酸激酶同工酶（creatine kinase-MB, CK-MB）。异常显着升高（正常值的 20 ～ 100 倍）者见于 DMD、BMD、远端型肌营养不良症的 Miyoshi 亚型和 LGMD2C、2D、2E、2F 型。其他类型的肌酶轻到中度升高。在 DMD 和 LGMD2 晚期，因患者肌肉严重萎缩则血清 CK 值可明显下降。其他血清酶如谷氨酸草酰乙酸转气酶（glutamic oxaloacetic transaminase, GOT）、谷气酸丙酮酸转氨酶（glutamate-pyruvate transaminase, GPT）等在进展期均可轻度升高。

（二）肌电图

具有典型的肌源性受损的表现。用针电极检查股四头肌或三角肌，静息时可见纤颤波和正锐波；轻收缩时可见运动单位时限缩短，波幅减低，多相波增多；大力收缩时可见强直样放电及病理干扰相。神经传导速度正常。

（三）基因检查

采用 PCR、印迹杂交、DNA 测序等方法，可以发现基因突变进行基因诊断。如用多重 PCR 法可检测 DMD 基因外显子的缺失；印迹杂交法可进行 FSHD 基因诊断；DNA 测序可明确 LGMD 基因的突变碱基。

（四）肌肉活检

大多数类型的进行性肌营养不良症患者的肌肉活检均表现为肌肉的坏死和再生、间质脂肪和结缔组织增生这一共性，常规染色方法不能区分各种类型，但采用免疫组织化学法使用特异性抗体可以检测肌细胞中特定蛋白是否存在，以此来鉴别各种类型的肌营养不良症。如用抗肌萎缩蛋白抗体检测 DMD 和 BMD、用 γ- 肌聚糖蛋白（γ-sarcoglycan）抗体检测 LGMD2C、用 α 肌聚糖蛋白抗体检测 LGMD2D、用 β 肌聚糖蛋白抗体检测 LGMD2E、用 γ 肌聚糖蛋白抗体检测 LGMD2F、用 Emerin 蛋白抗体检测 EDMD 等。

（五）其他检查

X 线、心电图、超声心动图可早期发现进行性肌营养不良症患者的心脏受累的程度。CT 可发现骨骼肌受损的范围，MRI 可见变性肌肉呈不同程度的“蚕食现象”。DMD 和 BMD 患者应做智力检测。

五、诊断

根据临床表现、遗传方式、起病年龄、家族史，加上血清酶测定及肌电图、肌肉病理检查和基因分析，诊断不难。如基因检测阴性或检测所有基因突变点有困难，用特异性抗体对肌肉组织进行免疫组化检测，可以明确诊断。

六、鉴别诊断

（一）少年型近端脊肌萎缩症

因青少年起病，有对称分布的四肢近端肌萎缩需与肢带型肌营养不良症鉴别。但本病多伴有肌束震颤；肌电图为神经源性损害，有巨大电位；病理为神经源性肌萎缩，可资鉴别。

（二）慢性多发性肌炎

因对称性肢体近端无力需与肢带型肌营养不良症鉴别。但本病无遗传史，病情进展较快，常有肌痛，血清肌酶增高，肌肉病理符合肌炎改变，用皮质类固醇治疗有效，不难鉴别。

（三）肌萎缩侧索硬化

因手部小肌肉无力和萎缩需与远端型肌营养不良症鉴别。但本病除肌萎缩外，尚有肌肉跳动、肌张力高、腱反射亢进和病理反射阳性，易于鉴别。

（四）重症肌无力

主要与眼咽型和眼肌型区别。重症肌无力有易疲劳性和波动性的特点，新斯的明试验阳性，肌电图的低频重复电刺激检查也可作鉴别。

七、治疗

进行性肌营养不良症迄今无特异性治疗，只能对症治疗及支持治疗，如增加营养，适当锻炼。物理疗法和矫形治疗可预防及改善脊柱畸形和关节挛缩，对维持活动功能很重要。应鼓励患者尽可能从事日常活动，避免长期卧床。药物可选用 ATP、肌苷、维生素 E、肌生注射液等。基因治疗及干细胞移植治疗有望成为有效的治疗方法。

由于目前尚无有效的治疗方法，因此检出携带者、进行产前诊断、人工流产患病胎儿就显得尤其重要。首先，应确定先症者（患儿）的基因型，然后确定其母亲是否是携带者。当携带者怀孕以后确定是男胎还是女胎，对男胎进行产前基因诊断，若是病胎则终止妊娠，防止患儿出生。

八、预后

DMD 患者 20 多岁死于呼吸衰竭或心力衰竭；LGMD2C、2D、2E、2F 和先天性肌营养不良症患者也预后不良。FSHD、BMD、眼型、眼咽型和远端型肌营养不良症患者的预后较好，部分患者寿命可接近正常生命年限。

……（钟 宝）

第五节 肌强直性肌病

肌强直是指骨骼肌在随意收缩或受物理刺激收缩后不易立即放松；电刺激、机械刺激时肌肉兴奋性增高；重复收缩或重复电刺激后骨骼肌松弛，症状消失；寒冷环境中强直加重；肌电图检查呈现连续的高频放电现象。

肌强直的原因不清，可能与肌膜对某些离子的通透性异常有关。例如，在强直性肌营养不良症中，肌膜对钠离子的通透性增加；而在先天性肌强直中，则对氯离子通透性降低。不管何种肌强直，均可对症治疗，常用药物有普鲁卡因胺、苯妥英钠、卡马西平、地西泮等。

一、强直性肌营养不良症

强直性肌营养不良症（myotonic dystrophy，DM）是一组以肌无力、肌强直和肌萎缩为特点的多系统受累的常染色体显性遗传病。除骨骼肌受累外，还常伴有白内障、心律失常、糖尿病、秃发、多汗、性功能障碍和智力减退等表现。不同的患者病情严重程度相差很大，如在同一家系中可见从无症状的成人杂合子到病情严重的婴幼儿。发病率为 13.5/10 万。

（一）病因及发病机制

强直性肌营养不良症基因（DM1 基因）位于 19 号染色体长臂（19q13.3），基因组跨度为 14kb，含 15 个外显子，编码 582 个氨基酸残基组成萎缩性肌强直蛋白激酶（dystrophia myotonica protein kinase，DMPK）。该基因的 3’- 端非翻译区存在一个三核苷酸串联重复顺序即 P（CTG）n 结构，正常人的 p（CTG）n 结构中 n 拷贝数在 5 ～ 40 之间，而强直性肌营养不良患者的 n 为 50 ～ 2000，称为（CTG）n 动态突变。p（CTG）n 的异常扩展影响基因表达，对细胞有毒性损害而致病。该病的外显率为 100%。

（二）病理

肌活检病理可见肌纤维大小不一，I 型肌纤维选择性萎缩；II 型肌纤维可见肥大，环状纤维，肌细胞核内移增加，纵切面上呈链状排列，肌纤维周边可见肌原纤维退缩到肌纤维一侧形成的肌架块。肌细胞坏死和再生不明显。心脏传导系统纤维化，心肌细胞萎缩，脂肪浸润。丘脑和黑质的胞浆．内可见包涵体。

（三）临床表现

1. 发病年龄及起病形式 多在30岁以后隐匿起病，男性多于女性，进展缓慢，肌强直在肌萎缩之前数年或同时发生。病情严重程度差异较大，部分患者可无自觉症状，仅在查体时才被发现有异常。

2. 肌强直 肌肉用力收缩后不能正常地松开，遇冷加重。主要影响手部动作、行走和进食，如用力握拳后不能立即将手伸直，需重复数次才能放松，或用力闭眼后不能睁开，或开始咀嚼时不能张口。用叩诊锤叩击四肢肌肉可见肌球，具有重要的诊断价值。

3. 肌无力和肌萎缩 常先累及手部和前臂肌肉，继而累及头面部肌肉，尤其颞肌和咬肌萎缩最明显，患者面容瘦长，颧骨隆起，呈“斧状脸”，颈消瘦而稍前屈，而成“鹅颈”。呼吸肌也常受累，引起肺通气量下降。部分患者有上睑下垂、眼球活动受限、构音障碍、吞咽困难、足下垂及跨越步态。

4. 骨骼肌外的表现 成年患者较明显，病变程度与年龄密切相关。

（1）白内障：成年患者很常见。裂隙灯下检查白内障是发现轻症家族性患者的敏感方法。患者也可有视网膜色素变性。

（2）内分泌症状：①男性睾丸小，生育能力低；女性月经不规律，卵巢功能低下，过早停经甚至不孕。②糖耐量异常占35%，伴糖尿病的患者较多。③部分患者宽额头及秃顶。

（3）心脏：心律不齐、心悸，甚至晕厥。常有一度、二度房室传导阻滞。

（4）胃肠道：平滑肌受累可出现胃排空慢、胃肠蠕动差、假性肠梗阻、便秘。有时因肛门括约肌无力可大便失禁。

（5）其他：部分患者消瘦，智力低下，听力障碍，多汗，肺活量减少，颅骨内板增生，脑室扩大等。

（四）辅助检查

1. 肌电图 典型的肌强直放电对诊断具有重要意义。受累肌肉出现连续高频强直波逐渐衰减，肌电图扬声器发出一种类似轰炸机俯冲样声音。

2. 肌肉活组织检查 II型肌纤维肥大，I型肌纤维萎缩，伴大量核内移，可见肌浆块和环状肌纤维，以及肌纤维的坏死和再生。

3. 基因检测 患者染色体19q13.3的肌强直蛋白激酶基因的3’-端非翻译区的CTG重复顺序异常扩增超过100次重复（正常人为5～40），即可确诊。

4. 其它 血清CK和LDH等酶正常或轻度升高；血清免疫球蛋白IgA、IgG、IgM减少；心电图有房室传导阻滞；头颅CT及MRI示蝶鞍变小和脑室扩大。

（五）诊断

根据常染色体显性遗传史，中年缓慢起病，临床表现为全身骨骼肌强直、无力及萎缩，同时具有白内障、秃顶、内分泌和代谢改变等多系统受累表现。肌电图呈典型的肌强直放电，DMPK基因的3’-端非翻译区的CTG重复顺序异常扩增超过100次，肌肉活检为肌源性损害，血清CK水平正常或轻度升高，诊断一般不困难。

（六）鉴别诊断

临床上主要与其他类型的肌强直鉴别。①先天性肌强直：与强直性肌营养不良症的主要区别点是肌强直及肌肥大，貌似运动员但肌力减弱，无肌萎缩和内分泌改变。②先天性副肌强直：突出的特点是出生后就持续存在面部、手、上肢远端肌肉遇冷后肌强直或活动后出现肌强直和无力，如冷水洗脸后眼睛睁开缓慢，在温暖环境下症状迅速消失，叩击性肌强直明显。常染色体显性遗传，致病基因定位在17q23。患者寿命正常。③高血钾型周期性瘫痪：10岁前起病的弛缓性瘫痪伴肌强直，发作时血钾水平升高、心电图T波增高，染色体17q13的α-亚单位基因的点突变检测可明确诊断。④神经性肌强直：又称Isaacs'syndrome，儿童及青少年期隐匿起病，缓慢进展，临床特征为持续性肌肉抽动和出汗，腕部和踝部持续或间断性痉挛。

（七）治疗

目前缺乏根本的治疗。针对肌强直可口服苯妥英钠0.1g，3次/日；卡马西平0.1～0.2g，3次/日；普鲁卡因胺1g，4次/日；奎宁0.3g，3次/日。但有心脏传导阻滞者忌用奎宁和普鲁卡因胺，可改用钙离子通道阻滞剂。物理治疗对保持肌肉功能有一定的作用。注意心脏病的监测和处理。白内障可手术治疗。内分泌异常给予相应处理。

（八）预后

个体间差别很大。起病越早预后越差，有症状者多在45～50岁死于心脏病。症状轻者可接近正常生命年限。

二、先天性肌强直症

先天性肌强直症首先由Charles Bell（1832）报道，1876年丹麦医生Thomsen详细描述了其本人及家族四代的患病情况，故又称Thomsen病。常染色体显性遗传，主要临床特征为骨骼肌用力收缩后放松困难，患病率为0.3～0.6/10万。

（一）病因及发病机制

Thomsen病是由位于染色体7q35的氯离子通道（chloride channe1，CLCN1）基因突变所致。该基因编码的骨豁肌电压门控性氯离子通道蛋白（chloride channel protein），是一跨膜蛋白，对骨骼肌细胞膜内外的氯离子的转运起重要作用。当CLCN1基因点突变引起氯离子通道蛋白主要疏水区的氨基酸替换（第480位的脯氨酸变成亮氨酸，P480L），使氯离子的通透性降低从而诱发肌强直。

（二）病理

主要病变在骨骼肌，肉眼可见肌肉肥大、苍白。光镜下肌纤维肥大，肌浆增多，肌膜内核增多且核中心移位，肌纤维横纹不清，主要累及II型肌纤维，也可见少数肌纤维萎缩，可有肌小管聚集。

（三）临床表现

1. 起病年龄　多数患者自婴儿期或儿童期起病，也有在青春期起病者。肌强直及肌肥大逐渐进行性加重，在成人期趋于稳定。

2. 肌强直　全身骨骼肌普遍性肌强直。患者肢体僵硬、动作笨拙，静息后初次运动较重，如久坐后不能立即站立，静立后不能起步，握手后不能放松，但重复运动后症状减轻。面部、下颌、舌、咽和上肢肌强直较下肢明显，在寒冷的环境中上述症状加重。叩击肌肉可见肌球。呼吸肌及尿道括约肌受累可出现呼吸及排尿困难，眼外肌强直可出现斜视或复视。家族中不同患者肌强直的程度差异很大。

3. 肌肥大　全身骨骼肌普遍性肌肥大，酷似运动员。肌力基本正常，无肌肉萎缩，感觉正常，腱反射存在。

4. 其他　部分患者可出现精神症状，如易激动、情绪低落、孤僻、抑郁及强迫观念等。心脏不受累，患者一般能保持工作能力，寿命不受限。

（四）辅助检查

肌电图检查出现肌强直电位，插入电位延长，扬声器发出轰炸机俯冲般或蛙鸣般声响。肌肉活组织检查示肌纤维肥大、核中心移位、横纹欠清。血清肌酶正常，心电图正常。

（五）诊断

根据阳性家族史，临床表现为婴儿期或儿童期起病的全身骨骼肌普遍性肌强直、肌肥大，结合肌电图、肌活检以及血清肌酶检查可以作出诊断。

（六）鉴别诊断

1. 强直性肌营养不良症　30岁以后起病，肌力减弱、肌萎缩明显，无普遍性肌肥大，有白内障、前额秃发、睾丸萎缩、月经失调等，易与之鉴别。

2. 其他　还应与先天性副肌强直、神经性肌强直、高钾型周期性瘫痪等强直性肌病鉴别。

（七）治疗

目前尚无特效的治疗，药物可用苯妥英钠、卡马西平、普鲁卡因胺、乙酰唑胺（diamox）等减轻肌强直，但不能改善病程和预后。保暖也可使肌强直减轻。

（八）预后

预后良好，寿命不受影响。

（钟　宝）

第六节　线粒体肌病及线粒体脑肌病

线粒体肌病和线粒体脑肌病是一组由线粒体DNA（mitochondrial DNA，mtDNA）或核DNA（nucleus DNA，nDNA）缺陷导致线粒体结构和功能障碍、ATP合成不足所致的多系统疾病，其共同特征为轻度活动后即感到极度疲乏无力，休息后好转；肌肉活检可见破碎红纤维（ragged red fiber，RRF）。如病变以侵犯骨骼肌为主，则称为线粒体肌病；如病变同时累及到中枢神经系统，则称为线粒体脑肌病。

线粒体遗传病是近四十多年来发现的一个新的疾病体系。Luft（1962）首次报道一例线粒体肌病，生化研究证实病因为氧化磷酸化脱偶联。Anderson（1981）测定了人类mtDNA全长顺序，并提出此病为母系遗传。Holt（1988）首次在线粒体肌病患者中发现mtDNA缺失，证实mtDNA突变是人类疾病的重要病因。到目前为止，已确定mtDNA上的150多种病理性点突变和数百种重排（rearrangement）方式，建立了有别于孟德尔遗传（Mendelian inheritance）的线粒体遗传（mitochondrial genetic）新概念。

一、病因及发病机制

线粒体（mitochondria）是为细胞提供能量的细胞器，也是除nDNA外的遗传物质，能够半自主复制。人类 mtDNA 是一环状双链分子，长 16569bp，由轻重两链互补构成，含 37 个基因，其中 13 个编码呼吸链和与能量代谢有关的蛋白，2 个为 rRNA，22 个为 tRNA。线粒体肌病和线粒体脑肌病的病因主要是 mtDNA（少数是 nDNA）发生突变，如基因点突变（point mutation）、缺失（deletion）、重复（duplication）和丢失（depletion），即 mtDNA 拷贝数减少等，使编码线粒体在氧化代谢过程中所必需的酶或载体发生障碍，糖原和脂肪酸等原料不能进入线粒体或不能被充分利用，故不能产生足够的 ATP。终因能量不足，不能维持细胞的正常生理功能，产生氧化应激，诱导细胞凋亡而导致线粒体病（mitochondriopathy）。

80% 的线粒体脑肌病伴高乳酸血症和卒中样发作（mitochondrial encephalomyopathy with lactic acidosis and stroke-like episodes，MELAS），是由 mtDNA 第 3243 位点发生 A 到 G 的点突变（A3243G）所致。该突变由于改变了 tRNA 亮氨酸基因的结构，并进一步影响了线粒体蛋白质的合成和能量产生而致病。A3243G 突变使 mtDNA 产生了一个新的 ApaI 限制酶酶切位点，在不同种族的患者中均能检测到，正常人无此突变。用此特性可做 MELAS 的基因诊断。肌阵挛性癫痫伴破碎红纤维（myoclonus epilepsy ragged-red fibers，MERRF）主要是由于 mtDNA 第 8344 位点 A 到 G 的点突变（A8344G），使 tRNA 赖氨酸基因结构发生改变，蛋白合成受阻而致病。30% ～ 50% 的慢性进行性眼外肌瘫痪（chromic progressive external ophthalmoplegia，CEPC））和 Kearns-Sayre 综合征均有 mtDNA 的缺失，最常见缺失位于 mtDNA 的 8468 和 13446 位之间，共 4979 个碱基对。

线粒体病的遗传方式主要是母系遗传（maternal genetic pattern）。这是因为受精卵中的线粒体主要来自卵子。若母亲是一线粒体病患者，其体内的部分 mtDNA 是正常的，部分是突变的，发生在生殖细胞系的突变可以传递给所有子代，但只有女儿可以继续将这种缺陷传递到下一代，发生在体细胞中的突变则只会引起散发病例。人体的每一个细胞均含有多个线粒体，每个线粒体含有许多 mtDNA，因此每个细胞含有成百上千个 mtDNA。子代是否发病，这取决于子代个体正常 mtDNA 和突变 mtDNA 的比例，仅当突变 mtDNA 达到某一阈值引起某些组织或器官功能异常时，患者才会出现症状，阈值的高低取决于受累组织器官对能量的依赖程度，这与孟德尔遗传方式是不同的。另外，相同 mtDNA 突变在不同患者临床表现可能不同，这与突变 mtDNA 的数目有关，突变 mtDNA 数目越多临床症状越重，而相同临床表现可能源于不同突变，这些均是线粒体病临床表现复杂多样的原因。如当 MELAS 患者肌细胞内的 A3243G 突变 mtDNA 超过 90% 时，临床上出现中样发作、痴呆、癫痫和共济失调等；若 A3243G 突变 mtDNA 小于 50%，则只出现慢性进行性眼外肌瘫痪、肌肉损害和耳聋。

非遗传性（环境因素）线粒体突变是由于躯体特异组织的各种紊乱不断积累并超过了一定的阈值，导致 mtDNA 突变，ATP 能量供给障碍使机体出现症状。

二、病理

（一）肌肉

肌活检冰冻切片，经 Gomori trichrome（GT）染色可见 RRF（图 12-5），主要由大量变性线粒体聚集造成。主要见于 I 型肌纤维，油红 O 染色和糖原染色还可见脂肪和糖原堆积，肌组织内血管壁 SDH 染色阳性有助于诊断 MELAS。电镜下可见肌膜下或肌原纤维间有大量异常线粒体，线粒体嵴排列紊乱，有时可见类结晶样包涵体。

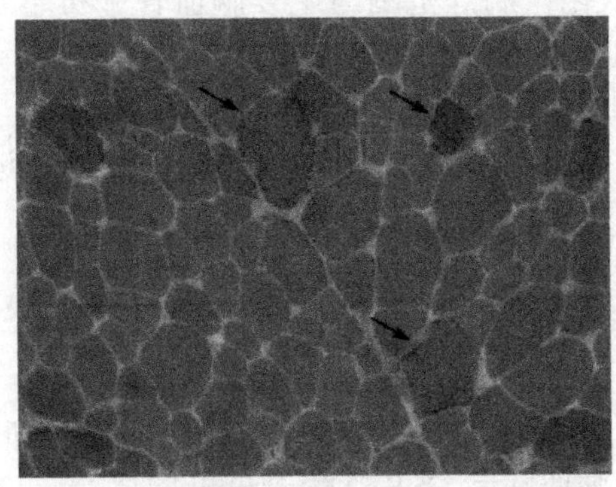

图 12-5　线粒体肌病肌组织病理（GTX400）
肌纤维大小不等，可见 RRF

（二）脑

脑的病变复杂多样，广泛受累。主要为海绵样改变、神经元变性丢失、灶性坏死或广泛层性坏死、星形细胞增生、脱髓鞘或矿物质沉积。MELAS 患者还可见颞顶枕叶皮质多灶性软化灶，脑皮层萎缩和基底节钙化，颅内多灶性坏死伴小血管增生和星形细胞增多，灶状或层状海绵样改变。MERRF 患者可有齿状核（dentate nuclei）、红核（red nuclei）和苍白球（globus pallidus）等核团变性。

三、临床表现

本病可发生于任何年龄阶段，多呈慢性进展，可累及多个系统，临床表现复杂多样。骨骼肌和脑由于线粒体含量丰富，能量需求高，故最容易受累而出现症状。临床按受累组织不同主要分为：

（一）线粒体肌病

多在 20 岁左右起病，也有儿童及中年起病者，男女均可受累。临床上以肌无力和不能耐受疲劳为主要特征，往往轻度活动后即感疲乏，休息后好转，常伴有肌肉酸痛及压痛，无“晨轻暮重”现象，肌萎缩少见。易误诊为多发性肌炎、重症肌无力和进行性肌营养不良症等。

（二）线粒体脑肌病

主要包括：

1. 慢性进行性眼外肌瘫痪（chronic progressive external ophthalmoplegia，CPEO）：任何年龄均可发病，儿童期起病者多。首发症状为眼睑下垂和眼肌麻痹，缓慢进展为全眼外肌瘫痪，眼球运动障碍，因两眼外肌对称受累，复视并不常见，部分患者可有咽部肌肉和四肢无力。对新斯的明试验不敏感。

2. Kearns-Sayre 综合征（KSS）：多在 20 岁前起病，表现为三联征：CPEO、视网膜色素变性、心脏传导阻滞。其他神经系统异常包括小脑性共济失调、脑脊液蛋白增高、神经性耳聋和智能减退等。病情进展较快，多在 20 岁前死于心脏病。

3. 线粒体脑肌病伴高乳酸血症和卒中样发作（MELAS）综合征：40 岁前起病，儿童期起病更多见，临床表现为卒中样发作伴偏瘫、偏盲或皮质盲、偏头痛、恶心呕吐、反复癫痫发作、智力低下、身体矮小、神经性耳聋等。病情逐渐加重，头颅CT和MRI显示主要为枕叶脑软化，病灶范围与主要脑血管分布不一致，也常见脑萎缩、脑室扩大和基底节钙化。血和脑脊液乳酸增高。

4. 肌阵挛性癫痫伴肌肉破碎红纤维（MERRF）综合征：主要特征为肌阵挛性癫痫发作、小脑性共济失调，常合并智力低下、听力障碍和四肢近端无力，多在儿童期发病，有明显的家族史，有的家系伴发多发性对称性脂肪瘤。

三、辅助检查

（一）血生化检查

1. 乳酸、丙酮酸最小运动量试验约80%的患者阳性，即运动后10分钟血乳酸和丙酮酸仍不能恢复正常。脑肌病者CSF乳酸含量也增高。

2. 线粒体呼吸链复合酶活性降低。

3. 约30%的患者的血清CK和LDH水平升高。

（二）肌肉活检

见前面病理所述。

（三）影像学检查

头颅CT或MRI示白质脑病、基底节钙化、脑软化、脑萎缩和脑室扩大。

（四）肌电图

60%的患者为肌源性损害，少数呈神经源性损害或两者兼之。

（五）线粒体DNA分析

对诊断有决定性意义。

1. CPEO和KSS综合征均为mtDNA片段的缺失，其可能发生在卵子或胚胎形成的时期。

2. 80%的MELAS综合征患者是由于mtDNA tRNA亮氨酸基因位点3243的点突变所致。

3. MERRF综合征主要是mtDNA tRNA赖氨酸基因位点8344的点突变所致。

四、诊断

根据家族史、典型临床表现，结合血乳酸、丙酮酸最小运动量试验阳性、肌肉组织病理检查发现大量异常线粒体、线粒体生化检测异常和基因检测发现mtDNA致病性突变可以作出诊断。

五、鉴别诊断

线粒体肌病主要与重症肌无力、多发性肌炎、肢带型肌营养不良症鉴别。线粒体脑肌病除了与上述疾病鉴别外，还应与多发性硬化、急性播散性脑脊髓炎、脑血管病、心肌病、肌阵挛癫痫、血管性痴呆等鉴别。但上述疾病的血中乳酸和丙酮酸水平不高，肌肉活检和线粒体生化功能测定可资鉴别。

六、治疗

目前无特效治疗，主要是对症治疗。主要的措施有：

（一）饮食疗法

饮食治疗可减少内源性毒性代谢产物的产生。高蛋白、高碳水化合物、低脂饮食能代偿受损的糖异生和减少脂肪的分解。

（二）药物治疗

可给予静脉滴注 ATP 80 ～ 120mg 及辅酶 A 100 ～ 200U，每日一次，持续 10 ～ 20 天，以后改为口服 ATP。辅酶 Q10 和大量 B 族维生素可使血乳酸和丙酮酸水平降低。左卡尼汀可以促进脂类代谢、改善能量代谢，成人 1 ～ 3g/d，分 2 ～ 3 次口服，儿童 50 ～ 100mg/（kg · d），每日最大剂量不超过 3g。若血清肌酶谱明显升高可选择皮质激素治疗。对癫痫发作、颅压增高、心脏病、糖尿病等进行对症治疗。另外，中药如黄芪、党参、枸杞子等补气活血治疗及综合调理也可改善症状。

（三）其他

物理治疗可减轻痛苦。KSS 患者重度心脏传导阻滞者可用心脏起搏器。最根本的治疗有待于正在研究的基因治疗。

七、预后

预后与发病年龄和临床表现密切相关，发病年龄越早，临床症状越多，预后越差。

（边世春）

第十三章　周围神经疾病

第一节　概　述

周围神经系统（peripheral nervous system）包括脊神经根组成的脊神经和脑干腹外侧发出的脑神经，但不包括嗅神经和视神经，后者是中枢神经系统的特殊延伸。

一、解剖及生理

（一）解剖

周围神经包括：①感觉传入神经根：由脊神经后根、后根神经节和脑神经的神经节构成，中枢支进入脊髓在后角和后索上行换第二级神经元，进入脑干在三叉神经脊束核等神经核交换神经元；后根神经节周围支以游离的或结缔组织包绕的神经末梢终止于皮肤、关节、肌腱或内脏；②运动传出神经根：由脊髓前角和侧角发出脊神经前根及由脑干运动核发出脑神经构成，终止于肌纤维或交感和副交感神经节。

周围神经有神经束膜和神经外膜保护，该膜的滋养动脉分支发出丰富交通支，神经内膜中为毛细血管丛供给营养。内皮紧密连接使血管中大分子不能渗出毛细血管，构成血－神经屏障，但神经根和神经节处无此屏障，可能是某些免疫性或中毒性疾病易侵犯这些部位的原因。

（二）生理

脑神经和脊神经通过蛛网膜下腔时均缺乏结构完整的神经外膜，浸浴在脑脊液（CSF）中，易受到 CSF 中物质的影响。有髓纤维轴索外包绕的髓鞘由 Schwam 细胞及其细胞膜构成，每个细胞的髓鞘形成节段性结构称为 Ranvier 结，不同类型神经的 Ranvier 结长度不等（250 ～ 1000μm），起保护轴索及绝缘作用，神经冲动在 Ranvier 结呈跳跃性传布。无髓神经纤维发自后根神经节细胞和自主神经的神经节。

二、病因及发病机制

（一）病因

包括：

1. 特发性：如急性和慢性炎症性脱髓鞘性多发性神经病，可能为自身免疫性。

2. 营养性及代谢性：慢性酒精中毒、慢性胃肠道疾病、妊娠或手术后等引起营养缺乏；代谢障碍性疾病如糖尿病、尿毒症、血卟啉病、肝病、粘液性水肿、肢端肥大症、淀粉样变性继发营养障碍和 B 族维生素缺乏，以及恶病质等。

3. 药物及中毒：①药物如氯霉素、顺铀、乙胺丁醇、甲硝唑等可诱发感觉性神经病，胺碘酮、氯喹、戒酒硫、吲哚美辛、呋喃类、异烟肼、苯妥英、青霉胺、长春新碱可诱发运动性神经病；②酒精中毒；③有机磷农药和有机氯杀虫剂；④化学品：如二硫化碳、三氯乙烯、丙烯酰胺等；⑤重金属（砷、铅、铊、汞、金和白金）；⑥白喉毒素等。

4. 传染性及肉芽肿性：如艾滋病、麻风病、莱姆病、白喉和败血症等。

5. 血管炎性：如结节性多动脉炎、系统性红斑狼疮、类风湿性关节炎、硬皮病等。

6. 肿瘤性及副蛋白血症性：如淋巴瘤、肺癌和多发性骨髓瘤等引起癌性远端轴索病、癌性感觉神经元病等，以及副肿瘤性综合征、副蛋白血症（如 Poems 综合征）和淀粉样变性等。

7. 遗传性：包括：①特发性：如遗传动感觉性神经病、遗伶注感觉神经病、Friedreich 共济失调、家族性淀粉样变性等；②代谢性：如卟啉病、异染性脑白质营养不良、Kmbbe 病、无 β- 脂蛋白血症和遗传性共济失调性多发性神经病（Refsum 病）等。

8. 嵌压性：如腕管综合征。

（二）发病机制

包括：①前角细胞和运动神经根破坏导致运动轴索 Wallerian 变性，后根破坏可导致脊髓后索而不是周围神经 Wallerian 变性；②结缔组织病变压迫周围神经或神经滋养血管使周围神经受损；③自身免疫性周围神经病引起小静脉周围炎性细胞浸润及神经损伤；④中毒性，包括生物性毒物如白喉毒素，内源性毒物如尿毒症毒性代谢物；营养缺乏性病变可选择性损害神经轴索或髓鞘；⑤遗传代谢性疾病因酶系统障碍，使髓鞘或轴索必需成分缺乏，变性疾病使轴索代谢障碍而影响周围神经。

轴索内有纵向成束排列的神经丝和微管，其间通过横桥连接，主要功能是从神经元胞体向轴索远端转输多种物质（正向运输），具有营养及代谢功能；也可向神经元传递信号和增强代谢活动（逆向运输），产生神经生长因子和轴索再生所需物质。轴索对毒物最敏感，病变时正向运输受累，导致远端细胞膜成分和神经递质代谢障碍，逆向运输受累引起轴索再生障碍。因此，轴索运输系统在周围神经疾病发病机制中有重要意义。

三、病理

周围神经病理改变可分为以下四种（图 13-1）：

（一）华勒变性

外伤导致轴索断裂后，由于无轴浆运输为胞体提供轴索合成的必要成分，断端远侧轴索和髓鞘变性和解体，由 Schwann 细胞和巨噬细胞吞噬，并向近端发展；断端近侧轴索和髓鞘仅 1 ～ 2 个 Ranvier 结发生同样变化。接近胞体的轴索断伤可使胞体坏死。

（二）轴索变性

是中毒代谢性和营养障碍性神经病最常见的病理改变，胞体蛋白质合成障碍或轴浆运输阻滞使远端轴索得不到营养，自轴索远端向近端出现变性和脱髓鞘，称为逆死性（dying back）神经病。如纠正病因后轴索可以再生。

（三）神经元变性

是神经元胞体变性坏死继发轴索变性和髓鞘破坏，病变与轴索变性类似，但神经元坏死使轴索全长在短时间内变性、解体，称为神经元病。后根神经节感觉神经元病变如癌性感觉神经元病、有机汞中毒等，运动神经元病变如急性脊髓灰质炎和运动神经元病等。

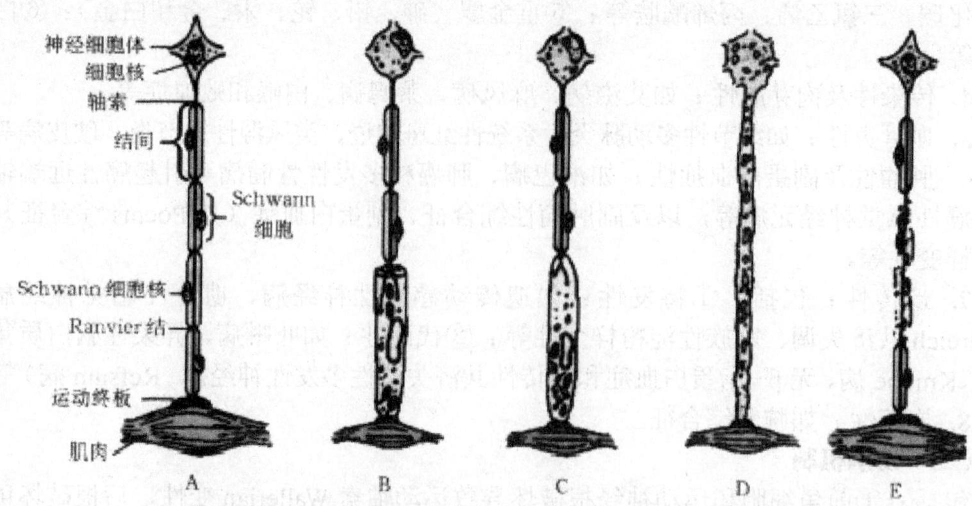

图 13-1　周围神经病的基本病理过程示意图

A. 正常；B. 华勒变性（损伤远端轴索及髓鞘变性）；C. 轴索变性（轴索变性及脱髓鞘自远端向近端发展）；D. 神经元变性（轴索及髓鞘均变性）；E. 节段性脱髓鞘（轴索可无损害）

（四）节段性脱髓鞘

某些炎症性（Guillain-Barre 综合征）、中毒性（白喉）、遗传性及代谢障碍等可发生髓鞘破坏而轴索保持相对完整。病理可见神经近端与远端长短不等、不规则节段性脱髓鞘，Schwann 细胞增殖和吞噬髓鞘碎片。

四、临床分类

周围神经疾病及综合征可根据病程、病因及症状分布等分类，包括：

Ⅰ急性运动麻痹综合征伴各种感觉及自主神经功能障碍。

Ⅱ亚急性感觉运动性麻痹综合征。

Ⅲ慢性感觉运动性多发性神经病综合征。

Ⅳ神经病伴线粒体病。

Ⅴ再发性或复发性多发性神经病综合征。

Ⅵ单神经病或神经丛病综合征。

五、症状学

（一）感觉神经损害

包括：

1. 感觉缺失：多发性神经病多表现肢体远端对称性受累，下肢较明显，痛温觉、触觉、振动觉和关节位置觉均受累，逐渐向近端发展。虽然分离性感觉缺失（痛温觉受损、轻触觉保留）通常提示脊髓损害，但淀粉样变性神经病、麻风性神经炎或遗传性感觉神经病由于选择性小神经纤维受累可导致痛温觉严重受损，表现分离性感觉缺失。

2. 感觉异常：多发性神经病可见针刺、麻木、触电和束带感等；糖尿病、酒精中毒性神经病及感觉性神经病可见痛觉过度，足部表现多见；带状疱疹、糖尿病性和血管炎性神经病可出现节段性痛觉过度；尺、正中、胫后及腓神经损伤可见灼性神经痛。

3. 疼痛：单神经病可出现神经痛，如刀割样、挤压样或闪电样疼痛。

（二）运动神经损害

包括：

1. 运动神经刺激症状：（1）肌束震颤：是肌肉静息时由一或多个运动单位自发性放电导致肌肉颤动，呈短暂的单一收缩，见于各种下运动神经元损伤疾病及某些正常人；（2）肌痉挛：也称肌纤维颤搐，是一或多个运动单位短暂自发的痉挛性收缩，较肌束震颤缓慢，持续时间长，邻近运动单位常呈交替性间断收缩，见于放射性损伤、局限性周围神经压迫和代谢性疾病等，多为良性型；（3）痛性痉挛：常见于腓肠肌，为正常生理现象，是肌肉或肌群短暂的痛性收缩，在许多神经疾病中出现率增加，用力收缩可诱发。

2. 运动神经麻痹症状：（1）肌力减低或丧失：如多发性神经病出现肢体远端肌无力，轻微时仅下肢受累；Guillain-Barre 综合征四肢瘫痪，近端较重，常伴呼吸肌麻痹；卜琳病、铅中毒、干燥综合征、副肿瘤综合征、淀粉样变性神经病少见，主要累及双上肢；（2）肌萎缩：因肌肉失去神经营养或不可逆性失神经损害所致，程度与肌无力一致，如一年内神经再生，肌萎缩可以完全恢复。

在非上运动神经元病变引起四肢运动功能障碍的病人，若肢体近端肌无力严重提示为肌病，肢体远端肌无力严重提示为下运动神经元病变。

3. 腱反射减低或消失　急性多发性神经病早期腱反射可存在，随病情进展逐渐减低或消失；但在细纤维受累神经病如酒精中毒性多发性神经病，即使痛温觉严重丧失，腱反射仍可存在。

4. 自主神经损害　多种周围神经疾病均可引起无汗、竖毛障碍和直立性低血压等，也可出现无泪、无涎、阳痿及膀胱直肠功能障碍。细纤维受累为主的遗传性神经病、糖尿病性神经病多见。

5. 其他（1）麻风、淀粉样变性、神经纤维瘤病、Schwann 细胞瘤、遗传性运动感觉性神经病、Refsum 病、肢端肥大症或慢性炎症性脱髓鞘性多发性神经病等可触及粗大的周围神经；（2）发育期前发病的慢性周围神经疾病可出现马蹄足、爪形足和脊柱侧弯等；（3）肌肉失神经支配可引起营养障碍，如肢体远端痛觉丧失易出现灼伤或感染，手指或足趾无痛性缺失或溃疡，常见于隐性遗传性感觉神经病。

六、辅助检查

（一）神经传导速度（NCV）和肌电图（EMG）检查

对周围神经病诊断有很大的价值。由于人类感觉纤维丧失 30% ～ 40% 时可无感觉缺失，NCV 测定可早期发现亚临床病例和帮助病变定位，如鉴别臂丛与后根神经节近端损伤，前者上肢感觉神经动作电位波幅降低，后者正常；也可鉴别脱髓鞘与轴索损害，脱髓鞘病变 NCV 明显减慢，轴索病变波幅降低，NCV 正常或轻度减慢。脱髓鞘病变 EMG 不出现失神经支配，轴索损害显示肢体远端失神经；可鉴别运动神经病与肌病所致的肌萎缩。

（二）其他检查

电生理证明的周围神经病患者应检查全血细胞计数、红细胞沉降率、血清尿素氮和肌酐、空腹血糖、血清维生素 B_{12}、血清蛋白、蛋白电泳和免疫电泳、血肝功和甲状腺功能、梅毒血清学（如 FTA）、类风湿因子、抗核抗体和胸部 X 线片等。结合临床还应进行 Lyme 病、肝炎或 HIV 血清学检查，以及遗传咨询和遗传学检查。如怀疑中毒则需收集 24 小时尿，进行重金属分析、头发和指甲的砷分析。疑诊卟啉病可检查新鲜尿标本胆色素原和 δ- 氨基乙酰丙酸。

七、治疗

1. 控制基础病因　如停用毒性药物、脱离中毒环境和治疗感染等可限制神经病进展。

2. Guillain-Barre 综合征和白喉性神经病需监测呼吸功能，如肺活量降至 1 升以下需作辅助通气准备。

3. 严重运动和感觉功能缺陷病人，为防止褥疮、关节挛缩和附加的压迫性周围神经损伤，护理很重要，如严重感觉迟钝的病人可用支架防止床单与皮肤接触。

4. 某些神经病刀割样疼痛可用苯妥英 300mg/d、卡马西平可达 1200mg/d、慢心律 600 ～ 900mg/d 缓解，持续烧灼样疼痛可用阿米替林或其他三环类药物 25 ～ 100mg 睡前口服。加巴喷丁 300mg，3 次 /d，根据反应及耐受情况增量治疗各种神经病疼痛有效，拉莫三嗪或妥泰也可能缓解疼痛。

5. 自主神经功能障碍常见于糖尿病、酒精性多发性神经病，穿齐腰高弹力内衣裤、补盐饮食、口服氟氢可的松。0.1 ～ 1mg/d 可减轻体位性低血压，但必须仔细监护，以防卧位高血压。

（衣永尚）

第二节　脑神经疾病

一、三叉神经痛

三叉神经痛是三叉神经分布区短暂的反复发作性剧痛。特发性病因不明，可能因三叉神经脱髓鞘产生异位冲动或伪突触传递所致。

（一）病理

三叉神经感觉根切断术活检发现神经节细胞消失，神经纤维脱髓鞘或髓鞘增厚，轴索变细或消失。部分患者可发现颅后窝异常小血管团压迫三叉神经根或延髓外侧。

（二）临床表现

1. 多见于中老年人，40 岁以上起病占 70% ～ 80%，女性较多，约为男性的 2 ～ 3 倍。疼痛局限于三叉神经一或两个分支分布区，第 2、3 支最常见，多为单侧性，极少三支同时受累。表现历时短暂的电击样、刀割样或撕裂样剧痛，每次数秒至 1 ～ 2 分钟，突发突止，通常无预兆，间歇期完全正常。疼痛以面颊、上下颌及舌部最明显，轻触鼻翼、颊部和舌可以诱发，称为扳机点。洗脸、刷牙易诱发第 2 支疼痛发作，咀嚼、哈欠和讲话诱发第 3 支发作，以致患者不敢洗脸、进食，表现面色憔悴和情绪低落。

2. 严重病例伴面部肌肉反射性抽搐，口角牵向患侧，称为痛性抽搐。可伴面红、皮温高、结膜充血和流泪等。严重者昼夜发作，夜不成眠或睡后痛醒。

3. 病程可呈周期性，每次发作期为数日、数周或数月，缓解期数日至数年。病程愈长，发作愈频繁严重，很少自愈。神经系统检查通常无阳性体征。

（三）诊断及鉴别诊断

1. 诊断　根据疼痛的部位、性质、扳机点，以及神经系统无阳性体征，不难确诊。

2. 本病须注意与以下疾病鉴别：

（1）多发性硬化、延髓空洞症、原发性或转移性颅底肿瘤可出现继发性三叉神经痛，表现面部持续疼痛和感觉减退、角膜反射迟钝等，常合并其他脑神经麻痹。年轻患者的典型三叉神经痛，特别是双侧性应高度怀疑MS。

（2）本病易误诊为牙痛，有的患者拔牙后仍疼痛不止才确诊。牙痛通常为持续性钝痛，局限于牙龈部，可因进食冷、热食物加剧。X线检查有助于鉴别。

（3）舌咽神经痛：是局限于舌咽神经分布区的发作性剧痛，性质颇似三叉神经痛，位于扁桃体、舌根、咽及耳道深部，每次持续数秒至1分钟，吞咽、讲话、哈欠、咳嗽常可诱发。检查咽喉、舌根和扁桃体窝可有疼痛触发点，地卡因涂于患侧扁桃体和咽部可暂时阻止发作。

（4）蝶颚神经痛：是一种较少见的面部神经痛，亦呈刀割样、烧灼样或钻样疼痛，分布于鼻根后方、颧部、上领、上聘及牙龈部，常累及同侧眼眶，疼痛向额、颞、枕和耳部等处放散，无扳机点。发作时病侧鼻粘膜充血、鼻塞、流泪，每日可发作数次至数十次，每次持续数分钟至数小时。

（5）鼻窦炎：鼻窦部持续性钝痛，可有局部压痛、发热、流脓涕、血象白细胞增高等炎症表现，鼻腔检查及X线摄片可以确诊。

（6）非典型面痛：疼痛部位模糊不定、深在或弥散，不易定位，主要位于一侧下面部，也可为双侧，无触痛点。情绪是唯一使疼痛加重因素，见于抑郁症、疑病及人格障碍的病人。治疗可用三环类药口服，苯妥英钠也可有效。

（7）颞颌关节病：主要在咀嚼时出现疼痛，颞颌关节有局部压痛。

（四）治疗

1. 药物治疗　特发性三叉神经痛首选药物治疗，抗痫药物治疗有效，有人认为三叉神经痛是一种周围性癫痫样放电。

（1）抗痫药物：1）卡马西平：常为首选，起始剂量0.1g口服，3次/d；常用剂量0.6g/d，最大剂量1.0g/d；疼痛停止后逐渐减量，采用最小有效维持量，一般为0.6～0.8g/d，有效率约70%，孕妇忌用；副作用有头晕、嗜睡、口干、恶心、消化不良、行走不稳等，但多于数日后消失；偶出现皮疹、白细胞减少，需停药；曾有发生共济失调、复视、再生障碍性贫血、肝功能障碍等报道，需立即停药；2）苯妥英钠：0.1g口服，3次/d，如无效可每日增加0.05g，数日后加至0.6g/d；卡马西平或苯妥英钠单药治疗无效者两药合用可能有效；3）氯硝西泮：6～8mg/d口服，40%～50%的病例能完全控制，25%明显缓解，副作用有嗜睡和步态不稳，老年患者偶见短暂性精神错乱，停药后消失；卡马西平或苯妥英钠无效时可试用。

（2）氯苯氨丁酸：起始剂量5mg口服，3次/d，常用剂量30～40mg/d。副作用有恶心、呕吐和嗜睡等，约30%的病例不能耐受副作用。

（3）维生素B_{12}：国外文献报道大剂量维生素B_{12}可能缓解疼痛，机制不清。剂量为1000～3000μg，肌肉注射，每周2～3次，连用4～8周为一疗程。通常无副作用，偶有一过性头晕、全身瘙痒和复视等。

（4）哌咪清：文献报告脉咪清治疗顽固性三叉神经痛疗效优于卡马西平。剂量为第 1 ～ 4 天，为 4mg/d，第 5 ～ 9 天，6mg/d，第 10 ～ 14 天，8mg/d，第 14 天以后，12mg/d，均分为 2 次服。约 83.3% 的病例可出现手颤、记忆力减退、睡眠中肢体抖动等副作用，多见于用药后 4 ～ 6 周，通常不需终止治疗。

2. 封闭疗法　服药无效者用无水酒精、甘油封闭三叉神经分支或半月神经节，使之发生变性，注射区面部感觉缺失，但可获得止痛效果。

3. 经皮半月神经节射频电凝疗法　经 CT 导向将射频电极针经皮插入半月神经节，通电加热至 65℃～ 75℃，维持 1 分钟。选择性破坏节后无髓鞘传导痛温觉 Aδ 和 C 细纤维，保留有髓鞘传导触觉 Aα 和 β 粗纤维，疗效达 90% 以上。但可出现面部感觉异常、角膜炎、咀嚼无力、复视和带状疱疹等并发症。长期随访复发率为 21% ～ 28%，重复应用仍有效。

4. 手术治疗　传统方法是三叉神经感觉根部分切断术，止痛效果为目前首选。近年来推崇微血管减压术，手术暴露脑桥三叉神经感觉根及压迫该神经的异常走行或扭曲血管，减压术无需切断神经可取得止痛效果。近期疗效达 80% 以上，并发症包括听力减退或丧失，面部感觉减退，滑车、外展、面神经暂时性麻痹等。γ- 刀和 X- 刀治疗也有一定的疗效。

二、特发性面神经麻痹

特发性面神经麻痹或 Bell 麻痹是茎乳孔内面神经非特异性炎症导致的周围性面瘫。

（一）病因及病理

面神经炎的病因未完全阐明。由于骨性面神经管仅能容纳面神经通过，面神经一旦发生炎性水肿，必然导致面神经受压。风寒、病毒感染（如带状疱疹）和自主神经功能不稳等可引起局部神经营养血管痉挛，导致神经缺血水肿，也可以发生于 Guillain-Barre 综合征。

面神经炎早期病理改变为神经水肿和脱髓鞘，严重者可出现轴索变性。

（二）临床表现

1. 本病可发生于任何年龄，男性略多。通常急性起病，症状可于数小时或 1 ～ 3 日内达到高峰。病初可伴麻痹侧乳突区、耳内或下颌角疼痛。

2. 患侧表情肌瘫痪，可见额纹消失，不能皱额蹙眉，眼裂变大，不能闭合或闭合不全；闭眼时眼球向上外方转动，显露白色巩膜，称为 Bell 征；鼻唇沟变浅，口角下垂，示齿时口角偏向健侧；口轮匝肌瘫痪使鼓腮和吹口哨漏气；颊肌瘫痪可使食物滞留于病侧齿颊之间。多为单侧性，双侧多见于 Guillain-Barre 综合征。

3. 鼓索以上的面神经病变出现同侧舌前 2/3 味觉丧失；发出镫骨肌支以上受损时出现同侧舌前 2/3 味觉丧失和听觉过敏；膝状神经节病变除有周围性面瘫、舌前 2/3 味觉障碍和听觉过敏外，还可有患侧乳突部疼痛、耳廓和外耳道感觉减退、外耳道或鼓膜疱疹，称 Hunt 综合征（图 13-8）。

（三）诊断及鉴别诊断

本病通常根据急性起病的周围性面瘫即可诊断。但需注意与以下情况鉴别：

1. Guillain-Barre 综合征可出现周围性面瘫，多为双侧性，对称性肢体瘫痪和脑脊液蛋白 - 细胞分离现象是特征性表现。

2. 中耳炎、迷路炎和乳突炎等可并发耳源性面神经麻痹，腺炎、肿瘤和化脓性下颌淋巴结炎所致者有原发病史和特殊症状。颅后窝肿瘤或脑膜炎引起周围性面瘫起病缓慢，有原发病表现及其他脑神经受损。

（四）治疗

1. 急性期可口服皮质类固醇，可减轻面神经水肿、缓解神经受压和促进神经功能恢复。泼尼松，剂量为30mg/d，顿服或分2次口服，连续5天，随后在7～10天内逐渐减量。可用地塞米松10～15mg/d，7～10天。如系带状疱疹感染引起Hunt综合征可口服无环鸟苷5mg/kg，3次/d，连服7～10日。

2. 维生素$B_1$100mg、维生素B_{12}500Hg，均1次/d肌肉注射。可促进神经髓鞘恢复。

3. 氯苯氨丁酸每次5mg，3次/d口服，可逐渐增量至30～40mg/d，分3次服。可通过减低肌张力改善局部血循环，但个别病人不能耐受副作用，如恶心、呕吐和嗜睡等。

4. 理疗　急性期行茎乳孔附近超短波透热疗法、红外线照射等有利于改善局部血循环，消除神经水肿。恢复期可行碘离子透人疗法、针刺或电针治疗。

5. 康复治疗　患侧面肌活动开始恢复时应尽早进行功能训练，对着镜子皱眉、举额、闭眼、露齿、鼓腮和吹口哨等，每日数次，每次数分钟，辅以面部肌肉按摩。

6. 手术疗法　病后2年仍未恢复者可行面神经－副神经、面神经－舌下神经或面神经－膈神经吻合术，但疗效尚难肯定，宜在严重病例试用。严重面瘫病人可行整容手术。

7. 预防眼部合并症　由于不能闭眼、瞬目使角膜长期暴露，易发生感染，可用眼罩、眼药水和眼膏加以防护。

（五）预后

1. 不完全性面瘫起病后1～3周开始恢复，1～2个月内可望明显恢复或痊愈，年轻患者预后好。轻度面瘫无论治疗与否，痊愈率可达92%以上。受凉起病者、面瘫4天后镫骨肌反射仍存在者预后较好。老年患者发病时伴乳突疼痛，合并糖尿病、高血压、动脉硬化、心绞痛或心肌梗死者预后较差。

2. 病后10天面神经出现失神经电位通常需3个月恢复。完全性面瘫病后1周内检查面神经传导速度可判定预后，如患侧诱发动作电位M波的波幅为健侧的30%或以上，可望2个月内恢复；如10%～30%需2～8个月恢复，可能出现合并症；如仅10%或以下需6～12个月恢复，可伴面肌痉挛及联带运动等合并症。

三、偏侧面肌痉挛

偏侧面肌痉挛是一侧面部不自主阵挛性抽动。特发性病例多见，或为特发性面神经麻痹暂时或永久性后遗症。

（一）病因

本病的病因未明，可能为面神经异位兴奋或伪突触传导所致。近年来国内外报道，颅后窝探查发现大部分病人面神经进入脑干处被微血管袢压迫，行减压术可获治愈，提示与三叉神经痛有类似的发病基础；少数病人由脑桥小脑角肿瘤或椎动脉瘤引起。

（二）临床表现

多在中年以后发病，女性较多。开始多为眼轮匝肌间歇性轻微颤搐，逐渐扩散至同侧其他面肌，如口角肌肉，严重者累及颈阔肌。抽动逐渐加重，可因精神紧张、疲劳和自主运动加剧，入睡后停止。无神经系统阳性体征。

（三）诊断及鉴别诊断

本病根据临床表现诊断不难。但需与以下疾病鉴别：

1. 功能性睑痉挛　多发生于老年妇女，常为双侧性，无下部面肌抽搐。

2. Meige 综合征　也称为睑痉挛 - 口下颌肌张力障碍综合征，表现两侧睑痉挛，伴口舌、面肌、下颌、喉和颈肌肌张力障碍，老年妇女多发。

3. 习惯性抽动症　常为较明显的肌肉收缩，与精神因素有关，多见于儿童及青年。

4. 抗精神病药物引起面肌运动障碍　患者最近服用奋乃静、三氟拉嗪、氟哌啶醇或胃复安等，表现口强迫性张大或闭合，不随意伸舌或卷缩等。

（四）治疗

1. A 型肉毒毒素（botulinum toxin type A，BTX）注射是目前首选治疗方法，安全有效，简便易行。BTX 由单一多状链组成，可裂解为重链（H）和轻链（L）两个片段，抑制乙酰胆碱囊泡量子性释放。在痉挛肌肉处注射极小量 BTX 可产生麻痹效应，使肌g挛减弱或消除，疗效持续 3 ～ 6 个月，复发后重复注射有效，病程短、症状轻微者可望治愈。注射后可出现短暂麻痹症状如眼睑下垂，数日后消退，曾报道妊娠期用药发生早产。此药已用于多种局限性肌张力障碍的治疗，是近年来神经疾病治疗领域的重要进展。

2. 试用镇静药、安定药和抗癫痫药治疗，卡马西平 0.1g，2 次 /d，逐渐增量至 0.6g/d，苯妥英钠 0.1 ～ 0.2g，3 次 /d，轻症可有改善，但多难于奏效。

3. 50% 酒精面神经分支阻滞术、颅后窝微血管减压术可产生不同程度面瘫，相当数量病例可复发，目前已被 BTX 注射取代。

四、多发性脑神经损害

多发性脑神经损害是指多种病因引起的单侧或双侧多数脑神经病变。临床常见的多发性脑神经损害综合征包括 Guillain-Barre 综合征、脑膜肿瘤、颅底脑膜炎、慢性中耳炎及乳突炎引起的颅底骨髓炎、白血病脑膜浸润、神经中毒和神经受压等（见表 13-1）。主要采用病因治疗。

表 13-1　常见的多发性脑神经损害综合征

综合征	受累脑神经	病变部位	临床表现	常见病因
海绵窦（Foix Ⅰ）	Ⅲ，Ⅳ，Ⅵ和Ⅴ的第 1 支病变偏后者可累及Ⅴ的第 2、3 支	海绵窦	同侧眼球突出，上下眼睑和球结膜充血、水肿，眼球向各方向运动麻痹，睑下垂，瞳孔散大，光反射和调节反射消失；三叉神经麻痹症状：同侧眼及额部疼痛、麻木，角膜反射减弱或消失	多继发于面部感染后的海绵窦血栓形成或血栓性海绵窦炎，外伤性海绵窦动静脉瘘，肿瘤、颅骨骨折、骨膜炎等
眶上裂 Rochon-Duvigneaud）	Ⅲ，Ⅳ，Ⅵ和Ⅴ的第 1 支	眶上裂	全部眼肌麻痹，眼球突出并固定于正中位，瞳孔散大，光反射和调节反射消失；眶以上额部皮肤和角膜感觉缺失，可伴发神经麻痹性角膜炎，泪腺分泌障碍、Homer 征	眶上裂骨折、鼻窦炎蔓延、眶上裂骨膜炎、蝶骨嵴脑膜瘤、垂体瘤、脊索瘤和动脉瘤

续表

综合征	受累脑神经	病变部位	临床表现	常见病因
眶尖（Rollet）	Ⅱ，Ⅲ，Ⅳ，Ⅵ和Ⅴ的第1支	眶尖	急性进行性眼肌麻痹，上睑下垂、全曝球麻痹、眼球固定、瞳孔散大，光反射和调节反射消失；突眼，结膜充血、水肿，可伴有 Horner 征；视力障碍	眶尖部的外伤，炎症、肿瘤和血管病
岩尖（Gradenigo）	Ⅵ和Ⅴ	颞部岩骨尖端	眼球内斜视和复视，同侧眼支区域及颜面部疼痛或麻木，并有感觉减退；可有脑膜炎症状、体征	中耳炎、慢性乳突炎继发颞骨岩尖部炎症，岩尖部肿瘤或外伤
桥小脑角（Cushing Ⅰ）	Ⅴ，Ⅶ，Ⅷ，有时伴Ⅵ，Ⅸ，Ⅹ	脑桥小脑角	持续性耳鸣、眩晕、眼球震颤和平衡功能障碍；病侧周围性面瘫；面部感觉缺失、疼痛、同侧角膜反射减弱和消失，可有颅内高压症状，同侧小脑性共济失调及对侧轻偏瘫和偏身感觉障碍，及Ⅵ，Ⅸ，Ⅹ受损症状	听神经瘤、胆脂瘤、胶质瘤、桥小脑角脑膜瘤或蛛网膜炎、蛛网膜囊肿、结核性脑膜炎、血管畸形和动脉瘤
Avellis	Ⅹ，Ⅺ	延髓	延髓构音障碍、声音撕哑、吞咽困难和咽喉部感觉丧失；不能向同侧转颈，不能耸肩	肿瘤、外伤、炎症、脑血管病
Jackson	Ⅹ，Ⅺ，Ⅻ	延髓	构音障碍、声音嘶哑、吞咽困难、咽喉部感觉丧失，不能向同侧转颈，不能耸肩，同侧的舌肌瘫痪，伸舌偏向患侧	肿瘤、外伤、炎症、脑血管病
Tapia	Ⅹ，Ⅻ	周围神经	声音嘶哑，同侧舌肌瘫痪及舌肌萎缩，伸舌偏向患侧，有时可有 Homer 征	外伤，尤其下颌角后部外伤
颈静脉孔（Vernet）	Ⅸ，Ⅹ，Ⅺ	颈静脉孔	病侧软腭、咽部感觉障碍，舌后 1/3 味觉缺失，声音嘶哑，病侧咽反射消失；不能向同侧转颈，不能耸肩；可有耳鸣、耳聋和面神经麻痹	肿瘤，夕晰，炎症和脑血管病
枕髁－颈静脉孔（Collet-Sicard）	Ⅸ，Ⅹ，Ⅺ，Ⅻ	颈静脉孔及枕骨髁区	病侧颈静脉孔（Vemet）综合征，病侧舌肌瘫痪，伸舌偏向患侧及舌肌萎缩	肿瘤，外伤
腮腺后间隙（Villaret）	Ⅸ，Ⅹ，Ⅺ，Ⅻ	颅外咽后区	同侧软腭、咽部感觉障碍，舌后 1/3 味觉缺失，声带和软腭麻痹，病侧咽反射消失，胸锁乳突肌、斜方肌、舌肌瘫痪和萎缩；伸舌偏向患侧；可有 Horner 征和面神经麻痹	肿瘤如脑腺瘤、上咽部及鼻腔肿瘤、外伤、感染及颅内动脉瘤
偏侧颅底（Guillain-Gardn）	Ⅰ～Ⅻ	颅底	典型或完全型则一侧 12 支脑神经均先后发生麻痹，非典型或非完全型则为一侧颅底的部分脑神经受损症状	颅底的恶性肿瘤，或颅外肿瘤如鼻咽癌等
枕骨大孔	Ⅸ，Ⅹ，Ⅺ，Ⅻ	枕大孔区	Ⅸ，Ⅹ，Ⅺ，Ⅻ神经麻痹，神经根、延髓．颈髓受压症状，脑膜刺激征，小脑症状	肿瘤、先天畸形

（衣永尚）

第三节 脊神经疾病

一、臂神经痛

臂神经痛是指构成臂丛的神经受损害引致其支配区域的疼痛。

（一）病因及发病机制

臂丛由颈 5 ～ 8 及胸 1 ～ 2 的脊神经前支组成，其神经成分在任何部位受到伤害性刺激都可出现臂神经痛。大多数病因为邻近组织的病变压迫，如颈椎病或椎间盘突出，颈椎、锁骨、肱骨的骨折或脱位，颈髓或肺尖部肿瘤、锁骨上下窝肿大的淋巴结、神经干的神经鞘瘤或神经纤维瘤、脊蛛网膜炎、胸廓出口综合征等。其次是各种的外伤，如火器伤、刀刺伤。较少见的有神经根或神经干的感染、中毒或变态反应性炎症。

（二）病理学

依主要病变部位，基本上可分为神经根、丛、干的损害，且随着不同的病因而有差异，如压迫性损害，主要是神经纤维髓鞘脱失，轴索不同程度减少，神经外膜水肿，结缔组织增生。损伤性病变，轻者仅结旁脱髓鞘，重者于轴索断裂的远端呈现华勒变性，近端可能出现再生的轴索芽。感染或变态反应等引起明显的炎症细胞浸润，节段性脱髓鞘等。

（三）临床表现

典型的临床征象是颈、肩及上肢不同程度的疼痛，呈钝痛、刺痛或灼痛，可持续性或阵发性加剧，夜间和活动肢体时痛加重。在神经支配区内可有轻度的感觉障碍、肌肉萎缩、腱反射减低和自主神经障碍。神经沿径有压痛点，直臂抬高及臂丛神经牵拉试验常阳性。依据致痛病变的部位不同，可分为根性、丛性及干性三种临床解剖类型。

1. 根性臂神经痛　组成臂丛的神经根受损，常出现颈 5 ～ 8 尤其 6、7 神经根支配区的疼痛。绝大多数为继发性病变。多于紧张劳动或受凉，甚至扭伤后而急性或亚急性起病，较长的病程，反复发作。最主要的症状是疼痛，常为一侧颈根部，严重时向肩、臂部以至手指放射，呈钝痛、刺痛或灼痛，通常于夜间严重，头颈转动、咳嗽时加剧。常伴颈部僵硬，甚至强直。患区麻木、寒冷、异常感等，少数有节段性痛温觉过敏或轻度减退区。下颈椎棘突、椎旁及锁骨上窝等可有压痛。压头（击顶）、前屈旋转头（Fenz 征）试验可阳性。

2. 丛性臂神经痛　基本上是锁骨上、下窝的各种病变损及臂丛，大多数为继发性病变。疼痛开始主要在锁骨上、下窝，扩展至肩后部，向臂部以至手指放射。呈钝痛、刺痛或灼痛，多呈间歇性，其后可转为持续性，并阵发性加重。上肢的外展、上举可诱发或加重疼痛。压痛点位于锁骨上、下窝、肩胛冈上方、腋窝等。严重臂丛损伤尚可有不同程度的神经麻痹征象，通常可分为二型：

（1）上臂丛麻痹：主要是颈 5、6 受损，表现为上肢外侧的疼痛，感觉过敏或减退，肩臂下垂，上臂外展、外旋、前臂屈曲、旋后等运动无力。

（2）下臂丛麻痹：基本为颈 8 胸 1 的损害，呈现前臂内侧及手部尺侧的疼痛和感觉障碍，手部无力和肌萎缩，呈“爪形手”。尚有 Horner 综合征。

3. 干性臂神经痛　为上肢神经干的受损，出现相应其支配的运动、感觉及自主神经功能的障碍。而以疼痛为突出表现的主要见于正中神经，常出现上肢剧烈的灼痛，腋窝及上臂肱二头肌内侧沟有压痛点；而腕管内受压为第 2、3、4 指麻木、刺痛等，桡侧手掌及拇至无名指的三个半指感觉障碍。前臂不能旋前，手屈腕和握拳无力，拇指、食指不能屈曲和过伸，拇指不能对掌、外展。鱼际肌群萎缩，拇指内收及伸展，形成“猿掌”。

（四）实验室检查

根据引致臂神经痛的病变部位及可能原因，选择相应的辅助检查。

1. X 线片　颈椎、锁骨、肩及上肢的 X 线片，可发现骨折脱位，尤其是颈椎正侧位和斜位有助于诊断颈椎骨质增生或椎间盘变性。

2. 腰穿脑脊液动力试验、细胞及生化检查，可了解颈椎管腔是否通畅及脑脊液成分改变，对颈段肿瘤、椎间盘突出、蛛网膜炎的判断有参考价值。

3. 颈段 CT 或 MRI，椎管造影对颈段脊髓压迫症，如肿瘤、蛛网膜炎、椎间盘突出或膨出等的诊断有较大帮助。

4. 肌电图和神经传导速度通常无明显改变，在严重病例，可出现失神经现象和传导速度减慢，可协助确定臂丛神经损伤的部位和范围。

（五）诊断

依据疼痛的部位和范围，局限的压痛点，压头或屈颈、直臂抬高或臂丛神经牵拉等试验阳性，相应神经支配区有轻度的运动、感觉和自主神经障碍，大多数能临床诊断。其后按上述临床表现区分解剖类型，即根性、丛性和干性。进一步才是病因的判断。

1. 根性臂神经痛常见于下列疾病。

（1）颈椎病：大多为一侧根性痛，头颈部活动时诱发或明显加剧，以颈 6、7 神经根较常见，疼痛多由颈根部向拇、食或中指放射，压头和屈颈试验阳性。下颈椎棘突，尤其是横突有明显的压痛，有些患者可压迫椎动脉而发生眩晕，也可压迫脊前动脉缺血或椎间盘脱出使脊髓受压而出现锥体束征。X 线片、CT 或 MRI 显示椎体边缘或钩椎关节骨质增生，椎间隙变窄、椎间孔缩小等。

（2）颈膨大肿瘤：首发常为一侧上肢的神经根性疼痛，渐进性病程，发展为脊髓半切综合征，最终呈横贯性损害。有的病例 X 线片可显示椎间孔扩大，椎弓根或椎体后缘骨质破坏。椎管造影、CT 或 MRI 可明确肿瘤部位及脊髓受压程度。

（3）颈髓蛛网膜炎：较多见的是粘连性蛛网膜炎，可能有感染或外伤史，上肢神经根性疼痛多为双侧性，常左右不对称，病程中也可有缓解。脑脊液可有细胞和蛋白的增加，椎管造影或 MRI 可显示脊膜增厚或脊髓受压征象。

（4）颈神经根炎：通常呈急性或亚急性颈臂痛，其前 2 周多有上呼吸道感染史，神经根受累较广泛，主要为一侧或双侧颈臂部放射性疼痛，颈活动时加剧，常伴发热，头痛等全身症状，有的患者可出现不同程度的上肢运动、感觉及自主神经障碍。

2. 丛性臂神经痛　多见于下列几种情况。

（1）前斜角肌综合征：疼痛常起自肩部并向手臂内侧、前臂及手掌处放射，多由于头颈旋转使痛显着加剧，上肢屈曲及内收时疼痛减轻，而外展及上举时疼痛加剧，仰卧时疼痛更为明显。可在颈 7 ～胸 1 支配区域发生感觉障碍，肌力减退及肌萎缩在后期出现。若有锁骨下动脉受累时同侧手冷，阵发性苍白或青紫。偶见 Horner 综合征。在垂直上举牵患肢后，头尽量转向患侧，可使桡动脉搏动减弱或消失。触诊可发现前斜角肌紧张和压痛。

（2）颈肋：临床表现与前斜角肌综合征相似，其区别在于颈部有时可见到或摸及骨性肿物，即颈肋。另可令患者取坐位，双手置于大腿上，掌面向上，作深吸气，将头过度后伸并尽量左右旋转，若患侧桡动脉搏动明显减弱，并在锁骨上窝常听到杂音，通常提示颈肋综合征。X 线片或 CT 可发现颈肋。

临床上有些患者当负重肩挑、重压运动、过度劳累时可出现类似颈肋的症状，是由于在负重过劳时臂丛在锁骨及第一肋骨之间的狭窄地区受压所致，一般无结构异常，X 线片也无颈肋发现，此种现象称之为肋 - 锁综合征。当向上、向后移动肩部时可使症状消失。

（3）臂丛神经炎：常于受寒或流感后，急性或亚急性起病，多见于成年人。常以锁骨上窝和肩部开始疼痛，很快扩展到上肢，疼痛呈间歇性或持续性，患肢常取屈曲姿势。检查时可发现臂丛神经干（锁骨上下窝或腋窝）处压痛，牵引臂丛神经时（上肢外展或上举），诱发疼痛。早期上肢肌力减退，腱反射减弱至消失，皮肤感觉障碍及肌萎缩不明显，手及手指皮肤可以出现菲薄光滑及肿胀。一般 1 ～ 2 周内疼痛消失，6 ～ 8 周内完全恢复。

（4）锁骨上窝肿物：除了肩臂疼痛外，重要的是锁骨上窝触及肿物，CT 或 MRI 可确定位置。多见于肺尖肿瘤、淋巴结核、淋巴瘤等。

3. 干性臂神经痛　主要的有下列疾患。

（1）灼性神经痛：是一种周围神经损伤后的顽固性疼痛，呈现烧灼样疼痛，情绪激动、过热或过冷、强光、嘈声、或不适刺激（如瘙痒、皮下注射）等可诱发或加剧，疼痛部位异常敏感，其皮肤呈痛觉过度、光亮而发红、不出汗，指甲弯曲无光泽，多见于正中神经的不完全断裂伤。

（2）腕管综合征：主要表现为桡侧三个半手指的刺痛及麻木，常于夜间、举手或抓握时诱发或加剧，压迫腕横韧带近侧缘中点，或过度伸屈腕关节可诱发疼痛。

（3）神经干的神经鞘瘤：除了疼痛外，局部可触及梭形较硬的肿块，压迫时常有沿神经分支向远端放射痛及感觉异常，感觉和运动障碍多不明显。

临床上，必须同下列疾患进行鉴别。

肩周炎　肩痛可放射到手，但无感觉减退，耸肩或肩内旋时痛加剧。不能梳头、摸背，肩部肌肉痉挛，肩关节各方向活动均受限，以外展、内外旋为重。肩部前后、肩峰下、三角肌止点等处压痛。有些患者可出现废用性萎缩及手部、臂的肿胀、发凉等血管舒缩功能障碍。

肱骨外上髁炎　又称网球肘。疼痛为局限性，以肱骨外上髁处为主，向前臂桡侧放射，旋转前臂、屈腕等动作时加剧或诱发痛，在屈肘时手部不能拿重物，压痛局限于肱骨外上髁，以内下方较显着。

颈部纤维组织炎　主要是颈肩部疼痛，活动受限，压痛局限于颈肩部肌肉，以冈上肌区、斜方肌为常见，无感觉减退和腱反射改变。

肢端感觉异常症　是一组自主神经—血管性疾病的共同表现，包括雷诺病、红斑肢痛、震动痛、夜间感觉异常性臂痛等。特点为发作性疼痛与麻木，且以手指为显着，常伴患区的皮肤颜色及温度的改变，个别病程长者有肢端皮肤萎缩，指甲变形等神经营养障碍。

（六）治疗

基本原则是去除病因及以缓解疼痛为主的对症处理。

1. 对症治疗　无论何种原因引致臂神经痛，均应用积极措施，以减轻或消除疼痛。

（1）休息、适当制动：适当休息，减少患肢活动，尤其要避免负重，悬吊患肢于胸前可能使神经受压和反应性水肿减轻，有助于加速症状的缓解。如颈椎病应避免颈部过伸过屈，平卧时枕头不宜过高，必要时颈托，以减少颈部活动。

（2）药物治疗：可选择使用止痛药、镇静剂、B 族维生素。必要时用肾上腺皮质激素、脱水剂。通常先给镇痛剂，如酮基布洛芬 50mg，氯苯氨丁酸又称脊舒 10mg、妙纳 50mg 等，合用肌肉松弛剂，如艾司唑仑 1mg、芬那露 0.2mg，每日 3 ～ 4 次，大多可获得效果。卡马西平、苯妥英钠、大剂量维生素 B_{12} 等也可达到止痛作用。

（3）局部理疗：急性期有用普鲁卡因离子透入，超短波、紫外线等，疼痛减轻后改用超声波、碘离子透入、感应电或其他热疗等。

（4）其他：针灸、拔火罐、按摩、推拿等可酌情选用，中成药如壮骨关节丸也可试用。

（5）神经阻滞术：对于经多种治疗而仍剧痛者，可施行神经阻滞术，依据臂神经损害的解剖部位及病变性质不同，选择下颈部神经根（常是颈 5、6），臂丛、椎旁交感神经节（星状节），上肢周围神经干等的封闭治疗。通常用 0.5% ～ 1% 普鲁卡因 10 ～ 30ml 和适量氟美松（5mg）或泼尼松龙 1ml，3 ～ 5 日 1 次，3 ～ 5 次为一疗程。也可用 2% 普鲁卡因或泼尼松龙各 5 ～ 1ml 痛点局部封闭。

2. 病因治疗　视病因而采用不同的方法。颈椎病可作牵引治疗，症状缓解后可用颈托以巩固疗效，视情况可择期手术。臂丛神经炎急性期有明确感染者，尤其是神经根炎，抗感染消除炎症为主，如考虑病毒感染，可用病毒唑、无环鸟苷等。脊蛛网膜炎，也应依可能病因，选用相应的抗炎药物。颈肋和颈段脊髓肿瘤应行手术切除。

二、坐骨神经痛

坐骨神经痛是沿着坐骨神经行径及其分布区，即臀部、大腿后侧，小腿后外侧及足外侧的疼痛。

（一）病因及发病机制

按其病因可分为原发性和继发性（症状性）两大类。原发性坐骨神经痛即神经炎，多由牙齿、鼻窦、扁桃体等病灶感染，经血流而侵犯周围神经所致的间质性神经炎。继发性坐骨神经痛是因坐骨神经在其通路遭受附近组织的病变压迫或刺激所致。再按病变的部位分为根性和干性坐骨神经痛，前者主要是椎管内和脊椎的病变，最常见病因是腰椎间盘脱出症，其他如腰椎肥大性脊椎炎，腰骶段的硬脊膜神经根炎，脊柱骨结核、损伤，腰骶段椎管内肿瘤或蛛网膜炎等，后者的病变主要位于椎管外，常见为腰骶丛及神经干邻近病变，如骶髂关节炎、骶髂关节结核或半脱位、腰大肌脓肿、关节炎、子宫附件炎、盆腔肿瘤或妊娠、臀部肌肉注射不当或臀肌受伤、感染等。

（二）病理

从病变的主要部位，一般可分为神经根、丛和干的损害，且依原因不同而有差异。神经的病理变化主要为炎症性或炎症变性反应，大多数为压迫性损害，基本上是髓鞘脱失，不同程度的轴索减少，神经外膜水肿等。感染或变态反应所致者，则有明显的炎症细胞浸润、节段性脱髓鞘等。

（三）临床表现

常见于青壮年，多为单侧性，疼痛为最主要的临床征象，典型疼痛位于腰部、臀部、并向股后、小腿后外侧和足外侧放射，呈持续性钝痛，并有发作性加剧，而呈烧灼和刀割样痛，常在夜间更严重。行走、活动及牵拉坐骨神经可诱起或加重疼痛。患者常采取减痛姿势，如患肢微屈向健侧卧，在仰卧起立时，病侧的膝关节弯曲，坐下时先是健侧臀部着力，站立时脊柱向患侧方侧凸。坐骨神经沿径有压痛，局限于棘突（腰4、5）旁，骶髂点、髂点、臀点、股后点、腓点、腓肠肌点、踝点等。牵拉坐骨神经引发疼痛即牵引痛，也称坐骨神经牵拉试验，如直腿抬高和交叉性直腿抬高试验等。神经系统检查可发现轻微体征，如患侧臀肌松弛、小腿萎缩、足背外侧及小腿外侧的感觉减退、跟腱反射减弱或消失等，根据致痛病变的部位，通常可分为根性及干性二种临床解剖类型。

根性坐骨神经痛　多数为一侧性单根或双根（常为腰5骶1）损害。一般常是单侧腰痛，初期多在活动后出现，逐渐加重并转为持续性，随着病情进展，疼痛可突然或逐渐向臀部、大腿后侧、小腿后外侧、足背外侧等放射。改变体位、走路或其他运动，以及咳嗽、喷嚏、大便等动作，均使痛明显加剧。多取侧卧位，坐时上身向后和健侧倾斜，站立患腿半曲屈，走路时身体向前和健侧倾斜。大多数的压痛点位于下腰椎（常为腰4、5）的患侧棘旁和臀部，以前者为着，压迫时诱发疼痛并向下肢放射。神经牵拉征以直腿抬高、压颈（压颈静脉出现腰腿痛）、屈颈（颈前屈引致腰腿痛）等试验阳性，运动、感觉、反射及自主神经等检查，无明确或极轻微改变。

干性坐骨神经痛　自臀部以下的部位的剧烈的自发性疼痛，活动时加重，但咳嗽、喷嚏等动作并无明显影响，多取患腿微屈膝，脊柱向健侧的侧凸等减痛姿势。压痛点在臀部以下，最显着为臀点、股后点、腘点、腓点等。神经牵拉征为直腿抬高试验阳性，有时可见内旋髋（使梨状肌痉挛而压迫左骨神经）、跖屈踝（牵拉腓神经）、背屈踝（牵拉胫神经）等试验阳性，而交叉直腿抬高、屈颈、压颈等试验阴性。神经系统检查较常显示改变，如患侧臀肌松弛、臀褶襞下移、腓肠肌萎缩、小腿外侧至足背外侧的感觉减退，跟腱反射减弱或消失，自主神经障碍也较明显，如皮肤温度、颜色、出汗、趾甲等改变。

病程随病因而异，疼痛的程度和持续时间也各不相同，通常经卧床休息可使疼痛迅速缓解或消失。神经炎患者，经恰当治疗，一般在6～8周内恢复，有些患者可变为慢性，时轻时重，多持续至数月。

（四）实验室检查

依据引起坐骨神经痛的病变部位和可能原因，酌情选择有关的辅助检查。

1. X线片　腰慨椎、骶髂及髋关节等X线片，对发现骨折、脱位、肿瘤或先天性畸形，有很大帮助。

2. 脑脊液检查　脑脊液的细胞及生化改变，在根性坐骨神经痛时有异常，对椎管内肿瘤、蛛网膜炎等的判断有参考意义。

3. CT、MRI、椎管造影　有助发现脊柱及坐骨神经部位的骨关节之病变，对椎管内肿瘤、蛛网膜炎、椎间盘脱出等诊断有较大帮助。

4. 肌电图和神经传导速度　一般无明显改变，在损伤严重的病例，尤其是炎症者，可发现失神经现象及传导速度减慢，可协助判断坐骨神经损害的部位及范围。

（五）诊断

由于发病原因众多，而临床表现又彼此类似，因此须详细询问病史、全面的体格检查和针对性强的辅助检查，加以仔细的综合分析，才能得出较正确的诊断。通常依据疼痛的性质与分布等临床特征，加上相应的辅助检查，诊断不难，确定为坐骨神经痛之后，必须按前述的临床征象，区分神经根还是神经干受损。最后才是病因的判断。

1. 根性坐骨神经痛　常见的疾病有下列几方面。

（1）脊椎疾病：许多腰骶椎病变通过不同途径使邻近的神经根受压，而成为根性坐骨神经痛的常见原因。

1）腰椎间盘脱出：为根性坐骨神经痛的最常见原因，临床上呈现经常反复发作的一侧性腰腿痛，先前有外伤或过度负重等病史，典型的腰4、5棘旁放射性压痛点，直腿抬高征明显阳性，腰脊柱侧凸等，应高度怀疑后侧型腰椎间盘脱出症。

2）腰骶椎病变：较长时间的局限性腰痛，出现根性坐骨神经痛，须注意椎体的肿瘤、结核、或类风湿性脊椎炎，通常神经损害的体征较轻或不典型，X线检查具有相应的特征性改变。较少见的椎弓峡部裂开并发脊椎滑脱，可有腰骶前凸增大，髁骨上方有凹陷，马尾神经受压的体征。

3）腰椎管狭窄症：可因马尾神经在侧隐窝或椎间孔处受压而出现坐骨神经痛，常伴患肢麻木、无力，且多为发作性具有间歇性跛行的特征，体检可无异常体征发现，X线片示腰椎管前后径减少，椎弓根间距离及椎间孔变小等。

（2）马尾肿瘤：疼痛的特点不同于椎间盘脱出症。卧位加重，坐、立或活动时相对减轻。临床上无明显诱因的缓慢起病，进展性病程，受累神经的征象逐渐增多并加重，腰穿发现蛛网膜下腔梗阻和脑脊液蛋白－细胞分离现象。

（3）腰慨段粘连性脊髓蛛网膜炎：一般常先有感染或外伤史，根性疼痛多较轻，而损害范围较广泛，感觉障碍弥散、多变。病程波动性较大，脑脊液常有不同程度的细胞增多，蛋白增高等。

（4）腰骶神经根炎：可先有呼吸道或其他感染，其后出现一侧腰腿痛。早期以疼痛为主，其后感觉、运动等的功能障碍较突出，且范围超出坐骨神经的支配区域。若伴有体温升高，血细胞增多、脑脊液细胞和蛋白增加，进一步支持感染性炎症。如果根性疼痛剧烈在其支配区出现带状疱疹，提示为感染引起的神经节神经炎。

2. 干性坐骨神经痛　主要见于下列几种疾患。

（1）腰骶关节炎：有些病者可继发神经损害，除了坐骨神经痛之外，常有股神经和闭孔神经受损的征象，疼痛和压痛主要位于该关节区，各种腰骶关节试验（如骨盆挤压、床边单髋过伸试验）阳性。

（2）慢性盆腔疾病：盆腔肿瘤、严重慢性盆腔炎症等，可能累及腰骶神经，通常超出坐骨神经范围而有其他神经受累征象，多伴有下腹部重坠感和压痛，甚至扪及包块，X线片、CT及妇科检查，更有助于判断。

（3）梨状肌综合征：主要疼痛在臀部、髋内旋、内收受限，下肢活动尤其腿旋转时痛加剧。俯卧位可在臀中部扪及较硬条索或隆起的梨状肌，局部压痛明显，梨状肌紧张（内旋髋）试验阳性。

（4）感染性坐骨神经炎：多有感染灶或受寒病史，起病较急，疼痛自臀部放射至足部，压痛限于臀、胭窝、腓肠肌等点。腿外侧痛觉减退、跟腱反射减弱至消失。

3. 腰腿痛　能引起腰腿痛的疾患甚多，其中不少须同坐骨神经痛进行鉴别，临床上应特别注意下列几种疾病。

（1）脊髓疾病：如脊髓型多发性硬化、脊髓痨、腰骶段脊髓空洞症等，有时也可出现类似坐骨神经痛的腰腿痛。而急性脊髓炎、硬脊膜外脓肿的早期，有的发生神经根痛，然而这些疾病均有明确的脊髓受损的截瘫及大小便障碍，一般在诊断和鉴别方面不会有太大的困难。

（2）急性感染性多发性神经根神经炎：有些病例临床上可能呈现急性广泛性腰骶神经根痛，常很快发生双下肢的无力、麻木，有的进行性发展，甚至出现呼吸麻痹。

（3）血栓闭塞性脉管炎：典型的间歇性跛行，在行走一定距离后才出现腿痛，以小腿腓肠肌为着，休息后减轻或消失，一般无坐骨神经沿径的压痛点，跟腱反射无改变，直腿抬高试验阴性，足趾苍白、冰冷，足背动脉搏动减弱或消失。

（4）下肢静脉曲张：其特点为久站后疼痛加重，走路或患肢抬高时减轻。沿坐骨神经无压痛点，直腿抬高试验阴性，跟腱反射无改变，常见腿静脉曲张。

（六）治疗

与臂神经痛的治疗原则相同，主要是对症处理及去除病因。

1. 对症治疗　不管坐骨神经痛的病因如何，临床上都须采取有效措施，以期消除或缓解疼痛。

（1）卧床休息：在严重疼痛的急性期，应卧硬板床休息，尽力减少患肢活动，避免负重，有的甚至要用腰围，以减轻病变组织的张力及反应性水肿，有助于加速症状的缓解。

（2）药物治疗：可选用止痛药，镇定剂，B 族维生素等，参阅臂神经痛的治疗。因急性神经根水肿而出现严重疼痛，可用数日的脱水药，一般用呋塞米。必要时使用肾上腺皮质激素，可口服地塞米松或泼尼松，严重者可考虑短期静脉滴注。

（3）局部理疗：急性疼痛可用超短波、普鲁卡因离子透入，紫外线等。疼痛减轻后，改用感应电、超短波、碘离子导入和各种热疗。

（4）神经阻滞术：经多种方法治疗仍有剧痛者，可进行神经阻滞术，依据病变部位和性质，可选用骶管硬膜外、椎管脊神经、臀部坐骨神经干等部位。一般用 0.5% ～ 1% 普鲁卡因 10 ～ 30ml 或利多卡因 50 ～ 100mg，有时可加适量氟美松（0.5 ～ 1mg）或泼尼松龙（1ml），3 ～ 5 日 1 次，3 ～ 5 次为一疗程，也可用 2% 普鲁卡因或泼尼松龙各 0.5 ～ 1ml 行痛点局部封闭。

（5）其他：骨盆牵引有助于复位，减少或消除神经根的压迫。按摩、推拿、针灸等均可酌情选用，有利于止痛、消肿，促进功能恢复。

2. 病因治疗　应依据病因而选取不同的方法，局部压迫严重且经多种方法而无效者，视情况可择期手术。对炎症病变，尽可能依据感染的病原，选用相应的抗炎药物，如抗病毒的病毒唑、无环鸟苷。对骨关节炎或盆腔疾患，也应进行针对性治疗。

三、多发性神经病

多发性神经病是肢体远端的多发性神经损害，也称末梢神经炎或多发性神经炎。临床上以四肢远端对称性感觉、运动及自主神经功能障碍为特征。

随着病因的不同及病理损害程度的差异，各种多发性周围性神经病的临床表现可有相当大的差别，依主要受累神经纤维功能而异，可呈现感觉性、运动性、自主神经性障碍，甚至仅呈感觉障碍，也可因主要损害小神经纤维，使疼痛成为突出症状，尤以夜间为甚。若损害大的感觉纤维，则引起感觉性共济失调。通常是病因同临床表现的关系更密切，不少是以一种功能障碍为主要表现：①感觉障碍为主：带状疱疹等。②运动障碍为主：有机磷、白喉、肥大性间质性多发性神经病。③自主神经障碍为主：遗传性植物神经功能不全（遗传性感觉性神经病Ⅳ型）、血卟啉病。

（一）病因及发病机制

多发性神经病的病因很多，发病机制复杂多样，归纳起来有如下7类：

1. 遗传　由遗传因素所造成的周围神经病种类很多，损害以脑神经或脊神经为主，主要损害感觉纤维或运动纤维。遗传可分为常染色体显性遗传、常染色体隐性遗传、X连锁隐性遗传、染色质遗传。大多是某种酶的缺乏，使某些物质在体内潴留。

一般来说，遗传性疾病多在儿童及青年期发病，有家族史，隐袭起病，缓慢发展。有肥大性间质性神经病、遗传性共济失调性多发性神经病、遗传性感觉神经病、遗传性淀粉样变性神经病、腓骨肌萎缩症、血卟啉病性周围性神经病等。

2. 感染可分为严重感染的并发症如伤寒、副伤寒、流行性腮腺炎、猩红热、传染性单核细胞增多症、钩端螺旋体病、疟疾等病时的多发性神经炎。也可有嗜神经的细菌毒素所致如白喉、破伤风、细菌性痢疾等。有些是周围神经直接受到病原体的损害，如麻风、炭疽、带状疱疹等感染所表现的多发性神经炎。感染后引起变态反应，如格林-巴利综合征。

3. 代谢障碍及营养缺乏　代谢障碍性疾病如糖尿病、尿毒症、痛风、黏液性水肿、肝病、低血糖、淀粉样变性、血卟啉病等。各种营养缺乏如贫穷饥饿造成营养不良，慢性胃肠道疾病的吸收不良，慢性酒精中毒及地区性的营养缺乏等。

4. 中毒　①重金属中毒如砷、铅、汞、锑等；②化学药物如丙烯酰胺、一氧化碳、四氯化碳、二硫化碳、硝基苯、氯苯二烷（DDT）、三氯乙烯、氯丁醇等；③各种农药如有机磷杀虫剂。④临床使用的药品如呋喃西林、异烟肼、乙胺丁醇、链霉素、痢特灵、丙咪嗪、阿糖胞苷、长春新碱、秋水仙碱、肼苯哒嗪、他巴唑、乙胺碘呋酮等。

5. 血管性病变　四肢周围神经的血管病变，主要是缺血性损害，如血管闭塞性脉管炎、结节性多动脉炎、红斑性狼疮、巨细胞性动脉炎、类风湿性关节炎等。

6. 癌肿　通过癌肿毒素，继发性代谢障碍而损害周围神经，也有指出由于免疫异常所致，如肺癌、淋巴瘤、多发性骨髓瘤等。

7. 其他　X线的慢性损害、电击伤后及某些过敏性疾病等可引起多发性周围神经病。在临床上有些病人通过各种检查，仍难于确定病因。

（二）病理学

主要的病理改变是轴索变性和节段性脱髓鞘。轴索呈轻度或中度变性，神经纤维的远端较明显，因距离细胞体即其营养中枢最远，遇感染、中毒、代谢障碍等因素影响时容易发病。轴索变性后继发运动终板变性，所支配的肌纤维发生萎缩。一般来说胞体完好，但特别严重的病例则神经细胞体可溶解、变性。髓鞘的改变可原发也可继发于轴索变性之后，髓鞘发生裂解、脱落成为球状或块状体，其中脂蛋白分解成胆固醇脂，碎屑及胆固醇等由雪旺氏细胞及巨噬细胞清除。

（三）临床表现

多发性神经病由于病因众多，依据病理可分为急性、亚急性、慢性、复发性。按病情有轻重之分，尤其是不同病因所致的临床表现也不尽相同。但由于病变部位及病理改变的相同性，又决定了它们有共同的一面。可在任何年龄发病，大部分病人症状经数周至数月的发展，其临床表现基本可分为：

1. 四肢远端对称性深浅感觉障碍　初期往往为感觉异常如针刺感、蚁爬感、灼热感等，往后可出现疼痛、感觉过敏、感觉减退或消失，皮肤及肌肉有触痛或压痛。感觉障碍呈手套袜子型。

2. 四肢远端对称性下运动神经元性的运动障碍　自觉四肢乏力，检查可发现肌力减退，从轻瘫至全瘫。肌张力降低，可有肌萎缩，上肢见于骨间肌、蚓状肌、鱼际肌等，可呈垂腕；下肢为胫前肌、腓骨肌萎缩，可以有垂足，走路呈跨阈步态。

3. 腱反射减退或消失　上肢有二头肌、三头肌和桡骨膜反射，下肢为膝反射和踝反射。

4. 四肢远端对称性自主神经功能障碍　表现为四肢末端皮肤菲薄，变嫩或角化过度而粗糙或指趾甲松脆等。

由于病因不同，可能主要侵害周围神经内一种主要成分，在临床上呈现某种功能障碍为主的征象：①感觉障碍为主：如苯、二氧化碳、呋喃类及异烟肼中毒所致的多发性神经病。②运动障碍为主：如铅、有机磷中毒性多发性神经病。③有些表现不对称，而四肢近端症状较重如长春新碱中毒及黏液性水肿所致的多发性周围神经病。麻风性多发性神经病的表现也是不对称。

（四）实验室检查

许多患者的实验室检查缺乏特异性，有的结果可起到提示病理或病因的作用。必须结合临床的仔细分析，有针对性地选择关系较密切的检查项目，其中有些共有的一般性改变，有的则可能为某种多发性神经病所特有，甚至可能有助寻找病因。

1. 脑脊液　大多数病人的脑脊液常规及生化检查无异常发现，仅少数患者可见蛋白增高。

2. 电生理　主要是肌电图和神经传导速度，周围神经轻度损害，可无异常变化，在严重轴索变性及继发性髓鞘脱失时，传导速度变慢，肌电图有失神经性改变，节段性脱髓鞘而轴索变性不显著者，仅有神经传导速度减慢。

3. 生化检查　有些患者须检测血糖、尿素氮、肌酐、SGPT、T3、T4 等。

4. 免疫检查　疑有免疫异常者，可行免疫球蛋白、类风湿因子、抗核抗体、抗磷脂抗体、淋巴细胞转化等检查。

5. 神经活检　疑为遗传性的病人，可作腓神经活检。此外，对血、尿、头发、指甲等测定铅、砷含量，有助于确定病因。

（五）诊断

诊断的主要依据是临床表现的特点，即以四肢远端为主的对称性下运动神经元性瘫痪、末梢型感觉障碍及自主神经功能障碍。肌电生理检查及神经肌肉活检在诊断上很有帮助。神经传导速度测定，有助于亚临床型的早期诊断，并可区别轴索变性和节段性脱髓鞘。

要认真询问病史，掌握不同病因所致的多发性神经病的特殊表现、实验室检查等资料进行深入分析，才有利于病因诊断。

在鉴别诊断上主要是引致弛缓性瘫痪的疾病。在肌肉疾病中，尤其要注意周期性麻痹，其发作期与多发性神经病相似，但无明确的感觉障碍，口服氯化钾显效，病情迅速康复。此外要区别属下运动神经元瘫痪的脊髓灰质炎，其肌肉瘫痪多不对称，且无感觉障碍。

（六）治疗

多发性神经病由于种类较多，治疗方法也不尽相同，这里仅介绍主要原则。

去除病因　必须根据不同的病因，采取针对性强的措施，以消除或阻止其病理性损害。

（1）中毒者应设法阻止毒物继续进入体内，加速排出和用解毒剂。药物毒性所致者，立即停药，重金属或化学品的中毒，应即脱离中毒环境或避免继续接触有关毒物。急性中毒须输入大量液体，促使发汗和利尿通便，加速毒物排出。重金属如铅、汞、锑、砷等，可用二硫基丙醇（BAL），依地酸钙钠等结合剂，如铅中毒，以二硫丁二酸钠 1g 加入 5% ～ 10% 葡萄糖液 500ml，每日静脉滴注 1 次，5 ～ 7 日为一疗程，可重复 2 ～ 3 疗程，或用依地酸钙钠 1g，稀释后静脉滴注，每日 1 次，3 ～ 4 日为一疗程，停 2 ～ 4 日再重复，一般可用 3 ～ 4 疗程，砷中毒以 BAL3mg/kg 肌肉注射，4 ～ 6 小时 1 次，2 ～ 3 日后改为每日 2 次，连用 10 日。

（2）对各种疾病所致多发性神经病，重要的是积极治疗原发病，如黏液水肿用甲状腺素，尿毒症的血液透析和肾移植，结缔组织病及变态反应（血清注射或疫苗接种后，感染后）可用肾上腺皮质激素，抗麻风的砜类药物，某些肿瘤的切除也可使多发性神经病缓解。

2. 改善神经的营养代谢　在多发性神经病中，营养缺乏和代谢障碍，有的可能成为病因，少数在发病机制中起重要作用。在治疗上必须重视改善神经营养及纠正代谢障碍。因此，临床上大量应用多种维生素、ATP、辅酶 A、肌苷、胞二磷胆碱等。尤其是 B 族维生素更利于神经损伤的修复和再生，此外，地巴唑、加兰他敏也有促进神经功能恢复的作用，近年尚有用神经生长因子，神经节苷脂等。

3. 对症处理　急性期应卧床休息，疼痛明显者，用各种镇痛剂如卡马西平或苯妥英钠的效果较好，恢复期可选用针灸、理疗、按摩、主动或被动运动，以促进肢体功能恢复。肢体瘫痪严重者，应定期翻身，保持肢体功能位置，防止挛缩和畸形。

现按基本分类，下文介绍几种多发性神经病。

（七）中毒性多发性神经病

在神经系统中，毒物作用最常见的靶器官是周围神经，依据主要病变，可分为中毒性远端轴索病和髓鞘病，前者为逐渐起病，对称性远端感觉及运动障碍，下肢出现较早，恢复缓慢或不完全，常有肌电图改变；后者起病较急，运动障碍较突出，恢复迅速，神经传导速度明显减慢。

1. 砷中毒性多发性神经病　亚急性发病，早期症状表现的四肢远端发麻、灼烧感和疼痛，随后发生运动和明显的深感觉障碍，以下肢为重，病者步态不稳，行走困难。后期可有手和足的小肌肉萎缩。四肢远端皮肤粗糙、脱屑、指趾甲脆裂及出现白色的横纹，称为 Mee 线。

2. 铅中毒性多发性神经病　呈亚急性发病，早期有铅中毒神经衰弱的症状，然后才出现多发性神经病征象，以运动障碍为主，肌萎缩明显，易出现垂腕和垂足。感觉障碍很轻或缺如。还可出现铅中毒性腹绞痛、继发性贫血、嗜点彩红细胞、上齿龈深蓝色的铅线。

3. 呋喃西林中毒性多发性神经病　发病较急，开始服用至开始出现中毒症状的时间平均为 12 天。剂量越大，发病越早。大多数病例感觉异常和疼痛为最早及最突出的症状，烧灼样痛尤为多见，以远端为重，部分病者表现为红斑肢痛症的特点。对称的手套 - 袜子型感觉减退，四肢末端的皮肤变嫩，多汗，色素沉着，但萎缩不明显。

4. 异烟肼中毒性多发性神经病　多见于服用大量异烟肼的病人，以感觉障碍为主，最先手指、足趾的感觉异常、麻木，其后发展为手套 - 袜子型感觉缺失，浅感觉较重，同时有烧灼样疼痛及肌肉压痛。后期四肢远端肌力减退及腱反射消失。

5. 有机磷中毒性多发性神经病　在急性中毒后 1 ～ 2 周才逐渐出现周围神经损害的症状，其发病机制还不十分清楚，可能是中毒后的免疫功能改变而造成的自身免疫性变态反应。呈亚急性或慢性起病，临床症状以四肢远端的运动障碍为主，呈现弛缓性瘫痪，肌萎缩，垂足，走路呈跨阈步态。四肢远端的感觉障碍相对较轻。有些病人在治疗后好转但在短期内可反复。

（八）感染性多发性神经病

感染性疾病也是多发性神经病的一大类病因，多数是并发症，也有感染继发的免疫反应，少数为病原体的直接侵害。其中感染性多发性神经根神经炎单列介绍。

白喉性多发性神经病　常在白喉的第 3 ～ 4 周起病，可能是细菌毒素抑制髓鞘脂类及碱性蛋白的合成，使有髓纤维节段性脱髓鞘。临床表现以运动障碍为重，四肢肌力差，肌萎缩，腱反射减退至消失，软腭麻痹，感觉障碍较轻。

麻风性多发性神经病　麻风杆菌直接损害周围神经，麻风结节浸润周围神经继发节段性脱髓鞘及轴突变性。四肢远端的感觉运动障碍不对称，四肢有斑块状或不对称性手套袜子型感觉缺失，不很对称的萎缩性肌麻痹，呈爪形手。四肢末端的自主神经营养障碍十分明显，呈现无汗，指趾大疱、溃疡及坏死、甚至可以脱落。周围神经粗大变硬。

流行性感冒性多发性神经病　流行性感冒合并多发性神经病，有认为其发病机制可能是中毒性血管功能紊乱所致。通常临床表现较轻，表现为四肢轻度无力，手套 - 袜子型感觉减退，腱反射降低，恢复较快，若同时有神经根炎，则脑脊液压力增高，蛋白轻至中度增加，而细胞数正常。

（九）营养缺乏性及代谢障碍性多发性神经病

周围神经的功能维持同许多营养物质有关，尤其是 B 族维生素，单纯的营养缺乏性神经炎已非常罕见，临床上大多数是某种疾病，特别是代谢障碍性疾患所继发的营养缺乏和（或）代谢障碍，引致周围神经的损害。

1. 糖尿病性多发性神经病　多发生于糖尿病未很好地控制的病人且好发于老年人。与周围神经的滋养血管的硬化性改变有关。亦有认为糖代谢的障碍同时也影响神经的代谢而使周围神经变性。临床表现为一种痛性神经病，如持续性疼痛，在休息及晚上疼痛更为明显，伴有四肢远端的针刺感。四肢远端皮肤干燥、无光泽、毛发脱落、指趾甲生长障碍、阳痿、尿失禁等自主神经功能紊乱症状。

2. 酒精中毒性多发性神经病　见于长期酗酒者，由于慢性胃肠炎、肝及胰腺功能不足引致营养及吸收障碍，其中主要是 B 族维生素的缺乏，使神经的营养代谢障碍。一般为亚急性经过，最早的症状是下肢远端的严重的烧灼样疼痛，逐渐影响致双手，但下肢较重。甚至腓肠肌痛性痉挛。检查发现有痛觉过敏而触觉及深感觉减退至消失。

由于深感觉障碍可出现感觉性共济失调而称为“假性脊髓痨”。运动障碍较轻，后期才出现四肢无力，肌萎缩、足和腕下垂。可有四肢末端皮肤干燥、脱屑、出汗减少等自主神经功能障碍。

3. 黏液水肿性多发性神经病　与代谢障碍有关，主要病理改变为节段性脱髓鞘，临床表现以感觉障碍为主，大都先有双足麻木，肢端触觉、振动觉及位置觉减退，下肢肌力减退，跟腱反射消失，数月后累及上肢。

4. 低血糖性多发性神经病 主要表现为四肢肢端麻木，感觉异常，肌肉软弱无力，客观检查有感觉减退，甚至肌萎缩及垂足。

（十）遗传性多发性神经病

有一类多发性神经病，遗传成为主要的发病因素，大多数是常染色体隐性遗传或显性遗传，其中不少是酶的缺陷，使某种代谢物质潴留，引起周围神经病变，故也称遗传性代谢障碍性神经病。

1. 血卟啉病性多发性神经病　一种较罕见的常染色体显性遗传，主要是血紫质代谢障碍，神经症状为肢体疼痛，主观感觉障碍比客观明显，四肢肌肉松弛，腕或足下垂。可合并脑神经麻痹及延髓麻痹。尿因含有卟啉而呈深红色。临床还可有原因不明的腹痛、皮疹、精神症状等。

2. 遗传性淀粉样变性多发神经病　原发性淀粉样变性属于遗传性疾病，称为遗传性淀粉样变性。属于常染色体显性遗传，但外显不全。发病机制不十分清楚，病理改变为淀粉样蛋白沉积于周围神经及滋养血管。

成年男性较多。初期时感觉异常，剧痛，皮肤感觉过敏，小腿肌肉及浅感觉减退，逐渐影响到深感觉和运动，出现肌无力，肌萎缩，深感觉性共济失调。阳痿是本病的早期症状之一，膀胱直肠括约肌功能障碍较迟出现，症状也较轻。周围神经粗大。病程缓慢进展，伴有内脏及身体其他部位淀粉样蛋白沉积而引起的异常如心肌病变、肝脾肿大、巨舌等。

3. 肥大性间质性多发性神经病　为常染色体显性遗传，但外显率变异很大。青年或成年早期隐袭起病，临床表现以运动障碍为主，肢体远端肌肉萎缩和无力，常先累及下肢，可能很早出现弓形足，轻度袜套型感觉减退，约1/4病例有肢体疼痛，足部也可有营养性溃疡。突出的体征是周围神经粗大。

（十一）缺血性多发性神经病

大多数结缔组织病，包括结节性多动脉炎、系统性红斑狼疮、类风湿性关节炎等。在周围神经的血管发生病变，主要是坏死性炎症，慢性者为肉芽组织，导致缺血性损伤，并与缺血程度平行。故也称周围血管闭塞性或血管炎性神经病。

临床上常突然起病，发生多发的单神经病，受累部位出现麻木、疼痛、数日后运动感觉功能有障碍，最后四肢神经的血管受累，表现为四肢远端对称的无力、肌萎缩、腱反射减退至消失，手套-袜子型感觉减退或缺失。

（十二）癌肿性多发性神经病

多由恶性肿瘤间接引起，以肺癌为多见。神经病和肿瘤的症状在发生时间上无恒定的关系，有时在神经症状出现数月甚至数年肿瘤才被发现，有时则相反。依据临床病理，主要可分为癌性感觉运动性神经病和癌性感觉性神经病。前者常先双足麻木无力，后进展至下肢近端及双手，位置觉、振动觉及触觉的感觉障碍严重，跟腱反射常消失，肌力减退，有的出现手小指肌肉萎缩及垂足；后者主要呈亚急性感觉性神经病，表现为各种感觉均减退，上下肢皆可受累，并可有感觉异常及共济失调。

另外，多发性骨髓瘤合并周围神经病较其他恶性肿瘤为多，典型者为感觉运动神经病，常呈下肢先麻木、针刺感或疼痛，伴各种感觉障碍，轻度肌力减退及腱反射消失，后累及双手。不典型者呈运动障碍为主的多发性神经病。运动障碍常逐渐进展，终致行动困难，腱反射消失，痛温觉无障碍，手足或有轻微的位置及振动觉减退。

……………………………………………………………………………（衣永尚）

第四节　急性感染性多发性神经病

急性感染性多发性神经病，又称为格林－巴利综合征（Guillain-Barre syndrome，GBS）、急性感染性多发性神经根神经炎、急性感染性脱髓鞘性多发性神经病等。它是多发性神经病中的一种特殊类型，除广泛侵犯的神经干及末梢外，还累及神经根、脑神经。

一、病因及发病机理

病因尚未明确。因多数病人在发病前数天或数周有上呼吸道或胃肠道感染的病史，因而认为与感染有关。可能是一种特殊的病毒感染，但在周围神经未找到病毒感染的证据。

现在多数认为本病与感染有关，但并非直接感染。GBS 可能是感染后的一种表现为迟发性过敏反应的自身免疫性疾病。

二、病理学

主要病变在神经根后根神经节、周围神经等，以神经根、神经干及神经丛为重，末梢神经一般较轻。脑神经也可同时受累。早期为神经纤维及神经节细胞的充血水肿，然后局限的节段性脱髓鞘，伴血管周围及神经内膜的淋巴细胞单核细胞和巨噬细胞的浸润。后期炎症消退，主要是髓鞘再生，在同一条神经纤维中并存着髓鞘脱失及再生髓鞘。偶有轴索改变，在严重的病例可以发生变性、碎裂，甚至可见到前角细胞及脑神经的运动核的逆行性退变。严重病例脑脊膜、脑及脊髓都可充血，血管周围有淋巴细胞浸润。

三、临床表现

可发生在任何年龄，20～40 岁较多，30 岁以下最多，国内某些地区以 2～4 岁和青年为发病高峰，男多于女，一年四季均可散发。国内有些地区有季节性增高倾向。疫苗接种、妊娠、手术可诱发本病。半数以上的患者有前驱症状，以上呼吸道感染居多，其次以消化系统的症状，从感染至发生神经系统症状时间约 1～3 周。起病呈急性者居多，有些为亚急性多数病人的症状于 1～2 周内达局峰，少数在 3～4 周后仍在进展。患者有低热或中等度发热。临床上有下列的神经系统症状及体征：

1. 运动障碍　多数突然发生双下肢无力，从远端开始，逐渐加重和向上发展，大多数成为四肢对称性弛缓性瘫痪，肢体的近端，如肩胛带、骨盆带、颈部肌肉更为严重。通常数天至一周内瘫痪达到高峰。在急性严重患者，起病后迅速出现四肢瘫痪，呼吸肌麻痹而危及生命。

2. 感觉障碍 起病时常有麻木、蚁走感、针刺感和烧灼感等感觉异常，有的可出现神经根的刺激症状，如肩胛、颈部、腰部的根性疼痛。可伴肌肉酸痛，常有腓肠肌压痛，检查可有手套－短袜型的感觉减退或消失。下肢可有深感觉减退，约 1/4 病例可无感觉障碍。

3. 脑神经损害 主要损害脑神经的运动神经。约半数以上的病例出现脑神经周围性瘫痪症状。舌咽迷走神经损害最常见，表现为吞咽困难、构音障碍、呛咳、咽反射减弱或消失等。面神经瘫也很常见，多为双侧不匀称。三叉神经损害表现为咀嚼无力、张口困难、角膜反射减弱、面部感觉减退、口周麻木等。少数病例有眼外肌和舌肌的麻痹。偶见 Homer 综合征。

4. 自主神经功能障碍 常有肢体的血管舒缩功能障碍，表现为手足冷、少汗或无汗、肢端皮肤干燥等。少数病人可出现心律及心率的改变，通常为心动过速。罕见直立性低血压。偶有短暂的大小便潴留或失禁。

5. 呼吸障碍 约 1/3 ～ 1/2 病例可发生不同程度的呼吸肌麻痹而出现呼吸困难，多在起病 3 ～ 12 天内，少数到第 3 周出现。呼吸困难的原因主要是病变波及颈、胸段神经根而致呼吸肌麻痹，而舌咽、迷走神经麻痹时咳嗽反射消失，呼吸道被分泌物阻塞则加重症状。少数病例由于病变波及延髓致呼吸中枢衰竭。

6. 中枢神经症状 少数病人可出现定向障碍、乱语、幻觉、忘想等精神症状。有的呈现意识障碍，如嗜睡、浅昏迷等。个别患者有头痛、呕吐、视神经乳头水肿、脑膜刺激征阳性、腱反射亢进、一过性病理反射。

临床上有多种的分型，根据起病形式和进展过程，区分为急性型、慢性复发型和缓慢进行型（为半年至一年缓慢加重）。按病情轻重分为轻、中、重型或普通型和呼吸肌－延髓性麻痹型。依病变主要损害部位，可分为：①脊神经型：即为原始报告的典型格林－巴利综合征；②脑神经型：脑神经损害的症状最先出现并成为主要征象，有的可伴轻微的肢体症状；③髓神经－脊神经型：两者的损害均较明显，临床征象突出。

此外，尚有 GBS 变异型，即 Fisher 综合征，常见于 38 ～ 65 岁，男多于女，先有呼吸道感染，数日后发生眼外肌麻痹，一侧或双侧面神经瘫痪，小脑性共济失调，肢体及躯干的感觉异常，检查发现瞳孔光反应迟钝，四肢腱反射消失，无或仅轻微的感觉障碍，脑脊液蛋白细胞分离。

四、实验室检查

1. 脑脊液 典型的脑脊液改变是蛋白含量增高，而细胞数正常或相对不增加，成为蛋白－细胞分离现象。多数于起病第一周末开始出现蛋白升高，第 3 周最高，以后逐渐降低，蛋白增高程度不一，通常为 1 ～ 5g/L，同瘫痪程度无明显关系，有些患者已无瘫痪但脑脊液蛋白仍很高。脑脊液细胞数一般是正常的，常是在 10×10^6/L 以下，偶可增高，以单核细胞为主。脑脊液糖和氯化物正常。

2. 电生理检查 早期肢体远端的神经传导速度可正常，但多有 F 波的潜伏期延长，约 80% 患者在疾病过程中有神经传导速度减慢，常有感觉及运动潜伏期延长，以运动传导速度降低更明显。肌电图在早期可正常，后期可显示失神经电位。

五、诊断

临床诊断通常根据：①先有 1 ～ 4 周的感染史或前驱症状；②急性或亚急性起病；③四肢对称性弛缓性瘫痪，可有脑神经障碍；④常有脑脊液蛋白－细胞分离现象。典型病例一般诊断不难，早期或临床表现不典型时，须注意与下列疾病相鉴别：

1. 急性脊髓灰质炎　常有明显发热，症状发展较快，肢体弛缓性瘫痪在疾病早期已达极度，肌肉瘫痪多为节段性，不对称性，无感觉障碍，脑脊液细胞及蛋白均增加。运动神经传导速度正常，肌电图可有失神经支配现象。

2. 急性脊髓炎　多为截瘫或四肢瘫，锥体束征阳性，明显的传导束型感觉障碍，早期出现括约肌功能障碍，脑脊液偶见细胞稍增多。

3. 多发性神经炎　一般起病缓慢，肢体远端对称性运动、感觉及自主神经功能障碍，脑脊液检查正常。

4. 多发性肌炎　全身肌肉无力，酸痛或压痛，以肢体远端肌肉为主，也可累及颈肌和咽部肌肉。血沉加快，血清磷酸肌酸激酶、醛缩酶及谷草转氨酶等明显增高，肌电图见肌纤维颤动电位。

5. 周期性瘫痪　肢体弛缓性瘫痪常反复发作，无感觉障碍和脑神经损害，发作时血清钾降低或心电图示低钾改变，补钾后症状迅速缓解，脑脊液无改变。

6. 肉毒中毒　特殊的食物史，如家制豆腐乳、豆瓣酱及被肉毒杆菌污染的肉类后快速起病，感觉无障碍，眼外肌麻痹、吞咽困难及呼吸肌麻痹等较肢体瘫痪为重，脑脊液正常。

六、治疗

患者的神经受损征象常在发病后 1 ～ 2 周继续进展，严重者累及吞咽肌及呼吸肌，可危及生命，因此，须早期治疗，积极抢救。

1. 一般的对症处理　急性期应卧床休息，多翻身，防止褥疮，注意营养，有吞咽障碍者应尽早鼻饲饮食，并补充足量的维生素，尤其是 B 族维生素，保持呼吸道通畅，预防继发感染至关重要，瘫痪肢体应早期进行按摩及被动运动，保持肢体功能位置，防止垂足和挛缩。

2. 激素治疗　应根据患者的具体情况，来考虑是否选用。在急性进展期，又无合并感染或其他禁忌证时，可先行静脉滴注，后改口服维持。若急性期使用后能阻止病情的发展，则应继续用，否则，须尽早停药。成人常用氢化可的松 100 ～ 300mg/d，或地塞米松 10 ～ 20mg/d 静脉滴注，ACTH25 ～ 50u/d 静脉滴注或肌内注射，7 ～ 14 日为一疗程。急性严重病例可短期冲击治疗，氢化可的松为 300 ～ 600mg/d，地塞米松 20 ～ 30mg/d，其后口服地塞米松或泼尼松，逐渐减量至停药。总的疗程不宜过长，一般为一个月左右。若足量激素治疗一个月仍无效，说明患者的反应不良，应尽快减量停药。整个治疗过程中应注意预防药物的副作用。

3. 丙种球蛋白治疗　在急性期使用丙种球蛋白治疗，常可终止病情的进展。成人常用丙种球蛋白 400mg/（kg · d），静脉滴注。每天一次。5 次为一疗程。

4. 血浆交换疗法　可以清除血浆中髓鞘毒性抗体、抗原－免疫球蛋白的复合物，炎性化学介质补体等，减少或避免神经髓鞘的损害，利于髓鞘的修复和再生，在临床上改善和缓解症状，缩短病程。对年轻病人的疗效较佳。每次交换出血浆量为 40 ～ 50ml/kg，5 ～ 8 次为一疗程。

5. 免疫吸附疗法　采用床边血浆交换技术加上特殊的免疫吸附柱（有一次性的，也有重复的），可以有效的祛除患者血浆中的异常免疫物质，常常获得奇效。该疗法最大的好处是不需要输注正常人血浆。

6. 急性呼吸衰竭的治疗　呼吸肌麻痹和气道阻塞是急性呼吸衰竭的主要原因，而呼吸道尤其肺部感染也是促发的重要因素，临床上应密切观察患者的呼吸情况，呼吸频率增加、心率加速、烦躁不安、血压偏高、四肢末端轻度发绀等，表示缺氧和二氧化碳潴留，应尽早纠正，可加强吸氧，清除呼吸道分泌物，人工辅助呼吸等。当病人咳嗽无力，呼吸道分泌物排出困难，肺活量下降至正常的 25% ～ 30% 时，应及时气管切开，有的可先行气管插管。气管切开后，应加强护理防治合并症，注意严密监察呼吸功能，若未能达到正常，应机械通气，尽量使用呼吸机。同时积极防治肺部感染。

7. 改善神经营养代谢药　可促进周围神经损害的修复和再生，可选用足量维生素，尤其是 B 族维生素、辅酶 A、ATP、细胞色素 C 等，也可用肌苷、胞磷胆碱、神经节苷脂等。

8. 其他治疗　酌情选用中药，急性期以清热化湿为主，恢复期则应补气血，疏经络。恢复期还应尽早理疗、体育锻炼及针灸治疗。

（衣永尚）

第五节　慢性炎性多发性神经病

慢性炎性多发性神经病（CIP）临床征象与格林－巴利综合征相似，但起病较慢，病程呈慢性反复或慢性进展，对激素治疗效果好，故曾有多种命名，如慢性感染性脱髓鞘性多发性神经根神经病（CIDP）、慢性格林－巴利综合征、慢性复发性感染性多发性神经病、慢性多发性神经根神经病、复发性皮质激素依赖性多发性神经炎等。

一、病因及发病机制

同格林－巴利综合征相似，患者的血注入动物，神经内有脱髓鞘作用现象。病人的神经上沉积 IgM 和 IgG，有的有抗髓鞘抗体，一些实验性变态反应性神经炎的动物也呈现慢性进行或慢性复发的病程。因此，一般认为也属自身免疫性疾病，其发生机制为迟发性过敏反应。

二、病理学

周围神经普遍受损，以神经根和神经干近端为主，神经节段性脱髓鞘，有髓神经纤维减少，不同程度的“洋葱球”形成，神经内膜下水肿和单核细胞浸润，约 1/4 患者有轴索变性，个别见脊髓后柱髓鞘脱失。

三、临床表现

任何年龄均可发生，常无前驱感染史，隐袭起病，临床征象以肌无力和感觉障碍为主。大多是对称性的，主要是肩、上臂和大腿的无力，在上肢表现为开锁、握笔、解钮扣、梳头等有困难；下肢则为行走蹒跚，易踩空，不能久站，上下楼梯和起坐困难，少有肌痉挛，肌萎缩较轻。由于感觉丧失，不能辨别物体和完成协调动作，可有麻木、刺痛、烧灼或疼痛感。约11%有神经肥大。尚有视力减退、复视、面麻木和无力、构音不清、吞咽困难等脑神经障碍。少数出现Homer综合征、原发性震颤、尿失禁和阳痿等。

四、实验室检查

一般的血及生化常规检查无异常，少数患者血清球蛋白增高。

脑脊液　细胞多无异常，主要是蛋白增高，特别在复发期，常在0.8～2.5g/L之间，有高达9.5g/L，少数患者球蛋白可高于160mg/L。

电生理检查　感觉及运动神经传导速度有时皆可减慢，肌肉动作电位的振幅下降，运动传导速度一般较正常减低60%，而恢复期则可加快，在尺神经、正中神经、腓肠神经常不能引出传入神经动作电位。

神经活检　神经纤维丧失，节段性脱髓鞘，再生髓鞘、葱球形成、血管周围炎症等。

五、诊断

在详细了解病史和全面神经系统检查之后，依据无明显诱发因素下，潜隐起病，呈缓慢进展或慢性反复的病程，临床主要是多发性神经根神经干受损的征象，结合脑脊液蛋白增高，神经传导速度减慢等，通常可以进行临床诊断，神经活检有助于诊断。须注意同下列几种情况进行鉴别诊断。

必须同多种遗传性、代谢性、中毒性疾病相区别，尤其是伴有进行性多发性神经病时。典型者为肥大性间质性多发性神经病，在Ⅲ型中有运动和感觉障碍，脑脊液蛋白-细胞分离现象，神经传导速度很慢，神经增粗，按压也引起疼痛或感觉异常。

不少疾病引起的多发性神经根神经病，可伴有脑脊液蛋白增高，例如糖尿病、尿毒症、肢端肥大症等，大多数经过实验室检查是可以区别的。另外，尚需注意溃疡性结肠炎、局限性肠炎、红斑性狼疮等，可发生CIP综合征。

在血液病，如淋巴细胞性白血病、骨髓瘤、何杰金病等，也可出现多发性神经根神经病，血液方面包括骨髓检查有助于CIP鉴别。

（六）治疗

基本上同格林-巴利综合征。

1. 肾上腺皮质激素　为首选药，且常是大剂量泼尼松（100mg/d），3～4周后逐渐递减为间日剂量（70，40，20mg/d），最后为维持剂量（10～20mg/d）。

2. 免疫抑制法　如果皮质激素治疗无效，可用免疫抑制剂，如硫唑嘌呤3mg/（kg·d）或环磷酰胺2mg/（kg·d），有一定效果。

3. 其他血浆交换疗法　被认为有较好疗效，尚有用环孢素（cyclosporin A）1～4年。

……（衣永尚）

第六节　吉兰－巴雷综合征

吉兰－巴雷综合征又称急性炎症性脱髓鞘性多神经炎，是一种自身免疫性疾病。其主要病理改变为周围神经系统的广泛性炎性脱髓鞘。临床上以四肢对称性弛缓性瘫痪为其主要表现。

一、病因与病理

（一）病因

病因目前尚未清楚。多数患者于发病前数天至数周有上呼吸道或胃肠道感染症状或先有某些病毒性疾病，如流行性感冒、水痘、带状疱疹、肋腺炎等，故怀疑本病和病毒感染有关。近年认为与空肠弯曲菌感染后所致的免疫障碍有关。体液免疫在该病的发病和发展中起主要作用。

（二）病理

病变部位主要在脊神经根，也可累及脑神经。轴索损害相对较轻，但在严重病例可见轴索变性、破裂。病变神经的髓鞘能再生，在同一条神经纤维中可同时见髓鞘脱失及再生髓鞘。脊神经前根较后根受损较重，近段较远端重。病理特点为节段性脱髓鞘和炎性细胞浸润（主要是淋巴细胞）。

二、诊断

（一）临床表现

1. 发病情况　任何年龄均可发病，但以青壮年男性多见。四季均有发病，夏、秋季多见。多呈急性或亚急性发病，起病前有前驱感染史（腹泻或上感）。

2. 瘫痪　常为四肢无力对称性下运动神经元性瘫痪。四肢肌张力低下，腱反射减弱或消失，无病理征。瘫痪一般近段较重。通常在 1 ～ 2 周内发展到高峰。起病 2 ～ 3 周后可有肌萎缩。在急性严重病例，走病后很快出现四肢瘫痪、呼吸肌麻痹而危及生命。

3. 脑神经麻痹　约半数患者可有脑神经损害，以两侧面神经、舌咽神经、迷走神经受累多见，其次是动眼神经、滑车神经和外展神经。出现吞咽困难、构音障碍、呛咳和咳痰不能，易并发肺炎、肺不张及痰阻窒息。

4. 感觉障碍　起病时常有主观感觉异常，多为四肢末端的麻木、针刺感。客观检查可有手套、袜套样感觉减退，也可无感觉障碍体征。常有下肢腓肠肌压病。

5. 自主神经功能障碍　初期或恢复期常有多汗（交感神经受刺激）。部分患者可出现血压不稳、心动过速和心电图异常等。

（二）辅助检查

1. 脑脊液检查　多表现为蛋白增高而细胞数正常或接近正常的蛋白－细胞分离现象。蛋白常升高，在发病 2 ～ 3 周后达高峰。

2. 血象及红细胞沉降率　白细胞总数增多和红细胞沉降率增快，多提示病情严重或有肺部并发症。

3. 肌电图检查　其改变与病情的严重程度及病程有关。典型改变为神经传导速度减慢、F 波或 H 反射消失、出现率下降或潜伏期延长。

（三）诊断要点

美国国立卫生研究院组织以 Asbusy 为首的委员会拟订了下列吉兰－巴雷综合症的诊断标准。

1. 肯定诊断要点

（1）一个以上肢体的进行性运动瘫痪，瘫痪程度不等，从双下肢轻度肌无力（可能伴有轻度共济失调）到四肢和躯干肌全部瘫痪，延髓肌、面肌及眼外肌麻痹。

（2）腱反射消失，反射呈普遍消失。若其他特征都一致，双侧二头肌反射及膝反射降低，而远端腱反射消失亦可满足反射条件

2. 强力支持诊断要点

（1）临床特征：按重要性次序排列：1）瘫痪症状和体征进展很快，但在 4 周内停止发展。2 周内 50%，3 周内 80%，4 周时有 90% 病例已发展至最严重程度。2）相对对称性，绝对对称是很少的，通常一个肢体受累，对侧肢体亦受累。3）有轻度感觉症状和体征。4）脑神经损害。约 50% 出现面瘫，常为双侧。其他有支配舌肌、吞咽肌和眼外肌运动的脑神经麻痹。偶尔（＜ 5%）以支配眼外肌运动的或其他的脑神经麻痹为疾病的起始症状。5）恢复。一般在进展停止后 2 ～ 4 周开始恢复，亦有推迟至数月后。多数患者功能完全恢复。6）自主神经功能障碍。有阵发性心动过速和其他心律紊乱，体位性低血压、高血压和血管舒缩功能障碍均支持诊断，但必须除外这些症状的其他原因，如肺梗死。7）神经炎症状和体征出现时不伴发热。

（2）脑脊液特点：1）发病 1 周后出现蛋白增高，或在连续多次腰穿中蛋白增高。2）单核细胞在 10×10^6/L 以下。可有变异情况：在发病的 1 ～ 10 周内无脑脊液蛋白增高（罕见），单核细胞在（11 ～ 50）$\times10^6$/L。

（3）电诊断特征：约 80% 病例在病程中有神经传导减慢或阻滞。神经传导速度通常低于正常的 60%，但不是所有神经都受影响。远端潜伏期延长至正常的 3 倍。F 波检查是证实神经根和神经干近端损害的指标。有 20% 患者的神经传导速度正常。神经传导速度可以在发病数周后才异常。

3. 应对诊断提出疑问的要点

（1）明显而持久的不对称性瘫痪。

（2）持久的膀胱、直肠功能障碍。

（3）起病时有膀胱、直肠功能障碍。

（4）脑脊液单核细胞＞ 50×10^9L。

（5）脑脊液中出现多形核白细胞。

（6）有明确的感觉障碍水平。

4. 否定 GBS 诊断的要点

（1）有近期滥用六碳类物质史（如挥发性溶剂，N- 己烷和甲基 N- 丁基酮），包括喷漆或成瘾性粘胶吸入。

（2）有卟啉代谢异常，提示急性发作性卟啉病。

（3）近期有白喉感染史。

（4）有符合铅中毒性周围神经病的临床特征（上肢无力伴腕下垂，可以不对称），以及有铅中毒的证据。

（5）单纯感觉异常综合征。

（6）有肯定的偶可与 GBS 混淆的其他疾病，如灰髓炎、肉毒中毒、癔症性瘫痪或中毒性周围神经病等。

（四）鉴别诊断

本病在早期或临床表现不典型时，常需与多发性神经炎、脊髓灰质炎、钾代谢障碍性瘫痪、多发性肌炎、肉毒中毒等进行鉴别。

三、治疗

本病的发病与感染有一定关系，因此增强体质、提高健康水平是防治的根本。急性起病者神经麻痹症状常在发病后 1 ～ 2 周内继续进展，若影响到吞咽肌及呼吸肌可危及生命，因此需及早诊断，及时抢救。

（一）综合治疗与护理

保持呼吸道通畅，防止继发感染是治疗的关键。咳嗽无力、排痰不畅是本病的突出问题，应积极吸痰。同时应严密观察病情，呼吸道分泌物多和气体交换量不足时应尽早作气管切开。出现呼吸麻痹时应及时作人工辅助呼吸。人工呼吸患者要确保痰液稀释并排出，防止肺炎、肺不张、肺脓肿等并发症。要加强护理，给患者多翻身，防止压疮发生。面瘫者需保护角膜，防止溃疡。因本病可合并有心肌炎，应密切观察心脏情况，补液量不宜过大。

（二）激素治疗

多数学者认为在急性期应用激素治疗无效，不能缩短病程和改善预后，甚至可推迟疾病的恢复及增加复发率。但也有人主张用激素，若无禁忌情况应早期较大剂量地应用。成人常用剂量为氢化可的松 100 ～ 300mg/d，或地塞米松 5 ～ 15mg/d，静脉滴注，7 ～ 14d 为 1 个疗程。急性严重病例可短期冲击治疗，氢化可的松 500 ～ 600mg/d，或地塞米松 20 ～ 30mg/d 置于葡萄糖水内静脉滴注。但总疗程不宜过长，一般掌握在 1 个月左右。若足量激素治疗 1 个月仍无效，说明患者对激素反应不良，应尽快减量停药。激素治疗的许多不良副作用应注意预防。

（三）血浆交换治疗

是近年来开展的新治疗，初步结果认为对本病有效。该治疗无特殊副作用，也不增加并发症，但需要专用设备，且价格昂贵。

（四）中药治疗

根据病情决定具体措施。急性期患者以清热化湿为主，并结合辨证加减。

（五）适当应用神经营养药物

急性期病重者可以给予辅酶 A、三磷酸腺苷、细胞色素 C 等代谢性药物，亦可同时应用维生素 B_{12}、盐酸硫胺或呋喃硫胺等药物。恢复期患者应尽早加强体育锻炼及针灸治疗，选穴根据患者的瘫痪情况而决定。

四、预后

大多数患者经积极治疗后预后良好，轻者多在 1 ～ 3 个月好转，数月至 1 年内完全恢复。部分患者可有不同程度的后遗症，如肢体无力、肌肉萎缩和足下垂等。重症患者常因呼吸肌麻痹或肺部并发症死亡。

……………………………………………………………………………（衣永尚）

第七节　慢性感染性脱髓鞘性多发性神经根神经病

慢性感染性脱髓鞘性多发性神经根神经病（CIDP）是一种与急性感染性脱髓鞘性多发性神经根神经病相似而又不同的一种情况。病程缓慢易复发，并对激素治疗效果好。

一、病因与病理

（一）病因

有关本症的机制尚不明，可能与免疫有关，因为病程有发作和复发的特点；病理变化上有单核细胞浸润伴斑块样脱髓鞘；在脱髓鞘过程中有巨噬细胞的参与和应用泼尼松可改善症状。在动物实验研究中发现在动物神经内注射 CIDP 患者的血液有增加脱髓鞘作用。CIDP 患者的神经有抗神经抗体，神经上沉积 IgM 和 IgG。有的有抗髓鞘抗体，有的认为与基因有关。具有 HLA 抗原中的 A_1、B_8、DRW_3 和 DW_3 者较易患病。也有 CIDP 是多发性硬化在周围神经系统的表现之说。

（二）病理

在病理变化上是双侧神经根和周围神经普遍受累，主要涉及腹根或可累及脊神经节或背根，有时亦可涉及中枢神经系统。在周围神经上的血管周围有单核细胞浸润、水肿。神经有节段性的脱髓鞘和复髓鞘，有慢性、肥厚性神经病变，但无炎症感染的特点。约 1/4 患者有神经轴索变性，亦曾发现个别的患者在脊髓后柱有髓鞘脱失。

二、诊断

（一）临床表现

发病前常无前驱感染史，发病隐潜，常难估算其确切的起病时间。根据其病程特点在临床上可分为缓慢单相型、复发型、阶梯式进行型、缓慢进展型。其常见症状以肌无力和感觉障碍为主。运动和感觉障碍呈混合性的占 85%，纯运动性的占 9%，纯感觉性的占 6%。

1. 肌无力症状　常是对称性的，主要表现为肩、上臂和大腿无力，也可合并有前臂、小腿、手和足的无力，肢体无力较躯干无力更为常见。肌无力症状在下肢表现有行走蹒跚，易踩空，不能持久站立，上、下楼梯费力和起坐困难等。上肢无力则表现钥匙开锁、捏笔、解钮扣、梳头有困难。肌肉很少有抽动和痉挛，肌萎缩与其无力相比程度较轻。

2. 感觉症状　常表现有感觉丧失，不能辨别物体，不能完成协调动作，患者诉有麻木、刺痛、紧束、烧灼或疼痛感，但与其他周围神经疾病相比疼痛症状较少。

3. 其他　大约 11% 的患者有神经肥大。有的有视觉减退、复视、下颌无力、面肌无力、面部麻木、呐吃、吞咽困难等脑神经障碍。少数患者有 Homer 综合征、原发性震颤、尿失禁和阳痿等症。CIDP 常伴有中枢神经系统的症状，但常不典型。

本病常可伴发于其他疾病，如甲状腺功能亢进、人类免疫缺陷病毒感染、遗传性运动和感觉神经病、中枢神经系统脱髓鞘病、慢性活动性肝炎、感染性肠道疾病、何杰金病等。

（二）实验室检查

常规的血和生化检查常无异常，少数患者有血清 γ- 球蛋白增高。

1. 脑脊液蛋白常增高，特别是在复发期，蛋白量常在0.8～2.5g/L（80～250mg%）之间，有高达9.5g/L（950mg%）的。病情的严重度常与蛋白量有关。少数患者脑脊液中球蛋白可高于160mg/L（16mg%）。脑脊液细胞常无异常。

2. 神经传导和肌电图检查运动传导速度一般较正常减低60%，肌肉动作电位的振幅也有下降，系由于运动单位减少所致。传入神经动作电位在尺、正中、腓肠神经常不能引出。

（三）诊断要点

1. 必须具备的特征

（1）进行性肌无力（缓慢进行，阶梯性或复发）2个月。

（2）对称性上肢或下肢的近端和远端肌无力。

（3）腱反射减低或消失。

（4）神经活检标本　有节段性脱髓鞘、复髓鞘、神经纤维丧失、葱球样形成和血管周围炎症等脱髓鞘病变的主要特征。

（5）神经传导检查　有传导速度变慢，至少2根运动神经的传导速度低于正常70%以下（受累神经必须排除系局部压迫所致）。

（6）脑脊液蛋白：＞0.4g/L。

2. 必须排除的特征

（1）临床表现：纯感觉神经病，手或足残缺，色素性视网膜炎、鱼鳞癣，曾应用或接触可引起周围神经病的药物或毒品。

（2）实验室检查：低血清胆固醇，卟啉症代谢值异常，空腹血糖≥7.5μmol/h，甲状腺功能减低，重金属中毒，CSF白细胞＞50×10^{8}/L。

（3）神经活检：标本显示血管炎，神经纤维肿胀，髓鞘内空泡，淀粉样物质沉着，Fabry病中所见的典型的许旺细胞内有蓄积物质，肾上腺白质萎缩、异染色性白质萎缩，球样细胞白质营养不良或Refsum病等特征。

（4）电生理检查：有神经肌肉传递缺陷、肌病或前角细胞疾病的特征。

（四）鉴别诊断

1. 与其他各种遗传性、代谢性、新生物、肿瘤和中毒性等疾病相鉴别　尤其当这些疾病也表现有进行性多发性神经病时。通常遗传性疾病常有骨骼方面的异常，因此当检查患者时发现有弓形足或脊柱弯曲等现象时可资鉴别，家族史也是很重要的。但如果有感觉症状则应考虑CIDP的可能为大。肥厚性间质性神经病是一种遗传性神经病，但在无家族史时较难与CIDP相识别，因为在其Ⅲ型中它也有运动和感觉障碍，脑脊液中有细胞、蛋白分离现象，有很慢的神经传导速度。突出的体征为周围神经增粗，按压肥厚的神经通常不引起疼痛或感觉异常，有利于鉴别。还有一种感染性脱髓鞘性遗传性运动和感觉神经病也需要鉴别。

2. 脑脊液蛋白的增高伴多发性神经根神经病　如糖尿病、尿毒症、肢端肥大症和肝性神经病鉴别，常通过实验室检查是可以予以区别的。也有一些疾病可产生CIDP样综合征，例如溃疡性结肠炎、局限性肠炎、肾小球性肾炎和红斑性狼疮，需注意辨别。有的患者应用长春碱常易发生多发性神经根神经病。应用砷制剂、六氯化苯和白喉性神经病也可产生脑脊液蛋白增高。

3. 多发性神经根神经病　也可发生在淋巴细胞性白血病、淋巴病和何杰金病、骨髓瘤、不明意义的单克隆球蛋白病、肉瘤和新生物性多发性神经根神经病。

三、治疗

（一）激素治疗

为首选药物，用法以每天单次大剂量泼尼松为宜，用 3 ～ 4 周后逐步递减为间日剂量，最后达到维持剂量，剂量宜逐步减少以防复发。如果患者症状恶化，可重复应用大剂量，即使缓解时亦宜低剂量维持，泼尼松的递减法可参照。

（二）免疫抑制剂

如果泼尼松治疗无效则用 Azathioprine 3mg/（kg · d），注意随访白细胞和血小板计数。也可用环磷酰胺 2mg/（kg · d），有一定的治疗效果。

（三）血浆交换疗法

被认为有较好的效果。

（四）其他

可参见急性感染性多发性神经根神经病。

四、预后

本病预后较差，患者大多死于并发症。生存者被困于轮椅或床褥。

……………………………………………………………………（衣永尚）

第八节　周期性麻痹

周期性麻痹是指以反复发作性的弛缓性肌无力或瘫痪为主要表现的一组疾病，按发作时血清钾含量的变化可分为低血钾型、正常血钾型和高血型三种。按病因可分为原发性和继发性两类。周期性麻痹通常是指原发性而言，其中以低钾型周期性麻痹最常见。

一、病因和发病机制

本病的发病机制尚不清楚。1991 年，Ptacek 首先提出离子通道病，低钾型周期性麻痹属于骨骼肌钙离子通道病，其中，双氢吡徒受体基因位于 lq31-q32，基因的突变可引起 L 型钙信道功能异常而致病。而高血钾型和正常血钾型周期性麻痹属于骨骼肌钠通道病，近年来，发现位于 17q23.1-q25.3 上的骨骼肌钠通道 a 亚单位基因（SCN4A）存在点突变，这些突变可引起钠离子通道蛋白的结构改变，高钾型和正钾型周期性麻痹与这种基因突变相关。这些离子信道的功能异常，可能引起肌细胞膜内外离子分布和膜电位的改变，使肌纤维失去兴奋性而引起骨骼肌瘫痪。

二、诊断

（一）临床表现

1. 低钾性周期性麻痹　是最为常见的麻痹类型。多起病于 20 ～ 40 岁的青壮年，男多于女。发作前通常有饱餐、剧烈运动、焦虑和寒冷等诱因。大多在夜间或晨起时发病。表现为四肢软瘫，双侧基本对称，通常下肢先起病，逐渐波及上肢，往往近端重。

肌张力降低，腱反射减弱或消失。重症者可发生呼吸肌麻痹、心动过速、室性期前收缩和血压增高等，通常不波及脑神经支配的肌肉。发作一般持续数小时至数天。

2. 高钾型性周期性麻痹 较少见，为常染色体显性遗传病。多在10岁以前起病，男女比例相等，常因寒冷、运动或摄入钾过多诱发。瘫痪也以下肢近端为重，也可波及上肢、躯干、颈肌和呼吸肌。瘫疾持续时间可几分钟至几小时，一般在1h左右。部分患者可伴有肌强直现象。发作一般较低血钾性周期性麻痹为频繁，大多在30岁后趋向好转，逐渐中止发作。少数在病程多年后发生缓慢进展的肌病。

3. 正常钾性周期性麻痹 很少见，也为常染色体显性遗传病。一般在10岁前起病。发作前常有嗜盐、烦渴等表现。睡后或清晨发现肢体无力，症状与低钾型类似，但无力持续的时间长，通常在10天以上。减少食盐摄入或补钾均可诱发。发作时血清钾正常。

（二）诊断要点

根据反复发作的弛缓性、骨骼肌力弱或瘫痪及腱反射低下等临床特征，以及血清钾和心电图的改变，一般可作出临床确诊。

（三）鉴别诊断

首次发作需与神经科急性瘫痪，尤其是急性感染性多发性神经炎相鉴别。另外，不论是低钾型或高钾型，均需排除继发因素，如甲状腺功能亢进、肾小管酸中毒综合征、原发性醛固酮增多症或肾功能不全、醛固酮缺乏、肾上腺皮质功能减退及药物诱发的血钾增高或降低等所致的瘫痪。需借助病史询问，与瘫痪以外的其他相应症状及化验检查等予以鉴别。

三、治疗

（一）低钾发作期治疗

一次口服氯化钾或枸橼酸钾4～10g（儿童按0.2g计算），一般在数小时内显效，以后再继续服用1～2g，3次/天，直至完全恢复后停药。重症者可以10%氯化钾溶液10～15ml加入生理盐水500ml中缓慢静脉滴注。在治疗过程中应进行心电图监测和复查血钾。

（二）高钾性周期性麻痹发作期治疗

10%葡萄糖酸钙溶液10～20ml静脉注射，或将胰岛素10～20U加入10%葡萄糖溶液500～1000ml内静脉滴注，也可以饮用高糖甜饮料。

（三）正钾型发作期治疗

静脉滴入生理盐水或5%葡萄糖盐水1000～2000ml。

四、预防

1. 低钾型 平时应避免过劳、过饱、焦虑和受寒冷等诱因。如发作频繁，可在睡前服用氯化钾1～2g，持续一段时间。

2. 高钾型 平时宜进高糖类食物，避免受寒、过劳、饥饿及进高钾食物。服用乙丑唑胺等利尿剂有预防作用。

3. 正钾型 进食高糖类食物；必要时可服用乙酰唑胺等排钾储钠类药物，有预防作用。

……（衣永尚）

第十四章　运动障碍疾病

第一节　概　述

运动障碍疾病，又称锥体外系疾病，主要是随意运动的调节功能受到损害，而运动、感觉及小脑系统没有直接受损。

锥体外系的主要组成是基底节，对“基底节”还没有一个统一的定义，但临床常认为它们包括尾状核、壳核、苍白球、丘脑底核和黑质。

在锥体外系中，神经元间的传递与许多神经递质有关，如多巴胺、乙酰胆碱、去甲肾上腺素、5-羟色胺、γ-氨基丁酸和谷氨酸，其中多巴胺与乙酰胆碱、多巴胺与γ-氨基丁酸是互相平衡的递质，这些递质的产生与传递障碍即可引起运动障碍疾病。

锥体外系病变所产生的症状有两大类，即肌张力的变化和不自主运动。临床上常分为肌张力增高-运动减少（如帕金森病）和肌张力降低-运动增多（如舞蹈病）两大综合征。

……………………………………………………………………………………（衣永尚）

第二节　帕金森病

一、概述

帕金森病（Parkinson disease，PD）是一种好发于50岁以上的中、老年人的中枢神经系统变性疾病。其发病率约20/10万，65岁以上老人患病率约1.7%，55岁以上老人约有170万患者，男女比例相似。帕金森病的病因及发病机制不完全明了，与环境因素、遗传因素及年龄老化有关。黑质致密部多巴胺能神经元变性、脱落导致纹状体中多巴胺（Dopamine，DA）显着减少，而乙酰胆碱含量无变化，则相对增多，两者的动态平衡受到破坏，从时导致帕金森病。

二、诊断步骤

（一）病史采集要点

1. 起病情况　缓慢起病，症状进行性加重。

2. 主要临床表现　震颤，强直，运动迟缓和姿势平衡障碍。

（1）震颤　是最易被发现及引起重视的临床表现，见于大部分病例，90%的患者以震颤为首发症状。多在静止及休息时明显，故为静止性震颤，又称“搓丸样”震颤，典型的震颤频率为4～6次/秒。震颤在情绪激动或精神紧张时加重，活动时减轻，睡眠时消失。静止性震颤常开始于一侧上肢或下肢，继而向对侧呈“N”字形发展，晚期可累及头、下颌及舌。少数70岁以上的老年患者可无震颤。

（2）强直　见于绝大部分病例，患者感到僵硬及无力。强直常开始于一侧上肢近端，上肢重于下肢，可累及四肢、躯干、颈部和面部。合并震颤时肢体出现齿轮样强直，无震颤时出现铅管样强直。面部肌强直表现为“面具脸”，手部肌强直表现为“路标征”，肌强直上肢表现为肘关节屈曲、患侧上肢协同摆动动作减少，患侧下肢拖步。晚期患者讲话缓慢，声音低沉、单调、不清，甚者吞咽困难。

（3）运动迟缓　表现为随意运动迟缓，自主运动减少，穿衣、翻身、进食、洗漱等日常活动完成困难；严重病例可出现运动困难。不少患者中晚期出现起步困难，即迈第一步困难。部分患者写字时越写越小，称为“小写症”。

（4）姿势平衡障碍　站立时身体前倾前屈、肘关节屈曲、髋关节及膝关货屈曲；行走时病侧上肢协同摆动动作减少或消失，病侧下肢拖步，步伐小、碎步，严重者行走时越走越快并向前冲形成特殊的“慌张步态”；转弯时连续小步、缓慢，使头及躯干一起转弯。

3. 既往病史　可能有如下病史：农药或乡村生活，有杀虫剂、除草剂、化肥接触史，长期饮用露天井水史，食用坚果史；少数患者有数十年或以上原发性震颤病史，后由原发性震颤转化为帕金森病。吸烟者帕金森病发病率降低或发病时间延迟。少部分患者有家族史，50岁以前发生的帕金森病可能与遗传因素有关。

（二）体格检查要点

1. 高级神经活动　早期正常，晚期出现记忆力减退、幻觉，以视幻觉多见；有些患者焦虑或抑郁，还有些有睡眠障碍。

2. 脑神经　未见明显异常。

3. 运动系统

（1）姿势步态　单侧患病者行走时病侧上肢协同摆动动作减少，病侧下肢拖步。双侧及躯干患病者身体前倾、前屈，肘关节及髋膝关节屈曲，行走时碎步前冲，严重时呈“慌张步态”。

（2）肌张力　伴有震颤时患侧肌张力齿轮样增高，不伴震颤时肌张力呈铅管样增高，躯干受累时颈部肌肉肌张力增高。

（3）肌力　四肢肌力正常。

（4）不自主运动　患侧上下肢先后静止性震颤，晚期头、下颌、唇、否静止性震颤。

（5）共济运动　双侧指鼻准，患侧快复轮替笨拙，跟膝胫试验完成好。

4. 感觉系统　全身深浅感觉无异常。

5. 反射

（1）浅反射　双侧对称。

（2）深反射　双侧对称，可正常、减弱或增强。

6. 病理反射　未引出。

7. 脑膜刺激征　阴性。

8. 自主神经系统

（1）皮脂腺分泌亢进　后期面部呈“脂颜”。

（2）出汗增加　后期明显。

（3）顽固性便秘。

（4）体位性低血压。

（三）门诊资料分析

1. 头颅CT　正常。

2. 常规头颅MRI　正常。

3. 肌电图　静止时肢体肌肉可见4～6次/秒节律性震颤。

（四）进一步检查项目

1. 血液检查

（1）甲状腺功能　正常。年轻患者需排除甲状腺功能亢进。

（2）血清铜蓝蛋白　正常。年轻患者需排除肝豆状核变性。

（3）血钙　正常。年轻患者需排除基底节钙化。

2. 核医学检查

（1）头SPECT（单光子发射计算机断层扫描）　患肢对侧基底节放射性聚集减少，且双侧不对称。

（2）头PET（出电子发射计算机断层扫描）　患肢对侧基底节放射性聚集减少，且双侧不对称。

3. 功能头颅MRI检查。

4. 脑超声检奄。

三、诊断对策

（一）诊断要点

根据起病年龄多在50岁以上，表现为静止性震颤、强直、运动迟缓和姿势平衡障碍；单侧起病，逐渐进展，持续性的不对称性受累，对左旋多巴的治疗反应良好；排除帕金森综合征，头颅CT及头颅MRI未见异常，即可诊断。

（二）鉴别诊断要点

注意与有帕金森表现的疾病鉴别。

1. 帕金森综合征　临床表现出现前有明确的病因。

（1）血管性帕金森综合征　有高血压病及脑卒中史，常出现假性球麻痹、腱反射亢进、病理征等，头颅CT或MRI可见病灶。

（2）药物诱导的帕金森综合征　神经安定剂（吩噻嗪类如奋乃静及丁酰苯类如氟哌啶醇）、氟桂利嗪、利血平、甲基多巴、桂利嗪、甲氧氯普胺及锂盐等，可导致可逆性帕金森综合征。

（3）中毒性帕金森综合征　常在一氧化碳、锰、二硫化碳、甲醇、MPTP和水银中毒后出现。

（4）脑炎后帕金森综合征　现已少见，病毒性昏睡性脑炎后出现。

（5）外伤后帕金森综合征　颅脑外伤后出现。

（6）基底节钙化（非动脉硬化性）　患者多年轻，有抽搐及智能减退的表现，部分有家族史，头颅CT示基底节钙化，血清钙降低。

（7）伴有帕金森表现的其他神经变性疾病

1）Lewy体病　临床表现以痴呆和幻觉突出，痴呆出现早且进展迅速，一天内症状有波动，发病年龄较年轻；对左旋多巴反应不好。

2）进行性核上性麻痹（PSP）　发生于中老年人，隐匿起病，缓慢加重。早期常跌倒，其特征性表现是眼球垂直运动受限，尤其上视困难；还有痴呆、构音障碍、假性球麻痹、轴性肌张力增高及锥体束征阳性，震颤不明显。抗帕金森治疗效果差。

3）多系统萎缩（MSA）　除有锥体外系症状外，还有不同程度的自主神经症状、锥休束征和小脑征，左旋多巴疗效差。①纹状体黑质变性（SND）：较罕见，表现为运动迟缓及肌强直，震颤不明显，常有腱反射亢进、病理征阳性及晕倒等症状和体征。②橄榄脑桥小脑萎缩（OPCA）：多在成年后发病，锥体束征和小脑征最突出，MRI 显示橄榄体和小脑萎缩。③ Shy-Drager 综合征（SDS）：自主神经神经症状最突出，表现为直立性低血压、性功能障碍和排尿障碍，偶有锥体束征和小脑征。氟氢可的松和吲哚美辛（消炎通）治疗有效，多巴胺类药物治疗无效或加重症状。

4）皮质基底节退行性变（CBGD）　在出现强直、震颤、运动减少和姿势平衡障碍等基底节功能障碍症状的同时，还出现皮层性感觉缺失、失用、肌阵挛、痴呆或失语等皮层功能障碍的症状。症状常显着不对称，抗帕金森治疗效果差。

5）肝豆状核变性（Wilson 病）　发病年龄小，出现多种类型的不自主运动，角膜 K-F 环阳性，有些患者因肝功能异常而发现此病；血清铜蓝蛋白、血清铜降低，尿铜增加。

2. 特发性震颤（essential tremor，ET）　发病年龄早，病程长，多有家族史，仅有震颤，无肌强直和运动迟缓，饮酒或用普萘洛尔（心得安）及其同类药可使症状显着减轻。

3. 正常颅内压脑积水　可出现碎步、宽基底步态、尿失禁和痴呆，头颅 CT 或 MRI 可见脑积水，抗帕金森治疗无效。

4. 抑郁症　老年抑郁症患者表情贫乏、言语单调、随意运动减少，易被误诊为帕金森病。抑郁症患者无肌强直及震颤，抗抑郁治疗有效。

四、治疗对策

（一）治疗原则

1. 综合治疗　帕金森病的治疗应采取综合治疗，包括药物治疗、手术治疗、康复治疗、心理治疗等，其中药物治疗是首选而且是主要的治疗手段。目前应用的治疗手段，无论药物或手术，只能改善症状，不能阻止病情的发展，更无法治愈。

2. 用药原则

（1）坚持“剂量滴定”、“细水长流、不求全效”的用药原则，用药剂量应以“最小剂量达到满意效果”。

（2）治疗既应遵循一般原则，又应强调个体化特点，不同患者的用药选择不仅要考虑病情特点，而且要考虑患者的年龄、就业状况、经济承受能力等因素。

（3）药物治疗的目标是延缓疾病进展、控制症状，并尽可能延长症状控制的年限，同时尽量减少药物的副作用和并发症。

3. 治疗原理　恢复脑内多巴胺与乙酰胆碱的动态平衡。

（二）治疗计划

1. 药物治疗　若疾病影响患者的日常生活和工作能力，则需采用药物治疗，共七类药。

（1）抗胆碱能药物　通过阻滞乙酰胆碱受体和突触对多巴胺的再摄取发挥作用。对震颤和强直有一定效果，但对运动迟缓疗效较差，适用于震颤突出且年龄较轻的患者。这类药物有口干、便秘、尿潴留、视物模糊及精神症状等副作用，因此老年患者慎用。常用的药物有：苯海索（安坦），1～2mg，每日3～4次，口服。

（2）金刚烷胺　能增加突触前膜多巴胺的合成和释放，减少多巴胺的再吸收，同时具有抗胆碱能作用。对少动、强直、震颤均有轻度改善作用。常用量为每次0.1g，每日2～3次。副作用有神志模糊、下肢网状青斑、踝部水肿等，均较少见。

（3）多巴制剂　治疗目的是提高黑质－纹状体内已降低的多巴胺水平，减轻或逆转已出现的功能障碍。

左旋多巴作为多巴胺合成前体可透过血脑屏障进入脑内，被多巴胺能神经元摄取后转变成多巴胺而发挥治疗作用。左旋多巴至今仍是治疗帕金森病最基本最有效药物，对震颤、强直、运动迟缓等均有较好疗效。为避免左旋多巴的外周脱羧作用，减轻外周副作用，增强疗效，左旋多巴常与外周的脱羧酶抑制剂（甲基多巴肼或苄丝肼）联合应用。常用的复方制剂有：美多巴（madopar125或madopar250）按左旋多巴：苄丝肼=4∶1组成，息宁（sinemet）按左旋多巴：卡比多巴=10∶1组成；有片剂、胶囊剂、控释型（左旋多巴：卡比多巴=4∶1）及弥散型等多种制剂供选择使用。

因为长期用药会产生疗效减退、症状波动和运动障碍等，一般应根据患者年龄、工作性质、疾病类型等决定用药。年轻患者可适当推迟或尽量减少多巴制剂的用量，年老患者应考虑早期选用多巴制剂。用药都应该从小剂量开始，根据病情需要逐渐增量，以最低有效量作为维持量。

副作用有周围性和中枢性两类。周围性副作用表现为恶心、呕叶、低血压、心律失常（偶见）等，持续用药后多可适应。中枢性副作用有症状波动、运动障碍（异动症）和精神症状等。前列腺肥大、狭角型青光眼、严重肝肾功能不全、精神病患者禁用，活动性消化道溃疡者慎用。症状波动和运动障碍是常见的远期并发症，多在用药后4～5年出现。

症状波动（motor fluctuation）有两种形式：①疗效减退（wearing-off），或剂末恶化（end of dose deterioration）：指每次用药的有效作用时间缩短，症状随血液药物浓度发生规律性波动，可增加每日服药次数或增加每次服药剂量，改用缓释剂，也可加用其他辅助药物；②“开－关”现象（on-off phenomenon）：指症状在突然缓解（“开期”）与加重（“关期”）之间波动，“开期”常伴多动症；发生机制不详，与服药时间、药物血浆浓度无关，处理困难，可试用多巴胺受体激动剂。

运动障碍（dyskinesia）又称异动症，表现为类似舞蹈症、手足徐动的不自主运动，可累及头面部、四肢、躯干，有时表现为单调刻板的不自主动作或肌张力障碍。主要有3种形式：①剂峰运动障碍（peak-dose dyskinesia）：即改善－运动障碍－改善；②双相运动障碍（biphasic dyskinesia）：即运动障碍－改善－运动障碍；③肌张力障碍（dystonia）：常表现为足和小腿痛性痉挛。运动障碍与纹状体受体的超敏感有关，减少用药剂量或给予多巴胺受体阻滞剂治疗有效。

（4）多巴胺能受体激动剂　激动DA D_2 或（和）D_1 受体，疗效不如复方左旋多巴，但与之合用可减少左旋多巴的用晕，对多巴胺能神经元有保护作用。发病年龄轻的早期患者单独使用。应从小剂量开始，渐增剂量至获得满意疗效而不出现副作用为止。

副作用与复方左旋多巴相似，但症状波动和运动障碍发生率低，体位性低血压和精神症状发生率较高。常用药物及剂量如下：

1）麦角类

①溴隐亭：每次 1.25mg，每日 1 次，逐渐增加剂量，最佳剂量为每日 10 ～ 20mg。

②培高利特（pergolide，协良行）：从每日 25mg 开始，逐渐增加剂量，可至每日 200 ～ 300mg。

③克瑞帕：从每日 10mg 开始，逐渐增加剂量，可至每日 40 ～ 60mg。

④卡麦角林：每日 2 ～ 4mg。

因在国外观察到麦角类多巴胺受体激动剂有肺纤维化及心脏瓣膜纤维化，故在部分国家已停止使用，2007 年底培高利特已在我国退市，溴隐亭及克瑞帕等同类药的使用受到很大的影响。

2）非麦角类

①吡贝地尔缓释片（piribedil；又名泰舒达，trastal）：激动 DAD_2、D_3 受体，从每日 50mg 开始，可增至每日 150 ～ 200mg。主要副作用恶心、呕吐，宜饭后服，开始用时最好在晚饭后服，整粒吞，不要咬碎。

②森福罗（sifrol；又名普拉克索，pramipexol）：选择性 DA D_2、D_3 受体激动剂，同时缓解帕金森病伴发的抑郁症状是此药的一大特点。从小量开始，日维持量 1.5 ～ 4.5mg。

③罗平尼洛（ropinirole，requip）：选择性 DA D_2 受体激动剂，副作用很少。未在我国上市，治疗剂量 4 ～ 10mg/d。

④阿扑吗啡（apomorphine）：为最早发现的多巴胺受体激动剂之一，是广谱的 DA 受体激动剂，本品必须皮下注射，注射后 10 分钟起效，一次疗效维持 20 ～ 60（90 ～ 120）分钟，持续时间与剂量有关。我国暂无此药。

⑤罗苻戈汀（rodgodine）：是一个全新的 DA D_2 受体激动剂，为一种硅树胶贴剂（透皮贴片），每日仅需贴一次可保持体内 24 小时稳定的血药浓度，方便使用，副作用轻，耐受性好。我国暂无此药贴。

（5）儿茶酚胺甲基转移酶（COMT）抑制剂　通过抑制左旋多巴在外周的代谢，使血浆左旋多巴浓度保持稳定，增加左旋多巴的进脑量，延长左旋多巴的半衰期和生物利用度，减少症状波动的发生。该类药与左旋多巴合用可增强后者疗效，单独使用无效。有多巴胺能副作用及非多巴胺能副作用，非多巴胺能副作用包括腹泻、头痛、多汗、口干、转氨酶升高、腹痛、尿色变黄等，用药期间需监测肝功能。可选用药物有托卡朋和恩他卡朋，恩他卡朋有效剂量 100 ～ 200mg，每日 3 ～ 5 次，最多不超过每日 8 片。

（6）神经保护治疗　单胺氧化酶（MAO）抑制剂，以选择性 B 型单胺氧化酶（MAO-B）抑制剂应用较广，经阻断 MAO-B 的 DA 代谢途径，提高纹状体内的 DA 浓度，改善运动徐缓症状并能振奋精神。常见副作用有兴奋、失眠、幻觉、妄想和胃肠不适。常用司来吉兰（selegiline，思吉宁），每次 2.5 ～ 5mg，1 ～ 2 次 / 天，晨间口服，避免晚上服用。第二代 MAO-B 抑制剂雷沙吉兰已面世。

（7）其他　某些抗组胺能药物、神经营养因子、免疫调节剂、抗氧化剂和自由基清除剂等都有神经保护作用。

2. 外科治疗　早期药物治疗效果较好，而长期治疗疗效明显减退，同时出现异动症等副作用，并调整药物难以改善症状者可考虑手术治疗。需强调的是手术仅是改善症状，而不能根治疾病，术后仍需应用药物治疗，但可减少剂量。手术须严格掌握适应证，非原发性帕金森病的帕金森叠加综合征患者是手术的禁忌证。对处于早期帕金森病、药物治疗效果明显的患者，不宜手术治疗。手术对肢体震颤和（或）肌强直有较好疗效，但对躯体性中轴症状，如姿势步态异常、平衡障碍无明显疗效。手术方法主要有神经核毁损术和脑深部电刺激术（deep brain stimulation，DBS），DBS 因其相对无创、安全和可调控性而作为首选。手术靶点包括苍白球内侧部、丘脑腹中间核和丘脑底核，其中丘脑底核 DBS 对震颤、强直、运动迟缓和异动症的治疗效果最为显着。

3. 康复治疗和心理治疗　疾病早期无需特殊治疗，应鼓励患者多做主动的康复运动。晚期卧床患者应加强护理，减少并发症的发生。教育、心理疏导、支持、营养和锻炼是帕金森病治疗中不容忽视的辅助措施。为减轻患者残疾，延缓病情进展和改善生活质量，对患者进行语言、进食、走路及各种日常生活能力的训练和指导十分重要，康复治疗包括：语音语调的锻炼，面部肌肉的锻炼，手部、四肢及躯干的锻炼，步态和平衡的锻炼，以及姿势恢复锻炼等。

总之，帕金森病的治疗没有绝对的固定模式，因为不同患者的症状可有区别，对治疗的敏感性也存在差异，同一患者在不同病情阶段对治疗的需求也不一样，所以帕金森病的治疗也要相应个体化。

五、病程观察及处理

本病进行性发展，一旦明确诊断需终生服药。任一种治疗都不能使症状完全消失，只能部分改善，并且不能逆转病程。尽管如此，仍需坚持服药及康复锻炼。骤然停药会使症状明显加重，再次给同样剂量的药也不能达到停药前的水平。换药时宜渐减旧药，渐加新药。

六、预后评估

目前由于左旋多巴药物的应用，帕金森病患者的死亡率几乎与非帕金森病同龄人群相同。此病本身并不对生命构成威胁，死亡的直接原因是肺炎、尿路感染、压疮、骨折等各种并发症，多出现在病程晚期。

…………（衣永尚）

第三节　小舞蹈病

一、概述

小舞蹈病（chorea minor，CM）又称 Sydenham 舞蹈病、急性舞蹈病和风湿性舞蹈病。本病由 Sydenham（1684）首先描述，是风湿热在神经系统的常见表现。本病主要表现为不自主的舞蹈样动作、肌张力降低、肌力减弱、自主运动障碍和情绪改变，多见于儿童和青少年，女性患病数是男性的 2 倍。本病可自行缓解，但复发者并不少见。

多数患者有A组β-溶血性链球菌感染或（和）风湿热病史，尸检患者中90%有风湿性心脏病的证据。溶血性链球菌感染能诱导与尾状核、丘脑底核神经元胞浆抗原有交叉反应的抗体产生，提示可能属自身免疫性疾病。本病好发于围青春期，女性多于男性，部分患者妊娠或口服避孕药时复发，提示其发病可能和激素有关。

二、诊断步骤

（一）病史采集要点

1. 起病情况　约2/3患者为5～15岁儿童，女多于男。大多数为亚急性或隐袭起病，约1/3的病例舞蹈症出现前2～6个月或更长时间内有β-溶血性链球菌感染史，出现相应临床症状和体征。

2. 主要临床表现　早期症状表现为失眠、情绪激动、行为变化、易激惹、注意力散漫和学业退步，其后舞蹈样动作和肌张力改变可日趋明显。舞蹈样动作表现为快速、不规则、多变、不随意的类似舞蹈样的运动。曲部的舞蹈样动作表现为挤眉、皱额、努嘴、吐舌等；肢体舞蹈样动作表现常起于一肢，逐渐累及一侧或对侧，上肢比下肢明显，上肢各关节交替伸直、屈曲、内收等动作，下肢步态颠簸、行走摇晃、易跌倒；躯干舞蹈样动作表现为脊柱不停弯、伸或扭转，舌肌和咽喉肌的舞蹈样动作可致构音、吞咽困难。以上症状均在情绪紧张时加重，安静时减轻，睡眠时消失。

（二）体格检查要点

1. 高级神经活动　躁动、不安，有的甚至精神错乱、幻觉、妄想。

2. 运动系统

（1）肌张力降低及肌力减退　肌张力普遍降低，各关节可过度伸直。作握拳状时，可发现其握力不均匀，时强时弱，时紧时松，如挤乳状，称为“挤奶”征或“盈亏”征。出现特征性的旋前肌征，即当患者举臂过头时，手攀旋前；当手臂前伸时，因张力过低而呈腕屈、掌指关节过伸，称舞蹈病手姿。

（2）不自主运动　头面部、肢体及躯干见舞蹈样动作。

3. 腱反射　减低或消失。

4. 风湿病的表现　部分患者可同时出现如关节肿痛、结节、红斑、风湿性心脏病等。

（三）门诊资料分析

1. 影像学检查

（1）头颅CT　尾状核去低密度灶。

（2）头颅MRI　T_2加权像显示尾状核、壳核、苍白球和双侧黑质异常高信号。

2. 脑电图　无特异性，常为轻度弥漫性慢活动。

（四）进一步检查项目

1. 血液检查

（1）血沉　增快。

（2）抗“O”滴定度增高。

（3）C反应蛋白　阳性或增高。

2. 心电图、X线胸片、超声心动图　见风湿性心脏病的相应改变等。

3. 复查头颅影像学　临床好转时病灶消退。

三、诊断对策

（一）诊断要点

根据发病年龄、典型的舞蹈动作、肌张力降低、自主运动障碍、情绪精神改变等症状诊断不难，如同时有风湿病的其他表现诊断更加肯定。

（二）鉴别诊断要点

需与习惯性痉挛、亨廷顿（Huntington）舞蹈病及其他症状性舞蹈病相鉴别。

1. 习惯性痉挛　或称习惯性动作，见于儿童，其异常运动多表现为某一肌肉，或肌组的快速、瞬间的抽动，动作具刻板性、反复性，而小舞蹈症的异常动作，牵涉面较为广泛，而且，动作多变，也即缺乏刻板件。习惯动作在分散注意力时减少，在一定程度上可受意识控制。患儿肌张力不低，肌力无损，协调动作正常，没有旋前肌征，也没有舞蹈病手姿与握拳“盈亏”征。实验室检查无异常。

2. 亨廷顿（Huntington）舞蹈病　又叫亨廷顿病（HD）。儿童期起病的亨廷顿病出现舞蹈样不自主运动时易被误认为小舞蹈病。但就舞蹈样动作本身而言，在HD，主要累及近端肌，比小舞蹈病者更具急掷感；而在小舞蹈病中，它的舞蹈样运动通常较为流畅，带有一种不耐安定的感觉。另在HD，肩、躯干部带有扭转运动色彩的异常运动较为多见，常伴强直、精神衰退，癫痫发作的机遇也多于小舞蹈病者，而且常有家族史；疾病的自限性有利于诊断小舞蹈病。有用肌电图检测帮助识别两者的，例如，在小舞蹈病，其暴发活动（burstsactivity）持续在100毫秒以上，且有拮抗肌方面的不同步，而在HD，产生暴发的持续时间较短，多为10～30毫秒与50～100毫秒。必要时，用PCR法检测（CAG）三核苷酸重复扩展情况帮助鉴别。

3. 药源性舞蹈样异常运动　其异常运动的致因药物很多，其中值得注意的是氟哌啶醇、异烟肼、硝苯地平、苯妥英钠或吩噻嗪类如普鲁气哌嗪，有药物服用史而无风湿热病表现，可帮助识别。

四、治疗对策

（一）治疗原则

1. 急性期应卧床休息，避免强光或其他刺激，给予足够的营养支持。

2. 病因治疗　抗风湿病治疗。

3. 对症治疗　控制舞蹈症状及精神症状。

（二）治疗计划

1. 病因治疗　确诊后均应使用青霉素或其他有效抗生素治疗；10～14天为1个疗程。同时给予水杨酸钠或泼尼松，症状消失后再逐渐减量至停药，以最大限度防止或减少本病复发，并控制心肌炎、心瓣膜病的发生。

2. 对症治疗

（1）地西泮2.5～5mg，每日2～3次口服。

（2）或硝西泮5～7.5mg，每日2～3次口服。

（3）氯丙嗪12.5～25mg，每日2～3次口服。

（4）氟哌啶醇0.5～1mg，每日2～3次口服。

五、病程观察及处理

（一）病情观察要点

1. 治疗过程中观察舞蹈症状、精神症状及风湿热表现的变化。

2. 定期复查血常规、血沉、抗“O”、C 反应蛋白、胸片及心电图。

3. 注意药物副作用　安定类易出现倦睡，氯丙嗪及氟哌啶醇等抗精神病药易致肌张力增高。

（二）疗效判断与处理

1. 舞蹈症状及精神症状好转，复查血液检查较病初下降则继续原方案治疗。

2. 病情加重应加强对因治疗，增加强有力的抗生素。

3. 出现舞蹈动作减少、肌张力稍增高宜少量加用安坦。

六、预后评估

本病可自行缓解，但复发者并不少见。预后较好，控制风湿热后舞蹈症状减少，精神症状随之也很快缓解。

七、出院随访

1. 出院带药　当前服用的药物。

2. 定期复查血常规、血沉、抗“0”、C 反应蛋白、胸片及心电图。

3. 定期门诊复诊与取药。

4. 防感冒与疲劳，生活起居规律。

……………………………………………………………………………（衣永尚）

第四节　亨廷顿舞蹈病

一、概述

亨廷顿舞蹈病（Huntington´s chorea）又称亨廷顿病（Huntington disease，HD），是一种常染色体显性遗传性疾病，外显率很高，可达 100%。主要临床表现为成年缓慢起病和逐渐进展的舞蹈样动作、精神障碍和痴呆。平均病程约为 15 年。少年型患者多于 20 岁前起病，多为父系遗传，主要表现为进展的肌强直、共济失调、癫痫发作和智力减退等，而舞蹈样动作少见。起病的主要原因为 4 号染色体短臂的 CAG 三核苷酸串连重复序列的异常扩展，该基因编码的蛋白质称亨廷素。亨廷素分布于患者的大脑皮质和纹状体的神经细胞包涵体内和营养不良的轴突中，但亨廷素通过何种途径导致神经细胞凋亡尚不明确。亨廷顿病的发病机制还不明确，主要理论是脂质过氧化导致能量代谢的异常，后者进一步引起细胞的兴奋毒性和凋亡。病变主要为广泛性的大脑皮层、基底节(特别是纹状体)、黑质及小脑浦肯野细胞的脱失。病理上表现为大脑皮质萎缩，胶质细胞增生，尾状核萎缩，侧脑室前角扩大，晚期全脑均可见萎缩。生化研究显示基底节中的 GABA 和其合成酶谷氨酸脱羧酶、乙酰胆碱及其合成酶胆碱乙酰转移酶的含量均下降。患病率为 0.4 ～ 8/10 万，种人发病率较高，我国较少。

二、诊断步骤

（一）病史采集要点

1. 起病情况　本病好发于 30 ～ 50 岁，缓慢起病，症状逐渐进展。运动障碍、认知障碍和精神障碍等临床表现均可作为首发症状出现。少年型多于 20 岁前起病，首发症状以肌强直和癫痫发作多见。

2. 阳性家族史　可为父系或母系遗传。

3. 主要临床表现

（1）运动障碍　进行性发展的运动障碍表现为四肢、面部、躯干，突然、快速、不自主的跳动或抽动。舞蹈样不自主运动是本病最突出的特征。当病情发展时，随意运动受损明显，运动笨拙、僵直、不能完成复杂的随意活动，晚期呈现四肢不能活动的木偶状态。还可出现吞咽困难和构音障碍。

（2）认知障碍　进行性痴呆是亨廷顿病患者的另一特征。早期表现为皮质下痴呆，后期表现为皮质和皮质下混合性痴呆。认知障碍开始表现为口常生活和工作中的记忆和计算能力下降，随后出现理解、判断能力下降，患者变得比较混乱，出现人格的改变。言语的改变包括口语流利性下降、轻度找词困难和构音障碍。舞蹈样运动障碍常累及舌和唇，破坏了发音的韵律和敏捷性，妨碍了言语的量、速度、节律和短语的长度，使口语呈现一种暴发性质。

（3）精神障碍　开始表现为人格行为改变，包括焦虑、紧张、兴奋易怒、闷闷不乐、不整洁和反社会行为，随后出现抑郁、淡漠、不安等情感障碍和其他精神症状，如幻觉、狂躁和退缩等。情感障碍多见，且多在运动障碍之前发生。对患者的重度抑郁症状如能早期发现并及时治疗，可预防自杀。亨廷顿病患者的神经和精神障碍进行性加重，最后患者处于呆傻、缄默状态。

（二）体格检查要点

1. 高级神经活动　口语流利性下降、轻度找词困难和构音障碍，暴发性言语。早期记忆和计算能力下降，后出现理解、判断能力下降，患者变得比较混乱，出现人格的改变。开始表现为焦虑、紧张、兴奋，后来出现抑郁、淡漠等抑制情感，最后处于呆傻、缄默状态。

2. 脑神经　少部分吞咽困难，余未见异常。

3. 运动系统

（1）早期　不自主运动为主，表现为舞蹈样动作、抽动症。

（2）后期　出现随意运动障碍，笨拙、僵直、不能完成复杂的随意活动。

4. 感觉系统　正常。

5. 腱反射　正常。

6. 病理反射　未引出。

（三）门诊资料分析

头颅 CT 或 MRI　对诊断有重要价值，典型的影像学改变为双侧尾状核萎缩，导致侧脑室额角外侧面向外膨起，出现特征性的“蝴蝶”征。

（四）进一步检查项目

1. 脑脊液检查　γ- 氨基丁酸水平下降。脑电图表现为低波幅快波，尤其额叶明显，异常率占 88.9%。

2. 电生理检查　患者 P100 不正常；检测 P300 常可以作为本病早期智能障碍的客观指标。

3. 核医学检查　SPECT 检查显示尾状核和豆状核区血流明显下降，额叶和顶叶血流也有下降。PET 表现尾状核区葡萄糖代谢明显下降，先于尾状核萎缩。

4. 遗传学检查　基因检测发现，亨廷素基因 CAG 三核计酸串联重复序列在 11 ～ 34 次之间为正常人，在 36 ～ 39 次之间可能为发病者，超过 40 次肯定为患者。基因检测是该病早期诊断、症状前诊断和产前诊断的准确、可靠方法。

三、诊断对策

（一）诊断要点

根据典型的亨廷顿病家族史，进行性运动异常伴舞蹈和僵直，进行性痴呆及精神障碍可考虑诊断，影像学检查发现对称性尾状核萎缩进一步支持诊断。亨廷素基因检测如果发现大于或者等于 40 次的 CAG 重复序列即可确立诊断。父或母患病者，后代的发病几率为 50%，杂合子的临床表现和纯合子的一样。

（二）鉴别诊断要点

需要与以下疾病鉴别：

1. 小舞蹈病　多见于 5 ～ 15 岁的儿童和少年，起病多有精神异常，而后出现不自主运动，多涉及面部及四肢，可伴有构音障碍和吞咽困难，肌张力低下，一般智力正常。部分患者可伴有风湿病的其他症状。影像学检查可无异常改变。

2. 神经棘红细胞病　多在 15 ～ 35 岁间发病，呈隐性遗传，临床表现和亨廷顿病有许多共同特点：有舞蹈症状，口、面运动障碍，情绪和行为障碍。本病的特征是进行性神经退行性变伴舞蹈样动作及棘红细胞增多，常合并周围神经病，无明显痴呆，血涂片有棘红细胞增多。

3. 良性家族性舞蹈症　本病常于婴幼儿期发病，呈常染色体显性或隐性遗传，尤遗传家族史，非进行性发展，不伴痴呆及行为、人格改变。

4. 其他类型的舞蹈病　药物性迟发性运动障碍出现在精神病患者长期服用抗精神病药物后，最明显的动作累及口和舌，但手、下肢、躯干和呼吸肌也可发生舞蹈或手足徐动症。此病的诊断要依靠长期应用精神药物病史。血管疾病、甲状腺功能亢进、红斑狼疮、红细胞增多症等均可以出现舞蹈样动作，这些疾病都存在相应的内科表现，鉴别诊断并不困难。

四、治疗对策

（一）治疗原则

1. 平衡脑内递质　抗多巴胺，增加脑内 GABA 浓度，促进胆碱能活动。

2. 改善临床症状，减少舞蹈样动作。

3. 对症治疗　抗抑郁治疗，有精神症状者抗精神病药物治疗。

4. 产前诊断，避免生育，以免传给后代。

（二）治疗计划

1. 对舞蹈样不自主运动　可选用对抗多巴胺能药物或多巴胺受体抑制剂。常用氟哌啶醇、氯丙嗪、奋乃静、舒必利和氯氮平，控制舞蹈样运动。注意上述药的使用宜从小量开始，以免引起帕金森综合征。

2. 对运动迟缓运动不能　可选用抗帕金森药物如左旋多巴类，金刚烷胺或/和抗胆碱能类药物安坦，上述药的使用宜从小量开始。

3. 对精神症状　抑郁者给予抗抑郁药治疗；有精神症状者，给予抗精神病药物治疗。

五、病程观察及处理

目前没有任何药物可以改变亨廷顿病的自然病程。

六、预后评估

症状常常是进展性的，病程约 10 ～ 25 年，平均的生存年限为 19 年。最后常因门咽功能障碍，进行性体重下降与长期卧床，并发症致死。大多数的病程可持续约 20 年。症状出现早（小于 20 岁）的病情发展较快；发病年龄大于 50 岁的病情发展相对较慢。

……………………………………………………………………………（衣永尚）

第五节　肌张力障碍

一、概述

肌张力障碍是一组因躯体骨骼肌的促动肌和拮抗肌不协调，并且间歇持续收缩造成重复的不自主运动和异常扭转姿势的症状群，又称为肌张力障碍综合征。肌张力障碍是一种较常见的运动障碍性疾病，发病率仅次于帕金森病。

（一）分类

目前尚无肌张力障碍的统一分类。主要根据肌张力障碍的受累肢体和部位，可能造成肌张力障碍的原因、发病年龄等进行分类。

1. 按肌张力障碍范围分类

（1）局限性肌张力障碍（累及身体某一部分）如痉挛性斜颈、书写痉挛、眼睑痉挛、口下颌肌张力障碍等。

（2）节段性肌张力障碍（累及邻近数个部位）　如颈部节段性肌张力障碍、纵轴节段性肌张力障碍、臀部节段性肌张力障碍、下身节段性肌张力障碍等。

（3）偏身肌张力障碍。

（4）全身肌张力障碍。

2. 按肌张力障碍起病年龄分类

（1）儿童型肌张力障碍（0 ～ 12 岁）。

（2）少年型肌张力障碍（13 ～ 20 岁）。

（3）成年型肌张力障碍（＞ 20 岁）。

3. 按肌张力障碍病因分类

（1）原发性肌张力障碍　包括遗传性（如肌阵挛性肌张力障碍、发作性肌张力障碍、发作性睡眠性肌张力障碍、“特发性”扭转型肌张力障碍等）及散发性。

（2）继发性肌张力障碍　神经系统变性疾病（如帕金森病、多系统萎缩等），生化代谢病（如氨基酸代谢病、脂质代谢病等），以及由于外伤、感染、肿瘤、血管性、药源性引起的继发性肌张力障碍，还有心因性肌张力障碍。

（二）病因与发病机制

肌张力障碍中原发性约占90%，一般原发性肌张力障碍除姿势、位置、基底节的生化异常外，其他病因尚不清楚。很少有其他神经系统损害的体征。许多继发性肌张力障碍与基底作及其联系纤维的病变有关，可有应用或接触药物或毒物史，神经系统检杳可发现认知功能障碍、锥体束损害、视力和视野障碍，以及其他神经肌肉损害表现。实验室检查可发现生化代谢异常、MRI或CT异常、脑电图异常等。

二、诊断步骤

（一）病史采集要点

1. 起病情况　原发性及继发性肌张力障碍，均可以家族性或散发性的形式出现。原发性肌张力障碍起病多较慢，继发性肌张力障碍起病可快可慢。

2. 主要临床表现　躯体骨骼肌的不自主运动和躯体的异常扭转姿势，可累及躯体的任何部位，但以颈、胸、腰、下肢脚跟部多见。肌张力障碍在一天内多无波动。肌张力障碍常因紧张、疲劳、情绪波动而加重，休总或安静时减轻，睡眠中消失。感觉刺激（如触觉、本体觉）也可使症状减轻为肌张力障碍所特有，对诊断有一定帮助。即将手放在下颌或面部可使痉挛性斜颈缓解，触摸眼周围皮肤可使眼睑痉挛减轻。

（1）扭转痉挛　又称变形性肌张力障碍，多见于儿童及年轻人，病初只表现局限性的肌张力障碍症状，以后波及全身，造成扭转痉挛。可有阳性家族史。本病临床症状的核心是肌张力障碍后姿势和运动的异常表现。发生扭转痉挛的原因是一组肌群的肌张力过高，而其拮抗肌肌张力降低，以后又逐渐变换，交替出现张力的缓慢变化。肌群的肌张力变化多端，没有固定模式，致使造成奇怪姿势和运动状态。轻者仅有一侧下肢的牵拉或僵硬的感觉，并有轻度行走不便，以后加重，足部内旋呈马蹄内翻样，行走时足跟不着地，约20%将发展成全身性。患者尚可表现挤眉弄眼、牵嘴歪舌、眼睑痉挛、扭转及各种肢体的不自主运动等。总之，本病主要累及颈肌、躯干肌及四肢近端肌肉。最突出的症状是以躯干为纵轴的扭转或螺旋样运动，当自主运动及情绪激动时加重，睡眠时消失。

（2）局限性肌张力障碍

1）痉挛性斜颈　是由颈肌阵发性不自主收缩引起头向一侧扭转或阵发性倾斜。本病多由基底节变性所引起，也可为心因性的。多成年起病，颈部的深浅肌肉均可受累，以胸锁乳突肌、斜方肌收缩最易出现症状。一侧胸锁乳突肌收缩时引起头向对侧旋转，颈部向收缩一侧屈曲。两侧胸锁乳突肌同时收缩时，则头部向前屈曲。颈肌收缩多呈痉挛样跳动，往往一侧更为严重，患肌常有疼痛，并可见肥大。不随意运动于情绪激动时加重，睡眠中消失。

2）眼睑痉挛　眼睑痉挛是由于眼轮匝肌不自主收缩，导致双侧眼睑间断或持续性闭合。眼睑痉挛好发于女性，大多数50～60岁起病。起病最常见的主诉是眨眼频繁，眼部有刺激不适感、烧灼感、畏光，后发展成不自主眼睑闭合，严重者用手扒不开，持续时间数秒到数分钟。起初痉挛出现于一侧，最后都发展为双侧，影响读书、行走，甚至导致功能性失明。精神紧张和强光照射症状加重，睡眠时消失。部分患者向上看、走路及读书时出现痉挛；有些动作如讲话、唱歌、张口、咀嚼、笑、平卧、压迫眉弓或颞部等可缓解痉挛。

3）Meige 综合征　多见于老年人，一般在 50 岁以后起病，女性多见。临床分为 3 型：眼睑痉挛型，眼睑痉挛合并口、下颌肌张力障碍型，口、下颌肌张力障碍型。最常见的首发症状是双眼睑痉挛，口、下颌和舌痉挛常表现为张门、牙关紧咬、缩唇、噘嘴、伸舌等，致面部表情古怪，痉挛可持续数秒或数分钟，在精神紧张、强光照射、阅读、注视时加重，讲话、唱歌、咀嚼、欢笑时减轻，睡眠时消失。严重时患者需用手掰开眼睑方可视物，以致影响日常生活；口下颌肌受累严重者，可引起下颌脱臼和牙齿磨损。一般无智能障碍，无锥体束病变，约 1/3 的患者有情感障碍。

4）书写痉挛（writer's cramp）和其他职业性痉挛　指在执行书写或其他职业（如弹钢琴、打字）等动作时手和前臂出现的肌张力障碍和异常姿势，以至出现书写或其他职业的动作困难，而进行与此无关的其他动作（如持筷）时则为正常。

3. 既往史　继发性肌张力障碍可以有脑外伤、中枢神经系统感染、脑肿瘤、脑卒中、服用抗精神病药或胃复安等药引起的继发性肌张力障碍，还有突然的心理打击致心因性肌张力障碍。

（二）体格检查要点

全身各部位均可出现促动肌和拮抗肌肌张力不协调，致不自主运动和异常扭转的姿势，以颈、胸、腰、下肢脚跟部多见。

（三）门诊资料分析

1. 头 MRI 或 CT　部分继发性肌张力障碍可有异常，如脑外伤、中枢神经系统感染、脑肿瘤、脑卒中的改变。

2. 脑电图　中枢神经系统感染所致继发性肌张力障碍的患者的脑电图异常，可见慢波或尖慢、棘慢复合波。

（四）进一步检查项目

基因检测　大晕的基因研究认为儿童和少年发病的自发性扭转痉挛可能是常染色体显性遗传病，典型肌张力障碍的基因 DYT1 定位于 9q34，儿童或成人发病的颅颈肢体肌张力障碍的基因 DYT6 定位于 8p21 ～ 22，成年发病的颈及其他局限性肌张力障碍的基因 DYT7 定位于 18p。多巴反应性肌张力障碍也是一种遗传性肌张力障碍叠加综合征，基因 DYT5-GTP 环水解酶，定位于 14q22.1。

三、诊断对策

（一）诊断要点

首先需根据病史、有无不自主运动和 / 或异常姿势的特征性表现确定是否为肌张力障碍，然后区分是原发性或继发性。原发性肌张力障碍患者年龄较小，可有遗传家族史，基因分析有助于确诊。继发性肌张力障碍患者年龄较大，症状多为局限性，体格检查和辅助检查可发现继发的原因及脑脊髓病理损害证据。

（二）鉴别诊断要点

应与破伤风、僵人综合征、神经性肌强直、偏侧而肌痉挛疾病鉴别。

1. 破伤风　全身肌张力增高，有被铁锈金属割破皮肤的病史。

2. 僵人综合征　躯干肌肉突发性疼痛和板紧，继而肌肉呈对称、持续性僨硬，扳紧其特点呈石样硬和板样强，逐步扩展到肢体、躯干和颈肌。突然刺激加在持续性强硬的肌肉上，可诱发阵发性肌肉痉挛伴疼痛；睡眠时僵硬消失。肌电图在休息和肌肉放松时均可出现持续运动单位电活动，睡眠时消失。

四、治疗对策

（一）治疗原则

1. 明确诊断，及时治疗。

2. 查找病因，病因治疗。

3. 对症治疗，改善不自主运动及姿势异常。

（二）治疗计划

1. 药物治疗

（1）抗胆碱能制剂　大剂量如苯海索（安坦）。

（2）肌松剂　巴氯芬。

（3）苯二氮䓬类如氯硝西泮、硝西泮或地西泮等。

（4）抗多巴胺能药物　利血平。

（5）抗精神病药物　氟哌啶醇等。

（6）抗惊厥药　卡马西平等对缓解肌张力障碍有效。

（7）肉毒毒素　A 型肉毒毒素对局限型肌张力障碍有效。注射部位应选择临床检查痉挛最严重的肌肉或肌电图检杳有明显异常放电的肌群，注射剂量应个体化。

继发性肌张力障碍患者需要同时治疗原发疾病。

2. 外科治疗　立体定向丘脑切开术对单侧肌张力障碍有益，但是双侧丘脑切开术可导致构音障碍。还可以对受累肌肉进行选择性硬膜外颈前根断离术或脊髓的传入神经纤维切断术，对难治性颈性肌张力障碍的治疗有效。部分切除受累肌肉也有一定效果。脑深部电刺激（DBS）也可考虑。

只有在药物治疗效果不佳且病情严重影响了患者生活质量时，才考虑手术治疗。

五、病程观察及处理

观察不自主运动和异常扭转姿势的症状群的出现，若出现则积极查找病因对因治疗，并使用多种药物对症治疗。

六、预后评估

发病年龄与肌张力障碍的预后有关。原发性肌张力障碍可分为儿童型和成人型，儿童型多在 20 岁以前发病，并呈进行性加重，大部分发展成为全身性肌张力障碍；成人型一般仅累及局部或扩展到邻近的几个部位。由于本病有特效治疗方法，如能早期诊断、早期治疗，患者可保持正常的生活质量，预后良好。

……………………………………………………………………（衣永尚）

第六节　特发性震颤

一、概述

特发性震颤（essential tremor，ET）又称原发性震颤，是常见的运动疾病之一。病因不明，包含小脑、丘脑、脑干的环路受损，可能是原发性震颤的发病原因。主要为手、头和身体其他部位的姿势性和运动性震颤。约 60% 患者有家族史，呈常染色体显性遗传，外显率较高，故该病又称作家族性震颤。特发性震颤在普通人群中的发病率为 0.3% ～ 1.7%，并且随年龄增长而增加。

二、诊断步骤

（一）病史采集要点

1. 起病情况　症状往往从手部开始，以后逐渐累及前臂及上臂，多先累及优势半球所支配的上肢，以后发展到头、下颌、唇、舌、喉等，但下肢震颤相对较少，也有只局限于手部或上肢。

2. 主要临床表现　特发性震颤可在任何年龄发病，多见于中老年人，20 ～ 30 岁和 50 ～ 60 岁有两个高峰。本病惟一的症状就是震颤，肌张力无改变，偶有报道伴有语调和轻微步态异常。震颤往往从手部开始，以后逐渐累及前臂及上臂，头、下颌、唇、舌、喉等；一般认为特发性震颤是双侧上肢对称起病，也可单侧上肢起病，多先累及优势半球所支配的上肢，累及躯干和双侧下肢者少见，仅在病程晚期出现，程度较轻；也有只局限于手部或上肢。震颤频率为 6 ～ 12 次 / 秒，振幅为小到中等，随年龄增加而振幅增大，重者写字及讲话困难。典型症状是手的节律性外展内收样震颤和屈伸样震颤，类似帕金森症状的旋前旋后样震颤少见，主要表现为手部严重的姿势性震颤和头部震颤。特发性震颤患者对酒精的反应是特征性的，许多患者即使只摄取少量酒精就可以减少震颤。特发性震颤可以伴发其他运动障碍疾病，最常出现的是伴发帕金森病。部分患者存在肌张力障碍，少数患者甚至可以伴有抽动秽语综合征和不安腿综合征。

3. 既往史　家族中有特发性震颤的患者。

（二）体格检查要点

主要表现为手部严重的姿势性震颤和头部震颤，震颤频率稍快，振幅为小到中等，随年龄增加而振幅增大。无其他神经系统阳性体征。

（三）门诊资料分析

1. 脑 CT 及 MRI　脑组织未见明显异常。

2. 肌电图　见节律性震颤。

（四）进一步检查项目

1. 血液检查

（1）血清铜蓝蛋白　正常。

（2）血清铜　正常。

（3）血钙　正常。

（4）甲状腺功能　正常。

2. 脑多巴胺转运体 SPECT 显像　基底节区的放射性摄取双侧对称、浓集。

三、诊断对策

（一）诊断要点

主要依据双上肢对称出现持续的姿势性或运动性震颤，病程超过 3 年，一般无明显神经系统阳性体征，排除药源性、外伤性或心因性因素可以诊断。有阳性家族史对本病的诊断更有意义。

（二）鉴别诊断要点

应与帕金森病，甲亢引起的震颤相鉴别。

1. 帕金森病　中老年起病，大多没有家族史，临床表现为手、腿和躯干的静止性震颤、姿势性震颤，以及运动迟缓、强直和姿势不稳等，病程呈进行性发展。多巴制剂治疗有效。

2. 甲状腺功能亢进引起的震颤　有甲状腺功能亢进的临床表现，震颤快速、细微、幅度小。血液检查，甲状腺激素异常，T_3、T_4 增加，TSH 减少。

四、治疗对策

（一）治疗原则

1. 追踪观察，明确诊断。
2. 适时抗震颤治疗。

（二）治疗计划

大多数患者只有轻微症状，且在较长时间震颤轻微，仅少数患者需要治疗。

1. 乙醇（酒精）　适量饮酒对本病有一定疗效。

2. 普萘洛尔　为 β- 受体阻滞剂，10mg，一日 2 ～ 3 次，对特发性震颤有效。使用时注意心率，此药可使心率减慢，若心率低于 50 次 / 分宜停药。

3. 扑米酮　125 ～ 250mg，一日 13 ～ 4 次，2 周内达到此量。

4. 地西泮 2.5 ～ 5mg，一日 3 次。

5. 立体定向手术　药物治疗效果不好时。

五、病程观察及处理

本病呈慢性经过，可持续几十年，早期不需要治疗。当症状影响工作与生活时，可首先选择药物治疗，普萘洛尔及地西泮等。当药物治疗无效时可选择 A 型肉毒毒素肌注；当出现活动困难甚至丧失劳动力时，可考虑立体定向手术治疗。注意有部分患者后期出现肌张力增高、患肢僵硬及运动迟缓等帕金森病的表现，应按帕金森病治疗。

六、预后评估

发病年龄与预后无关，震颤的严重程度与死亡率无关。虽然特发性震颤长期或终身处于稳定状态，不影响工作与生活，但部分严重的患者会出现活动困难，甚至丧失劳动能力，生活难以自理。

七、出院随访

此病以神经症状为表现时一般不需住院，门诊随访及药物治疗。以肝功能损害为首发症状时宜住消化科治疗。

……………………………………………………………………………（衣永尚）

第七节　抽动秽语综合征

一、概述

抽动秽语综合征（multiple tics-coprolalia syndrome），又称 Tourette 综合征（简称 TS），慢性多发性抽动。可以发生在世界范围各个地域和所有人种，但地区和种族之间有一定差异，黑人患病率低而犹太人患病率高，东欧人也好发该病。发生在青少年期的一组以头部、肢体和躯干等多部位肌肉的突发性不自主多发抽动，同时伴有爆发性喉音或骂人词句为特征的锥体外系疾病。本病的病因不明，多数学者推测本病与基底节、前额叶、边缘系统等部位神经元功能紊乱有关，其原因可是遗传因素、神经生化代谢及环境因素在发育过程中相互作用的结果。

1. 遗传因素　很多研究认为遗传因素在该病发生中起重要作用。本病有明显的家族倾向，65% ～ 90% 的病例是家族性的，单卵孪生的发病率（53% ～ 56%）明显高于双卵孪生（8%）。TS 的遗传方式现多认为是一种常染色体显性遗传伴不完全外显率的疾患，且外显率存在性别差异，男性外显率高（0.5 ～ 0.9），女性外显率低（0.2 ～ 0.8）；也有人认为该病是一种多基因遗传病；TS 患者存在基因缺陷，但到目前为止，基因定位研究尚未得出肯定的结论。

2. 中枢神经系统的器质性损伤　TS 患者的大脑影像学改变主要在基底节。难产、窒息、早产、抽搐及头部外伤等造成的儿童器质性脑损伤，可能是导致 TS 发病的危险因素。

3. 中枢神经递质系统异常　本病可能与多巴胺活动过度及多巴胺受体超敏、性激素及兴奋性氨基酸的作用、去甲肾上腺功能失调有关。

4. 其他　本病可能与社会心理因素、感染和免疫因素相关。有学者认为，非遗传因素对本病的发生也有一定影响。一些出生前因素如母亲妊娠紧张、服用止吐药等，可能部分决定发病的严重程度。目前认为患者的纹状体中可能存在亚显微病灶。总之，患者的行为表型是由基因塑和环境因素共同作用的。

二、诊断步骤

（一）病史采集要点

1. 起病情况　本病隐匿起病，慢性进展。本病起于儿童期，发病年龄在 2 ～ 15 岁，平均为 7 岁。男多于女，男女发病率之比为 3 ～ 4∶1，至青春期后逐渐减少。

2. 主要临床表现

（1）运动抽动　是本病早期的主要症状，抽动症状具有一些特征性，如突然、快速、重复、不自主、刻板性及多变性。一般首发于面部，表现为眼、面肌的迅速、反复不规则的抽动，如眨眼、噘嘴、鼻子抽动、“扮鬼脸”、点头、耸肩等，逐渐发展到四肢和躯干，如上肢投掷运动、踢腿、下跪、屈膝、顿足、腹肌收缩等。抽动发作频繁，一日十几次至数百次。患者有时可以短时间内自我控制抽动，激动、紧张时加重，精神松弛时减轻，睡眠时消失。简单的运动抽动为突然发生的、短暂、重复、无目的的动作，通常是一个或几个较小的分离的肌肉受累，常常是暴发，平均时间为 1 ～ 3 秒；复杂运动抽动较慢，似有目的性，多组肌群受累，持续时间较长。

（2）发声抽动　是诊断的主要条件　常于运动抽动开始后数月至 4 年内出现，也有患者在病初即有此症状，另有少数仅为单一发声抽动。喉部抽动伴发出各种怪声，如犬吠声、喉鸣声和咳嗽声等，半数有秽亵言语。

（3）感觉抽动　在运动和发生抽动之前有一种感觉即先兆症状感觉，可以是局部的一种压力或是不舒服感，当抽动发作后，先兆症状很快消失。先兆症状也可以是一种非局限性、无特征性感觉，例如一种冲动、焦虑或其他精神感觉。

（4）伴随症状　常见的伴随症状有情绪障碍、强迫症、注意缺陷、多动、学习困难、违纪行为、猥亵和攻击行为、社会适应困难等。

3. 既往病史　65% ～ 90% 的病例有家族史。

（二）体格检查要点

一般表现为眼、面肌的迅速、反复不规则的抽动，如眨眼、噘嘴、鼻子抽动、“扮鬼脸”、点头、耸肩等，逐渐发展到四肢和躯干，如上肢投掷运动、踢腿、下跪、屈膝、顿足、腹肌收缩等。

（三）门诊资料分析

1. 血、脑脊液化验　多正常。

2. 心电图　多正常。

3. 脑电图检查　可有异常，表现为高波幅慢波、棘波、棘慢复合波等，动态脑电图异常率可达 50%，但无特异性诊断价值。

4. 头颅 CT　多正常。

5. 头颅 MRI　可能发现两侧基底节体积不对称。

（四）进一步检查项目

头颅 SPECT 检查可见颞叶、额叶及基底节局限性血流灌注减低区。

三、诊断对策

（一）诊断要点

本病诊断依据 DSM- Ⅲ的诊断标准：①发病年龄 2 ～ 15 岁；②有复发性不自主的重复、快速、无目的动作，并涉及多组肌肉；③多发性发音抽动；④可受意志控制达数分钟至数小时；⑤数周或数月内症状可有波动；⑥病程至少持续 1 年。

（二）鉴别诊断要点

本病需与小舞蹈病和习惯性痉挛相鉴别。

1. 小舞蹈病　舞蹈动作不规则、不重复，也不发声，还有其他风湿病的表现。

2. 习惯性痉挛　动作始终刻板、单调，一般不发声，氟哌啶醇不显效。

四、治疗对策

（一）治疗原则

1. 明确诊断，尽早治疗。

2. 一过性抽动或症状较轻的患者一般无需治疗，只有影响到正常生活和学习时才进行药物治疗。

3. 药物治疗　明确诊断后应早期采用药物治疗并配合心理疏导。

4. 心理治疗。

5. 对症支持。

（二）治疗计划

药物治疗如下：

1. 氟哌啶醇　为抽动秽语综合征首选。逐渐增至有效剂量，症状控制后应逐渐减量并维持 1 ～ 3 个月。使用时应注意倦睡的副作用，易影响患儿的学习。

2. 舒必利和硫必利（泰必利）　对本病亦有较好疗效，可使少数患儿恢复正常。此二药倦睡的副作用较少。效果欠佳时氟哌啶醇与泰必利合用。

3. 其他有效药物　可乐定、氯硝西泮、酚噻嗪类、三环类抗抑郁药、丙戊酸钠等也可使用。

五、病程观察及处理

（一）病情观察要点

1. 运动抽动、发声抽动、感觉抽动及伴随的情绪异常、性格改变和行为异常等临床表现出现的时间、程度及得到治疗的时间。

2. 注意药物的副作用。

（二）疗效判断

运动抽动及发声抽动明显减少说明药物治疗有效。首选氟哌啶醇治疗有效但倦睡副作用明显时，可改在中午及 / 或晚上睡觉前服，也可减少氟哌啶醇用量，合用泰必利等副作用较少的药。

六、预后评估

本病至今无预防措施。对本病的病程和预后的研究表明，抽动 - 秽语综合征的患者病情常常缓慢进展，持续至成年，大多长期不愈，治疗较为困难；约一半患者药物治疗能使病情缓解。本病不影响寿命。

……………………………………………………………………………（衣永尚）

第八节　迟发性运动障碍

一、概述

迟发性运动障碍（tardive dyskinesia，TD）是由长期（1 年以上）服用大剂量抗精神病药引起的一种持久而特殊的不自主运动。最常见的是阻断多巴胺 D_2 受体的药物，如酚噻嗪类（如奋乃静）及丁酰苯类（如氟哌啶醇）。这些受体阻滞剂可引起下列神经系统副反应：急性肌张力障碍、动眼危象、急性静坐不能、药物诱发的帕金森综合征、神经安定剂性恶性综合征、戒瘾急性综合征、持续的运动障碍（迟发性运动障碍综合征）、典型的口颊舌运动障碍、迟发性肌张力障碍、迟发性静坐不能、迟发性抽动、迟发性肌阵挛、迟发性震颤等。迟发性运动障碍综合征的发病机制不明。单一假说不能解释此病，可能涉及多种因素，包括多巴胺受体超敏、多巴胺 D_1 受休激活及丘脑底核 γ- 氨基丁酸活性丧失等。

二、诊断步骤

（一）病史采集要点

1. 起病情况　迟发性运动障碍起病较慢，症状在服药后较长时间出现，最短 3 个月，最长 13 年。

2. 主要临床表现　迟发性运动障碍是抗精神病药物最严重的并发症，因为症状持续时间长，且常为永久性。典型的运动障碍由重复而刻板的快速运动组成，面下部最常受累，称为舌－颊三联症（BLM 综合征）或颊、舌、咀嚼综合征：口、颊、舌运动障碍的表现类似于连续的咀嚼动作，表现为口唇及舌重复地、不可控制地运动，如吸吮、转舌、舔舌、咀嚼、噘嘴、鼓腮、歪颌、转颈等；舌可间歇不自主地突然伸出口外，称为捕蝇舌征；严重时构音不清、吞咽障碍。躯干的不自主运动表现为反复的躯干扭转性运动及屈曲和伸展，称为身体摇晃征。肢体表现为不自主摆动、无目的地抽动、舞蹈指划样动作、手足徐动。肢体远端则表现为连续的曲伸动作，称为弹钢琴指和 / 或趾。肢体近端肌肉通常不受影响，但呼吸肌运动障碍并不少见。患者站立时，可出现双腿重复运动，称为原地踏步征。步距偶尔变小，可能是因为伴发了药物的帕金森综合征，但多见双臂摆动增多，步距增大，患者可能没意识到有运动障碍。

根据运动障碍的部位分为以下类型：

（1）眼肌运动异常　眨眼、睑痉挛。

（2）面部肌肉运动异常　面肌痉挛、抽搐、愁眉苦脸。

（3）口部肌肉运动异常　噘嘴、咂嘴、咀嚼、吸吮、下颌横向运动。

（4）舌肌运动异常　伸舌、缩舌、蠕动、舔唇。

（5）咽部肌肉运动异常　腭部异常运动影响发音及吞咽。

（6）颈部运动异常　斜颈、颈后仰。

（7）躯干运动异常　全身躯干运动不协调，呈古怪的姿势，如耸肩缩背、角弓反张、扭转痉挛，膈肌运动及痉挛产生呼噜声和呼吸困难；有时表现为全身左右摇摆、躯干反复地屈曲与伸展、前后扭动或前倾后仰，称为身体摇晃征。

（8）四肢运动异常　肢体远端呈现连续不断的屈伸动作，称为弹钢琴指（趾）征，而近端很少受累；少数可表现为舞蹈样指划动作、投掷运动、手足徐动样动作、双手反复高举或两腿不停地跳跃。

（9）肌张力低下—麻痹型运动障碍可累及头、颈和腰部，如颈软不能抬头、腰软不能直起、凸腹，行走时迈不出步、提不起腿、足跟拖地而行。

典型的迟发性运动障碍的发生率随年龄增长而增加，多见于老年女性及长期使用抗精神病药物的患者。发病时间很难肯定，因为药物可能掩盖症状。减量或停药后症状出现，重新开始用药可抑制此不自主运动。其严重程度具有波动性，在情绪紧张或激动时加重，睡眠时消失。

迟发性肌张力障碍趄由多巴胺 D_2 受体阻滞剂引起的慢性肌张力障碍，各年龄均可发生，年轻人更常见严重的全身性迟发性肌张力障碍。其不自主运动表现为快速、重复的刻板运动，常从面部或颈部开始，可局限在此区域，也可扩展至手臂及躯干，为肌张力障碍性，类似扭转性肌张力失调或扭转痉挛，通常出现颈后倾，躯干后仰，手臂内旋，肘部伸直，腕部屈曲，可持久存在；下肢较少受累。

迟发性静坐不能是一种致残的迟发性运动障碍。表现为经常而重复的刻板运动，如原地踏步，交叉及分开双腿以及反复用手擦脸或搔头等。也可表现为局部不适感，如疼痛或呻吟。与急性静坐不能相反，停用抗精神病药物后，迟发性静坐不能加重。本病常伴有典型的口部运动障碍。

迟发性运动障碍、迟发性肌张力障碍及迟发性静坐不能常同时出现。

急性戒断综合征是在突然停用抗精神病药物时发生的不自主、飘忽性而非重复件的舞蹈动作，与小舞蹈病或亨廷顿病相似，多见于儿童，可自愈。在用抗精神病药物时逐渐减少剂量，可使得舞蹈动作逐渐消失。

3. 既往史　有长期服用抗精神病药的病史，多在 1 年以上。

（二）体格检查要点

主要表现为锥体外系体征：口唇及舌重复地、不可控制地运动，如吸吮、转舌、舔舌、咀嚼、噘嘴、鼓腮、歪颌、转颈等；舌可间歇不自主地突然伸出口外，严重时构音不清、吞咽障碍。躯干的不自主运动表现为反复的躯干扭转性运动及屈曲和伸展。肢体表现为不自主摆动、无目的地抽动、舞蹈指划样动作、手足徐动。肢体远端表现为连续的曲伸动作，肢体近端肌肉通常不受影响。患者站立时，可出现双腿重复做原地踏步样运动。

三、诊断对策

（一）诊断要点

1. 有长期使用多巴胺 D_2 受体阻滞剂的病史，如使用吩噻嗪类及丁酰苯类抗精神病药，多在 1 年以上。

2. 症状开始于患者仍在服药中或停药后 3 个月之内。

3. 运动障碍的特征是以节律性、异常、刻板重复的不自主快速运动为表现，面下部最常受累，称为口－舌－颊三联症（BLM 综合征）或颊、舌、咀嚼综合征。躯干不自主地反复扭转性、屈曲和伸展。肢体表现为不自主摆动、无目的地抽动、舞蹈指划样动作及手足徐动。肢体远端表现为连续的曲伸动作，肢体近端肌肉通常不受影响。患者站立时，双腿重复做原地踏步样运动。

（二）鉴别诊断要点

不是所有的口部运动障碍都是典型的迟发性运动障碍，还有许多其他舞蹈性及非舞跟性病因。迟发性运动障碍足由于使用多巴胺 D_2 受体阻滞剂。如果口部运动障碍由其他类沏的药物引起，则在定义上不能称为迟发性运动障碍。口部运动障碍需与亨廷顿病及口下颌肌张力障碍鉴别。

1. 亨廷顿病　有遗传史、舞蹈症和痴呆三主征，与迟发性运动障碍不难鉴别，但是亨廷顿病患者常服用抗精神病药物，可在舞蹈症的基础上并发迟发性运动障碍，此时的鉴别较为困难，应详细洵问既往病史和临床表现，若出现静坐不能或刻板重复的不自主运动，则提示合并迟发性运动障碍的可能。

2. Meige 综合征　是最常见的自发性口部不自主运动，完全型除口－下颌肌张力障碍外，尚有眼睑痉挛；非完全型则只有单独的口面肌、舌肌、咽肌、下颌肌的肌张力障碍，或只有原发性的眼睑痉挛。此病通常无服用抗精神病药物史。

3. 扭转痉挛　表现为快速、刻板重复地不自主运动，无服用抗精神病药物史。

四、治疗对策

（一）治疗原则

1. 立即停用抗精神病药物。
2. 控制迟发性运动障碍。
3. 抗精神病药物治疗。

（二）治疗计划

1. 迟发性运动障碍一旦诊断明确，应及时减少或停用抗精神病药。

2. 若迟发性运动障碍发生要针对发病机制采取综合治疗措施。

（1）抗组胺药　异丙嗪 25 ～ 50mg，每日 3 次，尤其每日肌内注射 1 次，连续注射 2 周时，可使超敏的多巴胺受体逐渐减敏，效果较好。

（2）作用于多巴胺系统的治疗　多巴胺耗竭剂如丁苯喹嗪、利血平可有短期效果，可用小剂量利血平 0.25mg，每日 1 ～ 3 次，剂量应逐渐增加，避免发生体位性低血压或抑郁症等不良反应。锂盐可降低儿茶酚胺系统功能，从而降低多巴胺受体敏感性，可选用小剂最碳酸锂 0.25g，每日 1 ～ 3 次。多巴胺受体阻滞剂，如小量氟哌啶醇，2 ～ 4mg，每日 1 ～ 3 次，低剂量氯氮平 100 ～ 200mg/d，使多巴胺 / 乙酰胆碱递质系统再以低水平趋向平衡。

（3）作用于乙酰胆碱的治疗　因抗胆碱能药物可加重迟发性运动障碍的症状，故迟发性运动障碍一旦发生，就应停用一切抗胆碱能药物，如安坦、莨菪碱等，增强乙酰胆碱的合成。有报道使用胆碱能药物典那（二甲氨乙醇、deanol）100 ～ 500mg/d，以拮抗多巴胺的功能过度，使用 2 周后运动症状明显减轻，但是停药 1 周后，症状又可能出现。

（4）作用于 γ- 氨基丁酸（GABA）系统　有人认为 GABA 功能低下与迟发性运动障碍有关，用 GABA 增效剂可能有效，如丙戊酸钠、卡马西平、地西泮等；有人报道巴氯芬是 GABA 的衍生物，能抑制神经阻滞引起的多巴胺更新率加快，每日 60mg，能减轻症状，但是由于该药的半衰期短，仅有 3 ～ 4 小时，故往往于停药 2 天后治疗作用就会消失。

（5）抗焦虑药　地西泮 2.5 ～ 5mg，每日 2 次或 3 次，普萘洛尔 10 ～ 20mg，每日 2 次或 3 次，可稳定患者的情绪，从而达到减轻症状的目的。

（6）抗氧化剂　由于氧自由基对迟发性运动障碍的发生和发展有着重要的作用，因此，使用抗氧化剂，如维生素 E、褪黑激素等也取得了一定的疗效。

（7）肉毒碱注射　对于局限性运动障碍有效。

3. 停用抗精神病药后会使精神病复发，如需继续治疗可换用锥体外系不良反应小的抗精神病药物，如氯氮平、甲硫达嗪、舒必利等。

目前尚无较好的防治办法，而本病的发生与长期服用抗精神病药物关系密切，合理、慎重地使用抗精神病药物，对预防迟发性运动障碍的发生十分重要。

五、病程观察及处理

（一）病情观察要点

1. 面下部、躯干、肢体尤其远端的不自主运动。

2. 精神症状有无复发。

3. 注意药物的副作用　有无出现肌张力增高、震颤、运动迟缓等帕金森综合征的表现。

（二）疗效判断

症状控制说明治疗有效，否则应合用上述所列其他药物。

六、预后评估

迟发性运动障碍一般在停药后数月或 1 ～ 2 年内运动障碍可逐渐地缓解或消退。减量或停用抗精神病药可使迟发性运动障碍综合征症状出现，重新使用抗精神病药可抑制此不自主运动。停用抗精神病药物后，迟发性静坐不能也加重。

七、出院随访

1. 出院时带药　住院期间的治疗用药。

2. 定期检查项目与检查周期　半年至 1 年复查血常规及肝肾功能。

3. 定期门诊与取药　1 ～ 2 个月复诊 1 次。

4. 出院应注意的问题　尽量小量、短程使用抗精神病药，药物假日疗法对预防迟发性运动障碍有一定的意义。一旦发生迟发性运动障碍应坚持综合治疗。

（衣永尚）